I0041595

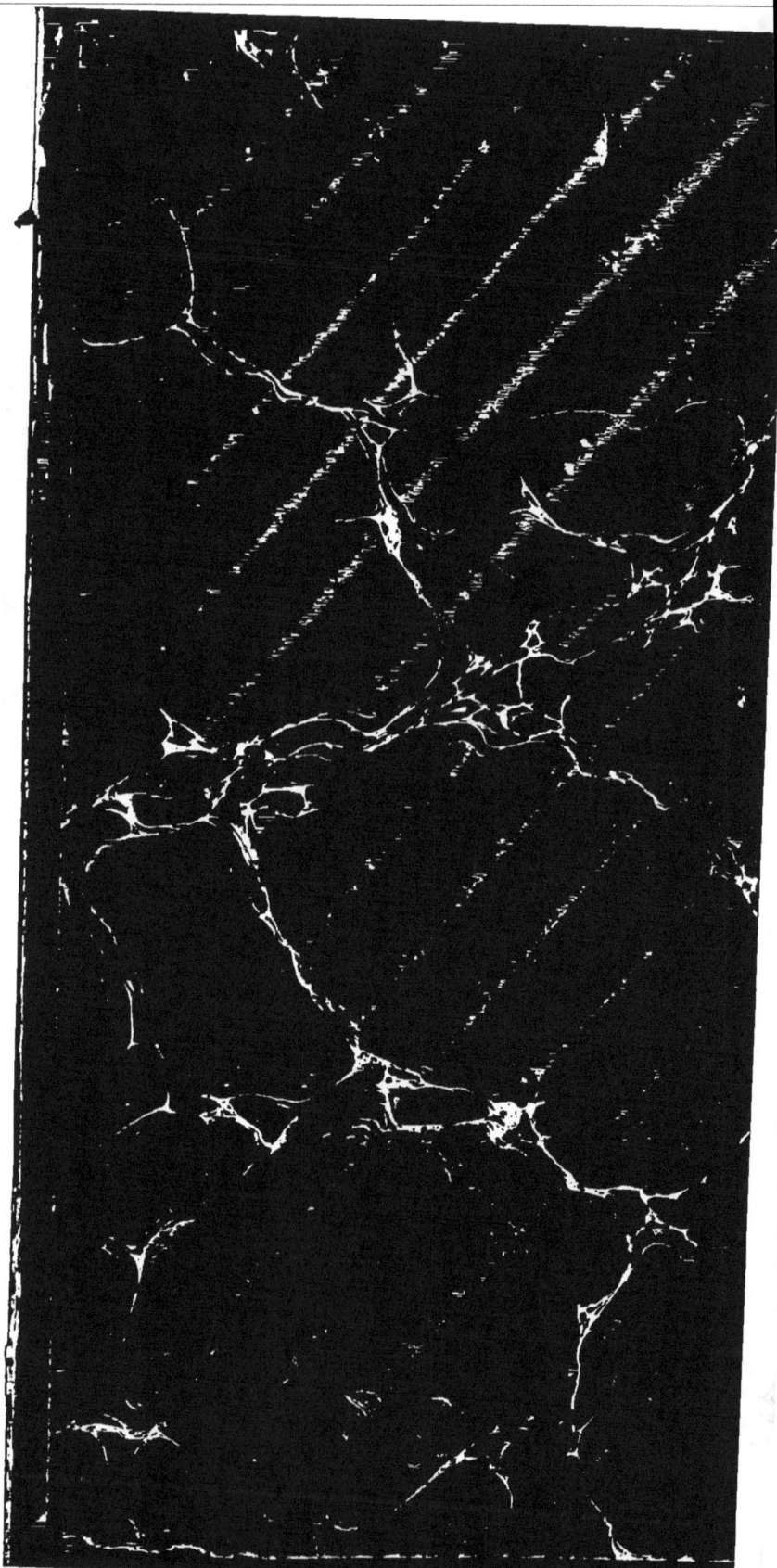

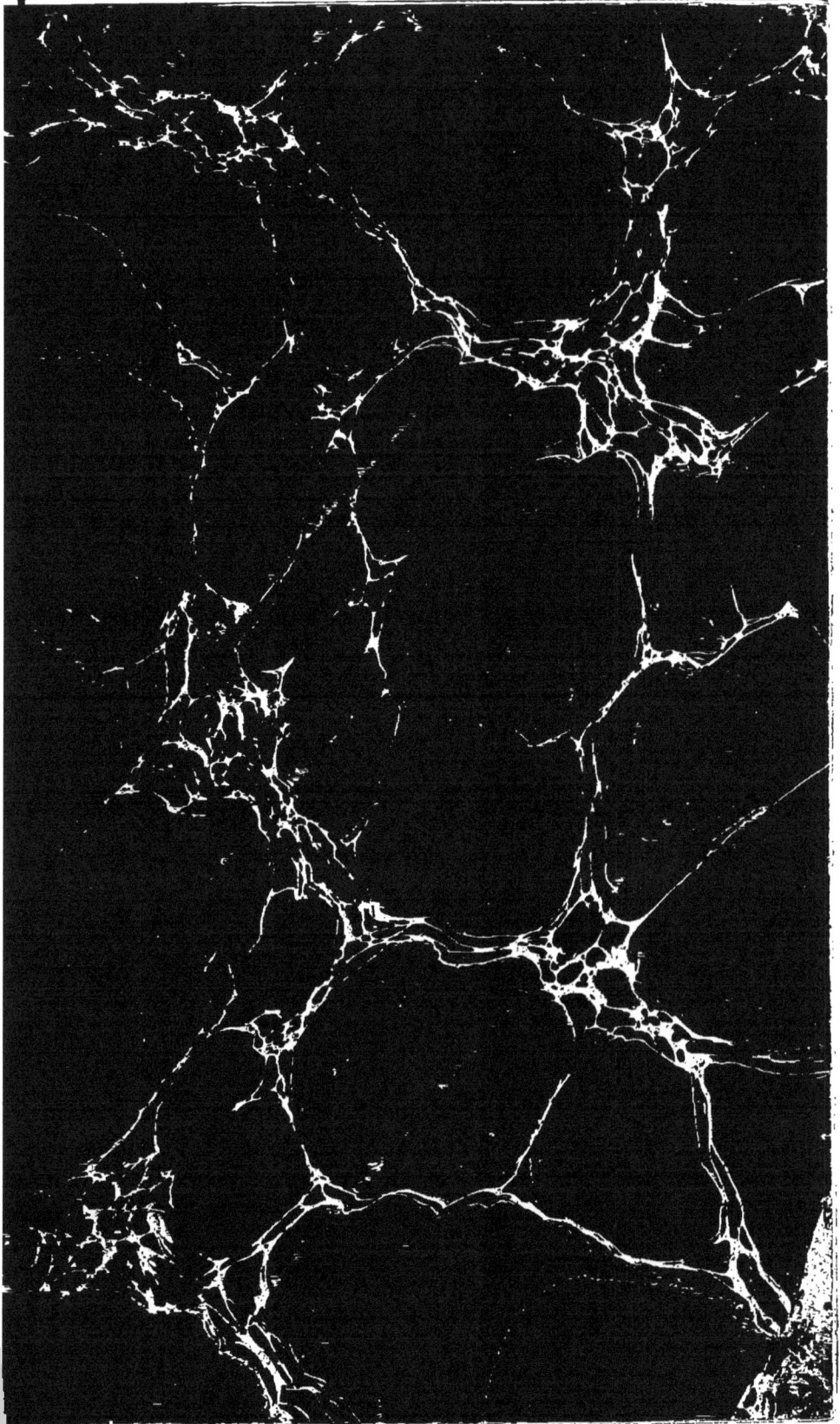

COURS

DE PHYSIOLOGIE

TRAVAUX DU Dr MATHIAS DUVAL

Etude sur la valeur relative des procédés de section du maxillaire supérieur applicables à l'extraction des polypes nasaux et naso-pharyngiens. Thèse couronnée. — Strasbourg, 1869.

Recherches expérimentales sur l'inflammation, par Duval et Straus. (Gazette médicale de Strasbourg, juillet 1870, et brochure, Strasbourg, 1870.)

Recherches expérimentales sur les rapports d'origine entre les globules du pus et les globules blancs du sang dans l'inflammation (Arch. de physiol. norm. et pathol.: mars et mai 1872.)

Note pour servir à l'étude de quelques papilles vasculaires (vaisseaux et substance médullaire des poils). (Journ. de l'anat. et de la physiol., 1873.)

Structure et usages de la rétine, thèse d'agrégat. Paris 1873.

Manuel du microscope dans ses applications au diagnostic et à la clinique (en collaborat. avec le Dr L. Lereboullet), 1 vol. in-18, avec 100 figures. 1re édition, Paris, 1873. — 2e édition, Paris, 1877.

Précis de technique microscopique et histologique, ou introduction pratique à l'anatomie générale ; avec une introduction par le professeur Ch. Robin. 1 vol. avec figures. Paris, 1878, J. B. Baillière et fils.

Recherches sur l'origine réelle des nerfs crâniens. (Journal de l'anat. et de la physiol. de Ch. Robin et Pouchet, 1876, 1877, 1878, 1879.)

Recherches sur le sinus rhomboïdal et son développement ; mémoire accompagné de 4 planches. (Journal de l'anat. et de la physiol., 1877.)

Etudes sur l'origine de l'allantoïde. (Revue des sciences naturelles, Montpellier, 1878, et tirage à part avec deux planches, Paris, 1877.)

Etudes sur la spermatogenèse. (Revue des sciences naturelles. Montpellier, décembre 1878, et tirage à part avec 2 planches. Paris, 1879.)

Etudes sur la ligne primitive de l'embryon ; mémoire accompagné de 6 planches. (Annales des sciences naturelles, 1879 ; 6e série, t. VII, nos 5 et 6.)

Anatomie des centres nerveux, par le professeur Huguenin de Zurich, trad. par le Dr Keller et annoté par le Dr Mathias Duval. 1 vol. gr. in-8, 280 pages avec 149 fig. Paris, 1879, J.-B. Baillière et fils.

De l'emploi du collodion en histologie. (Journal de l'anat. et de la physiol., 1879.)

Articles : Génération, goût, greffe épidermique, histologie, hypnotisme, main, microscope, mastication, muscle, nerveux (système), nutrition, ouïe, ovaire, poumon, du Nouveau Dictionnaire de médecine et de chirurgie pratiques sous la direction du Dr Jaccoud. (Librairie J.-B. Baillière et fils.)

PARIS. — IMPRIMERIE ÉMILE MARTINET, RUE MIGNON, 2.

COURS

DE

PHYSIOLOGIE

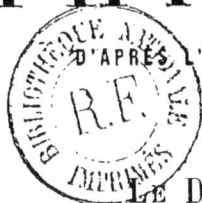

D'APRÈS L'ENSEIGNEMENT DU PROFESSEUR KÜSS

PAR

LE DOCTEUR MATHIAS DUVAL

Professeur agrégé à la Faculté de médecine de Paris,
Professeur d'Anatomie à l'École des Beaux-Arts,
Membre de la Société de Biologie.

QUATRIÈME ÉDITION

COMPLÉTÉE PAR L'EXPOSÉ DES TRAVAUX LES PLUS RÉCENTS

Avec 178 figures intercalées dans le texte

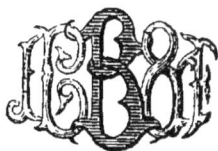

PARIS

J.-B. BAILLIÈRE ET FILS

Rue Hautefeuille, 19, près le Boulevard St-Germain

Londres	**Madrid**
BAILLIÈRE, F. TINDALL AND COX	CARLOS BAILLY-BAILLIÈRE

1879

Tous droits réservés.

PRÉFACE

DE LA QUATRIÈME ÉDITION

La bienveillance avec laquelle ont été accueillies, en France et à l'étranger [1], les précédentes éditions de ce *Cours de Physiologie*, nous montre qu'il est venu remplir une véritable lacune, en répondant, sous une forme résumée, aux besoins les plus urgents de l'enseignement. Le format de ce volume, le choix des figures, les représentations schématiques, les résumés dont nous avons fait suivre chaque grand chapitre, tout montre en effet que nous avons cherché essentiellement à donner une idée exacte de l'état de la science dans un précis de physiologie, dont la place était marquée à côté des traités complets et volumineux que nous possédons en France.

C'est dans ce même sentiment que nous avons redoublé de soins pour faire de cette nouvelle édition un ouvrage qui, mis au courant de la science, répondît le plus directement possible aux besoins les plus immédiats de l'étudiant en médecine.

Il nous suffira donc, pour éclairer le lecteur dès ces premières pages sur les modifications principales apportées à sa rédaction, de rappeler ce qu'ont de particulier certaines parties déjà comprises dans les éditions précédentes et d'indiquer, sur quelques questions générales et essentielles, les nouvelles additions qui y ont été faites.

Au premier point de vue, et pour bien préciser l'esprit général de ce livre, nous attirerons surtout l'attention du lecteur sur le rôle qui est assigné à l'étude des *éléments anatomiques*, et en particulier aux *cellules* ou *globules*. (Nous avons conservé ce nom de *globule*, quoique celui de *cellule* soit plus généralement employé aujourd'hui, parce qu'en réalité il correspond plus exactement à la morpho-

1. Traduction anglaise : *A Course of Lectures on Physiology*, as delivered by prof Kuss, etc., translated by Robert Amory. Boston, 1875, in-18.

Traduction espagnole : *Curso de Fisiologia*, etc., traducido por D. J. Mitjavila y Ribas. Madrid, 1876.

logie réelle de ces éléments anatomiques primordiaux et
essentiels.) C'est ainsi que nous insistons sur l'origine
embryonnaire des globules dérivés des trois feuillets du
blastoderme; c'est ainsi que nous faisons jouer le rôle principal aux globules épithéliaux dans les actes d'*absorption*
et de *sécrétion*. En effet, nous croyons qu'il est temps que
la physiologie cesse d'emprunter uniquement aux phénomènes physiques d'endosmose et d'exosmose l'explication
de ces actes, qui appartiennent essentiellement aux corps
vivants, pour en baser enfin l'étude sur celle des éléments
essentiellement vivants, sur celle des *éléments globulaires*
(cellules).

A côté de ce point de vue général, qui a été celui où
nous nous sommes placé dès la première édition de cet ouvrage (1873), et dont les travaux récents ont établi chaque
jour davantage la légitimité, en montrant que la physiologie générale ne doit être autre chose que l'étude des
propriétés des éléments anatomiques (lesquels sont représentés par les globules ou leurs formes dérivées), il
est quelques questions plus particulières relativement
auxquelles les développements théoriques que nous avions
empruntés à l'enseignement du professeur Küss, source
originelle de notre rédaction, avaient pu et dû être l'objet
de discussions et de critiques; nous avons cette fois glissé
plus légèrement sur l'exposé de ces théories de notre premier maître, sans les abandonner cependant, toutes les fois
que l'expérimentation n'était pas encore venue trancher
définitivement le problème. C'est ce que comprendra facilement le lecteur en se reportant aux chapitres consacrés
soit à l'étude du *rôle de la bile dans l'absorption intestinale*, soit à l'étude de la *sécrétion rénale*, soit enfin à
l'histoire du *système lymphatique* considéré comme appareil en connexion, à ses origines, avec les surfaces épithéliales.

Quant aux additions destinées à mettre cet ouvrage au
courant des progrès de la science, nous pouvons, sans les
énumérer toutes en particulier, les classer en deux catégories bien distinctes : celles qui se rapportent à des questions générales, et celles qui ont trait à des faits de détail.

Dans le premier groupe, nous devons appeler avant tout l'attention du lecteur sur les développements que nous avons donnés aux questions de *physiologie générale* : cette science, que les travaux de Cl. Bernard ont portée si loin, est tout d'abord l'objet des considérations préliminaires dans lesquelles, en retraçant rapidement son histoire, nous avons cru devoir caractériser, par quelques exemples et développements anticipés, l'œuvre de Bichat, de Magendie et de Cl. Bernard, notre illustre maître ; puis, comme il est impossible de faire de la physiologie générale sans connaître les fonctions particulières de l'organisme, nous avons repris, après l'étude des principales de ces fonctions, l'analyse des actes élémentaires qui s'y rapportent, et c'est ainsi notamment, qu'après les articles consacrés à la digestion et à la respiration, nous donnons, sous le nom de *nutrition*, dans un chapitre entièrement nouveau, un essai de synthèse auquel devra se reporter le lecteur pour saisir dans une vue d'ensemble les rapports généraux des actes fonctionnels de l'organisme et de ses rapports d'échanges avec le milieu extérieur. C'est aussi comme additions d'une importance générale que nous signalerons les nombreux résumés anatomiques dont nous avons fait précéder l'étude de chaque fonction : ces considérations anatomiques ont reçu des développements tout particuliers pour les appareils du système nerveux central (Moelle, Bulbe, Encéphale), et si l'auteur s'est plu à donner ces nombreux détails anatomiques, par ce fait qu'ils ont été et sont l'objet de ses recherches particulières, il croit pouvoir en même temps espérer que le lecteur sera bien aise de trouver en eux une base solide pour l'interprétation des faits expérimentaux et cliniques qui viennent tous les jours, en si grand nombre, constituer l'étude physiologique des centres nerveux.

Parmi les additions qui se rapportent à des questions particulières, c'est encore celles faites à l'analyse des fonctions du système nerveux que nous citerons tout d'abord : les *localisations cérébrales*, question à l'ordre du jour, ont été l'objet de développements qui, en présentant l'état actuel des données cliniques et expérimentales, donnent

l'interprétation que ces faits nous paraissent appelés à recevoir. Une question importante, et que cependant nous
avions complètement omise dans les éditions précédentes,
a trouvé ici la place qui lui était due : nous voulons parler
de l'étude du *liquide céphalo-rachidien*. — Enfin, signalons
seulement l'indication des travaux récents de P. Bert sur
les *gaz du sang*, de Hayem et Pouchet sur l'origine des
hématies, les recherches sur la *spermatogénie*, sur l'origine de l'*ovule*, sur le *pourpre rétinien*, etc., etc.

La nature même des développements consacrés aux
questions générales ou spéciales que nous venons d'indiquer, nous a décidé à employer deux textes différents, de
manière à signaler au lecteur les parties qui sont d'une
importance primordiale, et celles qui, plus particulières,
peuvent être relativement négligées à une première
lecture, ne devant être de sa part l'objet d'une étude plus
attentive qu'après qu'il se sera complètement assimilé les
notions relativement élémentaires. C'est ainsi que nous
avons dû mettre au second plan, c'est-à-dire en petit texte,
l'analyse délicate des fonctions intimes de quelques organes
des sens (physiologie du limaçon et étude des perceptions
musicales ; physiologie de la rétine), l'étude de quelques
questions importantes, mais fort délicates, d'embryologie
(origines du corps de Wolff et des glandes génitales),
l'exposé de quelques théories controversées et discuta-
bles, etc., etc.

Ces quelques indications, en prévenant le lecteur de ce
qu'il trouvera dans ce volume, lui montrent assez que nous
nous sommes attaché à ne pas oublier que notre but est
d'être directement utile à l'élève. C'est dans cet esprit que
nous avons multiplié les additions, ajouté des figures schématiques, multiplié davantage les citations bibliogra-
phiques. Enfin, nous avons fait tous nos efforts pour que,
dans les limites que nous nous sommes assignées dès le
début, ce petit volume présente à l'étudiant comme au médecin un exposé complet de l'état actuel de la *Physiologie*.

Mathias Duval.

Juillet 1979.

COURS

DE PHYSIOLOGIE

PREMIÈRE PARTIE

PHYSIOLOGIE GÉNÉRALE

1.—PHYSIOLOGIE. —HISTORIQUE. (*Bichat, Magendie, Cl. Bernard.*)

La physiologie est la science des phénomènes que présentent les organismes vivants; l'anatomie a pour objet l'étude des organes et des tissus de ces êtres; la physiologie a pour objet l'étude des fonctions de ces organes et des propriétés de ces tissus. Les phénomènes qui résultent de ces fonctions et de ces propriétés ont été envisagés sous un grand nombre de points de vue et interprétés de manières très différentes.

A toutes les époques, ils furent regardés comme les phénomènes les plus impénétrables, et l'on avait été conduit à admettre que les manifestations vitales s'accompliraient en dehors des lois physico-chimiques, qu'elles seraient régies par des causes impossibles à saisir et à *localiser* (*principe vital, esprit, âme physiologique* ou *archée*), causes qui auraient une existence immatérielle, indépendante du substratum organique qu'elles régissent. La chimie moderne, avec Lavoisier, nous a montré que la plus grande partie des phénomènes qui se passent dans les êtres vivants sont

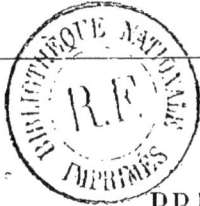

des phénomènes physico-chimiques identiques à ceux que
présentent les corps bruts : c'est ainsi que le phénomène de
la *respiration*, de la *production de chaleur animale*, a pu
être identifié aux combustions qui se passent dans nos foyers.

Ce n'est pas à dire que la physique et la chimie nous permettent aujourd'hui d'expliquer tous les phénomènes que
présentent les *êtres vivants :* mais du moins ces sciences
nous permettent toujours, grâce à leurs puissants moyens
d'investigation, de saisir et de *localiser* ces phénomènes,
de les rattacher à un substratum organique, et nous dispensent d'invoquer l'existence d'un principe entièrement
indépendant des formes organiques dans lesquelles il se ma-
nifesterait.

C'est au commencement de ce siècle que Xavier Bichat for-
mula le premier nettement cette idée, que la raison des phénomènes qui caractérisent les êtres vivants doit être cherchée
non pas dans l'activité mystérieuse d'un principe d'ordre supérieur immatériel, mais au contraire dans les propriétés de la
matière au sein de laquelle s'accomplissent ces phénomènes.
Bichat, fondateur de *l'anatomie générale*, créateur de la science
des tissus, devait être fatalement amené à considérer les phénomènes vitaux comme résultant des propriétés, des activités
particulières des tissus. En s'en tenant à cet énoncé général,
Bichat nous apparaît comme le fondateur de la physiologie
générale ; mais, en réalité, il n'en est rien : si, à la conception
métaphysique des anciens, Bichat substitue une conception
physiologique qui cherche à expliquer les manifestations vitales
par les propriétés mêmes de la matière des tissus, il retombe
dans une hypothèse vitaliste lorsqu'il s'agit de définir les propriétés de ces tissus ; loin de chercher à établir une ressem-
blance, une identité entre les phénomènes des corps vivants et
ceux des corps inorganiques, il pose en principe que les propriétés vitales des tissus sont absolument opposées aux propriétés physiques : la vie est à ses yeux une lutte entre des actions opposées, entre les actions physico-chimiques et les actions
vitales, car il admet que les propriétés vitales conservent le
corps vivant en entravant les propriétés physiques qui tendent
à le détruire. Quand la mort survient, c'est le triomphe des
propriétés physiques sur leurs antagonistes. Bichat, d'ailleurs,
résume complètement ses idées dans la définition qu'il donne de

la vie : *la vie est l'ensemble des fonctions qui résistent à la mort;* ce qui signifie pour lui : la vie est l'ensemble des propriétés vitales qui résistent aux propriétés physiques.

L'œuvre de Magendie fut une vive réaction contre la doctrine de Bichat : Magendie s'appliqua à l'étude des phénomènes physico-chimiques des êtres vivants, et chercha à ramener autant que possible les actes dits vitaux à des actes physico-chimiques.

Mais c'est surtout à Claude Bernard que la physiologie est redevable de la démonstration de la nature physico-chimique des actes élémentaires de l'organisme, c'est-à-dire des phénomènes internes dont les éléments anatomiques sont le siège. Nous en citerons ici un seul exemple, qui recevra plus loin des développements spéciaux; nous voulons parler de la fonction propre du globule rouge du sang. Comme l'a démontré Claude Bernard, le globule rouge du sang se charge d'oxygène et en devient le véhicule du poumon vers les tissus. Cette propriété de l'hématie (ou globule rouge) n'est autre chose que le résultat des propriétés chimiques d'une substance qui entre dans sa constitution; l'hémoglobine, ou matière rouge du globule, est avide d'oxygène, elle s'oxyde. Mais ce n'est pas là le seul gaz pour lequel elle présente cette affinité : elle fixe l'oxyde de carbone avec plus d'énergie encore; elle s'en sature et ne peut plus dès lors prendre d'oxygène; ainsi se trouve expliqué le mécanisme intime de l'empoisonnement par l'oxyde de carbone, le globule, saturé de ce gaz, devenant désormais un corps inerte vis-à-vis de l'oxygène. Cette découverte de la fixation de l'oxyde de carbone sur l'hémoglobine a été ensuite le point de départ de procédés d'analyse des gaz du sang et la base de toute une méthode de recherches physiologiques. Sans entrer ici dans ces détails techniques, cet exemple suffira pour faire comprendre qu'un phénomène physiologique, dit vital, est expliqué du moment qu'il est ramené à un acte physico-chimique.

Nous voyons que, dans le globule sanguin, ce qu'il y a de spécial, c'est la substance organique, l'hémoglobine, mais que les propriétés de cette substance sont semblables à celles des corps inorganiques : c'est une affinité chimique, et cette affinité s'exerce aussi bien dans l'organisme vivant qu'en dehors de lui, car le globule du sang défibriné conserve les mêmes propriétés; bien plus, l'hémoglobine, chimiquement isolée et en dissolution, présente la même avidité pour l'oxygène et pour l'oxyde de carbone. Ainsi donc les phénomènes de l'organisme vivant n'ont rien qui les distingue des phénomènes physiques ou chimiques

généraux, si ce n'est les instruments qui les manifestent. Le
muscle produit des phénomènes de mouvement, qui, comme
ceux des machines inertes, ne sauraient échapper aux lois de la
mécanique générale ; les poissons électriques produisent de
l'électricité, qui ne diffère en rien de l'électricité d'une pile métallique.

Ces propriétés physico-chimiques des appareils et éléments
organiques n'entrent en jeu que dans certaines circonstances ;
mais il en est de même des propriétés des corps inorganiques ;
seulement les conditions qui mettent en jeu les propriétés des
êtres organisés sont le plus souvent si complexes, que, dans l'impossibilité de déterminer les causes, on a pu croire à une certaine spontanéité. Un examen exact montre ce qu'il faut voir
au-dessous de cette prétendue spontanéité, surtout quand on
étudie les formes élémentaires. Ainsi dans les êtres inférieurs,
tels que les infusoires, il n'y a pas d'indépendance réelle de
l'organisme vis-à-vis du milieu cosmique. Ces êtres ne manifestent les propriétés vitales, souvent très actives, dont ils sont
doués, que sous l'influence de l'humidité, de la lumière, de la
chaleur extérieure ; et dès qu'une ou plusieurs de ces conditions
viennent à manquer, la manifestation vitale cesse, parce que les
phénomènes physico-chimiques qui lui sont parallèles s'arrêtent.
Or l'eau, la chaleur, l'électricité, sont aussi les excitants des
phénomènes physico-chimiques, de telle sorte que les influences
qui provoquent, accélèrent ou ralentissent les manifestations vitales chez les êtres vivants, sont exactement les mêmes que
celles qui provoquent, accélèrent ou ralentissent les manifestations minérales dans les corps bruts.

Nous pouvons donc dire, empruntant à Cl. Bernard ses propres expressions, « qu'il n'y a en réalité qu'une physique,
qu'une chimie et qu'une mécanique générales, dans lesquelles
rentrent toutes les manifestations phénoménales de la nature,
aussi bien celles des corps vivants, que celles des corps bruts ;
tous les phénomènes, en un mot, qui apparaissent dans un
être vivant, retrouvent leurs lois en dehors de lui, de sorte
qu'on pourrait dire que toutes les manifestations de la vie se
composent de phénomènes empruntés, quant à leur nature, au
monde cosmique extérieur. »

Autrefois Buffon avait cru qu'il devait exister dans le corps
des êtres vivants un élément organique particulier qui ne se
retrouverait pas dans les corps minéraux. Les progrès des
sciences chimiques ont détruit cette hypothèse en montrant que
le corps vivant est exclusivement constitué par des matériaux

simples ou élémentaires empruntés au monde minéral. On a pu croire de même à l'activité d'une force spéciale pour la manifestation des phénomènes de la vie; mais les progrès des sciences physiologiques détruisent également cette seconde hypothèse, en faisant voir que les propriétés vitales n'ont pas plus de spontanéité par elles-mêmes que les propriétés minérales, et que ce sont les mêmes conditions physico-chimiques générales qui président aux manifestations des unes et des autres.

II. — PHYSIOLOGIE SPÉCIALE ET PHYSIOLOGIE GÉNÉRALE.
PHYSIOLOGIE CELLULAIRE.

A. *Distinction de la physiologie générale et de la physiologie spéciale.*

D'après les considérations que nous venons de passer en revue, et notamment d'après l'exemple choisi des fonctions du globule rouge du sang, nous voyons qu'aujourd'hui la physiologie porte ses recherches jusque sur les actes dont les éléments anatomiques eux-mêmes sont le siège : tel est le caractère de la *physiologie générale*, qui étudie les propriétés des éléments anatomiques et des tissus, par opposition à la *physiologie spéciale* qui s'occupe des fonctions des organes. La *physiologie spéciale* était seule l'objet des recherches expérimentales avant les travaux de Claude Bernard : le *de Usu partium* de Galien était encore et semblait devoir être toujours l'objectif unique des investigateurs. Aussi la vivisection consistait-elle essentiellement en ablations d'organes, en lésions de nerfs ou de vaisseaux, l'expérimentateur cherchant à conclure des troubles observés à la nature et à l'importance des fonctions de l'organe enlevé.

On éclaircissait ainsi la question des mécanismes fonctionnels, et, par exemple, pour ce qui est des fonctions de la respiration, on déterminait le rôle de la glotte, de la trachée, du poumon ; mais tous ces appareils mécaniques ne sont que pour amener l'air au contact du sang, et le sang lui-même n'est que pour amener l'oxygène au contact des tissus. Que le mécanisme respiratoire soit accompli par un poumon, des branchies ou des trachées, ce qui semble indiquer la différence la plus absolue dans le mode de respiration, l'acte intime d'utilisation de l'oxygène par les éléments des tissus est cependant toujours le même. Au-dessous des variétés les plus infinies de mécanismes préparatoires, nous trouvons toujours les mêmes phénomènes élémentaires. Les mécanismes sont l'objet de la physiologie spéciale, presque exclusivement cultivée au commencement de ce siècle ; les phénomènes élémentaires, c'est-à-dire se passant dans les éléments anatomiques des tissus, sont l'objet de la physiologie générale : avoir créé cette physiologie générale sera à tout jamais le titre le plus glorieux de Cl. Bernard.

Mais qu'il s'agisse du domaine de la physiologie générale ou de celui de la physiologie spéciale, c'est toujours, nous le répétons, à des phénomènes de nature physico-chimique ou même purement mécanique que nous avons à faire.

C'est ainsi que, d'une part, l'appareil de la circulation nous présente des phénomènes qui relèvent des lois les plus simples de la mécanique : que l'œil est un véritable appareil physique de dioptrique ; que la transformation de l'amidon en sucre, dans le tube digestif, est un fait essentiellement chimique. Ce que les phénomènes vitaux présentent de particulier, ce ne sont ni les résultats qu'ils produisent, ni les forces qu'ils mettent en jeu, mais la manière dont ils combinent ces forces : il n'y a pas de *phénomènes vitaux* proprement dits, il y a des *procédés vitaux*.

B. *Physiologie cellulaire.*

Ces phénomènes se localisent, avec leurs caractères de procédés spéciaux, dans les *éléments anatomiques*, et se trouvent au plus haut degré dans les *globules* ou *cellules*, ou dans des formes dérivées des *cellules* et en ayant conservé les propriétés (*fibres musculaires*, par exemple). Les cellules présentent un aspect essentiellement changeant : d'une existence éphémère, elles subissent des métamorphoses incessantes de *forme* et de *composition*, depuis un moment qu'on peut appeler leur *naissance*, jusqu'à celui qui constitue leur *mort ;* en un mot, elles ont des *âges,* elles présentent une *évolution*. L'évolution est précisément ce qu'offrent de plus particulier les êtres, comme les éléments organisés.

Ces métamorphoses sont, avons-nous dit, « des changements de *forme* et de *composition* ». Les changements de composition ne suffisent pas pour caractériser la vie, car tout corps organique au contact de l'air absorbe de l'oxygène et dégage de l'acide carbonique, jusqu'à ce qu'il soit complètement brûlé, putréfié. Le globule, au contraire, loin de se détruire par cet échange, se transforme, se multiplie : telle est la *vie*.

C'est donc par l'étude de la cellule en général que nous devons commencer, et c'est autour d'elle que tout doit se grouper, puisqu'elle est l'élément essentiellement vivant. Mais ici même nous trouverons dans les phénomènes les plus généraux, comme dans les cas les plus particuliers, l'application des grandes lois qui régissent aussi bien le monde organique que le monde inorganique. Parmi ces lois, la plus importante sans contredit est celle de la *conservation de la matière et de la force*. Lavoisier a prouvé par la balance que la *matière* se transforme, mais qu'elle n'est jamais ni détruite ni créée : *rien ne se perd, rien ne se gagne*. Il en est de même des *forces :* qu'elles soient représentées dans le monde organique, comme dans le monde inorganique, par le mouvement, la chaleur, la lumière ou l'électricité, jamais elles ne se détruisent; elles se transforment seulement les unes dans les autres : la chaleur, par exemple, se transforme en travail mécanique et réciproquement. Cette grande loi de la *constance*, de la *transformation* et de l'*équivalence des forces*, nous trouverons surtout à l'étudier à propos du travail musculaire et de la chaleur animale, mais elle devait être signalée ici, au début de toute étude de l'être vivant, car c'est l'une des plus belles conquêtes de la science moderne, dans son application générale au monde organique et inorganique.

C. *Du globule ou cellule; ses propriétés.*

Les globules, éléments essentiellement vivants, sont tout d'abord caractérisés par *leurs dimensions microscopiques.* Leur diamètre est assez petit pour que les histologistes aient cru devoir adopter comme unité de mensuration le millième de millimètre (désigné généralement par la lettre μ). Un seul, l'*ovule*, atteint chez les mammifères jusqu'à 2/10 de millimètre, de façon à être déjà visible à l'œil nu et présente chez les autres animaux des dimensions très considérables (jaune de l'œuf d'oiseau). Cette extrême exiguïté nous explique pourquoi l'on n'avait pu connaître ce que nous pouvons appeler l'essence des phénomènes vitaux, jusqu'au jour où de puissants microscopes ont permis d'apercevoir les infiniment petits qui en sont le siège. On peut dire aujourd'hui que le *globule* ou *cellule*, c'est-à-dire l'élément anatomique type, est pour la physiologie ce que l'atome est pour le chimiste, ce que la ligne est pour le géomètre.

Si après leurs dimensions exiguës nous passons en revue les caractères des globules, en commençant par leurs propriétés physiques et chimiques pour terminer par celles qui se rapportent à leur évolution, nous trouvons successivement à noter :

Leur forme. Tous les globules ont primitivement *la forme d'une petite masse sphérique*, constituée par une substance albumineuse d'aspect plus ou moins granuleux. C'est ainsi qu'ils se présentent à l'état jeune (*protoblastes* de Kœlliker, *gymnocytodes* de Hœckel); on dit alors que ces éléments, qui méritent bien plus le nom de *globules* que celui de *cellules*, sont formés par une simple masse de *protoplasma* homogène. Mais ils peuvent ensuite, par diverses causes, changer à l'infini de forme et d'aspect. Ainsi leur substance homogène peut se diviser de façon que vers la superficie se groupent des parties solides, tandis qu'une matière plus liquide restera vers le centre, et l'on aura de la sorte un corpuscule formé d'une *membrane limitante* et d'un *contenu*[1]. Alors le *globule* prend la forme qui lui a mérité gé-

---

1. C'est à ce contenu liquide que H. Mohl a donné le nom de *protoplasma*, appelant (chez les plantes) *utricule azotée* la substance globulaire refoulée vers la périphérie; cette *utricule azotée* peut elle-même se doubler extérieurement d'une enveloppe distincte (formée de *cellulose* chez les végétaux ; *membrane cellulaire* proprement dite). Aujourd'hui, avec Remak et Schultze, et la plupart des histologistes allemands, on donne le nom de *protoplasma* à la masse granuleuse qui

néralement le nom de *cellule*. La cellule domine presque uniquement dans le règne végétal (fig. 1) : pour les animaux, sans être exclusifs, nous préférons en général le mot de *globule*, qui du reste rappelle mieux la forme primitive et essentielle. A l'*état de cellule* l'élément vital se compose *d'une enveloppe amorphe*, d'un *contenu granuleux et transparent*, au milieu duquel on trouve une vésicule nommée *noyau* (nucleus), laquelle renferme elle-même un autre noyau, nommé *nucléole*.

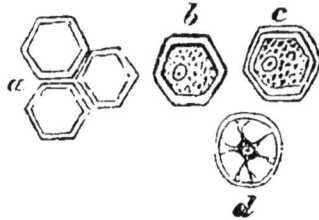

Fig. 1. — Cellules végétales (pomme de terre) *.

Pour quelques physiologistes il faut la présence de toutes ces parties (enveloppe, contenu, noyau, nucléole) pour que le nom de cellule vivante soit légitime, et même chacune de ces parties aurait un rôle à part, le contenu présidant à la fonction, le noyau à la reproduction de la cellule : c'est peut-être vouloir trop préciser. Aussi le mot *cellule* n'est-il pas assez général pour que nous l'adoptions à l'exclusion du mot *globule*, car nous ne pensons pas que la *cellule parfaite* se rencontre partout où l'on observe les phénomènes de la vie, et que ceux-ci disparaissent des régions où elle n'existe pas.

Outre ce groupement de la masse primitivement homogène, les formes extérieures du globule peuvent se modifier à l'infini : par exemple, par les progrès de la nutrition, le globule grossit ; alors, pressé par ses voisins et les pressant lui-même, il prend les formes souvent les plus singulières (fig. 1). Ailleurs, dans les centres nerveux par exemple, les rapports que les globules nerveux doivent

compose le globule, à tout ce qui n'est ni *noyau*, ni *membrane cellulaire proprement dite*. Les *protoblastes* de Kœlliker sont de petites masses sphériques de protoplasma.

* *a*. cellules à parois épaisses régulièrement polygonales. — *b*, et *c*, cellule isolée, avec enveloppe, contenu finement granuleux, noyau et nucléole. — *d*, par l'action de certains réactifs (eau) on a produit une rétraction et un aspect étoilé dans le contenu cellulaire ou *protoplasma*. (Virchow, *Pathologie cellulaire*)

1.

affecter avec les fibres nerveuses obligent les premiers à s'éloigner de la forme typique pour prendre des prolongements en étoile. C'est ainsi, et par bien d'autres causes à voir par la suite, que nous trouvons dans les globules achevés et modifiés les formes polyédriques, lamellaires, cylindro-coniques, fusiformes, étoilées.

Couleur. Les globules sont en général incolores; quelques-uns cependant sont diversement colorés : le globule sanguin est *rouge*. D'autres sont *pigmentés*, c'est-à-dire renferment des granulations opaques qui, chez l'homme, sont généralement d'un noir foncé.

Élasticité. Les globules jouissent en général d'une grande élasticité : ainsi un globule aplati par une force physique au point de devenir discoïde, peut, en se retrouvant libre, reprendre exactement sa forme primitive. On en voit qui, pour traverser une ouverture trop étroite, s'allongent en cylindre pour redevenir parfaitement ronds, le défilé une fois franchi. Ces phénomènes s'observent parfaitement sur les *globules du sang* en circulation (dans le mésentère ou la membrane digitale de la grenouille par exemple).

Composition chimique. Tous les globules ont cela de commun, que leur composition chimique est très compliquée.

L'élément dominant est l'eau : elle y entre pour les 4/5, et forme l'une des conditions de vitalité du globule, car elle sert de menstrue aux autres substances.

Après l'eau, vient en ligne d'importance *l'albumine* : cette substance est presque caractéristique du globule : on ne trouve jamais dans le globule la *substance collagène* ou gélatine, qui paraît au contraire caractéristique des éléments non globulaires (fibres connectives et même élastiques).

A côté de l'albumine nous trouvons toujours une certaine proportion de corps gras dans un état de combinaison intime avec les éléments précédents, surtout dans les jeunes cellules, comme le prouve leur transparence. *Cette combinaison intime de l'eau, de l'albumine et de la graisse,* paraît être un des phénomènes essentiels de la vitalité du globule; quand celui-ci arrive à la maturité, les corps gras s'y accumulent et on les voit, alors seulement, paraître à l'état libre sous forme de perles sphériques donnant à la cellule un aspect opaque. Cette apparition doit être regardée comme un signe de mort prochaine ou au moins de vétusté du globule, qui va bientôt tomber en décomposition ou donner naissance à toute une génération de jeunes éléments dans lesquels la graisse sera dissimulée. Ainsi l'abondance d'eau et d'albumine, caractérisée par une grande transparence, est un signe de vie; l'excès de graisse, avec opacité du globule, est signe de mort. En exceptant, d'une part, les *cellules adipeuses*, qui ont un rôle particulier à remplir, et notamment celui d'emmagasiner des matériaux combustibles (graisses), et d'autre part l'*ovule*, qui chez certains animaux renferme une provision nutritive sous forme de graisse, on peut dire que tout élément normal ou pathologique, qui s'infiltre de graisse, est destiné à périr et même à disparaître par résorption.

A côté de ces trois éléments principaux on en trouve d'autres en moindre quantité, mais non moins essentiels : ce sont toutes les substances minérales qui entrent dans la composition générale du corps : tel est le potassium (à l'état de sel de potasse), le phosphore (ces deux substances se trouvent surtout dans les éléments nerveux), le soufre incorporé à l'albumine ou représenté par des sels. Il en est de même du sodium, du calcium, du fer, du magnésium et de quelques autres métaux encore. Il nous suffit de remarquer l'extrême richesse chimique des globules, ce qui doit nous faire prévoir de la part de corps si complexes une grande disposition aux métamorphoses.

Pouvoir électro-moteur. C'est sans doute aussi à la multiplicité des éléments constitutifs qu'il faut rapporter le *pouvoir électro-moteur des globules* : cette propriété de dégager de l'électricité est surtout connue pour les nerfs ou tubes nerveux, qui ne sont pas des globules, mais en dérivent et sont en connexion intime avec eux.

Ténacité de composition. Mais de toutes les propriétés relatives à leur composition, la plus importante et la plus essentiellement vitale que présentent les globules, c'est leur ténacité à maintenir leur constitution, malgré les mi-

lieux ambiants ; leur force pour repousser certaines substances et s'en assimiler d'autres par une *véritable sélection*.
Exposé à une atmosphère avide d'humidité, un globule vivant ne perdra pas son eau de constitution : c'est ainsi que
les cellules du tégument, chez l'animal comme chez la
plante, maintiennent dans l'intérieur de l'organisme l'humidité nécessaire à la vie. C'est ainsi que le globule sanguin,
riche en potasse et en phosphates, nage dans un liquide
(liquor du sang) riche seulement en soude, presque privé
des sels précédents, et cependant le globule garde sa potasse
et repousse la soude par un véritable *phénomène de répulsion* ; ailleurs le même globule sanguin se charge d'oxygène dans le poumon et en devient ensuite le véhicule à
travers l'économie. Citons encore l'épithélium de la vessie
urinaire qui s'oppose exactement au passage de l'urine à
travers les parois, passage qui s'effectuera 6 ou 7 heures
après la mort du sujet, alors seulement que cet épithélium
aura cessé à son tour de vivre.

En regard de ces phénomènes, que nous pouvons appeler
de refus, nous avons d'autres cas où le globule *favorise au
contraire le passage :* c'est ainsi que l'épithélium intestinal, à un moment donné, et sous l'excitation du suc gastrique, laisse passer des aliments élaborés, avec une rapidité qui rend presque impossible l'étude de ce phénomène.

Vie et évolution du globule. Enfin ce qui doit à nos yeux
former le caractère essentiel du globule, c'est *sa vie, son
évolution :* cet élément naît, fonctionne, et, au bout d'un
temps très variable, tend à disparaître par des transformations très diverses.

Ces trois phénomènes, naissance, vie et mort, phénomènes
qui constituent les métamorphoses et le fonctionnement
du globule, n'ont lieu que sous l'influence de certains excitants[1]. Pour le règne végétal, la lumière, la chaleur et

---

1. « La matière par elle-même est inerte, *même la matière vivante*,
en ce sens qu'elle doit être considérée comme dépourvue de toute
spontanéité. Mais cette matière vivante est *irritable*, et elle peut ainsi
entrer en activité pour manifester ses propriétés particulières. » Cl.
Bernard.
Nous verrons que le globule nerveux lui-même, qui au premier

sans doute doute l'électricité constituent quelques-uns des excitants les plus indispensables. C'est ainsi que des grains de blé, trouvés dans les tombeaux des Pyramides, y avaient dormi pendant de longues suites d'années sans donner signe de vie, et se sont réveillés, c'est-à-dire se sont mis à végéter, dès qu'ils ont été soumis aux excitants extérieurs. Les conditions ne sont pas moins complexes pour le globule animal : parfois c'est la chaleur ; c'est ainsi qu'un certain degré de brûlure produit de rapides changements dans les cellules de notre écorce, de notre épiderme. Ces causes excitantes peuvent être physiques, chimiques, ou même naître dans l'intérieur même de l'organisme (être vitales), et la principale parmi ces causes intimes ou intérieures (ou vitales) est certainement l'*innervation*, ou l'influence du système nerveux sur les éléments vivants. Du reste les actions des divers excitants peuvent se succéder et former un circuit d'influences de nature alternante : ainsi les éléments des surfaces (épithélium, épiderme), excités par des causes externes, excitent à leur tour, par l'intermédiaire des nerfs sensitifs, les cellules nerveuses, qui, par l'intermédiaire des nerfs moteurs, portent l'excitation vers les muscles ou vers d'autres éléments des surfaces, vers les épithéliums glandulaires par exemple, et nous avons ainsi des excitations, dites vitales, provenant d'excitations primitivement mécaniques.

Remarquons encore que, pour quelques globules, ces excitants peuvent être tout à fait spéciaux : c'est ainsi que le globule *ovule* a dans le spermatozoïde le seul excitant qui réveille bien efficacement son activité fonctionnelle ou de développement.

Enfin ces excitants peuvent agir à divers degrés ; au degré le plus élevé, ces excitants peuvent amener immédiatement la destruction du globule ; c'est ainsi que les poisons agissent plus spécialement sur tel ou tel groupe de globules au point de les détruire.

abord paraît jouir d'une grande spontanéité, ne fait que transmettre, que *réfléchir* des excitations (ou irritations) qu'il a reçues de diverses sources. Les faits, qui, à un examen superficiel, semblent le résultat d'une spontanéité nerveuse, ne sont en somme que des *actions réflexes*.

Étudions donc les phénomènes que présentent les globules sous l'influence de ces excitants physiques, chimiques et vitaux.

Naissance des globules. La science a été longtemps indécise sur la question de savoir si les globules (ou éléments cellulaires) peuvent prendre naissance d'une manière spontanée dans un liquide plus ou moins amorphe, sans procéder d'aucun globule préexistant : telle était la théorie de la *formation libre des cellules* (Schleiden et Schwann ; 1838). Schwann donnait au liquide générateur le nom de *cytoblastème*. Raspail comparait volontiers la formation de la cellule dans ce cytoblastème à la *formation des cristaux* dans un liquide qui contient la matière cristallisable en dissolution. Aujourd'hui la théorie du *blastème* ou de la genèse est défendue par d'éminents histologistes, par une école nombreuse, et particulièrement par Charles Robin. Toutefois la *théorie de la genèse* de Robin diffère en plusieurs points de l'ancienne théorie de Schwann. Ainsi les milieux où se produirait la genèse, les *blastèmes* (sang, lymphe, liquides interstitiels) sont eux-mêmes le produit de cellules préexistantes, de sorte que les éléments nouvellement formés proviennent en somme de cellules antérieures, non directement, mais par l'intermédiaire (*substitution*) d'un liquide : en un mot *sans précédent immédiat figuré.* Le mode selon lequel se produit la genèse consiste dans l'apparition spontanée d'un noyau qui s'entoure de blastème épaissi ; ou bien même la masse du blastème se divise en îlots globulaires au centre de chacun desquels est placé un des noyaux nouvellement formés (ici donc le nucléole, qui peut se former ensuite, est un éléments secondaires, tandis que Schwann en faisait le point de départ des formations cellulaires) [1].

D'après une autre école à laquelle se rattache aujour-

1. Ainsi la *genèse* est caractérisée par ce fait qu'au sein d'un liquide, entre des éléments anatomiques, certains principes immédiats s'unissent presque subitement molécule à molécule et forment des éléments anatomiques. Ceux-ci ne proviennent donc directement d'aucun des éléments qui les entourent : ce sont des individus nouveaux qui surgissent de toutes pièces par *génération nouvelle* ; mais, pour naître, ils ont besoin de ceux qui les ont précédés ou qui les entourent au

d'hui la très grande majorité des histologistes, et qui a pris naissance surtout à la suite des travaux de Remak sur la formation (par segmentation) des globules du sang, on est porté généralement à admettre avec Virchow, que toute cellule provient d'une cellule préexistante (*omnis cellula à cellulâ et in cellulâ*). L'étude de l'accroissement et de la reproduction des épithéliums, qui ne sont formés que de cellules, celle de nombreux produits pathologiques, montre en effet que tout globule naît d'un autre globule (*omne vivum ex ovo*).

En admettant que tout globule naît d'un globule préexistant, le mode type selon lequel se fait cette génération nous est présenté par la première cellule d'un organisme, par l'ovule. A un moment donné, si les milieux ambiants sont favorables, on voit la cellule mère (fig. 2-I) présenter un étranglement superficiel, qui, se prononçant de plus en plus, divise le globule primitif en deux nouveaux globules : du temps que se produit ce premier dédoublement, dans le sens par exemple du méridien, on en voit déjà commencer un second, dans le sens de l'équateur (fig. 2-II), de sorte que finalement nous avons quatre globules au lieu d'un (fig. 2-III). Nous aurons à étudier ces phénomènes avec plus de détails pour les divers globules et en particulier pour l'ovule, sous le nom de *segmentation du vitellus*. Contentons-nous de dire, d'une façon générale, que toute cellule naît d'une autre cellule par une *segmentation*, soit que le con-

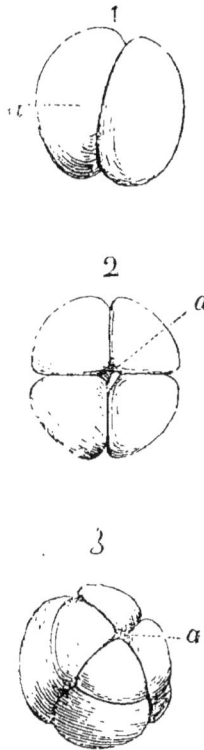

Fig. 2.—Divers degrés successifs du sillonnement et de la segmentation consécutive d'un globule (ovule de la grenouille, d'après Baer)[*].

moment de leur apparition, car ils se forment à l'aide et aux dépens des principes fournis par ces derniers. Ainsi la genèse n'est pas une

[*] 1. premier sillonnement vu un peu de côté; 2. second sillonnement vu directement du haut; 3. troisième, vu obliquement du haut.

tenu seul y prenne part, ce qu'on appelle alors *endogenèse*,
soit que contenu et enveloppe, formant masse homogène
(*globule* proprement dit), subissent ensemble la division, ce
qui constitue la *fissiparité* (dont le *bourgeonnement* n'est
qu'une variété). Ce dernier mode est le plus fréquent : on
voit donc que les globules se ressemblent tous quant à leur
mode d'origine, et même quant à leur forme primitive, qui
est globulaire.

Fonctionnement des globules. Une fois formés, les globules, sous l'influence des excitants, fonctionnent de diverses manières. Pour les uns, nous trouvons de simples
changements de forme : c'est ainsi que certains globules
de la peau des batraciens, sous l'influence de la lumière
seule comme excitant, passent de la forme sphérique à la
forme étoilée et même chevelue [1]. Ce changement de forme
est ce qu'on connaît depuis longtemps sous le nom de *contraction*. Nous pouvons encore citer comme changement
de forme ou contraction, les mouvements des *cils vibratiles,* dont est pourvue la surface libre de certaines cellules
épithéliales, mouvements qui tiennent uniquement à la vie
de la cellule, sans l'intervention du système nerveux, puisque 48 heures après la mort ils subsistent ou peuvent reparaître sous l'influence excitante d'une solution très légère
de potasse ou de soude.

Mort des globules. Le globule étant *essentiellement éphémère*, il arrive un moment où après avoir manifesté spécialement quelques-uns des phénomènes que nous avons signalés, cet élément se transforme et disparaît. Cependant
quelques-uns peuvent persister à l'état de cellules pendant

---

génération spontanée hétérogénique, c'est-à-dire s'accomplissant hors
de l'économie et donnant naissance à des corps dissemblables à ceux
déjà connus : la genèse est une *génération spontanée homogénique*,
c'est-à-dire donnant naissance à des éléments anatomiques semblables
à ceux des êtres préexistants auxquels sont dues les conditions d'accomplissement du phénomène.

1. Ces changements de forme amènent des changements de coloration dans les globules qui sont chargés de pigment (chromoblastes).
Voyez les travaux de G. Pouchet sur la couleur et les changements de
coloration des crustacés et des poissons (*Journ. de l'anatomie* de Ch.
Robin, 1873-74).

de longues années, mais alors ils ne vivent plus, ils sont plongés dans une espèce de sommeil, qu'on peut déjà comparer à leur mort. Ce cas est très commun chez les végétaux ; il est plus rare de voir chez l'homme des cellules cesser de fonctionner, perdre leur caractère de vitalité active tout en conservant la forme cellulaire. Nous pouvons citer cependant certains globules pigmentaires, comme ceux de l'uvée (pigment de la face profonde de la choroïde et de l'iris), qui ne manifestent plus que les propriétés physiques de leur pigment, destiné à assurer les fonctions de l'œil en absorbant ou en réfléchissant les rayons lumineux. On peut encore citer ici les globules que nous étudierons sous le nom de *globules embryonnaires* ou *plasmatiques*, qui semblent se momifier au milieu du tissu conjonctif, mais qui cependant, à un moment donné, sous l'influence d'une excitation suffisante, se réveillent tout à coup, et se mettent à fonctionner activement, soit en réparant des brèches faites aux tissus, soit en donnant naissance à des produits nouveaux, le plus souvent pathologiques. Mais la *véritable mort des globules*, la *perte* réelle et définitive de *leur individualité*, se fait de deux façons principales.

Dans le *premier cas* le globule ne laisse plus ou presque plus de *formes déterminées*. — Ou bien il se dessèche et tombe en poussière (couches furfuracées et desquamation incessante de la surface épidermique); ainsi les lamelles et débris pulvérulents qui constituent le furfur épidermique peuvent reprendre la forme cellulaire au contact d'une solution alcaline; mais on n'en a pas moins affaire à un cadavre de globule. — Ou bien, et c'est le cas le plus fréquent, le globule s'infiltre de graisse ou d'autres substances sur lesquelles il exerce une puissante attraction ; puis il se liquéfie, il tombe en déliquium, et ses débris forment divers liquides ; tel est le mécanisme de la plupart des *sécrétions ;* telle est l'origine de la plupart des liquides sécrétés.

Dans le *second cas*, les globules perdent la forme globulaire, mais ils donnent naissance à de *nouvelles formes anatomiques*, en se soudant, en se confondant les uns avec les autres, pour former des fibres, des lames, des canaux. Telle est l'origine des parties non cellulaires de l'économie. Quelques-uns de ces éléments anatomiques ainsi formés jouissent encore au plus haut degré des propriétés caractéristiques du globule primitif : c'est ainsi que la fibre musculaire, outre l'élasticité, est encore douée du pouvoir électro-moteur et surtout de la propriété bien plus essentielle de changer de forme sous l'influence des excitants. La fibre nerveuse jouit de propriétés, sinon semblables, du moins tout aussi caractéristiques de l'état de vie.

Tels sont les principaux phénomènes qui peuvent donner l'idée la plus générale de la *physiologie des cellules*. Tous, avons-nous dit, ont lieu sous l'influence des excitants, ou irritants : nous avons vu que ceux-ci ont pu être divisés en physiques, chimiques et vitaux ; cette division est assez juste et intéressante pour le physiologiste, quoique les excitants les plus différents puissent produire le même effet : un choc, un contact amène la contraction cellulaire et surtout musculaire ; l'électricité, certains acides même produisent le même phénomène, qui cependant à l'état physiologique se manifeste presque exclusivement sous l'influence du système nerveux. Une division d'un bien plus grand intérêt aurait pour base, non la nature, mais les effets de l'excitant ; malheureusement elle est impossible. C'est ainsi qu'on a essayé de reconnaître *trois espèces d'irritabilité : irritabilité de formation ou de développement, irritabilité nutritive, irritabilité fonctionnelle*. Mais nous avons vu que développement, nutrition, fonction et même mort, tous ces différents phénomènes forment pour la cellule un tout physiologique que nous avons dû artificiellement séparer pour la commodité de l'étude : l'irritabilité de développement pourra-t-elle se séparer de l'irritabilité nutritive, et n'avons-nous pas vu que les cellules, des glandes par exemple, fonctionnent surtout en disparaissant comme élément cellulaire, et se liquéfient en un produit de sécrétion?

III. -— DIFFÉRENTES ESPÈCES DE CELLULES. — LEURS ROLES PARTICULIERS. — SCHÉMA DE L'ORGANISME. — PLAN DE CETTE PHYSIOLOGIE.

Dans l'origine un organisme se compose d'une cellule unique, l'*ovule*, dont nous avons déjà parlé, et dont nous avons rapidement décrit la *segmentation*, comme type de généra- tion, de prolifération des globules en général. De la seg- mentation du *vitellus*, ou contenu (protoplasma) de l'ovule, il résulte que la membrane enveloppante, ou *zone pellucide*, renferme finalement un grand nombre de globules tous semblables ; mais bientôt ces globules tendent à se différen- cier quant à leur forme et à leur position.

D'abord ces globules se groupent vers la périphérie de la cavité de l'ovule primitif (fig. 3), et forment ainsi une membrane qui nous présente dans sa plus simple expression ce que nous étudierons plus tard sous le nom d'*épithélium :* de même que dans l'organisme achevé un épi- thélium est supporté par un subs- tratum fibreux ou anhiste, destiné à un rôle presque purement mé- canique, de même ici l'*épithé- lium ovulaire* est supporté par l'ancienne *membrane pellucide*

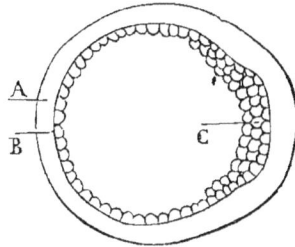

Fig. 3.
Schéma du blastoderme *

(fig. 3, A). Nous voyons donc déjà (et ceci est à noter pour expliquer dès maintenant l'importance que nous attacherons à ces formes) l'organisme représenté successi- vement par *une cellule*, puis par *un épithélium ;* cet épi- thélium pourrait s'appeler *épithélium de la zone pellucide* (fig. 3, B) : comme c'est lui qui va servir de germe à toutes les autres parties, on l'a nommé *membrane germe* ou plus généralement *membrane blastodermique, blastoderme* en un mot.

Ce changement de position des globules, d'où résulte une membrane globulaire, est bientôt suivi d'un changement de forme, d'où résulte la distinction de plusieurs couches dans cette membrane : dans le sens de l'un des méridiens du blastoderme, les globules se multiplient plus que partout ailleurs : là le blastoderme, comme tout épithélium qui s'hy-

---

* A, membrane vitelline ; B, Blastoderme encore simple ; C, point où le blasto- derme se compose déjà de trois couches de cellules, de trois feuillets.

pertrophie en un point, est obligé, comme nous le verrons par exemple pour la formation des glandes ou des papilles, est obligé de se plisser, de constituer une espèce de villosité pour loger tous les nouveaux globules formés; cette villosité (fig. 3, C), ce bourgeon est le premier rudiment du corps de l'embryon. Nous aurons à revoir plus tard tous ces faits avec détail, pour le moment contentons-nous d'indiquer qu'au niveau de ce bourgeon il se fait entre les cellules primitivement semblables et indifférentes, une différenciation d'où résultent trois couches ou feuillets; un *feuillet externe*, un *interne*, et un *moyen* ou *intermédiaire*.

Le *feuillet externe*, nommé *feuillet corné*, reste à l'état globulaire (cellulaire), c'est lui qui formera notre *épiderme*, notre *écorce externe* et les différents organes qui en dérivent (éléments spéciaux des organes des sens; *cellules nerveuses* des organes nerveux centraux.)

Le *feuillet interne* donnera, grâce à l'enveloppement qui détermine la cavité interne de l'embryon, *l'écorce interne* de celui-ci, *l'épithélium de son futur canal intestinal*, et par suite des nombreuses annexes de ce canal, du plus grand nombres des glandes, du poumon lui-même.

Quant aux globules du *feuillet intermédiaire*, ils subissent des transformations bien plus compliquées; les uns se transforment, par le mécanisme déjà étudié à propos des globules en général, en fibres, fibres musculaires, nerveuses, fibres élastiques, connectives, et toutes les formes du tissu connectif: d'autres restent à l'état de globule, mais en changeant de forme, et alors les uns se mêlent aux éléments fibreux du tissu connectif (*globules embryonnaires*, cellules du cartilage, des os, des tendons), les autres nagent dans un liquide (*globules sanguins*).

Nous voyons en résumé que les globules primitivement semblables des trois couches du blastoderme ont donné lieu, en se différenciant chez le fœtus et finalement chez le sujet développé, ont donné lieu aux globules de *l'écorce externe ou peau*, aux *globules des écorces internes* ou *épithé-*

liaux, aux *globules embryonnaires*, aux *globules sanguins*, aux *globules nerveux*[1].

Les éléments de l'*écorce externe* et ceux de l'*écorce* ou *épithélium interne* pouvant être réunis, vu leurs analogies, sous le nom de *globules épithéliaux* [2], puisqu'ils tapissent également des surfaces, nous n'avons donc en somme que quatre espèces de globules à étudier : le *globule épithélial*, le *nerveux*, le *sanguin* et l'*embryonnaire*.

1° Les *globules épithéliaux*, étendus sur des membranes fibreuses destinées seulement à les soutenir, forment la partie vraiment vivante de ces membranes : aussi, selon l'activité de leurs fonctions, présentent-ils diverses formes :

Si dans une région ces globules n'ont pas des fonctions vitales très actives, ils ne sont qu'en petit nombre, et pour recouvrir, malgré cela, complètement la surface qui leur est destinée, ils s'aplatissent, forment une espèce de carrelage ou paviment, et l'on a ainsi l'*épithélium pavimenteux* (fig. 4, A).

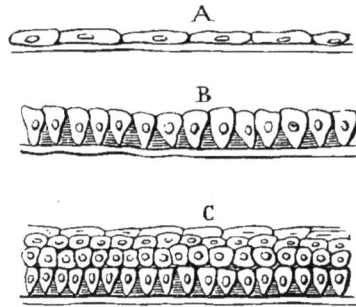

FIG. 4.
Diverses formes d'épithélium [*].

Si au contraire, comme en général sur les muqueuses

1. Cette différenciation des globules du blastoderme peut d'abord surprendre, et cependant un phénomène semblable se passe tous les jours sous les yeux du médecin. Dans tout bourgeon charnu cicatriciel on trouve d'abord un amas de globules primitivement semblables, indifférents, qui, pour constituer la cicatrice, se différencient de manière à devenir, par exemple, globules épidermiques, fibres connectives, etc., absolument comme dans les feuillets du blastoderme.

2. En effet le mot *Epithélium* a été primitivement employé pour désigner l'épiderme du mamelon, puis a été étendu à la désignation de l'épiderme des muqueuses pour lesquelles on tend à l'employer exclusivement. On trouve dans Astruc : « La peau fine et délicate qui recouvre le mamelon et qu'on appelle *Epithélion*. » (ἐπί, θηλή; sur, mamelon.)

* A, épithélium pavimenteux ; B, épithélium cylindrique ; C, épithélium stratifié.

très importantes, leurs fonctions vitales sont très actives, ils se multiplient, s'accumulent en grand nombre sur un même espace, et pour se faire mutuellement place ils se compriment latéralement et de ronds deviennent cylindriques : on a alors l'*épithélium cylindrique* (fig. 4, B).

Enfin, si une simple couche est insuffisante, les globules se superposent, et l'on a l'*épithélium stratifié* (fig. 4, C).

De plus, pour présenter des surfaces plus étendues sans occuper trop d'espace, ces épithéliums se plissent sur eux-mêmes, comme nous l'avons déjà signalé pour le blastoderme, et, selon que le plissement se fait vers la surface libre ou vers la profondeur, on a des *papilles* ou des *glandes :* nous insisterons particulièrement sur la formation de ces organes à propos des épithéliums de la muqueuse buccale.

Mais ce qui est peut-être plus important encore que leurs formes, ce sont les fonctions de ces épithéliums : ici encore nous trouvons *trois modes* différents :

Certains globules épithéliaux agissent comme barrière, s'opposent exactement aux phénomènes de passage : ils sont imperméables. Nous aurons à étudier ce fait avec l'épithélium de la vessie et des séreuses par exemple. On pourrait appeler ces globules des *globules neutres.*

D'autres au contraire absorbent activement les substances (gaz ou liquide) avec lesquelles ils sont en contact, pour les transmettre aux parties situées plus profondément, au sang par exemple. Ce sont des *globules d'absorption.*

Enfin des globules d'une troisième catégorie attirent à eux certaines substances contenues dans les tissus ou liquides voisins et en débarrassent l'organisme, dont ils se détachent eux-mêmes : tel est le mécanisme d'un grand nombre de *sécrétions,* et ces globules sont des *globules de sécrétion.* Ces globules de sécrétion sont caractérisés, plus que tous les autres, par une existence très éphémère ; ce sont eux qui forment la plupart des glandes : la glande mammaire, par exemple, n'est autre chose qu'une membrane canaliculée, couverte de globules qui jouissent à certaines époques d'une vie excessivement active ; alors ils se métamorphosent très rapidement et l'ensemble de leurs débris constitue le lait.

2° Les *globules nerveux* ou *cellules nerveuses*, quoique provenant, comme le montre l'embryologie, du feuillet externe du blastoderme (du moins les cellules nerveuses du centre cérébro-spinal), ne sont pas établis sur des surfaces sous forme de membranes : ils sont cachés dans la profondeur, constituant l'élément essentiel de ce qu'on nomme la *substance grise nerveuse*. Ces globules présentent des phénomènes de vie très active ; nous traiterons bientôt de leurs fonctions. Rappelons seulement ici qu'on peut les considérer comme en continuité avec les tubes nerveux qui les mettent en rapport avec les surfaces sensibles ou les organes contractiles.

3° Les *globules sanguins*, que nous avons précédemment (p. 3) choisis comme exemple des études de physiologie générale, sont en effet ceux dont les propriétés sont le mieux connues, et pour lesquels on a le mieux démontré que ces propriétés sont d'ordre purement physico-chimique (voy. plus loin : *Respiration*, combinaison de l'oxygène avec l'hémoglobine); ces globules sanguins forment dans le sang, et par suite dans le corps, une masse assez considérable, presque 1/12me de notre masse totale. Loin d'être comme les précédents placés dans un coin de l'économie, ils sont entraînés par un courant perpétuel; leur forme discoïde se prête à ces transports. Pendant cette existence nomade, le globule sanguin est encore caractérisé par des phénomènes de répulsion, d'attraction, de changements de forme et de composition, se chargeant en certains points de produits chimiques qu'il est destiné à aller déposer ailleurs (oxygène).

4° Les *globules embryonnaires* [1] sont ainsi nommés parce qu'en général ils restent chez le sujet achevé ce qu'ils étaient chez l'embryon : disséminés au milieu des tissus,

1. *Corps fibro-plastiques* de Ch. Robin; *cellules plasmatiques* de Virchow; *cellules plates du tissu conjonctif* de Cornil et Ranvier, etc.

ils continuent à servir à leur production (cellules du périoste
formant continuellement l'os), ou à la réparation des
brèches qui peuvent accidentellement entamer ces tissus
(bourgeons charnus et cicatrices) : de là aussi leur nom de
cellules plasmatiques. Quelques-uns de ces globules *incertæ
sedis* servent parfois très activement à une circulation nutritive des tissus dans lesquels ils sont disséminés, et présentent alors des formes étoilées avec des anastomoses de
leurs prolongements : la *cornée* nous offre un bel exemple

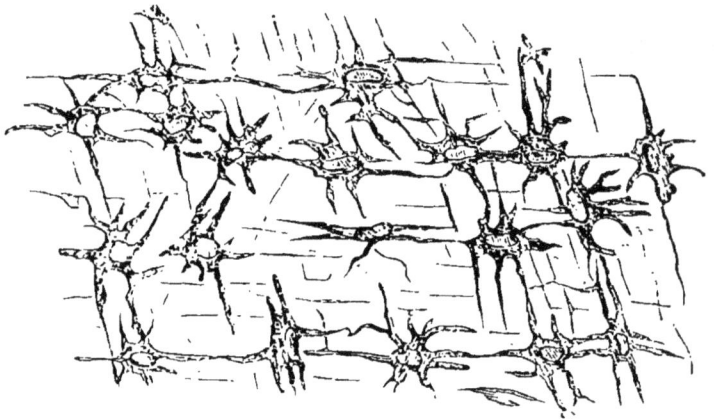

FIG. 5*.

de cette disposition (fig. 5). — Ailleurs les globules plasmatiques subissent une sorte de déchéance, en accumulant
la graisse dans leur intérieur et donnant ainsi lieu au tissu
adipeux : à cet état ils ne sont plus susceptibles de subir
des transformations ; ils sont comme morts. Mais la plupart,
quoique changeant de forme et presque momifiés (cellule
plasmatique étoilée), conservent à l'état latent toutes leurs
propriétés vitales, prêts à se réveiller sous une excitation
suffisante : c'est ainsi qu'ils peuvent donner lieu à des produits relativement nouveaux, la plupart pathologiques, tels
que le cancer, les diverses tumeurs et en général les globules purulents des abcès. Aussi le globule embryonnaire
est-il presque uniquement du ressort de la pathologie.

* *Coupe de la cornée parallèle à la surface.* Corpuscules étoilés, aplatis, avec
leurs prolongements anastomotiques (d'après His).

Maintenant que nous connaissons les *diverses espèces de globules* qui, *pour le physiologiste*, abstraction faite du globule embryonnaire, constituent par leur association l'organisme achevé, nous pouvons essayer de nous représenter d'une façon schématique le groupement et les fonctions de ces *trois* catégories de globules.

Nous pouvons nous représenter l'organisme comme une masse homogène, plutôt liquide que solide, à la surface de laquelle est une couche de globules corticaux épithéliaux (AAA, fig. 6), dont les uns absorbent, les autres excrètent, les autres enfin sont *imperméables* dans un sens comme dans l'autre, neutres en un mot. Dans l'intérieur, vers le milieu, loin de la surface (fig. 6, B), se trouve un groupe de globules relativement permanents, les globules nerveux, qui par leurs prolongements sont en communication avec les globules périphériques de manière à être excités par les uns et à réagir sur les autres (actes réflexes). Enfin les globules sanguins voyagent de la périphérie au centre et vice versa (fig. 6,CC), et ce courant circulaire amène vers le centre les éléments nutritifs absorbés par certains globules de la surface, et entraîne les déchets des globules centraux vers des globules de la surface, qui ont pour but de les rejeter (sécrétions toutes plus ou moins·excrémentitielles): le globule sanguin et sa circulation effectuent ainsi un commerce d'échanges, qui chez les animaux inférieurs se fait par simple imbibition.

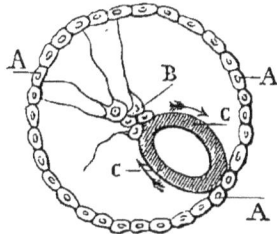

FIG. 6.

Schéma de l'organisme*.

Telle est la forme la plus simple à laquelle peut se ramener l'organisme le plus compliqué. Mais tous ces phénomènes d'activité globulaire sont intimement liés les uns aux autres et liés à des phénomènes chimiques et physiques qu'il

* AAA, globules de la surface, de l'écorce, épithélium. — B, globules centraux nerveux avec leurs prolongements venant de la surface ou s'y rendant; — CC, le cercle de la circulation, qui va de la périphérie au centre et revient du centre à la périphérie.

faut étudier en même temps : ainsi le globule sanguin semble être au service du globule nerveux, en établissant, au point de vue nutritif, la communication entre ce globule profond et ceux des surfaces; mais sa circulation exige l'intervention du globule nerveux, lequel excite la fibre musculaire et donne aussi lieu à des phénomènes mécaniques d'hydrostatique, etc.

On voit donc que l'ensemble des phénomènes de l'économie animale constitue une chaîne vivante qu'il faut artificiellement briser pour la commodité de l'étude. Le phénomène le plus frappant est la pérégrination du globule sanguin; c'est peut-être par lui qu'il serait le plus naturel d'aborder le problème; mais nous préférons commencer :

1º Par le *globule nerveux*, parce qu'il nous amènera naturellement à étudier :

2º Les formes non globulaires (*muscles*) avec lesquelles il est en communication, et par suite les *mouvements* et les autres phénomènes mécaniques et physiques de l'organisme, ainsi que les tissus qui en sont le siège.

3º Nous passerons alors au *globule sanguin* et à sa *circulation*.

4º Alors seulement nous pourrons aborder, forts de toutes ces connaissances d'une importance générale, l'*étude des écorces internes et externes*, auxquelles nous rattacherons les *organes des sens*, et enfin nous terminerons par une écorce interne particulière, l'épithélium des *organes génitaux*, dont une dépendance, l'épithélium de l'ovaire, nous ramènera à notre point de départ, l'ovule.

RÉSUMÉ. La physiologie est l'étude des phénomènes que présentent les êtres vivants : partout où l'analyse de ces phénomènes a été poussée assez loin, on les voit se réduire à des actes physico-chimiques. On peut donc dire, avec de Blainville, que la physiologie est l'art de rapporter les phénomènes vitaux aux lois générales de la matière. Ces phénomènes doivent être étudiés dans les éléments anatomiques, dont la cellule est la forme la plus simple et le point de départ. La classification générale des cellules à propriétés bien caractérisées nous donne l'aperçu le plus général sur les fonctions de l'organisme, et nous permet d'établir l'ordre dans lequel doivent être étudiées ces fonctions

DEUXIÈME PARTIE

DU SYSTÈME NERVEUX

I. — ÉLÉMENTS ANATOMIQUES ET PHYSIOLOGIE GÉNÉRALE
DU SYSTÈME NERVEUX.

1° *Éléments anatomiques.*

Le globule nerveux ou cellule nerveuse est en général de
petites dimensions (1 à 8 centièmes de millimètre); mais dans
certaines régions (cornes antérieures de la moelle, cellules
dites motrices), cet élément atteint des proportions relativement considérables,
au point d'être presque
aperçu à l'œil nu (moelle
épinière du bœuf). Ces
globules ne présentent
pas d'enveloppe; ils ont
un noyau sphérique et
un nucléole très appa-
rent. Ils sont en général
étoilés, c'est-à-dire pourvus de prolongements
(fig. 7) : aujourd'hui on
connaît des globules à
1 prolongement ou *uni-
polaires ;* beaucoup sont
bipolaires, c'est-à-dire

Fig. 7. — Cellules nerveuses (Virchow, *Pathologie cellulaire*).

ayant deux prolongements dirigés dans le même sens, et
plus souvent en sens opposé : enfin le plus grand nombre
sont *multipolaires*, et peuvent avoir jusqu'à dix prolongements. Ces prolongements sont d'ordinaire très longs et
se continuent avec les *fibres nerveuses.*

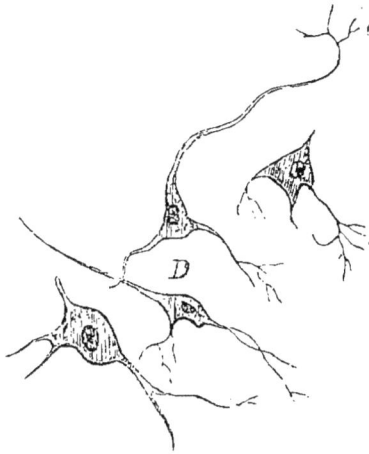

Ces *fibres nerveuses* (ou *tubes* nerveux) (fig. 8), minces
et allongées, se composent d'une *enveloppe mince* (*v v, gaine
de Schwann*), renfermant une *substance médullaire* (*myéline, m, m*), qui se décompose facilement en gouttelettes grais-

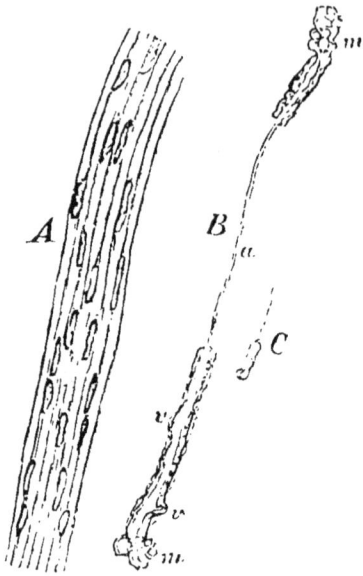

FIG. 8.
Fibres nerveuses grises et blanches *.

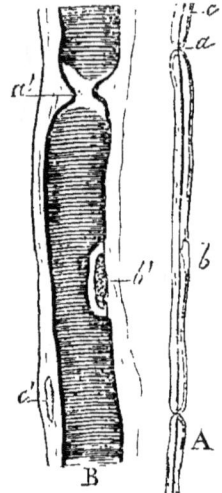

FIG. 9. — Tubes nerveux d'après
les recherches de Ranvier **.

seuses, et au milieu de celle-ci un cordon axile mince (*a*), le
cylindre-axe. Quelques fibres nerveuses peuvent être réduites
au cylindre-axe et à la gaine de Schwann avec peu ou pas
de substance médullaire (fibres fines) du tube nerveux.

De plus, ces fibres ne sont pas complètes sur toute l'étendue de leur trajet : certaines de leurs parties constituantes

---

* A, fascicule gris, gélatineux, provenant d'un mésentère et traité par l'acide
acétique ; — B, fibre primitive large, blanche provenant du nerf crural ; — *a*, cylindre-axe mis à nu ; — *v,v*, fibre avec sa gaine médullaire, devenue variqueuse
et sortant en gouttelettes en *m,m* ; — C, fibre primitive fine et blanche provenant
du cerveau et ne contenant pas de myéline. — Grossis. 300 diam. (Virchow, *Pathologie cellulaire*).

** A, Tube nerveux vu à un faible grossissement : *a*, étranglement ; *b*, noyau du
segment interannulaire ; *c*, cylindre-axe. B, l'étranglement et une portion du segment interannulaire vus à un fort grossissement. (Préparation par l'acide osmique.)
a', étranglement ; *b'*, noyau du segment interannulaire ; *c'*, noyau externe de la gaine.

peuvent manquer vers leurs extrémités centrales ou périphériques. Ainsi, lorsqu'un tube nerveux moteur arrive près de la plaque motrice terminale, la myéline disparaît et la fibre nerveuse se trouve réduite à la gaine de Schwann renfermant le cylindre-axe. Dans la substance blanche des centres nerveux (cordons blancs de la moelle, par exemple), c'est la gaine de Schwann qui semble disparaître, c'est-à-dire que les fibres obtenues par la dissociation de ces parties se présentent comme des cylindres-axes auxquels son attachées des gouttelettes et des traînées moniliformes de myéline, sans que rien permette de conclure à l'existence d'une membrane enveloppante. Enfin, dans la substance grise centrale, les cylindres-axes paraissent être tout à fait nus, c'est-à-dire constituer seuls la fibre nerveuse.

Nous voyons donc, en somme, que la partie la plus essentielle de cette fibre est le cylindre-axe, puisque seul il existe toujours dans toute la longueur de la fibre, et il est permis d'en inférer qu'en lui se produisent les phénomènes de conduction, de propagation d'irritation, que nous étudierons bientôt comme constituant essentiellement le mode de fonctionnement des nerfs.

La membrane de Schwann et la myéline ne seraient par suite que des appareils de protection et d'isolement pour le cylindre-axe. Les travaux récents sur la structure des tubes nerveux montrent bien leur origine cellulaire, ainsi que nous l'avons indiqué précédemment d'une manière générale. En effet, il résulte des recherches de Ranvier que les tubes nerveux sont formés de *cellules soudées bout à bout*. La membrane de Schwann ne forme pas un manchon cylindrique continu, comme on le croyait jusque dans ces derniers temps : elle présente à des distances régulières des *étranglements* en forme d'anneaux. Ces étranglements, placés à des distances qui varient suivant les dimensions des tubes, limitent des segments dits *segments interannulaires*. Chacun de ces segments paraît représenter une cellule, et en effet, au centre de chacun de ces segments, et sur la face interne de la membrane de Schwann, il existe un *noyau* plat, ovalaire (fig. 9 en *b'*.) noyé, dans une *lame de protoplasma* qui double la *membrane de*

Schwann. Plus en dedans se trouve la *myéline*, qui, au point de vue de la morphologie générale, a dans le segment interannulaire la même signification que la graisse dans une cellule adipeuse. Quant au cylindre-axe, qui parcourt sans interruption toute la série de ces segments, sa signification ne peut être précisée au point de vue de la morphologie générale : les recherches les plus récentes, notamment celles qui ont trait à la régénération des nerfs sectionnés, paraissent indiquer (Ranvier) que le cylindre-axe est un prolongement d'une cellule nerveuse centrale, prolongement qui se loge ainsi successivement dans une série de manchons représentés par la cellule du segment interannulaire. Le cylindre-axe, quelle que soit sa longueur, et en quelque point de son trajet qu'on le considère, serait donc toujours une émanation directe d'une cellule nerveuse centrale, c'est-à-dire qu'il appartient à la substance de cette cellule, et non à celle des éléments du segment interannulaire.

Une autre forme des tubes nerveux se trouve dans les rameaux du grand sympathique; ces fibres plates, pâles, amorphes ou à peine fibrillaires, et munies de noyaux très apparents (fig. 8, A : fascicule gris, gélatineux), sont les *fibres de Remak*, que quelques histologistes avaient considérées comme appartenant au tissu conjonctif; mais l'histoire du développement de la fibre nerveuse, l'étude des éléments nerveux pâles des animaux inférieurs, tout indique la nature nerveuse de ces fibres. Ajoutons que dans certains petits troncs isolés du système nerveux grand sympathique la quantité de ces fibres pâles est tellement grande et le nombre des tubes à substance médullaire tellement faible, que l'on est obligé (surtout pour les nerfs spléniques) de considérer les fibres de Remak comme de véritables fibres nerveuses.

Pour constituer les nerfs visibles à l'œil nu, des fibres nerveuses microscopiques se groupent en s'entourant de tissu conjonctif : d'abord les tubes et faisceaux primitifs sont enveloppés dans une gaine tubuleuse de substance homogène un peu striée en long; c'est le *périnévre* (Ch. Robin); les faisceaux secondaires ainsi formés sont alors entourés par une gaine formée véritablement de tissu *conjonc-*

tif (ou *lamineux*) lâche, dans lequel rampent les capillaires nourriciers des nerfs : c'est le *névrilème*. Enfin le tronc nerveux total est compris dans une *enveloppe générale* de tissu conjonctif, dont le névrilème n'est qu'une dépendance. Sappey a montré que ces enveloppes névrilématiques reçoivent des filets nerveux qui sont aux nerfs ce que les *vasa vasorum* sont aux vaisseaux, d'où le nom de *nervi nervorum* sous lesquels il les a désignées. (On nomme *vasa vasorum* les petits vaisseaux qui se ramifient dans les parois des gros vaisseaux et servent à leur nutrition.)

Quand on poursuit ces prolongements des globules nerveux ou tubes nerveux, on trouve que tantôt ces tubes nerveux vont, après un trajet plus ou moins long, se jeter dans un globule voisin ou éloigné ou dans plusieurs autres. Ainsi il y a dans la moelle épinière des globules dont les ramifications se rendent dans d'autres globules. Tantôt au contraire les fibres nerveuses se terminent dans des muscles (*plaques motrices*), ou bien dans des organes encore problématiques appelés *corpuscules tactiles* et qu'on trouve spécialement dans la peau. On voit donc qu'en général les fibres nerveuses ne sont que des commissures, des ponts jetés d'un globule nerveux à un élément d'une autre espèce ou simplement à un autre globule nerveux.

Ces fibres nerveuses paraissent ne faire qu'un tout physiologique avec le globule qui leur donne naissance : toute excitation portée sur la fibre retentit sur le globule et vice versa : la fibre séparée de son globule subit une dégénérescence (graisseuse) plus ou moins complète.

2° *Nutrition du système nerveux.*

Ce tout physiologique (globule et ses prolongements) vit et se nourrit : les centres nerveux, composés essentiellement de globules, ont besoin d'une quantité considérable de matériaux et rendent aux milieux ambiants (par l'intermédiaire du sang) une grande quantité de déchets.

Nous verrons bientôt, à propos du muscle, que les matériaux consommés par cet élément physiologique pendant son fonctionnement sont surtout des hydrocarbures (sucre et graisses), et fort peu d'albuminoïdes. Au contraire, l'élément nerveux paraît surtout exiger des matériaux albuminoïdes, et plus le travail nerveux est intense, plus les déchets de la combustion des albuminoïdes (surtout l'urée) sont abondants dans les excrétions, dans l'urine, et dans les produits du foie. Il résulte en effet des recherches de Byasson (1868) que la quantité d'urée excrétée par l'homme varie selon que l'activité cérébrale est nulle, d'intensité moyenne, ou portée au plus haut degré ; représentée par 20 dans le premier cas, elle monterait à 22 dans le second et à 23 dans le troisième. D'après Flint (de New-York), le produit excrémentitiel formé par la désassimilation du cerveau et des nerfs, serait plus spécialement représenté par la cholestérine, séparée du sang par le foie et déversée dans l'intestin avec la bile. Cette manière de voir est basée sur de nombreuses expériences, qui montrent de plus que l'excrétion de cholestérine est en raison directe de l'activité nerveuse.

Ces actes de nutrition produisent dans les nerfs des dégagements de forces qui se manifestent par des courants électriques : ce phénomène, qu'on n'a pu constater dans les globules nerveux eux-mêmes, est très manifeste dans les nerfs périphériques. Il y a constamment, à l'état de repos, des courants qui parcourent les nerfs, courants allant de la surface à l'intérieur, et se comportant comme si les fibres nerveuses étaient composées de deux éléments emboîtés, la gaine étant positive et le centre négatif. En effet, chaque fois que l'on établit, à l'aide des fils d'un multiplicateur, une communication entre la surface extérieure et la surface de section d'un nerf, on observe un courant allant de la périphérie vers le centre. Ce phénomène électrique, appelé *force électro-motrice du nerf*, disparaît ou s'affaiblit dès que la fibre est soumise à une irritation, dès qu'elle sert de conducteur, en un mot dès qu'elle fonctionne : c'est cette disparition du *pouvoir électro-moteur* que l'on nomme *oscillation négative* : on a supposé qu'en ce moment la nutrition s'arrêtait et avec elle la production du courant normal de l'état de repos. On comprendrait dès lors comment la fibre nerveuse peut se fatiguer ; pourquoi une irritation trop longtemps prolongée amène une destruction, destruction

qui, pour des nerfs sensitifs, s'accompagne de douleur.
Mais d'autre part l'expérience directe a montré que le nerf
qui fonctionne consomme davantage : il se produit alors un
dégagement de chaleur, dont Schiff a récemment démontré
l'existence jusque dans les centres nerveux, sous l'influence
de la peur, de l'excitation des sens, de toute cause en un
mot qui produit l'activité cérébrale. Peut-être que l'oscillation négative indique que l'électricité du nerf au repos se
transforme en chaleur dans le nerf actif (voy. l'étude du
muscle pour des détails plus complets sur une *oscillation
négative* analogue, et sur ce fait de *transformation d'une
force en une autre*).

3° *Propriétés générales et fonctionnement général des
éléments nerveux.*

En quoi consiste donc le fonctionnement spécial de l'appareil nerveux, fibre et cellule? Il consiste essentiellement
dans un phénomène nommé *réflexe*. Lorsqu'on irrite une
fibre nerveuse, son irritation se transmet à des globules
plus ou moins éloignés, et de ceux-ci à des parties périphériques. Le plus souvent c'est sur un corpuscule tactile, ou
un organe périphérique analogue (annexé aux surfaces épithéliales) que l'irritation a lieu : elle se transmet par une
fibre centripète au *globule central* qui la *réfléchit*, par une
fibre centrifuge, sur un autre organe plus ou moins périphérique, par exemple sur un muscle, dont elle va ainsi
provoquer la contraction, ou sur une glande, dont elle
amène la sécrétion.

Ainsi les *fibres* ont pour fonction d'amener l'excitation
vers le globule, ou de la transporter de celui-ci vers la périphérie : de là les noms de *centripètes* ou *sensitifs* donnés
aux premiers nerfs, de *centrifuges* ou *moteurs* donnés aux
seconds.

Cette expression de *nerf sensitif* ou *moteur*, de fibre *centripète* ou *centrifuge*, doit indiquer seulement que tel est le sens
dans lequel se manifeste le fonctionnement de la fibre, et cela
en raison même de l'organe avec lequel la fibre est en connexion;
mais il ne saurait indiquer une différence essentielle entre les

filets centripètes et centrifuges, car d'une part il n'y a pas de différence anatomique essentielle entre les nerfs reconnus sensitifs et les nerfs moteurs, et, d'autre part, il n'y a pas non plus, au point de vue des propriétés générales, des différences essentielles entre les conducteurs centripètes et les conducteurs centrifuges : les propriétés sont les mêmes dans les uns et dans les autres, la fonction seule diffère, sans doute à cause des connexions périphériques et centrales des uns et des autres. Il est même permis de penser que chaque espèce de fibres conduit aussi bien dans un sens que dans l'autre, et que l'une, par exemple, ne manifeste un rôle centrifuge que parce qu'elle est seule en connexion à la périphérie avec les organes terminaux propres à faire passer l'excitation dans le muscle. Les expériences célèbres de Vulpian (soudure d'un nerf sensitif avec un nerf moteur) avaient même paru propres à rendre évidente cette *conductibilité indifférente:* mais les nouvelles recherches du même auteur ont montré que ses expériences devaient êtres reprises en tenant compte de causes d'erreur signalées par lui. Néanmoins l'hypothèse de la conductibilité indifférente n'a pas été abandonnée, et c'est pour cela qu'au lieu d'assigner aux fibres centripètes une propriété différente, dite *sensibilité*, et aux fibres motrices une autre propriété, dite *motricité*, on se contente de désigner sous un nom général (*neurilité*) la propriété de conduction qui est commune aux deux ordres de fibres.

Une démonstration élégante de la conductibilité indifférente a été donnée récemment par P. Bert, comme conclusion d'expériences entreprises par lui depuis longtemps. Ces expériences consistent à greffer l'extrémité libre de la queue d'un rat sous la peau du dos du même animal : la queue est laissée ainsi en anse de la région coccygienne vers la région dorsale, jusqu'à ce que la greffe se soit bien établie en cette dernière région. Alors on coupe la queue vers sa base, et cet appendice ne se trouve plus adhérer à l'animal que par son extrémité greffée sur le dos. Si alors on porte une excitation sur la queue, par exemple en la saisissant entre les mors d'une pince, on constate que l'animal a conscience de cette excitation et éprouve de la douleur. Or, cette excitation est alors transmise par les nerfs sensitifs de la queue, nerfs qui se sont soudés avec les nerfs cutanés dorsaux et qui conduisent vers eux l'excitation portée sur un point de leur trajet. Donc ces nerfs, qui, dans la queue occupant ses raports normaux, conduisaient les excitations de la pointe vers la base, les conduisent maintenant de la base vers la pointe devenue seule partie adhérente à l'animal, c'est-à-dire que les nerfs sensitifs peuvent conduire indifféremment dans les deux sens; seulement, pour constater la conduction dans le sens inverse à celui qui produit normalement les sensations, il fallait mettre vers l'extrémité périphérique de ces nerfs un centre perceptif, un cerveau; c'est ce qu'a réalisé l'expérience en soudant ces nerfs avec ceux du dos, qui sont en rapport avec les centres nerveux. — Dans ses premières expériences, P. Bert n'avait interrogé la sensibilité de la queue greffée par sa pointe et sectionnée à sa base, qu'après un temps qui permettait de supposer que les nerfs dans lesquels se faisait alors la conduction sensitive étaient, non les anciens nerfs de la queue, mais de nouvelles fibres développées dans la gaine de ces nerfs dégénérés. La nouvelle forme sous laquelle ce même physiologiste a présenté ultérieurement (*Société de biologie*, décembre 1876) cette expérience, la met désormais à l'abri d'une objection de ce genre; elle nous semble établir définitivement le fait de la conductibilité indifférente des nerfs sensitifs.

Le rôle du globule est de favoriser le passage de l'excitation d'une fibre dans une autre : il représente un *centre de détente;* mais ce rôle peut être très complexe : ainsi souvent un premier globule réfléchit l'action, par une fibre commissure, sur un ou plusieurs autres globules qui peuvent la diriger diversement à leur tour, directement sur une fibre centrifuge proprement dite, ou d'abord sur de nouveaux globules nerveux; l'action nerveuse parcourt alors des *arcs nerveux* plus complexes que celui représenté par la figure 10; il y a interposition, dans l'arc nerveux simple, de plusieurs centres ou globules nerveux reliés entre eux par des fibres commissurales, d'où ricochets de *réflexes centraux* avant d'arriver au phénomène *réflexe final.* — Les éléments globulaires peuvent même absorber et anéantir l'action, ou bien la conserver pour ainsi dire à l'état latent, pour la réfléchir seulement à un moment donné, sous l'influence de nouvelles excitations. On voit donc que les *centres réflexes* présentent des phénomènes fort complexes, par lesquels ils peuvent devenir les centres de la *diffusion*, de la *coordination* des mouvements, de la *mémoire*, etc.; ces centres peuvent enfin être le siège de la *sensation* des excitations périphériques. Ainsi les organes auxquels vient aboutir l'excitation initiale peuvent être aussi bien un organe nerveux qu'un muscle, ou qu'une glande, et l'acte terminal pourra être une *idée* aussi bien qu'une contraction musculaire ou une sécrétion.

En dehors des phénomènes centraux, qu'il est difficile d'analyser, nous voyons que le rôle des nerfs est essentiellement un rôle de conduction. En quoi consiste cette conduction? Quel est le phénomène intime qui la caractérise? On a longtemps non seulement comparé, mais même identifié ce qui se passe alors dans les nerfs avec un *courant*

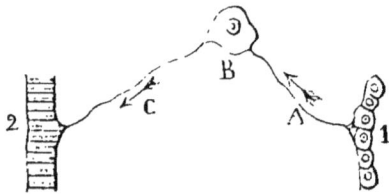

Fig. 10.

Schéma d'un réflexe simple [*].

électrique: aujourd'hui il est prouvé que l'*influx nerveux* n'a rien de commun avec l'électricité. D'abord on a pu déterminer sa vitesse de propagation, qui est de 28 à 30 mètres par seconde, vitesse bien différente de celle du fluide électrique, et qui varie avec la température du nerf : d'après Helmholtz, dans un nerf de grenouille refroidi à 0°, la vitesse de l'agent nerveux n'est plus que 1/10 de ce qu'elle était à 15 ou 20°. (Cependant les nouvelles recherches de Marey ont porté ce physiologiste à penser que si, en excitant un nerf refroidi, on observe un retard dans l'apparition de la contraction musculaire, ce retard résulte moins d'une diminution dans la vitesse de conduction du nerf, que d'une augmentation dans la durée de ce que Helmholtz a appelé le *temps perdu* ou l'*excitation latente* du muscle.) — D'autre part, quand le nerf fonctionne, loin qu'il s'y produise de l'électricité, il y a au contraire, avons-nous dit déjà, production de l'*oscillation négative*, c'est-à-dire affaiblissement ou disparition du courant normal de repos.

Dans le nerf qui fonctionne paraît se faire une sorte de *vibration moléculaire* qui se propage de proche en proche

---

[*] 1, Surface (épithélium) ; 2, muscle ; — A, fibre centripète ; — B, cellule nerveuse centrale ; — C, fibre centrifuge. A, B et C forment l'*arc nerveux* qui préside au réflexe : *arc diastaltique* de Marshall-Hall ; dans la nomenclature de cet auteur, A représente la *fibre éisodique ;* B, le centre excito-moteur, et C, la *fibre exodique.*

avec une vitesse de 28 à 30 mètres par seconde ; ce mouvement nerveux présente ce caractère de s'accroître au fur et à mesure qu'il se transmet, à mesure qu'il progresse dans le conducteur nerveux : c'est ce qu'on a exprimé en disant qu'il fait *boule de neige*, qu'il s'accroît comme l'avalanche. Si en effet on porte successivement sur deux points d'un nerf une excitation identique, l'excitation du point le plus éloigné du muscle produit une contraction plus forte que celle du point le plus rapproché, et le maximum de contraction correspond au maximum d'éloignement.

4° *Excitants du système nerveux.* — Les excitants qui peuvent amener le fonctionnement des nerfs sont nombreux.

A. Les uns sont chimiques, comme les acides, l'ammoniaque, etc. ; nous verrons que ces agents excitent aussi les muscles ; mais pour agir sur les nerfs ils ont besoin d'être plus concentrés que pour agir sur l'élément musculaire

B. Les autres sont de la nature des phénomènes mécaniques ou physiques, comme un choc, l'électricité, la chaleur. L'électricité excite les nerfs par les changements brusques qu'elle produit dans leur état moléculaire : aussi un courant appliqué sur un nerf n'amène-t-il de réaction que quand il commence ou quand il cesse de passer par celui-ci comme conducteur : pendant toute sa durée, il ne produit aucune action. Il faudra donc, pour exciter les nerfs, leur appliquer de brusques décharges électriques, et c'est pourquoi l'on se sert le plus souvent dans ce but d'un courant induit fréquemment interrompu : à chaque interruption a lieu une excitation du nerf. Dans les conditions physiologiques normales, c'est sur les extrémités dites sensitives des nerfs que les excitants extérieurs portent leur action : aussi les extrémités périphériques des nerfs présentent-elles des dispositions qui les rendent plus aptes à être impressionnées par les agents extérieurs, et qui même les mettent en état d'être excitées plus spécialement par des agents particuliers : telles sont les extrémités du nerf optique pour la lumière, celles du nerf acoustique pour les sons, etc., en un mot les organes des sens (*corpuscules de Pacini* sur les nerfs collatéraux des doigts et des orteils ; *corpuscules du tact* ou de Meissner à la face tactile des doigts et à la langue).

Parmi les faits relatifs à l'excitation des nerfs par l'électricité, il en est deux d'une importance capitale; nous les indiquerons rapidement : — 1° Le nerf est plus sensible (plus excitable) à l'électricité que le muscle (par contre nous avons vu précédemment que le nerf est moins sensible que le muscle à l'action excitante produite par le contact des acides ou des bases). Cette excitabilité plus grande du nerf par l'électricité explique le choix de certains *points d'élection* pour la faradisation des muscles à travers la peau; ces points d'élection ne sont autre chose que le lieu où le muscle est abordé par son nerf moteur. Tout le monde connaît aujourd'hui le parti que Duchenne (de Boulogne) a tiré de cette méthode pour l'étude de la physiologie des mouvements en général, et en particulier pour celle du mécanisme de la physionomie humaine. — 2° L'excitation produite par l'électricité se traduit par un changement d'état du nerf : c'est-à-dire que si l'on excite électriquement un nerf qui est en état de repos, on le voit entrer en activité; mais inversement, si l'on excite électriquement un nerf en activité, on le voit revenir à l'état de repos. Le fait est facile à vérifier par de nombreuses expériences dont nous citerons seulement la suivante : on installe une patte galvanoscopique, de manière que son nerf plonge en partie dans une petite cupule pleine d'une dissolution concentrée de chlorure de sodium; sous l'influence de l'excitation produite par le contact de ce sel, le nerf est en activité et provoque dans les muscles une série continue de petites convulsions. Si alors on applique les électrodes sur le nerf, on voit les convulsions des muscles s'arrêter à chaque fois que le courant est ouvert ou fermé, c'est-à-dire que chaque excitation électrique, au moment où elle se produit, ramène le nerf à l'état de repos. Ce fait est d'une importance générale, car dans l'histoire du système nerveux il est plus d'une circonstance où l'on voit qu'une excitation appliquée à un appareil nerveux en activité a pour résultat de le faire rentrer dans l'état de repos.

Peut-être est-ce ainsi qu'il faut expliquer les résultats expérimentaux de l'excitation du nerf pneumo-gastrique. Ce nerf se rend au cœur; quand on l'excite (en agissant sur le bout périphérique du nerf coupé), le cœur s'arrête; ce résultat paraît en contradiction absolue avec ce fait général, à savoir que l'excitation du bout périphérique d'un nerf musculaire produit des contractions dans le muscle; mais il ne faut pas oublier que le muscle cardiaque contient dans son épaisseur des ganglions nerveux, des petits centres moteurs à activité autonome, et grâce auxquels le cœur continue à battre même après qu'il a été extrait de la cavité thoracique. Sans doute l'excitation du pneumo-gastrique interrompt cette action et ramène l'état de repos, comme dans l'expérience précédente l'excitation électrique réduisait à zéro l'activité produite par le contact du chlorure de sodium. — Un phénomène semblable se produit dans l'innervation des vaisseaux, et la théorie que nous venons d'indiquer a été, dans ce cas particulier, consacrée par Cl. Bernard sous le nom de *théorie de l'interférence nerveuse :* il admet en effet que les éléments contractiles des parois des artérioles sont dans un état permanent de demi-contraction, de tonus, sous l'influence des nerfs vaso-constricteurs : lorsque, par l'excitation d'autres nerfs dits vaso-dilatateurs, l'artère est paralysée et se laisse dilater par l'afflux sanguin, c'est que l'action des nerfs vaso-dilatateurs vient agir sur les vaso-constricteurs en supprimant leur état d'activité. Ici encore une excitation ajoutée à une autre excitation produit la non-activité, comme, dans les faits d'optique désignés sous le nom d'*interférence*, des vibrations lumineuses annulent d'autres vibrations lumineuses auxquelles elles viennent s'ajouter.

Pour en revenir à l'étude de l'électricité, nous insisterons sur ce point, à savoir que cet agent est en somme l'excitant le plus énergique de l'activité nerveuse : le nerf, sous l'influence de perturbations fonctionnelles plus ou moins connues, peut devenir insensible à l'action de tous les excitants et demeurer sensible à l'électricité seule. C'est ce qu'a observé Ch. Richet chez les malades atteintes d'hémianesthésie hystérique : en traversant avec une épingle la peau de la région anesthésiée, il ne provoquait aucune douleur; mais, s'il faisait passer l'électricité par deux épingles implantées à courte distance, il provoquait immédiatement une sensation douloureuse très vive.

C. Enfin les organes centraux jouent le rôle d'*excitants physiologiques* dans l'action réflexe, où ils ne font que transmettre l'excitation qu'ils ont reçue, et dans les phénomènes dits de *volonté* (qui ne sont sans doute qu'une forme plus compliquée d'actes réflexes), grâce au pouvoir qu'ont les globules nerveux de conserver certaines excitations (*mémoire*) pour ne les laisser se manifester qu'à un moment donné. Peut-être aussi peut-on supposer que les globules centraux,

par le simple effet de leur nutrition, et sans excitation venue de l'extérieur, sont capables de dégager des forces qui
agissent sur les fibres; c'est ce qu'on a désigné sous le nom
d'*automatisme des centres nerveux* (volonté. — Tonus musculaire?). Nous examinerons plus loin cette question. Il est
en tout cas démontré que l'afflux plus ou moins abondant
du sang dans les centres nerveux, que la nature des gaz ou
autres principes que contient ce liquide, peuvent devenir
des causes d'excitation directe des centres nerveux.

5° *Excitabilité des éléments nerveux.* — L'excitabilité
de l'élément nerveux, du nerf en particulier dans les recherches expérimentales, peut varier selon un grand nombre
de circonstances. La chaleur l'augmente jusqu'à un certain
point : le froid la diminue. Certains agents médicamenteux,
comme la strychnine, ont le pouvoir d'exciter la puissance
réflexe des centres nerveux; d'autres, comme le bromure
de potassium, l'affaiblissent. Le curare, par contre, paraît
agir spécialement sur la terminaison motrice des nerfs et y
arrêter la transmission.

Le curare, dont l'histoire est une des questions les plus intéressantes en physiologie générale expérimentale, est devenu
un si précieux moyen d'analyse physiologique que nous devons
ici rapporter au moins les faits les plus indispensables à l'étude
du système nerveux. Si l'on injecte une solution de curare sous
la peau d'une grenouille, on voit bientôt l'animal demeurer immobile et flasque, avec toutes les apparences de la mort; mais
on peut constater que son cœur continue à se contracter, et que
la circulation se fait régulièrement dans les vaisseaux examinés
au microscope. L'animal continue donc à vivre, et cette mort
apparente n'est due qu'à la suppression des fonctions de certains
éléments anatomiques. Une expérience de Cl. Bernard devenue
aujourd'hui classique montre qu'il n'y a qu'une seule espèce
d'élément anatomique frappé d'inertie, c'est le nerf moteur. Si
en effet on prépare une grenouille de manière à séparer par une
forte ligature le train antérieur du train postérieur (fig. 11), en
ne laissant subsister comme trait d'union entre ces deux moitiés
que la masse des nerfs lombaires (N, fig. 11), et si on injecte
une dissolution de curare sous la peau du train antérieur, on
observe bientôt que cette moitié antérieure présente toutes les

apparences de la mort, tandis que la moitié postérieure peut être le siège de mouvements spontanés, et qu'il s'y produit des contractions musculaires énergiques quand on pince l'extrémité des pattes postérieures : ce premier fait prouve bien que les

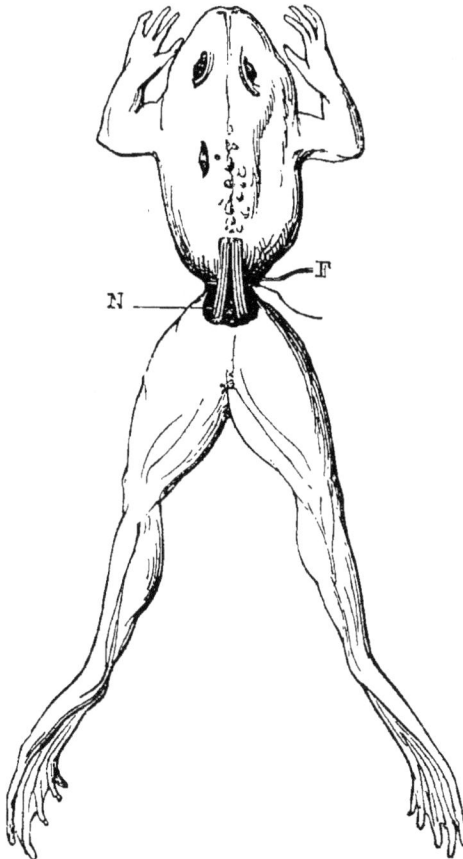

FIG. 11. — Grenouille préparée pour l'étude de l'action des poisons sur les nerfs (Cl. Bernard) *.

centres nerveux (moelle épinière), d'où partent les nerfs lombaires, bien que se trouvant dans la partie antérieure empoisonnée, n'ont subi aucune atteinte, c'est-à-dire que le curare est sans action sur les centres nerveux. Mais les nerfs sensitifs eux-

* Une ligature (F) embrasse toutes les parties de l'abdomen, excepté les nerfs lombaires (N), de sorte qu'il n'y a plus, entre le train antérieur et le train postérieur, que des communications nerveuses (Cl. Bernard).

mêmes ont été respectés par ce poison : en effet, si on pince
une patte antérieure du même animal, il n'y a pas de mouvement dans cette patte, mais il s'en produit aussitôt dans les
membres postérieurs : le curare n'avait donc détruit que les
fonctions des nerfs moteurs de la partie antérieure, et respecté
les nerfs sensitifs correspondants, lesquels sont encore aptes à
conduire vers les centres une impression qui s'y réfléchit dans
les nerfs moteurs du membre postérieur. Le curare est donc un
poison qui supprime uniquement les fonctions des nerfs centrifuges. Il ne les atteint que lorsqu'il est porté au contact de leur
extrémité périphérique : si en effet on prend une patte galvanoscopique et que l'on fasse plonger son nerf seul dans un verre
de montre rempli d'une dissolution de curare, on observe que
ce nerf, sous l'influence des excitations, continue à provoquer
les contractions musculaires ; il n'a pas été empoisonné, comme
il l'aurait été si le curare, introduit sous la peau, avait été
amené, par l'imbibition des tissus et par la circulation, jusqu'au
contact des extrémités périphériques des filets nerveux centrifuges, jusqu'au contact des plaques motrices.

L'électricité elle-même agit à la fois comme excitant et
comme agent modificateur de l'excitabilité du nerf : en effet,
quand un courant est appliqué sur un nerf, l'excitabilité est
augmentée au pôle négatif et diminuée au pôle positif :
c'est ce phénomène que l'on a désigné plus spécialement
sous le nom d'*électrotonus*.

Mais l'excitabilité du nerf est surtout liée à sa nutrition :
tout tube nerveux séparé d'un organe central subit la dégénérescence et cesse d'être excitable au bout de peu de
jours. Un repos absolu produit le même effet, car le fonctionnement est nécessaire au maintien de la vie, de la nutrition ; par contre les excitations exagérées produisent
momentanément l'épuisement du nerf, qui a besoin de se
rétablir par le repos, car nous avons vu que l'excitation
dans le nerf modifie momentanément les phénomènes de
nutrition.

II. — DISPOSITIONS GÉNÉRALES DES CENTRES
(*masses grises*) ET DES CONDUCTEURS (*nerfs et cordons blancs*).

On s'est longtemps trompé sur le point de départ du système nerveux : le volume, la position du cerveau, avaient engagé les anciens physiologistes à le considérer comme le centre principal de la masse nerveuse : la moelle n'était à leurs yeux que l'ensemble des nerfs allant aboutir au cerveau.

L'étude histologique de l'axe gris de la moelle et les expériences physiologiques de Legallois nous font au contraire considérer aujourd'hui la moelle comme le principal centre nerveux de l'organisme. C'est sur la moelle qu'ont porté les principales expériences, et on a étendu par analogie aux autres parties nerveuses les caractères que l'observation y a fait découvrir.

CENTRE NERVEUX, SUBSTANCES GRISES, COMMISSURES NERVEUSES. — Dans l'état actuel de nos connaissances, nous avons trois objets principaux dans les masses nerveuses

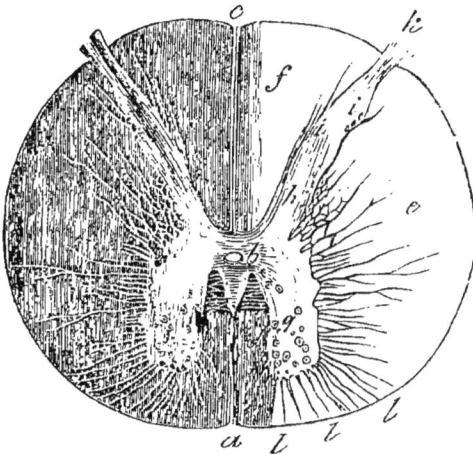

FIG. 12. — Section transversale de la moelle épinière de l'homme*.

centrales : le *cerveau*, la *moelle*, et de petits centres nerveux nommés *ganglions* (*système du grand sympathique*) disséminés dans les cavités viscérales, et n'ayant que peu de connexion avec le cerveau. Mais les notions exactes que

* Région cervicale (grossiss. 10 diam.). — *f*, cordons postérieurs ; *ii*, substance gélatineuse de la corne postérieure ; *k*, racine postérieure ; *ll* racines antérieures ; *a*, sillon médian antérieur ; *c*, sillon médian postérieur ; *b*, canal central de la moelle ; — *g*, cornes antérieures ; — *h*, cornes postérieures ; *e*, cordon antéro-latéral.

nous possédons s'appliquent presque exclusivement à l'un de ces objets, à la *moelle* et à sa partie encéphalique (*bulbe, protubérance*).

Au point de vue anatomique, les parties centrales sont caractérisées par la présence des cellules nerveuses; au point de vue physiologique, elles sont caractérisées par l'acte réflexe.

Les globules nerveux de la *moelle* forment dans cet organe une masse centrale continue (*substance grise, axe gris*), s'étendant d'une extrémité à l'autre de l'organe (fig. 12 et 13). Mais si l'anatomie place la limite supérieure de la moelle au niveau de l'articulation occipito-atloïdienne, pour le physiologiste la moelle s'étend dans l'intérieur du crâne aussi bien que dans le canal vertébral : elle va jusqu'à la selle turcique, où elle se termine au niveau de la tige pituitaire (bulbe, protubérance, pédoncules cérébraux, substance grise du 3ᵉ ventricule) (fig. 13).

Dans la *masse encéphalique* proprement dite (cerveau et cervelet), les globu-

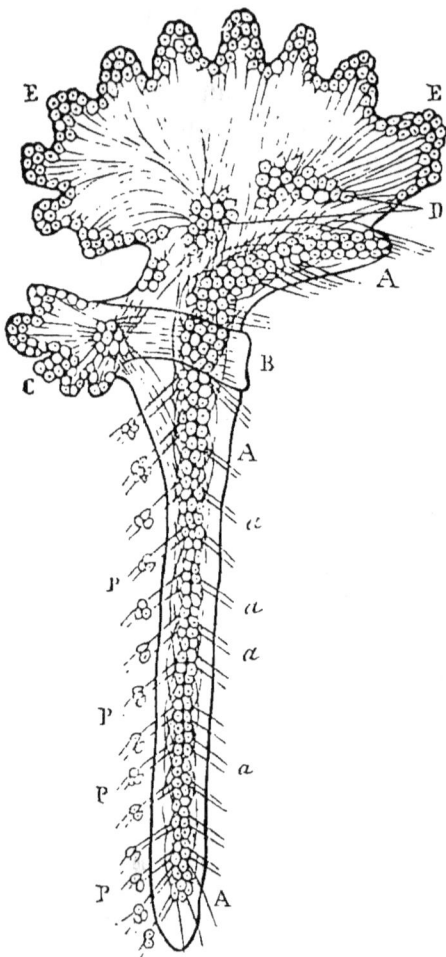

Fig. — 13. Schéma du système nerveux central*.

----

* A. A. A. Moelle épinière avec ses commissures; B, région de la protubérance; — C, cervelet; — D, couches optiques et corps striés; — EE, substance grise (corticale) des circonvolutions cérébrales; — *a, a, a,* racines antérieures; — P, P, P, racines postérieures.

les nerveux sont au contraire disposés en couches isolées et forment des îlots disséminés : ces masses sont placées au-dessus de l'extrémité céphalique de la moelle et y forment des espèces de lames transversales.

Ainsi dans le point où la moelle se courbe pour aller à la selle turcique, nous trouvons dans son voisinage un certain nombre d'amas non continus, d'archipels de substance globulaire : ils constituent de la sorte dans la cavité crânienne des étages séparés et placés concentriquement les uns au-dessus des autres (fig. 13). Ces étages ont reçu divers noms : le plus superficiel d'entre eux se trouve en contact avec la voûte crânienne, et se présente sous la forme d'une lame grise ondulée qui enveloppe le tout, c'est la substance corticale de l'encéphale (*substance grise des circonvolutions cérébrales*, fig. 13, E, E) ; entre celle-ci et le prolongement encéphalique de la moelle (A) se trouvent deux îlots importants (D), les corps *striés* en avant et les *couches optiques* en arrière. Enfin, à la partie postérieure de la masse encéphalique, le cervelet reproduit en petit la disposition précédente (fig. 13, C. *Circonvolutions grises et corps rhomboïdal* du cervelet).

Nous savons de plus que des globules nerveux partent des prolongements qui les font communiquer les uns avec les autres : ainsi un groupe de ces prolongements fait communiquer dans le cerveau la couche superficielle des globules avec la moyenne ; c'est la *couronne radiante* ou *rayonnée :* un autre plus profond lie la couche moyenne à la couche inférieure. Dans le cervelet il en est de même : des amas de prolongements nerveux s'étendent, d'une part, de la surface ou *couche corticale* au *corps rhomboïdal* du cervelet, puis de ce dernier vers les autres parties de l'encéphale et de la moelle (*pédoncules du cervelet*, distingués en *supérieur, moyen, inférieur*). En un mot, l'encéphale est un système très compliqué de petits continents de substance nerveuse grise ou centrale, communiquant entre eux et avec la moelle par de nombreuses commissures.

La moelle présente également des commissures semblables ; mais ici elles sont en général longitudinales, et entourent le noyau gris de la moelle d'une enveloppe de sub-

3.

stance blanche (*cordons antéro-latéral* et *postérieur*) et font communiquer les globules de la moelle entre eux et avec la masse encéphalique.

De plus, comme les masses nerveuses médullaires et encéphaliques présentent une disposition symétrique, on constate des *commissures transversales* entre les masses d'un côté et celles du côté opposé. Ces commissures sont surtout faciles à constater entre les hémisphères cérébraux.

La moelle épinière (portion rachidienne et portion céphalique) paraît seule jouir de la propriété d'établir des communications externes avec les divers organes de l'économie : la plupart des fibres que l'on rencontre dans le cerveau ou le cervelet sont sans doute de pures commissures, c'est-à-dire que ce n'est que d'une façon indirecte, par l'intermédiaire de la moelle, que les nerfs périphériques peuvent se mettre en rapport avec les centres encéphaliques, soit pour y amener des sensations (nerfs centripètes), soit pour conduire la volonté (nerfs centrifuges).

III. — PHYSIOLOGIE SPÉCIALE DU SYSTÈME NERVEUX.
FONCTIONS DES NERFS PÉRIPHÉRIQUES.

La physiologie des nerfs qui se détachent de l'encéphale et de la moelle constitue une étude des plus vastes et des plus intéressantes : les dissections minutieuses, les expériences chez les animaux, les observations pathologiques recueillies chez l'homme, doivent être tour à tour invoquées pour déterminer la fonction de chaque filet nerveux, et, notamment pour les nerfs crâniens, la science n'est pas encore parvenue au degré de précision désirable. Nous ne pouvons ici qu'indiquer rapidement les principaux résultats qui, pour les nerfs crâniens, ne peuvent être compris que grâce à une connaissance exacte de la topographie si compliquée de cette partie du système nerveux : aussi la physiologie des nerfs de l'encéphale doit-elle être plutôt une annexe de leur anatomie descriptive, qu'un chapitre de physiologie proprement dite.

1° *Nerfs crâniens.*

Les 12 nerfs qui se détachent de la partie encéphalique des centres nerveux (base du cerveau, protubérance, bulbe), président soit à la sensibilité générale, soit à la sensibilité spéciale, soit au mouvement des parties auxquelles ils se distribuent : ils peuvent présider à l'une de ces fonctions d'une manière exclusive, ou bien se composer de diverses fibres (nerfs mixtes), dont les unes sont sensitives, les autres motrices. Quelques-uns enfin portent vers les parties (centres nerveux ganglionnaires du sympathique, ganglions viscéraux) une influence dite *modératrice* (voy. Influence du pneumogastrique sur le cœur). Une foule d'observations montrent en effet que l'entrée en action de certains centres (bulbaires et médullaires) a pour effet d'arrêter ou de diminuer l'action de centres placés plus bas. Quand, au moment de la mort, les fonctions du cerveau et de la moelle épinière s'éteignent, on remarque dans les mouvements (dits *automatiques*. Voy. Mouvement du cœur, des intestins, de la vessie, non seulement la persistance, mais l'augmentation du mouvement.

Nous étudierons ici les nerfs crâniens au point de vue de leur mode particulier de conduction (sensitive ou motrice, ou modératrice).

— *Nerf olfactif.* Ce nerf est insensible aux excitations mécaniques qui, dans d'autres conducteurs nerveux, amèneraient la sensation de douleur. Il paraît présider uniquement à la *sensibilité spéciale* qui donne la sensation spéciale des *odeurs* : nous disons *paraît*, parce que Cl. Bernard a réuni un certain nombre d'observations (et surtout le cas si explicite de Marie Lemens) où l'absence complète des nerfs olfactifs, constatée à l'autopsie, ne s'était point révélée pendant la vie par l'absence de l'odorat. En étudiant l'olfaction (voy. *Organes des sens*), nous indiquerons ce qu'ont de particulier les fonctions des nerfs olfactifs, et nous verrons comment Magendie avait confondu parfois leur *sensibilité spéciale* avec la *sensibilité générale* que le trijumeau vient donner à la muqueuse olfactive.

— *Nerf optique.* C'est le nerf de *sensibilité spéciale* qui porte à l'encéphale les impressions lumineuses que reçoit

la rétine (voy. *Organes des sens*) : aussi toute excitation
(section, compression, etc.) portée sur le nerf optique pro-
duit-elle, non une sensation de douleur, mais uniquement
une impression lumineuse. L'entre-croisement (*chiasma*)
incomplet des nerfs optiques paraît être en rapport avec la
vision simple au moyen des deux yeux : en effet, cette disposition est telle que la *bandelette optique* gauche, par
exemple, se partage au niveau du chiasma, de manière
qu'elle va, par le nerf optique droit et le nerf optique gauche, constituer les moitiés gauches des deux rétines (la moitié
externe de la rétine gauche et la moitié interne de la rétine
droite). Un objet placé à droite, dans l'exemple que nous venons de choisir, serait donc perçu uniquement par la bandelette optique gauche, si l'on tient compte des points des deux
rétines sur lesquels vient se peindre son image (théorie *des
points identiques :* pour tous les points de la moitié gauche
d'une rétine, les points identiques se trouvent dans la moitié
gauche de l'autre, et inversement). Nous verrons, en étudiant la rétine, que cette explication, due à Wollaston, perd
beaucoup de son importance pour ce qui est de la *vue nette
ou distincte*, dans laquelle les deux images de l'objet doivent
venir se peindre sur la *tache jaune* de chaque œil.

Le nerf optique porte les impressions lumineuses vers les
tubercules quadrijumeaux.

S'il est à peu près établi que les corps genouillés externes et
les tubercules quadrijumeaux antérieurs sont le noyau d'origine
des nerfs optiques, il est encore difficile de dire quelles sont ensuite
les connexions de ces noyaux avec les hémisphères cérébraux. En
présence de ce fait clinique qu'une lésion d'un hémisphère peut
produire l'*amblyopie croisée* (dans l'hémianesthésie de cause
cérébrale), on a émis l'hypothèse (Landolt, Charcot) que les
fibres centrales des nerfs optiques subiraient un nouvel entre-
croisement, complétant l'entre-croisement partiel du chiasma.
C'est là une question trop complexe et encore trop hypothétique
pour que nous ayons à entrer ici dans plus de détails.

— *Nerf moteur oculaire commun.* Ce nerf, qui prend
son *origine réelle* dans un noyau de substance grise situé
presque immédiatement au-dessous de l'aqueduc de
Sylvius (voy. ci-après fig. 24, p. 97), est uniquement

moteur : il donne le mouvement aux muscles auxquels il se distribue, c'est-à-dire au releveur de la paupière, au droit supérieur, au droit interne, au droit inférieur, au petit oblique, et, par la racine motrice qu'il fournit au ganglion ophtalmique, il innerve encore les muscles de la pupille (constricteur) et de la choroïde (appareil de l'*adaptation*).

Aussi quand ce nerf est coupé, ou comprimé par une tumeur, on remarque les symptômes suivants, qui résument parfaitement la physiologie du moteur oculaire commun, et pourraient se déduire à priori de sa distribution anatomique : 1° exophtalmie ; 2° chute de la paupière supérieure ; 3° strabisme externe ; 4° abolition de la rotation de l'œil lorsque la tête s'incline du côté opposé au côté lésé, ou plutôt, d'après les recherches récentes, lorsque le regard se porte obliquement en haut et en dehors (Donders). Il y a alors diplopie, avec images croisées : l'image fournie par le côté lésé est inclinée de ce côté et située plus haut que l'image fournie par le côté sain ; 5° dilatation de la pupille ; 6° impossibilité d'adapter l'œil aux courtes distances.

Nerf pathétique. Les nerfs pathétiques émergent sur les parties latérales des freins de la valvule de Vieussens, mais leur origine réelle se fait plus profondément dans le noyau même du nerf moteur oculaire commun (c'a', ci-après, fig. 24, page 97). Parties des extrémités supéro-externes de ces noyaux, les fibres radiculaires (P. fig. 24) contournent l'aqueduc de Sylvius, et, arrivées à la partie supérieure des pédoncules cérébelleux, elles présentent ce fait très-remarquable qu'elles subissent une décussation complète dans la partie la plus antérieure de la valvule de Vieussens, de telle sorte que le nerf qui a pris naissance dans le noyau droit est celui qui vient émerger du côté gauche et *vice versâ*.

Le nerf pathétique va innerver le muscle grand oblique : il préside donc aux mouvements de rotation et de regard oblique. Quand il est coupé ou pathologiquement détruit, on observe des symptômes qui sont précisément l'inverse de ceux que nous avons cités en 4° lieu pour la paralysie du moteur oculaire commun : c'est-à-dire abolition de la rotation de l'œil lorsque la tête s'incline du côté lésé, ou dans certaines directions obliques du regard (particulièrement dans le regard en bas et en dehors). De plus, à l'état de repos, l'œil est légèrement dévié en haut et en dedans. Il y a donc diplopie, avec images non croisées (directes): l'image fournie par l'œil dont le grand oblique est paralysé est située plus bas que celle fournie par le côté sain.

Nerf moteur oculaire externe. Ce nerf prend son origine réelle dans un noyau de substance grise situé à la partie moyenne du plancher du quatrième ventricule (voy. ci-après fig. 21, en M, page 93), noyau qui lui est commun avec une partie du facial (facial supérieur). Il innerve le droit externe et préside aux mouvements de l'œil en dehors : sa destruction amène par suite un strabisme interne.

Nerf trijumeau. Ce nerf se compose (2 racines) de fibres centripètes (sensitives) et de fibres centrifuges (motrices et sécrétoires).

L'origine réelle de ces deux racines est bien différente : 1° la racine sensitive naît de toute la substance grise qui prolonge dans le bulbe et la protubérance la corne postérieure de la moelle ; c'est elle qui se montre sur toutes les coupes du bulbe (T, fig. 19, 21, 22, 23) sous la forme d'un cordon à coupe semi-lunaire, montant depuis le tubercule de Rolando jusqu'au niveau de son lieu d'émergence protubérantielle (fig. 23, p. 96); c'est cette racine du trijumeau qu'on désigne généralement sous le nom de racine ascendante ou bulbaire ; au niveau de son émergence, elle reçoit de plus des fibres qui viennent de la substance grise du plancher du quatrième ventricule (TT, fig. 23), du point nommé *locus cœruleus* (B, fig. 20, page 92). 2° La racine motrice présente, dans son origine réelle, une disposition beaucoup plus simple : elle part d'un petit noyau (MA, fig. 23 p. 96.) dont nous avons, avec le professeur Sappey, indiqué la situation et la nature : ce noyau se trouve situé, comme celui du facial, sur le prolongement des cornes antérieures de l'axe gris médullaire. Il se voit en dedans de l'extrémité supérieure de la racine ascendante ou bulbaire, à deux ou trois millimètres au-dessous du plancher du quatrième ventricule ; il est reconnaissable surtout aux grosses cellules multipolaires qui contribuent à le former; les filets qui en partent longent obliquement le côté interne de la grosse racine, dont ils se rapprochent progressivement, et au-dessus de laquelle leur tronc commun vient se placer à son point d'émergence.

Quant aux fibres dites *trophiques*[1], la question est aujourd'hui encore trop controversée pour que nous abordions la discussion de leur existence et par suite de leur origine : les troubles trophiques que l'on observe après la section du trijumeau, comme après celle de plusieurs autres nerfs, tiennent peut-être à une perte de sensibilité aux injures extérieures (Snellen), ou à des troubles vaso-moteurs (Schiff). On a même prétendu que les lésions capables d'amener des troubles trophiques (ulcération de la cornée, zona ophtalmique) dans le domaine du trijumeau, devraient siéger sur le ganglion de Gasser, ou en avant de ce ganglion, c'est-à-dire en des points où le trijumeau a reçu de nombreuses anastomoses, surtout du grand sympathique. Ces fibres dites trophiques seraient donc des fibres d'emprunt. Nous croyons avoir au contraire démontré, par des expériences de section intrabulbaire du trijumeau (racine inférieure de ce nerf), que ces fibres dites trophiques appartiennent bien réellement au trijumeau. C'est là une question sur laquelle nous reviendrons en étudiant les nerfs *vaso-moteurs*.

Les fibres sensitives et motrices du trijumeau se distribuent de la manière suivante dans les trois branches de ce nerf.

L'*ophtalmique de Willis* préside à la *sensibilité* de toute la peau du front, de la racine et du dos du nez, de la

---

1. L'observation clinique, après avoir rattaché à une liaison traumatique ou spontanée de certains nerfs périphériques les éruptions vésiculeuses ou pemphigoïdes siégeant sur le trajet ou sur les points d'épanouissement de ces nerfs, a été amenée à établir le même lien étiologique entre ces mêmes lésions nerveuses et des troubles trophiques plus profonds, tels que l'atrophie musculaire et certaines arthropathies (voy. Al. Blum, *Des arthropathies d'origine nerveuse* (*Thèse de concours*, 1875), effets dépendant les uns et les autres d'une action morbide des nerfs, et diffèrent en cela du simple fait de la cessation de l'influx nerveux. Ainsi, en employant l'expression de *nerfs trophiques*, on veut dire aujourd'hui, non pas que des nerfs présideraient normalement à la nutrition des tissus, mais que les lésions de ces nerfs pourraient, par une irritation morbide, difficile à préciser dans sa nature, amener des troubles trophiques dans les parties où il se distribuent. (Voy. *Vaso-moteurs* et *Gr. Sympathique* pour les autres interprétations des prétendus nerf trophiques.)

paupière supérieure; à la sensibilité de la conjonctive, de la cornée, de l'iris, et même de la rétine (sensibilité générale par le *nerf central de la rétine*). — Il donne des fibres *sécrétoires* à la glande lacrymale.

Le *maxillaire supérieur* préside à *sensibilité* de la paupière inférieure, de la joue, de l'aile du nez, de la lèvre supérieure, de la muqueuse nasale (sensibilité générale), des dents de la mâchoire supérieure, etc. — Il donne des *filets sécrétoires* aux glandules de ces diverses régions et particulièrement aux glandes de la muqueuse olfactive. — Les rameaux moteurs qu'il semble donner (azygos de la luette et péristaphylin interne) ne sont que des fibres d'emprunt qui lui viennent du facial par un trajet très compliqué (nerf grand pétreux et nerf vidien).

Le *maxillaire inférieur* préside à la *sensibilité* des dents de la mâchoire inférieure, de la peau du menton, de la lèvre inférieure, de la région auriculo-temporale, de la muqueuse buccale et linguale; il préside de plus à la *sensibilité spéciale* de la moitié antérieure de la langue (sens du goût), et le *nerf lingual* est généralement considéré comme le nerf de cette sensibité spéciale.

C'est encore du *maxillaire inférieur* que se détachent les fibres motrices (venues de la petite racine) pour innerver tous les muscles masticateurs, dont les uns élèvent la mâchoire (Masséter, Temporal, Ptérygoïdiens), et dont les autres l'abaissent (Mylo-hyoïdien et ventre antérieur du digastrique); peut-être ce nerf donne-t-il encore au péristaphylin externe et au muscle interne du marteau; mais ces derniers filets paraissent être plutôt des rameaux d'emprunt que le maxillaire inférieur doit au facial, ainsi que les filets *sécrétoires* qui vont aux glandes sous-maxillaire, sublinguale (corde du tympan), et parotide.

On voit en somme que le trijumeau préside essentiellement à la sensibilité des trois grandes régions de la face (front, joues, menton), d'où le nom de trijumeau ou *trifacial*.

— *Nerf facial*. Les origines réelles (noyaux) de ce nerf ont été fort diversement interprétées; mais d'après les recherches que nous avons faites, et qui sont résumées par les figures (schématiques) 21 et 22 (ci-après, pages 93 et 94) il est facile de voir que ce nerf, suivi de son émergence vers la profondeur, se dirige d'abord vers le plancher du quatrième ventricule, et, arrivé sur les côtés de l'extrémité postérieure du raphé, se trouve en contact avec le noyau moteur oculaire externe (M, fig. 21 et 22) dont il reçoit quelques fibres radiculaires ; mais ce noyau, commun au facial et au moteur oculaire externe, n'est pas le principal noyau du facial. Pour arriver vers son véritable noyau, le facial se recourbe, suit dans la longueur d'un millimètre environ un trajet parallèle à l'axe du bulbe (*fasciculus teres*, FT, fig. 21 et 22), puis se coude brusquement, pour se diriger en avant et en dehors vers un noyau (FI, fig. 21) situé au milieu des parties latérales du bulbe et faisant suite à la tête des cornes antérieures de la substance grise médullaire (voy. p. 94). Ce noyau peut recevoir le nom de *noyau inférieur* du facial, tandis qu'on donnerait le nom de *noyau supérieur* au noyau commun, au facial et au moteur oculaire externe. - - Entre l'émergence du facial et celle de l'acoustique on voit naître un nerf très grêle, dit *intermédiaire de Wrisberg*, dont l'origine réelle n'est pas encore bien connue.

Le nerf facial est essentiellement centrifuge (moteur et sécrétoire) : les fonctions sécrétoires paraissent surtout dévolues à l'*intermédiaire de Wrisberg* (Cl. Bernard), dont la *corde du tympan* serait la continuation. Le facial reçoit quelques anastomoses sensitives qui lui viennent du pneumo-gastrique et du trijumeau.

Par ses rameaux terminaux il préside aux mouvements de tous les muscles peauciers de la tête, depuis le frontal et l'occipital, y compris le buccinateur, jusqu'au muscle peaucier du cou. Par les filets à trajet si compliqué qu'il émet dans l'intérieur ou immédiatement à la sortie de l'aqueduc de Fallope, il préside à la sécrétion des diverses glandes salivaires, à la contraction des muscles qui agissent dans les premiers temps de la déglutition (voile du palais, muscles styliens, ventre postérieur du digastrique, etc.), ainsi qu'à la contraction des muscles de l'oreille moyenne (M. interne du marteau et M. de l'étrier).

D'après ces notions physiologiques, on comprend que les paralysies du facial de cause superficielle ne sont caractérisées que par la déviation des traits de la face, tandis que les paralysies de cause profonde amènent de plus une certaine gène dans la déglutition (déviation de la luette, etc.) et dans l'audition.

Présidant aux mouvements de la face, le *nerf facial* constitue essentiellement le nerf de l'*expression*.

— *Nerf acoustique*. C'est un nerf de *sensibilité spéciale* qui donne les perceptions de l'ouïe. (Voy. *Organes des sens*.) Son excitation ne peut donner lieu qu'à des sensations sonores; sa section produit une surdité complète; des sections expérimentales incomplètes chez les animaux produisent des *mouvements de rotation* (Flourens), que l'on explique par un *vertige des sens* (Gratiolet, Vulpian).

— *Glosso-pharyngien*. Ce nerf est mixte dès son origine (Mueller, Cl. Bernard); cependant Longet le considérait comme primitivement sensitif, et ne possédant ensuite que des filets moteurs d'emprunt. Si les expériences sur les animaux sacrifiés ne permettent pas toujours de constater dès son origine ses propriétés motrices (Jolyet), il faut l'attribuer à la rapidité avec laquelle ses racines perdent leurs excitabilité (Biffi, Morganti, Schiff). Du reste, l'étude des origines (noyaux) de ce nerf montre qu'il est mixte dès son émergence : en effet cette origine se fait d'une part dans un noyau placé sur les côtés du plancher du quatrième ventricule, et qui fait suite aux cornes postérieures de l'axe gris médullaire (P N, fig. 19, ci-après p. 87); mais ce noyau représente seulement le centre des fibres sensitives du nerf glosso-pharyngien; les fibres motrices vont, d'autre part, par un trajet récurrent, à un noyau situé dans les parties antéro-latérales du bulbe (S, fig. 19), noyau qui fait suite, comme le noyau accessoire du grand hypoglosse (N'H', fig. 19), à la tête de la corne médullaire antérieure (voy. page 84). Le glosso-pharyngien préside donc *aux mouvements* du pharynx (avec le facial, le pneumo-gastrique et le spinal), à la *sensibilité générale* de la région de l'isthme du gosier et de la base de la langue, et enfin à la *sensibilité spéciale* ou *gustative* de la base de la langue. (Voyez *Organes des sens, goût*.)

— *Pneumo-gastrique*. Bischoff et Longet ne veulent voir

dans les racines de ce nerf que des fibres sensitives; mais les expériences de Cl. Bernard, Van Kempen, Vulpian, Jolyet, prouvent que le pneumo-gastrique est moteur et sensitif dès son origine : il est vrai qu'il reçoit un grand nombre d'anastomoses motrices des nerfs voisins; mais l'étude de ses origines réelles, lesquelles ont lieu par une double série de noyaux (moteur et sensitif) comme pour le glosso-pharyngien (fig. 19), montre que le pneumo-gastrique est bien réellement un nerf mixte dès son origine.

La physiologie très compliquée de ce nerf, vu sa distribution anatomique très complexe, se trouvera exposée à propos de chaque organe auquel il fournit des rameaux. (Voyez : circulation, digestion, respiration.) Nous ne pouvons ici que jeter un coup d'œil d'ensemble sur ses fonctions. Le pneumo-gastrique peut être appelé un *nerf mixte trisplanchnique*, c'est-à-dire qu'il donne la sensibilité et le mouvement aux trois grands organes splanchniques (cœur, poumon, estomac) et à leurs dépendances; mais il faut remarquer que la sensibilité qu'il donne à ces organes est une sensibilité en général *obtuse*, nullement *localisée*, et ne fournit que des sensations vagues de l'ordre de celles que l'on appelle *sentiments* (voyez plus loin : *physiologie de l'encéphale*, p. 107), ou bien donne lieu à des réflexes leplus souvent inconscients. De même les mouvements auxquels il préside sont presque tous réflexes et très peu volontaires :

A *l'appareil de la respiration*, le pneumo-gastrique donne : *la sensibilité* à la glotte, à la trachée, au poumon (centripète du besoin de respirer); *le mouvement* à la glotte (mouvements respiratoires et non phonateurs, Cl. Bernard), aux fibres musculaires lisses de la trachée et des bronches (Williams, Paul Bert).

A *l'appareil central de la circulation* il donne des nerfs sensitifs et *modérateurs cardiaques* (voir circulation). Mais l'arrêt du cœur qui est déterminé par l'irritation du pneumo-gastrique ne dépend pas de ce nerf même, mais du rameau interne du *spinal* qui s'anastomose avec lui.

A *l'appareil digestif* il donne : la *sensibilité* au pharynx, à l'œsophage, à l'estomac, et le *mouvement* à ces mêmes parties; et peut-être aussi à l'intestin grêle.

D'après Legros et Onimus l'électrisation du pneumo-gastrique avec des courants interrompus arrête les mouvements de l'intestin, et les arrête non en contraction, mais dans un état de relâchement. Ce nerf serait donc modérateur pour les muscles du tube digestif, comme il l'est pour le muscle cardiaque.

Enfin il préside à la sécrétion des glandes de la trachée et des bronches, et peut-être à celle des glandes de l'estomac; mais les expériences sont contradictoires et encore peu concluantes sur ces derniers points; il en est de même des fibres sécrétoires pour la formation du sucre dans le foie: ces fibres, d'après Cl. Bernard, seraient centripètes; de leur extrémité périphérique placée dans les poumons elles exciteraient réflectivement les nerfs qui augmentent la formation du sucre dans le foie (vaso-moteurs?).

— *Spinal.* Par sa branche externe, comme par sa branche interne, le spinal est un nerf purement moteur. — Par sa branche externe, il innerve les muscles sterno-cléido-mastoïdien et trapèze, lesquels reçoivent en outre des branches nerveuses du plexus cervical. L'innervation donnée à ces muscles par le spinal paraît, ainsi qu'il résulte des expériences de Cl. Bernard, n'être appelée à entrer en jeu que dans la phonation, le chant; l'émission du son vocal nécessite en effet une certaine durée de l'expiration pendant laquelle le son doit se soutenir; c'est à cet effet que, pendant l'expiration sonore, les muscles trapèze et sterno-cléido-mastoïdien se contractent, pour ménager ainsi le soufflet à air de l'appareil laryngien. Lorsqu'on arrache le spinal sur un animal, on voit que celui-ci ne peut plus émettre que des sons brefs, que son expiration se fait brusquement et d'un seul coup, qu'il est essoufflé après le moindre effort.

La branche interne du spinal, parvenue dans le tronc du pneumo-gastrique, ne mêle pas intimement ses fibres à celles de ce nerf, mais, après un trajet commun, s'en détache pour former le nerf récurrent et aller innerver tous les muscles internes du larynx. C'est cette branche interne aussi qui paraît fournir les fibres motrices que le pneumo-gastrique donne, par le laryngé supérieur, au muscle crico-thyroïdien, car Buckhardt a observé qu'après l'arrachement du spinal le laryngé supérieur contient des fibres dégénérées, et que, chez les animaux ainsi opérés, l'excitation du nerf laryngé supérieur ne produit plus la contraction des muscles crico-thyroïdiens. La branche interne du spinal mérite donc le nom de *nerf vocal*, puisqu'elle préside à la contraction de tous les muscles qui peuvent modifier l'ouverture de la glotte. — Mais les expériences de Cl. Bernard montrent que, si le nerf récurrent est formé principalement par la branche interne du spinal, il contient aussi des fibres motrices propres au pneumo-gastrique, fibres qui vont également innerver les muscles du larynx : ici, comme pour les muscles trapèze et sterno-cléido-mastoïdien, cette double innervation a pour but de présider isolément à deux actes d'ordre tout différent et jusqu'à un certain point en antagonisme : le pneumo-gastrique préside aux mouvements involontaires de la glotte dans la respiration normale, simple, aphone ; le spinal préside aux mouvements volontaires vocaux de la glotte dans le cri, la parole, le chant.

On peut donc dire que ce nerf, que Bischoff et Longet considèrent comme l'*accessoire* (la partie motrice) du pneumo-gastrique, est bien réellement un nerf à part, et au point de vue physiologique il est plutôt l'*antagoniste* du pneumo-gastrique, puisqu'il préside aux mouvements phonateurs, presque tous opposés aux mouvements respiratoires proprement dits, tant dans la glotte (branche interne du spinal) que dans la cage thoracique (branche externe) (Cl. Bernard). On trouvera, après l'étude de la *phonation*, d'autres indications spéciales à la physiologie du spinal, qu'on peut considérer comme le *nerf de la Phonation et de la Mimique*, ainsi que l'étude des rapports qui unissent ses origines avec celles du facial et du grand hypoglosse, et établissent ainsi la plus étroite solidarité entre les trois nerfs de l'expression. Cette solidarité est surtout prouvée par les faits pathologiques, et particulièrement par cette singulière paralysie qui atteint les trois nerfs de l'expression, la *paralysie glosso-labio-laryngée* (branche interne du spinal, facial, grand hypoglosse) étudiée par Duchenne (de Boulogne).

— *Grand Hypoglosse.* Son origine réelle se fait dans un noyau situé, sous forme d'une colonne grise, sous le plancher du quatrième ventricule, de chaque côté de la ligne médiane (xii, fig. 19, p. 87). Ce noyau se continue jusque dans les parties du bulbe situées au niveau de l'entre-croisement des pyramides (portion sensitive des pyramides; voy. p. 18), c'est-à-dire qu'il descend jusque dans la région où le canal central de la moelle n'est pas encore é'argi en quatrième ventricule (c'a', fig. 18). Cette colonne grise, connue dès les premières recherches de Stilling sous le nom de noyau de l'hypoglosse, représente la base de la corne antérieure de la substance grise médullaire; mais, ainsi que nous l'avons démontré, ce n'est pas là le seul noyau d'origine de ce nerf; il faut encore considérer comme lui donnant naissance, par des fibres à trajet récurrent, une partie des masses grises bulbaires qui représentent la tête de la corne antérieure de la moelle (ca, fig. 18), tête qui, après avoir été séparée de la partie basilaire correspondante, se divise plus haut (fig. 19) en une partie externe (s, fig. 19) formant le noyau moteur des nerfs mixtes, et une partie interne (n'h', fig. 19) formant ce que nous avons appelé le noyau accessoire de l'hypoglosse (voy. ci-après, p. 95).

C'est un nerf exclusivement moteur, pour la langue et les muscles sus et sous-hyoïdiens. Quand le grand hypoglosse a été coupé chez un chien, l'animal ne peut plus mouvoir sa langue, qui pend entre les dents : il la mord dans les mouvements des mâchoires, mais il est impuissant à retirer sa langue derrière les arcades dentaires.

2° Nerfs rachidiens.

31 paires nerveuses, qui se détachent de la moelle, forment des nerfs mixtes, contenant un mélange inextricable de *nerfs centripètes* et *centrifuges;* mais ces deux éléments, si opposés, sont un instant parfaitement séparés, au niveau de ce qu'on appelle les *racines rachidiennes.*

Les *racines antérieures* (fig. 14, A, A, A) contiennent les fibres *centrifuges,* c'est-à-dire les nerfs sécrétoires et moteurs, tant pour les muscles striés que pour les muscles lisses (entre autres les vaso-moteurs).

Les *racines postérieures* (fig. 14, P, P, P,) contiennent les fibres *centripètes* ou *sensitives.*

Cette détermination exacte du rôle des racines rachidiennes est généralement attribué à Charles Bell, mais il est reconnu aujourd'hui que toute la gloire en revient à Magendie (Vulpian). Cette découverte a été le point de départ de toutes nos conquêtes modernes sur la physiologie du système nerveux.

Ces expériences, qui datent de 1822, sont les suivantes : ayant coupé une racine rachidienne antérieure et porté une excitation sur le bout central, Magendie constata que cette excitation ne provoquait aucune réaction ; au contraire, en excitant le bout périphérique, il vit se produire des contractions dans le membre à l'innervation duquel cette racine prenait part. Donc les racines antérieures ne manifestent leurs propriétés conductrices que du centre vers la périphérie, elles sont centrifuges ou motrices. En opérant d'une manière analogue sur une racine postérieure, c'est-à-dire en coupant tout d'abord cette racine et en portant l'excitation sur son bout périphérique, Magendie ne vit se produire aucune réaction, tandis qu'en agissant sur le bout central, il provoquait une réaction générale de l'animal, qui s'agitait, criait, cherchait à se soustraire à la douleur, qui

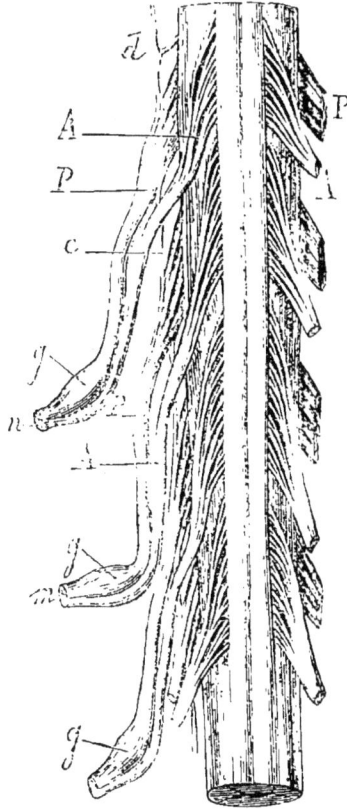

Fig. 14.

Origines des racines rachidiennes *.

sentait, en un mot. Donc les racines postérieures ne manifestent leur conductibilité que de la périphérie vers les centres, elles sont à fonctions centripètes ou sensitives.

Cependant les racines antérieures possèdent aussi quelques fibres sensitives, mais ces fibres leur sont données par les racines postérieures : ce sont des *fibres récurrentes*, et elles donnent lieu à ce qu'on a appelé la *sensibilité récurrente* (Magendie, Cl. Bernard) : en effet ces fibres sensitives suivent, pour aller à la moelle, les racines antérieures du centre à la périphérie, puis, soit au niveau de l'anastomose des deux racines, soit plutôt au niveau des plexus (cervical, thoracique, lombaire, etc.), soit plus loin, vers la périphérie, elles se réfléchissent pour gagner les racines postérieures et rentrer avec elles dans le centre médullaire. La sensibilité récurrente des racines antérieures ne fait donc pas exception à la règle générale : tout dans ces racines est centrifuge; tout dans les racines postérieures est centripète. Aussi, quand on coupe une racine antérieure, c'est son bout périphérique seul qui se trouve encore sensible : cette expérience est la démonstration la plus complète de la sensibilité récurrente, si l'on ajoute que la section de la racine postérieure fait immédiatement disparaître la sensibilité récurrente de la racine antérieure correspondante.

Cette étude de la *sensibilité récurrente* des nerfs n'est pas seulement un fait intéressant de physiologie expérimentale, mais cette propriété nerveuse est encore appelée à intervenir dans l'interprétation de phénomènes cliniques en apparence énigmatiques. Plusieurs fois, chez l'homme, le nerf médian, accidentellement divisé, fut réuni à l'aide d'un point de suture, et, bientôt après l'opération, la sensibilité avait en partie reparu dans les parties auxquelles ce nerf se distribue. Pour se rendre compte de ces faits singuliers signalés à différentes reprises (S. Laugier, Richet), plusieurs auteurs crurent à une restauration de sensibilité qu'ils expliquèrent par l'hypothèse d'une réunion immédiate. Plus vraisemblable était l'hypothèse d'anastomoses nerveuses qui venaient, par un trajet récurrent, ramener la sensibilité dans les parties et même dans le tronçon de nerf situé au-dessous de la section. C'est ce qui a été démontré par les expériences de MM. Arloing et Tripier [1]. Ils ont divisé trois nerfs collatéraux sur le doigt d'un chien, et ils ont constaté que la sensibilité à la douleur avait cependant persisté sur tous les points du doigt ; ils sectionnèrent alors le quatrième nerf collatéral, et aussitôt l'analgésie devint absolue. Ils ont de plus constaté que, lorsqu'on coupe un des nerfs cutanés de la main, les deux bouts restent sensibles, et que la sensibilité du bout périphérique consiste en une sorte de sensibilité d'emprunt due à la présence de fibres récurrentes venues des autres nerfs cutanés.

Chaque racine postérieure présente sur son trajet un petit ganglion, un peu avant le point où elle se réunit à la racine

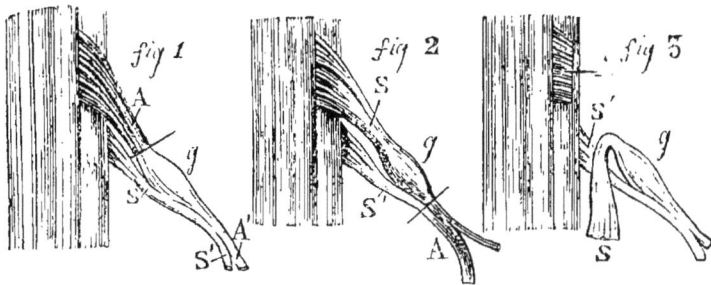

FIG. 15. — Altération nerveuse co isécutive à la section des racin s rachidiennes *.

antérieure : ce ganglion (*ganglion rachidien*) offre une agglomération de cellules ayant avec les tubes nerveux qui le traversent des rapports plus encore mal définis. Les fonctions de ce ganglion sont ignorées ; on ne connaît que son rôle trophique, découvert par Waller et vérifié

1. Arloing et Tripier, *Recherches sur la sensibilité récurrente des nerfs de la main*. (*Archives de physiologie*, 1869.) — Letiévant, *Traité des sections nerveuses*. Paris, 1873.

* Fig. 1. La section a porté sur la racine postérieure avant le ganglion. La portion A, comprise entre la section et la moelle, est seule altérée : la portion A (attenant au ganglion g) n'a pas subi d'altération, de même que la racine antérieure S.

Fig. 2. La section a porté sur le nerf mixte immédiatement après la réunion des deux racines. La portion A du nerf mixte est altérée, tandis que les deux racines (la postérieure S et son ganglion g) n'ont subi aucune altération.

Fig. 3. La racine postérieure a été arrachée de la moelle en A, son bout périphérique S (rabattu) n'offre pas d'altération (Cl Bernard).

depuis par Cl. Bernard et un grand nombre de physiologistes. Lorsqu'on coupe une racine antérieure, c'est le bout périphérique qui se désorganise, tandis que le bout central reste intact, parce qu'il est encore en connexion avec son centre trophique, la moelle; au contraire, quand on coupe une racine postérieure entre la moelle et le ganglion, c'est le bout resté en connexion avec le ganglion qui demeure intact, pendant que le bout adhérent à la moelle se désorganise (fig. 15 : 1 et 3); les ganglions des racines postérieures jouent donc le rôle de *centres trophiques* vis-à-vis des nerfs sensitifs. En effet, il va sans dire que si l'on coupe le nerf mixte au delà du ganglion, la partie périphérique s'altère, aussi bien les éléments sensitifs que les éléments moteurs (fig. 15 : 2).

IV. — PHYSIOLOGIE SPÉCIALE DU SYSTÈME NERVEUX.
FONCTIONS DE L'AXE CÉRÉBRO-SPINAL.

A. — MOELLE ÉPINIÈRE.

Les *nerfs centripètes* arrivent donc à la moelle par les *racines rachidiennes postérieures* : après avoir pris une plus ou moins grande part à la constitution des cordons blancs postérieurs, ils se mettent en rapport avec la substance grise. Aussi peut-on dire que la sensibilité a pour voies de passage les racines postérieures, les cordons postérieurs et la substance grise : cette dernière paraît être plus spécialement affectée à la conduction des *sensations douloureuses*, et les cordons postérieurs aux sensations de *tact* ou *toucher*. En effet on peut, dans les expériences, détruire isolément chacun de ces modes de sensations, et nous les voyons s'isoler parfaitement dans la chloroformisation : un animal auquel on n'a sectionné que l'axe gris, ou qui est soumis à l'influence du chloroforme, perd les sensations de douleur, mais toutes les sensations de tact peuvent encore arriver parfaitement à son cerveau.—Les *nerfs centrifuges* traversent les *cordons antéro-latéraux*, et ensuite, comme nous l'avons vu, sortent de la moelle par les *racines anté-*

rieures des nerfs rachidiens : ces racines partent de la substance grise de la moelle (fig. 12, page 43).

Ainsi la substance blanche de la moelle est formée par les racines nerveuses qui la traversent plus ou moins obliquement, et par des fibres verticales (*cordons* proprement dits), le tout englobé dans une substance unissante particulière, la *névroglie*, que les histologistes allemands considèrent comme une forme embryonnaire du tissu conjonctif, et qui, pour Ch. Robin, est constituée par une *substance amorphe* particulière, formant une sorte de gangue très abondante chez l'embryon, et qui reste en quelque sorte comme résidu en couches fort minces entre les éléments nerveux complètement développés. Cette gangue peut recevoir des fibres du tissu cellulaire (de la pie-mère et de l'épendyme), mais elle ne serait pas fibreuse elle-même, ses cloisons fines consistant seulement en une matière finement granuleuse, et les plus fines se montrant uniquement formées de matière homogène [1].

Quant au *trajet des fibres nerveuses* dans la moelle, nous avons déjà insisté sur ce fait (p. 43) que la moelle est surtout une *commissure* entre l'encéphale et les nerfs périphériques ; et en effet les vivisections, mais surtout l'étude des dégénérescences de la moelle consécutives à des sections expérimentales ou à des altérations pathologiques, ont prouvé : 1° que les racines postérieures vont se perdre presque immédiatement dans les cornes postérieures de la substance grise, les unes par un trajet horizontal, les autres par un trajet plus ou moins oblique en haut ou même en bas ; des éléments de la corne postérieure partent alors des fibres qui montent dans les cordons postérieurs jusqu'au plancher du 4° ventricule, et peut-être quelques-unes jusqu'à l'encéphale (L. Turk). Le reste des cordons postérieurs est formé par des fibres commissurales qui unissent une région des cornes postérieures à une autre région de ces cornes située au-dessous ; 2° que les racines antérieures partent des cornes antérieures et traversent presque horizontalement le faisceau blanc antéro-latéral : ce faisceau est constitué par

1. Ch. Robin, *Anatomie et physiologie cellulaires*, p. 119.

des fibres qui viennent du corps strié dans les cornes antérieures, et par des commissures verticales d'une partie de ces cornes à une autre partie située au-dessus ou au-dessous (fig. 13, p. 44).

Nous avons donc à étudier la moelle sous deux points de vue : 1° comme *conducteur* (cordons blanc et axe gris) ; 2° comme *centre* des racines rachidiennes (axe gris seulement).

1° *Voies de conduction dans la moelle.*

Pour établir les fonctions conductrices de la moelle, on expérimente successivement sur les divers faisceaux qui la composent, en les excitant, en les sectionnant, en observant les troubles produits par leurs diverses lésions expérimentales ou morbides, et enfin en étudiant les dégénérescences ascendantes ou descendantes qui sont la conséquence de ces lésions. Nous allons passer en revue chaque cordon de la moelle en indiquant les résultats obtenus par ces divers modes d'investigation : ces résultats devront nous montrer à quelle espèce de conduction (motrice ou sensitive) président ces faisceaux, et si cette conduction se fait d'une manière directe ou croisée, c'est-à-dire avec décussation partielle ou complète sur la ligne médiane.

Faisceaux postérieurs. — Tous les physiologistes, depuis Magendie, ont reconnu que les faisceaux blancs postérieurs sont directement excitables par les irritants même les plus légers, et donnent alors lieu, de la part de l'animal, à des réactions générales marquant qu'il éprouve de la douleur, en même temps que se produisent des mouvements réflexes énergiques. Mais on a dû se demander si dans ces expériences on mettait réellement en jeu l'excitabilité des cordons postérieurs, ou seulement celle des fibres des racines postérieures, et van Deen, Stilling, Brown-Séquard n'avaient pas hésité à refuser aux cordons postérieurs toute excitabilité propre, autre que celle qu'ils emprunteraient aux fibres radiculaires correspondantes. Mais les recherches de Longet, Cl. Bernard, Chauveau, Schiff ont mis hors de doute l'excitabilité de ces cordons. Schiff expérimentait en isolant ces cordons dans une longueur de 5 à 6 centi-

mètres, et en excitant l'extrémité inférieure de la bandelette blanche, qui n'avait plus alors de connexion avec la
moelle que par son extrémité supérieure. Ces cordons sont
donc excitables par eux-mêmes, et n'empruntent pas cette
excitabilité aux racines sensibles qui les traversent. Mais il
ne faut pas se hâter d'en conclure que les cordons postérieurs représentent uniquement des voies conductrices de
la sensibilité, ni surtout qu'ils sont les conducteurs de tous
les modes de sensibilité. En effet, les expériences qui consistent à couper transversalement toute la moelle à l'exception des faisceaux postérieurs, ou bien à couper les faisceaux
postérieurs en respectant le reste de la moelle, prouvent
que ces faisceaux ne sont pas les conducteurs de toutes les
impressions périphériques vers l'encéphale, car dans la
première expérience on constate l'abolition complète de la
sensibilité à la douleur, tandis que dans la seconde cette
sensibilité est conservée.

A quoi servent donc principalement les cordons postérieurs? L'étude des dégénérescences consécutives aux sections de ces cordons et des racines correspondantes répond
jusqu'à un certain point à cette question. Quand on sectionne les racines postérieures entre leur point d'émergence et leur ganglion, le tronçon attenant à la moelle
éprouve la dégénérescence wallérienne, ainsi que nous
l'avons vu plus haut (p. 62). Or, en étudiant dans la moelle,
par des coupes successives, les fibres dégénérées, on voit
que ces fibres, c'est-à-dire les racines postérieures, nombreuses d'abord au niveau de l'origine de la racine sectionnée, deviennent de plus en plus rares à des niveaux
supérieurs et s'épuisent dans la substance grise à une distance assez faible de leur origine, sans jamais remonter
jusqu'à la moelle allongée. Donc les conducteurs centripètes ou sensitifs ne se continuent pas directement avec les
fibres des cordons postérieurs, mais avec la substance grise
(nous verrons bientôt qu'ils se continuent également avec
une partie des cordons latéraux). — Après la section des
cordons postérieurs, on voit se produire en eux une dégénérescence ascendante : le faisceau dégénéré va en s'atténuant et finit en pointe au contact de la substance grise,

4.

sans atteindre le niveau du bulbe. Ces résultats, obtenus
par Turck, Charcot, Vulpian, Bouchard, et confirmés récemment par Schiefferdecker, nous montrent donc que *les cordons postérieurs doivent être considérés principalement
comme des fibres longitudinales commissurales, reliant,
par un trajet en arc, les divers étages de l'axe gris de la
moelle.*

Nous ne pensons pas cependant que cette conclusion doive
être admise d'une manière trop absolue , c'est-à-dire trop
exclusive. D'après Schiff , les animaux chez lesquels on a
coupé transversalement toute la moelle, à l'exception des
cordons postérieurs , ont perdu toute sensibilité à la douleur; mais ils ont conservé la *sensibilité de contact;* si
on cautérise un point de leur membre postérieur, ils ne crient
pas, ils tournent la tête et regardent vers la région cautérisée,
ayant seulement conscience d'un contact en ce point. D'après
quelques données anatomiques, nous adopterions volontiers
cette conclusion, que les cordons postérieurs, outre leurs fibres
commissurales en anse, possèdent encore des fibres conductrices
de la sensibilité tactile. En effet, on voit ces cordons postérieurs,
au niveau du collet du bulbe, présenter un entre-croisement
qui va donner naissance à la partie sensitive des pyramides,
ainsi que nous l'avons décrit avec le professeur Sappey. Cet entre-
croisement de fibres sensitives, faisant suite aux cordons postérieurs, est relativement considérable chez l'homme (voy. fig. 18,
page 86), dont toute la surface du corps, et particulièrement les
extrémités des membres, sont richement pourvues d'organes du
tact; il est moins prononcé chez les animaux et même presque
nul chez ceux qui, comme le rat, le lapin, ont l'appareil tactile
plus spécialement développé dans la peau de la face. En présence de ces faits anatomiques, il nous semble qu'il ne faut pas
trop légèrement condamner l'opinion de Schiff, et que ses expériences sur les animaux devront être surtout contrôlées par
l'étude des formes cliniques que l'homme peut présenter. Il est
vrai que dans l'ataxie locomotrice, dont la lésion consiste en une
atrophie presque complète des cordons postérieurs, la sensibilité à la douleur et à la température peut être conservée d'une
manière plus ou moins complète ; mais la sensibilité à la pression, la sensibilité tactile du pied est presque toujours altérée,
et la sensibilité générale présente des troubles constants.

Cordons antérieurs et latéraux. — Les cordons anté-

rieurs et latéraux sont excitables, mais ce fait n'a été nettement démontré que par des expériences récentes (Vulpian).
Calmeil et Flourens n'avaient pas obtenu de résultats en
portant l'excitation sur ces cordons; Longet les avait trouvés excito-moteurs; mais van Deen, Brown-Séquard et
Chauveau, après de nombreuses expériences, étaient revenus
à l'ancienne opinion de Flourens et de Calmeil. Vulpian a
montré que ces résultats contradictoires tenaient aux modes
divers d'excitation mis en usage. Il a constaté qu'il faut une
excitation très énergique pour déterminer les contractions
dans les muscles recevant leur innervation des parties
situées au-dessous du faisceau excité; que les attouchements, les piqûres, les grattages superficiels ne produisent
aucun résultat, mais qu'on met en jeu l'excitabilité de ces
faisceaux en les pressant entre les mors d'une pince. L'expérience suivante de Vulpian est on ne peut plus explicite
à ce sujet : « Sur un lapin ou un chien, on met à nu, après
éthérisation, la partie postérieure de la région dorsale de la
moelle et la partie antérieure de la région lombaire, puis
on coupe la moelle en travers le plus en avant possible. On
laisse reposer l'animal pendant une heure environ, après
avoir recousu la plaie. On ouvre de nouveau cette plaie, on
coupe toutes les racines antérieures et postérieures dans
toute la longueur de la portion de la moelle mise à nu en
arrière de la section transversale, puis on enlève, soit par
arrachement, soit par incision, les faisceaux postérieurs et
même une partie des faisceaux latéraux dans toute cette
longueur. Si l'on pique alors avec une grosse épingle les
faisceaux antérieurs à une faible distance de l'endroit où la
moelle avait été préalablement coupée en travers, on détermine des contractions plus ou moins fortes, un soubresaut
plus ou moins violent dans le train postérieur de l'animal,
surtout dans le membre correspondant au faisceau piqué.
Les effets sont encore plus accusés si, au lieu de piquer les
faisceaux subsistants, on les comprime entre les mors d'une
pince à dissection. » Ces résultats, obtenus par des excitations mécaniques, ont une valeur incomparablement supérieure à ceux que, dans diverses expériences, que nous
n'analyserons pas ici, on a obtenus en employant l'excita-

tion électrique ; car, quelque moyen qu'on emploie pour
éviter, dans des expériences de ce genre, les courants dérivés, on n'est jamais certain d'avoir limité l'excitation électrique aux parties directement excitées. — Des résultats
fournis par l'excitation nous pouvons donc déjà conclure
que les cordons antérieurs et latéraux représentent, du
moins pour leur plus grande partie, des conducteurs centrifuges, c'est-à-dire moteurs.

L'étude des résultats fournis par les sections simples
vient encore compléter cette première notion. Quand on
coupe transversalement la moelle épinière de manière à ne
laisser d'intacts que les cordons antérieurs avec une partie
des cordons latéraux, lorsque même on ne laisse, comme
moyen d'union entre la partie de la moelle située en arrière
et celle située en avant de la section transversale, que les
faisceaux antérieurs, on voit que les parties (membres postérieurs) situées en arrière du lieu de section ont conservé
leurs mouvements volontaires (van Deen). D'autre part,
quand on coupe uniquement les faisceaux antéro-latéraux,
la mobilité volontaire est abolie dans les parties situées en
arrière de la section. Donc les cordons antéro-latéraux
servent, au moins en grande partie, à conduire les ordres
de la volonté; *ils font communiquer les centres encé-*
phaliques avec la substance grise de la moelle (Cornes anté-
rieures).

On sait que les cordons antérieurs et surtout les latéraux se continuent en haut avec les pyramides bulbaires, en subissant au niveau du bulbe (fig. 17, p. 85) un entre-croisement tel que l'hémisphère cérébral droit commande les mouvements du côté gauche
du corps. Au-dessous de l'entre-croisement bulbaire, les cordons
antérieurs, conducteurs de la volonté, suivent-ils, dans leur
parcours médullaire, un trajet direct, c'est-à-dire restent-ils toujours du même côté? Les observations cliniques et les vivisections paraissent démontrer que, pour la majorité des fibres des
cordons antéro-latéraux, le trajet médullaire est direct et non
croisé; mais l'anatomie microscopique nous montre qu'il y a
cependant, au niveau de la commissure blanche antérieure, une
légère décussation des cordons blancs. En tenant compte de ce
fait anatomique, en ayant de plus égard à la propriété qu'a une
moitié latérale de la substance grise de transmettre à l'autre

moitié les excitations qu'elle a reçues, on se rendra facilement compte des phénomènes que présentent les animaux sur lesquels on a pratiqué une hémisection de la moelle : dans ce cas, les mouvements volontaires sont complètement conservés dans la moitié du corps opposée à l'hémisection médullaire ; mais ces mouvements ne sont pas complètement abolis dans les membres correspondant au côté lésé ; ils sont seulement faibles, mal assurés, incertains.

Mais les cordons antéro-latéraux ne contiennent-ils que des fibres conductrices centrifuges volontaires ? Ne renferment-ils pas des fibres sensitives (centripètes) et des fibres commissurales qui seraient aux parties grises des cornes antérieures ce que les cordons postérieurs sont aux parties grises postérieures ? — D'une part, les expériences de vivisection nous montrent que l'excitation directe de la partie postérieure des cordons latéraux détermine une douleur vive ; cette partie renferme donc des fibres centripètes. D'autre part, l'étude des dégénérescences succédant à une section transversale nous éclaire et sur la situation de ces fibres centripètes, et sur l'existence de fibres commissurales. En effet, les lésions ou les sections transversales de la moelle produisent dans les cordons blancs antéro-latéraux une atrophie ou dégénérescence ascendante localisée dans la partie postérieure du cordon antéro-latéral, contre la substance grise des cornes postérieures ; ces atrophies ascendantes atteignent et dépassent le niveau supérieur de la moelle. Il y a donc bien, dans cette partie des cordons latéraux, des voies conductrices centripètes qui se continuent jusque dans les organes encéphaliques.

Pour résoudre la question de savoir si les autres parties des cordons antéro-latéraux représentent uniquement des conducteurs volontaires centrifuges, il suffit d'observer les dégénérescences de ces cordons chez les sujets atteints de lésions graves du corps strié. Dans ces cas, une dégénérescence, qui commence au niveau des fibres pédonculaires correspondant au corps strié lésé, s'étend aux fibres longitudinales de la protubérance et du bulbe du même côté, puis à une partie des faisceaux antéro-latéraux de la moelle ; mais dans la moelle cette atrophie descendante occupe seulement la partie moyenne du faisceau latéral du côté opposé à la lésion cérébrale, et une petite partie du bord interne du faisceau antérieur du côté correspondant à cette lésion. Donc les fibres conductrices centrifuges volontaires ne constituent qu'une partie des cordons antéro-latéraux de la moelle ; elles constituent, après entre-croisement au niveau du bulbe, la partie moyenne des cordons latéraux proprement dits, et, sans entre-croisement au niveau du bulbe, la partie la plus interne des cordons antérieurs; ce sont ces derniers conducteurs qui s'entre-croisent, pendant leur trajet médullaire, dans la commissure blanche antérieure.

Que représentent donc les autres parties des cordons blancs antéro-latéraux (à part la partie sensitive sus indiquée), auxquelles on ne saurait attribuer la fonction de conducteurs centrifuges volontaires? Cette question trouve cette fois sa solution dans l'étude des atrophies qui succèdent à une lésion ou à une section complète de la moelle, ou seulement de ces cordons. Dans ces cas, l'atrophie descendante n'est pas limitée, comme dans le cas de lésion du corps strié (ou de la capsule interne), à une faible partie du cordon antéro-latéral ; elle occupe toute l'épaisseur de ce cordon au niveau de la lésion, et descend depuis ce point en s'atténuant successivement jusqu'à l'extrémité inférieure de la moelle. Comme pour les cordons postérieurs, ces fibres, offrant une dégénérescence *angulaire*, nous représentent des fibres commissurales en anse, unissant les divers étages de la substance grise des cornes antérieures.

Substance grise de la moelle. — Tous les physiologistes sont d'accord pour reconnaître que la substance grise de la moelle n'est pas excitable expérimentalement. C'est là, du reste, un fait qui s'observe dans tous les autres amas de substance grise de l'axe nerveux cérébro-spinal, et qui ne perdra son caractère général que lorsqu'il aura été bien prouvé que la substance grise corticale des hémisphères est directement excitable par les moyens expérimentaux. Les recherches faites par l'application d'excitations diverses sont donc absolument impuissantes à nous instruire sur les fonctions grises de l'axe médullaire. — Mais déjà, par exclusion, n'ayant pas trouvé, dans les cordons postérieurs, des voies suffisantes de conduction centripète, et n'ayant trouvé, dans les cordons latéraux, que des voies centripètes insuffisantes, nous devons être amenés à penser que c'est par l'axe gris que s'effectue cette conduction. Les expériences de sections de la moelle confirment cette manière de voir, et jettent un jour tout nouveau sur le mode selon lequel se fait la conduction de la sensibilité dans la moelle.

L'expérience montre, en effet, tout d'abord que la section des faisceaux postérieurs, des faisceaux latéraux et des faisceaux antérieurs laisse persister la sensibilité. La vivisection la plus concluante serait celle qui consisterait à couper transversalement la substance grise, en laissant intactes les parties blanches qui l'enveloppent; mais si l'on a présente aux yeux la forme qu'affecte l'axe gris médullaire (fig. 12, p. 43), on comprendra facilement qu'une semblable opération peut être regardée comme impossible, et qu'il n'y a que peu de confiance à accorder aux expériences dans lesquelles on suppose l'avoir à peu près correctement réalisée. Mais on peut du moins, ainsi que l'indique Vulpian, « faire une excision profonde des parties postérieures de la moelle dans une largeur de 1, 2, 3 centimètres, et lorsque la sensibilité est conservée dans les membres postérieurs, on reconnaît, après la mort, qu'on a laissé en place, en rapport avec les faisceaux antérieurs, une partie plus ou moins étendue de la substance grise. » Ces expériences, variées de mille manières, ne laissent aujourd'hui aucun doute sur ce fait, que *la conduction des impressions sensitives se fait, dans la moelle, principalement par la substance grise.*

Mais, chose remarquable, les sections portées expérimentalement sur la substance grise prouvent que cette substance grise ne conduit point les impressions sensitives par des voies anatomiquement préétablies, mais pour ainsi dire d'une manière *indifférente.* Ces faits singuliers, et qui renversent bien des théories, entre autres celle des conducteurs sensitifs spéciaux, ont été mis dans toute leur évidence par Vulpian. Ce physiologiste a montré, en effet, que la moelle épinière peut transmettre à l'encéphale les impressions reçues à la périphérie, même lorsqu'elle a subi des mutilations expérimentales considérables. S'il s'agit seulement de sections transversales, ces sections peuvent diviser la moelle épinière dans une grande partie de son épaisseur, et dans un sens quelconque, sans interrompre la transmission des impressions sensitives, à la condition qu'une petite partie de la substance grise (une sorte de pont) ait été respectée par l'incision. Quel que soit le sens de l'incision transversale incomplète de la moelle, l'animal conserve incontestablement la possibilité de reconnaître le point du corps irrité, c'est-à-dire qu'il conserve encore des notions plus ou moins exactes sur la position respective des diverses régions de son corps qui sont en relation, par leurs nerfs, avec la partie de la moelle épinière située en arrière du siège de la lésion.

Il est impossible d'accepter, en présence de ces faits si remarquables, l'hypothèse qui voudrait que chaque parcelle d'une tranche transversale, passant par un point quelconque de la substance grise médullaire, contienne des éléments conducteurs en rapport avec toutes les fibres sensitives des nerfs naissant en arrière de ce point. On est donc conduit ainsi à se demander si les impressions arrivant dans la substance grise médullaire, n'y provoqueraient pas une opération physiologique spéciale, se produisant dans la région même qui reçoit l'impression, variant suivant le lieu d'où part l'excitation, suivant l'étendue de la région impressionnée, suivant le genre d'excitation qui donne lieu à l'impression périphérique. De cette opération physiologique résulterait une sorte d'impression centrale, médullaire, qui pourrait être ensuite transmise à l'encéphale par une voie quelconque, par un petit nombre d'éléments conducteurs comme par un plus grand nombre, et qui conserverait plus ou moins exactement, dans les éléments conducteurs, tous les caractères de forme, d'intensité, et jusqu'à une sorte d'empreinte originelle, permettant au sensorium de reconnaître le siège du point de départ périphérique de l'excitation qui a provoqué la formation de cette impression médullaire (Vulpian).

Ces vues nouvelles, si heureusement exprimées par Vulpian et si bien démontrées par ses expériences, ne sont pas en désaccord avec les faits cliniques. Nous citerons, pour montrer comment chez l'homme la continuité physiologique de la moelle peut être rétablie par le fait d'une continuité anatomique très restreinte, un fait qui nous paraît venir à l'appui des résultats expérimentaux. Charcot (*Leçons sur la compression lente de la moelle épinière*) a pu examiner l'état de la moelle chez un sujet dont la paraplégie, suite du mal de Pott, avait disparu depuis deux ans. Au niveau du point de compression, la moelle n'avait que le volume d'un tuyau de plume d'oie, et la coupe correspondait au tiers de la surface de section d'une moelle normale; on pouvait y voir, au sein de tractus fibreux durs et épais, une grande quantité de tubes nerveux munis de myéline et de cylindres-axes; la substance grise n'y était plus représentée que par une seule corne, où on ne trouvait qu'un petit nombre de cellules intactes.

2° La moelle centre nerveux : centres réflexes en général.

Jusqu'à présent nous n'avons considéré la moelle que comme conducteur, mais elle joue aussi un rôle de *centre* (colonnes grises) très important. Les *cellules* de sa substance grise établissent d'une façon plus ou moins directe la connexion fonctionnelle entre les *fibres centripètes* qui y arrivent et les *fibres centrifuges* qui en partent : ce sont eux qui président à ce qu'on appelle *actes* ou *phénomènes nerveux réflexes*.

Ainsi la substance grise de la moelle suffit pour *transformer la sensibilité en mouvement*, et le plus souvent elle le fait toute seule, sans qu'il y ait intervention de la fonction cérébrale. Si l'on coupe la moelle au-dessous du cerveau, il n'en résulte pas pour cela que les parties périphériques cessent d'être en communication avec un centre nerveux réflecteur : on peut donc dans ce cas provoquer le mouvement des extrémités, par exemple en grattant la plante des pieds. Ce même fait s'observe encore dans certaines paralysies, où, malgré des altérations de la partie supérieure de la moelle, le choc, le froid, la titillation et autres excitants des nerfs centripètes peuvent produire des mouvements et des sécrétions.

Mais pour étudier nettement les phénomènes réflexes au point de vue expérimental, il faut se placer dans des conditions qui suppriment, de la part de l'animal en expérience, tous les mouvements spontanés ou voulus, et ne laissent de manifestes que ceux qui sont le résultat direct des excitations que l'on porte sur ses surfaces sensibles : à cet effet il faut supprimer les fonctions de l'encéphale en interrompant toute communication entre lui et la moelle épinière, siège des réflexes les plus élémentaires, les plus simples et les plus faciles à analyser. On décapite donc l'animal, s'il s'agit d'un animal à sang froid, d'une grenouille ; s'il s'agit d'un animal à sang chaud, on coupe l'axe nerveux entre l'occipital et la première vertèbre cervicale, et, comme cette mutilation abolit les mouvements respiratoires, on pratique la respiration artificielle pour maintenir l'hématose, la circulation, la vie en un mot.

Mouvements réflexes. La moelle peut même produire certains mouvements très compliqués sans le secours du cerveau ; tels sont les *mouvements de défense* que l'on observe chez les animaux décapités que l'on soumet à des irritations (grenouilles, tritons). Le plus souvent aussi les mouvements de progression (marche, saut, natation) se font sans qu'il y ait intervention de l'intelligence ; la volonté peut être parfaitement absente dans la marche, et nous marchons d'ordinaire pour ainsi dire sans le savoir. Ce phénomène est le fait exclusif de la moelle épinière. Le cerveau n'intervient qu'à certains moments, quand, par exemple, il s'agit de régler la marche, de la modérer ou de la hâter.

Du moment qu'il est reconnu que tous les actes organiques sont de nature à être considérés comme le résultat d'une impression périphérique, tous ces actes ont une essence réflexe : aussi tous les organes nous présenteront-ils à étudier dans leur fonctionnement une série de réflexes où nous verrons la moelle agir non comme un auxiliaire du cerveau, mais comme un centre qui, dans certains cas, peut se suffire parfaitement à lui-même. Quelques exemples de réflexes nous feront mieux comprendre le mode de fonctionnement des centres nerveux (en particulier de la moelle et de sa portion bulbaire).

L'*éternuement* est un phénomène provoqué, soit par une excitation portant sur la muqueuse nasale, soit par l'arrivée brusque des rayons lumineux sur les membranes de l'œil ; cette irritation périphérique se transmet par le nerf trijumeau vers le ganglion de Gasser, d'où elle passe jusqu'aux amas globulaires de la moelle allongée et de la protubérance ; de là, par une série de réflexes nombreux et compliqués, elle se transforme, par l'intermédiaire de la moelle, en une excitation centrifuge qui s'irradie par les nerfs rachidiens jusque dans les muscles expirateurs.

Le *mouvement respiratoire* dépend de la moelle ; c'est elle qui préside à son rythme régulier : pour que ce phénomène réflexe puisse se produire, il faut que les surfaces sensibles de la trachée et des vésicules pulmonaires soient impressionnées par l'air extérieur introduit, ou par l'air vicié et chargé d'acide carbonique à la suite des échanges pulmonaires.

La *marche* est aussi, comme nous l'avons déjà dit, un phénomène réflexe : son point de départ est l'impression périphérique produite par le contact du pied avec le sol. La plante du pied est abondamment pourvue d'appareils tactiles. Si cette impression périphérique n'est qu'imparfaitement transmise au centre nerveux, le réflexe n'a plus lieu régulièrement. C'est ainsi que, le grand nerf sciatique ayant été comprimé dans certaines positions, pendant le court espace de temps qu'il reste paralysé (de la sensibilité seulement), la marche devient impossible ou en tout cas très pénible.

Il est des réflexes qui se font encore plus que les précédents à notre insu : ce sont surtout les phénomènes de *sécrétion*. On peut admettre, comme règle générale, que toutes les fois qu'il y a sécrétion, il y a eu préalablement une impression qui s'est transmise aux centres nerveux et de là à la glande. La sécrétion salivaire se fait grâce aux nerfs centripètes du goût, qui amènent les impressions gustatives vers la moelle allongée, d'où elles se réfléchissent par la voie centrifuge (facial) jusque sur les glandes elles-mêmes et sur leurs vaisseaux. Ces nerfs centrifuges paraissent agir directement sur les cellules de l'organe sécréteur, indépendamment de l'élément vasculaire, car si l'on supprime la circulation d'une glande, tout en excitant ses fonctions, elle emprunte alors aux tissus environnants les matériaux qui ne lui sont plus fournis par le sang, et elle continue à sécréter.

L'*acte réflexe* est toujours le fait fondamental dans le fonctionnement de tout centre nerveux : on comprend donc que l'on se soit attaché à étudier les réflexes, à les classer, à déterminer les influences qui peuvent en exagérer ou en diminuer la production, et cela principalement sur la partie spinale de l'axe cérébro-rachidien, où l'arc réflexe est plus facile à isoler expérimentalement de tous les phénomènes qui viennent le compliquer. Nous ne pouvons que passer rapidement en revue les résultats obtenus par cette étude, commencée seulement à la fin du siècle dernier.

Quoique Astruc, dès 1743, eût employé l'expression de *réflexe*, en comparant la transformation d'une impression en mouvement à un rayon lumineux qui se réfléchit sur une surface, ce n'est qu'avec les recherches de Robert Wytt, de Prochaska, de Legallois sur la moelle et sur ce qu'on appelait le *sensorium commune*, que Prochaska lui-même put nettement indiquer et le siége principal (moelle) et l'essence même des phénomènes qui prirent dès lors le nom de *réflexes* (*impressionum sensoriarum in motorias reflexio*) (1784) : enfin les études histologiques du globule nerveux et de ses rapports avec les fibres nerveuses, ont permis de se rendre un compte encore plus exact du mode par lequel se fait cette réflexion, quoique sur ce dernier point la plupart des données soient encore fort hypothétiques. Dès lors Marshall-Hall (voyez la fig. 10, page 36), Mueller, Lallemand, Flourens, Longet, Cl. Bernard, etc., enrichirent la science des faits si nombreux qui permettent aujourd'hui de *classer* les réflexes, de préciser les *lois* de leur production, ainsi que les influences qui les *modifient* (surtout pour les réflexes médullaires).

Classification des actes nerveux réflexes. On divise généralement les réflexes d'après les voies que suivent et l'*action centripète* et l'*action centrifuge*; à chacune de ces actions se présentent deux voies : ou les nerfs du système cérébro-rachidien, que nous avons seuls étudiés jusqu'ici, ou les branches du grand sympathique, par lequel nous terminerons l'étude du système nerveux.

Les réflexes les plus nombreux suivent comme voie centripète et comme voie centrifuge les filets nerveux rachidiens; tels sont la plupart de ceux que nous avons cités jusqu'ici : déglutition, éternuement, toux, marche, etc., et en pathologie, un grand nombre de réflexes morbides, le vomissement, le tétanos, l'épilepsie, etc.

Une seconde classe, presque aussi nombreuse, se compose de réflexes dont la voie centripète est un nerf sensitif du système céphalo-rachidien, et la voie centrifuge un nerf moteur du grand sympathique, le plus souvent un vaso-moteur; tels sont les réflexes qui donnent lieu à la plupart des sécrétions (salive, etc.), aux phénomènes de rougeur ou de pâleur de la peau, à l'érection, à certains mouvements de l'iris, à certaines modifications dans les battements du cœur, et en pathologie à un grand nombre de phénomènes que l'on disait *métastasiques*, vu la difficulté de trouver le mécanisme de leur production, comme un grand nombre d'ophtalmies, d'orchites, de coryzas qui tiennent à une hyperhémie réflexe; et d'autre part, comme tenant à une anémie réflexe, certains cas d'amaurose, de paralysies, de paraplégies, etc.[1].

Une troisième classe renferme les réflexes dont l'action centripète a pour siège les nerfs du sympathique (sensibilité obtuse, dite *organique*, des viscères) et pour voie centrifuge les nerfs moteurs céphalo-rachidiens (*de la vie de relation*); la plupart de ces phénomènes sont du ressort de la pathologie : telles sont les convulsions que peut amener l'irritation viscérale produite par la présence de vers intestinaux, les éclampsies réflexes, l'hystérie, etc., etc.; comme phénomène normal de ce genre on pourrait citer le réflexe respiratoire, car l'impression que la surface pulmonaire envoie au bulbe est transmise par le pneumo-gastrique, qui, sous bien des rapports, se rapproche des nerfs du grand sympathique, ou tout au moins constitue une transition physiologique entre les rameaux du grand sympathique et ceux du système céphalo-rachidien.

Enfin on peut comprendre dans une quatrième et dernière classe les réflexes dont les voies de conduction, centripète comme centrifuge, se trouvent dans les filets du grand sympathique : nous aurons à examiner plus tard si pour ceux-ci l'action centrale se passe dans les masses de substance grise du système céphalo-rachidien, ou dans celles des ganglions de la chaîne sympathique : tels sont les réflexes obscurs et encore difficiles à bien analyser qui président à la sécrétion des divers liquides intestinaux;

1. Voir Ch. Rouget, Introduction à : *Diagnostic et traitemement des diverses espèces de paralysies des membres inférieurs*, par Brown-Séquard. Paris, 1864.

ceux qui peuvent nous expliquer en partie les sympathies qui unissent les divers phénomènes des fonctions génitales, surtout chez la femme ; la dilatation des pupilles par la présence de vers intestinaux dans le canal digestif; et de nombreux réflexes pathologiques analogues à ceux que nous avons précédemment cités.

Lois des actes nerveux réflexes. Lorsqu'une irritation sensitive amène un phénomène réflexe, la production de celui-ci (en général *mouvement*) est soumise dans son intensité et dans sa distribution anatomique à certaines règles bien précises, que Pflüger a d'abord établies par l'expérimentation sur des grenouilles (lois de Pflüger), et que Chauveau a confirmées par ses recherches sur de grands mammifères. Ainsi une irritation faible, portée sur la peau d'un membre inférieur (par exemple du côté droit) détermine un mouvement réflexe dans les muscles de ce même membre, c'est-à-dire dans les muscles dont les nerfs moteurs sortent de la moelle du même côté et au même niveau que les fibres sensitives excitées (*loi de l'unilatéralité*); si l'excitation devient plus intense, la réaction motrice se manifeste aussi du côté opposé, dans le membre correspondant, c'est-à-dire par les nerfs moteurs symétriques (*loi de la symétrie*); et ce membre correspondant (gauche, dans l'exemple choisi) présente toujours des mouvements moins intenses que celui (droit) qui a reçu l'excitation (*loi de l'intensité*). Enfin, si l'excitation augmente encore, la réaction motrice s'étendra à des fibres centrifuges d'un niveau différent, mais toujours en s'avançant vers la partie supérieure (ou antérieure de la moelle), c'est-à-dire que l'irradiation s'étend de bas en haut, de la moelle épinière vers la moelle encéphalique (bulbe, protubérance, etc.) (*loi de l'irradiation*) : en dernier lieu, si l'excitation et par suite la réaction motrice sont assez énergiques pour se propager de bas en haut jusqu'au bulbe et à la protubérance, la réaction devient générale, se propage en tous sens, même de haut en bas, de sorte que tous les muscles du corps y prennent part, le bulbe formant comme un foyer général d'où s'irradient tous les mouvements réflexes (*loi de la généralisation*).

Les mouvements réflexes, obéissant aux 5 lois que nous venons de citer, présentent encore ceci de remarquable, qu'ils se produisent avec une régularité, une coordination, qui semblent indiquer que ces réactions réflexes sont adaptées à un but. Il semble qu'il y a dans les dispositions histologiques de la moelle un *mécanisme préétabli*, dont les manifestations avaient si fortement impressionné les premiers vivisecteurs, qu'ils n'ont pas hésité (Robert Wytt, Prochaska, Legallois, Pflüger) à douer la moelle de quelques-unes de ces propriétés psychiques, si vagues et si mal définies, que l'on désigne sous les noms de *sensorium commune, volonté, perception, âme*, etc. Ainsi une grenouille à laquelle on a enlevé le cerveau (pour éliminer toute influence étrangère à la moelle), réagit, quand on pince une de ses pattes, comme pour se défendre; si on cautérise la peau d'un de ses membres avec une goutte d'acide, elle l'essuie immédiatement avec cette patte, si par exemple l'acide a été déposé sur la racine de la cuisse ou sur le bassin : bien plus, si on ampute le membre qui se fléchit ainsi vers la cuisse, on voit l'animal, réduit à son centre médullaire, après de vains efforts du moignon pour atteindre la partie lésée (loi de l'unilatéralité), si l'irritation persiste et surtout si elle augmente, se servir du membre du côté opposé (loi de symétrie) pour aller frotter et essuyer la place irritée. L'irritation continuant, il peut se produire des mouvements dans tous les membres de l'animal, un saut en avant, la fuite en un mot. Des mouvements de ce genre, quoique moins complets, se manifestent chez l'homme pendant le sommeil, quand les organes cérébraux sont complètement inactifs, et que l'action de chatouiller la plante du pied, quoique non perçue, n'en amène pas moins le retrait brusque du membre correspondant, ou des deux membres, etc. On voit que le plus grand nombre des réflexes coordonnés ont le caractère de mouvements de défense.

Variations d'intensité des mouvements réflexes. Quels que soient les phénomènes qui se passent dans les centres de substance grise (globules nerveux) lors de la production d'un réflexe, on désigne sous le nom de *pouvoir réflexe* la propriété qu'a l'axe gris de la moelle (ou les centres sem-

blables) de transformer des impressions centripètes en réactions centrifuges : cette expression offre une certaine commodité de langage, car il est des agents qui paraissent porter leur action sur le *pouvoir réflexe* pour l'exagérer ou le
diminuer, sans agir aucunement sur la partie centripète ou
centrifuge de l'acte, mais uniquement sur l'acte central.
Nous ne pouvons rapporter ici les nombreuses recherches
par lesquelles on est parvenu à préciser ainsi l'action centrale de ces agents et distinguer ceux-ci des agents analogues qui portent plus spécialement leur action sur les
voies périphériques ; il nous suffira de rappeler les belles expériences de Cl. Bernard sur le curare et les nerfs moteurs
(voy. Physiologie des muscles, irritabilité musculaire).
Quant aux agents qui modifient le pouvoir réflexe, nous citerons :

La température ambiante : les *mouvements* réflexes sont
chez la grenouille plus énergiques et plus faciles à provoquer en été qu'en hiver (Brown-Séquard, Cayrade), mais
aussi le pouvoir réflexe s'épuise plus vite pendant la saison
chaude. — Les sections de la moelle ou sa séparation de
l'encéphale : dans ces cas les réflexes sont exagérés, ce qui
paraît dû à une irritation des centres par le fait même de la
section, plutôt qu'à l'interruption de toute communication
entre ces centres et d'autres *centres* dits *modérateurs* (Stet-
schenow) ; et en effet cette exagération du pouvoir réflexe
après les sections est de peu de durée.—Un certain nombre
de poisons portent directement leur action sur les centres
pour en exagérer le pouvoir réflexe : tels sont la strychnine,
la morphine, la picrotoxine, la nicotine, et certains produits
plus ou moins pathologiques de l'organisme, comme dans
les infections septiques, l'urémie, l'ictère grave.

Par contre le pouvoir réflexe est diminué par l'anémie,
par de nombreuses excitations antérieures qui l'ont épuisé,
et par certaines substances toxiques ou médicamenteuses
comme l'acide cyanhydrique, le bromure de potassium, et
certains principes de l'opium [1].

1. Les recherches de Cl. Bernard sur les anesthésiques ont montré
que tous les principes de l'opium ne sont pas des calmants : les uns
sont excitateurs du système nerveux (excito-réflexes) ; ce sont : la

3° *Des centres réflexes spéciaux de la moelle.*

Lorsque, sous l'influence d'excitations faibles ou spécialement localisées, les mouvements réflexes ne s'irradient pas de manière à produire des contractions générales, lorsqu'ils restent circonscrits dans un domaine particulier de la sphère motrice, ce domaine est toujours dans un rapport constant avec la partie de la sphère sensitive sur laquelle a été portée l'excitation, c'est-à-dire que, selon que telle ou telle partie de la peau aura été excitée, ce sera toujours tel ou tel muscle, tel ou tel groupe de muscles, qui entrera en action. En d'autres termes, il y a un groupement, un rapport anatomique préétabli entre certains amas de cellules nerveuses de l'axe gris, d'une part, et certaines fibres centripètes et centrifuges, d'autre part ; et tant que le phénomène réflexe reste circonscrit, il est toujours, par l'excitation des mêmes fibres sensitives, localisé dans les mêmes fibres motrices. Aussi l'expérimentation permet-elle de distinguer dans la moelle des centres circonscrits, c'est-à-dire des *localisations fonctionnelles médullaires* formant comme le premier échelon de la série des localisations plus élevées qu'on a établies dans les organes de la base de l'encéphale et que la physiologie expérimentale et la physiologie pathologique poursuivent aujourd'hui jusque dans la couche grise corticale des circonvolutions. Les différents centres fonctionnels dont l'existence dans la moelle est aujourd'hui bien établie, sont :

Le *centre cardiaque* (Cl. Bernard). — Ce centre correspond à la partie inférieure de la région cervicale et à la partie moyenne de la région dorsale ; son excitation accélère les battements du cœur ; la transmission de cette excitation se fait par les nerfs cardiaques sympathiques qui émergent de la moelle avec les

thébaïne, la papavérine et la narcotine ; les autres sont en effet modérateurs de l'excitabilité des centres nerveux, ce sont : la codéine, la narcéine et la morphine.

A côté des modérateurs du pouvoir réflexe du centre médullaire, il faut citer quelques agents qui portent plus spécialement leur action sur des centres nerveux plus élevés : ce sont les *anesthésiques*, qui diminuent ou abolissent la fonction des *centres de perception ;* tels sont : le chloroforme, l'éther, le chloral, le bromoforme, le bromal. Voy. Cl. Bernard, *Leçons sur les anesthésiques et sur l'asphyxie.* Paris, 1875.

racines du ganglion cervical inférieur ; c'est le nerf accélérateur du cœur.

Le *centre cilio-spinal*. — Par la précieuse méthode d'étude que lui a fournie la recherche des dégénérescences des nerfs sectionnés, Waller a pu montrer que les filets donnés à l'iris par le sympathique cervical naissent de la région cervicale inférieure de la moelle. Chauveau a montré qu'à ce niveau existe un centre dit *cilio-spinal*, qui s'étend de la sixième vertèbre cervicale à la deuxième dorsale, et préside à la dilatation de l'iris : l'excitation des racines sensitives qui aboutissent à cette région de la moelle produit la dilatation de l'iris.

Centre ano-spinal (Masius [1]). — Ce centre siège, chez le lapin, au niveau du disque intervertébral unissant les sixième et septième vertèbres lombaires. Il préside à la tonicité musculaire et à la contraction réflexe du sphincter anal. La section de la moelle faite au-dessus de ce centre augmente les contractions toniques et réflexes du sphincter, et nous avons vu en effet (page 80) que toute section de la moelle augmente le pouvoir excito-moteur des régions sous-jacentes à la section. Gluge a publié des expériences qui l'ont amené à admettre l'existence de deux centres ano-spinaux, l'un présidant à la tonicité, l'autre aux mouvements réflexes du sphincter.

Centre vésico-spinal (Giannuzzi). — Ce centre est situé au-dessus du précédent, au niveau de la troisième et de la cinquième vertèbre lombaire ; il préside aux contractions des muscles de la vessie. Chez un chien dont la moelle est coupée au-dessous de la région dorsale, si on touche le gland ou le prépuce, ou si on chatouille le pourtour de l'anus, la vessie se vide par suite d'un phénomène réflexe dont le centre est dans la région sus indiquée (Goltz).

Centre génito-spinal (Büdge). — Ce centre, situé au niveau de la quatrième vertèbre lombaire chez le chien, n'aurait que quelques lignes de longueur. Il siège probablement, chez l'homme, vers le milieu de la moelle dorsale. Il préside à la contraction des canaux déférents et des vésicules séminales chez le mâle, à celle de l'utérus chez la femelle. En effet, lorsque la moelle est coupée immédiatement au-dessus de ce centre, on peut encore, par des excitations appropriées, produire tous les phénomènes dont est normalement le siège l'appareil génital. On détermine chez le chien l'érection et des mouvements rythmiques du bassin en chatouillant le pénis (Goltz) ;

1. Masius, *Du centre ano-spinal* (*Journal de l'anatomie de Robin*, 1868, p. 197).

une chienne, dont la moelle avait été coupée à la hauteur de la première lombaire, a présenté les phénomènes du rut, a été fécondée, enfin a mis bas, comme une chienne dont la moelle est intacte.

Enfin, la moelle, par l'ensemble de divers centres, préside à la coordination des mouvements de locomotion ; nous avons déjà insisté sur cette coordination médullaire de réflexes généraux adaptés à un but. Nous ajouterons seulement ici qu'après l'ablation du cerveau sur une grenouille, non seulement l'équilibre et les mouvements d'ensemble sont possibles, mais qu'ils s'exécutent avec une sorte de fatalité, comme si le libre fonctionnement du cerveau protégeait l'indépendance des groupes musculaires. Quand l'un des membres se meut, les autres se meuvent aussitôt. Quand l'un d'eux est mis au repos, les autres cessent également de se mouvoir (Onimus). Mais nous verrons bientôt que d'autres organes, notamment le cervelet, jouent, surtout chez les animaux supérieurs, un rôle important dans la coordination des mouvements.

En résumé, l'étude de la moelle, considérée comme centre, nous montre que, de même que chez les articulés chaque centre d'action du système nerveux est distinct, et que leur ensemble forme deux cordons parallèles présentant des renflements successifs, de même le système nerveux cérébro-spinal est composé d'un certain nombre de centres nerveux échelonnés, ayant chacun une certaine spécialité, recevant chacun ses impressions d'un département déterminé du corps, et provoquant par ses réactions le mouvement dans un département correspondant. Chacun de ces centres est intimement relié aux centres voisins, supérieurs et inférieurs ; mais il n'en est pas moins vrai que l'être humain est, à ce point de vue, une « collection d'organismes, comme l'a dit Durand (de Gros), donnant à cette conception le nom de *polyzoïsme*. C'est une collection de *moi* distincts, et l'unité apparente est tout entière dans l'harmonie d'un ensemble hiérarchique dont les éléments, rapprochés par une coordination et une subordination étroites, portent néanmoins, chacun en soi, tous les attributs essentiels, tous les caractères primitifs de l'animal individuel. »

B. — Bulbe, Protubérance, Pédoncules cérébraux.

Nous avons dit que, pour le physiologiste, la *moelle* dépassait en haut les limites du rachis et s'étendait dans la boîte crânienne jusque vers la selle turcique. Cette manière de voir est confirmée et par l'anatomie et par la physiologie, c'est-à-dire par l'étude des actes réflexes qui ont leur centre dans ces régions. L'étude de ces centres réflexes doit être précédée de quelques considérations sur la composition anatomique de ces parties et sur les fonctions des cordons blancs correspondants.

a. Substance blanche.

Étant connue la disposition des parties blanches et des parties grises de la moelle au niveau des régions cervicales moyennes (fig. 12, p. 13), quand on examine une coupe de la partie supérieure de la moelle cervicale, près du collet du bulbe, on observe, à quelques différences près dans le contour des parties, les mêmes dispositions dans la substance grise et les cordons blancs; mais on remarque que les côtés de la substance grise, dans sa limite concave entre les cornes antérieure et postérieure, sont moins nettement circonscrits : en ce point la substance grise semble s'étendre en dehors sous forme de réseau et aller empiéter sur le territoire des cordons blancs latéraux (voy. fig. 16). Cet aspect, auquel on a donné le nom de *formation réticulée de Deiters*, est dû en réalité à ce qu'à ce niveau les cordons latéraux se massent en petits faisceaux distincts, qui pénètrent dans la substance grise et vont bientôt la traverser entièrement de dehors en dedans et d'arrière en avant pour s'entre-croiser, celui de droite avec celui de gauche, ainsi qu'on l'observe à un niveau un peu plus élevé (fig. 17).

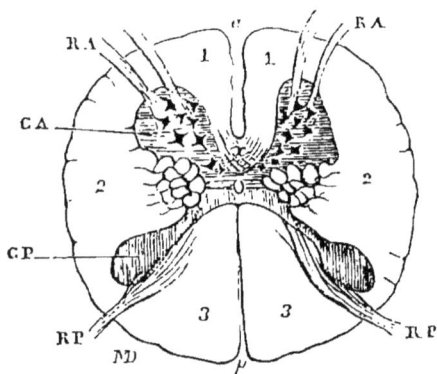

FIG. 16. — Schéma d'une coupe de la moelle cervicale au niveau des racines de la première paire rachidienne *.

Ce niveau est celui du collet du bulbe : l'entre-croisement, bien connu, qu'on observe sur ce point, est exclusivement formé par les cordons latéraux (ou *antéro-latéraux* proprement dits);

* *a*, Sillon médian antérieur; — *p*, sillon médian postérieur; — 1, cordon antéro-interne; — 2, cordon antéro-latéral; — 3, cordon postérieur; — *x*, commissure blanche (fibres décussées); — CA, corne antérieure; — RA, racines antérieures; — CP, cornes postérieures; — RP, racines postérieures.

les cordons antéro-internes et postérieurs n'y prennent aucune part. Cet entre-croisement se produit de la manière suivante : les deux cordons antéro-latéraux s'inclinent l'un vers l'autre, pour se porter en dedans (x, fig. 17), en avant et en haut, et se décussent par couches successives qui s'étagent de bas en haut : les couches les plus internes se rapprochent en effet du canal central, puis échancrent les cornes antérieures au niveau de leur continuité avec la substance grise qui entoure le canal central ; d'autres couches blanches obliques s'ajoutent aux précédentes, agrandissent l'échancrure et enfin la complètent de telle sorte que les deux cornes antérieures se trouvent, en fin de compte, complètement décapitées. Après leur entre-croisement, les deux cordons montent parallèlement sur les côtés du sillon médian antérieur, celui de droite occupant le côté gauche du sillon et réciproquement. C'est ainsi que se trouvent constituées les pyra-mides antérieures du bulbe, ou pour mieux

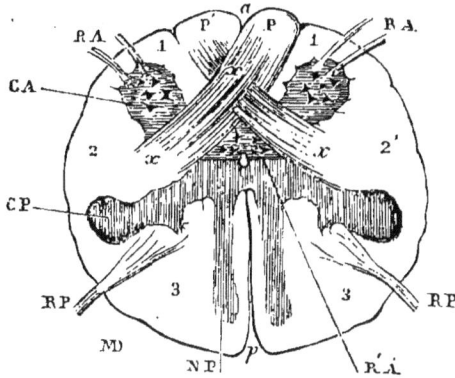

FIG. 17. — Coupe de la partie inférieure du bulbe rachidien au niveau de l'entre-croisement des pyramides (partie motrice) *.

dire la *portion motrice des pyramides* (P et P', fig. 17), portion re-marquable par l'aspect fasciculé qu'elle présente sur les coupes. Cette partie motrice des pyramides passe du bulbe dans la pro-tubérance, traverse celle-ci, s'étale ensuite largement sur la face inférieure des pédoncules cérébraux (étage inférieur des pédon-cules) et se porte vers les corps striés, dont elle constitue les couches blanches.

Nous avons dit que les cordons latéraux formaient, après leur entre-croisement, la *portion motrice des pyramides : la portion sensitive* est formée par les cordons postérieurs, dont nous avons

---

* 1, 2 3, Cordons antéro-interne, antéro-latéral et postérieur ; — CA, RA, cornes et racines antérieures ; — CP, RP, cornes et racines postérieures ; — R'A', seg-ment central de la corne antérieure, dont la tête (CA) a été détachée ; — x, en-tre-croisement des cordons latéraux (2, 2') allant former les pyramides (P, P') ; — NP, noyau des pyramides postérieures ; — a et p, sillons médians antérieur et postérieur.

décrit, avec Sappey, l'entre-croisement [1] ; en effet, les cordons postérieurs de la moelle, parvenus au-dessus de l'entre-croisement des cordons antéro-latéraux, se comportent comme ceux-ci, mais ils ne commencent à s'entre-croiser que lorsque l'entre-croisement des précédents est tout à fait terminé. On les voit alors

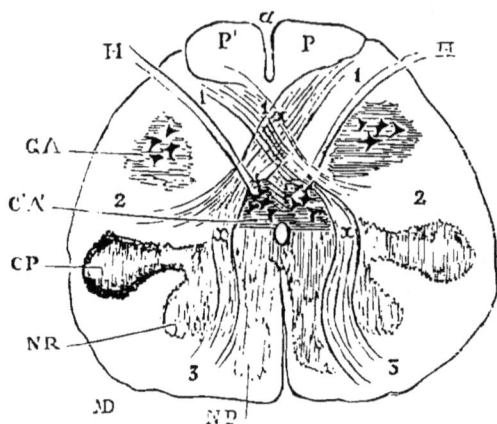

Fig. 18. — Coupe du bulbe au niveau de la partie supérieure de l'entre-croisement des pyramides (partie sensitive) *.

s'infléchir en avant (*x*, *x*, fig. 18) et se décomposer en un certain nombre de faisceaux, qui décapitent la corne postérieure en traversant son extrémité profonde et qui contournent ensuite la substance grise située au-devant du canal central, pour se porter, ceux de droite vers le côté gauche, et ceux de gauche vers le côté droit (*x*', fig. 18). Ainsi entre-croisés, les deux cordons postérieurs forment d'abord un large raphé triangulaire, à base postérieure (*x*) ; mais bientôt ce raphé épais s'allonge d'arrière en avant, en passant entre les cordons antéro-internes, qu'il sépare, et ne tarde pas à prendre la figure d'un cordon à coupe

1. Voy. Sappey et Duval, *Trajet des cordons nerveux qui relient le cerveau à la moelle épinière* (*Comptes rendus de l'Acad. des sciences*, 19 janv. 1876).

* *a* et *p*, Sillons médians antérieur et postérieur ; — CA, tête de la corne antérieure ; — C'A', base de la corne antérieure (noyau de l'hypoglosse) ; — H, fibres radiculaires de l'hypoglosse ; — 1, 2, 3, cordons blancs antéro-interne, antéro-latéral (ceux-ci presque disparus par le fait de la décussation précédente, (fig. 17) et postérieur ; — *x*, *x*, fibres venant des cordons postérieurs et s'entre-croisant en *x*' ; — P,P', pyramides (partie motrice constituée par la décussation précédente) (fig. 17) ; — NR, noyau des corps restiformes.

rectangulaire appliqué derrière la portion motrice des pyramides et divisé en une moitié droite et une moitié gauche, d'autant plus distinctes que l'entre-croisement s'achève ; lorsque celui-ci est complété, les deux cordons postérieurs de la moelle se trouvent en définitive appliqués à la portion motrice des pyramides, dont ils constituent la couche profonde ou *sensitive*. Cette partie sensitive des pyramides s'engage aussi dans la protubérance, la traverse, et vient prendre part à la consitution des pédoncules cérébraux ; mais elle fait partie de l'étage supérieur des pédoncules et va se perdre, d'après nos propres recherches, dans les

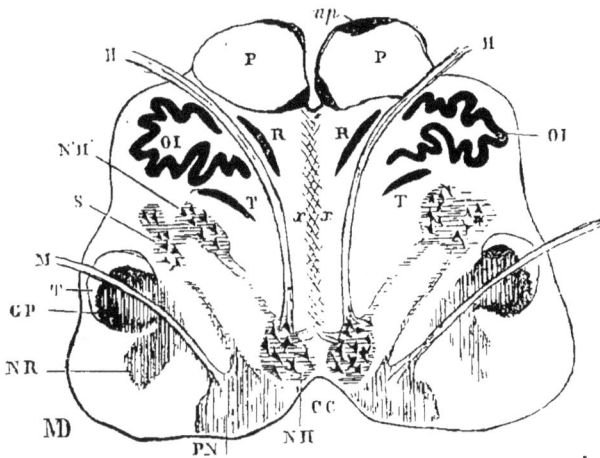

Fig. 19. — Schéma d'une coupe de la partie moyenne du bulbe rachidien *.

couches optiques, au lieu d'aller, comme la portion motrice, jusqu'au niveau des corps striés.

Que deviennent donc les cordons antérieurs ou antéro-internes de la moelle épinière ? Vu la disposition des entre-croisements que nous venons de décrire, ces cordons, tout en restant parallèles, se trouvent déplacés, de telle sorte que, antérieurs dans la moelle, ils occupent dans le bulbe sa partie centrale, puis ré-

---

* P, P, Pyramides ;— C, C, plancher du 4e ventricule ; — H, fibres radiculaires du nerf grand hypoglosse ; XII, noyau classique du grand hypoglosse ; — N'H', noyau accessoire de l'hypoglosse ; — S, noyau accessoire (moteur) des nerfs mixtes ; — PN, noyau sensitif des nerfs mixtes (glosso-pharyngien, pneumogastrique, spinal) ; — NR, noyau des corps restiformes ; -- CP, substance gélatineuse de Rolando (tête de la corne postérieure) ; — T, racine ascendante du trijumeau ; — M, fibres radiculaires du nerf pneumogastrique ; — OI, lame grise olivaire ; — R, noyau juxta-olivaire interne ; — T, noyau juxta-olivaire externe ;— *x, x*, raphé.

pondent bientôt à sa face postérieure. On les voit ainsi, par suite de leur déplacement progressif, arriver jusqu'à la paroi inférieure du quatrième ventricule, c'est-à-dire qu'ils deviennent postéro-supérieurs. C'est dans cette situation, toujours sous-jacents au plancher gris du quatrième ventricule, qu'ils traversent la protubérance et viennent prendre part à la constitution de l'étage supérieur des pédoncules cérébraux pour aller pénétrer dans les couches optiques

Fonctions des faisceaux blancs faisant suite à ceux de la moelle.

L'anatomie suffit, jusqu'à un certain point, pour établir les fonctions des faisceaux blancs du bulbe, puisqu'elle nous montre ces faisceaux, après entre-croisement, se continuant avec ceux de la moelle dont les fonctions sont bien établies. Du reste, l'expérience directe confirme les inductions ana-tomiques. Quoique tous les résultats expérimentaux ne soient pas bien concordants, il est suffisamment établi, par les vivisections de Longet, que l'excitation des pyramides antérieures produit des mouvements. Mais nous savons qu'en arrière et un peu en dehors de la partie motrice des pyramides se trouve un cordon que l'anatomie amène à considérer comme un conducteur sensitif (voy. ci-dessus, p. 86), et en effet, d'après Vulpian, lorsqu'on excite les pyramides, il se produit à la fois des mouvements et de la douleur. Quant à la route directe ou croisée que suivent les divers conducteurs, nous savons qu'au-dessus du tiers inférieur du bulbe tous les cordons blancs se sont entre-croisés, les uns successivement dans la moelle (p. 68), les autres au niveau et un peu au-dessus du collet du bulbe. Aussi toutes les lésions encéphaliques unilatérales frappent-elles le mouvement et la sensibilité dans le côté opposé du corps.

Mais outre les faisceaux blancs qui, dans les parties supérieures de l'axe spinal, font suite aux faisceaux de la moelle, on trouve dans ces régions de nouvelles colonnes blanches. Dans le bulbe ce sont d'abord les colonnes blanches qui occupent la place laissée libre par les cordons postérieurs, et qui forment les limites latérales du quatrième ventricule; ce sont, en un mot, les corps restiformes. Ces corps restiformes, si bien nommés par les anciens *processus cerebelli ad medullam oblongatam* (CR, fig. 21), paraissent être en effet des faisceaux blancs qui, venus du cervelet, descendent vers le bulbe où ils se résolvent, par leur face profonde ou adhérente, en une infinité de tractus blancs, lesquels, sous le nom de *fibres arciformes*, sillonnent la substance du bulbe sous la forme de fibres à trajet curviligne, les unes superficielles, mais la plupart profondes. Dans la protubérance, à part quelques faisceaux nerveux radiculaires (trijumeau), on ne trouve comme fibres blanches longitudinales que les faisceaux blancs précédemment indiqués, c'est-à-dire (P, P, fig. 17, 18, 19, 21, 22, 23 et 24) la portion motrice des pyramides (continuant les cordons antéro-latéraux), leur portion sensitive (cordons postérieurs de la moelle) et les cordons antéro-internes prolongés. Mais on trouve de plus, surtout dans les couches inférieures ou superficielles de la protubérance, un grand nombre de faisceaux blancs transversaux (PT, fig. 21, 22, 23). Ceux-ci forment une première couche inférieure ou superficielle qui recouvre les pyramides (portion motrice), et une seconde couche profonde qui passe entre la portion motrice et la portion sensitive des pyramides et établit déjà ainsi une démarcation nette entre les faisceaux blancs longitudinaux qui forment l'étage supérieur ou *calotte*, et ceux qui formeront l'étage inférieur ou *pied* des pédoncules cérébraux. Enfin, indiquons encore ce fait qu'au niveau des pédoncules de nouveaux faisceaux blancs viennent s'adjoindre aux faisceaux prolongés depuis la moelle; comme au niveau du bulbe (corps restiformes), ces nouveaux faisceaux blancs sont des fibres cérébelleuses : ce sont les *pédoncules cérébelleux supérieurs*. Les pédoncules cérébelleux supérieurs, émergeant du cervelet, occupent d'abord, sur les parties latérales de la moitié supérieure du quatrième ventricule, une position analogue à celle que les corps restiformes occupaient à la moitié inférieure de ce même ventricule; mais, à mesure qu'ils se dirigent en haut et en avant, ils se rapprochent de la ligne médiane, pénètrent dans l'étage supérieur du pédoncule, et, sans se mêler intimement aux fibres blanches de cet étage, atteignent la ligne médiane, s'y entre-croisent, et, après une décussation complète, vont se perdre dans les couches optiques.

En somme les cordons blancs, dont nous venons de rappeler la disposition comme parties s'ajoutant aux cordons blancs médullaires prolongés, sont essentiellement repré-

sentés par les trois ordres de pédoncules cérébelleux; or
nous verrons bientôt que les fonctions du cervelet, quoique
mal définies encore, sont certainement en rapport avec la
motricité; c'est pourquoi les pédoncules cérébelleux paraissent présider à certaines coordinations des mouvements,
c'est-à-dire que leur lésion ou leur excitation unilatérale
produit une perte d'équilibre et des mouvements dans un
sens plus ou moins nettement déterminé. Ces mouvements
(de roulement, de rotation en rayon, de manège, etc.) ont
été beaucoup étudiés par les physiologistes, sans que les
travaux entrepris à ce sujet aient encore jeté une lumière
parfaite sur les fonctions des organes en question.

Quoi qu'il en soit, il importe de bien fixer le sens de ces
expressions : il est très facile de comprendre ce qu'on entend par un mouvement de manège de gauche à droite, car
alors l'observateur est censé placé au centre du cercle décrit par l'animal; mais il est souvent difficile de comprendre
ce que dit l'observateur en parlant de roulement de gauche
à droite, ou de droite à gauche. Nous dirons donc que «dans le
mouvement de rotation (ou *mouvement giratoire*, ou *roulement*), l'animal tourne autour d'un axe longitudinal qui
traverserait le corps dans sa longueur ; cette rotation commence par une chute sur un côté, et le sens de la rotation
est déterminé par le côté par lequel a débuté la chute»
(Beaunis). Enfin, outre le mouvement de manège, qui n'a
pas besoin d'être défini, et le mouvement de rotation proprement dit (rotation sur l'axe), on a encore décrit un mouvement de *rotation en rayon de roue*. « Dans ce cas, l'animal tourne autour du train postérieur qui sert d'axe, la tête
se trouvant à la circonférence du cercle. Ce mode de rota-
ne se produit du reste qu'assez rarement. »

Ces mouvements de rotation se produisent dans les cas de
lésions expérimentales ou pathologiques des pédoncules
cérébelleux; ils sont variables selon que tel ou tel pédoncule a été atteint, et selon que la lésion a porté sur telle
ou telle de ses parties. — 1° La lésion d'un pédoncule cérébelleux moyen détermine la rotation autour de l'axe ; si la
lésion atteint la partie postérieure, la rotation se fait du
côté lésé (Magendie); si c'est la partie antérieure qui est

atteinte, la rotation se fait du côté opposé. — 2° La lésion des pédoncules cérébelleux inférieurs ne produit que rarement des mouvements circulaires, mais amène l'animal à prendre une attitude particulière et qui rentre dans l'ordre général des phénomènes précédents : le chien, par exemple, se roule en cercle du côté de la lésion, c'est-à-dire que le corps s'incurve en arc de ce côté. Cette lésion, comme l'a démontré Brown-Séquard, ne produit pas de trouble de la sensibilité ; on ne peut donc considérer les corps restiformes (pédoncules cérébelleux inférieurs) comme des voies centripètes prolongeant jusque dans le cervelet les conducteurs sensitifs de la moelle, ainsi que l'avait pensé Longet. — 3° La lésion d'un pédoncule cérébelleux supérieur produit un mouvement de manège du côté opposé au pédoncule atteint ; mais ce mouvement ne se produit que quand on a lésé non seulement le pédoncule cérébelleux supérieur (*processus cerebelli ad testes*), mais encore une partie du pédoncule cérébral sous-jacent.

L'opinion la plus vraisemblable pour expliquer les mouvements de rotation déterminés par les lésions unilatérales d'une partie de l'encéphale, est celle qui a fait dépendre ces mouvements d'une tendance au vertige, provoquée par la rupture de l'équilibre fonctionnel des deux moitiés symétriques de la région de l'encéphale qui est lésée, soit qu'on admette, dans chacun des pédoncules de chaque côté, l'existence d'une force tendant à faire tourner l'animal dans un sens, soit qu'au lieu de forces excitatrices on admette l'existence de forces modératrices dans chaque ordre de pédoncules ; en tout cas, comme une simple piqûre peut produire les mouvements de roulement et que dans ce cas l'abolition des fonctions de la partie piquée ne saurait être mise en question, il semble plus rationnel d'admettre, d'une manière générale, que ces phénomènes sont dus à une excitation plutôt qu'à une paralysie (suppression de fonction) des pédoncules. Les expériences instituées à ce sujet par Vulpian on fait connaître un certain nombre de faits non signalés avant lui, entre autres la coexistence assez fréquente de la tendance au mouvement de rotation sur l'axe longitudinal du corps, avec la tendance au mouvement de rotation en circuit plus ou moins restreint, observation que Vulpian a faite sur les mammifères, les têtards de grenouilles, les grenouilles elles-mêmes et les poissons, et qui a été plus tard faite aussi par Baudelot sur ces derniers animaux. C'est qu'en effet les mouvements de rotation produits par des lésions unilatérales de l'isthme encéphalique sont aussi apparents chez les vertébrés inférieurs que chez les mammifères ; ce sont tantôt des mouvements de manège, tantôt un mouvement giratoire ou de rotation sur l'axe. D'après les recherches récentes de Prévost, le sens du mouvement sur l'axe est le même que celui de manège, et ces deux mouvements s'exécutent dans le sens indiqué par la déviation des yeux. Si le sens de la rotation est variable dans ce cas, suivant le point de l'isthme qui a été atteint, c'est que les entre-croisements des fibres nerveuses ne sont pas encore complets au niveau de l'isthme; ils se complètent à mesure que l'on monte vers les noyaux des hémisphères. Enfin, Prévost a remarqué qu'il n'est pas rare d'observer, pendant les premiers moments qui suivent l'opération, un mouvement de manège dans le sens opposé à celui qui s'établit définitivement quelques instants plus tard.

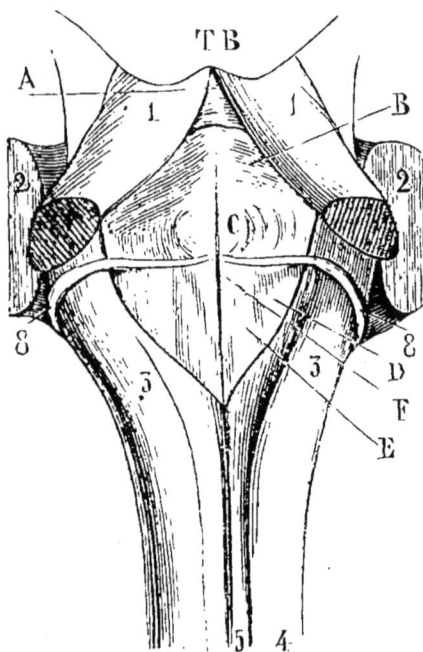

FIG. 20. — Position des noyaux des nerfs bulbo-protubérantiels relativement au plancher du quatrième ventricule.

b. Substance grise.

Pour s'orienter dans l'étude de la substance grise du bulbe, il faut d'abord jeter un coup d'œil sur les formes extérieures que présente la face postérieure (grise) de cet organe : quand on met à jour cette face, c'est-à-dire le plancher du quatrième ventricule, en enlevant le cervelet et sectionnant ses pédoncules (fig. 20 : 1, pédoncule cérébelleux supérieur; 2, idem moyen; 3, idem inférieur), on voit que ce plancher, en forme de losange, correspond à la fois à la face postérieure du bulbe et de la protubérance, et qu'il présente de légères saillies formées par les nerfs (8, nerf acoustique) ou par les noyaux des nerfs ; — B, région d'où naît la partie sensible du trijumeau (*locus cœruleus* des auteurs allemands);— C, saillie correspondant au noyau commun du facial et du moteur oculaire externe ; — A, région du noyau du moteur oculaire commun et du pathétique (au-dessous et autour de l'aqueduc de Sylvius); — D, noyau de l'acoustique ; — F, du grand hypoglosse ; — E, saillie qui correspond, successivement et de haut en bas, aux noyaux du glossopharyngien, du pneumo-gastrique et du spinal (jusque dans la moelle cervicale).

Si maintenant on cherche à compléter cette première étude par l'inspection de coupes faites à différents niveaux dans le

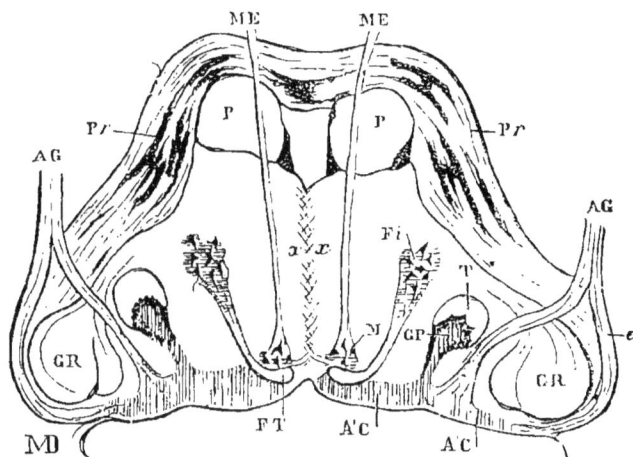

Fig. 21. — Schéma d'une coupe au niveau de la ligne de jonction du bulbe et de la protubérance*,

bulbe et la protubérance, il semble que la substance grise de ces parties ne rappelle en rien la disposition de la substance grise de la moelle. Mais une étude attentive de nombreuses coupes échelonnées graduellement de bas en haut permet de constater qu'il est possible de reconnaître, dans le bulbe, la protubérance

* P, P, Pyramides ; Pr, Pr, fibres transversales de la protubérance ; entre les couches diverses de ces fibres sont irrégulièrement stratifiés des amas de substance grise;— ME, ME, racines du nerf moteur externe ; — M, noyau commun du moteur oculaire externe et du facial ; — FT, *fasciculus teres* (portion verticale de l'anse du facial); — Fl, noyau inférieur du facial (dans lequel prennent naissance les fibres radiculaires qui vont former le *fasciculus teres*); — CP, substance gélatineuse de Rolando (tête de la corne postérieure); — T, racine ascendante du trijumeau ; — A'C', substance grise du plancher du 4ᵉ ventricule (noyau de l'acoustique); AC, tronc du nerf acoustique ; — e, sa racine externe ; — GR, corps restiforme.

et les pédoncules cérébraux, des parties grises dont les unes représentent les cornes antérieures et les cornes postérieures de la moelle prolongées jusque dans les étages supérieurs (comme les cordons blancs médullaires), tandis que les autres sont des amas gris surajoutés (de même que les cordons blancs surajoutés : corps restiformes, pédoncules cérébelleux).

a. Masses grises qui prolongent les cornes antérieures. Ces masses représentent les noyaux d'origine des nerfs moteurs bulbaires et protubérantiels. Lorsque les cordons antéro-latéraux ont, par leur décussation, décapité les cornes antérieures (fig. 17 et 18, p. 85 et 86), ainsi que nous l'avons décrit précédemment, chacune de ces cornes se trouve divisée en deux parties distinctes : 1° l'une, la *base* de la corne, reste contiguë au canal central (n'a', fig. 17, et c'a', fig. 18), se prolonge sur toute la longueur du plancher du quatrième ventricule, de chaque côté

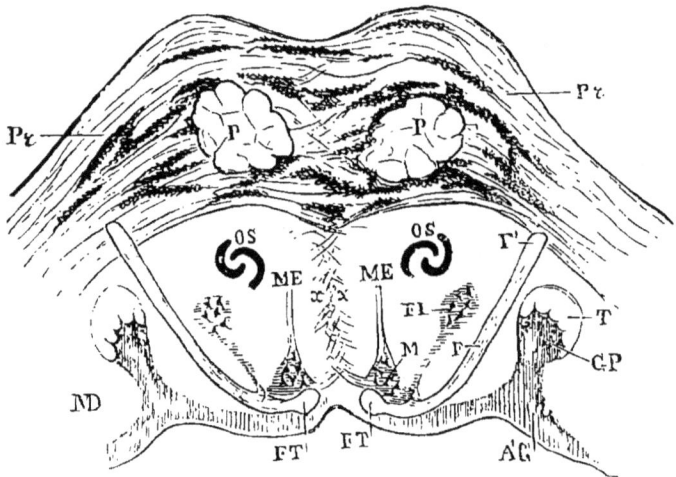

FIG. 22. — Schéma d'une coupe de la protubérance au niveau de son bord inférieur *.

de la ligne médiane, et y forme les amas connus sous le nom de *noyau de l'hypoglosse* (NH, fig. 19), de *noyau commun du facial et du moteur externe* (facial supérieur) (M, fig. 21) ; plus haut, au niveau des pédoncules cérébraux, au-dessous de l'aqueduc de Sylvius et de chaque côté de la ligne médiane, cette pro-

* P, Pr, T, CP, ME, M, comme dans la figure précédente ; FT, partie supérieure du *fasciculus teres* se recourbant en dehors, puis en avant, pour former le facial (qui se dirige vers son lieu d'émergence F,F'), et recevant encore quelques fibres radiculaires du noyau inférieur (FI) ; -- OS, olive supérieure ; —A'C', noyau de l'acoustique.

longation de la base de la corne antérieure s'éteint en formant le noyau d'origine du *moteur oculaire* et du *pathétique* (c'a', fig. 24 ci-après, p. 97). — 2° L'autre partie, la *tête* de la corne décapitée, se trouve rejetée en avant et en dehors (ca, fig. 18) ; mais elle ne disparaît pas, comme on a paru généralement le croire ; seulement les amas gris qu'elle forme sont coupés et fragmentés par le passage des fibres arciformes venues du corps restiforme. Une étude attentive, à l'aide de nombreuses coupes, permet de constater que cette partie toute périphérique et isolée de la corne antérieure donne naissance d'abord à la formation grise connue sous le nom de *noyau antéro-latéral* depuis les travaux de Stilling, Kolliker, L. Clarke et J. Dean. Ce noyau antéro-latéral (s et n'h', fig. 19) est le noyau moteur des nerfs mixtes, c'est-à-dire du spinal, du pneumo-gastrique et du glosso-pharyngien (s, fig. 19) ; il représente aussi, par ses parties les plus internes (le plus souvent fragmentées par le passage des fibres arciformes), un *noyau antérieur accessoire de l'hypoglosse* (n'h', fig. 19). Plus haut, au niveau du plan de séparation entre le bulbe et la protubérance, les formations grises qui font suite au noyau antéro-latéral, c'est-à-dire à la partie détachée de la corne antérieure, sont représentées par le *noyau inférieur du facial* (fi, fig. 21 et 22), et par le *noyau masticateur* du trijumeau, ce dernier noyau étant situé en pleine protubérance, à peu près au niveau même de l'émergence du nerf (ma, fig. 23).

b. Masses grises qui prolongent les cornes postérieures. Les cornes postérieures sont décapitées, comme les cornes antérieures, mais seulement par le passage des cordons postérieurs marchant vers leur décussation, ainsi que nous l'avons décrit précédemment (fig. 18 et p. 86) ; comme pour les cornes antérieures, une partie des cornes postérieures, leur base, reste contre le canal central, et une autre partie, la tête, est rejetée vers la périphérie.

1° La *base* de la corne postérieure présente des modifications importantes au-dessous du niveau où les cordons postérieurs se dirigent vers leur décussation (fig. 17) ; elle envoie, en effet, dans la partie la plus interne de ces cordons (dans les cordons grêles ou pyramides postérieures) un prolongement gris, dont la signification est inconnue et qu'on a nommé *noyau des cordons grêles* ou des pyramides postérieures (np, fig. 17 et 18) ; plus haut, un prolongement semblable va s'irradier dans les corps restiformes et porte le nom de *noyau restiforme* (nr, fig. 18 et 19). Mais à mesure que le canal central s'étale pour

former le plancher du quatrième ventricule, la base de la corne
postérieure, que ne recouvrent plus les cordons postérieurs, se
trouve à découvert sur ce plancher (fig. 19), dont elle forme les
parties externes (PN), en dehors des masses grises situées de
chaque côté de la ligne médiane et appartenant à la base de la
corne antérieure (NII). Il est, en effet, facile de comprendre que le
canal central s'étalant en plancher du quatrième ventricule, les
bases des cornes antérieures et postérieures, qui confinaient au
canal, doivent devenir les parties grises de ce plancher et se
placer, les cornes antérieures (base) en dedans, c'est-à-dire de

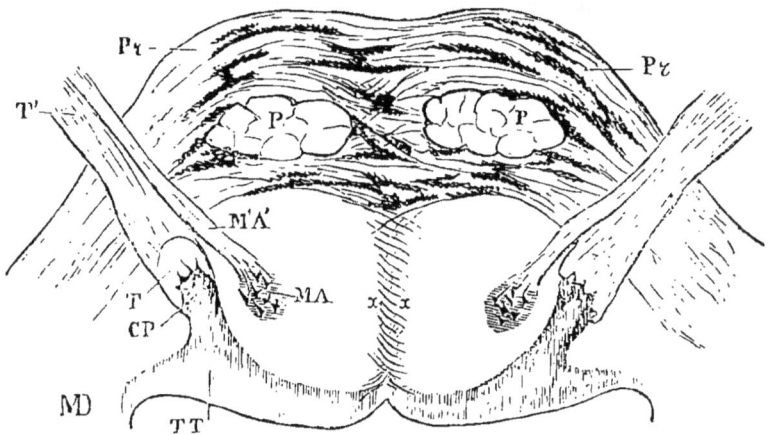

Fig. 23. — Schéma d'une coupe de la protub'rance au niveau de l'émergence
de la 5ᵉ paire (N. Trijumeau) *.

chaque côté de la ligne médiane, les cornes postérieures (base)
en dehors. Ces masses grises externes, faisant suite, nous ne
craignons pas de le répéter encore, à la base des cornes postérieures, se trouvent ici, comme dans la moelle, en rapport avec
des racines sensitives, et en effet les noyaux qu'elles forment
sont connus sous le nom de *noyaux sensitifs des nerfs mixtes*,
c'est-à-dire du spinal, du glosso-pharyngien et du pneumogastrique (PN, fig. 19); au-dessus de ces noyaux, elles constituent
une vaste surface grise dans laquelle s'implantent les barbes du

* P,P, Pyramides; — Pr, fibres transversales de la protubérance avec stratifi-
cations de substance grise; — TT, substance grise du plancher du 4ᵉ ventricule (*locus cæruleus*, fig. 20); — CP, substance gélatineuse de Rolando; — T, racines
ascendantes du trijumeau, se recourbant pour émerger de la protubérance (grosse
racine ou racine sensitive du trijumeau);— MA, noyau moteur du trijumeau; —M'A',
petite racine du trijumeau (nerf masticateur); — T', la 5ᵉ paire à son émergence.

calamus et qui représente l'un des centres bulbaires du nerf acoustique (fig. 21); plus haut enfin, la base des cornes postérieures se termine en s'étalant sur la partie supérieure du plancher du quatrième ventricule, où elle forme l'une des masses d'origine du trijumeau (TT, fig. 22).

2° La *tête* de la corne postérieure se trouve fortement rejetée en dehors, déjà au-dessous du niveau où se fait l'entre-croisement des cordons postérieurs (voy. fig. 18 et 19). Cette tête, suivant le mouvement général par lequel toutes les parties postérieures de la moelle se portent, dans le bulbe, en avant et en

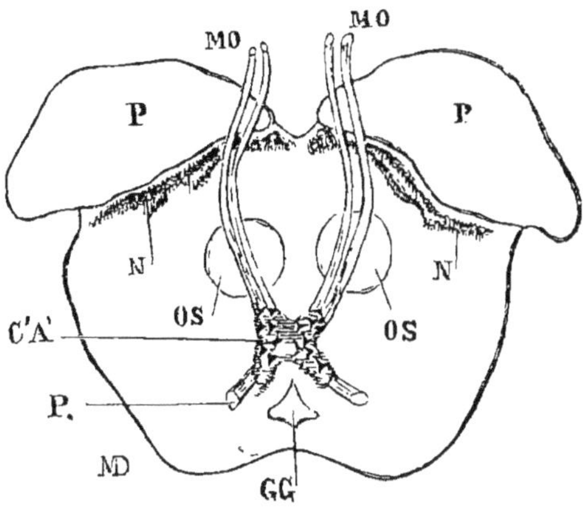

Fig. 24. — Schéma d'une coupe des pédoncules cérébraux *.

dehors, est dès lors fortement éloignée de sa congénère du côté opposé, de façon à atteindre les couches superficielles des parties latérales du bulbe; ce qu'on nomme en anatomie descriptive *tubercule cendré de Rolando* n'est autre chose que la tête de la corne postérieure devenue plus ou moins apparente à l'extérieur, selon les sujets, tant est mince la couche de substance blanche qui la sépare de la surface du bulbe. A mesure qu'on observe des coupes faites à un niveau plus élevé dans le bulbe et la protubérance, on voit toujours cette tête de la corne postérieure (fig. 19, 21, 22, 23) et on constate qu'elle occupe toujours une position de plus en plus antérieure; en même temps, on voit se grouper à son bord externe (finalement bord anté-

*P, P, Étage inférieur (pyramides); — N, N, *locus niger*; — OS, noyaux rouges de Stilling situés au milieu de l'étage supérieur; — MO, MO, nerf moteur oculaire commun; — C'A', noyau commun du moteur et du pathétique; — P, nerf thétique; — CC, aqueduc de Sylvius.

rieur) un cordon de fibres blanches (т, fig. 19, 21, 22, 23) qui montent avec elle jusque dans la partie moyenne de la protubérance : à ce niveau (fig. 23), ce cordon se dirige en avant et forme la plus grande partie du trijumeau, dont il représente la racine inférieure ou bulbaire; c'est à ce niveau que s'arrête la tête de la corne postérieure (fig. 23, cp). Nous avons vu que là aussi les masses de substance grise qui font suite à la tête de la corne antérieure constituaient le noyau moteur (masticateur) du trijumeau et se terminaient à ce niveau. Les formations terminales des têtes des cornes antérieures et postérieures se trouvent ainsi côte à côte dans la protubérance; ces formations, c'est-à-dire ces noyaux terminaux, sont placés, au niveau de l'émergence du trijumeau, le noyau moteur en dedans, la masse grise dite noyau sensitif en dehors, absolument comme, sous le plancher du quatrième ventricule, les noyaux moteurs et les noyaux sensitifs sont disposés, les premiers de chaque côté de la ligne médiane, les seconds dans les régions latérales externes.

Fonctions des parties grises faisant suite à l'axe gris de la moelle.

Dans l'isthme de l'encéphale, l'axe gris se trouve anatomiquement divisé en noyaux distincts; ces noyaux sont des centres réflexes particuliers, comme ceux que les expériences de Legallois, de Masius et Van Lair ont déterminés dans la moelle épinière. Ces centres réflecteurs président au fonctionnement des nerfs qui en partent, et les données de l'anatomie sont complètement confirmées, sur ce point, par celles de la physiologie pathologique.

Ainsi, les vivisections de Vulpian et Philippeaux ont prouvé que les masses grises désignées sous le nom de *noyau du facial,* sont le véritable centre, le vrai foyer des actions réflexes du nerf facial. Il suffit que ce centre soit intact et que le facial soit en relation avec lui pour que les mouvements réflexes des muscles faciaux puissent être mis en jeu. C'est ainsi que l'on voit, dans ces conditions, persister le clignement réflexe, soit provoqué, soit spontané. De plus ces expériences ont montré que le noyau d'origine du facial du côté droit et le noyau d'origine du facial du côté gauche sont mis en communication l'un avec l'autre par des fibres commissurales, qui permettent et assurent le synchronisme du clignement bilatéral : en effet, une incision antéro-postérieure faite au milieu du sillon médian du quatrième ventricule abolit ce synchronisme.

Le centre des mouvements réflexes involontaires, émotionnels, qui succèdent à une impression brusque de l'ouïe, ce centre est dans la région bulbo-protubérantielle, ainsi que devaient le faire prévoir les rapports anatomiques intimes des noyaux de l'acoustique avec les noyaux moteurs voisins. Du reste, les expériences de Vulpian sont très explicites à ce sujet. Si après avoir enlevé à un rat, par exemple, le cerveau proprement dit, les corps striés et les couches optiques, on vient à produire près de lui un bruit qu'on sait avoir habituellement le privilège de faire tressaillir l'animal, on voit aussitôt celui-ci, très tranquille depuis l'opération qui lui a enlevé tout mouvement spontané, faire aussitôt un brusque soubresaut qui se reproduit chaque fois que le même bruit se renouvelle. Le *centre de la sensibilité auditive excito-réflexe simple* (sans participation de la mémoire et de l'intelligence) est donc dans la protubérance, d'après ces expériences.

La physiologie pathologique, à son tour, nous présente l'analyse d'affections bien déterminées qui ont leurs origines dans des lésions plus ou moins circonscrites des noyaux gris bulbaires. Est-il besoin de rappeler cette maladie à symptomatologie si curieuse découverte par Duchenne (de Boulogne), et caractérisée par une paralysie des muscles de la langue, du voile du palais et des lèvres? C'est ce que Trousseau a appelé du nom de *paralysie glosso-labio-laryngée* (Trousseau, *Clinique médicale de l'Hôtel-Dieu*), et que les auteurs allemands désignent sous le nom de *paralysie bulbaire progressive* (voyez Leyden, *Traité des maladies de la moelle épinière*, trad. par Richard et Viry, 1879). Les troubles liés à la paralysie de la langue constituent le principal symptôme en même temps que le début de la maladie; l'orbiculaire des lèvres ne tarde pas à se paralyser à son tour; et enfin, dans les phases ultimes de la maladie, des symptômes plus graves se développent: accès d'étouffement, syncopes; à l'autopsie, on constate que les noyaux bulbaires de l'hypoglosse, du facial (noyau inférieur), des nerfs mixtes, sont atteints d'une dégénérescence de leurs cellules, qui peuvent avoir subi une atrophie si complète qu'elles ont parfois complètement disparu. Les noyaux des hypoglosses sont ceux que l'on trouve constamment le plus profondément altérés; ceux du spinal, du facial inférieur et du masticateur sont pris plus ou moins profondément.

La connaissance des noyaux des nerfs bulbaires et de leur situation au contact des fibres blanches médullaires entre-croisées permet de se rendre compte de certaines formes de paralysies intéressant la face ou quelques muscles de la face d'un côté, et les membres du côté opposé (*paralysies alternes* de Gubler). Si nous nous rappelons le mode de groupement des noyaux d'origine des nerfs bulbaires, voici les déductions que nous pouvons tirer *à priori* et que les faits cliniques viennent confirmer entièrement : — 1° Supposons une tumeur ou une lésion quelconque désorganisant une des moitiés latérales de la région de la protubérance, ou de la partie supérieure du bulbe, ou de la partie postérieure des pédoncules cérébraux. A ces divers niveaux existent, soit le noyau du facial et du moteur oculaire externe, soit le noyau masticateur, soit enfin le noyau du moteur oculaire commun et pathétique. Tandis que la lésion des faisceaux blancs circonvoisins produira, en raison de l'entre-croisement de ces faisceaux au niveau du collet du bulbe, une hémiplégie du côté opposé à la lésion centrale, cette même lésion atteignant les noyaux sus indiqués produira une paralysie directe dans le domaine du facial et du moteur oculaire externe, une anesthésie directe dans le domaine du trijumeau, avec une paralysie également directe du nerf masticateur, ou bien encore et selon le niveau, une paralysie directe du moteur oculaire commun; et toutes ces paralysies directes, c'est-à-dire du côté même de la lésion centrale, présenteront, parce qu'elles atteignent le noyau même des nerfs, les caractères des paralysies d'origine périphérique, c'est-à-dire qu'elles s'accompagneront de l'atrophie rapide des muscles et de la perte précoce de l'excitabilité électrique. — 2° On pourrait concevoir un autre mode de paralysie alterne, quoiqu'il n'ait pas encore été observé cliniquement : ce serait une hémiplégie résultant d'une lésion unilatérale portant sur l'extrémité inférieure du bulbe. Dans ce cas, on constaterait une hémiplégie des membres du côté opposé et une hémiplégie linguale du même côté que la lésion.

Ces quelques exemples nous suffisent pour montrer le rôle des noyaux gris du bulbe comme centres de phénomènes réflexes spéciaux aux nerfs correspondants, et pour faire sentir tout l'intérêt de ces études au point de vue du diagnostic des lésions localisées dans cette région. Mais les noyaux gris du bulbe, par leur groupement, par leurs connexions intimes, président à quelque chose de plus qu'à

de simples réflexes localisés dans le domaine de tel ou tel
nerf bulbaire; ils président encore à l'association des divers
actes de sensibilité et de mouvement destinés à assurer
l'accomplissement de fonctions importantes, telles que la
respiration, la déglutition, la circulation, etc.; en un mot,
le bulbe, la protubérance et les pédoncules cérébraux
jouent le rôle de centres coordonnateurs, et nous allons rapidement passer en revue les fonctions qu'ils dirigent.

Expressions émotives excito-réflexes. — Ce que nous
avons dit précédemment sur le rôle de la protubérance,
(p. 99) comme centre de la sensibilité auditive excito-réflexe, montre déjà que ce centre nerveux est le foyer excitateur de certains mouvements émotionnels; c'est en effet à
la protubérance que, d'une manière générale, on paraît
être autorisé à faire jouer le rôle le plus important dans les
grandes expressions émotionnelles, dans le rire et les pleurs,
dans le cri de douleur, en un mot dans l'expression involontaire. C'est dans ce sens qu'il faut comprendre le nom
de *sensorium commune* appliqué à la protubérance. En
effet, lorsque, comme l'a fait Vulpian, on enlève à un animal successivement les corps striés, les couches optiques,
les tubercules quadrijumeaux et le cervelet, on constate
que, malgré ces mutilations, l'animal manifeste encore, par
des agitations caractéristiques et par des cris d'une nature
plaintive, la douleur qu'il ressent lorsqu'on le soumet à de
vives excitations extérieures, lorsqu'on écrase une de ses
pattes entre les mors d'une forte pince, lorsqu'on excite un
nerf mis à nu. Si alors on détruit la protubérance elle-même
et la partie supérieure du bulbe, aussitôt l'animal cesse
de répondre aux mêmes excitations par les mêmes cris et
par la même agitation. « Ce ne sont plus ces cris prolongés
indubitablement plaintifs, que l'animal pousse successivement, au nombre de plusieurs pour une seule excitation;
c'est alors un cri bref qui se produit, toujours le même,
unique pour une seule excitation, comparable enfin à ces
sons qu'émettent certains jouets d'enfants, dépourvu, en un
mot, d'aucune espèce d'expression, et, par conséquent,
véritable cri réflexe. » L'animal qui vient de perdre sa protubérance a donc perdu un centre perceptif des impressions

sensitives, tandis que l'on voit se continuer encore chez lui la circulation, la respiration et les autres fonctions dont les centres coordonnateurs sont en partie dans la moelle et en partie, nous allons le voir, dans les deux tiers inférieurs du bulbe. Donc les impressions sensitives perçues par la protubérance peuvent provoquer des mouvements complexes sans la participation du cerveau proprement dit, et, par conséquent, sans intervention de la volonté : aussi a-t-on très heureusement proposé d'appliquer à ces phénomènes le nom de *sensitivo-moteurs* ou *sensori-moteurs* (Carpenter, Vulpian), par opposition à l'expression de *phénomènes idéomoteurs*, réservée pour les mouvements que provoquent les idées, c'est-à-dire le fonctionnement des hémisphères cérébraux.

Respiration. — Le rôle du bulbe dans la coordonnation des divers actes qui ont pour but l'hématose sera étudié à l'article RESPIRATION. Nous rappellerons donc seulement ici que le *nœud vital*, découvert par Flourens, siège à la partie inférieure du plancher du quatrième ventricule (vers la pointe du V du *calamus scriptorius*). Le nom singulier donné par Flourens à cette partie circonscrite des centres nerveux est justifié, jusqu'à un certain point, parce que la section, ou simplement la piqûre de cette région, arrête immédiatement la respiration (et non, comme on l'a prétendu, les mouvements du cœur) et produit une mort subite chez les animaux à sang chaud; mais si on supplée au manque de mouvements respiratoires spontanés par l'insufflation du poumon et la respiration artificielle, on peut prolonger la vie des animaux. La mort n'est donc pas due, dans l'expérience de Flourens, à ce qu'on serait allé atteindre le siège mystérieux d'un principe inconnu de la vie, mais simplement à ce qu'on a détruit le lieu où s'enchaînent et se coordonnent les mouvements respiratoires.

Cœur et circulation. — L'excitation du bulbe par un fort courant d'induction produit un arrêt du cœur ; nous avons vu que le pneumogastrique est le nerf modérateur du cœur, et que son excitation produit l'arrêt de cet organe en diastole. Il est donc probable que dans l'expérience susindiquée on agit sur le noyau ou sur les fibres radiculaires des pneumogastriques. On n'a pas précisé davantage les parties du bulbe qui seraient le centre coordonnateur des mouvements du cœur. — Quant à l'étude des centres *vaso-moteurs* placés dans le bulbe, nous renvoyons au chapitre VASO-MOTEURS.

Déglutition, phonation. — On ne possède non plus aucune notion sur un centre coordonnateur des divers éléments moteurs qui, du bulbe, vont présider aux mouvements de de la déglutition et de la phonation.

Centres sécrétoires. — Les expériences de Cl. Bernard ont montré que la lésion de certains points du plancher du quatrième ventricule produit des modifications bien déterminées dans un grand nombre de sécrétions. Comme le mécanisme de ces effets sera discuté à l'article *Vaso-moteurs*, nous nous contenterons d'indiquer ici uniquement les résultats obtenus : 1° la piqûre au niveau des origines du pneumogastrique produit un diabète temporaire ; pour que l'opération sur le lapin réussisse bien, la piqûre, dit Cl. Bernard [1], doit porter entre les tubercules de Wenzel (origine des nerfs acoustiques) et les origines des pneumogastriques (voy. fig. 24) ; 2° une piqûre portée un peu plus bas produit la polyurie simple ; 3° portée un peu plus haut, elle produit l'albuminurie. On trouve donc, dans une étendue restreinte du plancher du quatrième ventricule, une série de points dont la lésion influe sur la sécrétion urinaire, tantôt en en modifiant simplement la quantité, tantôt en y déterminant la présence anormale du sucre ou de l'albumine. La clinique a présenté des faits de modifications semblables de la sécrétion urinaire par suite de lésions bulbaires ; 4° une piqûre faite un peu plus haut que les précédentes, au niveau de la partie la plus large du plancher du quatrième ventricule (région bulbo-protubérantielle), produit une exagération de la sécrétion salivaire.

Ce que nous venons de voir relativement aux fonctions centrales du bulbe et de la protubérance nous montre que ces parties représentent des centres plus élevés, plus nobles, pour ainsi dire, que les centres inférieurs ou médullaires ; ici les

1. Claude Bernard, *Leçons sur la physiologie et la Pathologie du système nerveux.* Paris, 1858, tome I,

actes réflexes se combinent, se coordonnent, prennent notamment un caractère expressif et jusqu'à un certain point instinctif. Encore quelques degrés à franchir dans notre marche ascensionnelle vers les masses grises corticales des hémisphères, et nous verrons successivement apparaître les lieux coordinateurs des actes instinctifs proprement dits et des actes intellectuels. Rien n'est plus instructif que cette gradation des centres échelonnés dans l'axe nerveux cérébro-spinal, gradation dont Cl. Bernard a si bien signalé la signification générale. « Chaque fonction, dit-il (discours de réception à l'Acad. française), chaque fonction du corps possède ainsi son centre nerveux spécial, véritable cerveau inférieur dont la complexité correspond à celle de la fonction elle-même. Ce sont les centres organiques ou fonctionnels qui ne sont pas encore tous connus, et dont la

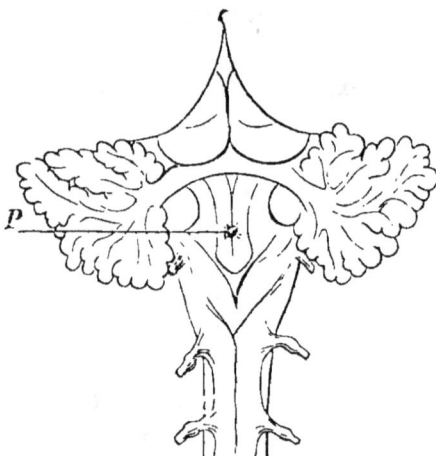

Fig. 24.

Plancher du 4° ventricule chez le lapin *.

physiologie expérimentale accroît tous les jours le nombre. Chez les animaux inférieurs, ces centres inconscients constituent seuls le système nerveux ; mais dans les organismes élevés, au-dessus des centres nerveux fonctionnels, inconscients, viennent se placer les centres instinctifs proprement dits. Ils sont le siège de facultés également innées, dont la manifestation est involontaire, irrésistible et indépendante de l'expérience acquise (ex. du canard et du castor). — Il y a donc des *intelligences innées*: on les désigne sous le nom d'*instincts*. Ces facultés sont invariables et incapables de perfectionnement; elles sont imprimées d'avance dans une organisation achevée et immuable et sont apportées toutes faites en naissant, soit comme conditions immédiates de viabilité, soit comme moyens d'adaptation à certains modes d'existence nécessaires pour assurer le maintien des espèces. »

* La piqûre P a produit le diabète artificiel (Cl. Bernard, *Leçons sur le système nerveux*, 1858, t. I, p. 407).

Outre les parties grises qui font suite à l'axe gris de la moelle, le bulbe et la protubérance renferment encore des masses grises particulières, telles que les *olives*, les *noyaux rouges* de Stilling, la substance du *locus niger*. Pour ce qui est de la physiologie de ces parties grises surajoutées, nous ne possédons sur leurs fonctions aucunes données expérimentales ; il a été fait sur elles des hypothèses plus ou moins ingénieuses, plus ou moins vraisemblables, lesquelles ont uniquement pour base quelques faits indécis d'anatomie comparée, quelquefois d'anatomie pathologique, mais jamais aucun résultat expérimental. C'est ainsi que Schröder van der Kolk a fait des *olives bulbaires* un centre de coordination pour les mouvements de la parole ; semblablement les olives protubérantielles (*olives supérieures*, fig. 22, p. 94) seraient pour le même auteur un centre coordonnateur pour le facial, c'est-à-dire pour l'expression mimique.

Quant à la substance grise du *locus niger*, à celle des noyaux rouges de Stilling, on a usé de plus de réserve à leur égard, et, en l'absence de toute donnée physiologique, on s'est abstenu de faire même des hypothèses sur leur fonction.

C. — TUBERCULES QUADRIJUMEAUX.

Les fonctions des tubercules quadrijumeaux sont en rapport, sinon avec les perceptions visuelles, du moins avec la coordination des mouvements des globes oculaires et des mouvements réflexes qui amènent la dilatation ou le resserrement des deux iris (Herbert Mayo, Flourens) ; mais, en l'absence des hémisphères cérébraux, les impressions lumineuses, quoique parfaitement perçues (l'animal suit des yeux et de la tête les mouvements d'une bougie allumée), ne sont pas conservées et ne peuvent pas donner lieu à une élaboration intellectuelle ; ce sont, à ce point de vue seulement, des sensations imparfaites : l'animal *voit*, mais il ne regarde pas spontanément. Les tubercules quadrijumeaux sont aux sensations visuelles ce que la protubérance est en général aux sensations de tact, de douleur, etc. Il est probable que ces tubercules président encore à d'autres fonctions, jusqu'à présent indéterminées, puisqu'on les voit très développées chez des animaux complètement privés de la vue (Taupe asiatique, Cécilie, Myxine) : aussi Serres avait-il considéré ces organes comme des centres de coordination des mouvements.

Les excitations portées dans la région des tubercules quadrijumeaux donnent lieu à des troubles du mouvement (Serres, Flourens), mais ces effets paraissent tenir à ce que les pédoncules cérébraux, ou tout au moins les pédoncules cérébelleux supérieurs sont fatalement atteints dans les expériences de ce genre. C'est qu'en effet les blessures des pédoncules cérébraux et même celles des hémisphères cérébraux (dont ils représentent les fibres afférentes et efférentes) produisent aussi, soit dit en passant, des mouvements de rotation qui, du reste, rentrent tous dans la variété des mouvements de manège, le cercle décrit étant plus ou moins grand. D'après les expériences de Prévost, ce mouvement de manège aurait lieu, dans ce cas, invariablement du côté de l'hémisphère lésé. Ce mouvement devient plus manifeste quand on atteint les couches profondes de l'hémisphère (corps strié, couches optiques et enfin pédoncule cérébral). Il n'y a donc pas à parler avec certitude des tubercules quadrijumeaux, comme organes coordonnateurs des mouvements généraux.

D. — HÉMISPHÈRES CÉRÉBRAUX.

a. Fonctions générales des centres cérébraux proprement dits.

En généralisant l'expression de *phénomènes réflexes,* nous pouvons l'appliquer aux phénomènes qui se passent entre la moelle et l'encéphale : en effet le cerveau ne paraît communiquer directement avec aucune des parties de la périphérie, il ne peut percevoir que ce qui se passe dans la moelle; puis dans le cerveau les réflexes se font pour ainsi dire à l'infini, entre les nombreux centres réunis par des commissures multiples; et c'est après cette série d'actions, qui en partie constituent pour le *moi* ce qu'on appelle la *perception,* que le cerveau réagit sur la moelle et de là sur l'extérieur, dans les phénomènes qui sont considérés comme *volontaires.*

Sensations. Le cerveau est donc le siège du phénomène de la *perception,* sous l'influence d'un agent extérieur dont l'action lui est transmise par les nerfs périphériques et par la moelle. En effet la perception ne se produit pas dans le sommeil, pendant lequel le cerveau est hors de service (voy. plus haut (p. 101) le rôle de la protubérance comme siège des *sensations brutes*, c'est-à-dire qui ne se transforment pas en idées).

Les *phénomènes de perception* se divisent en ceux qui nous donnent des renseignements précis sur les objets extérieurs : ce sont les *sensations spéciales*, que nous étudierons à propos des organes des sens ; et ceux nommés *sensations générales*, qui nous avertissent seulement des modifications que subissent nos organes, sans nous donner de renseignement précis sur la nature des agents qui amènent ces modifications : la *douleur* est le type de cette seconde espèce de sensations. On trouve des transitions entre ces deux espèces de sensations, que l'on nomme encore, les premières *objectives*, et les secondes *subjectives*.

Les *sensations générales* ou *subjectives* peuvent elles-mêmes présenter deux formes : dans la première forme, la sensation (de douleur par exemple) se *localise* parfaitement, comme la sensation d'une brûlure sur un point de notre tégument ; dans la seconde forme, au contraire, la sensation est *vague* et difficile à localiser, comme le malaise général que fait éprouver un commencement d'asphyxie. On a cherché à exprimer cette différence en appliquant à cette dernière forme de sensation le nom de *sentiment* et réservant à la première celui de *sensation* proprement dite. Mais une même influence peut faire naître à la fois une sensation générale localisée, et une sensation vague ou sentiment. C'est ainsi que la faim se manifeste par une *sensation* que nous localisons en général dans le creux épigastrique (estomac), et par un *sentiment* vague et indéfini qu'on éprouve dans tout l'organisme et qui s'étend jusqu'aux extrémités sous forme de fatigue. Il en est de même de la soif, qui se traduit par une *sensation* gutturale, et un *sentiment* général de langueur.

Les *sensations localisées* se produisent d'ordinaire sous l'influence d'une action extérieure portée sur une partie déterminée de nos surfaces, et parviennent aux centres nerveux par des nerfs toujours également déterminés. Mais si une cause vient agir sur ces nerfs en un point quelconque de leur trajet, nous percevons la sensation qui en résulte comme se produisant vers le point de la surface d'où viennent les nerfs en question. Si l'on comprime brusquement le nerf cubital vers la partie postéro-interne du coude (gouttière épitrochléo-olécrânienne), c'est vers l'extrémité cutanée de ce nerf, c'est-à-dire vers la partie interne de la main (et surtout vers le petit doigt) que nous localisons l'impression douloureuse ainsi produite. Ce phénomène constitue ce qu'on nomme l'*excentricité des sensations*. Quel que soit le point où le nerf est atteint, la sensation est toujours excentrique ; même quand le centre nerveux est atteint, c'est à l'extrémité périphérique du nerf sensitif en rappport avec ce centre que nous localisons la sensation. Les malades frappés d'apoplexie cérébrale se plaignent de douleurs périphériques dont la cause est entièrement centrale.

Ces considérations nous donnent la clef du mécanisme par lequel se produisent les *hallucinations*, dont la cause réside dans l'encéphale et qui donnent lieu à des sensations que le malade rapporte à la périphérie.

C'est ainsi que s'expliquent également les *sensations associées :* une sensation extérieure parvenant à un centre nerveux peut y produire une excitation assez forte pour s'irradier vers des centres voisins ; ceux-ci nous donneront alors des sensations identiques à celles que nous éprouverions s'ils avaient été mis en jeu par les nerfs qui les font communiquer avec la périphérie. Ainsi, un corps introduit dans l'oreille (conduit auditif externe) peut produire comme sensation associée un sentiment de chatouillement dans l'arrière-gorge, par suite la toux et même le vomissement. Ces associations se font dans ce cas grâce au voisinage du noyau gris central du trijumeau et du noyau du glosso-pharyngien et du pneumogastrique, d'où irradiation des excitations perçues par le premier jusqué sur les seconds. (Voy. les fig. 19 et 21, p. 87 et 93.)

Mémoire et volonté. Enfin les sensations présentent encore ce fait particulier qu'elles peuvent être comme *emma-*

gasinées dans les organes cérébraux ; les impressions s'y fixent, pour reparaître plus tard : ainsi se produisent les phénomènes désignés sous le nom de *mémoire*. Les sensations, ainsi conservées comme à l'état latent, reparaissent alors, par un mécanisme analogue à celui des sensations associées, et la *reviviscence* d'une sensation particulière peut amener celle d'une foule d'autres voisines ou analogues : *une idée en appelle une autre;* c'est ce qu'on appelle *l'association des idées.*

Tous ces phénomènes (perception avec mémoire, idées, volonté) sont aujourd'hui parfaitement localisés dans la couche grise corticale des circonvolutions cérébrales: cette partie des hémisphères cérébraux est, en un mot, le siège des facultés intellectuelles et instinctives. En effet, Flourens a montré qu'un animal privé de ses lobes cérébraux prend l'air assoupi, n'a plus de volonté par lui-même, ne se livre à aucun mouvement *spontané;* mais quand on le frappe, quand on le pique, il affecte encore les allures d'un animal qui se réveille. Si c'est un oiseau, il ne vole que quand on le jette en l'air ; si c'est une grenouille, elle ne saute que quand on la touche. Flourens semblait en conclure que l'animal n'avait plus de sensation. Il est bien plus légitime de dire que les actions que nous venons d'indiquer ne peuvent s'opérer sans être provoquées par des sensations; seulement elles ne sont pas raisonnées; l'animal s'échappe sans but; il n'a plus de *mémoire* et va se choquer à plusieurs reprises contre le même obstacle. On peut donc dire que les lobes cérébraux sont le réceptacle principal où les sensations se transforment en perceptions capables de laisser des traces et des souvenirs durables; qu'ils servent, en un mot, de siège à la mémoire, propriété au moyen de laquelle ils fournissent à l'animal les matériaux de ses jugements : ils sont le siège de *l'intelligence,* et de la plupart des *instincts* chez les animaux.

La fonction des lobes cérébraux, comme organes de l'intelligence, se trouve établie non seulement par la physiologie et l'anatomie comparée, mais encore par la pathologie et la tératologie : dans l'anomalie remarquable connue sous le nom de *microcéphalie* et caractérisée par un arrêt de développement des lobes cérébraux, l'observation a établi que cet état coïncide toujours avec un avortement plus ou moins complet des facultés intellectuelles.

Le phénomène central de la *volonté* nous échappe du reste, à moins qu'il ne rentre dans la série des associations d'idées [1]. Mais nous savons du moins que les lésions du cerveau détruisent les manifestations dites volontaires, paralysent les mouvements volontaires d'une manière *croisée : les mouvements du côté droit du corps sont abolis par une lésion siégeant dans l'hémisphère gauche et vice-versâ*. Les nerfs centrifuges conducteurs de la volonté s'entre-croisent donc en s'éloignant du cerveau. Mais il ne faut pas localiser cet entre-croisement uniquement à l'extrémité inférieure des pyramides : il se fait sur une région plus vaste, depuis ce point jusqu'à la partie la plus antérieure de la protubérance. Une lésion qui siégera en un point de cette étendue pourra donc atteindre à la fois des fibres déjà entre-croisées et des fibres qui ne le sont point encore, et produire ainsi ces curieuses *paralysies alternes*, qui siègent du côté droit pour la face par exemple, et du côté gauche pour le reste du corps. Dans la moelle les conducteurs de la volonté se trouvent dans les cordons antérieurs et dans les latéraux. (Voy. : *Physiologie de la moelle*, p. 68, 85 et 100.)

Nous trouvons pour les phénomènes volontaires et pour les phénomènes de motilité en général des *associations* analogues a celles que nous avons trouvées pour la sensi-

---

1. « Cette hypothèse ferait disparaître la difficulté de chercher dans *l'organe central* le commencement et la fin d'une série de dégagements non rhythmiques et non continus (c'est-à-dire spontanés et sans cause physique). Dans ce cas les phénomènes matériels qui se passent dans l'organe central ne se distingueraient des simples phénomènes réflexes que par une extension plus grande, soit dans le temps, soit dans l'espace, localisée dans de nombreux organes dont l'excitation est unie à la manifestation d'idées... Or, comme on peut admettre que toutes les idées forment des séries non interrompues (des chaînes de pensées) dont le point de départ se rattache à une excitation nerveuse (sensation) et dont le point terminal est à son tour une idée unie à une excitation nerveuse (volonté ?)... on n'aurait donc à chercher l'origine de toute excitation nerveuse volontaire que dans l'excitation d'un organe terminal nerveux périphérique. » (Hermann, *Physiologie*, trad. française, p. 437.)

bilité. Un centre entrant vivement en action, peut le faire de telle sorte que son activité s'irradie jusque sur des centres voisins. C'est là le mécanisme de tous les tics et de bien des mouvements involontairement associés. C'est ainsi que pendant un effort général et intense, pour soulever un poids par exemple, on contracte involontairement le muscle frontal ; que dans l'éternuement on ferme énergiquement les yeux, etc., etc.

On peut dire qu'en général *tous nos mouvements volontaires sont des mouvements associés*, car nous ne pouvons contracter à part un muscle, mais bien un groupe de muscles ; cette association est toute faite dans la moelle par certains groupements de globules et de fibres, et le cerveau ne fait qu'exciter ce groupe de globules : cette association se retrouve dans les mouvements purement réflexes, comme les mouvements de défense que l'on observe expérimentalement sur les animaux décapités. (*Physiol. de la moelle*, p. 79.)

b. Fonctions spéciales de quelques centres cérébraux ou encéphaliques proprement dits.

Nous avons déjà rapidement esquissé le rôle des différents centres de substance grise qui se trouvent à la base de l'encéphale, en les rattachant à la physiologie de la moelle épinière ; nous avons vu qu'il existait, au point de vue physiologique, une transition ménagée entre les centres médullaires et les centres cérébraux proprement dits (voy. Protubérance, p. 101). Si nous abordons l'étude de ces derniers, nous nous trouvons en général en face de données scientifiques très incertaines, et nullement en rapport avec l'impatience que les philosophes et les physiologistes ont montrée de tout temps à pénétrer les phénomènes intimes de la *perception*, de la *pensée* et de la *volonté ;* aussi n'entrerons-nous pas dans le détail des nombreuses hypothèses qui, jusqu'aux recherches expérimentales de l'école moderne, ont constitué la physiologie des organes encéphaliques. Jusqu'à ces derniers temps les philosophes (psychologues) et les physiologistes s'étaient refusés à chercher

dans de justes limites un mutuel secours dans leurs études
respectives ; on reconnaît aujourd'hui qu'on ne peut étudier
judicieusement l'homme en le dichotomisant, en l'étudiant
par exemple simplement dans l'esprit, sans tenir compte
de la matière. De nombreux efforts ont été faits pour amener une utile fusion entre la psychologie et la physiologie.

Couches optiques. — La physiologie des couches optiques est encore aujourd'hui entourée d'obscurité, malgré
les travaux nombreux dont ces gros noyaux encéphaliques
ont été l'objet. Nous ne nous arrêterons pas sur l'étude des
mouvements de manège ou de rotation que leurs lésions
peuvent amener, parce que ces troubles du mouvement
peuvent être dus à ce que la lésion a atteint en même temps
les pédoncules cérébraux sous-jacents, ou les pédoncules
cérébelleux qui pénètrent les couches optiques. Nous ne
nous arrêterons pas non plus à discuter l'opinion de Serres
qui plaçait dans les couches optiques les centres des mouvements des membres antérieurs, et dans les corps striés
ceux des mouvements des membres postérieurs; ni les faits
expérimentaux ni les faits cliniques n'ont confirmé cette
manière de voir.

Aujourd'hui deux opinions principales, et qui ne sont
pas sans rapport l'une avec l'autre, méritent principalement d'être indiquées ici relativement aux fonctions des
couches optiques : c'est l'opinion de Luys, en France, celle
de Meynert, en Allemagne.

D'après Luys, la couche optique est formée par quatre
noyaux gris placés superficiellement et qui, d'après leur
situation et leurs rapports anatomiques, sont classés par
cet auteur en : — 1° *Noyau antérieur;* du volume d'un
gros pois, ce noyau reçoit les fibres blanches qui composent
le tænia semi-circulaire et qui, par leur extrémité inférieure, plongeraient dans un ganglion olfactif placé dans le
point où la racine blanche externe de l'olfactif pénètre dans
la substance cérébrale (derrière l'origine de la scissure de
Sylvius) : ce noyau antérieur serait donc, dit Luys, en rapport avec la réception et l'élaboration des impressions
olfactives. — 2° *Noyau moyen;* plus volumineux que le
précédent et placé immédiatement derrière lui, ce noyau

serait en connexion avec les corps genouillés, c'est-à-dire avec les nerfs optiques, et il serait un lieu d'élaboration des sensations visuelles, qui de là seraient transmises dans les circonvolutions des régions antérieures et externes du cerveau (?) — 3° *Noyau médian;* placé profondément dans l'épaisseur des couches optiques, ce centre recevrait la plupart des fibres centripètes médullaires, et, par suite, les impressions de la sensibilité générale. — 4° *Noyau postérieur;* placé en arrière et un peu au-dessus du précédent, ce centre serait spécialement destiné à recevoir les impressions acoustiques. — La couche optique, avec ses centres distincts pour chaque espèce de sensibilité, serait donc un lieu de réception des impressions sensitives : « Les impressions sensorielles, dit Luys, soit qu'elles émanent des plexus de la périphérie sensorielle, soit qu'elles soient irradiées des différents appareils de la vie végétative, traversent la série de ganglions qui se trouvent sur le trajet des différents nerfs sensitifs et y subissent des modifications successives. Après avoir été ainsi successivement perfectionnées et épurées, ces impressions viennent toutes se concentrer dans les cellules ganglionnaires des différents centres de la couche optique. Ces noyaux absorbent ces impressions, les travaillent en quelque sorte, en leur faisant subir une action métabolique qui, en leur donnant une forme nouvelle, les rend plus perfectionnées et plus assimilables pour les éléments de la substance corticale où elles vont se répartir. »

Il faut remarquer que, d'une part la théorie de Luys sur les fonctions des couches optiques est principalement déduite de connexions anatomiques dont la plupart sont encore très hypothétiques, dont quelques-unes sont tout autres que celles conçues par l'auteur, et d'autre part que les faits pathologiques invoqués à l'appui de cette théorie sont difficiles à interpréter, parce que les lésions des couches optiques atteignent, soit directement, soit indirectement, les faisceaux blancs (capsule opto-striée) situés en dehors d'elles, et qu'il paraît bien démontré aujourd'hui que ces faisceaux blancs sont des conducteurs des impressions sensitives. — Nous en dirons autant des lésions expérimentales produites par E. Fournié sur des animaux, en pratiquant des injections interstitielles selon le procédé général déjà indiqué par Beaunis [1] : en injectant, après perforation du crâne, dans la substance cérébrale, quelques gouttes d'une solution caustique de chlorure de zinc colorée en bleu avec de l'aniline, ou une solution concentrée de soude caustique colorée avec du carmin, on produit sur des chiens des troubles divers qui ont été soigneusement notés ; puis, l'animal ayant été sacrifié et autopsié, les résultats de l'observation des symptômes ont été disposés sous forme de tableau en regard des lésions reconnues à l'autopsie. De trente-six expériences de ce genre, Fournié conclut que les couches optiques sont des centres de perception. Le sentiment, dit Fournié, a été aboli cinq fois sur sept lorsqu'il y a eu destruction totale d'une couche optique ; le sens de l'odorat a été aboli par la lésion de la partie antérieure des couches optiques ; le sens de l'ouïe a été détruit avec la lésion du tiers postérieur de la couche optique. Mais ces injections de substances caustiques sont passibles d'une objection capitale : non seulement le caustique détruit la partie dans laquelle il est déposé, mais il étend son action sur les parties voisines et jusqu'à une distance qu'il est impossible de préciser, de telle sorte que ces lésions prétendues localisées sont au contraire extrêmement diffuses et qu'il est impossible d'en tirer des déductions rigoureuses. Comme preuve de cette extension extrême de l'action du caustique, nous nous contenterons de citer les lignes suivantes empruntées au mémoire même de Fournié : « Dans les observations cliniques, on ne voit jamais la destruction d'une seule couche optique entraîner avec elle la perte du sentiment ; cette abolition ne se manifeste que lorsque les deux couches optiques sont complètement détruites. Nous ne pouvons attribuer cette différence qu'à la manière dont la lésion est produite dans les deux cas : les couches optiques sont unies l'une à l'autre par un prolongement transversal de leur propre substance, qui, chez le chien, est relativement très volumineux. Or il n'est pas possible d'admettre que, dans ces conditions, l'injection caustique borne son action à un seul côté ; soit que, par une sorte de rayonnement, l'influence du caustique s'étende jusqu'au côté opposé, soit que la destruction des vaisseaux sanguins et des tissus d'un côté retentisse dans la partie homologue du côté opposé, il n'en est pas moins vrai que cette influence est réelle, car toutes les fois que nous avons détruit une couche optique, nous avons trouvé celle du côté opposé fortement injectée ou ramollie. »

1. Beaunis, *Des injections interstitielles.* (*Bull. de l'Académie de médecine*, juillet 1868, *Gazette médic. de Paris*, 1872.)

Meynert, d'après des considérations anatomiques, fait des couches optiques un centre réflexe des mouvements inconscients. D'après cet auteur et d'après Wundt, les couches optiques se comporteraient avec la surface sensible tactile comme les tubercules quadrijumeaux avec le nerf optique ; elles seraient les centres de relation des impressions tactiles et des mouvements de locomotion [1].

Corps striés. — Tous les physiologistes ont toujours été d'accord pour faire des corps striés des centres des mouvements des membres ; les divergences se sont produites seulement quand on a voulu en faire les centres de certains mouvements particuliers ; c'est ainsi que Serres en faisait les centres des mouvements des membres abdominaux ; c'est ainsi que Magendie admettait dans les corps striés un centre présidant aux mouvements de recul. Aujourd'hui on a renoncé à ces distinctions trop subtiles, en désaccord avec les résultats expérimentaux et cliniques, mais on a nettement établi que les corps striés donnent passage et peut-être naissance aux fibres qui commandent les mouvements volontaires. Chez l'homme, la lésion du corps strié droit s'accompagne toujours d'une paralysie du mouvement du côté gauche, et *vice versâ*. Les recherches expérimentales amènent à la même conclusion, pour le noyau caudé (extra-ventriculaire) comme pour le noyau lenticulaire (intra-ventriculaire). Nothnagel a observé, chez les lapins, qu'après la destruction des noyaux lenticulaires, l'animal est privé du mouvement volontaire ; il admet, en conséquence, que ces noyaux constituent un carrefour où passent les nerfs des impulsions psycho-motrices. Les résultats sont les mêmes pour les noyaux caudés. D'après Ferrier, l'application des électrodes sur ces noyaux détermine chez le chien un pleurosthotonos très énergique. Carville et Duret ont pratiqué avec succès l'extirpation complète du noyau et ont produit une paralysie du mouvement, une hémiplégie dans le côté opposé.

Substance des hémisphères proprement dits. — Les

1. Voyez Huguenin, *Anatomie des centres nerveux,* trad. franç. Paris, 1879, p. 183 et suiv.

recherches expérimentales et les observations cliniques tendent aujourd'hui à établir, dans la substance blanche et dans la substance grise corticale des hémisphères, des localisations spéciales de conducteurs sensitifs ou moteurs (volontaires) pour la première substance, de *centres moteurs* ou de *facultés intellectuelles* pour la seconde. Ce sont ces recherches, dont le nombre a été si considérable dans ces dernières années, que nous allons rapidement exposer, en en discutant les résultats.

Localisations dans la substance blanche (capsule interne). Rappelons d'abord que l'épanouissement du pédoncule cérébral dans le centre de l'hémisphère forme une cloison, dite *capsule interne*, qui est placée entre le noyau lenticulaire d'une part et d'autre part le noyau caudé (*strié* proprement dit)[1] et la couche optique, de telle sorte qu'on peut distinguer à cette capsule une partie antérieure ou *lenticulo-striée* et une partie postérieure ou *lenticulo-optique*.

Les expériences de vivisections aussi bien que les faits cliniques montrent que la région postérieure (lenticulo-optique) renferme des conducteurs centripètes ou sensitifs. Dans la découverte de ce fait de localisation, c'est la clinique et l'anatomie pathologique qui ont ouvert la voie : Turck (de Vienne) a été le premier à constater dans quatre autopsies que l'anesthésie de toute une moitié du corps avait été produite par une lésion de la partie postérieure de la capsule interne du côté opposé. Ensuite sont venues les observations et les nécropsies confirmatives de Jackson, de Charcot, de Vulpian ; puis les thèses de Virenque[2] et de Veyssière[3], qui ont analysé et présenté le tableau des cas les plus précis d'hémianesthésie par lésion cérébrale (en dehors de l'hémianesthésie des hystériques) et ont confirmé par des recherches expérimentales les données fournies par la clinique. Enfin, A.-F. Raymond a publié sur ce sujet (thèse, 1876) le travail le plus complet. De ces différentes recherches il résulte aujourd'hui que l'abolition de la sensibilité de toute une moitié du corps, abolition persistante, présentant les mêmes caractères pendant toute sa durée, a pour origine des lésions diverses portant soit sur la partie externe et supérieure de la

---

1. Voy., pour cette nomenclature, Huguenin, *op. cit.* (notamment pag. 362).

2. Virenque, *De l'hémianesthésie*, thèse de doctorat. Paris, 1874, n° 93.

3. Veyssière, *Recherches cliniques et expérimentales sur l'hémianesthésie de cause cérébrale*, thèse de doctorat. Paris, 1874, n° 379.

couche optique, soit sur la partie postérieure du noyau lenticulaire, mais dépassant toujours la limite exacte de ces masses
grises pour atteindre dans une certaine étendue la capsule interne ou la base de la couronne rayonnante de Reil ; que de
plus une lésion siégeant uniquement dans la substance blanche
de la capsule (A. F. Raymond) produit cette même anesthésie.
Par des vivisections sur les animaux, Veyssière a confirmé ces
résultats de l'observation clinique. En se servant d'un trocart
capillaire muni d'un petit ressort qui redressait sa pointe lorsqu'il était enfoncé à une profondeur déterminée, il est parvenu
à couper circulairement la partie postérieure de la capsule, et il
a toujours produit ainsi, lorsque la section de cette partie de la
couronne de Reil se trouvait complète, une anesthésie absolue
dans la moitié opposée du corps.

La région antérieure de la capsule interne (la région *lenticulo-
striée*) renferme au contraire les conducteurs centrifuges, les
conducteurs des mouvements volontaires. L'hémiplégie motrice,
sans accompagnement de troubles de la sensibilité, est le résultat des lésions qui atteignent soit les parties antérieures des
noyaux intra ou extra-ventriculaires du corps strié, en intéressant la capsule blanche qui les sépare, soit cette capsule seule :
l'hémiplégie est d'autant plus prononcée que la capsule est plus
complètement atteinte, et, dit Charcot, les lésions de cette capsule
donnent lieu à une hémiplégie motrice non seulement très prononcée, mais encore de longue durée et souvent même incurable.

Localisations dans la substance grise corticale. — Le système de Gall fut une tentative célèbre de localisation cérébrale,
tentative entièrement hypothétique, sans bases anatomiques ni
physiologiques sérieuses. Ce système devait être abandonné de
tous les esprits sérieux, et on s'étonne aujourd'hui du succès
immense qu'il obtint pendant longtemps. L'insuccès de la *phré-
nologie* de Gall s'explique facilement, car en réalité Gall est
parti de la *cránioscopie*, sa première hypothèse étant que certaines dispositions intellectuelles répondraient à certains renflements extérieurs de la tête.

La chute du système de Gall a jeté longtemps un profond dis-
crédit sur le principe des localisations cérébrales : cette réaction fut trop absolue. Broca fut un des premiers à revenir à des
idées plus justes, faisant remarquer qu'un principe n'est pas démontré faux par cela seul qu'il a pu recevoir de fausses applications. L'anatomie humaine et l'anatomie comparée prouvent que
les circonvolutions fondamentales des hémisphères sont, jusqu'à
un certain point, des organes distincts ; d'autre part, l'analyse

7.

psychologique montre que les facultés cérébrales ne sont pas absolument solidaires les unes des autres, et la pathologie cérébrale nous fait assister à l'abolition de telle faculté isolée. Il paraît donc probable que là où il y a à la fois des organes multiples et des fonctions multiples, chaque organe pourrait bien avoir des attributions particulières, distinctes de celles des autres organes.

Aujourd'hui ce principe a reçu sa démonstration par les recherches anatomo-pathologiques d'une part, et jusqu'à un certain point par les expériences de vivisections. Les premières ont établi d'une manière définitive et incontestable le siège de la *faculté du langage :* les secondes tendent à établir certaines localisations des *mouvements volontaires*, sans que cependant ici la démonstration soit encore aussi parfaite que pour la faculté précédente.

1° Broca étudiant les cerveaux des individus qui avaient présenté pendant leur vie le symptôme de *l'aphémie*, c'est-à-dire l'abolition ou l'altération de la faculté du langage articulé, sans paralysie des muscles de l'articulation, est arrivé à cette conclusion, que l'exercice de la faculté du langage articulé est subordonné à l'intégrité d'une partie très circonscrite des hémisphères cérébraux et plus spécialement de l'hémisphère gauche. Cette partie est située sur le bord supérieur de la scissure de Sylvius, vis-à-vis l'insula de Reil, c'est-à-dire dans la moitié ou même seulement le tiers postérieur de la troisième circonvolution frontale (en 1, fig. 26).

Mais on a dû se demander pourquoi la faculté du langage articulé est plus particulièrement en rapport avec la troisième circonvolution frontale du côté gauche : cette question devient surtout importante aujourd'hui que les diverses études entreprises sur les prétendus territoires moteurs de l'écorce tendent à nous montrer ces territoires comme parfaitement symétriques d'un côté à l'autre. Dès 1863 (Société anatomique, juillet 1863), Broca présentait de ce fait l'interprétation qui est actuellement adoptée : les circonvolutions frontale de droite et celles de gauche ont, disait-il, comme toutes les parties symétriques des organes pairs, les mêmes propriétés essentielles ; mais le langage articulé étant en quelque sorte une fonction artificielle et conventionnelle, qui ne s'acquiert que par une éducation spéciale et par une longue habitude, on conçoit que l'enfant puisse contracter l'habitude de diriger de préférence avec l'un ou l'autre des deux côtés la gymnastique toute spéciale de l'articulation. C'est ainsi que la plupart des actes qui exigent le plus de force ou d'adresse sont exécutés de préférence avec la main *droite*, et dirigés, par conséquent, par l'hémisphère *gauche* du cerveau ; mais de même qu'il y a quelques gauchers qui dirigent ces mêmes actes avec l'hémisphère droit, de même il y a quelques individus qui dirigent de préférence le langage articulé avec la troisième circonvolution frontale droite. Ces hypothèses si ingénieuses de Broca ont été depuis confirmées par des observations qui parlent toutes dans le même sens, c'est-à-dire d'une part par les observations où on a vu des gauchers devenus aphasiques après une lésion du territoire du côté droit (qui pour eux est l'hémisphère actif), et d'autre part par les observations de gauchers non aphasiques malgré une lésion de la troisième circonvolution frontale gauche (voy. thèse de Lépine, p. 25). Enfin, lorsqu'un individu qui a appris à parler avec l'hémisphère gauche est privé, par suite d'une lésion pathologique ou traumatique, de l'action de la troisième circonvolution frontale gauche, il cesse de parler parce que la circonvolution du côté droit est incapable de lui servir ; mais il peut au bout d'un temps plus ou moins long, à la suite d'une éducation nouvelle, le plus souvent insuffisante, suppléer en partie, à l'aide de cette circonvolution droite, aux fonctions abolies du côté opposé. Ces observations rendent compte de tous les faits en apparence si contradictoires qu'a fournis l'étude de l'aphasie. (Broca, Société d'anthropologie, 1865.)

2° Des localisations cérébrales pourraient être également déterminées et circonscrites par des excitations expérimentales portées sur certaines parties de l'écorce cérébrale, telle est du moins l'opinion professée aujourd'hui par quelques physiologistes. Cette question est encore à l'étude ; elle vient à l'encontre de ce qu'on admettait généralement jusqu'à ce jour, à savoir que la substance grise, à l'inverse de la substance blanche, n'est pas directement excitable ; mais ce principe ne saurait être posé d'une manière absolue ; il n'y a pas en physiologie de principe semblable qui puisse être considéré comme de nature à faire dire non avenus des résultats bien établis par l'expérience. Malheureusement, les expériences d'excitation directe de l'écorce cérébrale ne sont pas à l'abri des objections. En présence des résultats contradictoires obtenus par divers expérimentateurs, nous devons procéder à un exposé méthodique des expériences produites et des explications mises en avant, en discutant les objections faites à la théorie des *localisations corticales;* nous arriverons ainsi à une conclusion qui, sans nier les localisations, attribuera les phénomènes observés bien plus à l'excitation ou à la lésion de la substance blanche qu'à celle de la substance grise corticale.

Les recherches actuelles sur l'excitation expérimentale de

certaines circonscriptions corticales des hémisphères ont eu pour point de départ les expériences de Fritsch et Hitzig. Ces auteurs, mettant à nu une certaine étendue des hémisphères d'un chien, cherchèrent s'ils ne pourraient pas obtenir des mouvements par l'excitation électrique de l'écorce cérébrale. Dans ces circonstances, ils obtinrent en effet des mouvements des membres et de la face. Ferrier institua à Londres des expériences semblables et observa les mêmes phénomènes[1]. Les résultats les plus saillants de ces recherches sont les suivants : les parties antérieures des hémisphères sont les seules parties

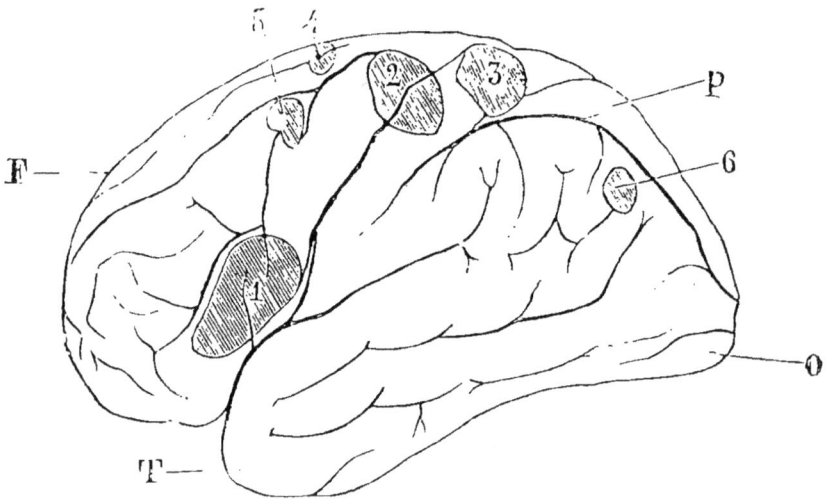

FIG. 24. — Schéma probable des centres moteurs volontaires chez l'homme[*].

dont l'excitation électrique produise des mouvements du corps; dans certaines parties des circonvolutions de cette région antérieure se trouvent des lieux bien circonscrits et tels que l'excitation portée à ce niveau produit des mouvements isolés des paupières, du globe de l'œil, de la bouche, de la langue, du membre antérieur, du pied, de la queue, etc.; l'action des hémisphères est en général croisée. Il n'entre pas dans notre plan d'indiquer ici, avec plus de détails, les régions cérébrales dont, chez le chien, l'excitation produit les résultats particuliers sus-

1. Ferrier, les Fonctions du cerveau, trad. par H. C. de Varigny, Paris, 1878.

* F, Lobe frontal; — P, lobe pariétal; — O, lobe occipital; — T, lobe temporal (ou sphénoïdal); — 1, centre du langage articulé (siège des lésions dans l'aphasie); — 2, centre des mouvements du membre supérieur; — 3, centre pour le membre inférieur; — 4, centre pour les mouvements de la tête et du cou; — 5, centre pour les mouvements des lèvres; — 6, centre pour les mouvements des yeux.

indiqués, car le cerveau du chien est trop différent de celui de
l'homme pour qu'on puisse conclure de la topographie de l'un
à celle de l'autre. Mais Hitzig, en 1874, a continué ses expériences en opérant cette fois sur un singe, dont le cerveau
présente, au point de vue de ses principales divisions en lobes
et lobules, une analogie assez considérable avec celui de
l'homme pour qu'il soit possible de tracer, d'après les résultats
obtenus sur l'un, la topographie probable des régions qu'occu-
peraient chez l'autre les points supposés homologues quant à
leurs fonctions motrices. La figure 26 nous montre cette situation probable des centres moteurs chez l'homme. On voit que
tous ces centres seraient situés au niveau ou dans le voisinage immédiat des deux circonvolutions ascendantes qui limitent le
sillon de Rolando. Tout en haut de la circonvolution pariétale
ascendante serait le centre des mouvements du membre inférieur (3, fig. 26); en avant de celui-ci et à cheval sur le sillon
de Rolando, le centre des membres supérieurs (2); à la partie
postérieure de la première circonvolution frontale ascendante,
le centre des mouvements de la tête et du cou (4); un peu
plus bas, le centre pour le mouvement des lèvres (5); enfin
tout à fait en bas (en 1), le centre des mouvements de la langue
(c'est le lieu où siège la faculté du langage : partie postérieure
de la troisième circonvolution frontale).

On sait qu'il est de règle en physiologie expérimentale, pour
étudier les fonctions d'une partie, d'observer non seulement
les résultats de son excitation, mais encore ceux de sa destruction. Carville et Duret ont entrepris, pour les centres désignés
par Fritsch, Hitzig et Ferrier, ce second ordre de recherches :
ils ont enlevé, à l'aide d'une curette, la substance grise dans
les lieux désignés (chez le chien ou le chat) comme centres, et,
à la suite de ces ablations, ils ont observé des paralysies limitées à des groupes de muscles particuliers[1].

Nous avons vu que les expériences sur le singe permettaient
jusqu'à un certain point de déterminer la situation probable
chez l'homme des centres appelés moteurs (psycho-moteurs)
par Fritsch, Hitzig et Ferrier. C'est ainsi que les pathologistes
ont été amenés à rechercher si, dans les cas de convulsions partielles avec lésions localisées des hémisphères, il n'y aurait pas
concordance entre le siège de ces lésions et le lieu indiqué par

1. Carville et Duret, *Critique expérimentale des travaux de Fritsch,
Hitzig et Ferrier* (Société de biologie, décembre 1873 et janvier 1874).
— *Sur les fonctions des hémisphères cérébraux* (*Archives de physio-
logie*, mai-juillet, 1875.)

les expériences précédentes comme centre moteur correspondant aux mouvements observés. Charcot, qui a poussé activement les recherches dans cette voie, a reconnu que dans ces cas les lésions siégeaient toujours dans les parties antérieures du cerveau; que les convulsions débutant par le membre supérieur se rapportaient à des lésions de l'extrémité supérieure et postérieure de la première circonvolution frontale, au voisinage de la frontale ascendante; que dans plusieurs cas d'épilepsie partielle débutant par la face, la lésion cérébrale occupait la partie moyenne de la circonvolution frontale ascendante; qu'en un mot, la pathologie, sans autoriser encore des localisations précises et détaillées, permet de cantonner dans le voisinage du sillon de Rolando les circonscriptions corticales dont les lésions produisent les convulsions partielles ou générales du corps et des membres.

Tels sont les faits cliniques et expérimentaux invoqués en faveur de localisations autres que celle, aujourd'hui si bien établie, de la faculté du langage articulé (Broca). Mais il s'en faut de beaucoup que tous les physiologistes et tous les cliniciens considèrent ces faits comme démonstratifs; nous allons donc passer rapidement en revue les objections faites à la théorie des localisations.

Brown-Séquard est un de ceux qui se sont montrés les plus hostiles à cette théorie. Il s'est principalement appliqué à opposer aux faits cliniques susénoncés des faits clinique squi parlent en sens inverse. Dans une série de communications à la Société de biologie (1876), il a développé, avec de nombreux exemples à l'appui, cette thèse que, quand il s'agit d'une lésion du cerveau, il n'y a pas de symptôme qui ne puisse être observé, en quelque endroit du cerveau que siège la lésion; que les lésions les plus considérables peuvent ne donner lieu qu'à des phénomènes à peine appréciables. Brown-Séquard a communiqué, en effet, l'observation d'un cas où il avait trouvé à l'autopsie tout un lobe cérébral entièrement détruit, et n'avait cependant pas constaté pendant la vie d'autres manifestations qu'une amaurose et quelques douleurs de tête. Toutes les fonctions dépendant du cerveau pourraient donc persister, dit Brown-Séquard, malgré la destruction complète d'un lobe cérébral entier; il serait donc impossible d'admettre des centres parfaitement localisés, c'est-à-dire répartis dans une portion bien limitée de l'encéphale.

1. Charcot, *Leçons sur les localisations dans les maladies du cerveau.* Paris, 1876.

Les objections de Brown-Séquard visent surtout les faits cliniques; les faits expérimentaux ne sont pas moins susceptibles de diverses interprétations. C'est l'excitation électrique qui donne des résultats dans les expériences instituées selon le procédé de Fritsch, Hitzig et Ferrier. Or on sait combien il est difficile de limiter l'action des courants électriques aux parties sur lesquelles sont appliqués les électrodes; ne peut-il pas se faire que dans ces expériences, par le fait de courants dérivés, l'excitation électrique n'exerce pas réellement son action sur la substance grise cérébrale, mais aille, à travers cette substance grise, exciter les fibres blanches sous-jacentes? Il nous paraît certain qu'en réalité les choses se passent ainsi. En effet, si l'on détruit par le fer rouge une partie de l'écorce grise désignée comme centre de certains mouvements, on obtient ces mêmes mouvements en appliquant les électrodes sur l'escarre ainsi produite, c'est-à-dire en excitant les fibres blanches sous-jacentes. Cette expérience démontre que l'intégrité de la substance grise corticale n'est pas la condition nécessaire de la production expérimentale des mouvements localisés; elle permet de croire que, dans les expériences par excitation électrique, ce sont les fibres blanches sous-jacentes aux prétendus centres corticaux qui sont excitées, mais elle ne renverse pas la doctrine des localisations motrices; à la formule d'abord adoptée elle substitue celle-ci : au-dessous de certaines parties de l'écorce cérébrale se trouvent des faisceaux blancs assez nettement circonscrits, dont l'excitation provoque des mouvements localisés dans telle partie du corps, dans tel groupe de muscles.

Ramenée à cette formule, la théorie des localisations nous paraît parfaitement établie. Mais du moment qu'on admet des faisceaux blancs sous-jacents à la substance grise et formant les conducteurs spéciaux de certains mouvements, on peut se croire autorisé à considérer comme origine, comme centre de ces faisceaux, la partie de substance grise immédiatement superposée. Cette induction, qui ramène aux localisations corticales, n'est pas légitime, ainsi que le démontre l'étude des effets immédiats et ultérieurs produits par l'ablation d'un de ces prétendus centres corticaux moteurs. En effet, si, après avoir déterminé, au moyen de l'électricité, chez un chien, le centre des mouvements de la patte antérieure, ce centre cortical est enlevé avec une curette, on observe une paralysie des mouvements volontaires dans les muscles dont la contraction était précédemment produite par l'excitation électrique appliquée sur la région en question; mais cette paralysie guérit au bout de peu de jours. En présence de ce fait, nous ne voyons que deux interprétations possibles : ou bien la lésion produite par l'ablation de la substance grise a compromis momentanément le fonctionnement du faisceau blanc sous-jacent, qui est un conducteur dans lequel se localisent spécialement certains actes moteurs ; ou bien l'ablation de la substance grise a réellement détruit un centre cortical moteur, dont la fonction a été suppléée par le fonctionnement plus énergique du centre correspondant dans l'hémisphère opposé ; il y a eu *suppléance*. Or cette dernière interprétation n'est pas admissible, en présence des résultats suivants : si, après guérison de la paralysie produite par l'ablation d'un centre cortical du côté droit, on enlève le centre cortical homologue du côté gauche, la paralysie se produit de nouveau, mais elle guérit aussi dans un temps relativement court ; si alors les mouvements reparaissent malgré l'ablation bilatérale de leurs prétendus centres corticaux, il n'y a plus lieu d'admettre l'existence réelle de ces centres.

Nous arrivons donc, en définitive, à ne pas trouver dans les faits expérimentaux et cliniques des preuves suffisantes de *localisations motrices* dans la substance grise corticale : ce résultat n'est nullement en contradiction avec le fait qu'une localisation corticale très précise, celle de la faculté du langage, est aujourd'hui parfaitement établie et admise par tous ; dans le cas du langage, il s'agit de la localisation d'une *faculté intellectuelle complexe*, d'un centre coordinateur ; dans les cas de localisations motrices corticales, il s'agirait purement et simplement de *centres moteurs*. Or les mouvements du membre antérieur ou postérieur, ceux de la face, des yeux, ont pour origine des phénomènes psychiques complexes, ayant eux-mêmes leur point de départ dans les impressions apportées par les divers organes des sens ; les sources de ces mouvements doivent donc être multiples. On comprend bien que leurs conducteurs, provenant de parties corticales multiples, se groupent en faisceaux particuliers, pour venir ensuite prendre part à la constitution de la capsule interne, lieu de passage de tous les conducteurs des mouvements volontaires ; mais on ne voit pas *à priori* la nécessité de centres moteurs corticaux distincts.

E. CERVELET.

Toutes les recherches expérimentales comme les observations cliniques, semblent aujourd'hui d'accord sur deux conclusions, en partie négatives, qui constituent ce que nous savons de plus précis sur les fonctions du cervelet : 1° cette masse encéphalique, relativement si considérable sur les animaux supérieurs, ne prend cependant aucune part aux fonctions intellectuelles proprement dites, aux manifestations de la sensibilité, de la mémoire, de la volonté; 2° les fonctions du cervelet sont en rapport avec la motricité.

1° Le cervelet ne prend aucune part aux actes de l'intelligence proprement dite. Mais ne joue-t-il aucun rôle dans le mécanisme de certains instincts? On sait que Gall faisait du cervelet le centre de l'*amour physique*, de la *passion érotique*. Malgré des expériences et des observations contradictoires de Leuret, de Ségalas, de Combette et de Vulpian, nous voyons plusieurs arguments empruntés à l'expérimentation et à la clinique par Budge, Valentin, Wagner, Lussana, apporter peut-être quelque apparence de réalité à l'hypothèse de Gall, et assigner, mais au lobe moyen seulement (plus constant dans la série animale), un rôle important dans les manifestations et l'exercice de l'instinct génital.

2° C'est essentiellement comme appareil coordonnateur des mouvements, que le cervelet paraît jouer un rôle important. C'est ce qui résultait déjà anciennement des expériences de Rolando et, plus tard, des recherches si nombreuses de Flourens; c'est ce que confirme l'expérience sur le pigeon et toutes les vivisections portant sur les divers ordres de pédoncules cérébelleux (ci-dessus, p. 90). Cette manière de voir a été adoptée aujourd'hui par la plupart des physiologistes; mais quant au mode de fonctionnement de cet appareil coordonnateur, quant aux localisations de ses divers éléments, nous n'avons encore, à ce sujet, que des résultats peu significatifs.

D'une part, on ne saurait plus aujourd'hui regarder le cervelet comme le centre de la *sensibilité musculaire*, ainsi que Lussana l'énonçait récemment encore; on ne peut pas non plus admettre, avec Luys, qu'il soit l'origine de la *force motrice*, de « cette force nerveuse spéciale qui se dépense en quelque point que ce soit de l'économie, chaque fois qu'un effort moteur involontaire se produit, » car ce serait là ou bien se payer de mots, ou bien méconnaître étrangement le rôle des actes réflexes médullaires. — D'autre part, les faits expérimentaux ne nous donnent que des renseignements négatifs sur les fonctions des parties grises des hémisphères cérébelleux, car les troubles de la coordination locomotrice ne se manifestent que si les parties profondes du cervelet ont été lésées; bien plus, Vulpian et Philippeaux n'ont produit aucun trouble de locomotion sur les poissons par l'ablation du cervelet. Rappelons enfin que la physiologie de la moelle et du bulbe nous a fourni presque tous les éléments suffisants pour nous rendre compte du mécanisme réflexe de la locomotion, et nous comprendrons alors combien est encore problématique la physiologie du cervelet.

V. — LIQUIDE CÉPHALO-RACHIDIEN.

Situation et distribution du liquide céphalo-rachidien. — Dans la cavité séreuse de l'arachnoïde (entre le feuillet pariétal et le feuillet viscéral, dont nous n'avons pas à rappeler ici les disjonctions anatomiques), on ne trouve pas de liquide sur le cadavre ; sur l'animal vivant, d'après les recherches de Hitzig sur le chien, on trouverait dans cet espace une certaine quantité de sérosité. Mais le véritable liquide céphalo-rachidien, dans lequel est plongée la masse cérébro-spinale, est logé plus profondément, au contact immédiat de la pie-mère, c'est-à-dire dans l'espace libre entre la pie-mère et le feuillet viscéral de l'arachnoïde, ainsi que l'a démontré Magendie établissant la disposition sous-arachnoïdienne de ce liquide. De plus, ce liquide est répandu jusque dans les ventricules cérébraux, et la continuité de la nappe péri-cérébrale et intra-cérébrale est facile à comprendre, puisque l'espace sous-arachnoïdien, au niveau du point où l'arachnoïde passe du cervelet sur le bulbe, communique avec le quatrième ventricule, et que celui-ci communique par l'aqueduc de Sylvius avec le ventricule moyen, qui lui-même, par les trous de Monro, se continue avec les ventricules latéraux. La quantité de ce liquide, chez l'homme, a été diversement appréciée (de 50 à 150 gr.), et l'on observe, du reste, chez les animaux, que sa sécrétion se produit assez rapidement pour que le liquide soustrait se trouve bientôt remplacé par une nouvelle exhalation. Il est alcalin et présente les caractères généraux des sérosités ; sa composition chimique offre ce fait remarquable que l'albumine y est si peu abondante qu'il ne se trouble ni par l'action de la chaleur ni par celle des acides. Cl. Bernard a montré que ce liquide renferme du sucre (glycose) à peu près en même proportion que le sang. Tenant compte de ces conditions, de sa plus grande quantité pendant la digestion, de sa diminution pendant l'abstinence, on est conduit à le regarder comme le résultat d'une simple exhalation. Et en effet, on ne peut trouver de glande qui ait pour fonction de le sécréter : il est exhalé par la pie-mère pour remplir le vide circa-médullaire.

Usages du liquide céphalo-rachidien. — Quant aux usages du liquide céphalo-rachidien, c'est là une question qui a soulevé bien des discussions, depuis Magendie, Pelletan et Bourgougnon, jusqu'à Longet et les physiologistes contemporains. Analysant les conditions des expériences en apparence contradictoires de ses devanciers, Richet a nettement expliqué comment il fallait comprendre le rôle du liquide céphalo-rachidien, et a confirmé sa théorie par de nouvelles expériences plus rigoureusement instituées. De ces recherches, il résulte que ce liquide met l'encéphale à l'abri des compressions qui tendent à se produire par le fait de l'afflux intermittent du sang dans le crâne. En effet, dit Richet, à chaque contraction ventriculaire, le sang pénètre si brusquement dans le crâne, que, ne pouvant trouver par les veines un écoulement immédiat proportionnel, il soulève la masse encéphalique et la repousse contre les parois de la boîte crânienne. Ce n'est pas tout : le sang veineux lui-même, au lieu de s'écouler d'une manière continue, éprouve des temps d'arrêt, quelquefois même reflue en sens inverse, en sorte qu'à certains moments la cavité crânienne, d'un côté recevant sans cesse, et d'autre part ne pouvant écouler, doit nécessairement éprouver un trop-plein dont les conséquences eussent pu se faire sentir d'une manière fâcheuse, si une disposition spéciale n'eût réalisé les conditions nécessaires au rétablissement de l'équilibre, c'est-à-dire au maintien d'une pression normale. L'appareil qui présente cette disposition, c'est le canal vertébral et le liquide céphalo-rachidien ou sous-arachnoïdien. Le canal vertébral présente en effet, dit Richet, toutes les conditions d'un tuyau d'échappement ou de dégagement : situé à la partie la plus déclive et postérieure de la cavité crânienne, avec laquelle il communique par une large ouverture en forme d'entonnoir, il s'étend de l'occipital à la pointe du sacrum. Dans toute sa longueur il est constitué par des parois en partie osseuses et en partie membraneuses, par conséquent susceptibles d'une certaine extensibilité; et de plus, entre la dure-mère, très lâche, et les parois osseuses, existent des plexus multipliés et une graisse semi-fluide qui peut, de même que le sang, au besoin, refluer au dehors de la cavité rachidienne.

Le liquide sous-arachnoïdien, de son côté, est commun aux deux cavités encéphalique et rachidienne, et peut facilement se porter de l'une à l'autre par l'intermédiaire du trou occipital. Si donc on suppose que la pression augmente dans la cavité crânienne au delà des limites compatibles avec le peu de compressibilité des parties contenues, le liquide céphalo-rachidien fuit devant cette pression et s'échappe dans le canal rachidien, dont les parois sont moins inextensibles, et dans lequel il remplace le sang veineux qu'il expulse. La pression vient-elle à cesser dans le crâne et la tendance au vide commence-t-elle à s'y manifester : le liquide vient y reprendre sa place, favorisé dans ce mouvement de reflux par l'élasticité en retour de toutes les parties qu'il a déplacées.

Mais si les parois crâniennes, au lieu d'être partout rigides, offrent par places des parois élastiques, le liquide céphalo-rachidien, ou directement le cerveau lui-même soulèvera ces parois à chaque mouvement d'expansion de la masse encéphalique sous l'influence de l'afflux sanguin. C'est ainsi qu'en examinant la tête d'un enfant nouveau-né (fontanelles), ou celle d'un adulte dont les parois crâniennes, ayant subi une déperdition de substance, laissent la dure-mère à découvert, on voit les membranes qui remplacent les parois osseuses être agitées d'un double soulèvement : l'un, plus faible, isochrone aux pulsations artérielles, l'autre, plus marqué, correspondant à l'expiration (arrêt de la circulation veineuse). Ces soulèvements ou oscillations peuvent être soumises à une analyse exacte, ainsi que le montrent les expériences de Salathé sur l'étude graphique des mouvements du cerveau[1]. Ces expériences, pratiquées à l'aide d'un tube communiquant d'une part avec la cavité crânienne et d'autre part avec un tambour à levier, ont permis de suivre, chez les animaux, les moindres oscillations du liquide céphalo-rachidien, et de constater que ces oscillations, faibles avec une respiration calme, deviennent très prononcées dans les efforts, les cris. L'auteur a pu inscrire également des mouvements du cerveau chez l'homme, sur un malade qui, à la suite d'une fracture du frontal, n'avait à ce niveau le cerveau protégé que par des parties molles.

1. A. Salathé, *Recherches sur les mouvements du cerveau et sur le mécanisme de la circulation des centres nerveux*, thèse de doctorat, Paris, 1877.

VI. — SYSTÈME DU GRAND SYMPATHIQUE.

Le grand sympathique se compose d'une série de *ganglions* disposés le long de la colonne vertébrale, un de chaque côté pour chaque vertèbre (excepté à la région cervicale, où il y a fusion en trois gros ganglions): les ganglions d'un même côté sont réunis entre eux par des commissures, d'où résultent des cordons en chapelets.

De plus ces *amas globulaires* envoient des commissures d'une part vers la moelle épinière (*rami communicantes*), d'autre part vers les viscères et vers tous les organes en général (*nerfs du grand sympathique*). A une certaine distance de la chaîne du grand sympathique, sur le trajet de ces commissures allant soit à la moelle, soit aux viscères, se trouvent de nouvelles masses ganglionnaires : ce sont de nombreux amas globulaires échelonnés sur les nerfs du grand sympathique : le plus remarquable de ces amas est le *ganglion semi-lunaire* que Bichat appelait le *cerveau abdominal;* enfin, encore plus loin, sur le trajet des nerfs viscéraux, au moment où ils se distribuent dans les viscères, on trouve une nouvelle série de ganglions disséminés dans l'épaisseur des parois des organes, et d'ordinaire de dimensions microscopiques : tels sont ceux que l'on trouve dans l'épaisseur des parois intestinales, dans la charpente musculaire du cœur, sur les bronches, etc., etc. (*ganglions viscéraux* ou *parenchymateux*).

Le système nerveux grand sympathique ainsi constitué représente-t-il un système nerveux indépendant du système céphalo-rachidien? C'est ce qu'on a cru longtemps ; c'est ce que pensait Bichat. On en faisait alors le siège de toute une série de phénomènes nerveux plus ou moins mystérieux, que l'on décorait du nom de *sympathies*, et dans lesquels nous ne voyons aujourd'hui que des *réflexes*. On a reconnu en même temps que le grand sympathique n'est nullement un système à part; il partage les propriétés et les fonctions du système médullaire, et s'associe à lui.

En effet ses filets nerveux sont excitables par les mêmes agents que les nerfs rachidiens, par l'électricité, par les agents chimiques; mais l'excitant physiologique que nous avons désigné précédemment sous le nom de *volonté* n'a pas d'action sur ce système : aussi les mouvements qui se produisent dans le domaine du grand sympathique sont tous *involontaires*. D'autre part, ces mouvements, lorsqu'ils sont produits par l'excitation artificielle du nerf, mettent un certain temps à se produire; ils apparaissent lentement et cessent lentement. Cette nouvelle différence tient autant à la nature des fibres nerveuses et sympathiques, qui sont surtout des fibres de Remak (voyez p. 28 et 30), qu'à la nature des muscles auxquels elles se distribuent (*muscles lisses:* voy. plus loin). — L'excitation des filets du grand sympathique donne aussi naissance à des phénomènes de sensibilité, mais il faut porter sur eux une irritation intense et .longtemps soutenue; dans les états pathologiques, le grand sympathique est beaucoup plus excitable et devient le siège, le conducteur d'un grand nombre de sensations douloureuses.

Le grand sympathique possède donc des fibres nerveuses qui fonctionnent par une *conduction centripète*, et d'autres qui fonctionnent par une *conduction centrifuge.* Il peut ainsi prendre part à des *réflexes :* et en effet, dans la classification des réflexes que nous avons donnée (p. 76), nous avons vu que ces phénomènes pouvaient trouver l'une de leurs voies (la centrifuge ou la centripète), ou même toutes les deux à la fois, dans les nerfs du sympathique. Les réflexes auxquels nous faisions allusion alors avaient du reste leurs centres dans le système médullaire. Mais ici se présente, sous une nouvelle forme, la question de l'indépendance du grand sympathique. Les réflexes qui ont ce nerf pour voie de conduction peuvent-ils avoir pour centre uniquement des ganglions sympathiques, de façon à ne rien emprunter (ni comme conducteur, ni comme centre) au système céphalo-rachidien? On a cru longtemps à cette indépendance complète, et c'est dans cette pensée que Bichat donnait aux ganglions semi-lunaires le nom de *cerveau abdominal*. On faisait donc présider le grand sympathique, comme centre, aux fonctions des viscères en général, et plus particulièrement aux fonctions de nutrition.

Les expériences de Cl. Bernard ont montré que le *ganglion sous-maxillaire* peut servir de centre à la sécrétion salivaire. A part ce rôle du ganglion sous-maxillaire, les expériences les plus attentives n'ont pu démontrer des fonctions centrales dans aucun des autres ganglions placés sur le trajet des rameaux du grand sympathique. Il n'en serait pas de même des petits ganglions placés sur les rameaux terminaux de ces nerfs, dans l'épaisseur même des viscères : ces derniers ganglions serviraient de centres aux mouvements partiels des muscles viscéraux, et régleraient, par exemple, les *contractions péristaltiques* des parois intestinales. Les autres ganglions (ganglion de Wrisberg, ganglions semi-lunaires, ganglions du plexus hypogastrique, etc.), pourraient tout au plus être considérés comme des centres provisoires, des lieux de relais où s'accumulerait l'action nerveuse venue de plus haut. Nous aurons à revenir sur ces interprétations encore bien obscures en étudiant les vaso-moteurs.

Il est donc reconnu aujourd'hui que la plupart des phénomènes nerveux des fonctions viscérales ont pour centre la moelle épinière, et que, même pour ses fonctions *vasomotrices* (voy. *Circulation*), le grand sympathique n'a qu'une force d'emprunt provenant de la partie supérieure de l'axe nerveux rachidien ; il en est de même pour son influence sur le cœur, et pour la plupart des réflexes viscéraux, dont le centre se trouve dans la *moelle*, de telle sorte que l'expression même de *système grand sympathique* ne signifie plus rien aujourd'hui. Du reste le nerf pneumo-gastrique présente sous bien des rapports physiologiques, de même que pour plus d'un point de sa constitution anatomique, les plus grandes analogies avec les rameaux dits sympathiques. Aussi, de même que nous avons remis à l'étude des différentes fonctions auxquelles ils sont annexés l'analyse du rôle des divers rameaux du pneumo-gastrique (allant au cœur, au poumon, au tube digestif), de même il n'y a pas lieu d'entrer ici dans le détail des fonctions d'innervation du grand sympathique : en étudiant l'œil et l'innervation de l'iris, nous examinerons le rôle oculo-pupillaire de ce nerf ; en étudiant l'innervation du cœur, nous

nous expliquerons sur le rôle de ses filets cardiaques ; enfin, en étudiant la circulation et l'innervation des parois vasculaires, nous aurons à nous étendre longuement sur les nerfs *vaso-moteurs*, à l'étude desquels nous rattacherons celle non moins complexe des nerfs dits sécrétoires, trophiques et calorifiques.

Résumé. — Les éléments nerveux sont des *cellules* (en général multipolaires), et des *fibres* ou *tubes nerveux;* les fibres dites de Remak sont bien des éléments nerveux. — La partie essentielle du tube nerveux est le *cylinder axis*, qui représente un véritable prolongement de la cellule nerveuse.

Les tubes nerveux servent comme conducteurs de l'agent nerveux, lequel ne saurait être identifié à l'électricité, mais est constitué par une vibration moléculaire qui se propage avec une vitesse seulement de 28 à 30 mètres par seconde.

Les tubes nerveux associés aux cellules forment la chaîne dans laquelle se produisent les actes réflexes, qui sont la forme élémentaire de tout fonctionnement du système nerveux.

La moelle est le principal centre des phénomènes réflexes considérés comme mouvements succédant à une impression non sentie.

Les nerfs *olfactif, optique, acoustique*, sont des nerfs d'une sensibilité spéciale, c'est-à-dire qui, par quelque mode qu'ils soient excités, ne donnent que des sensations d'olfaction, de vue, d'ouïe.

Les nerfs moteur oculaire commun, pathétique, moteur oculaire externe, sont des nerfs exclusivement moteurs pour les muscles de l'œil.

Le trijumeau est moteur et sensitif : 1° moteur par sa petite racine (nerf masticateur) pour tous les muscles de la mâchoire, mais non pour le buccinateur. — Il innerve encore le mylohoïdien et le ventre ant. du digastrique (muscles abaisseurs de la mâchoire); — 2° sensitif : *a*, sensibilité générale de toute la face; *b*, sensibilité spéciale (gustative) par le nerf lingual.

Le facial est essentiellement moteur (tous les muscles de la face, y compris le buccinateur); c'est le nerf de l'expression. Il donne encore des rameaux aux muscles de l'oreille moyenne et des filets sécrétoires (corde du tympan) aux glandes salivaires (nerfs vaso-moteurs).

Le glosso-pharyngien est un nerf mixte : 1° moteur pour le pharynx; 2° sensitif : *a*, sensibilité générale de l'isthme du gosier; *b*, sensibilité spéciale (gustative) de la base de la langue.

Le pneumogastrique est un nerf mixte trisplanchnique pour : 1° l'appareil respiratoire (sensibilité et mouvements du larynx — trachée et ses sécrétions — poumon); 2° le cœur (rôle modérateur emprunté au spinal); 3° l'appareil digestif.

Le nerf spinal est uniquement moteur : son rameau interne est destiné au cœur (modérateur) et au larynx (par le n. récurrent du pneumo-gastrique); son rameau externe innerve les terno-cléido-mastoïdien et le trapèze.

Le nerf grand hypoglosse est essentiellement le nerf moteur de la langue.

Les nerfs rachidiens sont mixtes dans tout leur trajet, excepté au niveau de leurs racines; les racines postérieures sont sensitives, les antérieures motrices (sensibilité récurrente très importante, car la récurrence de fibres sensitives à la périphérie des nerfs explique des faits cliniques longtemps mal interprétés). — Le ganglion des racines postérieures est le centre trophique de ces racines.

La moelle : I. Par ses cordons blancs et par sa substance grise, joue le rôle de conducteur :

a, Les *cordons postérieurs* représentent surtout des commissures médullaires longitudinales; mais il est probable qu'ils renferment de plus des conducteurs spéciaux pour la sensibilité tactile.

b, Les *cordons latéraux* (antéro-latéraux) sont composé : 1° de fibres centripètes ou conductrices de la sensibilité (partie postérieure et interne des cordons latéraux proprement dits); 2° de fibres centrifuges motrices volontaires, les unes entre-croisées déjà au niveau du collet du bulbe (cordons latéraux), les autres ne subissant leur décussation que dans leur trajet médullaire (cordons antérieurs); 3° le reste des cordons antéro-latéraux est formé de fibres commissurales médullaires longitudinales.

c, Les cordons gris centraux sont les principaux conducteurs de la sensibilité; ils sont le siège d'une conduction *indifférente*, c'est-à-dire qui ne permet de concevoir ni l'existence de conducteurs spéciaux pour chaque variété de sensation, ni un trajet régulièrement et complètement croisé pour chacun de ces conducteurs.

II. Par sa substance grise, la moelle est le centre des actes réflexes dont les associations s'expliquent facilement par les rapports de voisinage des noyaux des nerfs (notamment les noyaux des nerfs bulbaires).

Les actes *réflexes* sont les actes nerveux les mieux connus; ils se produisent selon des lois désignées sous les noms de lois de l'*unilatéralité*, de la *symétrie*, de l'*intensité*, de l'*irradiation*, et de la *généralisation*. De plus, par exemple sur une grenouille décapitée, ces mouvements réflexes présentent une certaine association, une *adaptation à certains actes* (actes de *défense*).

La protubérance paraît être le siège de ce qu'on nomme les *sensations brutes*.

La couche corticale des hémisphères (substance grise des circonvolutions) est le siège des perceptions avec mémoire, c'est-à-dire des idées, de l'*intelligence* et de l'instinct. Il n'est pas encore possible d'y localiser chaque faculté : une seule localisation de ce genre est aujourd'hui démontrée, c'est celle du *langage* dans la troisième *circonvolution frontale gauche*.

Les corps striés sont des centres *excito-moteurs*.

Il en est peut-être de même des *couches optiques*.

Les tubercules quadrijumeaux sont le centre des nerfs optiques : ils président aux *mouvements de l'iris*.

On a fait du cervelet le centre génital et le centre coordonnateur des mouvements de locomotion.

Le liquide céphalo-rachidien, répandu dans les *espaces sous-arachnoïdiens*, ne renferme presque pas d'albumine (pas coagulable par la chaleur) ; ce liquide a pour usage de mettre l'axe encéphalo-médullaire à l'abri des compressions produites par l'afflux intermittent du sang dans le crâne (contraction cardiaque et intermittente de la circulation veineuse sous l'influence respiratoire.)

Pour les fonctions du *grand sympathique*, voyez : Innervation des vaisseaux (nerfs vaso-moteurs), du cœur, des glandes et des viscères en général. (Chap. *Digestion* et *Circulation*.)

TROISIÈME PARTIE

LES ÉLÉMENTS CONTRACTILES. — MUSCLE ET SES ANNEXES.

— —

I. — DES MUSCLES EN GÉNÉRAL.

Les éléments musculaires dérivent par métamorphose des globules (ou cellules) de l'embryon ; c'est en étudiant leur formation qu'on se rend le mieux compte des *trois types* que présente le système musculaire : *cellule contractile, fibre lisse, fibre striée*. On voit en même temps que la propriété de changer de forme (ou *contractilité*), qui caractérise ces différentes espèces de muscles, n'est que l'exagération de la propriété semblable que nous avons constatée dans les globules en général.

Qu'un globule embryonnaire s'allonge légèrement, que son noyau s'accuse davantage, etc., et nous aurons la *cellule contractile* (fig. 27, 1) telle qu'on la rencontre par exemple dans les petites artères.

Que ces cellules se soudent bout à bout de façon à former une fibre variqueuse, avec noyaux allongés de place en place et contenu granuleux,

Fig. 27. — Schéma des trois formes de l'élément contractile ou musculaire *.

et nous aurons la *fibre lisse*, dans laquelle on distingue encore tous les éléments de la cellule (fig. 27, 2).

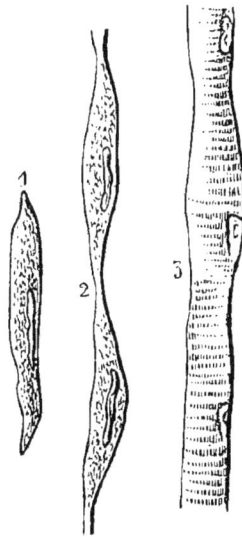

---

* 1, Cellule contractile ; — 2, muscle lisse ; — 3, muscle strié.

Enfin, si cette fibre se régularise, si la fusion des cellules devient complète, nous aurons la *fibre striée* (fig. 27, 3), dans laquelle les membranes des cellules primitives sont représentées par l'enveloppe de la fibre ou myolemme, les noyaux cellulaires par des corpuscules placés d'espace en espace sur la face interne de cette enveloppe, et le contenu cellulaire par le contenu granuleux de la fibre, ce contenu dont nous allons parler dans un instant.

Le *muscle strié* est celui dont l'étude a été faite le plus complètement, c'est par lui que nous commencerons.

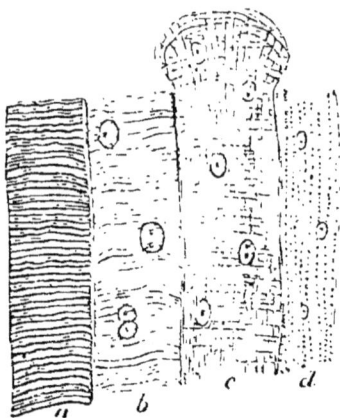

Fig. 28.

Divers aspects du muscle strié *.

II. — DES MUSCLES STRIÉS.

Ces muscles (fig. 28) se présentent comme formés de faisceaux de fibres remarquables par leur *striation transversale*. Mais cette fibre n'est pas l'élément le plus simple auquel conduise l'analyse histologique; elle se compose elle-même de *fibrilles longitudinales* (fig. 29). Ces fibrilles présentent de petites nodosités échelonnées les unes au-dessus des autres, et c'est la juxtaposition régulière en séries transversales des nodosités des fibrilles voisines qui produit l'aspect strié de l'ensemble de la fibre (voy. fig. 28, *a, b,,c, d*). Mais on n'est par d'accord sur la nature de ces nodosités : pour Ch. Robin, elles tiennent simplement à l'apparence de points alternativement clairs et obscurs qui proviennent eux-mêmes d'une différence de réfraction des diverses parties de la

* *a*, Aspect normal d'une fibre ou faisceau primitif frais avec ses stries transversales; — *b*, faisceau traité par l'acide acétique étendu (noyaux plus distincts avec nucléoles); — *c*, traité par l'acide acétique concentré, le contenu s'échappe par l'extrémité de l'enveloppe (sarcolemme); — *d*, atrophie graisseuse. (Virchow, *Pathologie cellulaire*.)

fibrille; pour Rouget, elles résulteraient de l'enroulement spiroïde du filament fibrillaire; celui-ci constituerait une hélice, dont les tours seraient rapprochés plus ou moins suivant l'état du muscle (voy. plus loin : Étude de la contraction). On a aussi considéré le muscle strié comme formé d'un milieu liquide contenant des granulations (*sarcous-éléments* de Bowman), qui, se groupant en séries perpendiculaires (disques de Bowman) ou parallèles à l'axe de la fibre, nous donnent des muscles à stries longitudinales ou transversales, cette dernière forme étant la plus fréquente (fig. 28, *a* et *b*); il est même probable que les autres aspects ne tiennent qu'à des artifices de préparation [1].

---

1. L'étude de la fibrille musculaire avec de forts grossissements (600 diamètres au moins) montre que cet aspect est dû à ce que la fibrille, dont les bords sont sensiblement parallèles, présente une série de bandes alternativement obscures et claires, c'est-à-dire qu'elle est formée d'une série de petits fragments cuboïdes alternativement clairs et foncés. De plus, au milieu de l'espace clair, on aperçoit une strie noire transversale (fig. 29). Il résulte des recherches de Ranvier que la striation transversale existe parfaitement sur le muscle vivant. Voici l'expérience : Un ou deux faisceaux musculaires, pris sur un animal immédiatement après la mort et placés entre deux plaques de verre, produisent des *spectres disposés symétriquement de chaque côté de cette fente*. (Voy. plus loin, à l'étude du *sang*, les indications relatives à ce qu'on nomme *spectre* et *spectroscopie*.) Un *faisceau musculaire* se comporte donc pour la lumière comme le fait un *réseau;* cette propriété est due aux *stries transversales* du muscle. Ranvier est parvenu à construire un *spectroscope* permettant d'obtenir le *spectre du sang*, et dans lequel le prisme est remplacé par des fibres musculaires. On peut observer ainsi les *bandes d'absorption* de l'hémo-globine oxygénée, et de l'hémoglobine réduite. Les muscles de la vie organique (muscles lisses) n'ont jamais fourni de spectre; il en a été de même du muscle cardiaque. Pour ce qui est des muscles de la vie animale, la production d'un spectre paraît due à ce que les *sarcous-éléments* ont une disposition assez régulière pour agir sur la lumière comme les espaces laissés entre les stries d'un réseau.

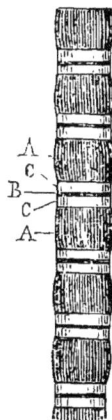

Fig. 29. — Fibrille d'un muscle d'insecte.

A. Bande obscure. — C, C, bande claire dans le milieu de laquelle est la strie noire transversale B. (Grossiss. 1800 diam.)

8.

L'étude de la physiologie du muscle doit être dominée
par ce fait capital que le muscle peut changer de forme, se
présenter sous deux états différents : ainsi un muscle fusiforme devient dans certaines conditions globuleux, si rien
ne s'oppose à ce qu'il réalise cette nouvelle forme (fig. 30).
On désigne le premier état sous le nom d'*état de repos*, le
second sous celui d'*état actif*.

Nous allons étudier les propriétés que le muscle présente
dans chacun de ces états, sous chacune de ces formes ; nous
étudierons ensuite comment le muscle passe d'une forme à
à l'autre (phénomène de la *contraction*).

A. *Du muscle à l'état de repos*.

Élasticité. — Une des propriétés les plus remarquables
du muscle est l'*élasticité*.

Par *élasticité* on entend la propriété qu'ont les corps de

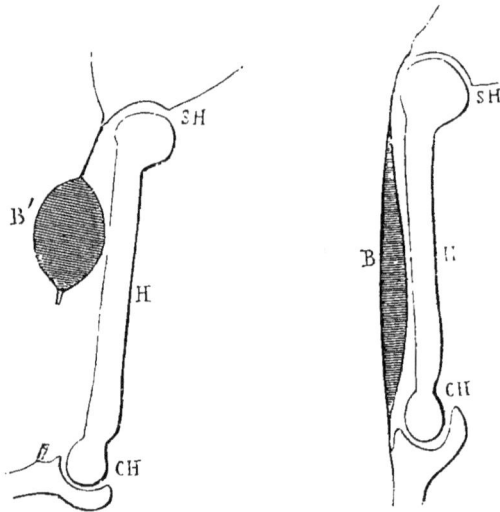

Fig. 30. — Schéma du muscle sous ses deux formes (REPOS, ACTIVITÉ)*.

se laisser écarter de leur forme primitive et d'y revenir dès
que la cause qui les distendait cesse d'agir. À ce point de
vue les corps présentent des différences notables, des pro-

* SH, Articulation scapulo-humérale ; — CH, articulation du coude ; — H, humérus ; — B, biceps à l'état de repos ; — B', biceps réalisant la forme d'état actif, grâce à la section de son tendon. (En réalité le tendon du biceps s'insère au
radius, mais celui-ci faisant corps pendant la flexion avec le cubitus, on a pu représenter schématiquement l'avant-bras par un seul os, cubitus, auquel le biceps
semble s'insérer.)

priétés élastiques diverses, selon que l'écartement se fait avec plus ou moins de facilité et que le retour à la forme primitive est plus ou moins complet. Nous dirons que l'*élasticité* est *parfaite* lorsque ce retour est parfait (ex. : balle d'ivoire); qu'*elle est imparfaite* lorsque ce retour n'est pas complet (ex: : un morceau de pâte); que l'*élasticité est forte* lorsque l'écartement est difficile et le retour très prompt (ex. : lame d'acier); qu'elle *est faible* lorsque l'écartement est facile et la tendance au retour peu énergique (ex. : lame d'osier).

On peut dire que le muscle à l'état de repos est *faiblement* et *parfaitement* élastique : ainsi les muscles sont très mous et se laissent si facilement allonger que le bras dépouillé de son enveloppe musculaire (immédiatement après la mort) n'oscille pas plus facilement que quand les muscles étaient en place, ce qui prouve qu'en cet état ceux-ci se laissent facilement distendre (*élasticité faible*) et qu'ils reviennent parfaitement ensuite à leur état primitif (*élasticité parfaite*). De même les sacs musculeux (oreillettes, ventricules, estomac) se laissent si facilement distendre par tout ce qui tend à dilater leur cavité, qu'on ne peut comparer cette élasticité qu'à celle d'une bulle de savon.

Cette *élasticité faible* et *parfaite* n'est pas une propriété *purement physique* du muscle, car elle dépend de la vie, de la nutrition, ou tout au moins de la composition chimique du muscle, composition qui est immédiatement sous l'influence de la vie de cet élément (circulation et innervation). Aussi des muscles tenus longtemps au repos, et qui par suite se sont mal nourris, n'ont-ils plus le même degré d'élasticité, et c'est ainsi que l'extension devient difficile et douloureuse dans un avant-bras longtemps tenu en écharpe.

Les muscles du cadavre sont d'abord flasques, extensibles, et gardent la forme qu'on leur donne; ils sont donc alors faiblement, mais *imparfaitement* élastiques; plus tard ils entrent dans une période dite de *rigidité cadavérique;* une fois allongés, ils ne reprennent nullement leur force première, de sorte qu'ils sont devenus *fortement* et *parfaitement élastiques.* (Voy. plus loin, page 154, l'étude de la *rigidité cadavérique.*)

On voit donc que l'*élasticité faible* et *parfaite* est jusqu'à un certain point caractéristique de la vie du muscle, et qu'elle diffère complètement sous ce rapport de l'élasticité des ligaments, des os, et surtout du tissu élastique, élasticité qui reste toujours la même puisqu'elle ne tient qu'à l'arrangement mécanique des fibres qui constituent ces tissus : cette dernière élasticité est purement physique. On n'en peut dire autant de celle du muscle ; sans vouloir cependant en faire une propriété essentiellement vitale, on doit remarquer qu'elle paraît tenir surtout à la composition chimique du muscle, à sa nutrition : en effet, en injectant du sang chaud (expérience de Brown-Séquard) ou du sang défibriné, ou du sérum, ou même simplement un liquide alcalin, dans les artères d'un animal récemment tué, on a pu le soustraire un certain temps à la raideur cadavérique ; l'acidité du muscle amène cette raideur, l'alcalinité s'y oppose.

Tonicité.— Cette élasticité du muscle est toujours sollicitée sur le vivant par les rapports que le muscle présente avec ses points d'attache : il est toujours tendu au delà de sa longueur naturelle de repos complet. Si en effet le bras, par exemple, étant au repos, on coupe le tendon du biceps, on voit immédiatement celui-ci se raccourcir d'une petite quantité : c'est ainsi seulement qu'il réalise sa forme naturelle ; précédemment il était légèrement tendu par l'éloignement de ses points d'insertion, et il exerçait par suite sur ceux-ci une petite traction : c'est ce qu'on a désigné sous le nom de *tonicité* des muscles ; mais si l'on peut dire que ce n'est là que le résultat de l'élasticité du muscle mise en jeu par l'éloignement de ses points d'insertion, il faut cependant remarquer que cette *tonicité*, ou *élasticité parfaite du muscle vivant*, est sous la dépendance du système nerveux. Quand on coupe les nerfs qui se rendent à ces muscles, cette tonicité disparaît, les muscles deviennent flasques, les sphincters se relâchent complètement ; de plus, le muscle ne présente plus des phénomènes d'échange aussi actifs, une nutrition aussi vive [1]. Cette influence des

1. Voy. Cl. Bernard, *Leçons sur la chaleur animale.* Quand le nerf

nerfs sur la tonicité du muscle vient du centre gris de la moelle, mais ne doit pas être considérée comme prenant naissance dans la moelle elle-même, par une sorte d'*automatisme* de ce centre nerveux. Il est démontré aujourd'hui qu'il faut chercher plus loin encore l'origine de la *tonicité:* elle est de nature réflexe et implique par conséquent l'intervention non seulement des nerfs moteurs, non seulement de la substance grise de la moelle, mais encore celle des nerfs sensitifs. Il suffit, comme l'a démontré Brondgest, de faire la section des nerfs sensitifs provenant d'une partie dont les muscles sont en parfait état de *tonicité*, pour faire immédiatement disparaître celle-ci.

Ces considérations sur l'élasticité et sur les propriétés du muscle à l'état de repos nous permettent de résoudre une question diversément tranchée par les auteurs : *dans les membres, les fléchisseurs l'emportent-ils en force sur les extenseurs ; ou vice-versa?* De ce qu'au repos ou après la mort les membres se mettent généralement dans une demi-flexion, on a cru pouvoir conclure que cette position provenait d'une prédominance de force de la part des fléchisseurs ; mais puisque alors il y a repos, il n'y a pas lutte, et sans lutte on ne peut concevoir une prédominance de force ; on ne peut de cette position conclure qu'une chose, c'est que les fléchisseurs sont plus courts que les extenseurs, et l'extension dans ces conditions met en jeu l'élasticité des fléchisseurs. Mais que l'état de repos cesse, que la lutte s'établisse, comme par exemple dans le tétanos où tous les muscles sont contractés, et alors on verra tous les membres et le tronc lui-même dans l'extension, d'où l'on peut conclure *que les extenseurs sont plus puissants que leurs antagonistes.*

Phénomènes chimiques.— Le muscle, à l'état inactif, vit et se nourrit, c'est-à-dire que sa composition chimique change incessamment, il respire : ainsi un muscle, même détaché du corps, tant qu'il vit encore, absorbe de l'oxygène et dégage de l'acide carbonique, et sa vie se prolonge d'autant plus qu'il peut plus longtemps respirer,

---

d'un muscle est coupé, le sang veineux sort de ce muscle presque à l'état de sang artériel, parce que la combustion et la nutrition y sont alors très peu actives.

c'est-à-dire qu'il est placé par exemple dans une atmosphère d'oxygène[1]. Sur l'animal vivant le sang veineux qui
sort du muscle diffère essentiellement du sang artériel qui
y entre, par moins d'oxygène et plus d'acide carbonique.

Il faut ajouter que le muscle à l'état de repos est alcalin ;
sans doute que sous cette forme ses phénomènes chimiques
(l'oxydation dont il est le siège) ne sont pas assez énergiques pour produire des acides capables de neutraliser
l'alcalinité du sang dont il est imbibé.

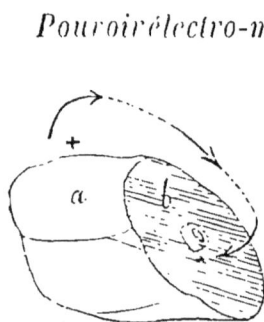

Pouvoir électro-moteur. — Le muscle possède des propriétés électro-motrices, c'est-à-dire qu'il
donne naissance à des courants électriques que l'on peut constater toutes
les fois que l'on fait communiquer les
deux fils d'un galvanomètre, l'un avec
la masse intérieure d'un muscle ou
sa section transversale, l'autre avec
la périphérie du même muscle ou sa
section longitudinale : le courant a
toujours lieu de la surface au centre,
c'est-à-dire que la surface ou coupe
longitudinale est positive relativement au centre ou coupe
transversale (fig. 31).

Fig. 31.
Courant musculaire [*].

Dans la pensée que ce pouvoir électro-moteur pourrait
donner la clef des principales propriétés du muscle, et notamment du passage de l'état de repos à l'état actif (car nous
verrons qu'alors le courant change ou disparaît), on a entre-

1. Hermann (Berlin, 1867) a prétendu que les phénomènes d'échange
gazeux que présentent les muscles lorsqu'ils sont séparés du corps de
l'animal et placés au contact de l'air, sont des phénomènes de *simple
putréfaction*. Mais Paul Bert a démontré que c'était bien là un phénomène de respiration, de vie, et il a constaté ces échanges respiratoires,
quoiqu'à un moindre degré, dans divers tissus. (Voy. P. BERT. *Leçons sur
la physiologie comparée de la respiration*, 1870. 4e leçon : *Respiration
des tissus*.)

* Le courant se dirige dans le circuit galvanoscopique de *a* en *b* comme l'indiquent les flèches ; *a*, surface longitudinale du muscle, positive (+) ; *b*, section
surface transversale (—).

pris à ce sujet de longues études, et, après avoir précisé les conditions du courant, on a cherché à les expliquer par une théorie dite des *molécules péripolaires électriques*. Mais nous n'entrerons point dans ces détails, parce qu'il est probable que l'étude de ces courants ne doit pas dominer la physiologie du muscle, et qu'ils doivent être considérés comme résultant simplement des phénomènes chimiques dont les muscles sont le siège, phénomènes plus ou moins actifs, dans les couches plus ou moins superficielles. En effet la forme des morceaux de muscle mis en expérience exerce une grande influence sur la direction du courant; un muscle peut posséder son courant électrique normal et cependant avoir perdu ses autres propriétés : ainsi les poisons qui tuent le muscle n'ont pas toujours une influence semblable sur ses propriétés électro-motrices; enfin on a pu observer des courants analogues avec des morceaux de tissus vivants quelconques, même de végétaux, par exemple avec des morceaux de pulpe de pomme de terre.

B. *Du muscle sous la forme active.*

Le muscle à cet état semble ne différer de ce qu'il était à l'état précédent que par un changement de forme (fig. 30) : il est plus court et plus épais; un muscle fusiforme devient globulaire. En général la différence peut être évaluée à près de 5/6, c'est-à-dire que sous la forme active le muscle s'est raccourci des 5/6 de sa longueur primitive (sous la forme passive). Mais ses dimensions transversales augmentent en raison directe de la diminution de ses dimensions longitudinales, de telle façon que rien n'est changé dans son volume. En effet, si on met dans un vase gradué et plein d'eau un muscle en repos, et que par une excitation on le fasse passer à la forme active, on n'observe aucun changement dans le niveau du liquide. Cependant dans ces derniers temps, par des procédés très minutieux, Valentin a constaté qu'en passant de la première à la deuxième forme, un muscle augmente de densité dans le rapport de 1/1300; mais cette fraction exprime une si faible diminution de volume qu'elle paraît complètement négligeable.

Le volume restant le même, nous n'avons donc, pour

faire l'étude comparée du muscle sous sa forme active, qu'à le considérer au point de vue des propriétés déjà étudiées pour le muscle en repos : élasticité, phénomènes chimiques, pouvoir électro-moteur.

Élasticité. — Dans la forme active, le muscle, si rien ne l'empêche de réaliser complètement cette forme (fig. 30), est aussi mou et aussi élastique que dans son état de repos. Si on le palpe alors on le trouve très mou ; c'est un phénomène que les chirurgiens ont parfois constaté, lorsque dans un membre amputé, surtout dans la cuisse, les muscles coupés pris de tétanos se contractent. Rien ne les empêchant de réaliser complètement leur forme d'état actif, puisqu'ils n'ont plus d'insertions inférieures, ils se retirent vers la racine du membre, et y forment une masse globuleuse, molle, fluctuante, qu'on a comparée à une collection liquide. Il semble même, et cela est vrai, que le muscle, sous la forme active, est plus mou que sous la forme de repos. — Si l'on cherche à allonger un muscle libre et contracté, on voit qu'il se laisse étendre facilement, et qu'après avoir été étiré il revient d'une manière parfaite à la forme dont on l'a écarté : il est donc, absolument comme dans la forme du repos, *faiblement* et *parfaitement* élastique. Bien plus, de même que nous avons vu qu'il est plus mou, on peut constater qu'il est plus faiblement élastique sous sa forme active, c'est-à-dire qu'il se laisse plus facilement écarter de cette forme que de la forme du repos ; on le prouve par une expérience due à Weber : Ce physiologiste a construit avec les fibres musculaires des pendules à torsion ; et en écartant l'aiguille de sa position de repos, il a remarqué que les oscillations qui succèdent à cet écartement sont plus rapides pour le muscle à l'état de repos que pour le muscle contracté ; en d'autres termes, on remarque, en expérimentant sur le muscle contracté, un ralentissement qui indique une élasticité, une cohésion moindres, car la rapidité du tournoiement de l'aiguille est en raison de la force d'élasticité du fil tordu.

Ces résultats paraissent singulièrement en contradiction avec ce qu'on observe sur un muscle contracté sur le vivant, c'est-à-dire sur un muscle *tendant à réaliser sa forme active*. En effet,tout le monde a pu constater sur soi-même que le biceps, par exemple, contracté, est singulièrement dur et paraît fortement élastique, c'est-à-dire très résistant à la traction, et dans ce cas on a peine à croire à la mollesse que nous venons d'assigner au muscle dans sa forme active ; c'est que, vu leurs dispositions relativement au squelette, les muscles sur le vivant ne peuvent presque jamais réaliser cette forme. Quand, en effet, le biceps passe de la forme de repos à la forme active, il tend à se raccourcir de près des 5/6 de sa longueur; mais le déplacement qu'il peut faire subir aux os lui permet tout au plus de se raccourcir de 1/6 ou 2/6; nous avons donc alors un muscle sous la forme active qui est fortement violenté, étiré, qui est en un mot une bande de caoutchouc violemment tendue ; il est donc forcément très dur et résistant au toucher. Mais cette dureté provient, non de la contraction du muscle, mais de la tension qu'il éprouve pendant cette contraction.

Pour qu'un muscle pût réaliser parfaitement la forme qu'il affecte à l'état actif, il faudrait désarticuler les os, ou couper le muscle à une de ses insertions : on le verrait alors se raccourcir considérablement en s'élargissant (voy. ci-dessus, fig. 30, p. 138) : c'est ainsi que nous avons cité la forme des muscles de la cuisse pris de tétanos chez des amputés de ce membre. Soumis alors à une traction, le muscle se durcira, et plus l'allongement forcé augmentera, plus augmentera la résistance, absolument comme pour une bande de caoutchouc. Que cet allongement soit le résultat des rapports du muscle avec le squelette résistant, et dans ce cas lui-même le durcissement du biceps, pris pour exemple, sera caractéristique, non de la forme active, mais de l'élongation qu'il subit et qui l'empêche de réaliser cette forme.

Phénomènes chimiques. — Nous avons vu que le muscle sous la forme de repos absorbe de l'oxygène et dégage de l'acide carbonique, en un mot qu'il est le siège d'une combustion dont le sang fournit les matériaux. — Il en est de même sous la forme active, seulement *cette combustion est beaucoup plus active* : ainsi, en analysant les produits dégagés par un muscle isolé que l'on fait passer à la forme active, ou en examinant les dépenses d'un organisme entier au moment d'un travail musculaire considérable, on observe une plus grande absorption d'oxygène et un plus grand dégagement d'acide carbonique.

C'est l'ensemble de ces phénomènes chimiques qui, même en dehors de tout travail mécanique accompli, nous autorise à employer l'expression de *forme active*.

Les résultats de ces combustions sont d'une part les dérivés azotés (créatine, créatinine, acide urique), d'autre part, et dans une proportion bien plus considérable, les dérivés hydrocarbonés (acide lactique), et comme produit ultime, l'acide carbonique. On voit donc que ces combustions forment des acides, de sorte que dans un muscle qui se fatigue, c'est-à-dire qui reste longtemps dans la forme active, le suc musculaire est de moins en moins alcalin et même finit par devenir acide.

La combustion qui se passe dans le muscle se traduit immédiatement par l'aspect du sang qui en sort, et qui prend d'autant plus les caractères du sang veineux, *du sang noir* (riche en CO^2 et pauvre en O), que le muscle fonctionne avec plus d'énergie. Aussi, lorsque toute contraction musculaire est supprimée, comme dans une syncope, la veinosité du sang diminue, au point qu'une veine incisée laisse échapper un sang qui a presque les caractères du sang artériel. (Brown-Séquard, *Du sang rouge et du sang noir*, 1868. — Cl. Bernard, *Liquides de l'organisme*, 1859[1].)

1. Une expérience très élégante de Cl. Bernard rend on ne peut plus évidentes les modifications des combustions, c'est-à-dire les variations des quantités d'oxygène absorbé et d'acide carbonique dégagé dans les divers états du muscle. Après avoir isolé une veine émanant d'un muscle, il analyse le sang de cette veine dans différents états du muscle et le compare au sang artériel. Pour cette expérience, le muscle droit antérieur de la cuisse présente, chez le chien, cet avantage d'être suffisamment isolé au point de vue de ses vaisseaux et de ses nerfs; on peut dès lors agir sur lui exclusivement, et analyser le sang qui l'a traversé. Ces analyses, faites particulièrement au point de vue de la quantité d'oxygène contenu dans le sang artériel et veineux, sont faites par le procédé indiqué par Cl. Bernard et qui consiste à déplacer l'oxygène par l'oxyde de carbone; en voici le tableau assez expressif par lui-même:

Nous avons vu que la *tonicité* du muscle disparaît quand on coupe les nerfs moteurs qu'il reçoit ou que l'on supprime l'un quelconque des éléments qui produisent le réflexe plus ou moins permanent auquel est dû l'état de tonicité (voy. p. 141). Nous avons vu qu'alors aussi les combustions qui se passent dans le muscle sont moins actives (Cl. Bernard). La tonicité peut donc être considérée, lorsqu'elle est portée à son plus haut degré, comme une légère tendance du muscle à passer à la forme active (comme une légère contraction permanente). Hâtons-nous d'ajouter que ce degré de tonicité n'existe pas toujours pour tous les muscles : il existe surtout pour les muscles qui sont sollicités par la contraction de leurs antagonistes, pour les muscles qui déterminent certaines positions naturelles des membres (ainsi une grenouille suspendue par la tête ne laisse pas pendre ses membres postérieurs, mais les tient naturellement ramassés et fléchis près du tronc). En dehors de ces conditions, et de quelques autres analogues, ce degré de tonicité ne se trouve pas réalisé : il n'existe point dans un muscle isolé, et qui, dans des conditions expérimentales, n'a plus conservé que ses connexions nerveuses. En effet, à côté de l'expérience de Brondgest, que nous avons citée plus haut (p. 141), il nous faut rapporter celle de Heidenhain. Ce physiologiste détache un muscle de son insertion inférieure, sans compromettre en rien les relations normales de l'organe avec la moelle; puis il fixe un poids à l'extrémité libre du tendon et mesure avec précision la longueur du muscle; cela fait, il sectionne tous les nerfs moteurs qui s'y rendent. Il est clair que si le tonus existe, le muscle doit s'allonger, ne fût-ce que d'une quantité très faible : or

	Oxygène pour 100 cc.
Sang artériel du muscle...............................	7,31
Sang veineux du muscle. { État de paralysie (nerf coupé).	7,20
État de repos (nerf intact)...	5,00
État de contraction.........	4,28

Il y a donc bien, comme nous le disions ci-dessus (p. 140), une différence notable entre le repos (avec tonicité) et l'état de paralysie : la respiration élémentaire est presque nulle dans le muscle paralysé; au contraire, dans le repos normal, le muscle étant en état de tonicité, la consommation d'oxygène est presque du tiers de la quantité totale contenue dans le sang artériel afférent.

aucun allongement ne se produit dans ce cas. (Voy. S. Jaccoud, *Physiologie de la moelle*, in *les Paraplégies*, etc., 1864.)

Les matériaux de ces combustions intra-musculaires plus ou moins actives sont surtout les hydrocarbures, c'est-à-dire les substances grasses et amyloïdes apportées par le sang, en d'autres termes les aliments dits *respiratoires*, car le muscle n'oxyde presque pas de substances azotées, et le travail musculaire n'amène presque pas d'augmentation dans l'excrétion de l'urée [1].

1. Ce fait que le muscle en activité consomme surtout des aliments hydrocarburés et non des substances albuminoïdes, est une conquête récente de la science et se rattache aux connaissances nouvelles sur *l'équivalent mécanique de la chaleur*.

Liebig avait divisé les éléments en *aliments respiratoires* et *plastiques ;* les premiers par leur combustion produisaient la chaleur animale : c'étaient les substances grasses et les sucres, les hydrocarbures en un mot ; les seconds, représentés par les albuminoïdes, étaient destinés à réparer les tissus, et surtout les muscles. Quant au travail musculaire, il était produit par le muscle aux dépens de sa propre substance : c'étaient donc les aliments albuminoïdes qui servaient uniquement au travail musculaire.

Les nouvelles notions sur le travail mécanique et sur ses rapports avec la chaleur, montrèrent, grâce aux travaux de Rumfordt, de Tyndall, de Joule (de Manchester), de Mayer (de Bonn), de Hirn (du Logelbach), que chaleur et travail mécaniques ne sont qu'une seule et même chose, ou du moins que ce sont deux forces équivalentes [1] ; que l'une se transforme en l'autre d'après la loi de *l'équivalence et de la constance des forces*, et que par exemple une calorie peut être utilisée pour produire 425 kilogrammètres, c'est-à-dire que la force chaleur qui élève de 1 degré 1 kilogr. d'eau, peut aussi bien, sous une autre forme (travail), élever un poids de 1 kilogr. à 425 mètres de hauteur : le nombre 425 exprime donc *l'équivalent mécanique de la chaleur*.

Or le muscle n'est qu'une machine comme les autres ; il transforme de la chaleur en travail mécanique (voy. le texte quelques lignes plus bas), seulement c'est une machine plus parfaite que celle que construit l'industrie, une machine qui, présentant un poids bien moindre, transforme en travail une bien plus grande partie de la chaleur produite (1/5 au lieu de 1/10 que donnent les meilleures machines à vapeur).

Si donc le travail musculaire peut être considéré comme de la chaleur transformée, il doit avoir pour source les combustions qui produisent de la chaleur, et le muscle ne doit plus être considéré que comme

1. Voy. Paul Bert, art. CHALEUR du *Nouveau Dictionnaire de médecine et de chirurgie pratiques*, t. VI.

On voit donc que la contraction musculaire (ou le passage du muscle de la forme de repos à la forme active) doit être mise en première ligne parmi les sources de la chaleur animale, grâce à l'active combustion qui se produit alors. En effet, si un muscle passe à la forme active sans produire aucun travail (comme dans le cas où son tendon serait coupé), la combustion dont il est alors le siège ne donne que de la chaleur; mais si, comme c'est le cas normal, il ne peut réaliser parfaitement cette forme, s'il a des résistances à vaincre, s'il déplace ces résistances, en un mot s'il produit un *travail*, on observe qu'en même temps qu'il se durcit, il ne dégage qu'une partie de la chaleur résultant des combustions dont il est le siège, l'autre partie se transformant en travail mécanique (Béclard).

Il n'est pas toujours facile à l'homme d'utiliser complètement le rendement de son appareil musculaire, c'est-à-dire de transformer en travail utile la plus grande quantité pos-

un appareil qui brûle non pas sa propre substance, mais qui sert de lieu de combustion aux matériaux qui produisent chaleur ou travail. C'est en effet l'hypothèse qu'émit Mayer dès 1845, lorsqu'il envisagea, s'appuyant sur le principe de la constance des forces, la chaleur et le travail musculaire comme les manisfestations des forces vives, et les considéra comme émanées d'une seule et même origine, la combustion.

Dès lors la division, telle que l'avait donnée Liebig, des aliments en respiratoires et plastiques, en attribuant à ces derniers (albuminoïdes) la source du travail musculaire, ne pouvait plus être admise qu'après vérification directe. D'abord le raisonnement portait à croire que le travail musculaire, étant une forme de la chaleur, devait trouver son origine dans les éléments dont la combustion est capable de fournir le plus de chaleur, c'est-à-dire dans les graisses et les hydrocarbures. En effet, Mayer calculait que s'il était vrai que le muscle brûle sa propre substance ou brûle des albuminoïdes (ce qui revient au même), la chaleur développée par l'oxydation de ces substances est si peu considérable qu'un homme brûlerait toute sa masse musculaire après quelques jours de travail.

Mais l'expérience directe devait trancher la question; il s'agissait d'une constatation assez simple à faire : nous verrons plus loin que les résidus de la combustion des albuminoïdes sont constitués essentiellement par l'urée éliminée par les reins; si pendant le travail mécanique il y a beaucoup d'albuminoïdes de brûlés, il doit y avoir alors une grande augmentation d'urée dans les urines.

Après quelques expériences peu concluantes de Lehmann et de Speck, après quelques essais plus démonstratifs de Bischoff et Vogt, sible de la chaleur musculaire. C'est ce qu'il fait dans les exercices qui lui sont habituels (marche par exemple), parce qu'alors il ne contracte que les muscles dont le jeu est directement utile à l'action. Dans le cas contraire, il contracte des groupes de muscles inutiles au mouvement à accomplir, et cette contraction, ne pouvant produire un travail utile, ne donne lieu qu'à un dégagement de chaleur : aussi voit-on le corps se baigner de sueur chez les sujets qui se livrent à un exercice même peu énergique, mais nouveau pour eux.

Pouvoir électro-moteur. Nous avons vu que sous la forme de repos le muscle présente un pouvoir électro-moteur tel que sa surface est positive relativement à son intérieur.

Si sur un muscle à l'état de repos on met les fils d'un galvanomètre en contact, l'un avec sa surface ou section longitudinale, l'autre avec sa section transversale, de façon à constater le courant qui dans ce cas se dirige de la première surface vers la seconde dans le circuit galvanométrique, et si l'on fait passer

Fick et Wislicenus résolurent le problème par une expérience demeurée mémorable : les deux physiologistes firent à jeun l'ascension d'une haute montagne des Alpes bernoises, en ayant soin de déterminer la quantité d'urée éliminée par les reins pendant et après l'ascension : le travail développé par cette ascension pouvait être représenté pour l'un des expérimentateurs par 184-287 kilogrammètres ; cependant on n'observa aucune augmentation d'urée pendant et après cet exercice musculaire considérable. Le muscle brûle donc uniquement des hydrocarbures et des graisses, et non uniquement des albuminoïdes, pour donner naissance au travail ou à la chaleur.

À cette expérience si démonstrative on peut joindre quelques considérations de physiologie comparée : les animaux herbivores, c'est-à-dire qui se nourrissent surtout d'hydrocarbures, sont capables de développer bien plus de force que les carnivores nourris d'albuminoïdes : ainsi l'homme ir'utilise comme source de grands travaux mécaniques que des herbivores (cheval, bœuf). Les oiseaux granivores sont en général plus vifs et développent plus de chaleur et de travail que les carnivores. Le fait est encore plus frappant pour les insectes : ainsi, parmi les acariens, les uns vivent en parasites sur les animaux, les autres se nourrissent par exemple de farine ou de sucre (Glyciphages) ; or les premiers sont remarquables par la lenteur, les seconds par l'incroyable rapidité de leurs mouvements. Enfin l'expérience relative à la nourriture a été faite sur l'homme, et l'Anglais Harting, après s'être mis au régime de 1 500 gr. de viande par jour, presque sans hydrocarbures, était arrivé à un degré extrême de faiblesse musculaire.

ce muscle à la forme active, on observe, tant qu'existe cette nouvelle forme, que l'aiguille, précédemment déviée par le courant, revient vers le zéro et oscille au delà et en deçà de lui (Du Bois-Reymond). L'état électro-moteur du muscle a donc changé; c'est ce qu'on a appelé la *variation négative* du courant du muscle contracté. Mais de même que nous avons vu qu'on ne pouvait rien conclure du pouvoir électro-moteur du muscle en repos, de même on ne peut rien affirmer de positif sur sa *variation négative* à l'état actif, car on ne peut encore dire si elle est due à ce que le courant primitif est supprimé, ou simplement diminué, ou même remplacé par un courant inverse.

Du Bois-Reymond, qui découvrit la *variation négative*, considéra ce phénomène comme résultant de l'*affaiblissement* du courant normal (électro-moteur) du muscle à l'état de repos, affaiblissement qui permettait alors la manifestation d'un courant de sens contraire, dû uniquement aux polarités secondaires du fil du galvanomètre (polarisation des électrodes. — Voy. la *Physique* de Wundt, trad. de Ferd. Monoyer); Matteucci, au contraire, crut à une *complète inversion* du courant normal de repos. L'expérience a donné raison à Du Bois-Reymond, car, étant parvenu à construire des électrodes qui ne présentent pas de polarisation (zinc amalgamé plongeant dans une solution de sulfate de zinc, Regnault), on a pu prouver que quand le muscle passe à la forme active il n'y a que suppression ou même seulement diminution, mais jamais renversement du courant normal du muscle sous la forme de repos.

C. Rôle du muscle dans l'économie; son fonctionnement.

Connaissant les deux formes du muscle et les propriétés dont il jouit sous chacune d'elles, nous pouvons déjà nous faire une idée de la manière dont l'élément musculaire fonctionne dans l'organisme. — Des diverses propriétés du muscle, on peut dire que celles qui sont les plus utiles à l'économie sont :

1° — *L'élasticité.* Nous verrons en effet plus tard que nombre de cavités à parois musculaires mettent plus particulièrement à profit l'élasticité si parfaite, et la facilité vraiment merveilleuse du muscle à se laisser distendre; nous verrons notamment, à propos de l'*estomac* et des *oreillettes du cœur*, que le muscle placé dans les parois de ces sacs

membraneux est surtout utile par la grande facilité qu'il
prête à ces cavités de se laisser dilater, et nous n'aurons aucune répugnance à admettre des muscles (pour les alvéoles
pulmonaires par exemple, ou tout au moins pour les bronches), qui agissent par leur élasticité, bien plus peut-être
que par leur contractilité.

2° — *La propriété de passer de la forme de repos à la
forme active* (ou *contractilité* du muscle) constitue pour
l'élément musculaire la véritable *activité vitale*, la propriété physiologique essentielle ; c'est là la forme essentielle de son *irritabilité.* Il nous reste donc à étudier cette
irritabilité ; à voir si elle est bien une propriété du muscle,
analogue à celle que nous avons signalée pour les cellules
en général ; à voir quels sont les agents qui la modifient,
les irritants qui la mettent en jeu ; comment le muscle répond à ces irritants, et enfin comment on a essayé d'expliquer les phénomènes intimes qui se passent alors en lui.
  Irritabilité ou *contractilité du muscle.* D'après la marche que nous avons suivie, faisant dériver du globule, forme
première de tous les tissus, la forme anatomique et les propriétés physiologiques de l'élément musculaire, puisque
nous savons que le globule possède la propriété de changer
de forme, et que c'est là l'un des modes de son irritabilité,
nous concevons facilement que le muscle ait conservé essentiellement ce mode d'irritabilité du globule, et que la propriété de réagir ainsi sous l'action des excitants lui soit absolument propre. Malheureusement il n'en a pas été ainsi aux
yeux de tous les physiologistes, et quoique Haller eût déjà
fait de l'*irritabilité* une propriété inhérente au muscle lui-
même, bien des auteurs depuis ont prétendu et prétendent
encore que le muscle n'est *pas directemen. irritable*
(Funke, Eckard), et que tous les excitants appliqués au
muscle n'agissent sur lui que par l'intermédiaire des terminaisons des nerfs moteurs qu'il contient. Parmi les nombreux faits qui réfutent cette manière de voir et démontrent
l'irritabilité directe du muscle, nous ne citerons que les deux
suivants :
  Certains poisons (curare) rendent les nerfs moteurs com-

plètement incapables d'action (p. 40), par suite incapables de transmettre une irritation aux muscles; cependant, dans ce cas, les muscles excités directement peuvent passer de la forme de repos à la forme active (Cl. Bernard, Kölliker); les dernières et fines ramifications nerveuses qu'ils contiennent ne prennent aucune part à cette irritabilité, puisque les poisons en question tuent surtout les terminaisons intra-musculaires des nerfs (Vulpian).

Un nerf moteur séparé de l'axe cérébro-spinal perd après quatre jours toute excitabilité : le muscle, au contraire, innervé précédemment par ce nerf, demeure encore directement excitable plus de trois mois après (si toutefois il a gardé ses rapports avec les nerfs sensitifs et vaso-moteurs qui président à sa nutrition (Longet).

Variations de l'irritabilité. L'*irritabilité* appartient donc bien au muscle lui-même ; mais elle peut être modifiée par diverses circonstances, qui toutes peuvent être considérées comme modifiant la nutrition du muscle, ou sa constitution chimique. C'est ainsi qu'agit le repos trop prolongé, car un exercice modéré, amenant un plus grand échange entre le muscle et le sang, entretient la nutrition du muscle ; c'est ainsi qu'en sens inverse agit la fatigue ou la contraction permanente, qui accumulent des acides dans le muscle et lui font perdre l'alcalinité nécessaire au maintien de ses propriétés ; c'est ainsi que peu de temps après la mort, la circulation ne lui fournissant plus les matériaux nécessaires à son entretien, le muscle n'est plus irritable, et le temps après lequel disparaît son irritabilité varie selon les animaux, et paraît être d'autant plus court que ceux-ci ont une nutrition plus active, c'est-à-dire que le muscle brûle plus vite les matériaux que lui a laissés la circulation : aussi ce temps est-il assez long pour les animaux à sang froid. Cependant il varie chez un même animal selon les muscles, et même selon les parties d'un même organe musculeux : ainsi le ventricule gauche du cœur est un des premiers muscles qui meurent ; tandis que l'oreillette, qui conserve son irritabilité plus longtemps que tous les autres muscles du corps, a mérité ainsi le nom d'*ultimum moriens*.

Nous voyons donc que la *contractilité* du muscle est une

propriété qu'on a pu dire *vitale*, en ce sens qu'elle n'existe qu'avec la vie, la nutrition du muscle. Elle diffère absolument à ce point de vue de l'*élasticité* des ligaments élastiques (voy. ci-après, chap. v, Annexes du syst. musculaire), propriété purement *physique*, qui subsiste après la mort. Au contraire les muscles du cadavre ont perdu leur contractilité.

Rigidité cadavérique. Dans ce cas le muscle, après avoir perdu son irritabilité, passe à l'état que nous avons déjà indiqué sous le nom de *rigidité cadavérique*, rigidité qui est due à la coagulation de la substance albumineuse du muscle (myosine) par les acides qu'il a formés : aussi le muscle peut-il passer à la *rigidité spontanée*, après une activité persistante qui produit un énorme excès d'acide ; les acides minéraux, la chaleur (50°), enfin tout ce qui coagule la myosine, produisent ou hâtent cette rigidité ; nous avons déjà vu qu'une injection de sérum ou de liquide alcalin l'empêche ou la retarde (page 140). L'espèce de rétraction que présentent les muscles pendant cette rigidité est due à ce que la myosine coagulée se rétracte et se solidifie ; aussi le muscle est-il alors très fragile, et cet état ne cesse-t-il que lorsque la putréfaction vient liquéfier ce coagulum ; il va sans dire qu'alors le muscle est de nouveau alcalin, vu la présence de l'ammoniaque résultant de sa décomposition.

D'après ces quelques données théoriques, il est facile de comprendre les résultats précis que l'observation a constatés relativement à la rigidité cadavérique, et qui peuvent se résumer ainsi : la rigidité cadavérique se manifeste en général au plus tôt dix minutes et au plus tard sept heures après la mort ; elle envahit les muscles du corps dans l'ordre invariable suivant : d'abord les muscles de la mâchoire inférieure, puis les muscles du cou et des membres inférieurs ; enfin les muscles des membres thoraciques. Cette rigidité dure plusieurs heures, et, d'une manière générale, d'autant plus longtemps qu'elle commence plus tard. Pour chaque muscle en particulier on observe que ceux qui se sont raidis les premiers (ceux de la mâchoire inférieure) demeurent les derniers en rigidité : plutôt un muscle perd son excitabilité, plus tôt arrive la rigidité cadavérique ; c'est pourquoi elle vient plutôt chez les oiseaux que chez les mammifères, plutôt chez les mammifères que chez les vertébrés à sang froid (p. 153). Les muscles qui ont.été fatigués fortement avant la mort perdent rapidement leur excitabilité et deviennent plus vite rigides. Il est d'expérience vulgaire que les animaux tués après avoir été longtemps chassés ou surmenés, sont pris de raideur cadavérique presque aussitôt après la mort, et qu'alors la rigidité dure peu. On a constaté le même phénomène sur les soldats tués à la fin d'une longue bataille, et c'est ainsi qu'on a pu observer des cadavres immobilisés par la rigidité dans l'attitude même de la lutte.

Poisons musculaires. Les poisons, ou, d'une manière plus générale, les divers agents qui portent spécialement leur action sur les muscles, agissent les uns en augmentant, les autres en diminuant leur irritabilité. Les premiers ou agents *excito-musculaires* sont peu nombreux : on ne peut guère citer que la *vératrine,* l'*acide carbonique* et le *seigle ergoté.* Les expériences de Prévost (de Genève) ont en effet démontré que la *vératrine,* injectée dans le sang d'un animal, augmente à tel point l'irritabilité musculaire que toute excitation, quelque faible qu'elle soit, place aussitôt les muscles dans un état de contraction analogue à celui du tétanos. L'acide carbonique paraît également augmenter l'irritabilité des muscles striés, et même produire directement leur contraction : les convulsions ultimes qui surviennent à l'instant de la mort par hémorrhagie seraient dues, en effet, d'après Brown-Séquard, à l'accumulation de l'acide carbonique dans les tissus qui ne peuvent plus s'en débarrasser, la circulation se trouvant détruite; mais l'acide carbonique exerce cette action surtout sur les muscles lisses (voy. plus loin). Quant à l'ergot de seigle, il agit uniquement sur ce dernier ordre de muscles. — Les agents *paralyso-musculaires* sont plus nombreux : on a d'abord reconnu cette propriété au sulfo-cyanure de potassium (Cl. Bernard, Pélikan, Ollivier et Bergeron)[1] : aussi une in-

1. Ollivier et Bergeron, *Journal de physiologie*, t. VI, 1863.

jection de ce sel amène-t-elle rapidement la mort de l'animal par arrêt du cœur. On a reconnu depuis que tous les sels de potassium, et même tous les sels métalliques autres que ceux de sodium, produisent le même effet, c'est-à-dire une mort foudroyante par paralysie et arrêt du muscle cœur, lorsqu'ils ont été introduits dans la circulation à des doses suffisantes (ces doses doivent être d'autant moins fortes que le poids atomique du métal est plus élevé ou que sa chaleur spécifique est plus faible; Rabuteau). Les autres poisons qui agissent de la même manière sont encore l'*upasantiar* (Kölliker, Pélikan); le *corroval*, l'*inée* ou poison du Gabon (Pélikan, Carville et Polaillon)[1]. On peut encore citer la digitaline, l'opium et le chloroforme; mais pour ces deux derniers agents, l'action principale porte sur le système nerveux.

Irritants. Les agents qui peuvent solliciter l'irritabilité du muscle sont très nombreux : ne sachant pas exactement le mode d'action de ces excitants, on les a divisés et classés simplement en chimiques, physiques et physiologiques.

Les *excitants chimiques* sont très nombreux; presque tous les agents chimiques peuvent faire passer un muscle de la forme de repos à la forme active ; notons seulement que ces agents doivent être très dilués en général, et quelques-uns, par exemple l'ammoniaque, n'ont, à cet état de dilution, aucune action sur les nerfs moteurs, nouvelle preuve que l'irritabilité musculaire appartient bien aux muscles et non aux nerfs.

Parmi les *excitants physiques* il faut placer en première ligne l'électricité, et surtout les courants, quelle qu'en soit la source (voyez p. 37); un autre excitant physique souvent employé dans les expériences, c'est le pincement, le choc (Heidenhain), la piqûre; enfin, sous l'influence d'un courant d'air, d'un souffle du vent, il a été donné à tout le monde de voir la viande fraîche palpiter sur l'étal d'un boucher. Il faut encore citer les changements de température et surtout le froid : le froid est souvent employé en

1. Carville et Polaillon, *Archives de physiologie*, 1872.

chirurgie pour amener la contraction des éléments musculaires lisses des artères.(Voy. CIRCULATION : *physiologie des parois artérielles.*) La lumière elle-même est un excitant du muscle, ainsi que l'ont montré les expériences de Brown-Séquard sur la pupille.

Enfin, l'*excitant physiologique* nous est représenté par l'action des nerfs moteurs.

Analyse de la contraction. Le muscle, après avoir obéi à ces irritants, après avoir passé de la forme de repos à la forme active, revient à la première forme ; c'est cet ensemble de changements qu'on a appelé la *contraction* du muscle. La contraction se compose donc de plusieurs temps : celui pendant lequel le muscle passe à la deuxième forme ; celui pendant lequel il s'y maintient ; et enfin celui pendant lequel il revient à la première. De plus, on a reconnu que lorsqu'un excitant agit sur un muscle, celui-ci reste un très court espace de temps avant d'obéir à cette excitation (Helmholtz); c'est donc là un premier temps qui précède les trois autres et qu'on a appelé l'*excitation latente.* — Si un muscle, suspendu verticalement par une extrémité, porte à l'autre un crayon qui puisse imprimer sa pointe sur un cylindre vertical tournant avec régularité, tant que le muscle sera sous la forme de repos, il tracera une ligne horizontale sur le cylindre ; lorsqu'une excitation brusque (un choc) agira sur lui, il continuera encore un certain temps à tracer cette ligne droite, et la longueur tracée alors représentera graphiquement l'*excitation latente* (fig. 32, 1, 2 et 3, AB); puis le muscle passant à la forme active, son extrémité inférieure tracera une ligne ascendante (fig. 32, BC), qui représente le passage d'une forme à l'autre ; ensuite, au niveau qu'atteint cette ligne, nous pourrons obtenir une nouvelle ligne horizontale, qui représentera le temps pendant lequel la forme active aura existé; puis enfin viendra une ligne descendante qui sera le graphique du retour à la forme du repos (DE). C'est sur ce principe qu'on a construit les divers appareils appelés *myographes* (Helmholtz, Marey), et c'est ainsi qu'on obtient des *graphiques de la contraction musculaire* avec analyse de ces différents temps. Marey a réalisé les dispositions myographiques de manière à pouvoir opérer sur le muscle sans le détacher de l'animal : tel est l'appareil et l'installation représentés figure 33. La grenouille en expérience est fixée sur une planchette de liège au moyen d'épingles. Le

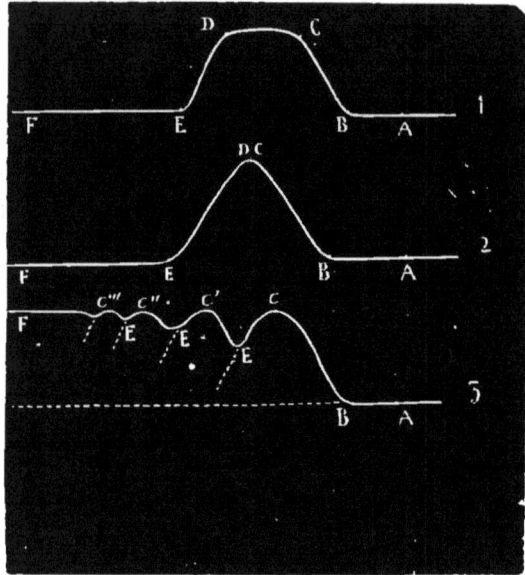

FIG. 32. — Tracés graphiques de la contraction musculaire *.

cerveau et la moelle épinière de l'animal ont été préalablement détruits, afin de supprimer tout mouvement volontaire ou réflexe. Le tendon du muscle gastro-cnémien a été coupé et lié par un fil à un levier qui peut se mouvoir dans

* 1. Analyse d'un tracé de la contraction musculaire. — AB, Excitation latente ; — BC, ligne d'ascension ; — CD, ligne tracée pendant que dure la forme dite active ; — DE, ligne de descente et retour à la forme de repos (EF).

2. Forme ordinaire d'une secousse. — AB, Excitation latente. — De B en CD, ascension ou passage de la forme de repos à la forme active ; — celle-ci ne se maintient qu'un instant en CD, et aussitôt se produit la ligne de descente DE ou retour à la forme de repos (EF).

3. Tétanos physiologique. — AB, Excitation latente ; — BC, ascension ; — EC, descente interrompue par une nouvelle ascension ; les secousses ainsi produites successivement (c, c' c", c''') se succèdent ensuite assez rapidement pour se fusionner, de sorte que le muscle se maintient sous la forme active et trace la ligne F. — Les lignes ponctuées indiquent les descentes, ou retours à la forme de repos, qui se seraient produites si de nouvelles excitations n'avaient forcé le muscle à tracer une nouvelle ligne d'ascension, avant même d'avoir achevé la ligne de descente de la secousse précédente.

un plan horizontal : ce levier est attiré vers la grenouille
dès que le muscle se raccourcit ; puis, dès que la contraction cesse, il est ramené dans sa position primitive à l'aide
d'un ressort. Enfin ce levier se termine, à son extrémité
libre, par une pointe qui trace, sur un cylindre tournant

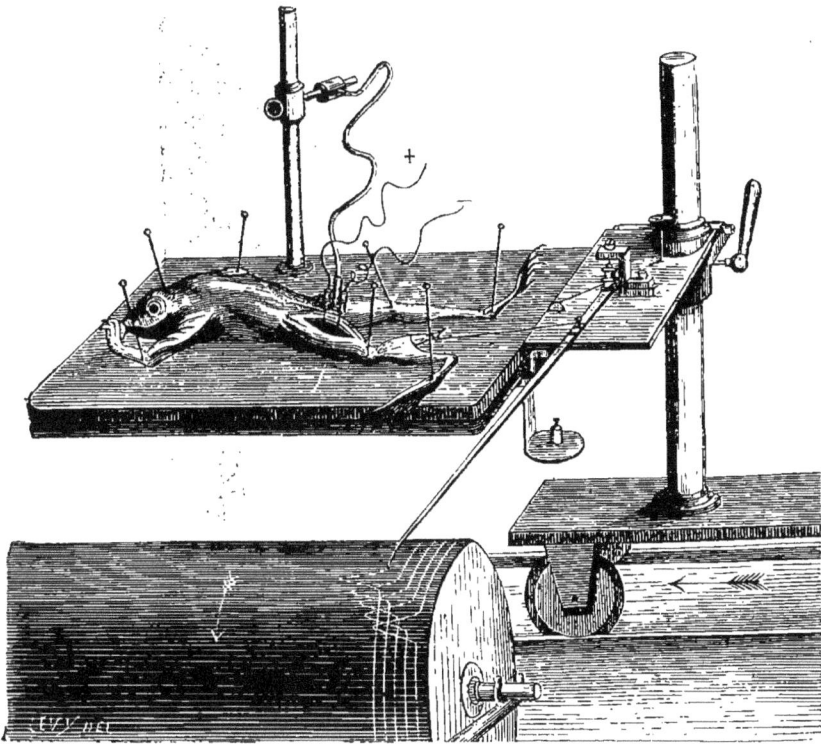

Fig. 33. — Myographe de Marey.

recouvert de noir de fumée, des lignes brisées ou des ondulations correspondant au mouvement de va-et-vient du
levier, c'est-à-dire aux alternatives de raccourcissement et
de relâchement du muscle.

Par cette étude à l'aide du myographe de Marey on voit
qu'en général l'*excitation latente* dure 1/60 de seconde ;
que le raccourcissement atteint son summum au bout d'environ 1/6 de seconde, et passe progressivement, au bout

d'un temps à peu près égal, à l'état de repos [1]. (Il est bien entendu que cette description est celle de ce qui se passe lorsqu'une excitation brusque, sans durée notable, un choc par exemple, atteint le muscle. Voyez plus loin l'étude de cette *secousse* musculaire.) Au lieu de mesurer le raccourcissement du muscle, on peut mesurer son épaississement : c'est dans ce but que Marey a construit ses *pinces myographiques* dans le détail desquelles nous ne pouvons entrer ici ; il nous suffira de dire qu'avec ces instruments on obtient le graphique du *gonflement*, et par suite de la contraction musculaire.

Si par ces moyens on étudie la contraction d'un muscle, succédant à une irritation brusque et courte (à un choc par exemple), on voit donc sur le graphique la descente succéder immédiatement à l'ascension (fig. 32, 2 ; CD), ce qui montre que la forme active n'a existé à son summum que fort peu de temps, puisqu'elle n'est pas représentée par une ligne, mais par un simple point de passage entre l'ascension et la descente. C'est ce qu'on a appelé la *secousse* ou la *convulsion musculaire*. — Mais si des excitations courtes et brusques se succèdent rapidement, on voit sur le graphique qu'une nouvelle contraction commence avant que la descente de la précédente soit achevée (fig. 32, 3 ; c, c', c'', c'''), c'est-à-dire que le muscle, au moment où il commençait à revenir vers la forme de repos, a de nouveau été sollicité à prendre la forme active : aussi ces demi-descentes, interrompues par une nouvelle ascension, sont-elles marquées sur le graphique par une série d'ondulations qui se rapprochent d'autant plus du niveau correspondant au summum de la forme active, que les excitations se sont succédé plus rapidement (fig. 32, 3 ; ligne F). Il est facile de concevoir que si les excitations sont de plus en plus rapprochées, les ondulations précédentes seront de plus en plus petites, et finiront par former une ligne droite, qui se produira tout le temps que ces excitations se succéderont avec la rapidité voulue : c'est que pendant tout ce temps le muscle se sera maintenu sous la forme active.

1. Voy. E.-J. Marey, *la Machine animale*. Paris, 1873.

C'est ce maintien de la forme active, considéré comme le résultat d'une série de *secousses* ou convulsions fusionnées, qu'on a appelé le *tétanos physiologique* (Ed. Weber). Pour produire ce *tétanos physiologique*, il faut en général *une trentaine d'excitations par seconde*. Cette étude porte à croire que le muscle contracté, tel qu'on l'observe en général sur l'animal vivant, ne se maintient ainsi un certain temps sous la forme active que par une série de secousses fusionnées ; et en effet, si l'on ausculte un muscle dans cet état, on entend un bruit, le *bruit* ou *ton musculaire*, dont la hauteur correspond à peu près à trente vibrations par seconde, et c'est précisément, on le voit, le nombre des excitations et par suite des secousses musculaires nécessaires pour le maintien de la forme active, ou tétanos physiologique expérimental (Wollaston, Helmholtz).

Quand, au moyen de trente excitations par seconde, on a obtenu la fusion des secousses, c'est-dire la contraction permanente (ou tétanos physiologique), si alors on rend encore plus rapides les excitations, *la contraction augmente d'énergie*, et ce qui prouve qu'elle se compose alors d'un plus grand nombre de secousses fusionnées, c'est que le ton ou bruit musculaire devient plus aigu, plus élevé. C'est ce qu'on vérifie facilement en écoutant sur soi-même le bruit du masséter plus ou moins *énergiquement* contracté. Le bruit du masséter, étudié dans le silence le plus complet de la nuit, peut ainsi s'élever d'une quinte (Marey).

La fatigue du muscle facilite la fusion des secousses, mais rend la contraction moins énergique (Marey).

Certains muscles striés présentent cette propriété particulière que leur secousse se fait très lentement ; en d'autres termes, leur courbe de contraction est très allongée : tels sont les muscles de la tortue et les fibres musculaires du cœur (Marey). Ce dernier forme comme une transition entre les muscles striés et les muscles lisses, dont la secousse est très longue et ressemble, sur un graphique, à un tracé de tétanos physiologique. Marey a ainsi démontré que la systole du cœur présente non pas les caractères d'une contraction, dans le sens de tétanos physiologique (fusion de secousses plus ou moins nombreuses), mais bien ceux d'une secousse unique très lente à se produire. Cette manière de voir est surtout démontrée, grâce à l'étude de la *contraction induite par le muscle cœur* : lorsqu'une patte galvanoscopique de grenouille est mise en rapport avec une autre patte semblable, de telle sorte que le nerf de la seconde repose sur le muscle de la première, si cette première patte vient à se contracter, la seconde se contracte pareillement ; c'est ce que Matteucci a désigné sous le nom de contraction induite. Dans ce cas, une secousse unique de la patte inductrice n'amène qu'une secousse de la patte induite ; le tétanos ou contraction de la première patte induit la contraction ou tétanos dans la seconde. Or la systole cardiaque, dans des circonstances semblables, induit non pas la contraction ou tétanos, mais une simple secousse dans la patte dont le nerf est placé sur le cœur. Cette systole n'est donc elle-même qu'une secousse (Marey).

Si un poids est attaché à l'extrémité du muscle au moment de la secousse ou pendant le tétanos physiologique, ce poids est soulevé, à moins qu'il ne soit trop considérable ; c'est là ce qui constitue le travail du muscle ; c'est ainsi qu'on mesure sa force.

La *hauteur* à laquelle un muscle peut élever un poids dépend de la longueur de ses fibres ; mais ce qu'on doit entendre par sa *force de contraction (force musculaire absolue)* se mesure par le poids nécessaire à la neutralisation du mouvement, et ne dépend que de l'étendue de la section transversale des muscles, ou du nombre des fibres qui le composent. En expérimentant sur les muscles de la grenouille, Rosenthal a ainsi trouvé que la force de contraction des muscles adducteurs de la cuisse de cet animal varie (pour l'unité de section transversale, c'est-à-dire pour 1 centimètre carré) entre 2 et 3 kilogrammes. Pour les jumeaux et soléaires de l'homme, elle serait de 8 kilogrammes pour chaque centimètre carré. — L'expérience est très simple à faire sur l'homme. Une personne en expérience se tenant debout, on charge son corps de poids, jusqu'à ce que ceux-ci soient suffisants pour lui rendre impossible l'action de s'élever sur les orteils, en un mot

jusqu'à ce qu'il soit impossible au talon de quitter le sol.
Il est évident qu'en cet instant le poids du corps, plus les
poids additionnels, représentent la force, le poids nécessaire
à la neutralisation du mouvement que tendent à produire les
muscles du mollet quand on s'élève sur les orteils, ou mieux
sur les extrémités des métatarsiens. La force absolue des
muscles du mollet est donc égale à la valeur de ce poids
divisée par la longueur de leur bras de levier (voy. plus loin
Mécanique de squelette; levier du 2ᵉ genre); étant donnée
ensuite la section transverse moyenne de la masse musculaire du mollet (jumeaux et soléaires), il est facile d'en déduire la force absolue de l'unité de surface de ces muscles.

Le chiffre de 8 kilogrammes pour les muscles de l'homme
nous montre que ces organes constituent, au point de vue
mécanique, des machines aussi puissantes que parfaites, et
qui en proportion de leur poids, relativement très faible,
développent une force bien plus considérable qu'aucune des
machines que nous pouvons construire [1].

Il faut ajouter que la force musculaire présente des différences selon : 1° *l'énergie de l'excitant ;* c'est ce qu'on
observe en ayant égard même seulement à l'excitant *volonté.* Que notre volonté atteigne momentanément au degré
le plus intense, sous l'influence qu'une passion forte, et
elle pourra communiquer aux muscles une augmentation
de force considérable ; 2° *l'état du muscle.* Un muscle
longtemps en travail se fatigue ; d'après ce que nous avons
vu plus haut, on peut définir le plus haut degré de *fatigue*
la perte passagère de l'excitabilité, par l'effet de la présence
des produits de combustion (acide lactique, etc.) que le
muscle a formés dans ses contractions précédentes. Et on
a démontré en effet que certaines matières *fatiguent* les
muscles (J. Budge) [2] quand elles sont mises artificiellement
en contact avec eux ; ce sont l'acide lactique et le phosphate
acide de potasse. L'arrivée d'un alcalin neutralise ces effets
et rétablit le muscle ; c'est ce que fait normalement le
sang (qui est alcalin).

1. Weber, Rosenthal, Hermann.
2. Julius Budge, *Compendium de physiologie humaine.* Trad. franç.
par E. Vincent. Paris, 1874

On est allé plus loin dans l'analyse intime du phénomène de passage de la forme de repos à la forme active, et on a cherché les modifications moléculaires de la fibre musculaire pendant ce phénomène.

La théorie qui expliquait la forme active par un plissement en zigzag de la fibre musculaire (Prévost et Dumas, 1823) ne peut plus être admise. Dans ces cas la fibre musculaire, placée sur une lame de verre, y adhérait par sa gaine, de façon qu'après avoir pris sa forme active, elle éprouvait de la difficulté à revenir à la forme de repos, ses adhérences la forçant à se plier en ligne brisée : c'est alors seulement, par ce retour incomplet, qu'on observait la forme de zigzag.

Aujourd'hui deux théories se disputent l'explication de ce phénomène.

a. Pour les uns (Weber, Aeby, Marey), le contenu presque liquide de la fibre musculaire serait le siège d'une série d'ondes (*onde musculaire*), dont la présence produirait le raccourcissement du muscle et son gonflement transversal.

Et en effet, en se servant de *pinces myographiques* qui enregistrent le gonflement du muscle lors de sa contraction (voy. p. 160), et en plaçant deux pinces de ce genre à une certaine distance l'une de l'autre sur la longueur du muscle, Marey a montré que, lorsqu'on excite l'une des extrémités du muscle, les deux pinces ne signalent pas en même temps le gonflement de celui-ci : celle qui est la plus proche de l'extrémité excitée entre la première en action ; puis le gonflement est signalé par la seconde pince. Le gonflement du muscle marche donc comme une *onde*, dont Marey a pu évaluer la vitesse à 1 mètre par seconde. Cependant Aeby a constaté que, si au lieu d'irriter le muscle par l'une de ses extrémités, on l'excite dans toute sa longueur en mettant chacune de ses extrémités en rapport avec l'un des fils du courant excitateur, ou bien si l'on excite le nerf moteur du muscle, les deux réactions données par les deux pinces myographiques sont exactement superposées, c'est-à-dire synchrones. Dans ce cas la fibre musculaire se raccourcit donc dans tous les points à la fois.

Lorsqu'on examine au microscope la patte d'une araignée, on voit très bien, à travers la carapace chitineuse, la contraction des fibres musculaires se montrer sous forme d'un gonflement local, qui progresse comme une vague, une onde, et cette progression est d'autant plus lente, plus facile à suivre, que, la patte étant détachée de l'animal, les muscles sont près de perdre leurs propriétés. Aussi dans beaucoup de muscles striés, au moment où ils commencent à mourir, quelque chose de semblable se manifeste-t-il à l'œil nu ; c'est ce que nous avons observé sur les muscles d'un décapité plus de trois heures après la mort : si l'on frappe vivement du dos d'un couteau le biceps par l'exemple, on voit se former un gonflement le long de la ligne transversale selon laquelle l'instrument a frappé le muscle ; mais ce gonflement ne progresse pas le long du muscle ; il persiste dans le point où il est formé. C'est à ce phénomène remarquable que Schiff a donné le nom de *contraction idiomusculaire*.

b. Pour le professeur Rouget, la fibre musculaire, d'après les études faites sur le pédicule contractile des vorticelles, est un vrai *ressort en spirale qui, activement distendu pendant l'état de repos du muscle, revient passivement sur lui-même au moment de la contraction :* la contractilité musculaire n'est qu'une propriété d'élasticité purement physique ; la rigidité cadavérique est un phénomène du même ordre que la contraction musculaire sur le vivant. « Le *style des vorticelles* nous montre le principal organe de la locomotion d'un animal constitué par une fibrille musculaire unique, libre dans un canal, au centre d'une gaine d'une transparence parfaite, qui permet de voir avec la plus grande netteté tous les changements que l'élément contractile éprouve pendant les états d'activité ou de repos, d'allongement ou de contraction. — Quand l'animal est tranquille, le style est au maximum d'allongement et le corps aussi éloigné que possible du point d'attache et de refuge. Dans cet état le filament central du style, la fibrille contractile est complètement étendue ; elle n'est jamais droite cependant, mais présente constamment une torsion en spirale très allongée, comme un ruban tordu autour de son axe longitudinal et dont l'aspect rappelle exactement celui d'un ressort spiral de montre fixé et fortement tendu par ses extrémités.

» Aussitôt qu'un excitant mécanique, électrique, thermique, etc.,

atteint l'animal, cette spirale allongée, revenant brusquement
sur elle-même, se transforme presque instantanément en un
ressort en hélice d'une régularité parfaite, à tours très rapprochés, qui ne mesurent plus guère que le cinquième de la longueur du style au repos et dont le diamètre transversal s'est
accru proportionnellement. Cet état ne persiste généralement
que pendant un temps assez court ; les tours du ressort s'écartant,
il s'allonge bientôt avec une certaine lenteur et l'animal revient
à sa position première.

» Le raccourcissement ou l'allongement de l'organe contractile
sont dus ici manifestement au rapprochement et à l'écartement
des tours d'un ressort mis en hélice. Mais auquel de ces deux
états se rapporte la mise en jeu de l'élasticité? Quel est celui
qui nous montre le ressort musculaire revenu à sa forme naturelle,
à son état de repos? L'observation établit d'abord ce fait important : c'est que le filament spiral n'apparaît jamais dans l'allongement extrême que lorsque l'animal est vivant et sans lésions.
Dès que l'animal est tué ou qu'il s'est détaché de son style, les
tours de l'hélice se roulent en vrille et persistent définitivement
dans cet état ; il en est de même si l'on tue brusquement l'animal
par un agent toxique ou par l'élévation de la température à + 40
ou 45°. Il arrive fréquemment, pendant la vie même de l'animal,
que la fibrille contractile se brise et que la continuité est rompue
entre elle et le corps, centre trophique de tout l'animal ; dans
ce cas, bien que la gaine soit intacte et continue, le corps, bien
vivant et nageant à l'aide des cils vibratiles, traîne à sa partie
postérieure la fibrille contractile morte, roulée en vrille, persistant dans cet état de raccourcissement et ayant perdu pour toujours la faculté de s'allonger. L'allongement de la fibrille spirale,
organe du mouvement musculaire chez la vorticelle, est donc lié
à l'état de vie, c'est-à-dire à la continuité de la nutrition et de
l'échange de matières. Dès l'instant où la nutrition est supprimée
par la mort de l'animal ou par la séparation de la fibrille du
centre trophique, l'élément contractile prend et conserve la
forme naturelle inhérente à sa structure, celle d'un ressort en
hélice et dont les tours sont, à l'état de repos, au maximum de
rapprochement.

» La contraction de la fibre musculaire du style de la vorticelle
correspond à l'état de repos du ressort, elle est la conséquence
directe de son élasticité ; l'allongement de la fibre est le résultat
de l'extension du ressort par une cause de mouvement liée à
l'acte de nutrition et agissant pendant le repos apparent de l'organe contractile. Dès que la source de cette force antagoniste est

tarie, l'élasticité ramenant le muscle à sa forme naturelle, produit le mouvement de la contraction... Ainsi la tendance vers un état de contraction extrême est une propriété inhérente à la fibre musculaire vivante, une conséquence nécessaire de sa structure et de son élasticité. Pendant la vie, cette tendance au raccourcissement est combattue par une cause d'extension qui prédomine pendant le repos du muscle, se développe dans l'échange des matériaux de nutrition, augmente avec l'activité de leur apport, diminue ou s'éteint par leur épuisement, et peut être momentanément suspendue par tous les excitants de la contractilité musculaire : l'action nerveuse, la chaleur, le choc, etc. [1]. »

Quoique la théorie de l'*onde musculaire* nous paraisse plus conforme aux faits observés sur les animaux vertébrés et articulés, et qu'elle réunisse aujourd'hui la plupart des physiologistes, nous avons tenu à rapporter, avec les développements que peut comporter un traité élémentaire, l'ingénieuse théorie du *ressort spirale* de Rouget. Quelle que soit la théorie que l'on choisira, ce qui nous paraît certain, c'est qu'il faut, comme nous l'avons déjà dit, ranger le changement de forme du muscle dans une classe générale de phénomènes physiologiques. Nous savons qu'une des propriétés essentielles des globules est de pouvoir changer de forme : les fibres musculaires dérivent des globules, et leur contenu a conservé à un haut degré cette propriété, comme du reste les autres propriétés précédemment étudiées (élasticité, pouvoir électro-moteur, échanges chimiques, etc.). Cette manière de voir, qui, sans hasarder une théorie du phénomène, le fait du moins rentrer dans les propriétés générales des éléments essentiellement vivants, est confirmée par cette expérience de Kühne : remplissant un fragment de tube digestif d'insecte avec du protoplasma de Myxomicètes (cryptogames composés uniquement de globules très contractiles de protoplasma pur et simple), il a réalisé artificiellement une fibre musculaire ayant enveloppe et contenu et se comportant, sous l'action des excitants, absolument comme une fibre musculaire véritable,

1. Rouget (de Montpellier), *Comptes rendus de l'Académie des sciences*, juin 1867.

c'est-à-dire passant d'une forme de repos à une forme active.

Du reste, comme dans les globules, toute l'étendue de la fibre musculaire ne paraît pas prendre part en même temps au changement de forme : si sous le microscope on excite une portion déterminée d'une fibre, on voit le changement de forme, d'abord local, se propager aussitôt sous l'apparence d'une vague sur toute la longueur de la fibre, comme nous l'avons dit plus haut. Cette expérience est très facile à produire sur les muscles des insectes, et surtout sur les pattes longues et grêles des araignées.

Sensibilité du muscle. Les muscles sont peu ou pas sensibles, mais ils possèdent une sensibilité particulière, le *sens musculaire*, dont nous parlerons plus loin avec détail. (Voy. chap. des ORGANES DES SENS.) Nous dirons seulement ici que cette sensibilité, qui est l'impression du muscle agissant, nous fait apprécier l'intensité et la rapidité de contraction de chaque muscle ; c'est ainsi qu'elle nous permet de juger de la lourdeur d'un poids en le soulevant, etc.

III. — MUSCLES LISSES.

A. — *Composition histologique.*

Les *muscles lisses* sont constitués par des éléments qui tantôt présentent la forme d'une cellule fusiforme (éléments contractiles de la tunique moyenne des artères), tantôt celle d'une fibre qui ne paraît être autre chose que la cellule précédente dont les dimensions longitudinales sont devenues très considérables par rapport aux dimensions transversales (muscles lisses du tube digestif, par exemple). Aussi donne-t-on aux éléments anatomiques du muscle lisse le nom de *fibres-cellules.*

Il est donc facile de concevoir que la longueur des fibres musculaires lisses, ou fibres-cellules, est très variable selon l'organe sur lequel on les examine : cette longueur varie en effet de 4 centimètres à 7 dixièmes de millimètre ; leur largeur est très inégale pour un même élément, car la fibre-cellule se termine par deux extrémités effilées en pointe ; sa partie médiane, la plus large, mesure de 3 à 20 millièmes de millimètre. Dans l'utérus, vers la fin de la grossesse, on trouve les fibres lisses les plus volumineuses.

Quoique ces fibres paraissent rubanées, il est facile de se convaincre, par l'inspection de leur coupe (sur du muscle lisse durci par l'acide chromique), que leur forme est celle d'un prisme. Pour les isoler les unes des autres, la dissociation simple, sans emploi de réactif, est le plus souvent impuissante ; mais on arrive à un isolement facile en faisant macérer pendant vingt-quatre heures un fragment de muscle lisse dans une solution d'acide azotique étendu de quatre fois son volume d'eau, ou mieux encore dans un mélange à parties égales d'acide azotique et d'acide chlorhydrique (avec dilution d'eau à 1/5 ou 1/4).

On n'a pas démontré l'existence d'une membrane d'enveloppe autour des fibres musculaires lisses; du reste, nous avons vu précédemment que les fibres striées du cœur étaient également dépourvues de myolemme. Cependant la couche superficielle de la substance des fibres lisses est plus ferme que les parties sous-jacentes, lesquelles sont formées dans toute la masse par une substance albuminoïde transparente et presque amorphe, si ce n'est dans la partie la plus large, où cette substance paraît plus ou moins granuleuse. Au centre de cette partie granuleuse, on aperçoit un noyau dont la forme est tout à fait caractéristique des fibres musculaires lisses. Ce noyau, en effet, est allongé en forme de bâtonnet (fig. 34, B) ; sa largeur est de 2 à 4 millièmes de millimètre, et sa longueur de 15 à 30 millièmes de millimètre, c'est-à-dire qu'il est souvent dix fois plus long que large. Il est orienté de telle sorte que sa longueur correspond au grand axe de la fibre lisse : aussi sa présence est-elle suffisante pour per-

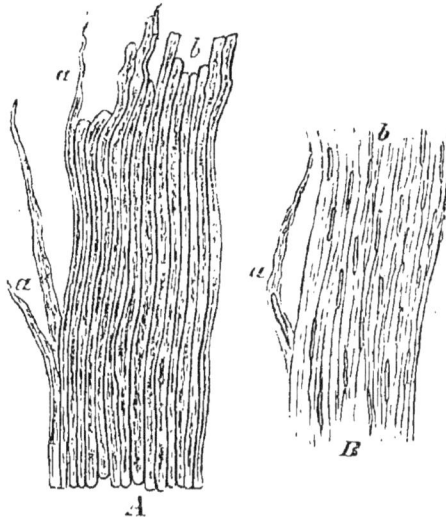

Fig. 34. — Muscles lisses de la vessie *.

---

* A, Avant l'action de tout réactif ; B, après l'action de l'acide acétique dilué ; a, a, a, fibres isolées ; b, b, fibres restées accolées les unes aux autres par leurs bords.

KÜSS et DUVAL, Physiologie. 10

mettre de conclure à celle de la fibre musculaire lisse, ce qui arrive lorsque, par exemple, on examine, sans dissociation préalable, un lambeau de muscle lisse que l'on traite par l'acide acétique dilué; dans ce cas, en effet, le tissu devient transparent (B, fig. 34) et il est difficile de distinguer les bords des fibres musculaires, mais le noyau devient très évident, et sa direction même permet de reconnaître dans quel sens les fibres sont disposées. Par l'action continuée de l'acide acétique, ces noyaux prennent facilement une forme ondulée, mais leurs bords restent toujours très nets. Ces noyaux manquent, en général, de nucléole, mais on peut voir des noyaux nucléés dans les fibres de l'utérus (Ch. Robin).

Les fibres musculaires lisses, ou fibres-cellules, paraissent se former par une transformation très simple des cellules embryonnaires. Ces cellules, sans paroi propre, s'allongent en s'effilant à leurs deux extrémités, en même temps que leur protoplasma se transforme en substance musculaire et que leur noyau s'allonge en bâtonnet.

B. — Propriétés et fonctions.

La physiologie du muscle lisse, comparée à celle du muscle strié, est dominée par ce fait que, dans le premier, le passage de l'état de repos à l'état actif se fait avec une lenteur relativement très grande ; après l'application d'un excitant qui met en jeu la contractilité, il s'écoule un temps considérable avant que le muscle se contracte ; en un mot, l'*excitation latente* (voy. p. 158) est de longue durée. La contraction, une fois établie, présente aussi une longue durée : l'analyse myographique, surtout par l'étude de la contraction induite, montre que la contraction du muscle lisse est une simple *secousse ;* il n'y a donc pas à parler de tétanos physiologique pour les muscles lisses. La forme dite *péristaltique* est la forme la plus ordinaire de ces contractions, c'est-à-dire que, ainsi que l'ont fait observer avec soin Onimus et Legros, l'excitation, au lieu de rester localisée à la fibre excitée, se propage directement aux fibres voisines ; ce fait peut tenir à la présence des plexus et ganglions intramusculaires, qui jouent peut-être le rôle de petits centres réflexes propagateurs du mouvement vermiculaire.

Les *propriétés générales* des muscles lisses sont de même ordre que celles des muscles striés ; ces muscles sont égalementment élastiques et extensibles : ainsi l'intestin, la vessie et même l'utérus se laissent dilater à un degré extrême ; mais l'excès de dilatation en produit facilement la paralysie et en facilite la déchirure.

La physiologie expérimentale n'a actuellement que peu de données relativement aux diverses propriétés des muscles lisses, telles que *pouvoir électro-moteur, nutrition, phénomènes chimiques, sens musculaire,* etc.

La contractilité des muscles lisses présente d'abord à signaler ce fait capital, qu'elle n'est pas mise en jeu par la *volonté ;* ce sont des *muscles involontaires,* entrant normalement en jeu par le fait d'innervation réflexe. Quant aux excitants, que l'on peut faire agir directement sur le muscle ou par l'intermédiaire des nerfs, ils sont de même ordre que ceux du muscle strié, mais présentent, dans leur mode d'action, quelques particularités que nous signalerons rapidement.

D'arprès Legros et Onimus, tandis que pour les muscles striés l'*excitation électrique* des nerfs moteurs du muscle produit plus d'effet que celle du muscle lui-même, il se présenterait une différence de sens inverse pour les muscles lisses. D'après ces mêmes physiologistes, lorsqu'on fait agir sur des muscles lisses les deux pôles d'un courant d'induction, en plaçant ces pôles à une certaine distance l'un de l'autre, au lieu de voir le muscle se contracter dans toute son étendue (comme pour le muscle strié), on observe, par exemple sur le tube intestinal, qu'il n'y a contraction que dans les points en contact avec les pôles électriques : cela tient peut-être à ce que la contraction se propage lentement dans la longueur de la fibre lisse, ou bien à ce que l'on agit plutôt sur les plexus et les ganglions nerveux intra-musculaires que sur le muscle lui-même. Un fait plus singulier encore, et auquel doit certainement être attribuée cette dernière interprétation, est celui signalé par Legros et Onimus relativement à l'action des courants continus : par l'application de ces courants sur les organes qui jouissent de mouvements péristaltiques (intestin), on observerait des effets différents selon le sens du courant : lorsque celui-ci suit la direction des contractions péristaltiques normales, il y aurait relâchement ; avec le courant de sens contraire, il y aurait contraction.

La chaleur, le froid, c'est-à-dire un changement brusque de température excite également la contraction des muscles en général ; mais si la variation de température est lente et ne s'éloigne pas beaucoup de la chaleur normale, les muscles striés ne manifestent aucune réaction, tandis que les muscles lisses se contractent. C'est ainsi qu'il faut comprendre les dénominations de *muscles thermosystaltiques* appliquées aux fibres lisses, et de *muscles athermosystaltiques* appliquées aux fibres striées ; c'est ainsi que les fibres lisses du dartos, et en général celles de la peau, se contractent par le contact d'un milieu froid, et notamment par l'immersion dans l'eau froide ; c'est ainsi que l'on voit les parois intestinales d'un animal sacrifié et ouvert, présenter des mouvements péristaltiques très accentués soit par le contact de l'air froid, soit par celui de l'eau chaude. Il suffit d'eau à 20 degrés sur un animal mort depuis quelques instants et déjà refroidi. — La lumière elle-même est un excitant des muscles, mais seulement des muscles lisses (expériences de Brown-Séquard sur des yeux de grenouille et d'anguille).

Comme excitants directs des fibres musculaires lisses, excitants qui agiraient sur ces fibres à l'exclusion des fibres striées, on a cité divers agents, dont l'action est encore très contestable à ce point de vue, car elle paraît se produire plutôt par l'intermédiaire du système nerveux. Nous citerons l'acide carbonique, d'après Brown-Séquard ; le seigle ergoté, d'après Holmes [1] ; la quinine, l'atropine, d'après divers expérimentateurs ; mais Vulpian a montré combien étaient peu précises nos notions théoriques sur le mode d'action de ces diverses substances (*Vaso-moteurs*, t. II).

Nous manquons de données précises sur le *travail musculaire*, sur la *fatigue musculaire* des muscles lisses. Mais leur entrée en *rigidité cadavérique* a lieu comme pour les muscles striés : on l'observe sur les muscles de la peau, sur

---

1. Holmes, *Études expérimentales sur le mode d'action de l'ergot de seigle*, thèse de doctorat. Paris, 1870.

les petits faisceaux annexés aux follicules pileux et elle se traduit par le phénomène de *chair de poule post mortem*. Sur les suppliciés, Ch. Robin a observé que l'état de chair de poule se produit par rigidité des muscles de la peau, de 3 à 7 heures après la mort.

IV. — CELLULES CONTRACTILES.

Les diverses propriétés des *cellules contractiles* se rapprochent tout à fait de celles que nous avons étudiées dans les cellules en général ; il en est ainsi en particulier de leur faculté de changer de forme. Cette propriété étant commune à toutes les masses de protoplasma, nous ne pouvons faire ici allusion, après avoir parlé du muscle proprement dit, qu'aux *cellules contractiles* spécialement utilisées par l'économie au point de vue de leur *contractilité* ou *irritabilité*. Or ces éléments sont presque uniquement développés dans les parois des artères et surtout des petites artères ; c'est donc en faisant l'étude des petits vaisseaux (voy. *Circulation*) que nous devrons étudier les fonctions de ces formes musculaires embryonnaires.

Parmi les mouvements produits par des cellules, il y a encore les *mouvements des cils vibratiles* : nous en parlerons à propos des épithéliums cylindriques qui présentent ce revêtement ciliaire.

Nous nous arrêterons seulement ici sur les mouvements ou contractions de certaines cellules pigmentées qu'on rencontre dans la peau de différents animaux, et dont les changements de forme ou de situation, sous l'influence de phénomènes nerveux réflexes, produisent des changements remarquables de couleur (caméléon). Cette question, si intéressante au point de vue de la physiologie générale, a été étudiée particulièrement par G. Pouchet et par P. Bert [1]. Il résulte des observations de ce dernier physiologiste que les couleurs et les tons divers que

[1]. P. Bert, *Sur le mécanisme et les causes des changements de couleur chez le caméléon* (*Comptes rendus de l'Acad. des sciences*, 22 novembre 1875).

G. Pouchet, *Des changements de coloration sous l'influence des nerfs* (*Journal de l'anat. et de la physiol.* Janvier et Mars 1876.)

10.

prennent les caméléons sont dus au changement de lieu des corpuscules colorés, qui, suivant qu'ils s'enfoncent sous le derme, qu'ils forment un fond opaque sous la couche cérulescente, ou qu'ils s'étalent en ramifications supperficielles, laissent à la peau sa couleur jaune, ou lui donnent les couleurs verte et noire.

Les mouvements de ces corpuscules sont commandés par deux ordres de nerfs, dont les uns les font cheminer de la profondeur à la surface, les autres produisent l'effet inverse. Les nerfs qui font refluer les corpuscules colorés sous le derme ont les plus grandes analogies avec les nerfs vaso-constricteurs ; comme eux ils suivent le trajet des nerfs mixtes des membres et du grand sympathique du cou; comme eux ils ne s'entrecroisent point dans la moelle épinière; comme eux ils ont, pour la tête, leur origine au commencement de la région dorsale ; comme eux ils possèdent un centre réflexe très important dans la moelle allongée. Les nerfs qui amènent les corpuscules vers la surface sont comparables aux nerfs vaso-dilatateurs ; mais, si l'on est forcé d'admettre leur existence, il est difficile de dire quelque chose de bien net sur leur distribution anatomique et leurs rapports avec les centres nerveux; très probablement ils traversent des cellules nerveuses avant de se rendre aux corps colorateurs.

Chaque hémisphère cérébral commande, par l'intermédiaire des centres réflexes, aux nerfs colorateurs des deux côtés du corps, mais il agit principalement sur les nerfs analogues aux vaso-constricteurs de son côté, et sur les nerfs analogues aux vaso-dilatateurs du côté opposé.

RÉSUMÉ. Il y a deux espèces de *muscles :* les muscles *striés* et les muscles *lisses*.

Les muscles *striés* sont bien nommés, car ils présentent des *stries transversales*, qui, loin de résulter d'artifices de préparation, existent même sur le vivant, comme le prouve l'expérience du *spectre musculaire*.

Le muscle est *très élastique;* cette élasticité diffère de celle des fibres élastiques en ce qu'elle dépend de la nutrition du muscle.

Quant à la *tonicité*, au *tonus musculaire*, il est un effet de l'innervation; c'est un *acte réflexe* dans lequel les nerfs moteurs, la substance grise de la moelle et les nerfs sensitifs sont en jeu.

Le muscle en passant à l'*état actif* change de *forme*, mais non de *volume* ; il gagne en largeur ce qu'il perd en longueur. Si le muscle contracté sur le vivant est dur et résistant, c'est qu'il ne peut réaliser (vu ses insertions) le raccourcissement complet, la forme globuleuse qui le caractérise à l'état actif.

Dans le muscle à l'état actif, les combustions sont beaucoup plus considérables ; la réaction du muscle devient alors acide (acide sarcolactique) ; sa température s'élève et le sang veineux qui en sort est pauvre en oxygène et riche en acide carbonique.

La *chaleur* produite par le muscle actif se dégage en partie sous forme de chaleur et se transforme en partie en travail mécanique (équivalent mécanique de la chaleur).

Les *combustions musculaires* (sources de travail mécanique) se font essentiellement aux dépens des aliments hydrocarburés (expérience de Fick et Wislicenus).

La *rigidité cadavérique* est due à la coagulation de la fibre musculaire (musculine) ; elle se manifeste d'un quart d'heure à sept heures après la mort, en commençant par les muscles des mâchoires, et dure d'autant plus longtemps qu'elle commence plus tard.

Par une excitation brusque et courte (un choc) et par l'inscription à l'aide des *appareils myographiques* (*myographe* de Marey), on obtient ce qu'on appelle la *secousse musculaire* (excitation latente, raccourcissement et retour à la forme primitive) ; par des excitations très rapprochées on obtient la *fusion de ces secousses*, c'est-à-dire le *tétanos physiologique* ou contraction proprement dite. Il faut environ trente excitations par seconde pour produire ce tétanos physiologique.

Le mécanisme intime de la contraction paraît être représenté par un gonflement de la fibre, gonflement qui progresse sur toute sa longueur comme une vague, (*onde musculaire* de Aeby et de Marey).

La physiologie des *muscles lisses* se résume en ce que leur contraction est *involontaire* et *lente* ; l'*excitation latente* dure longtemps. Il n'y a pas pour eux de *tétanos physiologique*, car leur contraction, quelle que soit sa durée, représente une seule secousse et non une série de secousses fusionnées. Les muscles lisses réagissent aux mêmes *excitants* que les muscles striés ; ils sont *thermosystaltiques* ; ils présentent également le phénomène de la *rigidité cadavérique* (ex.: *Chair de poule post mortem*).

V. — ANNEXES DU SYSTÈME MUSCULAIRE.

(Tissus conjonctif, os, tendons.)
Mécanique animale, locomotion, etc.

Mécanique générale des muscles. La fibre musculaire, en changeant de forme, joue dans l'économie un rôle important comme source de travail et de mouvement. Elle est à cet effet en rapport avec d'autres organes. Sous ce point de vue elle présente deux dispositions différentes : elle opère par *pression* ou par *traction*.

Dans le premier cas (*pression*), les éléments musculaires sont disposés sous forme d'anses ou d'anneaux, ou même de poches membraneuses, de façon à comprimer dans tous les sens les organes qu'ils circonscrivent. Sur ce type sont construits les sphincters, les canaux musculaires (pharynx, œsophage), le cœur, ainsi que tous les *organes creux contractiles.* — La presque totalité des muscles de la *vie organique* (muscles lisses) présente cette disposition. Ils sont chargés le plus souvent de faire progresser, dans l'intérieur des réservoirs et des canaux dont ils constituent les parois, des matières liquides ou du moins ramollies, et c'est en produisant dans ces réservoirs des inégalités de pression qu'ils atteignent leur but, les liquides tendant toujours à se déplacer dans le sens de la plus faible pression. (Voy. *Mouvements de l'estomac, de l'intestin, de la vessie, de l'utérus,* etc.)

Dans le second cas, la fibre musculaire va s'insérer sur les organes qu'elle doit attirer, sur les leviers qu'elle doit mouvoir (os), par l'intermédiaire de cordes résistantes (tendons). A l'étude des os (et de leurs articulations) se rattache celle des *ligaments ;* à l'étude des *tendons* et des *muscles,* celle des *aponévroses.* — Les os, les cartilages articulaires, les ligaments, les tendons, les aponévroses forment donc l'ensemble des *organes passifs de la locomotion.* Les tissus de ces organes ont des rapports histologiques et chimiques si intimes qu'on les a réunis dans une vaste famille dite *groupe du tissu conjonctif ou collagène ;* les tendons, les aponévroses, les ligaments et la gangue connective des organes forment le *tissu conjonctif ou cellulaire* proprement dit.

Tissu conjonctif (ou *lamineux*) *proprement dit*. Il a les connexions les plus intimes avec l'élément musculaire : c'est lui qui, sous les noms de *perimysium* et d'*aponévrose*

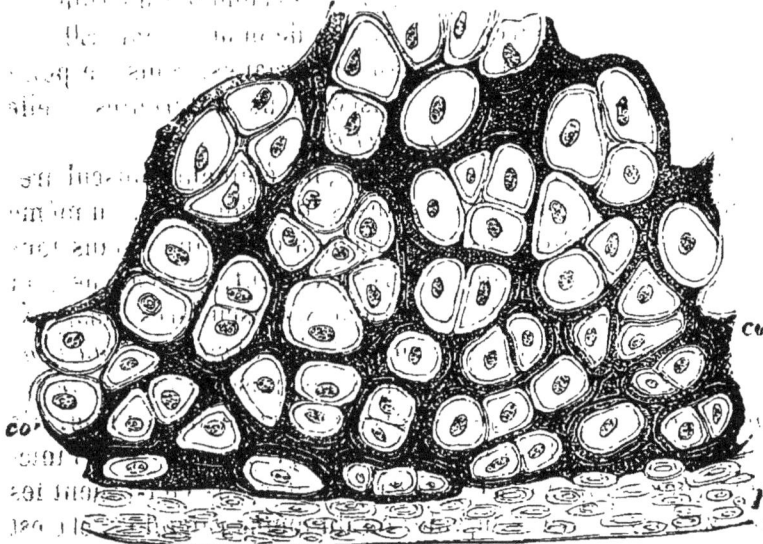

Fig. 35. — Coupe d'un cartilage diaphysaire*.

d'enveloppe, réunit les fibres musculaires en faisceaux et en corps charnus, de façon à permettre une action d'ensemble de la part des éléments contractiles; mais ce tissu se trouve répandu non seulement dans les muscles, mais dispersé dans tous les autres organes : c'est ce que les anciens appelaient *tissu cellulaire*, nom devenu impropre, car il n'exprimait qu'une disposition grossière de ce tissu, apte à se laisser pénétrer par des gaz ou des liquides qu'il circonscrit dans des *vacuoles* ou *cellules* (dans le sens macrographique du mot). Le corps entier peut, jusqu'à un certain point, être considéré comme une masse de tissu conjonctif ou de ses diverses formes, masse au milieu

*c, c, Cartilage calcifié; — c', o', les sels calcaires commencent seulement à se déposer; — p, péricondre. — Grossiss. 550 diam. (Virchow *Pathologie cellulaire*.)

de laquelle sont plongés les éléments plus essentiellement actifs.

Les tissus de substance conjonctive sont en général assez
riches en *globules embryonnaires* (voy. plus haut, p. 23),
ou *plasmatiques*, ou *corps fibro-plastiques* (ou leurs dérivés : cellule cartilagineuse, cellule osseuse, fig. 35 à 37).

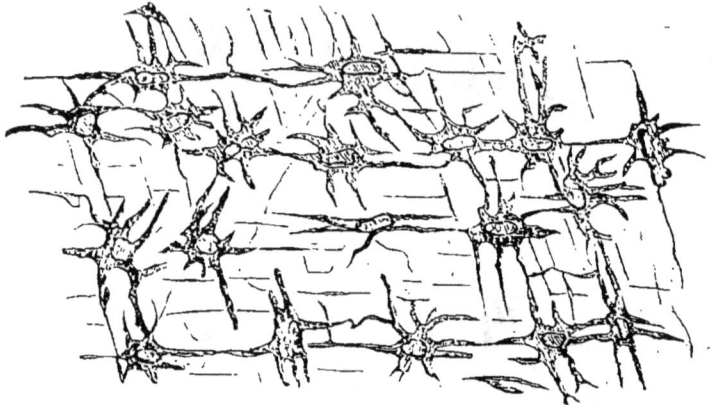

FIG. 36. — Cellules plasmatiques de la cornée*.

— Il est des points où ces éléments globulaires paraissent
jouer un certain rôle, comme peut-être dans les villosités
intestinales, où ils pourraient ne pas rester étrangers
au travail de l'absorption ; ailleurs ils peuvent, en se remplissant de graisse, jouer le rôle de réservoir pour cette substance, comme dans le *panicule adipeux* de l'enfant.
Cependant on peut dire que l'élément globulaire du tissu
conjonctif ne prend de part importante qu'aux phénomènes
pathologiques, lorsque, sous l'influence d'une excitation
plus ou moins directe, il prolifère et donne lieu à la production du pus et des diverses néoformations (tissu cicatriciel entre autres). Même dans les tissus conjonctifs les
plus pauvres en globules plasmatiques, ceux-ci prennent
en pathologie un développement prédominant. Mais, en
règle générale, moins un tissu de substance conjonctive
renferme de cellules plasmatiques, moins il a de tendance

*La cornée est coupée parallèlement à sa surface : on voit les corpuscules étoilés
(globules embryonnaires ou cellules plasmatiques), aplatis avec leurs prolongements
anastomotiques. (D'après His.)

à se modifier sous l'influence des causes pathologiques : aussi les tendons, relativement pauvres en éléments globulaires et essentiellement constitués par des faisceaux de *fibres lamineuses*, résistent-ils longtemps au milieu des foyers de suppuration.

L'élément globulaire du tissu conjonctif proprement dit, comme ses dérivés (ensemble des tissus collagènes, os, cartilages, etc.), n'ayant de rôle important qu'en pathologie, nous pouvons presque en faire abstraction en physiologie, de sorte qu'à ce point de vue nous n'avons à considérer dans les organes formés essentiellement de ces tissus, en dehors de leurs phénomènes de nutrition, que des propriétés physiques et des rôles mécaniques, qui sont dus à la nature de la substance fondamentale au milieu de laquelle sont noyées les cellules plasmatiques.

Ces propriétés physiques sont très diverses et parfois opposées, quoique réalisées dans des formes de tissu connectif très proches parentes : telles sont la *rigidité des os* et l'*élasticité des ligaments*.

Os. — Les os sont formés de lamelles emboîtées les unes dans les autres, incrustées de sels calcaires, et circonscrivant ainsi des canaux dans lesquels se trouve la moelle ; les os renferment dans leurs lamelles calcaires des éléments globulaires (corpuscules osseux, cellules osseuses) analogues aux globules plasmatiques (fig. 37) ; mais ces globules ne

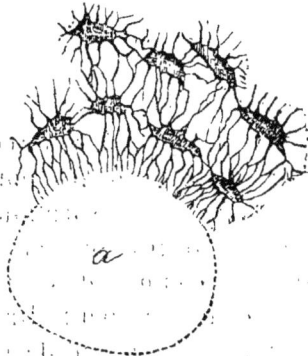

Fig. 37. — Éléments histologiques de l'os *.

présentent que des phénomènes obscurs de nutrition et n'acquièrent d'importance qu'en pathologie ; il est vrai que les os s'accroissent : à leur pourtour on voit des globules embryonnaires en voie de prolifération ; des parties osseuses disparaissent, d'autres font leur apparition.

* Section transversale d'une partie de l'os entourant un canal de Havers (*a*) ; — corpuscules osseux avec leurs prolongements anastomosés. Grossis. 380). (Todd et Bowman, *Physiological Anatomy of Man*. London, 1845, vol. I, p. 109.)

Tendons et ligaments. — Les tendons et les ligaments se composent essentiellement de fibres ondulées, et parfois enchevêtrées et anastomosées (fig. 38 et 39); leur rôle est

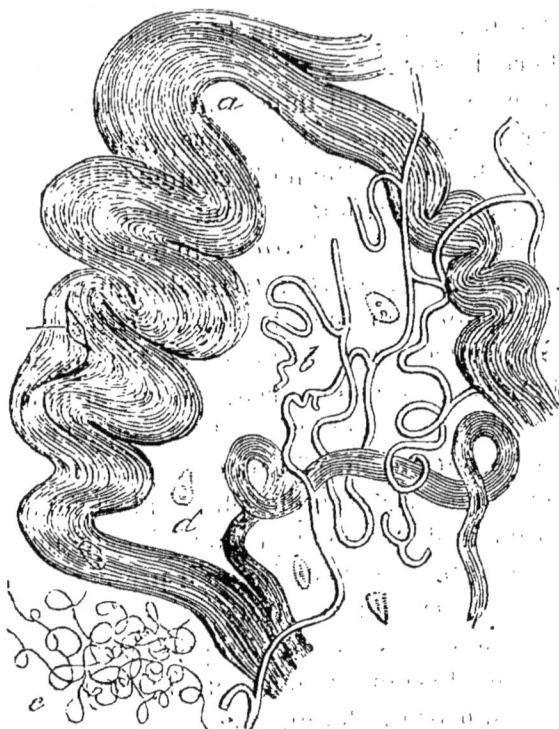

FIG. 38. — Élément du tissu connectif : fibres conjonctives et élastiques*.

purement mécanique et résulte de leur résistance et de leur *élasticité.* — Cette dernière propriété se trouve développée au plus haut degré dans le *tissu jaune élastique,* variété non collagène du tissus connectif; la fibre élastique est encore plus ondulée que la fibre connective ; elle est excessivement *crépue* (fig. 38, *b* et *c*), et exerce, quand on l'a allongée, de fortes tractions pour reprendre sa forme naturelle : aussi les *ligaments jaunes* ou *élastiques* servent-ils à ramener les pièces du squelette dans leurs positions

---

* *a*, Fibres connectives avec quelques globules embryonnaires ; — *b*, fibres élastiques avec leurs anastomoses et leurs divisions ; — *c*, fibres élastiques plus bouclées (en crin de matelas) ; — *d*, noyaux de cellules avec nucléoles. Pris sous le muscle pectoral; grossissement 320 diamètres. (Todd et Bowman, *The physiological Anatomy of Man.* London, 1845, p. 74.)

primitives, quand elles en ont été écartées par l'action musculaire, d'où le nom de *muscles passifs* qu'on leur a donné
parfois. Nous verrons dans les artères cet élément élastique
toujours en jeu parallèlement et contrairement au muscle,
et le résultat de cet antagonisme incessant sera la circulation régulière du sang.

Notons avec soin ce fait important, à savoir que l'élasticité des fibres élastiques est une propriété purement physique, qui ne dépend nullement, comme celle des muscles,
des éléments de nutrition; il faut donc bien distinguer
l'*élasticité* du muscle de l'*élasticité* du tissu élastique; il faut
distinguer surtout la *contractilité* du muscle de l'*élasticité* du tissu jaune; en effet, la *contractilité* est une propriété qu'on peut appeler *vitale*, en ce sens qu'elle n'existe
que sur le muscle qui se nourrit, qui vit, et qu'elle disparaît sur le cadavre; au contraire, les tissus élastiques conservent leur propriété après la mort ; bien plus, un fragment
de ligament jaune, par exemple, étant enlevé sur le cadavre,
puis entièrement desséché, reprendra, lorsqu'on le replon-
gera dans l'eau, toute l'élasticité qu'il présentait sur le sujet
vivant ou sur le cadavre frais; c'est que l'*élasticité*,
propriété physique des tissus élastiques, est due uniquement
à la disposition physique de leurs éléments constituants, disposition qui subsiste indéfiniment, tant que la composition
chimique n'est pas modifiée (par la dessiccation par exemple)

Aussi comprenons-nous facilement que, partout où cela
est possible, le muscle est remplacé par du tissu jaune, car
cet élément, agissant comme un ressort, ne consomme pas
comme le muscle, et il en résulte une grande économie pour
l'organisme (par ex. ligaments cervicaux des grands car-
nassiers ; ligaments jaunes des lames vertébrales ; ligaments
jaunes de l'aile des oiseaux , de l'aile de la chauve-
souris, etc.).

Les tendons ne sont, au point de vue mécanique, que des
apophyses molles et flexibles. Les apophyses osseuses ont
pour but de multiplier la surface des os, afin de permettre
à un grand nombre de fibres de s'y insérer : là où une apophyse serait devenue trop longue et aurait, par sa consistance et sa position, compromis le mécanisme d'un membre,

elle est devenue un *tendon*. Nous voyons certaines apophyses, l'apophyse styloïde par exemple, être tantôt osseuses et tantôt tendineuses : d'ailleurs ce qui est tendineux chez l'homme est souvent osseux chez certains animaux. Chez les reptiles, par exemple, la ligne blanche est devenue un os, les intersections des muscles droits sont représentées par autant d'os distincts. Chez les oiseaux, les tendons sont représentés en certains points par des tiges osseuses placées le long des portions étendues des os principaux. L'existence et la longueur des tendons dépendent de la nature et de l'étendue du mouvement : là où le mouvement doit être étendu et puissant, le tissu musculaire règne seul dans toute la longueur de l'appareil musculaire et va directement s'insérer sur l'os. Là où les mouvements des parties osseuses sont peu étendus, là où il suffit, pour les produire, de légers raccourcissements du muscle, nous voyons toujours les fibres de celui-ci être courtes et venir aboutir à un véritable tendon.

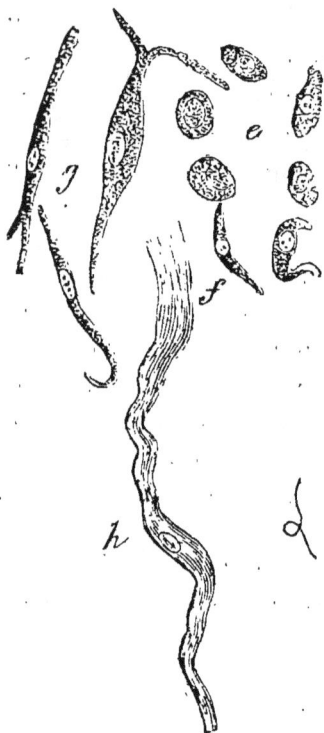

FIG. 39.

Aussi reconnaît-on en général la force d'un muscle au nombre de ses fibres, c'est-à-dire à son épaisseur, à son diamètre (voy. p. 162); la longueur du muscle, au contraire, est en rapport avec le degré de déplacement des os (comparez le couturier et les muscles du thénar). Nous trouvons des muscles courts placés entre des points très éloignés et cependant très peu mobiles l'un par rapport à l'autre : aussi, dans ces cas, une grande partie du muscle est-elle remplacée par un tendon ; tel est le cas des nom-

*e, f, g, h, Globules embryonnaires du tissu connectif ; rapport de ces éléments plasmatiques) avec le tissu fibreux, d'après Schwann.

breux muscles de l'avant-bras, dont les corps musculaires sont courts et les tendons très longs : et en effet, une longueur plus considérable de la fibre musculaire eût été ici superflue pour produire un déplacement aussi peu considérable que la flexion de la main sur l'avant-bras et des phalanges les unes sur les autres. Le muscle *cubital antérieur* semble faire exception à cette règle ; mais en réalité, quoique son corps charnu occupe toute la longueur de l'avant-bras, ses fibres musculaires sont très courtes, car elles sont disposées obliquement et constituent un muscle demi-penniforme, en s'étendant de l'os cubitus au tendon qui règne sur toute la longueur de l'avant-bras.

Parfois des intersections tendineuses placées sur le trajet d'un muscle ont un but spécial à réaliser : ainsi les intersections du grand droit de l'abdomen décomposent ce muscle en autant de muscles distincts, pouvant présenter des contractions partielles impossibles dans un muscle long tout d'une pièce ; il en est de même pour les nombreux muscles digastriques du cou et de la nuque (grand complexus, etc.).

Mécanique des os considérés comme leviers.

Dans le jeu des muscles, des tendons et des os, nous trouvons des appareils mécaniques identiques aux *leviers*, dont ils présentent les trois variétés.

Le *levier du* 1er *genre* se rencontre assez souvent dans l'économie : on pourrait chez l'homme l'appeler le *levier de la station*, car c'est dans l'équilibre de la station qu'on en rencontre les plus nombreux exemples, et il est assez rare de le voir employé dans les mouvements du corps. Lorsque la tête est en équilibre sur la colonne vertébrale, dans l'articulation occipito-atloïdienne (fig. 40), elle représente un levier du premier genre, dont le *point d'appui* est au niveau de son union avec la colonne vertébrale (en A) ; la *résistance* (poids de la tête) siège au centre de gravité de la tête, c'est-à-dire au-dessus et un peu en avant du centre des mouvements (en R) ; la *puissance* est représentée par les muscles de la nuque s'insérant à la moitié inférieure de l'occipital (en P). En réunissant ces divers points on obtient un *levier coudé du* 1er *genre* qu'on peut facilement transformer

en un levier droit. — Il en est de même pour le maintien en équilibre du tronc sur les têtes des deux fémurs;
les articulations coxo-fémorales forment le point d'appui
d'un levier du 1er genre dont la résistance (centre de gravité
du tronc) est placée en arrière, et la puissance (muscles

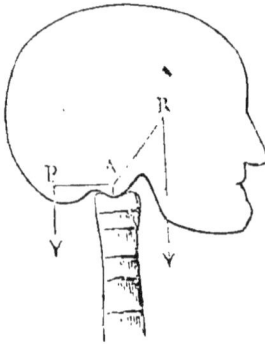

FIG. 40. — Schéma de l'équilibre de
la tête sur la colonne vertébrale*.

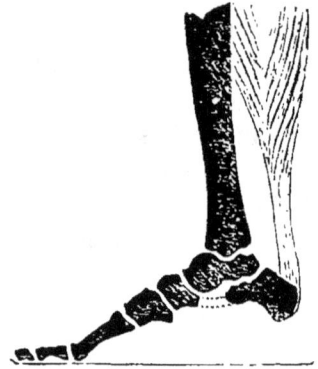

FIG. 41. — Schéma du pied et de la che-
ville, le talon étant soulevé par le tendon d'Achille (Dalton).

antérieurs de la cuisse) en avant. Semblable levier se trouve
dans l'articulation de la cuisse avec la jambe, et de la jambe
avec le pied (dans les mouvements d'*équilibre de la station
verticale*).

Les deux autres genres de leviers se trouvent surtout
réalisés, non dans l'équilibre de station, mais dans les mouvements de locomotion.

Le *levier du 2e genre*, ou *interrésistant*, dans lequel par
conséquent le bras de levier de la puissance est plus long
que celui de la résistance, et où dès lors la vitesse est sacrifiée
à la force, ne se rencontre guère chez l'homme que lorsqu'on soulève le poids total du corps en s'élevant sur la
pointe des pieds, ce qui a lieu dans le mouvement de la
marche, à chaque pas, dans le pied qui se détache du sol

---

*Levier du 1er genre. A, point fixe; R, résistance (centre de gravité de la tête);
P, puissance (les flèches indiquent la direction dans laquelle agissent la puissance
et la résistance).

pour osciller et se porter au-devant de l'autre. Dans ce cas (fig. 41, 42) le point d'appui est sur l'axe du cylindre transversal que forme la série des têtes métacarpiennes au niveau de leur jonction avec les phalanges. La puissance est représentée par les muscles du tendon d'Achille, et son point d'application se trouve à l'extrémité postérieure du calcanéum; la résistance, c'est-à-dire le poids du corps transmis par le tibia, se trouve à la face supérieure du calcanéum et de l'astragale (ne formant qu'un seul et même os dans les mouvements de ce genre), au niveau de l'articulation tibiotarsienne, et par conséquent entre le point fixe et le point d'application de la puissance. Le bras de levier de la puissance est donc plus long que celui de la résistance, et par suite la puissance déployée par les muscles du mollet pour soulever le corps peut être inférieure au poids du corps lui-même, ainsi que nous l'indique la loi des leviers du 2ᵉ genre (fig. 42).

Le *levier du* 3ᵉ *genre* ou *interpuissant* est de beaucoup le plus répandu dans l'économie; c'est par excellence le *levier*

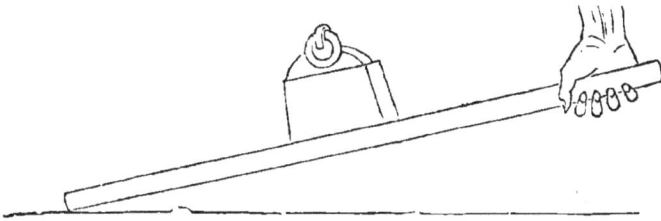

FIG. 42. — Type d'un levier du 2ᵉ genre, auquel se ramène la fig. 41. (Dalton, *Physiologie et Hygiène*.)

de la locomotion : on le trouve dans la plupart des mouvements partiels ou d'ensemble, et spécialement dans les mouvements de flexion et d'extension. Inutile d'analyser par exemple les articulations de l'épaule ou du coude (fig. 43) dans la préhension, pour y constater le type de ce levier, dans lequel le bras de la puissance est plus court que celui de la résistance, de sorte que l'énergie de la contraction musculaire doit toujours être supérieure à la résistance à vaincre. Mais, en compensation, le chemin parcouru par l'extrémité résistante du levier (main, par exemple, dans la flexion de l'avant-bras) est plus grand que celui parcouru par le point d'application de la force (insertion du biceps à la partie supérieure de l'avant-bras) : ce qui est perdu en force est donc gagné en étendue.

Le jeu de ces divers leviers est facilité par la disposition des os ; ceux-ci sont creusés d'une vaste cavité (médullaire) remplie de matières molles et presque liquides (moelle). Grâce à cette disposition, le poids des leviers osseux est diminué, en même temps que l'os présente une surface

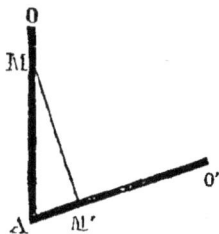

FIG. 43. — Schéma du coude, comme levier du 3ᵉ genre *.

suffisante pour donner insertion aux nombreux muscles qui doivent le mouvoir. La substance qui remplit ces cavités est la substance la plus légère de l'économie, la graisse (moelle de l'adulte). Enfin cette disposition da la substance osseuse favorise aussi le rôle des os comme supports, car la mécanique nous apprend que de deux colonnes de même hauteur et *formées d'une même quantité de matière*, si l'une est pleine, et l'autre creusée d'un canal central, c'est cette dernière qui sera la plus résistante. Ce principe est applicable aux colonnes creuses que représentent les os des membres, c'est-à-dire qu'à égale quantité de substance osseuse ces organes offrent plus de résistance avec la forme canaliculée qu'avec la forme pleine ; ils réunissent donc ainsi la force à la légèreté.

Les os ne servent pas seulement comme leviers rigides nécessaires aux mouvements ; nous avons vu que pendant la station ils servent de *colonnes* ou de *supports* destinés à soutenir le poids du corps. Parfois aussi ils forment autour de certaines cavités une charpente plus ou moins complète destinée à les protéger : telles sont les côtes, le bassin, et,

* OA, Humérus ; AO', avant-bras ; — MM' le biceps. — Comme levier : A, point fixe ; O', point d'application à la résistance (main) ; M' point d'application de la puissance (levier interpuissant).

au plus haut degré, la boîte crânienne, formant à la masse cérébrale une enveloppe incompressible.

Articulations. — Les parties par lesquelles les pièces du squelette s'unissent les unes aux autres constituent les articulations. Les articulations sont donc la plupart du temps des centres de mouvements : aussi sont-elles disposées de manière à éviter autant que possible les frottements. Les *cartilages* qui revêtent les surfaces articulaires sont compressibles et élastiques, et forment ainsi des coussinets protecteurs qui modèrent les chocs, diminuent les frottements et résistent aux pressions, dans les divers mouvements de la locomotion et dans l'équilibre de la station. Ils sont lubrifiés par une substance liquide, filante, onctueuse, la *synovie*.

La *synovie*, qu'on a à tort comparée aux sérosités des plèvres ou du péritoine, s'en distingue par une viscosité caractéristique due à une grande quantité de *mucosine* (64 p. 1000 d'après Ch. Robin) [1]. Elle ne contient de fibrine que dans les cas d'inflammation (arthrite); elle est d'ordinaire d'une coloration jaunâtre, ou simplement citrine, ou même parfois tout à fait incolore. — Les mouvements et les frottements des surfaces articulaires les unes contre les autres influent beaucoup sur la composition de la synovie : chez un animal au repos, ce liquide est très aqueux, peu gluant et pauvre en débris cellulaires. A la suite d'un exercice long et énergique, le liquide devient épais, gluant, plus riche en *synovine* ou *mucosine* (voy. Physiologie des surfaces muqueuses : épithéliums) et en débris épithéliaux (Frerichs). La synovie ainsi formée jouit d'une grande force de cohésion et adhère très énergiquement aux surfaces qu'elle enduit. Il en résulte qu'à la rigueur ce ne sont pas les cartilages, mais ces couches liquides qui se meuvent les unes sur les autres, de sorte que le frottement est à peu près nul. Ce n'est que dans certains cas de maladies que la synovie disparaît et que le frottement, commençant alors à se produire, amène rapidement l'usure et la déformation des couches cartilagineuses et osseuses sous-jacentes.

Autour des articulations se trouvent, outre la capsule

1. Ch. Robin, *Leçons sur les humeurs normales et morbides.* 2e édit, Paris, 1874.

articulaire et son *épithélium synovial*, des pièces formées de tissu fibreux résistant, appelées *ligaments articulaires*. Plus en dehors de l'articulation et autour des muscles, se trouvent d'autres appareils fibreux membraniformes, les aponévroses; l'ensemble de ces appareils sert à limiter les mouvements, et non à maintenir les os en contact.

Les *ligaments* ne servent à maintenir les os en contact que lorsqu'ils sont situés entre les deux os, comme dans les *symphyses*, réunissant alors deux pièces du squelette peu mobiles l'une sur l'autre. Mais dans les articulations mobiles (*diarthroses*), les ligaments, situés surtout à la périphérie, ne peuvent empêcher la disjonction des surfaces articulaires, comme on peut facilement le vérifier sur les articulations scapulo-humérales et coxo-fémorales, où les têtes osseuses peuvent être considérablement écartées des cavités correspondantes, malgré l'intégrité de l'appareil ligamenteux. Dans des articulations de ce genre, c'est simplement la *pression atmosphérique* (Weber) qui détermine l'adhérence des surfaces articulaires. On peut en effet, sur un cadavre dont on laisse pendre librement le membre inférieur, enlever toutes les parties molles, peau et muscles, qui entourent l'articulation coxo-fémorale ; on peut couper enfin la capsule articulaire, sans que le membre cesse d'être suspendu dans la cavité cotyloïde ; un poids additionnel peut même être surajouté sans que l'adhérence soit détruite ; mais si par un trou pratiqué dans l'arrière-fond de la cavité cotyloïde, on laisse pénétrer l'air entre les surfaces articulaires, l'adhérence cesse aussitôt et la tête fémorale quitte sa cavité. Si alors, remettant les os en contact, on opère quelques mouvements en différents sens pour expulser les bulles d'air qui peuvent être interposées et qu'on bouche ensuite avec le doigt le trou artificiellement pratiqué, le membre restera de nouveau suspendu, tant qu'on empêchera ainsi l'accès de l'air (expériences des frères Weber) [1]. C'est donc le vide, le contact intime des surfaces, qui permet à la pression atmosphérique de faire contrepoids aux membres,

---

1. G. et E. Weber, *Mécanique des organes de la locomotion chez l'homme*, trad. de l'allemand par Jourdan.

lesquels se trouvent ainsi supportés sans que les puissances musculaires aient besoin d'être mises en jeu.

Lorsque en tirant fortement sur les doigts on parvient à en écarter légèrement les phalanges, il se produit un craquement bien connu, dont l'étude précédente nous fournit l'explication : la force de traction exercée sur les articulations phalangiennes parvient à vaincre la pression atmosphérique et à écarter les surfaces articulaires qu'elle maintenait en contact ; mais, au moment de la séparation, les parties molles périphériques sont précipitées par cette même pression dans l'intervalle des deux os ; ces phénomènes sont très brusques et déterminent des vibrations sonores, d'où le bruit de craquement.

Les notions précédentes sur la mécanique des os, des muscles et des tendons, permettent de se rendre compte immédiatement des différentes formes de travail et de mouvements que l'homme peut exécuter. Les plus intéressants de ces mouvements sont ceux de la *locomotion* et surtout ceux de la *marche*. Les frères Weber ont consacré de longues études à l'analyse de la marche et en ont donné une théorie qui a été longtemps classique, mais que de nouvelles recherches ont renversée en grande partie. Cette théorie était remarquable en ce qu'elle supposait que, dans le pas ordinaire, chacune des deux jambes est alternativement poussée en avant par un mouvement d'oscillation identique à celui d'un pendule.

Supposons un homme pris au milieu de sa marche ; il vient d'achever un pas, il repose sur les deux jambes, la gauche par exemple en avant, la droite en arrière. Pour continuer la marche, pour former un nouveau pas, voici ce qui se produit, d'après la théorie des Weber : La jambe gauche, que nous appellerons *jambe-active*, est posée perpendiculairement sur le sol, et forme le côté droit d'un triangle rectangle dont l'hypoténuse est formée par la jambe droite étendue en arrière ; nous allons voir que cette jambe droite peut être dite la *jambe passive* (Weber). La jambe gauche ou active, d'abord légèrement fléchie, s'étend alors et pousse en avant et en haut le bassin ; à cet effet, le talon de la jambe gauche se détache du sol, par le mécanisme que nous avons expliqué à propos des leviers du 2ᵉ genre, et le membre n'appuie plus que sur l'extrémité du métatarse. Pendant ce mouvement, la jambe droite ou passive, forcée de suivre le mouvement de projection en avant du bassin, se détacherait

11.

passivement du sol, et ferait autour de son point de suspension
au bassin un mouvement de pendule en avant, par lequel le pied
droit est porté aussi loin devant le pied actif (gauche) qu'il était
précédemment loin en arrière de lui; il est alors placé sur le
sol et, le mouvement de projection du bassin en avant par la
jambe active (gauche) se continuant et s'achevant, le pied droit
se trouve finalement placé perpendiculairement sur le sol,
comme l'était la jambe gauche au commencement du pas. Le pas
considéré est fini, et dans le nouveau pas qui va se produire,
les choses se passeront de même que précédemment, seulement
les rôles seront inverses : la jambe droite va devenir active, la
jambe gauche passive.

En somme, le pas pourrait être représenté par un triangle
rectangle qui se déplace, en même temps que ses côtés se meuvent de telle manière que celui qui représentait le côté droit au
commencement du pas (jambe gauche dans l'exemple choisi)
passe à une position oblique d'hypoténuse et *vice versâ*. La
jambe qui de côté droit passe à la position d'hypoténuse, serait
tout le temps active, celle qui passe de la position d'hypoténuse
à la position de côté droit serait *tout le temps passive ; elle oscil-
lerait à la manière d'un pendule*.

Pour osciller sans rencontrer le sol, la jambe passive doit se
raccourcir légèrement; c'est ce qui a lieu en effet, et, d'après
la théorie précédente, il serait inutile d'invoquer pour cela l'action des muscles de ce membre ; en effet, le membre inférieur
oscillant représenterait un pendule double (cuisse d'une part
et totalité du membre de l'autre). Or on sait que les lois des
oscillations des pendules sont telles que tout pendule composé,
de deux parties réunies par une charnière, fléchit légèrement
dans la charnière au moment de l'oscillation.

Cependant, déjà dans ces dernières années, quelques physiologistes se refusaient à admettre que la jambe dite passive fût
complètement passive; et ils la considéraient comme présentant
un léger degré de contraction des fléchisseurs, précisément pour
effectuer cette légère flexion nécessaire à l'exécution de l'oscillation. D'après des arguments tirés de l'observation pathologique,
Duchenne (de Boulogne) considérait déjà les mouvements oscil-
latoires de cette jambe comme impossibles sans l'intervention
de la contraction des fléchisseurs de la jambe sur la cuisse, et
des fléchisseurs du pied sur la jambe[1]. La question était difficile à résoudre, car quelques auteurs faisaient encore intervenir

1. Duchenne (de Boulogne), *Physiologie des mouvements*. Paris, 1867,
p. 386.

ici la question de la *prédominance des fléchisseurs sur les extenseurs*, question sur laquelle nous nous sommes déjà expliqués (voy. plus haut, p. 141).

Enfin une étude expérimentale, basée sur l'emploi de la méthode graphique, a permis à M. Carlet de résoudre les questions les plus difficiles de la théorie de la marche, et de venir, dans un travail complet[1], confirmer quelques-uns des points de la théorie des Weber, en infirmer le plus grand nombre, et enfin élucider certains points qui n'avaient même pas fixé l'attention des précédents expérimentateurs. M. Carlet a montré ainsi que le membre qui oscille, loin de se mouvoir comme un pendule inerte, est soumis à l'action musculaire, que l'on voit le droit antérieur de la cuisse se contracter au début de la période d'oscillation; puis entrent en jeu les muscles de la région postérieure, et cela jusqu'à la période d'oscillation. Mais cet expérimentateur s'est surtout attaché à analyser les mouvements d'oscillation de diverses parties du tronc, et du tronc dans son ensemble : ainsi, loin de se mouvoir en ligne droite, le grand trochanter décrit dans l'espace une courbe, en oscillant à la fois dans le plan vertical et dans le plan horizontal. D'autre part, l'inclinaison du tronc n'est pas, comme l'admettaient les Weber, proportionnelle à la vitesse de la marche, et constante pour une vitesse donnée. L'inclinaison du tronc dans le plan vertical varie brusquement aux environs du minimum, et lentement aux environs de son maximum ; les muscles du tronc ne sont pas étrangers à la production de cette inclinaison. Réunissant tous ces résultats de l'expérience en une *théorie de la marche*, l'auteur, en décrivant avec soin toute la série des phénomènes qui constituent le pas, distingue le temps où les deux pieds sont posés sur le sol, l'un en avant, l'autre en arrière (*temps du double appui*), et celui où le pied postérieur oscille pour devenir antérieur (*temps de l'appui unilatéral*)[2].

1. G. Carlet, *Essai expérimental sur la locomotion.* (*Annales des sc. nat.*, 1872.)

2. Enfin l'opinion si longtemps admise, d'après les frères Weber, que dans la marche humaine l'oscillation de la jambe qui se déplace n'est due qu'à la pesanteur (oscillation pendulaire), opinion déjà réfutée par Duchenne (de Boulogne), par Giraud-Teulon et par Carlet, vient d'être de nouveau et définitivement renversée par les recherches expérimentales de M. Marey. Au moyen de nouveaux appareils graphiques, l'habile physiologiste nous montre que le mouvement de cette jambe se traduit, sur un tracé, par une ligne droite, c'est-à-dire qu'il est *uniforme pendant toute sa durée.* Or tel n'est point le caractère d'une oscillation

Jugeant peu utile de nous livrer ici à une analyse des mouvements qui constituent la course, le saut, la natation, etc., nous indiquerons seulement le caractère essentiel de la course comparée à la marche ordinaire.

Dans la course il n'y a plus de *double appui;* au contraire il y a un *temps de suspension* pendant lequel, entre deux appuis des pieds, le corps reste en l'air un instant. La durée de ce temps de suspension semble peu varier d'une manière absolue; mais si on l'apprécie relativement à la durée d'un pas de course, on voit la valeur relative de cette suspension croître avec la vitesse de la course, car avec cette vitesse diminue la durée de chacun des appuis. Mais ce qu'il y a de plus remarquable, c'est la manière dont se produit, d'après Marey, ce temps de suspension : on pourrait croire, au premier abord, que c'est l'effet d'une sorte de saut, dans lequel le corps serait projeté en haut, de manière à décrire en l'air une courbe au milieu de laquelle il serait à son maximum d'éloignement du sol. Il n'en est rien ; le temps de suspension correspond au moment où le corps es à son minimum d'élévation; ce temps de suspension ne tient .donc pas à ce que le corps est projeté en l'air, mais à ce que les *jambes se sont retirées du sol par l'effet de leur flexion* (Marey).

RÉSUMÉ. — Les muscles sont les *agents actifs* des mouvements : les tissus de substance conjonctive servent à séparer les muscles (tissu conjonctif ou lamineux proprement dit) ou bien constituent les *leviers* (os) que les muscles meuvent par l'intermédiaire des *tendons.*

Il faut bien distinguer la *contractilité* des muscles, propriété vitale (liée à la *vie*, c'est-à-dire à la NUTRITION), de l'*élasticité* des tissus élastiques, propriété purement physique qui subsiste sur le cadavre.

Dans le jeu des muscles, des tendons et des os on retrouve les trois ordres de leviers.

La *pression atmosphérique* maintient le contact des surfaces articulaires. La *synovie* (riche en *mucosine*) favorise le glissement de ces surfaces.

pendulaire. Il montre de plus que cette uniformité, qu'il faut attribuer à l'action des muscles, ne saurait être expliquée par une combinaison des maxima du mouvement du pied avec les minima du mouvement de translation totale du corps et *vice versâ* [1].

1. Marey, *la Machine animale.* Et *Comptes rend. de l'Acad. des sciences,* 13 juillet 1874.

Dans un *pas* (élément de la marche ordinaire), il y a une jambe dite *active* et une jambe dite *passive;* mais cette dernière n'est point soumise à une simple oscillation pendulaire : comme la jambe active, elle est le siège de contractions musculaires très faibles, il est vrai

QUATRIÈME PARTIE

SANG ET CIRCULATION

DU SANG.

Le sang est un liquide qui, circulant dans l'organisme de la périphérie au centre et du centre à la périphérie, transporte dans l'économie les éléments absorbés par certains globules de la surface et entraîne les déchets de l'organisme en général vers d'autres globules de la surface chargés de les rejeter à l'extérieur. Dans ce continuel commerce d'échange, il est impossible qu'il y ait à chaque instant compensation parfaite, de sorte que le sang n'a pas une composition fixe, normale, typique, et qu'on peut même à un moment donné distinguer plusieurs espèces de sang, notamment le *sang artériel* et le *sang veineux*.

Le sang est donc l'une des principales *humeurs constituantes* (Ch. Robin). En ayant égard à ce fait, que c'est par son intermédiaire que tous les principes introduits dans l'organisme (même les gaz, voy. Respiration) viennent au contact des éléments anatomiques, c'est-à-dire que ces éléments vivent réellement dans le liquide sanguin, on peut appeler le sang le *milieu intérieur* (Cl. Bernard) [1].

---

1. « On donne le nom de *milieu* à l'ensemble des circonstances qui environnent l'être vivant et dans lesquelles il trouve les conditions propres à développer, entretenir et manifester la vie qui l'anime... Il faut distinguer les *milieux cosmiques* (air, eau, aliment, température, lumière, électricité) et les *milieux intérieurs :* les premiers entourent l'individu tout entier; les seconds sont en contact immédiat avec les éléments anatomiques qui composent l'être vivant. » (Cl. Bernard, *Propriétés des tissus vivants.*) — Au point de vue purement anatomique, on a pu considérer le sang comme un *tissu,* ainsi que le font aujourd'hui un grand nombre d'histologistes (Frey, Rouget), et le définir *un tissu cellulaire avec substance intercellulaire liquide.* Il rentre ainsi dans l'une des quatre grandes classes de tissus :

1º Tissus cellulaires avec peu ou pas de substance intercellulaire : épithéliums et leurs dérivés (ongles, poils, émail, cristallin);

2º Tissus cellulaires avec substance fondamentale liquide (sang, lymphe, chyle);

3º Tissus cellulaires avec substance fondamentale abondante, mu-

Le sang est d'une couleur rouge vermeille (sang artériel) ou rouge pourpre (sang veineux ou sang noir). Sa densité est de 1,045 à 1,075. Sa réaction est *toujours alcaline* [1] chez tous les animaux, et aussi bien dans les conditions morbides que dans les conditions normales. Sa saveur est légèrement salée. Il a une odeur propre, peu prononcée et différente selon les espèces animales.

QUANTITÉ DE SANG. — L'évaluation de la masse totale du sang paraît au premier abord facile à réaliser, mais présente de grandes difficultés pratiques. On admet généralement aujourd'hui que l'organisme humain renferme en moyenne 5 à 6 litres de sang. —Pour évaluer cette masse liquide on avait essayé de *saigner un animal à blanc* (Herbst, Haidenhain); mais il reste toujours dans les vaisseaux une quantité de sang difficile à apprécier. — Une injection complète du système vasculaire, destinée à en mesurer la capacité, ne donne pas des résultats plus recommandables. — Un moyen plus simple et en même temps plus ingénieux est celui qu'a employé Valentin ; il consiste à *calculer la quantité de sang d'après la dilution que lui fait subir l'injection d'une quantité d'eau déterminée*, étant connue la proportion de solide et de liquide qu'il contenait d'abord. Supposons, pour fixer les termes, qu'on ait constaté que le sang d'un animal contient, à un moment donné, 4 parties de liquide pour 1 de solide, proportion obtenue par l'ana-

---

queuse, hyaline ou fibreuse (cartilage et tous les tissus collagènes ou conjonctifs) ;

4° Tissus formés par des globules ayant donné lieu par leur juxta-position à des formes de fibres ou de tubes (muscles, nerfs, vaisseaux, etc.).

1. D'après la plupart des auteurs (voyez plus loin); ce seraient le carbonate et le phosphate tribasique de soude qui donneraient au sang sa réaction alcaline; mais, d'après les recherches de Rabuteau, le phosphate tribasique ne peut, sans se décomposer, exister dans le sang riche en acide carbonique : il conclut que l'alcalinité est due au bicarbonate de soude. Nous verrons plus loin que grâce à cette alcalinité l'acide carbonique se fixe sur le *plasma* du sang (dans les carbonates) (P. Bert).

Notons déjà, à propos de l'alcalinité du sang, qu'il n'y a que trois liquides de l'organisme présentant une réaction acide : la *sueur*, l'*urine* et le *suc gastrique*.

lyse d'une première saignée. Aussitôt on introduit dans le système vasculaire une quantité d'eau égale à celle du sang qu'on avait retiré, puis on pratique une deuxième saignée, qui naturellement donnera un liquide sanguin plus dilué que celui obtenu par la première. Si par exemple la première saignée était de 100 grammes, et qu'après avoir injecté 10 grammes d'eau la deuxième saignée amène du sang deux fois plus aqueux, il sera facile, par une simple proportion, de calculer le sang que contenait primitivement l'animal.

Il y a encore bien des objections à faire à cette méthode, vu les échanges rapides qui se produisent, dans le court espace de temps qui sépare les deux saignées, entre le sang et les tissus qu'il baigne; en effet, de suite après une saignée, la masse du sang tend à se reconstituer aussitôt, en empruntant aux tissus ambiants leurs parties liquides.

Une meilleure méthode est celle du *lavage* de Welcker. Un animal est décapité; on recueille tout le sang qui s'en écoule et on mesure le pouvoir colorant de ce liquide. On divise alors le cadavre en fragments, et par un lavage complet on en retire tout le sang. En comparant alors le pouvoir colorant de l'eau sanguinolente ainsi obtenue au pouvoir colorant du sang déjà extrait, on peut facilement calculer quelle est la proportion du sang contenu dans cette eau, et on obtient ainsi l'expression de la totalité de la masse sanguine. Mais il y a encore ici de nombreuses causes d'erreur, parmi lesquelles il suffit de citer celle qui tient à ce que le lavage enlève non seulement le sang, mais encore la matière colorante des muscles, celle de la moelle des os spongieux, de la rate, etc., matières colorantes qui dérivent de celles du sang, mais qui, attribuées à ce liquide, donnent à l'évaluation de sa masse une valeur supérieure à ce qu'elle est en réalité.

Cependant on admet en général, d'après les résultats fournis par cette méthode, que le poids total du sang est en moyenne la 1/13° partie[1] du poids total du corps de

1. Cette proportion varie avec les espèces animales : 1/17 du poids du corps chez le chien, 1/24 chez le mouton, 1/36 chez le lapin.

l'homme, ce qui ferait donc 5 kilogr.¹ de sang pour l'homme, dont le poids moyen est de 65 kilogr.

Du reste la *masse du sang* est très variable selon les circonstances : l'état de jeûne ou d'absorption digestive est ce qui influe le plus sur cette quantité, et dans ces cas il peut y avoir des *variations du simple au double.* C'est ce qu'a directement constaté Cl. Bernard en décapitant deux chiens, l'un à jeun et l'autre en pleine période d'absorption digestive ; c'est ce qu'il a démontré indirectement en faisant voir qu'il faut, pour faire périr un animal en digestion, une dose de poison (strychnine par exemple) double de celle qui suffit pour le tuer quand il est à jeun². Il est vrai que dans ce cas il faut tenir compte non seulement de ce que l'organisme en général est gorgé de liquides, mais de ce que les éléments anatomiques eux-mêmes sont saturés et bien moins disposés à l'absorption du poison. Un fait plus significatif est encore celui signalé par Collard de Martigny : sur un lapin à l'état ordinaire, il faut enlever 30 gr. de sang pour amener la mort par hémorragie ; au bout de 3 jours d'inanition, il suffit d'enlever 7 gr. pour obtenir le même résultat. On comprend quelle importance a ce fait pour le médecin, au point de vue des saignées pratiquées au début d'une maladie, ou après plusieurs jours de diète.

COMPOSITION DU SANG. — Si nous étudions le sang au point de vue pour ainsi dire anatomique (comme un tissu), nous voyons qu'il se compose de deux parties bien distinctes : le *cruor*, qui comprend la partie solide, les *globules;* et le *liquor*, qui comprend toute la partie liquide à l'état physiologique. Ces deux parties sont en quantités à peu près

1. 5 kilogr.; c'est-à-dire un peu moins de 5 litres, puisque la densité du sang (1055 en moyenne) est un peu supérieure à celle de l'eau.

2. On comprend bien l'augmentation de la masse du sang pendant l'absorption intestinale, quand on se rappelle que Colin a recueilli, sur une vache, jusqu'à 95 litres (en 24 heures) de lymphe, par une fistule du canal thoracique, canal qui ne représente cependant que l'une des voies de l'absorption intestinale (l'autre voie est représentée par la veine porte). (G. Colin, *Traité de physiologie comparée des animaux,* 2º édit. Paris, 1873.)

égales [1], de sorte que l'on peut considérer le sang comme une *certaine masse de cruor en suspension dans une masse égale de liquor*.

Mais cette proportion varie, surtout dans les cas signalés précédemment : pendant l'absorption, la masse du sang peut doubler ; c'est alors surtout le liquor qui augmente, car cette augmentation est due à la grande quantité de lymphe versée dans le torrent circulatoire. (Colin a recueilli jusqu'à 95 litres de lymphe en 24 heures par une fistule du canal thoracique pratiquée sur une vache.) De même, après une saignée abondante, le sang tend à recouvrer sa masse primitive, en empruntant leurs liquides aux tissus voisins : c'est donc le *liquor* qui augmente, et la masse du *cruor* ne se reconstitue que bien plus lentement. Ainsi on sait que la mort arrive d'ordinaire lorsqu'une hémorragie a enlevé la moitié de la masse du sang ; mais c'est en réalité la moitié du *cruor* qu'il faudrait dire, avec précision, et l'on conçoit l'importance de ce fait, pour des saignées successives, alors que la masse liquide, mais non la quantité des globules, a eu le temps de se reconstituer.

Cruor. — Cette partie solide du sang est uniquement formée de globules en suspension dans le liquide ; les globules du sang sont de deux espèces : les *rouges* et les *blancs*.

a. Les *globules blancs* du sang, mieux nommés *globules incolores* (leucocytes, Robin), sont un peu plus gros que les rouges (8 à 9 millièmes de millimètre de diamètre), mais bien moins nombreux (1 globule blanc pour 300 rouges en général) ; ils sont sphériques et identiques sous tous les rapports aux *globules de la lymphe*, que l'on trouve dans les vaisseaux lymphatiques : ils proviennent en effet de ces

---

1. La proportion exacte (chez l'adulte) est la suivante : 1000 grammes de sang se composent de 446 grammes de globules (*cruor*), et 554 de plasma (*liquor*). Nous disons chez l'adulte, parce que chez le fœtus la proportion est inverse : les globules, apparaissant les premiers, forment la plus grande partie du sang, et à la naissance on trouve encore la proportion de 722 de globules pour 278 de plasma. (Ch. Robin, *Leçons sur les humeurs*, 2e édit., 1874.)

vaisseaux, sont entraînés par la lymphe jusque dans le canal
thoracique, et de là se déversent avec ce liquide dans le sang.
Ce sont des globules ronds, à noyaux, avec une surface un
peu granuleuse (fig. 44). Examinés au milieu du liquor du
sang, avec un grossissement de 200 à 300 diam., ils présentent un aspect granuleux
et un contour irrégulier, une
couleur d'un blanc d'argent
caractéristique. Il est impossible, dans ces conditions, de
distinguer aucun autre détail
de leur structure; mais la
simple adjonction d'eau gonfle

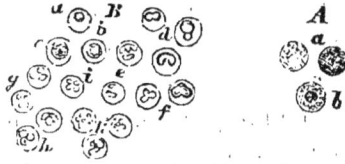

Fig. 44. — Globules blancs du sang
(leucocytes, Robin).

ces éléments, rend leur contour lisse et y fait apparaître un
noyau, de forme irrégulière, parfois double ou multiple ;
l'adjonction d'acide acétique rend ces détails encore plus
visibles et parfois fractionne le noyau en plusieurs parties,
ou fait apparaître d'emblée deux ou trois noyaux dans un
globule (fig. 44, B ; *f, h, i, k*).— Ces globules blancs servent peut-être à former les globules rouges; mais c'est là une
question délicate sur laquelle nous reviendrons plus loin.

   Dans certaines circonstances, et spécialement dans des maladies de la rate et des ganglions lymphatiques, ces globules blancs
s'accumulent jusqu'à former le tiers ou la moitié de la masse
globulaire du sang qui paraît lie de vin ou même analogue à du
pus sanguinolent (d'où le nom de *leucémie,* ou *leucocythémie.*)
Cette accumulation des globules blancs semble provenir d'un
obstacle à leur transformation en globules rouges ou d'une plus
grande abondance de la production des globules blancs par la
rate (leucémie splénique) ou par les ganglions lymphatiques (leucémie lymphatique : leucocytose); mais même à l'état physiologique on trouve des variations assez considérables dans la proportion numérique des globules blancs aux rouges : ainsi le nombre
des globules blancs diminue sous l'influence de *l'abstinence,*
et chez les sujets avancés en âge ; il est au contraire plus considé-

* A, Globules blancs frais; — *a,* globule blanc dans son liquide naturel; — *b,* globule blanc dans l'eau; — B, globules blancs traités par l'acide acétique ; — *a, c.*
globule blanc uninucléaire ; — *b,* division du noyau ; — *d,* division plus avancée
du noyau ; — *f, h, i, k,* fragmentations de plus en plus avancées du noyau. (Virchow, *Pathologie cellulaire.*)

rable après les repas, à la suite d'hémorragies, chez les enfants, et chez la femme pendant la grossesse : leur augmentation dans ces cas, et surtout après le repas, constitue ce qu'on a nommé la *leucocytose physiologique*. Enfin dans certains départements du système vasculaire, les globules blancs sont plus abondants : telles sont les veines de la rate et du foie, et ce fait est très important pour établir la physiologie de ces organes.

b. Les *globules rouges* ou *hématies* (Gruithuisen, Ch. Robin) forment la plus grande masse du cruor (300 rouges pour un blanc). On a calculé qu'un litre de sang en contient 5 trillions, ce qui porte à 25 trillions leur masse totale.

La *découverte* des globules du sang appartient à Swammerdam (sur la grenouille), à Malpighi (sur le hérisson). C'est Leuwoenhock qui les a vus le premier chez l'homme (1773). Cette découverte ne fit pas grand bruit, et au commencement de ce siècle Magendie lui-même ne croyait pas à leur existence, pensant qu'on avait pris des petites bulles d'air pour des globules. En 1835, Giacomini, de Pise, niait encore la présence de globules dans le sang.

Pour arriver à une *numération* exacte des globules rouges du sang, on calcule le nombre qu'en renferme un millimètre cube. Un procédé usité à cet effet est celui de Vierordt modifié par Potain et plus récemment par Malassez et par Hayem. Il consiste à diluer une quantité déterminée de sang dans une quantité également déterminée d'eau distillée ; à recueillir une portion du mélange dans un tube capillaire, puis à compter à l'aide d'un micromètre gradué, sous le microscope, le contenu d'une portion de ce tube [1].

1. L'appareil de M. Malassez consiste en un tube capillaire très fin (*compte-globules*), dans lequel on fait arriver un mélange de sang et de sérum artificiel, et dans lequel on a marqué le rapport entre le volume du liquide et la longueur du trajet qu'il occupe dans ce tube. On peut donc, après avoir examiné avec un oculaire quadrillé et compté les globules qui se trouvent dans une certaine longueur, arriver au chiffre qui doit se trouver dans un millimètre cube. Ce chiffre est plus grand pour le sang des veines que pour celui des artères, et en général d'autant plus élevé dans les veines que le sang contenu dans ces der-

Les *globules rouges* ou globules sanguins proprement
dits sont de petits disques excavés sur leurs deux faces et

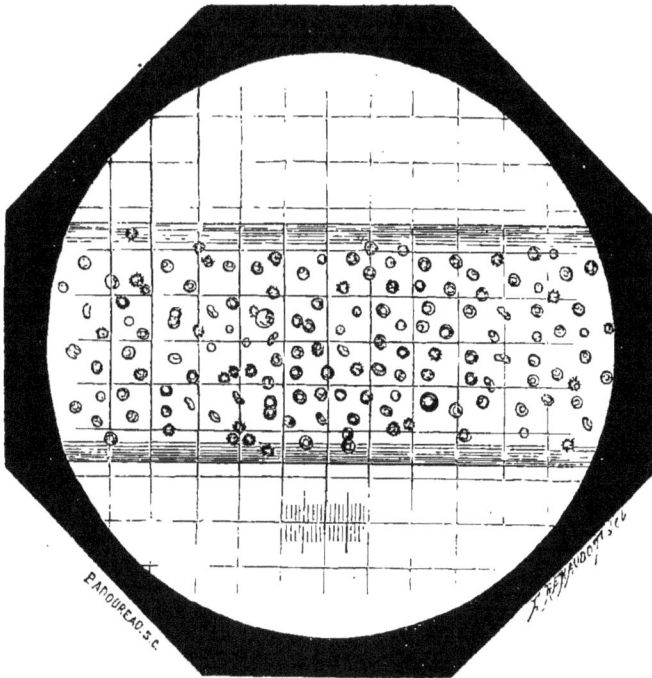

Fig. 45. Tube capillaire de Malassez examiné au microscope avec l'oculaire
quadrillé. (Voy. la note ci-dessous.)

épais sur leurs bords (fig. 46) : leur diamètre est de 1/150.
de millimètre et leur épaisseur de 1/600 ; en millièmes de

nières a perdu plus ou moins d'eau par les exosmoses qui se sont opérées (par exemple au niveau des capillaires de la peau — Malassez, *Archives de physiologie*, 1874). — Plus récemment encore, Hayem et
Nachet (*Compt. rend. Acad. des sciences*, avril 1875) ont proposé un appareil et un manuel opératoire plus simple et exempt des erreurs qui
se produisent avec tout appareil se remplissant par capillarité. Ne pouvant entrer ici dans le détail des manœuvres de la numération des globules, nous donnons seulement dans la figure ci-jointe (fig. 45)
l'aspect d'une certaine étendue du tube capillaire (méthode Malassez)
examiné au microscope avec l'oculaire quadrillé, et nous indiquons le
résultat le plus général au point de vue physiologique : M. Malassez
semble donner comme chiffre normal que fournit le sang du doigt d'un
sujet sain, le nombre de 4 300 000 (par millimètre cube) ; M. Hayem
donne le nombre de 5 000 000.

millimètre, unité employée en micrographie et désignée par la lettre μ, ils ont en diamètre de 6 à 7 μ, et en épaisseur environ 2 μ.

Au point de vue histologique, les globules rouges sont de petites masses de protoplasma associé à des composés chimiques particuliers (voy. plus loin : *Globuline, hématine*, etc.) ; vus par la tranche, ces éléments se présentent sous la forme d'un biscuit rétréci en son milieu et renflé à ses deux extrémités (fig. 46, *c*); vus de face, ils représentent des disques de couleur jaunâtre plus foncés sur les bords, plus transparents vers le centre (fig. 46, *a*). On ne voit pas de noyau ni d'enveloppe bien distincte, mais cependant une couche limite très mince qui semble indiquer une membrane enveloppante, ou tout au moins une zone limite plus condensée, et de composition différente de celle du corps même des globules : on a cru démontrer l'absence de membrane en étudiant les déformations que ces globules subissent par l'action d'une température de 40 à 45°, ou par celle du carbonate de potasse (Dujardin) : dans ces circonstances les globules se dépriment et se retournent en forme de bonnet ou de coupe, dont les bords peuvent venir se souder régulièrement, ou par des expansions sarcodiques isolées.

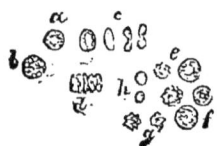

FIG. 46. — Globules sanguins d'un homme adulte *.

Mais dans les mêmes circonstances on observe les mêmes phénomènes sur le corps des infusoires (Rouget), auxquels on ne peut refuser une enveloppe, ou tout au moins une *couche corticale* (*hautschicht* des Allemands). Enfin, par l'action de l'acide picrique ou chromique, de l'alcool et par la coloration au sulfate de rosaniline, on observe très nettement une membrane « qui est formée par une substance très ductile et molle comme une pâte, puisqu'elle se laisse

---

* *a*, Globule rouge ordinaire, ayant la forme d'un disque ; — *b*, globule blanc ; — *c*, globules rouges vus de côté, appuyés sur leurs bords ; — *d*, globules rouges empilés comme des écus ; — *e*, globules rouges anguleux, l'exosmose leur ayant fait perdre une partie de leur contenu, d'où l'aspect ratatiné ; — *f*, globules rouges ratatinés (à bords mamelonnés ; leur face présente un soulèvement semblable à un noyau) ; — *g*, ratatinement plus complet ; — *h*, dernier degré de ratatinement. Grossiss. 280 diam. (Virchow).

traverser par des corps et se referme sur eux sans conserver aucune trace de leur passage [1]. »

Les globules rouges s'altèrent très facilement : la moindre évaporation, la moindre concentration du liquide dans lequel ils nagent, leur donne par exosmose une forme ratatinée, *crénelée* (fig. 46, *e*) sur les bords, et qui parfois, par ses saillies vues de face, peut faire croire à la présence d'un noyau (fig. 46, *f*).

La forme, les dimensions, et même la structure des globules rouges ne sont pas les mêmes pour les différents animaux, ni pour un même animal aux diverses époques de son développement. Les *globules du fœtus humain* se distinguent de ceux de l'adulte par l'existence d'un noyau, et ce n'est que vers la seconde moitié de la vie intra-utérine qu'ils perdent cet élément. — Les *globules sanguins des mammifères adultes* ressemblent à ceux de l'homme comme forme, mais en diffèrent comme dimensions : ceux du cochon d'Inde, de la chèvre, du mouton, du cheval, du lapin sont plus petits ; ceux du chien, à peu près égaux ; ceux de l'éléphant, beaucoup plus volumineux (9 μ). Seuls parmi les mammifères, les *camélédéns* (chameau et lama) présentent des globules elliptiques et toujours, du reste, sans noyau. — Les oiseaux présentent des globules plus gros que ceux des mammifères, elliptiques, biconvexes, avec des traces

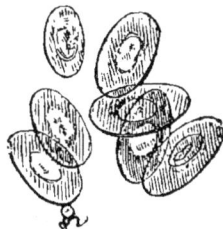

Fig. 47. — Globules du sang de grenouille.(Donné, *Atlas du cours de microscopie*, pl. 2.)

de noyau. Les globules des *reptiles* et des *amphibies* (fig. 47) sont volumineux, elliptiques, biconvexes, avec un noyau très visible ; il en est de même pour la généralité des poissons. Pour donner une idée des différences de dimensions, il nous suffira de citer le chiffre suivant : les globules rouges de l'homme mesurent 1/150 (7 μ) de millimètre, ceux du protée 1/12 (80 μ).

On indique en général la présence de globules colorés dans le

1. Ranvier, *Recherches sur les éléments du sang* (*Archives de physiol.*, 1875, p. 9).

sang comme propre aux vertébrés ; cependant Rouget a signalé
dès longtemps l'existence d'éléments semblables chez les invertébrés : là ils sont généralement dépourvus d'enveloppe, granu-
lés et chargés d'une matière colorante (hématine, voy. plus
loin), qui, au lieu d'être uniformément répandue, se présente
par petites masses distinctes ; cependant les globules des siponcles se composent d'une enveloppe élastique, épaisse, à double
contour, renfermant une substance rosée et homogène très réfringente.

Au point de vue physiologique, les globules rouges sont
remarquables par leur élasticité ; ils sont *faiblement* et *parfaitement* élastiques, la moindre pression les déforme, mais
ils reviennent facilement à leur forme primitive : en effet,
en examinant la circulation au microscope (sur le mésentère
de la grenouille par exemple), on les voit parfois se plier en
deux ou se mettre à cheval sur l'éperon résultant de la bifurcation d'un vaisseau.

Au point de vue chimique, les globules rouges présentent ce fait intéressant, qu'ils contiennent, comme matières
minérales, des sels autres que ceux du liquor. Ainsi ils
renferment surtout des phosphates et des sels de potasse,
tandis que le liquor contient surtout des carbonates et des
sels de soude. Nous avons déjà indiqué comme une des
propriétés générales du globule vivant (voy. 1re partie, p. 11)
cette faculté de maintenir sa composition propre malgré les
lois de l'endosmose et de la diffusion. On pourrait peut-être
conclure de cette composition du globule sanguin qu'il y
aurait grande utilité à employer les sels de potasse au lieu
des sels de soude lorsqu'on a en vue spécialement la reconstitution de l'élément figuré du sang (dans l'*aglobulie*).

Si, après cette indication particulière, si intéressante au
point de vue de la nutrition, de la vie du globule sanguin,
nous passons à l'étude des résultats généraux fournis par
l'analyse chimique, nous pouvons dire que le globule rouge
est formé d'un stroma ou *globuline*, renfermant une matière
colorante dite *hémoglobine*.

A. *Globuline.* — Le stroma (Rollet) ou globuline (Denis,
de Commercy) est une matière albuminoïde particulière.
Dans la constitution du globule, le stroma est à l'hémo-

globine comme 1 à 13. — On se procure de la globuline en
plaçant une certaine quantité de globules frais dans un nouet
de linge fin et en l'arrosant d'eau qui entraîne l'hémoglobine. — La globuline renferme une certaine quantité de
sels de potasse et de soude (potasse 6 p. 100, soude 0,6).

B. Hémoglobine.—L'hémoglobine ou *hémato-cristalline*,
substance très importante pour le physiologiste, est une
matière albuminoïde cristallisable, chez l'homme et chez
certains animaux seulement (rat, chien, cochon d'Inde).
L'oxygène qui se fixe sur les globules, dans la respiration, se
combine avec l'hémoglobine et forme un oxyde appelé oxy-
hémoglobine. 100 grammes d'hémoglobine peuvent absorber
130 cent. cubes d'oxygène. — On se procure l'hémoglobine cristallisée en ajoutant quelques gouttes d'éther à une
petite quantité de sang contenu dans une éprouvette. L'é-
ther détruit les globules et met l'hémoglobine en liberté.
Celle-ci, d'abord dissoute dans l'éther, cristallise ensuite
par suite de l'évaporation de ce liquide. — Les *cristaux*
d'hémoglobine sont rhomboédriques chez l'homme, tétraé-
driques chez le cochon d'Inde, hexaédriques chez l'écureuil.
— Indépendamment des parties élémentaires qu'elle renferme, l'hémoglobine contient 0,43 p. 100 de fer.

Dérivés de l'hémoglobine. En faisant agir divers réactifs sur
l'hémoglobine, on obtient des dérivés et des combinaisons de l'hé-

FIG. 48. — Cristaux d'hémine*.

matine cristallisant dans des formes régulières : ce sont l'*hémine*
et l'*hématoïdine.*

1° L'*hémine.* En faisant agir sur du sang desséché du chlo-

---

* Obtenus artificiellement du sang par l'action du sel de cuisine et de l'acide
acétique (chlorhydrate d'hématine). Grossiss. 300 diam. (Virchow).

rure de sodium et de l'acide acétique cristallisable, on obtient un nouveau corps, l'hémine (ou chlorhydrate d'hématine) (fig. 48), qui se présente sous forme de cristaux en tables rhomboïdales aplaties à angles aigus et d'un brun intense.

Les cristaux ainsi obtenus sont caractéristiques du sang. C'est bien du chlorhydrate d'hématine, car on est parvenu récemment à les produire en mettant simplement en présence l'hématine et l'acide chlorhydrique [1].

2° Enfin, l'*hématoïdine* est un dérivé de l'hématine, dérivé qui se produit spontanément dans l'économie, surtout dans les anciens foyers hémorragiques, et en général dans tous les épanchements sanguins. Ce corps, qui se présente sous forme de très petits cristaux rhomboïdaux obliques, est identique à la matière colorante de la bile : au point de vue de la composition chimique, l'*hématoïdine* n'est pas identique à l'hématine, elle en diffère par 1 de fer en moins et 1 d'eau en plus.

Ces matières colorantes du sang, et particulièrement l'hémato-cristalline (*hémoglobine*), ont été l'objet dans ces dernières années de très intéressantes recherches au moyen de *l'analyse spectrale*: Hoppe Seyler (1862) et Valentin en Allemagne, Stokes et Sorby en Angleterre, P. Bert, Claude Bernard, R. Benoît et Fumouze [1] en France, appliquant à l'étude du sang le procédé d'analyse découvert par Kirchhoff et Bunsen, ont montré que lorsqu'on regarde à travers un prisme (spectroscope) une solution de *sang artériel* très étendue, éclairée par la lumière solaire ou par la flamme d'une lampe, au lieu d'observer le spectre lumineux ordinaire, on voit ce spectre interrompu par de larges bandes obscures placées comme l'indique la figure 49 : c'est ce qu'on appelle le *spectre d'absorption du sang*; il est caractérisé essentiellement par deux bandes obscures dans la partie jaune verte (B, fig. 49), et de plus par l'extinction, à peu près

1. Voy. P. Cazeneuve, *Recherches sur l'hématine* (*Journal de l'anat. et de la physiol.* de Ch. Robin, 1875, p. 309).

M. Cazeneuve, dans ce travail, confirme les travaux antérieurs d'après lesquels l'hématine est un principe quinternaire contenant du carbone, de l'hydrogène, de l'oxygène et du fer : il donne pour la quantité de fer la proportion suivante : 12 gr. 60 de peroxyde de fer pour 100 gr. d'hématine.

2. Fumouze, *les Spectres d'absorption du sang*. Paris, 1872, in-4°.

complète, de tous les rayons les plus réfrangibles à partir du
bleu ou de l'indigo (fig. 49, C).

Chose remarquable, le sang veineux, ou celui qui a perdu
son oxygène, ou les solutions d'hémoglobuline que l'on a
désoxygénées par un agent réducteur quelconque, présentent un spectre différent : l'intervalle qui sépare les deux
bandes est obscurci, ou, en d'autres termes, les deux bandes
noires se fondent en une seule, dite *bande de réduction de
Stokes* (fig. 49, E); en même temps l'ombre qui recouvre
la partie la plus réfrangible a reculé vers le violet, de sorte
qu'il y a plus de transparence pour les rayons bleus.

Il y a donc un spectre du sang oxygéné et un spectre du

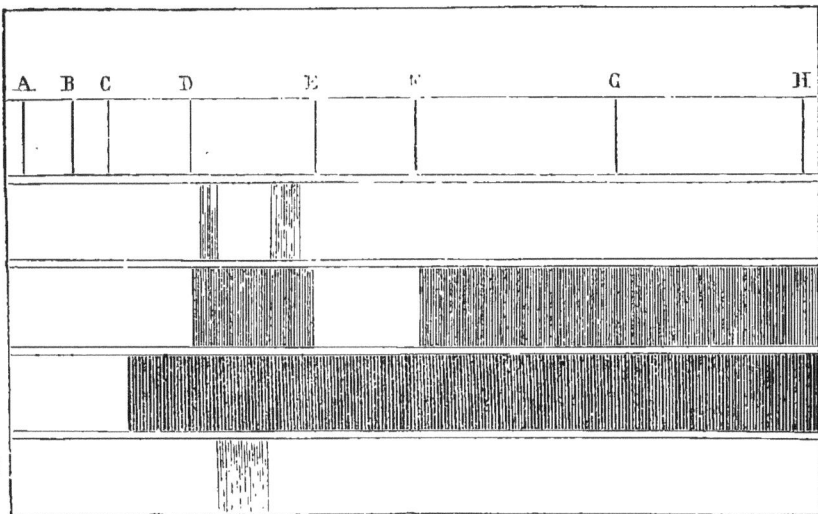

Fig. 49. — Absorption de certaines régions du spectre par des dissolutions sanguines*.

sang désoxygéné, de l'hémoglobuline oxygénée et de l'hémoglobuline réduite.

Claude Bernard et Hoppe Seyler ont montré à peu près

* A, Raies de Fraünhofer ;— B, sang artériel oxygéné (deux bandes d'absorption
entre les raies D et E de Fraünhofer, c'est-à-dire dans le jaune du spectre).

C, Sang artériel en dissolution plus concentrée (absorption de tous les rayons à
partir de la raie F, c'est-à-dire du bleu).

D, Dissolution plus concentrée encore. — E, sang veineux, sang réduit ; raie de
réduction près de la raie D de Fraünhofer (c'est-à-dire dans le jaune) (Paul Bert).

en même temps que l'oxyde de carbone, qui chasse avec
tant d'énergie l'oxygène du sang, prend sa place, et, combiné avec l'hémoglobuline, donne un spectre (spectre du
sang oxycarboné) très analogue au spectre du sang oxygéné,
si ce n'est que les deux bandes noires sont un peu déplacées
vers la droite. Mais ce que ce spectre a de caractéristique,
c'est qu'il ne subit aucun changement par l'action des agents
réducteurs; en d'autres termes, le spectre de l'hémoglobuline
oxycarbonée ne peut plus donner, comme celui de l'hémoglobuline oxygénée, *la raie de réduction de Stokes*. Il est
facile de comprendre l'intérêt de ces recherches et leur
application par exemple à l'analyse du sang d'une personne
asphyxiée par les vapeurs du charbon, par l'oxyde de carbone [1]. A un point de vue analogue, il est très intéressant
de constater que ces bandes caractéristiques s'obtiennent
encore en traitant par l'eau des taches de sang même très-
anciennes, laissées sur du fer, du bois, du linge, etc., ou
bien encore avec du sang déjà décomposé et putréfié. Valentin
a très nettement constaté la présence du sang sur une
ancienne planche de table de dissection qui était restée sans
usage depuis trois ans dans un endroit humide, et sur un
vieux crochet rouillé de boucherie qui ne servait plus depuis
longtemps. On n'a pas, malgré de nombreux essais (Ritter),
trouvé de matière colorante dont le spectre pût être confondu avec celui du sang, ni surtout qui pût donner par les
agents de réduction quelque chose d'analogue à l'apparition
de la raie de Stokes.

De plus, comme sensibilité, cette méthode de recherche
laisse bien peu à désirer, puisque Valentin a retrouvé des
traces reconnaissables du spectre caractéristique du sang
dans une solution qui n'en contenait qu'un sept millième,
vue sous une épaisseur de 15 mm.

L'étude successive des spectres du sang oxygéné et désoxygéné, de l'hémoglobuline réduite, spectres que l'on peut
reproduire tour à tour en enlevant et en rendant l'oxygène
à la solution sanguine, cette étude nous permet d'apporter

---

1. Voy. Cl. Bernard, *Leçons sur les anesthésiques et sur l'asphyxie*,
Paris, 1875.

un élément à l'explication de la différence de couleur du sang artériel et du sang veineux; cette différence n'est pas due uniquement à des modifications dans la forme des globules, puisque ces phénomènes de coloration, corrélatifs aux différences des spectres du sang artériel et du sang veineux, s'établissent, comme eux, grâce à des alternatives d'oxydation et de réduction de l'hémoglobuline, de sorte que le sang artériel et le sang veineux représentent les deux états d'oxydation et de réduction de la matière colorante du sang.

Le rôle physiologique des globules rouges consiste essentiellement à se charger d'oxygène qu'ils vont ensuite distribuer aux tissus; ces globules sont des réceptacles, des appareils condensateurs de ce gaz, pour ainsi dire des analogues du charbon et de l'éponge de platine. Lorsqu'ils traversent les capillaires, ils empruntent à l'air venu de l'extérieur son oxygène, qu'ils vont ensuite transporter vers les différents éléments de l'économie, et surtout vers ceux qui consomment beaucoup de ce gaz, c'est-à-dire vers les globules nerveux, les nerfs et les muscles. En échange de l'oxygène qu'ils emploient, ces éléments rendent une quantité à peu près équivalente (voy. *Respiration*) d'acide carbonique, qui se dissout dans le liquor du sang (se combinant avec les sels du sérum; voy. plus loin).

Les globules rouges du rang, et par suite la totalité du sang préside donc aux phénomènes respiratoires, et la mort qui survient après une abondante hémorragie est causée essentiellement parce que l'oxygène n'est plus distribué en quantité suffisante aux tissus, et spécialement aux éléments anatomiques du système nerveux central. A ce point de vue la transfusion du sang consiste donc uniquement en un *nouvel apport de globules sanguins :* ainsi cette opération ne répond ni aux espérances exagérées (rajeunissement, guérison de la folie, etc.) ni aux craintes démesurées (interdite par le parlement en 1668) qu'elle a inspirées à son début (XVIIe siècle; Lower, Denis). Aujourd'hui on compte par centaines les cas d'hémorragies où le malade exsangue a été rappelé à la vie par la transfusion du sang, surtout dans les cas de métrorrhagies. Les globules sanguins doivent être empruntés à un animal de même espèce,

12.

sans quoi l'effet cherché n'est point obtenu, car des globules sanguins d'un animal quelconque ne sont pas plus aptes à entretenir la vie des tissus d'un animal d'espèce différente, que les spermatozoïdes du premier ne seraient propres à féconder l'ovule du second. Il suffit du reste d'une très petite quantité de sang transfusé pour ramener les échanges vitaux et permettre à l'opéré de reconstituer sa masse primitive de sang par la nutrition. — Enfin on a aussi appliqué la transfusion à des cas d'empoisonnement ; cette tentative est très légitime par exemple pour l'empoisonnement par l'oxyde de carbone, agent qui paralyse le globule rouge : et en effet elle a été couronnée de succès (Rouget), car on remplace alors des globules inutiles par des globules propres aux échanges nutritifs et respiratoires. Cette tentative est moins légitime dans les autres empoisonnements et même dans l'urémie [1].

Les globules rouges sont donc ce qu'on pourrait appeler l'*organe du sang*. Quand ces globules sont en trop grande proportion, il y a alors une sorte de *pléthore*, la circulation est gênée et les congestions se font facilement ; on trouve quelque chose d'analogue dans le choléra, mais par un mécanisme tout autre : la déperdition énorme des liquides par l'intestin rend le sang très-épais ; les globules s'agglutinent et le rendent *poisseux*. — Dans toutes les maladies chroniques et dans la plupart des maladies aiguës, quand la diète dure longtemps, on observe une diminution notable dans l'organe du sang. Cette diminution est proportionnelle à la durée de la maladie : dans l'anémie, dans la chlorose, elle atteint son maximum, et l'on a vu des cas de chlorose où le cruor ne formait plus que le quart de la masse sanguine ; il y a alors ce que l'on appelle *hydrémie* (vu l'augmentation relative de la partie aqueuse du sang) et qui serait mieux nommé *acruorie*.

Sous le rapport de leur existence propre, les globules du sang présentent des phases d'existence : les premiers globules rouges de l'embryon proviennent des cellules du feuillet blastodermique moyen [2] ; mais chez l'adulte il est difficile de reconnaître comment cet élément anatomique se produit et se renouvelle. D'après une théorie longtemps classique, mais aujourd'hui très contestée, et que nous allons

---

1. Voy. L. Jullien, *De la Transfusion du sang*, thèse de concours. Paris, 1875.
2. Voy. Ch. Robin, *Anatomie et Physiologie cellulaires*. 1873.

cependant rapidement exposer, on verrait les globules rouges
du sang provenir de la transformation des globules incolores, des globules blancs de la lymphe.

La transformation des globules blancs en globules rouges,
douteuse pour quelques histologistes, serait cependant démontrée par un grand nombre de preuves; citons d'abord la
constatation directe : Recklinghausen, puis Kölliker ont vu
la transformation des globules blancs en globules rouges se
produire même en dehors de l'organisme, dans du sang
conservé à la température du corps vivant, au contact d'air
maintenu humide. D'autre part l'étude du sang dans la série
animale montre toutes les transitions entre les deux espèces
de globules: Rouget les a constatées chez des invertébrés,
les siponcles. Chez les vertébrés inférieurs et surtout chez
le têtard (Kölliker, Rouget), on voit la transformation des
corpuscules lymphatiques en globules colorés pourvus d'un
noyau, et dans lesquels la matière colorante se dépose d'a-
bord sous forme de granulations pour se répandre ensuite
uniformément dans toute la masse du globule. Sur des embryons de lapin, Rouget a montré ces mêmes transformations : là le noyau diminue, puis disparaît, à mesure que la
matière colorante se dépose d'abord par grumeaux, puis
d'une manière uniforme. Enfin dans le canal thoracique, et
même dans les veines pulmonaires (Kölliker), on a trouvé de
jeunes globules rouges, présentant les caractères intermédiaires entre les globules blancs et les globules rouges par-
faits.—Quant aux preuves indirectes de cette transformation,
on pourrait invoquer ce fait que les glandes lymphatiques et la rate versent continuellement dans le torrent
sanguin des globules blancs: or le nombre de ces éléments
n'augmente pas normalement dans le sang, et comme on ne
connaît aucune forme qui nous les représente en voie de
destruction, on est forcé d'admettre qu'ils disparaissent en
se transformant en globules rouges. — Enfin il faut bien que
les globules rouges aient une origine, et qu'ils dérivent
d'une cellule préexistante, car ces globules rouges nous
représentent des formes globulaires déjà vieilles, vu la perte
du noyau, la présence d'une matière colorante; si la *genèse*
peut être invoquée pour la production des globules blancs,

qui sont des formes d'éléments jeunes, elle ne peut l'être pour les globules rouges, qui sont des formes d'éléments vieux : l'état jeune des globules rouges ne pourrait donc être représenté que par des globules blancs.

La transformation directe des globules blancs en globules rouges, telle que nous venons de l'indiquer, surtout d'après les recherches de Recklinghausen, n'a pas été confirmée par les récents travaux de Hayem et de G. Pouchet sur les origines des éléments du sang : la question de cette origine est actuellement à l'étude, et en présence de résultats contradictoires nous nous contenterons de donner ici un aperçu des recherches des deux derniers auteurs cités.

1° Hayem a reconnu qu'il existe chez les vertébrés supérieurs, outre les hématies et les leucocytes, des éléments particuliers, très petits, qu'il a nommés *hématoblastes*, car ils seraient destinés, comme nous allons le voir, à devenir des globules rouges. Ces hématoblastes sont très altérables : à peine sortis des vaisseaux ils se déforment, présentent une surface épineuse et, se fusionnant entre eux, se réduisent à des amas en forme de plaques à noyaux multiples. Mais en opérant à une basse température, on peut retarder cette décomposition des hématoblastes ; et en leur faisant subir l'action de quelques réactifs, on voit, par la manière dont ils se comportent, que ces éléments diffèrent complètement des globules blancs et qu'ils se rapprochent au contraire des globules rouges [1].

Ces hématoblastes, étudiés chez la grenouille, sont le plus souvent fusiformes ou ovoïdes ; ils présentent des dimensions très variables, ce qui semble indiquer que, d'abord petits, ils se développent peu à peu dans le sang. Ils présentent toujours un noyau unique, qui ne rappelle en rien les noyaux des globules blancs.

Quand on fait subir aux animaux des pertes de sang considérables, de manière à activer la régénération des hématies, on constate que cette régénération se fait à l'aide du développement progressif et de plus en plus complet des hématoblastes, dont le disque s'accroît et acquiert une quantité de plus en plus grande

1. G. Hayem, *Sur l'évolution des globules rouges dans le sang des vertébrés ovipares*. Note de G. Hayem (*Comptes rendus Acad. des sciences*, 12 nov. 1877). — Id., id., Société de biologie, 24 novembre 1877. — *Sur l'évolution des globules rouges dans le sang des animaux supérieurs* (Comptes rendus Acad. des sciences, 31 déc. 1877).

d'hémoglobine, tout en conservant longtemps encore un noyau volumineux.

Étudiés chez l'homme, les hématoblastes se présentent comme des éléments de 1 à 3 μ, remarquables par leur grande altérabilité, et qui, en se développant, deviennent plus colorés, et se comportent comme des globules rouges adultes dont ils ne diffèrent que par la taille ; quelques-uns d'entre eux acquièrent les caractères de véritables globules rouges avant de grossir notablement et forment ces hématies extrêmement petites décrites sous le nom de *globules nains*. Dans l'anémie il est facile d'observer les hématoblastes arrêtés dans les diverses formes de leur évolution en globules rouges.

Quant à la grande altérabilité qui caractérise les hématoblastes en dehors des vaisseaux sanguins, non seulement elle explique comment ces éléments ont échappé si longtemps aux recherches des micrographes, mais elle paraît encore appelée à nous donner l'explication d'un phénomène des plus importants, la *coagulation* du sang. On sait que, en laissant une mince couche de sang se coaguler sur une lame de verre, on peut observer au microscope le reticulum fibrineux qui enserre dans ses mailles les globules rouges ; mais par un léger lavage au sérum iodé, on voit que les nœuds du reticulum sont occupés par des amas d'hématoblastes, lesquels se sont trasformés en corpuscules irréguliers, anguleux, étoilés, de la surface desquels partent des fibrilles extrêmement fines, entre-croisées en réseau. La coagulation du sang aurait donc pour origine les actes physico-chimiques qui accompagnent la décomposition d'un des éléments figurés du sang, décomposition qui commence instantanément à la sortie du sang des vaisseaux.

2° Les recherches de G. Pouchet l'ont amené à admettre que les leucocytes et les hématies des vertébrés ovipares procèdent d'un seul et même élément anatomique qu'il désigne sous le nom de *noyau d'origine*.

Le noyau d'origine est de petite dimension, sphérique, nucléolé, environné d'un corps cellulaire à peine distinct : on peut le considérer comme provenant de la dissociation des leucocytes polynucléés dont il sera question plus loin, le corps cellulaire de ceux-ci laissant échapper, en se détruisant, ses noyaux, qui, devenus libres, recommencent le cycle d'une évolution nouvelle. Ce

G. Pouchet, *Évolution et structure des éléments du sang chez le triton*, par G. Pouchet. (*Journal de l'anat. et de la physiol.*, janvier 1879.)

noyau d'origine, en s'accroissant en même temps que l'existence d'un corps cellulaire autour de lui devient manifeste, prend bientôt des caractères morphologiques nouveaux, différents selon que l'élément continue de se développer en leucocyte, ou bien qu'il éprouve une sorte d'*avortement normal* pour devenir hématie.

Quand 'évolution se fait dans le sens leucocyte, le noyau, en même temps qu'il s'enveloppe d'un corps cellulaire de plus en plus abondant, présente à sa surface des incisures, sillons de segmentation, qui l'amènent à l'état d'amas nucléaire central (*noyau en boudin* de Ranvier et de Hayem). Ces amas nucléaires du leucocyte ne montrent jamais aucune trace de sénilité, et semblent appelés, comme il a été dit plus haut, en se désagrégeant après la destruction du corps cellulaire, à reproduire des noyaux d'origine qui pourront redevenir d'autres leucocytes.

Tout au contraire les hématies, suivant une évolution différente, seraient des formes définitives, ultimes, terminales : cet élément tendrait à redevenir et redeviendrait en réalité partie constituante du sérum, où il se dissoudrait finalement. Quoi qu'il en soit, les hématies des batraciens dérivent de la manière suivante des noyaux d'origine : dans cette seconde forme d'évolution, ce noyau d'origine prend une forme ovoïde et s'entoure d'un corps cellulaire d'abord absolument hyalin, de forme également allongée. Le noyau présente bientôt, comme dans le type leucocyte, une segmentation indiquée par des sillons, dont le point de départ est d'ordinaire une grande incisure longitudinale servant de centre de rayonnement à d'autres sillons, d'où l'aspect plus ou moins régulièrement chiffonné du noyau : ces sillons seraient donc la cause de l'apparence désignée sous le nom de *reticulum* par un certain nombre d'anatomistes (notamment par Stricker). À la période d'état fonctionnel, l'hématie, dont le corps cellulaire s'est chargé d'hémoglobine, est déjà, comme le montre la diminution de volume du noyau, qui ne fixe plus que faiblement le carmin, est déjà à un premier stade de régression, dans lequel il paraît demeurer un temps assez long ; puis cette régression s'accentue, le noyau, qui ne prend plus le carmin, se confondant peu à peu avec la substance du corps cellulaire.

Dans leur *période d'état* les globules rouges usent eux-mêmes une partie de l'oxygène dont ils se chargent, et cette présence de l'oxygène est nécessaire au maintien de leur

vitalité et de leur forme. Aussi, dans les expériences, quand
on veut filtrer du sang, a-t-on soin de faire passer dans ce
liquide un courant d'oxygène grâce auquel les globules conservent leur constitution et ne se dissolvent pas dans le liquor.
En se détruisant dans l'économie, les globules donnent des
produits de leur décomposition : il est vrai qu'il n'y a
guère dans le sang d'éléments qu'on puisse considérer
comme les déchets des globules, mais il est des organes où
il paraît se décomposer. Si on examine comparativement le
sang qui entre dans la rate et celui qui en sort, on observe,
d'après quelques auteurs, une diminution de moitié dans le
cruor, d'où il faudrait conclure que les globules disparaissent dans cet organe. L'étude de la rate elle-même y montre d'ailleurs beaucoup d'éléments qui paraissent de vieux
globules sanguins. Le sang de la veine porte présente le
caractère du sang ordinaire, mais il est plus *hydrémié*,
parce que le sang de la veine splénique, appauvri dans la
rate, vient l'appauvrir à son tour en se mêlant à lui. — Dans
les veines sushépatiques au contraire on trouverait que le
sang a gagné des globules dans la proportion de 1/2 à 2/3.
Ainsi le foie, par opposition à la rate, serait peut-être une
sorte d'atelier où se constituent les globules sanguins. (Sur
ces questions controversées, voyez plus loin : Rate et Foie.)

Cependant cette fonction hématopoiétique du foie n'est
pas très nettement démontrée, et même les nombres sur
lesquels elle est fondée peuvent recevoir une autre interprétation : en effet ces nombres expriment le rapport des
globules à la partie liquide du sang, du *cruor* au *liquor*, c'est-
à-dire, d'après Lehmann, que mille parties du sang de la
veine porte (chez le cheval) ne contiennent que 141 parties de globules rouges (en poids), tandis qu'on en trouve
317 sur 1000 dans le sang sus-hépatique. Mais cette augmentation n'est pas absolue : il est reconnu qu'après la
formation de la bile le plasma du sang est très concentré,
de sorte que l'eau du sang sus-hépatique ne forme que les
68/100 de la totalité des éléments constituants, tandis que
dans le sang de la veine porte l'eau constitue les 77/100.
Dans un liquide aussi concentré que le sang sus-hépatique,
'augmentation des globules rouges ne saurait être considé-

rée comme absolue. D'autre part les chiffres donnés par
Lehmann représentent le poids des globules humides : or
dans le sang artériel typique le poids des globules humides
est à peu près (voy. p. 198) de 500 pour 1000 (moitié cruor
et moitié liquor). Une interprétation exacte des nombres
nous amène donc à penser que les globules rouges se détruisent plutôt qu'ils ne se forment dans le foie.

Une preuve directe consiste à chercher le rapport des
globules rouges aux globules blancs dans le sang des veines
portes et dans celui des veines hépatiques ; les recherches
dans ce sens donnent pour résultat : 1 globule blanc sur
740 rouges dans la veine porte, et 1 globule blanc sur 170
globules rouges dans les veines sus-hépatiques ; cette différence ne peut tenir qu'à une production de globules
blancs dans le foie, ou à une destruction de globules rouges.

La première hypothèse est tout à fait en dehors de ce que
l'on connaît sur la physiologie du foie ; la seconde au contraire est parfaitement en rapport avec les fonctions biliaires
de cet organe, puisque la matière colorante de la bile est
identique à l'hématoïdine, l'un des dérivés de l'hématine
du sang. On ne saurait objecter que l'on trouve la bile
colorée chez des animaux qui ont le sang incolore (invertébrés), puisque Rouget a trouvé des globules colorés chez
bon nombre de ces animaux, et que, chez les autres, l'hémoglobuline, ou une substance analogue, se trouve à l'état
diffus, à l'état de dissolution dans le sérum sanguin, comme
V. Fumouze l'a prouvé par l'analyse spectrale, même chez
les invertébrés dont le sang paraît complètement incolore [1]. Nous arrivons donc à conclure que le foie peut
être regardé comme un des lieux où les *vieux* globules
rouges se détruisent.

Liquor.—La partie liquide du sang (*liquor* ou plasma du
sang) peut être considérée comme une solution d'albumine
renfermant de plus quelques sels, des graisses, des matières
extractives, des gaz.

Le *liquor* est un liquide relativement chargé d'albu-

1. V. Fumouze, *les Spectres d'absorption du sang*, thèse de doctorat.

mine, car il en contient à peu près 1/10°, proportion qui se
rencontre assez rarement dans les autres liquides de l'économie. De cette albumine, une faible partie (2 à 3 gr. de
fibrine sèche[1] pour 1 litre de sang) est spontanément coagulable : c'est la *fibrine*. L'autre partie (70 à 75 gr. pour
1 litre de sang[2]) est l'albumine proprement dite, qui ne se
coagule que par la chaleur ou les réactifs.

La *fibrine* est la cause ou, pour mieux dire, le produit de
la *coagulation* du sang, c'est-à-dire de ce phénomène bien
connu par lequel, dès sa sortie des vaisseaux, le liquide sanguin se solidifie en une masse qui présente l'aspect d'une
gelée. C'est la fibrine seule qui se coagule dans ce cas et
forme une espèce de réseau dans lequel sont emprisonnés
les autres éléments du sang et notamment les globules.
Ce n'est pas à dire pour cela que la fibrine se constitue en
fibre, comme son nom semblerait l'indiquer ; elle forme
plutôt une espèce de masse spongieuse qui contient dans
ses mailles toutes les autres parties du sang ; puis, la coagulation se prononçant de plus en plus, la partie liquide se
trouve exprimée sous forme de *sérum*, liquide limpide ou
un peu opalin qui contient l'albumine et les divers sels du
liquor ; la masse coagulée, et qui surnage, forme le *caillot*.
Le caillot ne doit pas être confondu avec le *cruor*, puisque
c'est la *fibrine englobant le cruor* : le mot *sérum* n'est pas
non plus synonyme de *liquor*, puisque c'est le *liquor moins
la fibrine*.

On ne connaît pas bien les circonstances qui favorisent la
coagulation du sang. Le froid la retarde, le contact de l'air
l'accélère, et le battage, que l'on emploie pour défibriner
le sang, n'agit pas autrement qu'en rendant plus intime et
plus étendu le contact de l'air et de la fibrine, d'où rapide
coagulation de celle-ci, qui s'attache sous forme de filaments
à l'instrument employé pour battre le sang. Les globules
paraissent aussi jouer un certain rôle dans ce phénomène,

---

1. 15 gr. de fibrine humide.
2. 70 à 75 gr. d'albumine sèche, c'est-à-dire à peu près 481 d'albumine humide. (Voy. Robin, *Leçons sur les humeurs normales et morbides.*, 1874, p. 55 et 60.)

et hâter par leur présence la solidification de la fibrine, et nous avons vu en effet, précédemment (ci-dessus, p. 213), que d'après Hayem la fibrine serait produite par la décomposition des *hématoblastes*. On sait que cette coagulation est retardée par le mélange au sang de substances telles que le sucre, un sel ou un alcali. Dans ce cas un certain nombre de globules échappent à l'action enveloppante de la fibrine et colorent le sérum en rouge, tandis que le caillot est plus pâle et peut même être tout à fait blanc dans ses couches superficielles (*couenne*) : ces *couennes fibrineuses* se rencontrent aussi dans certaines conditions pathologiques, par exemple chez les pneumoniques, où l'on voit l'éponge fibrineuse enfermant les globules recouverte d'une couche de fibrine simple, blanchâtre, lardacée, couenneuse en un mot, et renfermant à sa partie inférieure les globules blancs, qui, vu leur légèreté, tendent à monter à la superficie du liquide, tandis que les rouges tombent au fond du

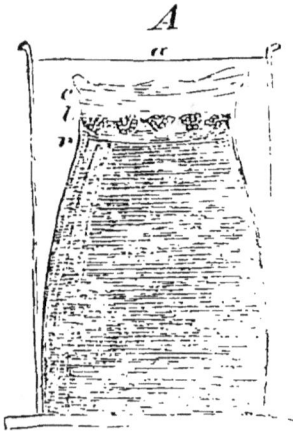

Fig. 50.— Tableau schématique d'un sang coagulé avec couenne *.

liquide (fig. 50). Ce phénomène peut avoir deux causes différentes, et même indépendantes d'un excès de fibrine : ou bien les globules sanguins (rouges) sont devenus spécifiquement plus lourds, ou bien la coagulation est plus lente. Dans le premier cas, ils n'occupent pas le même niveau du liquide que la fibrine qui surnage et se coagule à part ; dans le second, ils ont le temps de se précipiter pendant que la fibrine se coagule lentement. Chez les chevaux, le sang coagulé présente toujours une couenne [1],

---

1. La question de la *coagulation du sang* soulève encore tous les jours quantité de travaux qui n'ont pu cependant nous donner en-

---

* *a*, Niveau du liquide sanguin ; — *c*, couenne ayant la forme d'une coupe ; — *l*, croûte granuleuse avec les amas granuleux, puriformes des globules blancs ; — *r*, caillot avec es globules rouges (cruor et caillot rouge). (Virchow, *Pathologie cellulaire*.)

On attribuait autrefois à la fibrine un rôle très important dans l'économie : on la regardait d'une part comme la substance nutritive par excellence, comme une albumine perfectionnée. D'autre part, on confondait la coagulation avec l'organisation, à cause de l'apparente structure fibreuse que prend la fibrine coagulée (voy. fig. 71, ci-après, p. 289). Mais il est reconnu aujourd'hui que la fibrine est loin d'avoir cette importance : elle est rare dans les matières les plus nutritives, et sa quantité dans le sang n'est pas en raison directe de la vigueur du sujet; au contraire, on la voit s'accumuler dans

core une théorie satisfaisante de ce phénomène. Aussi nous en tiendrons-nous encore à la théorie de Denis (de Commercy) et de Schmidt, théorie que nous exposons plus loin (p. 223), parce qu'elle ne peut être comprise qu'après l'étude des divers éléments albuminoïdes du plasma. Mais nous donnerons cependant ici quelques indications sur les travaux les plus récents entrepris à ce sujet.

1° Pour Arm. Gautier (*Chimie appliquée à la physiologie*, etc., Paris, 1874, t. I, p. 509), la coagulation du sang est due à une réaction produite par la *paraglobuline*, substance exsudée du globule rouge : tout ce qui peut faire extravaser la paraglobuline, c'est-à-dire diminuer la vitalité du globule, hâte en effet la coagulation du sang, de là la coagulation plus rapide par le battage, etc.

2° Pour Mathieu et Urbain (*Comp. rend. Acad. des sciences*, 14 sept. 1874), c'est l'*acide carbonique* qui, en se portant sur la fibrine dissoute dans le plasma, la transforme en fibrine coagulée. En effet, du sang privé rapidement de tout l'acide carbonique qu'il renferme, ne se coagulerait pas, à moins qu'il ne se trouve de nouveau en contact avec de l'acide carbonique.

3° Enfin, dans un travail plus récent (*Contribution à l'étude des causes de la coagulation spontanée du sang à son issue de l'organisme*, thèse, Paris, 1875), M. Glénard, sans donner une théorie de la coagulation, a cherché à bien préciser les causes qui influent sur elle et a réalisé dans ce sens une expérience intéressante qui aura certainement son influence sur les théories à venir. Voici cette expérience.

Lorsque sur un animal vivant (cheval, bœuf) on enlève un segment artériel ou veineux plein de sang et qu'on le conserve à l'air, le sang ne s'y coagule pas, quelle que soit la capacité du segment. Après un temps variable, en relation avec le volume du vaisseau et la masse du sang conservé, le segment sèche au point d'offrir la consistance de la corne. Si, à cet état, on reprend le sang ainsi transformé par la dessiccation et qu'on le désagrège dans l'eau, il s'y dissout, et cette solution est susceptible de se coaguler spontanément en masse. M. Glénard en conclut que la coagulation du sang est causée par le contact du corps étranger (parois du vase où il est reçu); cette influence coagule sang après le jeûne, après une marche épuisante, dans les maladies qui amaigrissent, dans les cas où la nutrition languit, dans la chlorose, etc... Elle est plus abondante chez l'adulte que chez l'enfant. Quand on saigne un animal et qu'on lui enlève ainsi beaucoup de fibrine, on peut constater qu'après peu de temps la fibrine s'est reproduite. Ainsi donc cette fibrine ne vient pas du dehors, elle se forme dans l'organisme, et l'étude des circonstances où sa proportion augmente prouve qu'elle constitue une sorte de déchet organique. En effet, le sang qui revient d'un muscle est d'autant plus riche en fibrine que le muscle a plus travaillé, qu'il vient par exemple d'être soumis à la galvanisation. La fibrine est donc bien déjà une forme excrémentitielle des produits de nutrition des tissus, se rencontrant avec d'autant plus d'abondance que le tissu a une nutrition plus active. Il est difficile de dire où disparaît, où va se détruire cette fibrine. On a prétendu que le sang qui sort du foie ne contient plus de fibrine, mais c'est là une erreur. Le sang du foie est tout aussi riche en fibrine que celui de la rate, que celui des muscles, et il n'en paraît dépourvu dans les analyses que quand on laisse la bile se mêler au sang extrait de ce viscère (Vulpian). On constate dans le sang un excès de fibrine toutes les fois qu'il y a exagération de travail, de combustions organiques ; il y a donc *hyperinose* dans toute inflammation; cette hyperinose est tout à fait secondaire, et ne joue nullement le rôle de cause vis-à-vis de l'état de fièvre ou d'inflammation. Dans les épanchements on ne trouve de fibrine que si les tissus voisins sont dans un état d'inflammation capable de donner lieu à un excès de ce déchet organique : ainsi le liquide d'un hydrothorax ne contient pas de fibrine; celui d'une pleurésie en est au contraire très riche, etc., etc.

Le liquide qui reste après la coagulation de la fibrine

---

latrice du contact des corps étrangers est d'autant moins grande que, par leur structure physique, ces corps étrangers se rapprochent davantage de la structure physique du vaisseau.

constitue le *sérum*. Ce sérum contient les substances albuminoïdes non spontanément coagulables dans une proportion considérable, avons-nous dit (70 à 75 gr. pour 1000). La principale de ces substances albuminoïdes est celle qui a reçu le nom de *sérine;* la *sérine* présente de grandes analogies avec l'albumine de l'œuf, mais elle est plus endosmotique et se coagule à une température un peu plus élevée (70° au lieu de 60). Les autres matières albuminoïdes sont en proportion bien moins considérables : ce sont la *paraglobuline* (de Schmidt) et les *peptones* qui proviennent de l'absorption intestinale.

Le sérum contient des matières grasses, plus dans le sang veineux que dans l'artériel, plus après l'absorption digestive qu'après l'abstinence. En général le sérum contient de 2 à 4 pour 1000 de graisse, ce qui fait pour un litre de sang en moyenne 1,4.

On trouve encore dans le sérum une substance que l'on rapprochait autrefois des matières grasses, mais que la chimie a montrée analogue aux éthers et aux alcools, c'est la *cholestérine* (0,1 pour 1000).

C'est encore dans le sérum que nous trouvons ces composés désignés sous le nom de *matières extractives*, et qui sont aujourd'hui bien déterminés, comme : 1° *sucres;* le sang normal, ainsi que l'a montré Cl. Bernard, contient toujours du sucre qui provient essentiellement des transformations glycogéniques dont le foie est le siège (voy. DIGESTION, *fonctions du foie*) ; 2° des *alcools* (*cholestérine* citée plus haut) ; 3° des acides gras volatils : ce sont peut-être ces acides qui, particuliers à chaque animal, donnent lieu, quand on traite le sang par l'acide sulfurique, à une odeur caractéristique au moyen de laquelle on a prétendu pouvoir distinguer nettement le sang de l'homme de celui des animaux, et même le sang de l'homme de celui de la femme ; 4° l'*urée* et l'*acide urique*, produits excrémentitiels destinés à être rejetés et dont la rétention dans le sang amène les troubles les plus graves : telles sont encore la *créatine*, la *créatinine*, leucine, xanthine, hypoxanthine, dérivés azotés.

Nous devons encore citer ici des *matières colorantes* provenant sans doute des globules et destinées à reparaître dans quelques sécrétions et particulièrement dans la bile.

Les *sels* contenus dans le sérum (et par suite dans le *liquor*) sont tout autres que ceux que nous avons signalés dans les globules. Le sérum renferme à peu près 6 à 8 pour 1000 de sels, dont la plus grande partie à bases alcalines. La base qui domine dans le liquor est la soude (chlorure de sodium : 3 à 5 gr. pour 1000 ; carbonate de soude : 1 à 2 gr. pour 1000 ; phosphate de soude : 2 à 5 décigr. pour 1000, etc.). Le sérum est très alcalin, et la nécessité de cette réaction se conçoit facilement si l'on songe à toutes les réductions qui doivent se faire dans ce liquide. Il est du reste peu de métaux dont la présence n'ait été soupçonnée dans le sang (*liquor* et *cruor*); on en a retiré du *fer* et du *manganèse*; on y a trouvé parfois du *cuivre*, qu'il faut peut-être considérer comme normal; on prétend même y avoir rencontré de l'arsenic; ce n'est que rarement qu'on y a vu du plomb; mais ce ne sont là que de simples curiosités chimiques.

Gaz du sang. Le sang ne contient pas seulement des solides et des liquides, il contient aussi des gaz. Considéré au point de vue de la respiration, le sang est une véritable solution gazeuse : 1° Nous avons déjà vu qu'une certaine quantité d'*oxygène* avait pour véhicule le globule rouge. Une moins forte proportion de ce même gaz est dissoute dans le liquor. 2° Quant à l'*acide carbonique*, il est tout entier contenu dans le sérum, partie à l'état de dissolution, partie combiné avec les carbonates alcalins qui passent ainsi à l'état de bicarbonates (Emile Fernet)[1]. — L'étude complète des gaz du sang sera faite à propos de la respiration; nous verrons ainsi que le sang est essentiellement le véhicule des gaz qui servent aux combustions intimes des tissus ou qui proviennent de ces combustions. Nous dirons

---

1. D'après les dernières recherches de P. Bert, tout l'acide carbonique serait dans le sang veineux combiné avec les carbonates ; il n'y aurait pas d'acide carbonique dissous. (Voy. le chap. *Respiration*).

seulement ici qu'en moyenne le sang contient en volume
de 40 à 45 pour 100 de gaz qui se répartissent ainsi :

Sang artériel : oxygène = 16 acide carbonique : = 28
Sang veineux : oxygène = 8 acide carbonique : = 32

Appendice (voyez p. 219). La question des substances albuminoïdes du sang est une de celles qui ont donné lieu au plus
grand nombre de travaux, et cependant elle est loin d'être complètement élucidée. Il est prouvé aujourd'hui que la *fibrine* ne
provient pas des globules, comme on le croyait tout d'abord ;
qu'elle ne représente pas une substance dissoute dans le sang,
soit à la faveur du chlorure de sodium, soit à la faveur de l'ammoniaque (Richardson), quoique l'action fluidifiante de ces substances soit incontestable. Robin et Verdeil avaient déjà montré (1851)[1] que la fibrine ne préexiste pas dans le sang comme
substance concrète, mais que son état normal est l'état liquide,
qu'elle n'abandonne d'ordinaire qu'en dehors de l'économie.
Mais aujourd'hui on est allé plus loin, et les études récentes,
encore bien incomplètes sans doute, tendent à la faire considérer
comme le produit d'un dédoublement, en même temps qu'elles
précisent ses rapports avec les autres substances albuminoïdes
qui l'accompagnent dans le liquor du sang.

En effet, une série de recherches, fécondes en applications
pathologiques, ont donné des résultats tellement semblables à
Denis (de Commercy) en France, et à Schmidt en Allemagne,
que nous ne pouvons nous dispenser de les résumer en quelques
lignes, pour compléter l'étude du *sérum*.

D'après Schmidt et Denis (de Commercy), la partie albumineuse du sang se compose de deux substances : l'une, la *sérine*
(52 pour 1000 de sang), n'est coagulable que par la chaleur et
les acides : l'autre, la *plasmine* (25 pour 1000 de sang), est coagulable par le chlorure de sodium, et peut se redissoudre dans
10 à 20 parties de son poids d'eau ; mais de cette solution,
comme de la plasmine normale, une partie peut se séparer
spontanément et se coaguler : c'est la *fibrine concrète* (3 à
4 pour 1000 de sang) ; l'autre reste dissoute, mais est coagulable
par le sulfate de magnésie : c'est la *fibrine dissoute* (22 pour 1000
de sang). Ainsi la coagulation du sang résulte du dédoublement
de la plasmine en fibrine dissoute et en fibrine concrète. Tout,
dans les variations de la quantité de fibrine du sang coagulé, se

---

1. Robin et Verdeil, *Traité de chimie anatomique.*

réduit à un dédoublement qui partage d'une façon plus ou moins inégale la plasmine en ses deux produits : lorsqu'on trouve un excès de *fibrine concrète* (par ex. 8 gr.), il y a alors diminution de la fibrine dissoute (17 seulement dans l'exemple choisi) et *vice versa*.

Cette manière de voir permet de se rendre compte de tout ce qu'avait encore d'obscur la physiologie comme la pathologie de la coagulation du sang. Ainsi le sang des veines sus-hépatiques paraît ne pas renfermer de fibrine ; mais que l'on précipite sa plasmine par le chlorure de sodium, et, si l'on dissout ce coagulum dans 10 à 20 fois son poids d'eau, on verra spontanément ou par le battage se précipiter la quantité normale de fibrine concrète (2 à 4 gr.) : la plasmine du sang sus-hépatique contenait donc, comme normalement, les deux espèces de fibrine, mais une cause difficile encore à préciser (voyez plus haut, p. 220) en empêchait le dédoublement, et nous cachait ainsi l'existence de la fibrine concrète telle qu'elle est anciennement connue. D'autre part nous avons reconnu comme règle générale l'augmentation du caillot, de la fibrine dans les inflammations ; cependant il est quelques inflammations où l'examen du caillot semblerait indiquer une diminution dans l'élément coagulable, une *hypinose ;* mais ici encore la fibrine concrète l'emporte sur la fibrine dissoute dans la composition de la plasmine, et se révèle immédiatement si l'on parvient par un artifice à provoquer le dédoublement de cette dernière, et la formation du caillot (précipitation par le chlorure de sodium, dissolution en 10 fois son poids d'eau, exposition à l'air, battage, etc.). Nous pouvons donc conclure avec Germain Sée (Pathologie expérimentale : *des Anémies*) que dans les maladies en général, comme dans les anémies, il n'y a pas réellement excès ou défaut de fibrine, mais une plasmine plus ou moins parfaite, plus ou moins facile à dissocier en deux éléments qui se partagent d'une façon variable sa composition. Enfin, pour Vulpian, toute la partie albumineuse du sang forme probablement un composé, dont la sérine, la plasmine (et ses deux éléments), sont un produit de dédoublement, comme l'alcool et l'acide carbonique sont le produit du dédoublement du sucre. Cette manière de voir jette un grand jour sur la pathogénie des albuminuries, particulièrement des albuminuries par altération de l'albumine du sang, et des albuminuries expérimentales après ingestion ou injection d'albumine, même de l'albumine retirée précédemment du sang de l'animal. (Expériences de Cl. Bernard, de Stokvis, de Calmettes.)

Résumé sur le sang. — Principale *humeur constituante :*

milieu intérieur. — Réaction *toujours alcaline;* saveur légèrement salée.

Le corps humain renferme en moyenne de 5 à 6 litres de sang.

Un litre de sang se compose à peu près de deux parties égales de *cruor* (globules) et de *liquor* (plasma). (Exactement : 446 de globules pour 554 de plasma.)

A. — Les globules se distinguent en : — 1° *globules blancs* (1 pour 300 de rouges), ou *leucocytes,* caractérisés par leur forme sphérique, leur aspect homogène, incolore, et par ce fait que l'action de l'eau, ou de l'acide acétique, y fait apparaître de un à quatre petits amas ou noyaux ; — 2° *globules rouges :* ceux-ci, en forme de disque biconcave (chez l'homme), de 7µ de diamètre, de 2µ d'épaisseur, sont colorés par une matière très importante, l'*hémoglobine* d'où dérivent l'hématine, l'hémine (chlorhydrate d'hématine) et l'hématoïdine. Il y a 5 millions de globules rouges dans un millimètre cube de sang normal.

La matière colorante du sang donne, par l'*examen spectroscopique,* des *bandes d'absorption* caractéristiques de l'*hémoglobine oxygénée* et de l'*hémoglobine réduite* (non oxygénée) : l'hémoglobine *oxycarbonée* (empoisonnement par l'*oxyde de carbone*) donne à peu près le même spectre que l'hémoglobine oxygénée, mais avec cette différence capitale qu'avec les agents réducteurs on n'obtient plus alors le spectre de l'hémoglobine réduite.

La *fonction des globules* rouges du sang consiste à prendre l'*oxygène* au niveau de la surface pulmonaire, pour le porter dans les tissus, au niveau des capillaires généraux (voyez Respiration).

L'origine des globules rouges est encore l'objet de discussions et de recherches : d'après Recklinghausen, les globules blancs se transformeraient directement en globules rouges. Mais aujourd'hui cette théorie est contestée. Hayem a étudié dans le sang de petits éléments cellulaires, les *hématoblastes,* qui se transformeraient en globules rouges. Les hématoblastes ne peuvent être observés qu'à 15 ou 20°. Les uns sont incolores, d'autres contiennent de la matière colorante par places et celle-ci s'étend ensuite graduellement à tous les globules. Les hématoblastes ont un noyau qui disparaît à mesure que le globule se développe.

B. — La partie liquide du sang contient beaucoup de substance albumineuse (environ 78 à 100 grammes pour un litre de sang). Ces 78 grammes (de substance albumineuse sèche) sont

13.

composés de 3 grammes de fibrine (sèche) et de 75 grammes de diverses albumines (sèches).

La séparation et la solidification de la *fibrine* sont la cause de la *coagulation* du sang. Lorsque les globules rouges se déposent au fond du vase avant la séparation de la fibrine, celle-ci se coagule alors en un caillot incolore qui vient surnager et que l'on nomme *couenne*.

Le mécanisme de la coagulation de la fibrine est encore discuté ; on ne peut qu'enregistrer des causes qui la retardent (froid, contact des parois vasculaires) et qui la favorisent (contact de l'air, des parois du vase, des corps étrangers, battage, présence des globules, etc.).

Le liquide qui reste après la coagulation et la séparation de la *fibrine* est le *sérum*, dans lequel on trouve :

1° Les *albumines* du sang : *sérine, fibrine dissoute* de Denis, *paraglobulines, peptones :*

2° Les *matières grasses* (2 à 4 pour 1000 de sérum);

3° Les alcools (cholestérine), les sucres (glycose), les dérivés azotés (acide urique, urée, etc.);

4° Les sels minéraux (6 à 8 pour 1000 de sérum), qui sont, dans l'ordre d'importance : le chlorure de sodium, le carbonate de soude, le phosphate de soude.

Le sang contient en volume 15 pour 100 de gaz ; ce sont l'oxygène et l'acide carbonique, en proportions de sens inverse dans le sang artériel et dans le sang veineux (voyez Respiration).

CIRCULATION DU SANG.

La *circulation* consiste dans le mouvement continuel du sang dans un réservoir circulaire en forme de canaux ramifiés (*appareil circulatoire*). Cet appareil, considéré dans son ensemble, forme essentiellement une série de tubes à propriétés et à fonctions différentes (fig. 51). Ce sont : 1° *Le cœur*, réservoir musculaire, divisé en 4 cavités (chez l'homme ; mais bien plus simple chez les animaux moins élevés). Primitivement il forme lui aussi un tube cylindrique qui pendant la vie embryonnaire se tord et se cloisonne de façon à donner les oreillettes et les ventricules. 2° *Les artères*, système de canaux ramifiés en forme d'arbre, remarquables au premier abord par l'épaisseur de leurs parois (fig. 51, *a*). 3° *Les veines*, autre système ramifié comme celui qui constitue les artères, mais se distinguant de ces dernières par la minceur relative et la flaccidité de leurs parois (fig. 51, *p*). 4° Entre ces deux systèmes, le *système capillaire* (qui naît des artères et aboutit aux veines), ensemble de vaisseaux très fins disposés en réseau (fig. 51, CP), dont les plus étroits ont généralement le diamètre des globules sanguins; leur calibre est même quelquefois moindre, mais les globules étant élastiques peuvent s'allonger

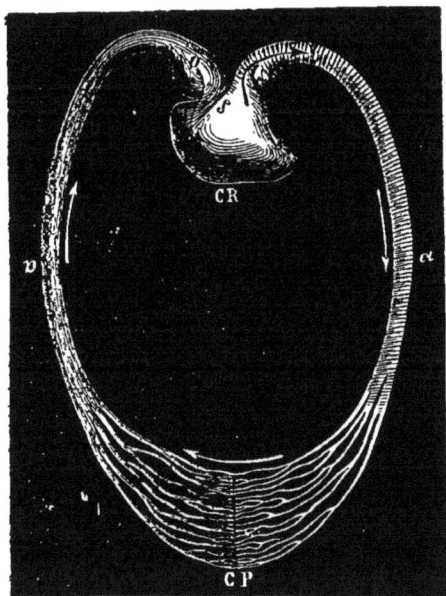

Fig. 51. — Type idéal de l'appareil circulatoire*.

et s'amincir pour traverser des canaux plus fins qu'eux (voy. p. 204).

On voit qu'en somme on peut diviser l'ensemble de l'appareil circulatoire en un organe central, *le cœur*, et un ensemble d'organes périphériques, *les vaisseaux* (artères, capillaires, veines).

Le sang circule dans le système des vaisseaux parce qu'à l'origine de ce système (origine de l'aorte ou de l'artère pul-

*CR, Cœur, ventricule; *o*, oreillette; *s, s*, valvules; *a*, artères; CP, capillaires; *p*, veines. — Les flèches indiquent le sens dans lequel circule le liquide.

monaire) se trouve une des cavités du cœur, destinée à y
produire de fortes pressions (ventricule), tandis qu'à l'autre
extrémité (veines caves) se trouve une autre cavité du cœur
(oreillette), qui a pour action de diminuer la pression ou
tout au moins de laisser libre passage au sang qu'elle
reçoit pour le transmettre au ventricule; c'est ce double
antagonisme entre ces deux cavités du cœur qui produit la
circulation.

En un mot, le sang circule par suite de l'*inégalité de pression* dans les différentes parties du circuit vasculaire; et le
cœur, dans son ensemble (oreillettes et ventricules), a pour but
de maintenir cette inégalité de pression, qui des artères, où
la pression est forte, fait passer le sang dans les veines, où
elle est de plus en plus faible.

Les anciens n'avaient que des notions fausses et incomplètes sur la circulation : Galien faisait du foie l'organe formateur du sang; parti du foie, le sang se répandait dans
la partie inférieure du corps par la veine cave inférieure,
dans la partie supérieure par la veine cave supérieure ; une
portion de ce dernier sang arrivait au cœur, et, filtrant à
travers la cloison interventriculaire, y acquérait des propriétés nouvelles pour circuler dans les artères sous le nom
d'*esprits vitaux*. Galien ne soupçonnait donc pas la *circulation pulmonaire* (voy. plus loin, p. 243).

Michel Servet, en 1553, indiqua pour la première fois la
circulation pulmonaire. — Fabrice d'Acquapendente montra la disposition des valvules veineuses, qui s'opposent à la
circulation telle que la concevait Galien. Enfin Harvey
(1615-1628) démontra la circulation telle que nous la connaissons aujourd'hui, c'est-à-dire formée d'un double système correspondant au double cœur (droit et gauche) : la
circulation pulmonaire et la *circulation générale* ; la
figure 52 donne de l'ensemble de l'appareil circulatoire
une vue générale, qu'il est facile de saisir en invoquant les
souvenirs les plus élémentaires d'anatomie (voyez du reste
Respiration, et fig. 58, p. 243).

I. — DE L'ORGANE CENTRAL DE LA CIRCULATION ; DU COEUR.

Pour comprendre les fonctions du cœur, il ne faut pas se représenter cet organe tel qu'on le trouve sur le cadavre ,

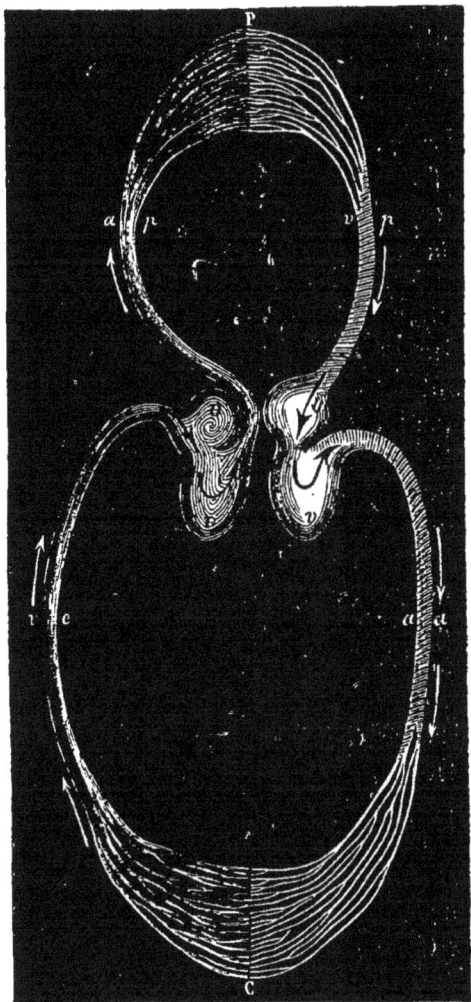

FIG. 52. — Appareil de la grande (générale) et de la petite (pulmonaire) circulation *.

* o, o, Oreillettes ; — v, v, ventricules ; — a, a, système aortique ; — C, capillaires généraux ; — ve, veines à sang noir (de la grande circulation) ; ap. artère pulmonaire ; — v p, veines à sang rouge (pulmonaires).

car là rien ne rappelle l'une des principales propriétés du muscle, l'*élasticité*, propriété aussi importante que la *contractilité* et qui est spécialement utilisée dans l'une des cavités du cœur, dans l'oreillette.

Les éléments musculaires du cœur sont des fibres striées, comme les muscles de la vie de relation, mais ces fibres s'anastomosent, présentent des stries plus fines, et sont dépourvues de myolemme (voy. p. 136).

Oreillette. La principale fonction de l'oreillette est de se prêter, par sa facile dilatabilité, à un facile écoulement du sang veineux, et l'on peut dire qu'*elle agit comme une saignée à l'extrémité centrale de l'arbre veineux,* dans lequel elle diminue par conséquent la pression du liquide. Pendant près des 8/10 du temps que dure une révolution cardiaque, l'oreillette est à l'état de repos, et elle se remplit de sang, ou plutôt elle se laisse remplir, car elle n'exerce que peu ou pas d'aspiration active sur le sang veineux (voy. Respiration). Elle est, pour ainsi dire, comparable en ce moment à une bulle de savon qui se laisse distendre par l'air qu'on y insuffle : c'est ainsi qu'elle devient le réceptacle du sang, l'antichambre du ventricule, réceptacle où s'accumule une grande quantité de sang.

Quand l'oreillette est pleine de sang, elle se contracte très brusquement et chasse ce liquide vers le ventricule, pour ainsi dire en un clin d'œil. Sa contraction dure à peine 1/5 du cycle total. Lorsque le cœur bat 70 fois par minute (pouls normal), entre le commencement d'une pulsation et celui de la suivante (cycle d'une contraction cardiaque), il s'écoule une fraction de seconde (0,857) qui se partage de la manière suivante : 2/10 pour la systole des oreillettes 5/10 pour la systole des ventricules et 3/10 pour le repos total du cœur. (Voy. le tableau p. 241.)

Quand cette cavité se contracte, son contenu tend à se précipiter vers le ventricule, ou à retourner dans les veines. du côté des veines il n'y a pas de valvules, ou seulement des valvules insuffisantes (valvule d'Eustachi), ou placées très loin, et peu aptes à empêcher le reflux ; mais les veines sont pleines de sang, sang qui est à une faible pression, il est vrai, mais qui cependant offre une certaine résistance au retour du contenu auriculaire. — L'état du ventricule est à ce moment tout différent; il est vide, dans un état de relâchement complet, et par suite n'oppose aucune résistance ; il joue en ce moment, vis-à-vis de l'oreillette, le rôle que celle-ci jouait précédemment vis-à-vis des veines, et c'est toujours l'*élasticité du muscle à l'état de repos* qui lui permet de se laisser distendre (voyez : Physiologie du muscle, p. 139) avec aussi peu de résistance qu'en opposerait une bulle de savon. Ainsi le sang de l'oreillette contractée, éprouvant du côté des veines une faible résistance, et du côté du ventricule une résistance nulle, se précipite dans celui-ci et le remplit.

Cependant l'oreillette ne se vide pas complètement et ses parois opposées n'arrivent pas au contact. Sa rapide contraction terminée, l'oreillette reprend son rôle d'organe passif et laisse librement couler dans sa cavité le sang qui gorge le système veineux.

Ventricule. A peine le ventricule est-il plein, que la présence du sang, par son contact avec les parois, en excite la contraction. La systole ventriculaire succède donc immédiatement à la systole auriculaire ; mais *la systole ventriculaire dure longtemps* (les 5/10 de la durée totale de la cardiaque. Voy. p. 241), parce que ce réservoir est obligé de lancer son contenu dans une cavité déjà pleine de sang, et il éprouve une certaine résistance à le faire pénétrer. Sous l'influence de cette contraction, de cet effort prolongé, le contenu du ventricule passe dans l'artère correspondante, *sans refluer vers l'oreillette.*

Comment est empêché ce reflux vers l'oreillette? Par le jeu d'un appareil tout particulier, appelé *valvules auriculo-ventriculaires*, mais qui constitue en réalité une espèce de manchon, de boyau, qui pend des bords de l'oreillette dans le ventricule, et qui tantôt se rapproche, tantôt s'éloigne des parois de celui-ci. La dénomination de *valvule* fait voir qu'on n'a pas d'abord compris le rôle de cet organe. Il est démontré aujourd'hui que *la valvule* TRICUSPIDE (ou la MITRALE) *est loin d'agir comme une soupape*, mais que ce

n'est qu'un ajutage mobile continuant l'oreillette et sur lequel agissent certaines puissances musculaires. En effet,
sur les bords et la face externe de cet appareil auriculo-
ventriculaire (fig. 53) viennent s'insérer un grand nombre
de *muscles papillaires* qui présentent jusqu'à 100 tendons
dans le cœur droit et 120 dans le gauche. Quand le ventricule se contracte, ces muscles papillaires entrent aussi en
action : on avait admis autrefois que ces muscles et leurs
tendons serviraient à empêcher la prétendue valvule de
trop se redresser sous l'effort rétrograde du sang, et de se
retourner à l'envers dans la cavité de l'oreillette. Mais le

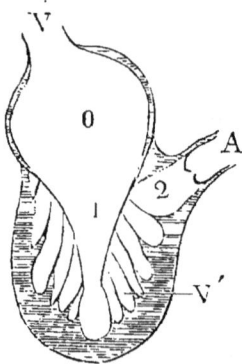

FIG. 53. — Schéma de l'appareil auriculo-ventriculaire
pendant le repos du ventricule *.

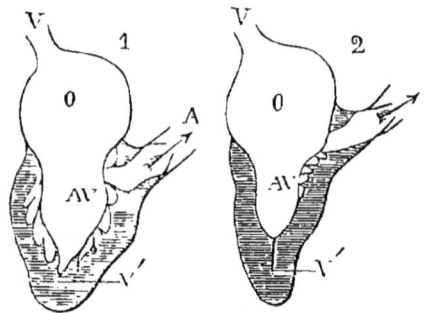

FIG. 51. — Schéma de l'appareil auriculo-
ventriculaire pendant la contraction du
ventricule *.

fonctionnement est tout autre, car en introduisant le doigt
vers la région auriculo-ventriculaire au moment de la systole du ventricule, on voit que l'espèce d'entonnoir qui
pend de l'oreillette dans le ventricule continue à exister :
il paraît même s'allonger, et le doigt est comme attiré dans s
l'intérieur du ventricule. C'est qu'en effet, de la contraction
des muscles papillaires il résulte d'abord l'allongement du
cône auriculaire, dont ensuite les bords libres se rapprochent. En même temps que ce cône creux descend dans le

* V, Veine ; — 0, oreillette ; — V', parois du ventricule avec les muscles papillaires et leurs tendons ; — A, artère ; — 1, cavité de l'appareil auriculo-ventriculaire flottant dans l'intérieur du ventricule ; — 2, infundibulum.
** 1, Pendant la première moitié de la systole ventriculaire ; — 2, à la fin de
cette systole ; — AV, le piston creux qui forme l'appareil auriculo-ventriculaire ;
— 0, oreillette ; — V, parois du ventricule ; — A, artère aorte ou pulmonaire.

ventricule, les parois de celui-ci se contractent, se rapprochent de lui, de sorte que l'appareil auriculo-ventriculaire agit comme une sorte de piston creux qui pénètre dans le ventricule, se rapproche de ses parois, en même temps que ces parois se rapprochent de lui, et c'est ainsi que le ventricule (fig. 54) arrive à se vider complètement, le contact devenant parfait entre ses parois et le prolongement auriculaire.

Il résulte de ce mécanisme simple, et cependant si longtemps méconnu, qu'il ne peut se produire aucun reflux de sang vers l'oreillette : bien plus, il y a une sorte d'aspiration que l'oreillette, grâce au mécanisme que nous venons d'étudier, exerce sur le sang veineux, puisque sa cavité se prolonge de plus en plus dans le ventricule. On voit en même temps que, dès la fin de la systole ventriculaire, le canal allongé, le cône plus ou moins creux qui fait communiquer le ventricule avec l'oreillette, est déjà plein de sang, et qu'il suffira de la faible et rapide contraction de l'oreillette pour chasser ce sang dans le ventricule et en amener la réplétion.

Presque tous les ouvrages classiques admettent, sans discussion, la théorie de l'occlusion des orifices auriculo-ventriculaires par un simple mécanisme de soupape, de valvule, comme pour les orifices artériels (voy. plus loin), sans remarquer la complète différence de structure qui distingue les valvules auriculo-ventriculaires des valvules sigmoïdes de l'aorte et de l'artère pulmonaire; cette théorie est devenue, jusqu'à un certain point, la propriété de Chauveau et Faivre, par les belles expériences qu'ils ont si souvent répétées sur des chevaux foudroyés par la section du bulbe et chez lesquels on entretenait la respiration artificielle : « Si dans ces circonstances on introduit le doigt dans une oreillette et si l'on explore l'orifice auriculo-ventriculaire, on sentira, au moment où les ventricules entrent en contraction, les valvules triglochines ou tricuspides se redresser, s'affronter par leurs bords et se tendre de manière à devenir convexes par en haut et à former un *dôme multiconcave* au-dessus de la cavité ventriculaire[1]. » Cette constatation ne fournit pas toujours des résultats aussi nets, et le doigt ainsi introduit

1. Chauveau et Faivre, *Gazette médicale de Paris*, 1856.

a donné des sensations tout autres à un grand nombre d'observateurs.

La théorie que nous avons adoptée est la seule qui tienne compte de la présence et de la disposition des muscles papillaires ; indiquée d'abord par Parchappe (1848), cette théorie a été surtout développée par Burdach, puis par Purkinje et Nega (1852), et plus récemment par Malherbe (de Nantes) et Fossion ; elle a été admise par J. Béclard (*Physiologie*, 6e édit., 1870)[1]. Aujourd'hui il nous paraît donc incontestable que la contraction des muscles papillaires transforme le cône auriculo-ventriculaire, c'est-à-dire l'infundibulum laissé entre les parois opposées des valvules, en un véritable cordon tendineux à travers les interstices duquel le sang ne saurait se frayer un passage pour refluer vers l'oreillette.

Que devient le sang ainsi pressé entre les parois du ventricule? Le sang ne pouvant retourner vers l'oreillette, doit s'échapper par l'orifice artériel de cette cavité (artère pulmonaire ou artère aorte). Mais il faut remarquer que les artères aorte ou pulmonaire sont déjà, par la contraction précédente, pleines de sang soumis à une pression considérable et que l'on peut évaluer à 1/4 d'atmosphère (voir plus loin). On conçoit que pour surmonter cette pression il faut une grande énergie de la part du ventricule : aussi sa contraction se fait-elle lentement et avec force. A l'inverse de ce que nous avons vu pour l'oreillette, la *systole ventriculaire présente une durée très appréciable;* c'est

1. Telle est la théorie à laquelle est arrivé, en en précisant mieux le mécanisme, Marc Sée, dans une belle monographie sur les valvules auriculo-ventriculaires : « Les muscles papillaires des valvules, dit-il, se contractent en même temps que l'ensemble des parois ventriculaires; la contraction des muscles papillaires a pour effet la tension des cordages tendineux et l'*abaissement des valvules.* Cet effet se produit malgré le raccourcissement systolique du diamètre longitudinal des ventricules, admis par la plupart des auteurs. — Les muscles papillaires du ventricule gauche sont disposés de façon à *s'emboîter l'un dans l'autre* et à combler la portion gauche de la cavité ventriculaire. En se contractant, ils attirent à gauche les deux valves de la mitrale, qu'ils *appliquent l'une contre l'autre et contre la paroi ventriculaire.* Dans le ventricule droit, les muscles papillaires *appliquent les valvules de la tricuspide à la surface de la cloison.* (Marc Sée, *Recherches sur l'anatomie et la physiologie du cœur, spécialement au point de vue du fonctionnement des valvules auriculo-ventriculaires.* Paris, 1875.)

pour cela aussi que les parois des ventricules sont beaucoup plus épaisses que celles des oreillettes, et d'autant plus épaisses que la résistance à vaincre est plus considérable, celles du ventricule gauche plus épaisses que celles du droit.

Ainsi l'artère pulmonaire (ou l'aorte, ventricule gauche) se trouve forcée d'admettre le sang que le ventricule lance dans son intérieur. *Le ventricule se vide complètement:* dès lors rien ne sollicite plus sa contraction et il se relâche. C'est à ce moment que le cœur se repose. D'une manière générale le cœur présente trois temps dans sa révolution: 1° systole auriculaire; 2° systole ventriculaire; 3° repos général. La durée typique que nous avons assignée à ces trois temps (voy. le tableau p. 241) peut beaucoup varier selon les circonstances, selon les individus et encore selon les animaux examinés: ainsi le 3° temps, celui du repos, est celui qui présente le plus de variété; chez les animaux à sang froid, particulièrement chez les batraciens, le repos constitue un long intervalle entre chaque contraction du cœur.

Mais pourquoi, lorsque le cœur se repose, le sang qui vient d'être chassé dans l'artère ne revient-il pas dans la cavité ventriculaire? C'est que l'orifice artériel (pulmonaire ou aortique) est garni de trois valvules semi-lunaires ou sigmoïdes, qui se redressent alors sous la pression rétrograde du sang, et ferment complètement l'orifice correspondant; l'explication de ce mécanisme, évident à la seule inspection d'une pièce anatomique, n'a pas besoin d'amples développements: vu leur forme en *gousset*, dont l'orifice est tourné vers la cavité artérielle, au moment où le sang tendrait à refluer, la colonne liquide en retour s'engage dans leur intérieur, les refoule et se ferme ainsi elle-même le passage. Le *nodule d'Arentius*, placé à la partie moyenne du bord libre de chacune des valvules, a sans doute pour effet de rendre l'occlusion plus parfaite.

L'ordre de succession et la valeur relative (durée) de chacune des phases de la révolution cardiaque, ont été établis par Marey d'une manière irréfutable au moyen de la *méthode graphique*. Cette méthode, dont nous avons déjà indiqué le principe à propos de l'analyse de la contraction musculaire (*myographie*), a été appliquée de la manière suivante (*cardiographie*) à l'étude des mouvements du cœur[1]. Des ampoules élastiques, pleines d'air, étaient intro-

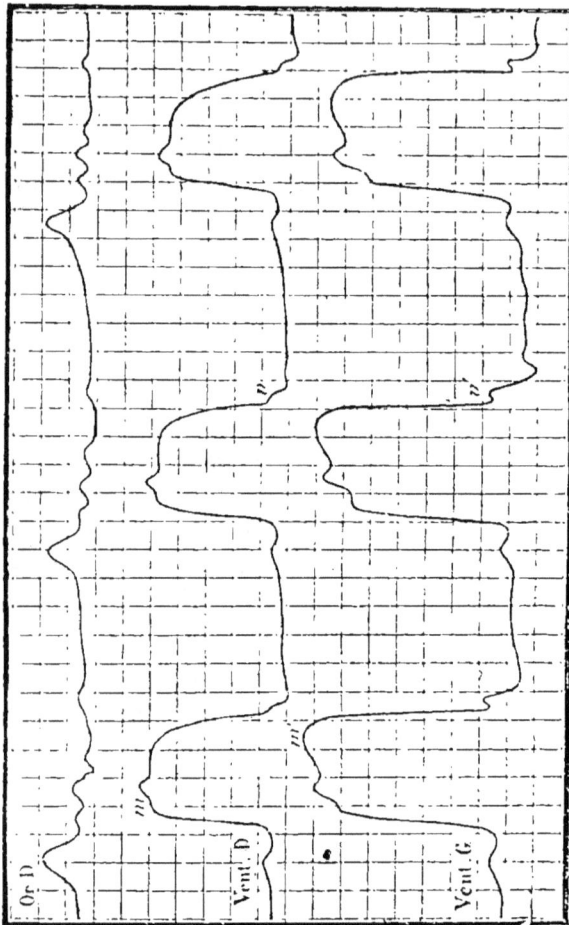

FIG. 55. — Rapports des mouvements intrinsèques du cœur entre eux. — Or. D, tracé de la contraction de l'oreillette droite; — Vent. D, tracé du ventricule droit (soulèvement en m) ; — Vent. G, tracé du ventricule gauche.

duites, par les vaisseaux du cou, dans les cavités du cœur (chez le cheval), et se trouvaient par suite comprimées lors de la contraction de la cavité correspondante. Chaque ampoule était conjuguée, par l'intermédiaire d'un long tube en

1. A. Chauveau et Marey, *Appareils et expériences cardiographiques. Démonstration nouvelle du mécanisme des mouvements du cœur par l'emploi des instruments enregistreurs* (*Mémoires de l'Académie de médecine* 1863, t. XXVI, p. 210.) — P. Lorain, *Nouveau Dictionnaire de médecine et de chirurgie pratique.* Paris 1867, t. VI, art. CARDIOGRAPHIE.

caoutchouc, avec une autre ampoule extérieure sur laquelle reposait un levier ou pointe écrivante; l'ampoule extérieure recevait les impulsions de l'ampoule cardiaque et soulevait le levier à chaque compression de cette dernière, c'est-à-dire à chaque contraction. En employant trois ampoules cardiaques introduites l'une dans l'oreillette droite, l'autre dans le ventricule droit et la troisième dans le ventricule gauche, et en conjuguant ces trois ampoules cardiaques avec trois ampoules extérieures et par suite trois leviers, on obtient simultanément sur le cylindre enregistreur trois lignes ondulées, c'est-à-dire trois traces, comme le montre la figure 55. Le tracé supérieur (Or. D) est celui des contractions de l'oreillette droite ; le tracé moyen représente celles du ventricule droit (voy. le soulèvement de la ligne en *m*). Enfin le tracé inférieur donne les contractions du ventricule gauche (soulèvement en *m'*).

On voit, en lisant ces tracés de gauche à droite, que l'ordre de succession des systoles auriculaire et ventriculaire est bien tel que nous l'avons indiqué, et qu'il en est de même de leur durée relative. Si en effet on compte cette durée en ayant égard au nombre de divisions transversales qu'occupe la base de chaque soulèvement, on voit que le soulèvement de la systole auriculaire correspond à 2 divisions, le soulèvement de la systole ventriculaire à 5 divisions, et le repos total à 3 divisions : le tout représente 10 divisions, correspondant à toute la révolution cardiaque (voy. le tableau p. 241).

On aurait pu se demander si ces tracés recueillis sur le cheval étaient applicables à la physiologie du cœur humain. Parmi les nombreuses observations qui légitiment cette application, nous citerons seulement, d'après F. Franck, un cas exceptionnellement favorable pour l'étude de la physiologie du cœur chez l'homme, car la région ventriculaire du cœur faisait tout entière saillie à l'épigastre et permettait, outre les constatations faites par la palpation et l'auscultation, l'application simultanée de plusieurs appareils explorateurs. Nous ne nous arrêterons ici que sur les résultats fournis par ce dernier mode d'investigation.

En explorant les deux pulsations des ventricules à l'aide de deux explorateurs à tambour, placés l'un à droite et en avant l'autre à gauche et en arrière de la tumeur ventriculaire, on obtient un double tracé qui montre à la fois le synchronisme des deux ventricules et l'impulsion plus énergique du ventricule gauche. — La pulsation de l'oreillette précède immédiatement la pulsation ventriculaire. — Si l'on compare ces tracés recueillis sur l'homme à celui recueilli par Chauveau et Marey sur le cheval, en explorant les pressions intracardiaques, on constate entre eux une parfaite identité. Au moment de la systole ventriculaire, le tracé de l'oreillette présente des soulèvements secondaires qui ont été attribués par Marey aux vibrations des valvules auriculo-ventriculaires : dans le nouveau tracé obtenu chez l'homme, ces oscillations paraissent très atténuées, sans doute parce qu'on n'a pu explorer que l'extrémité de l'auricule droite [1].

Les battements du cœur se révèlent à l'extérieur par des signes que nous allons analyser et qui permettent de compter combien de fois le cœur se contracte par minute ; ce nombre, qui est de 70 à 75 en moyenne chez l'adulte, varie selon les conditions d'âge, et quelques autres conditions que nous indiquerons à propos du *pouls* (voyez plus loin).

Bruits et choc du cœur. Dans l'étude qui précède nous avons employé indifféremment les mots de cœur droit ou gauche, d'artère aorte ou pulmonaire ; c'est qu'en effet tout ce que l'on dit du cœur droit peut s'appliquer au cœur gauche, et il n'y a pas plus de valvules aux veines pulmonaires qu'aux veines caves.

Les phénomènes que nous venons d'étudier dans les deux cœurs se révèlent à l'extérieur par des *bruits particuliers* (1er et 2e *bruit du cœur*) et par le *choc du cœur* ; il y a donc *un choc* et *deux bruits* pour chaque révolution cardiaque.

Le *choc du cœur* consiste en un ébranlement que l'on sent contre la paroi thoracique : en appliquant la main vers la 6e côte, en dedans du mamelon, il semble que le cœur

---

1. François Franck, *Ectopie congénitale du cœur : comparaison de l'examen graphique des mouvements du cœur et de la cardiographie chez les animaux* (*Compt. rend. Acad. des sciences*, 16 et 30 juillet 1877).

est lancé à chaque contraction contre cette paroi, comme un marteau sur une enclume. Mais en réalité il n'y a pas ·de choc dans le sens propre du mot, puisque la pointe du cœur touche en permanence la paroi thoracique, et qu'il n'y a jamais séparation entre ces deux parties ; du reste on ne saurait concevoir une semblable séparation, car pour remplir le vide qu'elle produirait, pour venir s'interposer entre le cœur et la cage thoracique, il n'y a rien, pas même le poumon, puisque en général il y a 4 pulsations du cœur pour un seul mouvement d'expansion du poumon. Il n'y a donc, à chaque prétendu choc, qu'un contact plus prononcé entre le cœur et le point correspondant de la paroi. Pour expliquer ce phénomène, on a invoqué un grand nombre de théories, dont la plus généralement admise est celle de Hiffelsheim, *théorie du recul*, ou *choc en retour*. On compare le choc du cœur, au moment où le ventricule expulse son contenu, au recul d'un fusil au moment où le coup part. Mais de quelque côté qu'on touche le cœur, on sent ce choc, même quand on touche sa partie inférieure, à travers le diaphragme. Cette simple expérience réfute la théorie du recul qui ne peut s'exercer dans tous les sens. Elle renverse aussi l'explication basée sur un mouvement de redressement de la crosse de l'aorte sous l'influence de l'ondée sanguine, d'autant plus que le choc du cœur existe même chez les animaux qui n'ont pas de crosse de l'aorte.

On se rend compte du *choc du cœur* en se rappelant les changements de forme et de consistance que le ventricule subit au moment de la systole : de l'état de relâchement il passe à celui de contraction ; il presse avec force sur son contenu pour le faire pénétrer dans l'arbre artériel qui renferme déjà du sang sous une tension assez forte. Même lorsque la poitrine d'un animal est ouverte, et qu'on saisit son cœur à pleine main, on sent sur toute sa surface se produire ce changement de consistance qui coïncide avec la systole ventriculaire : on sent alors le *choc du cœur*, comme lorsque la main, placée vers la région cardiaque, ne le perçoit qu'à travers la paroi thoracique. Le *déplacement*, le *recul*, et même la *torsion* du cœur n'entrent donc que pour peu de chose dans la production du choc ; celui-ci est dû

essentiellement au changement d'état du ventricule, qui, de
flasque et mou, se raidit dans sa totalité pour expulser son
contenu.

En auscultant le cœur on entend pendant une de ses
contractions deux bruits qui se succèdent à de courts intervalles : il est démontré par toute une série de vivisections
que le *premier bruit* se produit pendant la systole du ventricule, et le second immédiatement après cette systole,
quand le cœur entre dans son repos complet. — On est
d'accord sur l'explication du *second bruit* : comme il se produit
pendant le repos du cœur, il est évident qu'il ne tient pas
aux mouvements de cet organe. Aussi l'attribue-t-on généralement et avec raison aux mouvements des valvules
sigmoïdes aortiques et pulmonaires, qui se redressent brusquement sous l'influence de l'ondée de reflux qu'elles arrêtent. Aussi ce bruit est-il court et sec. (Théorie de
Rouanet.)

Quant au *premier bruit*, on est plus embarrassé pour
l'expliquer. On admet généralement qu'il est dû au jeu des
valvules auriculo-ventriculaires ; mais si ces replis membraneux fonctionnent en vraies valvules, ils doivent se redresser brusquement, et comme, d'autre part, le premier
bruit présente une certaine durée, à peu près égale à celle
de la contraction du ventricule, on ne peut expliquer son
intensité et sa durée qu'en invoquant encore comme source
de ce bruit un bruit de contraction musculaire produit par
les parois du ventricule. — Si au contraire nous nous rappelons la manière dont nous avons conçu le fonctionnement
des appareils auriculo-ventriculaires, l'explication de ce
bruit devient toute simple. Il est une manifestation sonore
du fonctionnement des voiles membraneuses auriculo-ventriculaires, tendues et tiraillées par les muscles papillaires
et leurs tendons aussi longtemps que dure la systole ventriculaire : en effet nous trouvons là toutes les conditions
de tensions saccadées, longues et énergiques, capables de
faire naître ce bruit.

Pour résumer en un tableau la durée relative des systoles
et diastoles auriculaires et ventriculaires, nous pouvons,

étant donnée une ligne divisée en 10 parties égales, qui représentera la durée d'une révolution cardiaque, inscrire ainsi qu'il suit le temps de chacun de ces mouvements et des bruits correspondants :

	1	2	3	4	5	6	7	8	9	10	

— Oreillette.	Systole.	Diastole ou repos.
— Ventricule.	Repos.	Systole. Repos.

— Bruit.	Silence.	1er Bruit.	2e Bruit.
— Choc.		Choc.	

On voit que ce tableau, pour ce qui est de la succession et de la durée relative de chaque période de la révolution cardiaque, exprime les mêmes résultats que les tracés de la fig. 55 (p. 236) ; par une comparaison attentive, ce tableau et cette figure se servent naturellement d'explication.

II. — DES ORGANES PÉRIPHÉRIQUES DE LA CIRCULATION.

A. *Dispositions mécaniques de ces organes.*

Nous avons vu que du ventricule partait une artère qui allait se ramifiant de plus en plus. Au point de vue mécanique ou hydrostatique on peut faire abstraction de la forme ramifiée de l'arbre artériel (fig. 56, A), c'est-à-dire que juxtaposant tous les troncs artériels (B), on peut faire abstraction de toutes les cloisons résultant de l'accolement des vaisseaux (C). Or, comme il est prouvé (tout au moins pour les branches périphériques des artères) que quand un tronc vasculaire se divise, la somme des lumières des deux branches est toujours plus forte que la lumière du tronc primitif, en sorte que la capacité du système augmente à mesure qu'on s'éloigne du tronc aortique, en faisant l'opération schématique précédente, on obtiendra en somme une *figure conique pour le système artériel* (fig. 56, C). Ce cône sera évasé en pavillon, et cet évasement sera assez considérable vers les extrémités artérielles (base du cône), car l'élargissement du lit dans lequel circule le sang est très rapide à mesure qu'on approche des capillaires (fig. 57).

Les mêmes principes étant appliqués au système veineux, *celui-ci pourra être figuré théoriquement par un cône opposé par sa base au cône aortique;* la base commune représentera le système capillaire : ce sera un très court cylindre compris entre deux cônes (fig. 57)[1].

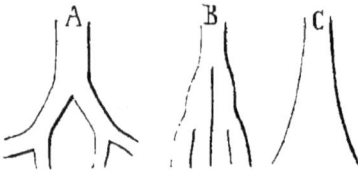

FIG. 56. — Schéma d'un cône vasculaire *.

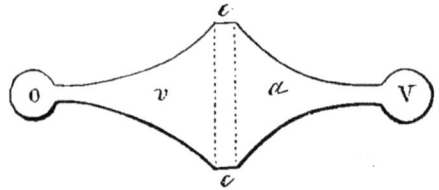

FIG. 57. — Schéma de l'évasement du cône artériel et du cône veineux, avec interposition des capillaires **.

Pour ce qui est de leurs rapports avec le cœur, nous savons déjà qu'au sommet du cône artériel se trouve un réservoir musculeux, le ventricule gauche; au sommet du cône veineux un réservoir analogue, l'oreillette droite. Cet ensemble constitue le système de la circulation générale, *la grande circulation.* A côté de ce double cône représen-

1. Berryer-Fontaine (thèse de Paris, 1835) a fait observer que dans la comparaison du calibre d'une artère et du calibre total de ses branches de division, les physiologistes, comparant entre eux les diamètres et non les carrés des diamètres, avaient été induits en erreur et avaient à tort posé comme règle générale que la somme des lumières des deux branches est supérieure à la lumière du tronc primitif: aussi pour Berryer-Fontaine le système artériel resterait sensiblement cylindrique dans toute son étendue. Cette remarque est juste pour l'aorte et les grosses artères des membres; mais vers leurs divisions terminales les artères et artérioles représentent, selon le schéma classique, un cône dont le sommet est vers le cœur et la base vers les capillaires : les cônes schématiques que nous figurons ici sont sans doute trop courts; leur sommet devrait se prolonger en cylindre comme le représenteraient plus exactement des figures 51 et 52 (p. 227 et 229).

* Construction d'un cône vasculaire, d'un cône artériel par exemple; A, artère se birfurquant successivement; — en B on suppose les branches de bifurcation rapprochées et juxtaposées : il en résulte une seule cavité cloisonnée; — en C, par la suppression de ces cloisons, on voit que l'ensemble du tronc primitif et de ses branches de division constitue un cône.
** V, Ventricule; — O, oreillette; — a, cône artériel; — v, cône veineux; — c, c, capillaires.

tant la circulation générale, s'en place un autre représentant la circulation pulmonaire ; comme pour le premier système, les deux extrémités du double cône aboutissent chacune à un réservoir musculeux : le ventricule droit d'une
part, et l'oreillette gauche de l'autre.

En donnant à ces deux systèmes de cônes la forme courbe,
de façon à pouvoir ramener leurs différents sommets au
même point central, au cœur, tel qu'il est en réalité disposé,
on pourra représenter graphiquement l'ensemble du système
circulatoire sous la figure de deux cercles incomplets, se
touchant par les deux extrémités où cha-
cun d'eux est ouvert, de façon à former par
leur opposition une sorte de 8 de chiffre
(fig. 58).

La figure 58 montre nettement que les
quatre réservoirs musculeux, dont l'ensemble constitue le cœur, sont disposés de manière que le double cône pulmonaire soit
en communication avec le double cône de
la circulation générale. A cet effet, dans le
ventricule gauche, commencement du
système de la circulation générale, s'ouvre
l'oreillette gauche, aboutissant du système
veineux pulmonaire : tel est le cœur gauche. D'autre part, dans le ventricule droit,
point de départ du cône artériel pulmonaire, s'ouvre l'oreillette droite, aboutissant
du système veineux général : tel est le cœur droit.

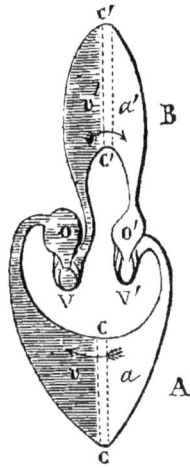

FIG. 58. —Schéma de
la grande et de la
petite circulation*.

Connaissant le mécanisme du cœur, nous pouvons, avec
ce simple schéma des organes périphériques, nous rendre
un compte exact de la *circulation* et apprécier les deux conditions essentielles du sang en mouvement, c'est-à-dire sa

---

*A, GRANDE CIRCULATION. — V′, Ventricule gauche ; — a, aorte et son cône artériel ;
— cc, capillaires généraux du corps ; — v, veines allant former les veines caves
(cône veineux); — O, oreillette droite ;

B, PETITE CIRCULATION. V, Ventricule droit ; — v′, artère pulmonaire et ses divisions (*cône artériel de la petite circulation*);— c′, c′, capillaires pulmonaires ; —
a′, veines *pulmonaires* (*cône veineux de la petite circulation*); — O′, oreillette
gauche ; — toute la partie ombrée de la figure représente la partie du système vasculaire remplie par du sang veineux, du sang noir.

pression et sa *vitesse* dans les divers points de l'appareil circulatoire.

Pressions. Le ventricule lance à chaque contraction 175 à 180 gr. de sang dans le système du cône artériel, ce qui a pour effet d'y maintenir une pression qui s'élève à 1/4 ou 1/5 d'atmosphère (environ 130 mm. de mercure). Au contraire l'oreillette, placée au sommet du cône veineux, a pour effet, par son relâchement, de diminuer la pression, de la rendre nulle à l'extrémité de ce cône, puisque nous avons déjà comparé son action à celle d'une saignée. Il en résulte donc une diminution graduelle de pression dans l'intérieur de l'appareil hydrostatique formé par les deux cônes, diminution de pression qui fait circuler le sang depuis le ventricule gauche jusque dans l'oreillette droite ; en d'autres termes, le défaut d'équilibre fait naître un courant du côté de la pression la plus faible.

La *pression* du sang dans un point quelconque de l'appareil circulatoire est donc en raison de la distance (mesurée sur le trajet vasculaire) à laquelle ce point est placé du sommet ventriculaire et du sommet auriculaire du double cône circulatoire : au niveau du sommet ventriculaire, c'est-à-dire dans l'aorte, la pression est à son maximum (1/4 ou 25/100 d'atmosphère ; soit 130 mm. de mercure) ; au sommet auriculaire, c'est-à-dire dans les veines caves, elle peut être regardée comme à peu près égale à 0 (ou 1/100 d'atmosphère). — Dans les capillaires, placés à une distance moyenne de ces deux extrémités, elle sera donc de 12/100 (soit 60 mm. de mercure). — Dans un point quelconque des artères elle sera représentée par un nombre intermédiaire entre 25/100 et 12/100, selon la position du point considéré ; de même dans un point du cône veineux, par un nombre semblablement intermédiaire entre 12/100 et 1/100. Aussi quand on ouvre un point quelconque du système artériel, et surtout près de son origine, on a un jet de sang qui s'élève très haut (jusqu'à 2 mètres), tandis que d'une ouverture faite sur les veines, le sang sort en bavant, à moins qu'on ne change artificiellement les conditions de pression, comme par exemple en plaçant une ligature sur les veines (comme lorsqu'on comprime les veines pour pratiquer la saignée du bras).

Ces différences dans la pression latérale qu'exerce le sang contre les parois le long desquelles il passe, peuvent encore mieux s'apprécier en faisant communiquer différents points du système circulatoire avec des appareils manométriques, qui pour ce cas spécial prennent le nom d'*hémodynamomètres*. Le premier hémodynamomètre, employé par Hales, consistait en un long tube, que ce physiologiste introduisait dans un vaisseau et où le sang s'élevait à une hauteur proportionnelle à sa pression (en général à $2^m,50$). — Aujourd'hui cet appareil a été perfectionné et on se sert d'un manomètre à mercure dans lequel, pour éviter la coagulation du sang, on sépare ce liquide du mercure par une couche d'eau alcaline (solution de carbonate de soude) capable de retarder la solidification de la fibrine (fig. 59).

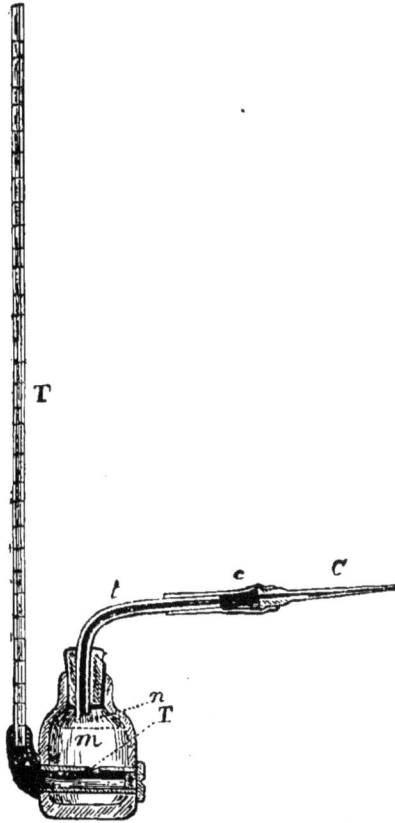

FIG. 59.

Hémodynamomètre (ou cardiomètre)*.

* Cet instrument se compose d'un flacon en verre épais et solide. En T, se trouve un tube avec une ouverture; l'autre extrémité du tube sort du flacon et se courbe en haut, de manière à recevoir en n' un tube en verre (T) gradué; le fond du flacon et le commencement du tube gradué sont remplis de mercure.

Par sa partie supérieure le flacon est fermé par un bouchon contenant un tube (*t*) qui se continue avec un tube en métal *c*, destiné à entrer dans le vaisseau dans lequel on veut mesurer la pression.

Quand l'instrument est en action, toute la portion supérieure de l'appareil, Cct, est

14

C'est ainsi qu'on a trouvé pour les grosses artères une pression de 1/4 d'atmosphère (130 millim. de mercure dans la carotide du chien); pour les artères plus éloignées du cœur, comme l'humérale, 1/6 (110 à 120 millim. de mercure dans la brachiale de l'homme) et ainsi de suite. Dans les veines on trouve au contraire des pressions très faibles, comme le font prévoir nos considérations schématiques. On n'a pu mesurer directement la pression dans les capillaires; nous savons par le raisonnement qu'elle doit être de 12/100 d'atmosphère. Cependant le sang ne sort pas par jet dans les hémorragies capillaires : c'est qu'ici la marche du sang est très retardée par les frottements considérables que ce liquide éprouve contre les parois de ces petits tubes; en effet, si on examine au microscope la circulation dans les capillaires, on voit que toute la partie périphérique du liquide en mouvement adhère à la paroi et se meut très peu (*couche inerte*), et que la colonne centrale seule se meut, entraînant avec elle les éléments globulaires du sang, et surtout les globules rouges.

Ces notions si simples sur la distribution des *pressions* dans le système circulatoire ont été cependant assez difficiles à acquérir. Poiseuille pensa tout d'abord que la pression était la même dans tout l'appareil circulatoire, quelle que fût la distance du

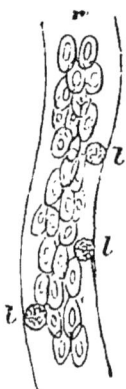

Fig. 60. — Vaisseau capillaire de la membrane natatoire d'une grenouille *.

remplie de carbonate de soude pour empêcher la coagulation du sang. La pression exercée par le sang sur la surface du mercure se communique par l'ouverture T au mercure du tube gradué, et l'on mesure ainsi la tension du sang.

Cet appareil (cardiomètre de Magendie) a sur les manomètres employés ordinairement (appareils de Poiseuille, de Ludwig), l'avantage de traduire exactement les pulsations cardiaques, parce que, le mercure y remplissant un flacon relativement large, et non un simple tube en U, il n'y a pas, à chaque changement de pression, un déplacement en totalité de toute la masse du mercure, ni, par suite, des frottements considérables qui produisent la perte d'une grande partie de la force que l'on veut apprécier.

* *r*, Courant central des globules rouges ; — *l, l, l,* couche périphérique du courant sanguin où se meuvent plus lentement les globule blancs. (Grossis. 280 diamètres.)

ventricule au point considéré ; cette erreur, que le
raisonnement pouvait déjà faire relever, a été expérimentalement renversée par Marey, qui a montré que dans
le système vasculaire, du cœur vers les capillaires, les
pressions se distribuent comme dans le liquide d'un tube
qui, d'un côté est librement ouvert et de l'autre communique avec le fond d'un vase rempli de liquide à une
certaine pression. Poiseuille avait encore pensé *à priori*
que la pression générale devait varier chez les animaux de
volumes différents, et être en rapport avec leur taille. Mais
Claude Bernard a montré qu'il n'en est point ainsi, et que
par exemple l'appareil qui suffit pour mesurer la pression
moyenne ou la pression minimum chez un lapin, est parfaitement suffisant pour mesurer ces mêmes pressions par
exemple chez un cheval. Mais, grâce à l'usage du cardiomètre, il a montré en même temps que dans la pression du
système artériel il faut distinguer deux choses : 1° ce que
nous venons d'appeler la pression générale, la pression minimum ; — 2° les oscillations que subit cette pression à
chaque nouvelle ondée que lance le ventricule. C'est dans
l'appréciation de ce nouvel élément, de ces maxima rythmiques, que l'idée de Poiseuille se trouve jusqu'à un certain
point confirmée : cette pression varie d'un animal à un
autre en raison d'une foule de conditions, parmi lesquelles
il faut tenir grand compte de la taille (Cl. Bernard)[1].

Vitesses. La vitesse et la pression du sang en un point
donné ne sont nullement en raison directe l'une de l'autre :
nous avons déjà vu qu'en arrêtant la marche du sang dans
une veine on y augmente la pression. Si la pression en un
point donné dépend de la distance à laquelle ce point est
situé des deux extrémités du double cône circulatoire, la vitesse au contraire dépend de la largeur, de la forme de la
portion des cônes circulatoires à laquelle appartient ce point.
En d'autres termes, et cela est facile à concevoir, le mouvement du sang est d'autant plus rapide que la portion du canal
considérée présente une moindre lumière : il est bien évident

1. Cl. Bernard, *Liquides de l'organisme*, t. I.

que nous parlons toujours de l'ensemble des canaux réunis sous la forme de double cône. Ainsi là où l'appareil circulatoire est très large (bases des cônes, région les capillaires), le sang doit circuler lentement ; absolument de même que le courant d'une rivière se ralentit beaucoup là où cette rivière s'élargit par exemple en un lac ; *les capillaires forment donc le lac du torrent sanguin*. Au contraire la vitesse doit avoir son maximum vers les orifices étroits d'écoulement, c'est-à-dire vers le sommet des cônes, dans l'aorte et dans les veines caves.

Ces déductions ont été vérifiées par l'expérience directe : pour les capillaires on mesure cette vitesse par l'examen microscopique des petits vaisseaux de la grenouille par exemple, ou bien encore en examinant à l'ophtalmoscope les capillaires rétiniens de l'homme, capillaires dans lesquels on peut parfaitement suivre les globules sanguins et apprécier le temps qui leur est nécessaire pour parcourir une distance déterminée ; on s'est ainsi assuré que la vitesse dans les capillaires n'est que de 1/2 à 1 millimètre par seconde : 0,75 de millimètre dans les capillaires de la rétine de l'homme ; 0,57 de millimètre dans les capillaires de la queue du têtard. Cette vitesse est très peu considérable par rapport à celle que nous constaterons dans les gros vaisseaux : c'est qu'ici il faut tenir compte non seulement de ce fait que le système capillaire, pris dans son ensemble, représente le *lac du torrent sanguin*, mais encore de ce que ce lac est subdivisé en une masse des réseaux très fins, où le frottement fait perdre au liquide une grande partie de sa force d'impulsion ; l'influence de ce frottement, de cette adhérence aux parois des capillaires est mise dans toute son évidence par les recherches de Poiseuille sur l'écoulement des liquides à travers les tubes de petit diamètre ; elles se résument par les deux lois suivantes : — *Les quantités écoulées sont entre elles comme la 4ᵉ puissance des diamètres, — elles sont en raison inverse de la longueur des tubes.* Or les vaisseaux capillaires, vu leur disposition en réseau, représentent des tubes très longs, et réunissent par suite toutes les conditions nécessaires pour retarder le cours du sang et prolonger son contact avec les tissus.

Pour évaluer la vitesse du sang dans les gros vaisseaux on a recours à des appareils particuliers : par exemple on substitue à une certaine longueur d'une artère de fort calibre un tube de verre rempli d'un liquide alcalin, et on détermine le temps qu'il faut au sang pour chasser du tube le liquide en question et par suite parcourir la longueur connue de ce canal artificiel. Cet appareil constitue l'*hémodromomètre* (de Volkmann) (fig. 61); il se compose d'un tube de verre (A), recourbé en fer à cheval, garni à chacune de ses extrémités d'un ajutage métallique muni d'un robinet et communiquant avec un tube métallique droit que l'on enchâsse dans les

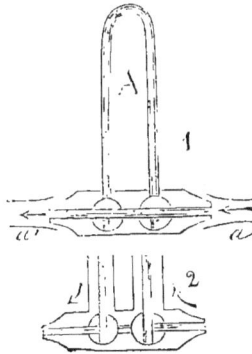

Fig. 61. — Hémodromomètre de Volkmann.

deux bouts de l'artère (*a, a'*). Le tube étant rempli de la liqueur alcaline et toute communication supprimée avec l'artère (fig. 61, n° 1), grâce au jeu des robinets (à 3 voies), de telle sorte que le sang suive le canal métallique, on tourne subitement les deux robinets, de telle sorte que le sang se trouve forcé de se dévier pour s'engager dans le tube de verre (fig. 61, n° 2), qu'il parcourt, en chassant devant lui la colonne de liquide incolore, pour gagner l'au-

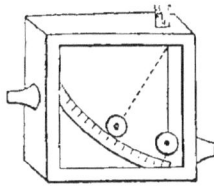

Fig. 62. — Hématocho- mètre de Vierordt.

tre bout de l'artère. — Un appareil tout aussi ingénieux, nommé *hématochomètre* (de Vierordt), consiste en une petite boîte transparente (fig. 62) que l'on substitue à une partie d'artère; dans cette boîte flotte un pendule que le courant dévie d'autant plus qu'il est plus rapide; on peut, d'après le degré de la déviation, calculer la vitesse du sang. — On a reconnu par ces expériences que la vitesse du sang dans la carotide est de $0^m,33$ par seconde, et de $0^m,44$ dans l'aorte (en moyenne de $0^m,40$ à $0^m,50$ à l'origine même de l'aorte); elle est donc dans ce dernier vaisseau 400 fois plus considé-

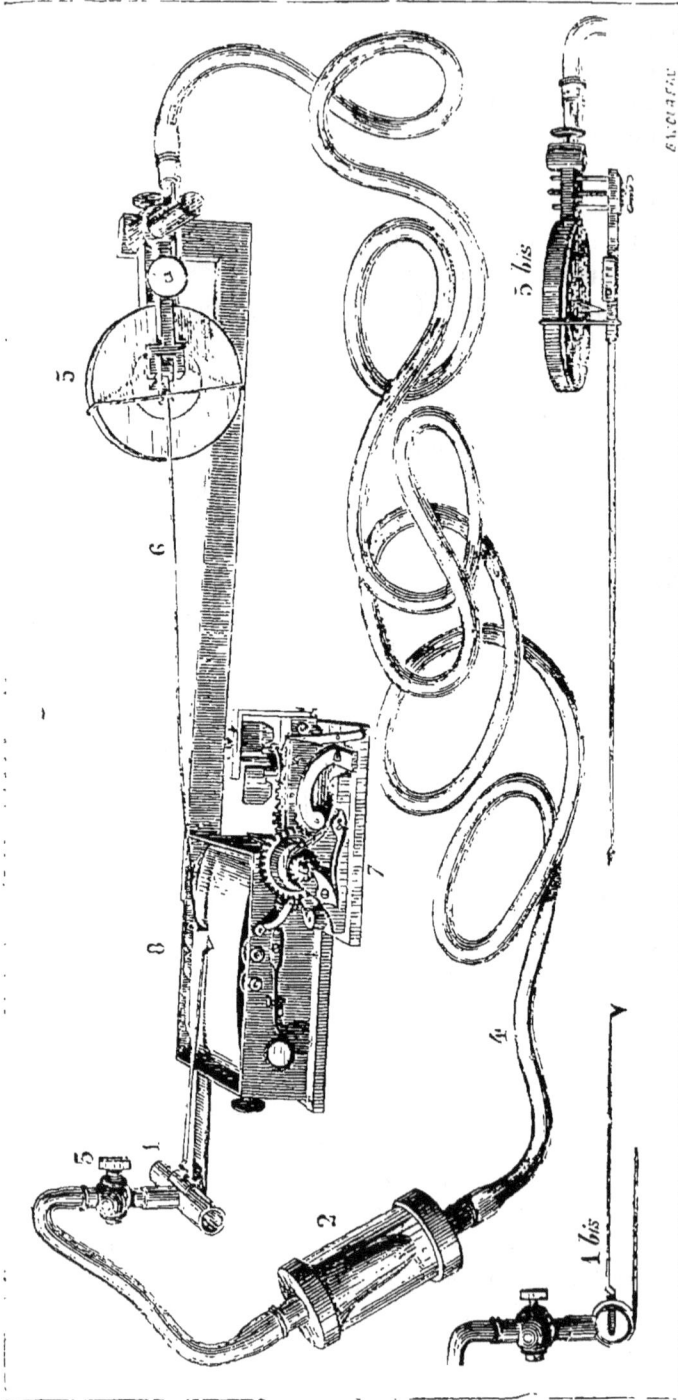

FIG. 63. — Hémodromographe de Chauveau; — 1, tube de métal qui doit être traversé par le courant artériel; — 1 bis, détails de l'appareil hémodromographique; — 2, sphygmoscope de Marey, permettant de recueillir le tracé de la pulsation en même temps que celui de la vitesse; — 3, robinet destiné à permettre ou à empêcher l'abord du sang dans le spygy ..cope; — 4, tube de caoutchouc chargé de transmettre la pulsation à l'appareil enregistreur; — 5, petit tambour sur lequel s'appuie le levier, 6, qui amplifie et inscrit les pulsations; — 5 bis, détails du tambour et du levier; — 7, appareil enregistreur composé d'un mouvement d'horlogerie et d'une bande de papier (8) qui se déroule au-dessous des deux leviers de vitesse et de pulsation, et sur laquelle s'inscrivent simultanément les deux tracés. — 1/3 de grandeur. (D'après Lortet, *Annales des sciences naturelles*.)

rable que dans les capillaires. Des résultats semblables ont
été obtenus avec l'*hémodromètre* de Chauveau et l'*hémodromographe* de Lortet (fig. 63), qui sont construits sur le
même principe que l'instrument de Vierordt. D'après Budge,
la vitesse du cours du sang, chez le chien, est de 0^m,26
par seconde dans la carotide, et de 0,056 dans la mésentérique.

On peut encore se demander, considérant la circulation
dans son ensemble, quelle est la vitesse générale, après
avoir vu la vitesse du sang en des points déterminés. En un
mot, combien faut-il de temps à un globule sanguin pour
aller du ventricule gauche à l'oreillette droite? En moyenne,
chaque contraction du cœur lance dans l'aorte 180 grammes
de sang. Comme la masse totale du sang s'élève seulement
à 5 kilogr., il en résulte qu'il faut 25 à 30 pulsations cardiaques pour que tout le sang passe par l'organe central, de
sorte qu'il faut un peu plus de 30 secondes pour qu'un globule parti du cœur y soit revenu. — Ce résultat donné
par le calcul ne peut être que très général et très approxi-
matif: ainsi le sang qui va au membre inférieur a un trajet
bien plus long à parcourir que celui qui passe dans les artères
et veines cardiaques ; le temps du voyage complet (aller et
retour) d'un globule sanguin doit donc varier selon les régions
où il est lancé; mais en tout cas la circulation générale doit
être très rapide, l'expérience directe en donne la preuve.
Déjà les phénomènes d'empoisonnement nous éclairent à ce
sujet, car l'on sait qu'une goutte d'acide prussique, déposée
sur la conjonctive, fait périr un animal en 8 ou 10 secondes,
et que l'on trouve le poison diffusé dans tout l'organisme.
Si le poison est déposé sur un point plus éloigné, sur une
blessure du pied par exemple, la mort est un peu moins
prompte à se produire, parce que le sang met plus de temps
à revenir par les saphènes que par les jugulaires. L'expérience classique consiste à injecter du cyanure jaune dans
le bout central de la jugulaire et à recueillir le sang qui
s'écoule par le bout périphérique. On voit alors qu'après
8 ou 15 secondes le poison revient déjà par ce bout, car
dès lors le sang qu'on y recueille donne la réaction caractéristique du bleu de Prusse (avec un sel ferrique). Enfin

dans des expériences récentes Cl. Bernard a montré que toutes les fois qu'on empoisonne un animal par une injection sous-cutanée (de curare par exemple), l'action toxique est précédée des trois phases suivantes : 1° pénétration du poison dans le sang des capillaires avec lesquels le contact est établi ; 2° transport par le sang de la substance absorbée ; 3° exsudation de la substance et action sur les tissus (sur les nerfs moteurs, pour le curare)[1]. L'ensemble de ces trois actes dure au plus quatre minutes, dont seulement sept secondes sont employées au transport par lequel la substance entraînée dans le torrent circulatoire fait le tour complet des deux cercles de la grande et de la petite circulation.

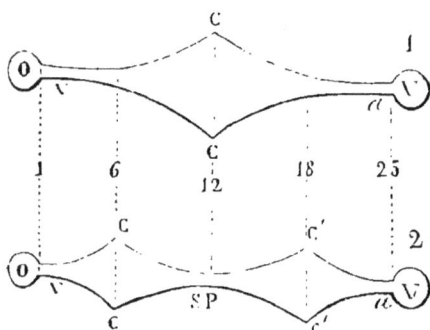

Fig. 61. — Schéma des doubles cônes d'un système porte*.

Dispositions particulières du système circulatoire dans quelques organes. — Telles sont les conditions générales de la circulation, de ses pressions, de ses vitesses en différents points. Mais le système des cônes que nous avons considérés jusqu'ici n'est pas partout aussi simple, et l'on rencontre dans diverses portions de l'appareil circulatoire des dispositions et des conditions purement physiques et mécaniques qui modifient la rapidité du cours du sang. Parfois un système capillaire particulier se trouve placé sur un point du cône artériel ou du cône veineux qu'il interrompt. C'est ce que l'on observe dans les vaisseaux artériels du rein, au

1. Claude Bernard, *Physiologie opératoire*, Paris, 1879.

* La superposition des deux schémas montre que les pressions ne sont pas les mêmes dans les capillaires d'un système porte et dans ceux de la circulation générale.

1, *Circulation générale*. — V, ventricule ; — O, oreillette ; — a, artères ; — v, veines ; — C, capillaires (pression 12).

2, *Un système porte*. — V, ventricule ; — O, oreillette ; — a, artères ; — c', c', premier système de capillaires (pression = 18) ; — SP, tronc porte ; — c, c, deuxième système de capillaires (pression = 6) ; — v, veine.

niveau des *pelotons vasculaires* qui constituent les *glomérules de Malpighi* : là cette disposition a pour effet, en ralentissant le cours du sang, d'augmenter la surface de transsudation. Un fait analogue se présente dans le système de la veine porte : le sang fourni par le tronc cœliaque et mésentérique aux organes de la digestion est ramené par un grand nombre de veines dans un tronc commun, la *veine porte*. Mais celle-ci, au lieu d'aller se jeter immédiatement dans la veine cave, se ramifie d'abord dans le foie, à la manière d'une artère, en formant les vaisseaux afférents du foie, les capillaires hépatiques, et enfin les vaisseaux efférents ou veines sus-hépatiques, qui vont se jeter dans la veine cave. Tout ce système peut être théoriquement représenté par un cône (fig. 64) partant du tronc aortique (*a*) et figurant les artères intestinales et leurs capillaires ; à ce cône artériel succède un cône veineux représentant les origines et le tronc de la veine porte ; mais ce deuxième cône se continue avec un troisième disposé comme un cône artériel (où la circulation se fait du sommet vers la base) et figurant les ramifications de la veine porte dans le foie (cc) : par sa base (capillaires hépatiques) ce cône s'adosse à un quatrième cône représentant les veines sus-hépatiques. Ainsi, dans ce trajet, le sang parcourt un système de cônes double du système général et subit à chaque double base (chaque réseau capillaire c'c' et cc) les ralentissements que nous avons étudiés. — Dans quelque région que ces dispositions se produisent, on donne toujours le nom de *vaisseau porte* à toute partie de l'appareil circulatoire dans lequel le sang marche des capillaires d'un organe vers les capillaires d'un autre organe.

De plus les systèmes capillaires, interposés aux séries de cônes, de l'appareil de la veine porte intestinale par exemple, ne supportent pas les mêmes pressions que les capillaires ordinaires. Aucun de ces systèmes n'étant à égale distance du ventricule gauche et de l'oreillette droite, ne peut avoir une pression moyenne entre 1/100 et 25/100 d'atmosphère. La pression sera plus faible dans les capillaires hépatiques (fig. 64, 2 cc) puisqu'ils sont plus rapprochés de l'oreillette ; plus forte dans les capillaires intestinaux, puisqu'ils sont plus rapprochés du ventricule gauche (c'c') ;

cette dernière condition est très peu favorable, comme nous le verrons, à la théorie de l'absorption intestinale par simple endosmose. Nous verrons aussi que les systèmes capillaires du rein donnent lieu à des considérations semblables.

B. *Propriétés et fonctions des vaisseaux.*

Les conditions générales de la circulation du sang, de ses pressions et de ses vitesses, conditions résultant uniquement de *la disposition mécanique* des canaux sanguins, peuvent être modifiées et compliquées par les *propriétés physiologiques* des parois des vaisseaux, *artères, capillaires, veines.*

1° *Artères.* — L'anatomie nous enseigne que les artères se composent de trois tuniques (fig. 65); de ces trois membranes, celle qui intéresse le plus le physiologiste, c'est la tunique moyenne; elle contient deux éléments essentiels : du *tissu élastique* et du *muscle* (muscle lisse, cellules contractiles). Le premier de ces éléments, le tissu élastique, domine presque seul au sommet du cône artériel, et l'aorte est presque uniquement formée de membranes jaunes élastiques; par contre, c'est l'élément musculaire qui est largement prédominant à la base du cône, c'est-à-dire dans les parois des petites artères qui précèdent les capillaires; dans les parties

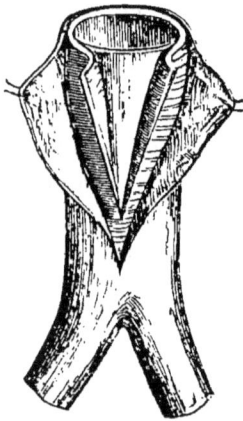

FIG. 65. — Artère avec ses trois tuniques disséquées.

intermédiaires, les tissus élastique et musculaire se partagent la composition de la tunique moyenne proportionnellement à la distance à laquelle le point considéré se trouve de la base et du sommet du cône, de sorte qu'une diagonale qui, sur un schéma, partage obliquement l'épaisseur des parois du cône artériel, représente parfaitement la richesse comparée des divers points des parois artérielles en tissu élastique et musculaire (fig. 66).

Les artères sont donc des canaux d'une grande élasticité, grâce à la présence du tissu musculaire et du tissu jaune. Ce seul énoncé nous indique que ces vaisseaux doivent avoir une forme naturelle à laquelle ils tendent à revenir sans cesse, violentés qu'ils sont par la circulation. Aussi les artères ne sont-elles pas, comme on est porté à le croire, des cylindres creux, mais bien des rubans creux à parois aplaties et presque en contact.

En effet, une artère de moyen calibre contient à peu près parties égales de tissu musculaire et de tissu élastique. Si le tissu musculaire était seul, comme il est disposé en couches circulaires, comme un sphincter, il ne laisserait, en réalisant sa forme naturelle de repos, pour toute ouverture

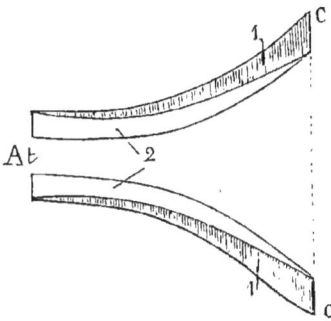

FIG. 66. — Cône artériel : composition des parois artérielles *.

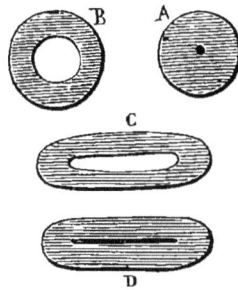

FIG. 67. — Forme naturelle des artères **.

centrale de l'artère, qu'un point ou une ligne axiale, indice du canal (fig. 67, A). Mais d'autre part le tissu élastique tend à maintenir l'artère largement béante, et lui donnerait l'aspect d'un large canal cylindrique, s'il existait seul (B). De cet antagonisme continuel entre l'élasticité du muscle et celle du tissu élastique, résulte, par une espèce de com-

*Proportion dans laquelle l'élément élastique et l'élément musculaire entrent dans la composition de la paroi du cône depuis le sommet (At), jusqu'à la base C,C) ; — 1,1 élément musculaire ; — 2, élément élastique.

**Éléments qui déterminent la forme naturelle des artères : A, aspect de la coupe d'une artère qui ne serait composée que de tissu musculaire ; — B, coupe d'une artère qui ne serait composée que de tissu élastique ; — C, D, coupe d'une artère, montrant sa forme réelle, rubanée, telle qu'elle résulte physiologiquement de la lutte des deux éléments, élastique et musculaire.

promis, une forme intermédiaire entre ces deux formes
extrèmes, la forme d'un ruban cylindrique aplati (C et mieux
encore D), ayant pour lumière une fente transversale[1]. Cette
forme naturelle est sans cesse violentée par la masse de sang
que le ventricule lance à chaque systole dans l'arbre artériel : aussi les artères pleines de sang ont-elles un canal
cylindrique ; mais on sait aussi qu'elles peuvent changer de
forme selon la plus ou moins une grande quantité de sang
qui leur est envoyée. Quand une hémorragie considérable
a lieu, elles réalisent leur forme naturelle rubanée ; après
la mort elles la réalisent aussi, en expulsant tout leur contenu vers les capillaires et les veines, aussi les artères du
cadavre sont-elles vides et rubanées. Il faut ajouter cependant qu'elles ne conservent cette forme sur le cadavre que
tant que l'air n'a pas pénétré dans leur intérieur ; dès qu'on
fait une ouverture à leur paroi, elles aspirent l'air et prennent l'aspect de cylindres creux. Ce fait est facile à expliquer : après le dernier battement du cœur, les artères encore
vivantes ont, en expulsant leur contenu vers les veines,
réalisé leur forme naturelle de ruban creux aplati, forme due
au conflit du tissu musculaire et du tissu élastique ; mais
bientôt le tissu musculaire perd ses propriétés dès lors, au
point de vue physiologique, l'artère n'est plus composée que
de tissu élastique, et la forme naturelle de l'artère du cadavre est désormais celle d'un cylindre creux ; toutefois la
pression atmosphérique ne lui permet pas de se dilater et
de réaliser cette forme, qu'elle ne peut prendre complètement que quand une incision laisse l'air s'introduire dans
sa cavité.

Ainsi les artères sont pendant la vie dans un état de tension permanente ; c'est ce qui constitue leur *tonicité*, tonicité comparable à celle que nous avons étudiée dans les
sphincters, dans les muscles en général[2]. Grâce à cet état,

1. Voir Louis Oger, *Considérations physiologiques sur la forme naturelle et la forme apparente de quelques organes, et en particulier
sur la forme naturelle et la forme apparente des artères*: Thèse de
Strasbourg, 1870, nº 283.
2. Ces considérations sur la forme naturelle et la forme apparente
d'un organe, d'un tissu simple ou composé de plusieurs éléments, sont

grâce à l'*élasticité* considérable qui en résulte, les artères ne servent pas simplement à conduire le sang ; elles transforment la circulation et changent le jet intermittent du cœur en un jet continu. Dans les artères considérables et voisines du cœur, le jet est encore intermittent ; mais à mesure qu'on s'avance dans l'arbre artériel, on le voit devenir continu. En effet, déduisant du débit de l'artère carotide celui de l'origine de l'aorte, on a pu calculer que chaque ondée sanguine est d'environ 180 grammes de sang. Cette quantité est énorme et il doit en résulter une forte dilatation de l'aorte : ses parois réagissent à leur tour sur le sang, le chassent vers le cône artériel, où, par une série de dilatations et de retours successifs de moins en moins sensibles, le *cours saccadé* du sang vers le sommet du cône devient à peu près *régulier* vers la région des capillaires (base du cône).

L'élasticité artérielle, en changeant le mouvement intermittent du sang en un mouvement continu, soulage beaucoup les efforts du cœur, ou, en d'autres termes, rend plus efficaces ses contractions. En effet, Marey a démontré que

---

du plus haut intérêt en physiologie générale, et apportent parfois une clarté inattendue à l'explication de certains phénomènes. Si par deux traits de scie portés en arrière sur toute la longueur des lames vertébrales, on sépare la série des apophyses épineuses et des lames d'avec la série des masses articulaires ; si après cette séparation on juxtapose les deux moitiés verticales de la colonne pour comparer leurs longueurs, on constate que la moitié postérieure s'est raccourcie d'une quantité très notable. Le raccourcissement correspond presque à la hauteur de trois vertèbres de taille moyenne. Évidemment les ligaments jaunes doivent seuls être accusés de ce raccourcissement : ces ligaments, sur une colonne vertébrale intacte, sont violentés par l'écartement et la rigidité des lames sur lesquelles ils sont étendus ; ils ne peuvent réaliser leur forme naturelle, à laquelle on ne les voit revenir que par la suppression de cette force antagoniste.

Nous verrons que la forme naturelle du poumon vivant diffère de la forme naturelle du poumon sur le cadavre ; que jamais dans l'organisme vivant et normal la première n'est réalisée : cette étude nous permettra de comprendre très simplement le mécanisme de l'expiration.

On doit entendre par *forme naturelle, soit d'un tissu, soit d'un organe, la forme qui est propre à ce tissu ou à cet organe, indépendamment de toutes les influences étrangères plus ou moins constantes qui tendent à le violenter.*

pour un écoulement constant, produit sous une même pression, les quantités de liquide écoulé dans un temps donné sont les mêmes lorsque le liquide sort par un tube rigide ou par un tube élastique; mais il n'en est plus de même pour un écoulement intermittent : dans ce cas le débit pour une même pression est beaucoup plus considérable par un tube élastique que par un tube rigide. Le cœur, à égalité de force dans ses contractions, produit donc une circulation beaucoup plus active en lançant son contenu dans des vaisseaux élastiques que dans des vaisseaux rigides. En d'autres termes, si les artères cessaient d'être élastiques, le cœur devrait augmenter l'énergie de ses contractions pour produire les mêmes effets de circulation. C'est ce que l'on observe du reste dans l'*athérome* : dans cette affection, les artères s'incrustent de sels calcaires et deviennent rigides : aussi voit-on le cœur s'hypertrophier pour parvenir à produire, sans le secours de l'élasticité artérielle, le même travail que précédemment. L'élasticité artérielle, mise en jeu à chaque systole ventriculaire, emmagasine, puis restitue, lors de la diastole, une certaine quantité de force qui, dans un tube rigide, est dépensée dans les frottements (voy. plus loin : *Dicrotisme*).

Quant au *tissu musculaire*, par son abondance au niveau des petites artères, nous verrons qu'il a pour but, sous l'influence des nerfs (voy. Vaso-moteurs), de modifier les circulations locales par la *contraction* (anémie) ou la *dilatation* (hyperémie, rougeur) des petits vaisseaux.

Du pouls. — Il y a donc au sommet du cône artériel, à chaque systole du ventricule, une augmentation brusque de pression, un *choc*, et par suite une *onde* très sensible, qui se sent encore dans les artères moyennes et disparaît vers les capillaires. C'est ce phénomène qui constitue le *pouls*. L'*onde pulsative* est très sensible au toucher dans l'artère radiale : le *pouls* est donc l'impression produite sur le doigt (sens du toucher) par l'arrivée d'une onde qui dilate l'artère (diastole artérielle) [1]. Cette onde, comme tous les mouve-

---

1. *Unda non est materia progrediens, sed forma materiæ progrediens.*

ments vibratoires, progresse avec une vitesse très grande, qui est de 9 mètres par seconde : on voit que cette vitesse est bien supérieure à celle du courant sanguin lui-même, laquelle est seulement de 40 à 50 centimètres à l'origine de l'aorte ; il ne faut donc pas, comme nous le dirons plus loin en y insistant, confondre la *pulsation*, l'arrivée d'une onde, avec le mouvement de la circulation lui-même. Le médecin provoque souvent dans des liquides des phénomènes identiques à celui du pouls : telle est la *fluctuation* que l'on observe en produisant un choc brusque sur une poche remplie de liquide ; le cœur, par le choc de son expulsion systolique, exerce sur la masse sanguine une vraie percussion ; aussi le pouls coïncide-t-il avec le choc du cœur, mais il est un peu en retard sur celui-ci, ce retard est de 1/7 de seconde pour le pouls radial, c'est le temps qu'il faut pour que l'onde se transmette depuis le cœur jusqu'à l'artère radiale au niveau du poignet (calculé à raison de 9 mètres par seconde). De même que le phénomène de la *fluctuation* observé en chirurgie est plus ou moins net, selon que les parois de la poche qui contient le liquide sont plus ou moins tendues, de même l'état de la paroi des artères influe sur la forme du pouls. Nous savons en effet que, grâce à l'élasticité de ces parois, les artères ne sont pas rigides, ce qui, tout en permettant au flot, à l'onde de s'y faire sentir, finit cependant par l'épuiser (voy. plus haut comment l'élasticité transforme le mouvement saccadé du sang en mouvement régulier) ; mais si la paroi artérielle n'a pas conservé sa parfaite élasticité, la transformation graduelle du choc intermittent en mouvement continu ne se fait plus, et l'on voit survenir des saccades jusque dans les plus petites artères et même dans les capillaires, comme on a pu l'observer dans le mésentère de la grenouille. C'est ce qui se produit dans les tissus enflammés, et il est peu de personnes qui n'aient senti les pulsations artérielles (ou plutôt capillaires) dans le *panaris;* dans ce cas, la paralysie du muscle des petites artères (voy. plus loin : Vaso-moteurs) a permis à l'onde de se manifester jusqu'au niveau des capillaires.

Dans tout cela il ne faut pas confondre la pulsation, l'arrivée d'une onde, avec le mouvement de la circulation du sang lui-même ; on ne peut trop le répéter : *unda non est materia progrediens, sed forma materiæ progrediens:* aussi Czermak a prouvé, par des recherches très exactes (sphygmographe à miroir), que tandis que le mouvement du sang diminue de vitesse à mesure qu'on se rapproche des capillaires (voy. plus haut, p. 248), la vitesse de propagation de l'onde pulsative va au contraire en augmentant du centre à la périphérie, qu'elle est plus considérable chez les vieillards et les adultes que chez les enfants, résultats qui montrent bien qu'il ne faut pas confondre, nous l'avons déjà démontré, le pouls, sa vitesse, sa forme, avec la vitesse du sang et l'activité de sa circulation. Onimus a particulièrement insisté sur ces caractères de l'onde pulsative[1].

On peut par l'expérience constater directement les ondes

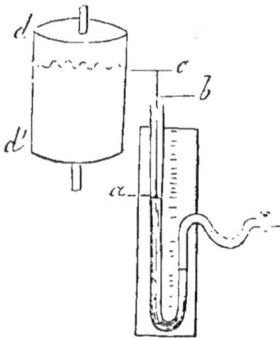

FIG. 68. — Kymographion.

de la colonne sanguine en mettant un manomètre en communication avec le vaisseau ; on constate alors facilement des *soulèvements* et des *abaissements successifs.* On a essayé de fixer ces ondulations au moyen du *kymographion* de Ludwig (fig. 68), qui n'est qu'une modification de l'*hémodynamomètre* que nous avons étudié plus haut. A la surface de la colonne mercurielle du manomètre (en *a,* fig. 68) se trouve un petit flotteur portant à sa face supérieure une tige verticale *b* articulée avec une seconde tige horizontale *c,* munie d'une pointe qui touche un cylindre tournant noirci au noir de fumée (*d d,*). Si ce cylindre était immobile, le stylet tracerait des lignes verticales; mais comme il tourne régulièrement, il en résulte que le stylet trace des ondulations qui, selon qu'elles sont à convexité supérieure ou inférieure, sont dites *positives* ou *négatives :* elles correspondent, les premières aux systoles ventriculaires, les secondes au repos du cœur.

1. Onimus, *Études sur les tracés obtenus par le sphygmographe.* (*Journal d'anatomie,* 1866.)

Le sphygmographe de Marey, applicable à l'artère radiale
de l'homme, donne des résultats semblables ; c'est un *appareil enregistreur*, qui note les impulsions que lui imprime
l'artère, grâce à un petit levier qui appuie sur cette artère,
comme y appuie le doigt du médecin qui explore le pouls.
D'après la longueur de chacune de ces ondes on peut établir
la durée comparative de la systole et de la diastole. On constate ainsi toutes les modifications de la circulation (fig. 69).

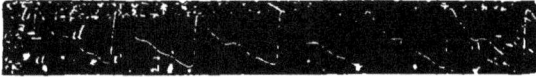

FIG. 69. — Tracé sphygmographique du pouls normal.

On a pu ainsi montrer que le *dicrotisme* du pouls, manifestement sensible au toucher dans certaines maladies, n'est
qu'une exagération d'un *dicrotisme* que l'onde sanguine présente toujours normalement. Ce dicrotisme consiste en un petit
soulèvement qui interrompt la ligne de descente du tracé
(fig. 69, en *d*), c'est comme une seconde pulsation qui se produit après la première. Les recherches de Marey, de Vivenot,
de Duchek, ont élucidé le mécanisme de ce phénomène : on
l'attribuait d'abord à une *onde en retour* produite soit par
l'abaissement des valvules sygmoïdes, soit par le reflux d'une
pulsation qui se réfléchit à la terminaison de l'aorte sur l'éperon qui résulte de sa bifurcation en deux iliaques. Tout démontre aujourd'hui que le dicrotisme est dû à l'élasticité de
l'artère, qui, distendue par la systole ventriculaire, revient à
son volume primitif (systole artérielle). La petite ascension qui
interrompt la ligne de descente (fig. 69, *d'*) nous marque précisément le moment où, comme nous le disions plus haut, l'élasticité artérielle restitue à l'ondée sanguine la force qu'elle avait
emmagasinée, et qui se serait perdue, dépensée en frottements
dans un tube rigide (voy. plus haut, p. 258). — Le sphygmographe a encore permis d'étudier nombre d'autres particularités
de la circulation : par exemple, dans les grandes inspirations
les ondes négatives augmentent, tandis qu'elles diminuent dans
les fortes pressions du thorax coïncidant avec une expiration
énergique ; alors les ondes positives augmentent (voy. *Respiration*). On a cru remarquer que dans certaines circonstances le
pouls droit était plus ou moins rapide que le pouls gauche :
c'est ce qu'on a appelé le *pouls différent;* mais ce sont là des faits

15.

résultant d'observations erronées ; ces pouls différents ne sont
que le résultat de contractions rythmiques accidentelles des
muscles satellites des artères, du coraco-brachial par exemple,
s'il s'agit du pouls radial [1].

La fréquence du pouls (nombre des battements du cœur)
varie avec l'âge : on en compte par minute 140 à 180 chez
le nouveau-né ; 100 à 115 chez l'enfant d'un an ; 90 à 100,
puis 80 à 85 dans l'enfance et jusqu'à l'âge de quatorze ans ;
70 à 75 chez l'adulte ; chez le vieillard, le pouls, loin de se
ralentir, prend de la fréquence. — Le nombre des battements est plus grand après le repas et surtout après les
exercices corporels, plus grand chez les femmes que chez les
hommes. .

Outre ces propriétés élastiques dues au muscle et au tissu
jaune, et grâce auxquelles les artères régularisent la circulation générale, ces vaisseaux peuvent encore, par la contraction de leurs muscles lisses, modifier activement leur
calibre et par cela même la circulation. Comme le muscle
abonde vers les petits vaisseaux (voy. fig. 66, schématique),
ce sont surtout les circulations locales qui sont ainsi modifiées, ainsi que nous l'avons sommairement indiqué plus
haut (voy. p. 258) ; ces variations de diamètre sont peu sensibles sur les artères volumineuses. En général les artérioles
se contractent plus ou moins bien selon qu'elles sont plus
ou moins bien nourries. Ces propriétés contractiles sont
utilisées en chirurgie, et les hémostatiques que l'on emploie
sont utiles non seulement parce qu'ils coagulent le sang, mais
encore parce qu'ils excitent la contraction des artérioles et
diminuent ainsi leur calibre ; le froid est surtout apte à
amener ces contractions, ainsi qu'on peut le vérifier sur le
mésentère de la grenouille (expérience de Schwann) ; les
artérioles diminuent dans cette circonstance des 6/7 de leur
largeur (fig. 70). A l'état normal, le muscle artériel est tantôt
contracté, tantôt relâché ; mais tout en tenant compte des
variations de calibre et des modifications de la circulation
qui en résultent, on ne peut y voir, du moins chez les animaux supérieurs, des contractions rythmiques capables

1. Voy. Lorain, *Études de médecine clinique*. Du Pouls ; 1870, in-8.

d'aider celles du cœur. Le muscle artériel ne prend aucune part aux pulsations ; il est purement passif dans ce phénomène, ainsi que nous l'avons indiqué plus haut.

2° *Capillaires*. — Les capillaires sont des vaisseaux de très petit calibre ; dans les plus petits, la lumière est à peine suffisante pour laisser passer un globule sanguin ; ces différences de calibre varient selon les régions. Dans la peau les capillaires sont gros relativement à ceux du poumon ou du cerveau : aussi, vu la largeur des capillaires des doigts, réussit-on facilement à injecter par les artères les origines des veines du pied ou de la main.

Les capillaires sont formés en général par des parois propres d'une structure très simple ; le tissu en est amorphe en apparence, avec des noyaux ; mais il est reconnu aujourd'hui que cette prétendue membrane amorphe est constituée en réalité par de véritables cellules. (Auerbach et Eberth)

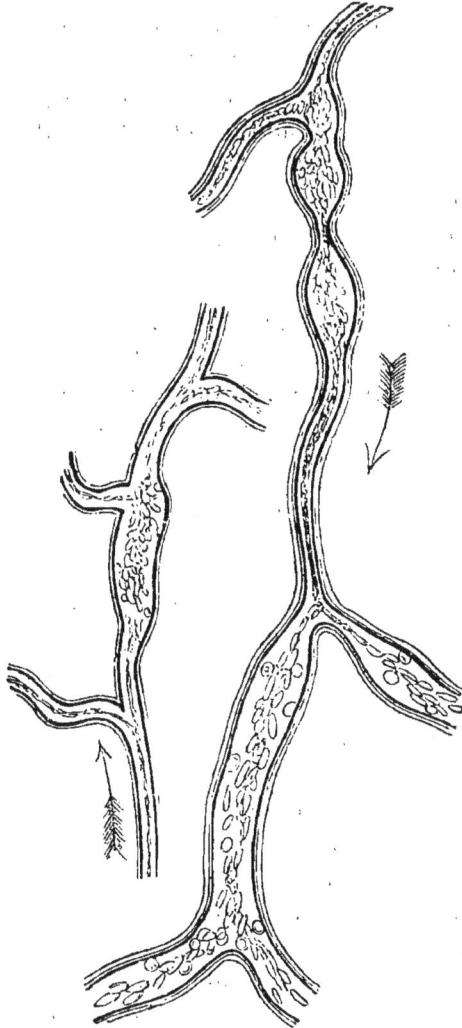

FIG. 70. — Contractions des petites artères*

---

*Contractions irrégulières des petits vaisseaux de la membrane natatoire d'une grenouille. La contraction a été provoquée par une irritation (Wharton Jones).

épithéliales, constituées par du protoplasma plus ou moins granuleux et réunies par un ciment intercellulaire amorphe[1]; cette couche de cellules se continue avec celle qui tapisse la face des artères et des veines (*endothélium vasculaire*).

D'après ce que nous avons déjà vu, nous savons que d'ordinaire la circulation est continue dans les capillaires, et que l'onde cardiaque ne s'y fait sentir que dans des circonstances exceptionnelles. Nous avons également étudié et expliqué la présence de ce qu'on appelle la *couche inerte* (voy. plus haut, p. 246).

Les capillaires, tels que nous venons de les envisager, forment une portion parfaitement définie du système circulatoire, et leurs propriétés physiologiques sont parfaitement distinctes de celles des artères et des veines : nous pouvons en effet n'appeler *capillaires*, avec Kölliker et C. Morel[2], que ces petits vaisseaux qui, sans aucun artifice de préparation, se montrent *comme des tubes de substance amorphe, dans lesquels sont enchâssés des noyaux ovales* et qui en réalité sont formés de cellules distinctes, comme le montrent les imprégnations par le nitrate d'argent. Mais quelques histologistes, et surtout Henle et Charles Robin, comprennent sous cette dénomination et les capillaires proprement dits et les plus fines ramifications des artérioles et des veinules. C'est ainsi que Ch. Robin divise les capillaires en trois variétés : 1° *capillaires proprement dits*, caractérisés par l'existence d'une seule tunique homogène avec noyaux, et larges de 0,007 de millimètre (diamètre du globule sanguin) à 0,030 de millimètre ; 2° *capillaires de la deuxième variété*, de 0,030 à 0.070 de millimètre de largeur, pourvus d'une double paroi, dont l'interne est la continuation de la précédente, et l'externe est formée de fibres cellules contractiles disposées circulairement ; 3° *capillaires de la troisième variété*, larges de 0,60 à 0,140 et offrant de plus que les précédents une troisième tunique externe, formée de tissu connectif. C'est qu'en effet, entre les artères ou les veines et les capillaires proprement dits, se trouvent des vaisseaux de transition formés par des capillaires revêtus d'une seconde enveloppe dite tunique adventice.

1. Voy. Ch. Rouget, *Mémoire sur le développement, la structure et les propriétés physiologiques des capillaires.* (*Archiv. de physiol.*, 1873, n° 6.)

2. C. Morel, *Traité d'histologie humaine normale et pathologique*, Paris, 1879.

Il est difficile de refuser à ces petits vaisseaux le nom de capillaires.

On ne peut donc plus considérer les capillaires comme résultant de la fusion bout à bout de cellules dont la cavité deviendrait la lumière, et la membrane deviendrait la paroi du capillaire. Cette manière de concevoir le développement des capillaires, indiquée d'abord par Schwann et Kölliker, d'après leurs recherches sur la queue de jeunes têtards, et que semblaient confirmer les expériences de Balbiani sur la cicatrisation et la soudure de ces mêmes animaux, ne peut plus se maintenir devant le fait de l'existence d'un *endothélium* dans la cavité du capillaire ; dès lors il faut considérer cette cavité comme un espace non plus *intracellulaire*, mais bien *intercellulaire*.

Pour bien comprendre le rôle des capillaires dans la mécanique de la circulation, il faut tenir compte de ces connaissances acquises sur la structure des *capillaires*. Sans doute les vrais capillaires ne sont pas contractiles, leur structure ne permet pas de leur attribuer cette propriété, et tous les phénomènes de dilatation ou de resserrement qu'on y observe sont purement passifs et résultent de phénomènes semblables dont les artérioles ou les veinules sont le siège actif. Les anciens physiologistes faisaient, avec Bichat, volontiers jouer un rôle actif aux capillaires, qu'ils croyaient très contractiles et qu'ils considéraient comme un *cœur périphérique* ; la capsule de Glisson, tissu fibreux qui entoure les réseaux vasculaires du foie, était pour eux un de ces organes d'impulsion périphérique destinés à aider l'action du cœur. Après l'étude que nous avons faite de la circulation, il est aisé de voir que la contraction des capillaires, de ces *prétendus cœurs accessoires*, serait plutôt un obstacle qu'un adjuvant à la marche du sang. — On donnait comme preuve de la contraction rythmique des capillaires les pulsations que l'on ressent dans un tissu enflammé (par exemple dans le panaris), mais nous avons déjà expliqué ce fait par une dilatation paralytique des petites artères (p. 259). Nous avons vu de même que les agents hémostatiques agissent en amenant la contraction non des capillaires, mais des petits vaisseaux artériels.

Mais si les capillaires ne sont pas contractiles à la manière

des artérioles ou de l'organe central de la circulation, il
faut cependant ne pas oublier que les parois de ces petits
vaisseaux sont composées de globules qui ont en partie
conservé les propriétés du globule vivant; que ces cellules
peuvent changer de forme et modifier ainsi plus ou moins
la lumière du vaisseau[1]. C'est dans ce sens qu'il faut
comprendre l'expresssion de *contractilité des capillaires*,
employée récemment par les physiologistes allemands, par
Stricker, par exemple. Cet auteur dit avoir observé que les
parois capillaires des têtards jouissent d'une contractilité
qui se manifeste par des rétrécissements et des élargisse-
ments successifs, et il pense être autorisé à attribuer la
même propriété aux capillaires des animaux complètement
développés.

Les capillaires représentent la partie de l'appareil de la
circulation dans laquelle a lieu l'échange des matériaux,

1. Ce sont peut-être aussi ces notions sur la véritable structure des
capillaires qui permettront de s'expliquer les phénomènes de *diapédèse*, si toutefois la réalité de ces phénomènes est bien confirmée. On
appelle *diapédèse* la sortie des globules blancs à travers les parois des
petits vaisseaux, sortie dont plusieurs observateurs auraient été témoins,
et que nombre de pathologistes admettent comme l'une des sources de
la suppuration. Nous avons vu que les globules blancs du sang et les
globules du pus étaient identiques, ainsi, du reste, que les globules de
la lymphe. On avait donc émis l'hypothèse que les globules du pus
n'étaient que des globules blancs du sang sortis des vaisseaux. Dans
ses recherches sur l'inflammation de la cornée et du mésentère de la
grenouille, Cohnheim (1869) aurait expérimentalement vérifié cette
hypothèse, et aurait assisté à la *diapédèse* des globules blancs; Hayem
a fait les mêmes observations et constaté de plus la diapédèse des globules rouges, surtout sous l'influence d'un excès de pression produit
par la ligature des veines. Cette question de physiologie pathologique
est trop importante pour que nous puissions nous dispenser de l'indiquer ici; mais elle est en même temps d'une actualité trop passionnante
pour que nous fassions plus que de l'indiquer. La diapédèse compte aujourd'hui de nombreux partisans dans les écoles françaises: rejetée par
Ch. Robin, elle est admise sans restriction par Vulpain et Charcot
qui en font la base de leur enseignement sur l'inflammation; nous devons ajouter que, dans une série d'expériences personnelles, nous n'avons
pu constater la sortie des globules blancs que dans des circonstances
exceptionnelles, et alors que la suppuration, déjà très avancée, avait
ramené les parois vasculaires à l'état embryonnaire. (Voy. Mathias
Duval et Straus. *Archiv. de physiol.*, 1878; et M. Duval, *Précis de
technique microscopique*, Paris, 1878, p. 261.)

soit avec les organes, soit aussi (dans les poumons par exemple) avec les milieux ambiants. C'est au niveau des capillaires que le physiologiste, dans ses expériences, doit porter toute son attention, car, parmi les diverses parties de l'appareil circulatoire, le système capillaire seul présente des rapports immédiats avec les éléments des tissus, seul il nous amène à assister aux phénomènes intimes de la vie des cellules : « Les gros vaisseaux, les artères, les veines ne sont que les rues qui nous permettent de parcourir une ville; mais avec les capillaires nous pénétrons dans les maisons, où nous pouvons observer directement la vie, les occupations, les mœurs des habitants.

» Ainsi quand on introduit une substance toxique ou médicamenteuse dans l'arbre circulatoire, cette substance restera sans effet tant qu'elle ne circulera que dans les veines ou les artères; elle ne commencera à manifester son action que lorsqu'elle arrivera dans les capillaires, et dans les capillaires baignant les éléments anatomiques sur lesquels elle agit spécialement, les capillaires des masses nerveuses grises centrales, par exemple, pour la strychnine, les capillaires du muscle ou des terminaisons périphériques des nerfs moteurs pour le curare, etc. [1]. »

D'après quelques auteurs, les capillaires ne seraient pas la seule voie de passage des artères aux veines : d'après les recherches de Sucquet et de Péan, la communication du cône artériel avec le cône veineux se ferait parfois sans l'intermédiaire de capillaires, à l'aide de petits vaisseaux intermédiaires visibles à l'œil nu, et très riches en éléments musculaires ; ces vaisseaux se contracteraient à certains moments, tandis que, dans d'autres circonstances, ils laisseraient, par leur dilatation, un passage très facile au sang artériel, qui irait directement se jeter dans les veines, la circulation capillaire étant réduite à son minimum : de là le nom de *circulation dérivative*. Cette disposition, que tous les anatomistes sont loin d'admettre jusqu'à ce jour (niée par Vulpian), se rencontrerait plus spécialement, d'après Sucquet [2], vers l'extrémité unguéale des doigts et des

1. Cl. Bernard, *Physiologie opératoire, Leçons sur les capillaires*, 1879.
2. Sucquet, *Circulation du sang. D'une circulation dérivative dans les membres et dans la tête de l'homme* Paris, 1862.

orteils, à la partie antérieure du genou et postérieure du coude, dans la peau des lèvres, des joues, du nez, des paupières, dans la muqueuse des fosses nasales et de la langue.

3° *Veines*. — Les veines ont à peu près la même structure que les artères; elles s'en distinguent cependant en ce qu'elles contiennent beaucoup moins de tissu élastique, de sorte qu'elles n'ont aucune tendance à rester béantes, même sur le cadavre, lorsque le sang s'en est écoulé.

Par contre ces vaisseaux sont très contractiles; mais l'élément musculaire y est irrégulièrement distribué. Leurs contractions sont très faciles à constater; on peut, par exemple, voir les veines de la main se contracter et se dégonfler sous l'influence de l'immersion dans l'eau froide : un choc brusque, une légère percussion sur une veine sous-cutanée, y produisent aussitôt une contraction à laquelle succède bientôt une paralysie amenant la dilatation du vaisseau, et l'on voit parfois ces deux phénomènes se reproduire par saccades successives et irrégulières. — Ces contractions des veines favorisent la circulation, mais elles n'ont jamais un rythme intermittent et régulier; il n'y a pas réellement systole et diastole proprement dites. La contraction a pour effet de diminuer le calibre du vaisseau et de chasser le liquide sanguin toujours dans le même sens, vu la présence des valvules dont nous parlerons dans un instant.

Grâce à l'élasticité des éléments musculaires qui composent leurs parois, les veines sont très dilatables, et on peut dire qu'une de leurs fonctions principales est de se prêter à un facile écoulement du sang des capillaires. Nous voyons donc déjà les veines, outre le rôle de conducteur, prendre de plus celui de réservoir, rôle qui se trouve réalisé à son plus haut degré au sommet du cône veineux, dans l'oreillette. Dans ce but, les veines sont parfois développées en plexus, disposition qui a pour effet d'augmenter la capacité de leur ensemble; ces espèces de *gâteaux veineux* peuvent aussi parfois être destinés à servir à la caléfaction des parties où ils sont situés, comme nous le verrons pour la choroïde (appareil caléfacteur de la rétine); mais d'ordinaire ils ont pour but d'empêcher la stagnation dans les capillaires : aussi sont-ils disposés et groupés dans des endroits où ils ne puissent être exposés à des compressions, comme par exemple derrière le corps des vertèbres (entre ce corps et le grand surtout ligamenteux postérieur). Du reste, la forme ramifiée et les anastomoses de ces plexus sont telles qu'une compression partielle et locale ne saurait entraver la circulation en retour, le sang trouvant toujours un passage facile par les vaisseaux restés libres. Enfin il est des veines dont les parois sont inextensibles et incompressibles, de sorte que rien ne peut y entraver la circulation, et que d'autre part elles ne peuvent se gonfler au point de comprimer elles-mêmes les organes voisins : les *veines de la dure-mère* (sinus crâniens) offrent le plus bel exemple de cette disposition.

Les veines sont en général munies de *valvules* disposées de telle manière que, quand une pression anormale se produit en un point, elles se redressent sous l'influence du courant sanguin qui tendrait à refluer, elles obturent la lumière du vaisseau et empêchent le sang de retourner vers les capillaires. Ces valvules servent donc à neutraliser et même à utiliser, dans le sens de la circulation, l'action du choc, des pressions irrégulières (de la part des muscles voisins en contraction, par exemple) ; elles servent aussi à soutenir, en les divisant, les longues colonnes sanguines, comme par exemple la colonne veineuse du membre inférieur. Les veines qui ont à supporter de longues colonnes de ce genre présentent des parois singulièrement épaisses : ainsi les parois des *veines saphènes* rappellent tout à fait par leur aspect celles d'une artère, et restent béantes quand on les incise, de même qu'un gros vaisseau artériel. La où les pressions locales sont rares, les valvules n'existent pas dans les veines ; tels sont les appareils veineux du cerveau, du poumon.

La principale cause de la circulation dans les veines est donc la *vis à tergo* (réplétion continue par le sang que chassent les artères à travers les capillaires) et l'utilisation, grâce à la présence des valvules, de toutes les causes de compression des veines.

De même que les phénomènes de passage et de reflux du

sang à travers les orifices cardiaques donnent lieu à des bruits particuliers (*Bruits du cœur*, p. 240), de même la circulation périphérique donne lieu à des phénomènes sonores, plus faciles à constater dans les cas pathologiques (anémie) que dans l'état normal, et que l'on entend surtout au niveau du cou, sans doute parce que les aponévroses de cette région donnent, par leurs dispositions spéciales, aux parois des vaisseaux et à leur gaine, un état de tension qui favorise la transmission des bruits ; le timbre de ces bruits est très variable (bruit de souffle, bruit musical, bruit de diable) ; ils sont tantôt continus et tantôt intermittents ; ils sont produits les uns dans les artères, les autres dans les veines. Weber leur donnait pour origine les parois des vaisseaux mises en vibration par le mouvement du sang. — Plus généralement, avec Chauveau et Potain, on attribue ces bruits à la présence d'une partie étroite où le sang passe rapidement, et qui est suivie d'une partie plus large où il avance moins vite. Chauveau[1] a en effet montré que des vibrations se produisent dans ces circonstances par l'effet d'une *veine liquide* qui détermine une sorte de remous au point où la partie étroite s'abouche dans la partie plus large (*veines fluides* de Savart). Cette disposition peut se trouver réalisée de plusieurs manières : normalement, comme à l'ouverture de la jugulaire dans la sous-clavière; accidentellement, comme par la compression du vaisseau par un muscle, par une aponévrose tendue, et le plus souvent par la simple application du stéthoscope lui-même. Reproduisant expérimentalement ces bruits dans des tubes en verre, Heynsius (d'Utrecht) a pu rendre visibles les mouvements du liquide à l'aide de particules colorées qui suivaient, en suspension, les remous et les tourbillons, d'autant plus rapides que le bruit est plus prononcé.

III. — INFLUENCES DU SYSTÈME NERVEUX SUR LA CIRCULATION.

Nous avons constaté dans le cœur et dans les vaisseaux (artères et veines) un grand nombre de phénomènes mus-

1. Chauveau, *Mécanisme et théorie générale des murmures vasculaires* (Académie des sciences, 1858).

culaires ; il est donc probable *à priori* que les contractions de ces muscles sont sous la dépendance du système nerveux.

Cœur. — Cependant on a cru longtemps, avec Haller, que le cœur était indépendant du système nerveux et que l'afflux du sang amenait la contraction de ce muscle creux en excitant directement par sa présence la fibre musculaire des parois cardiaques. Aujourd'hui il est bien démontré que les mouvements du cœur sont régis par le système nerveux, comme les autres mouvements. La moelle (moelle épinière et bulbe) paraît être le centre de ces actions, et l'on sait qu'une commotion cérébro-spinale, les lésions de la moelle allongée, peuvent ralentir ou accélérer le mouvement cardiaque ; cette action peut être réflexe et un grand nombre d'impressions périphériques peuvent ainsi accélérer ou ralentir ce mouvement. C'est qu'en effet la moelle et le bulbe donnent au cœur des nerfs, dont les uns (rameaux du grand sympathique) ont pour effet d'accélérer ses battements, les autres (pneumogastrique) de les ralentir : le pneumogastrique est donc un *nerf paralysant* du cœur (Weber et Budge). Nous trouverons des faits tout semblables dans l'innervation des vaisseaux.

Nerfs modérateurs du cœur. — Budge, Weber et Cl. Bernard (1848) découvrirent à peu près en même temps que l'excitation du pneumogastrique entier, ou seulement de son bout périphérique, a pour effet de ralentir les mouvements du cœur : ainsi, chez le chien, dont le cœur bat normalement d'une façon désordonnée et très rapide, cette excitation a pour effet de régulariser la pulsation cardiaque. L'explication du phénomène fut donnée de manières bien différentes ; les uns virent dans le ralentissement des mouvements du cœur l'effet de l'épuisement du pneumo-gastrique par une excitation trop forte : on ne pouvait voir, dans un nerf se rendant à un muscle, qu'un agent excitateur de ce muscle, et c'est par un épuisement de ce nerf qu'on s'expliquait le ralentissement succédant à son excitation. Cette explication tombait devant ce fait que la simple section du pneumo gastrique produit une grande accélération des battements cardia-

ques. Comme l'observation de phénomènes analogues dans
d'autres parties du système nerveux (Voy. p. 39) nous a
familiarisés aujourd'hui avec l'idée de nerfs qui ont des *actions paralysantes*, on admet généralement que le nerf
pneumogastrique est un nerf modérateur du cœur; sa section
supprime cette action modératrice et par suite accélère les
battements; son excitation exagère cette action modératrice,
et par suite ralentit les battements.

Quelques expériences récentes ont précisé divers éléments
de ce fait physiologique. Ainsi Legros et Onimus, étudiant
les résultats de l'excitation des pneumogastriques par des
courants intermittents, ont montré que dans ces conditions
les pulsations deviennent plus rares et plus amples, en raison
directe du nombre des intermittences; pour amener l'arrêt
du cœur, il faut un nombre d'intermittences d'autant moindre que l'animal est plus affaibli, qu'il est dans un état d'hibernation, ou qu'il est à sang froid. Arloing et Tripier ont
remarqué que l'excitation du pneumogastrique droit a plus
d'action sur le cœur que celle du gauche. Il faut ajouter
que l'étude de l'action comparée de ces deux nerfs sur la
respiration les a conduits à admettre que le pneumogastrique gauche agit plus spécialement sur le poumon.

Nous avons déjà fait remarquer (voy. Nerfs crâniens,
p. 55) que l'influence exercée par le pneumogastrique
sur le cœur n'appartient pas à ce nerf lui-même, mais lui
vient de la branche interne du spinal qui s'anastomose
avec lui.

Nerfs accélérateurs du cœur. — L'influence que la moelle
exerce, par l'intermédiaire du grand sympathique, sur le
cœur, pour augmenter et la force et le nombre de ses battements, a été diversement interprétée, et les travaux de
contrôle qui ont eu lieu à ce sujet ont amené la découverte
d'un nerf à fonctions bien singulières, le *nerf de Cyon*, nerf
sensible du cœur, par lequel cet organe provoque un réflexe
qui va dilater les voies de la circulation périphérique, et
par conséquent permet au cœur de diminuer l'énergie et le
nombre de ses efforts. Nous empruntons aux leçons de
Cl. Bernard (mai 1872) et à son rapport à l'Académie des

sciences sur les expériences de Cyon, l'étude de cette intéressante question.

Legallois indiqua le premier l'influence de la moelle
épinière sur les battements du cœur. Mais c'est surtout
von Bezold qui en 1863 établit, par de nombreuses expériences, que la section de la moelle entre l'occipital et
l'atlas produit un abaissement très considérable de la pression du sang dans les grosses artères, en même temps qu'un
ralentissement dans les battements du cœur. Il prouva ensuite que l'excitation de la moelle en arrière de la section
rétablit et la pression du sang et l'accélération des battements. La moelle agissait donc, d'après Bezold, sur le
cœur pour modifier et la *force* et le *nombre* de ses battements.

Mais Ludwig et Thiry, ayant observé que l'excitation de
la moelle, séparée du cerveau, exerce toujours son action
sur la pression du sang, lors même qu'on a détruit tous les
nerfs cardiaques qui relient le cœur à la moelle, en con-
clurent que l'action de la moelle ne porte nullement sur le
cœur lui-même, mais bien sur le système circulatoire périphérique ; et en effet, de nouvelles recherches de Ludwig et
Cyon firent voir que cette action sur le système circulatoire
périphérique s'exerce surtout sur la vascularisation des viscères abdominaux et s'y transmet par l'intermédiaire des
nerfs splanchniques : lorsqu'on divise les nerfs splanchniques, on obtient des effets semblable à ceux qui résultent
de la section de la moelle entre l'occipital et l'atlas ; si l'on
excite les bouts périphériques des nerfs splanchniques divisés, on obtient de même des effets semblables à ceux que
produit l'excitation du segment postérieur de la moelle. (Du
reste, on sait depuis longtemps qu'après une ponction abdominale suivie de l'évacuation du liquide d'une hydropisie,
ou après l'ablation d'une tumeur abdominale, le vide qui se
produit dans l'abdomen y facilite l'afflux du sang, d'où diminution de pression dans le reste du système circulatoire,
affaiblissement des battements du cœur, anémie cérébrale
et syncope.)

Ludwig en concluait que la moelle n'exerce aucune action directe sur le cœur, qu'elle n'a d'action que sur les

vaisseaux; c'est aller trop loin. Dans une nouvelle série d'ex
périences sur ce sujet, Cyon (1867) a prouvé qu'il existe
bien réellement des filets sympathiques qui, comme l'avait
indiqué von Bezold, vont de la moelle au cœur, et dont l'excitation produit l'accélération, mais *l'accélération seule*
des battements cardiaques: il y a donc bien des filets *car-
dio-médullaires accélérateurs*; ils émergent de la moelle
avec le troisième rameau du ganglion cervical inférieur.

Quant à l'influence de la moelle sur la *pression* du sang
(et non plus sur le *nombre* des battements), elle est bien
telle que Ludwig l'avait formulée; mais Cyon a de plus démontré que cette action, résultant d'une modification vaso-
motrice (voy. plus loin : Vaso-moteurs) périphérique, était
de nature réflexe et pouvait, comme telle, être le résultat
de l'excitation d'un nerf, de sensibilité prenant naissance
dans le cœur même : ce nerf, qui est un rameau du pneumo-
gastrique, ne produit aucun effet lorsque après l'avoir coupé
on excite son bout périphérique ; mais l'excitation du bout
central est douloureuse et amène, dans le manomètre appliqué à l'artère carotide, une diminution considérable de
pression, par une action réflexe qui se porte spécialement
sur le système vasculaire abdominal (nerfs splanchniques)
et en détermine la paralysie et la dilatation : en un mot, le
nerf *dépresseur de la circulation* (de Cyon) représente la
voie centripète d'un *réflexe paralysant*, qui amène la facile déplétion du cœur et par suite une diminution de la
pression sanguine générale [1].

1. L'uniformité du travail du cœur, lorsque cet organe n'est soumis
à aucune influence nerveuse, a été démontrée par Marey [1]. A cet effet,
il enlevait le cœur d'une tortue et lui adaptait un appareil circulatoire
artificiel formé de tubes de caoutchouc, dans lequel circule du sang de
veau. D'un réservoir légèrement élevé, ce sang était amené par un siphon dans les veines et les oreillettes ; passant des ventricules aux artères, il était chassé dans des tubes qui le versaient de nouveau
dans le réservoir dont il était précédemment parti. Or, dans ces circonstances, toutes les fois qu'en élevant l'orifice d'écoulement du sang
artériel ou en le rétrécissant on augmente la pression, on voit les
mouvements du cœur se ralentir. Si, par des influences diverses, on

1. Marey, Académie des sciences, juillet 1873.

A l'état pathologique, les variations des battements du cœur, constatées par la palpation du pouls, nous fournissent donc de précieux renseignements sur l'état de l'innervation de cet organe ; mais la fréquence du pouls ne nous donne aucun renseignement sur l'état de la circulation proprement dite. Si l'on se reporte en effet à l'étude que nous avons faite du mécanisme de ce phénomène, on comprendra que le pouls peut être très fréquent sans que la circulation soit très active, si, par exemple, à chaque contraction, le cœur lance moins de sang que ce qu'il en doit lancer normalement : ainsi, au moment de l'agonie, le pouls peut être très rapide et cependant la circulation languissante.

Le cœur arraché de la poitrine peut continuer à battre ; c'est ce qu'on observe facilement sur les animaux à sang froid ; c'est ce qu'on a pu aussi vérifier chez l'homme, et nous avons vu, une heure après la mort, le cœur d'un supplicié présenter encore des contractions rythmiques. Ce phénomène est cependant encore un phénomène réflexe, dont le centre se trouve dans de petits ganglions disséminés dans la trame des parois du cœur, principalement vers les oreillettes et les zones auriculo-ventriculaires, en tous cas vers la base du cœur. En effet, si l'on coupe un cœur de grenouille en tronçons, on voit que les parties seules du ventricule ou des oreillettes adhérentes encore à la base continuent à battre.

La position des ganglions, de ces petits centres réflexes que le cœur possède en lui-même, a pu être jusqu'à un certain point précisée ; ils sont au nombre de trois principaux : le *ganglion de Remak*, à l'embouchure de la veine cave inférieure ; le *ganglion de Bidder*, placé dans la cloison

---

fait au contraire baisser la pression, les mouvements du cœur deviennent plus rapides. On voit donc qu'en l'absence de toute communication avec les centres nerveux, le cœur bat d'autant plus vite qu'il dépense moins de travail à chacun de ses battements, c'est-à-dire que le cœur, pareil aux moteurs mécaniques qui ne peuvent produire qu'une certaine somme de travail en un temps donné, exécute un travail sensiblement uniforme ; les battements sont rares lorsque la résistance est considérable, fréquents quand cette résistance diminue.

auriculo-ventriculaire gauche ; le *ganglion de Ludwig*, placé dans la cloison interauriculaire.

Ces ganglions paraîtraient même n'avoir pas tous trois les mêmes fonctions : les deux premiers seraient des centres excitateurs, le dernier un centre modérateur. En effet, si l'on coupe le cœur en deux parties inégales, telles que l'une ne renferme que le ganglion de Remak, et l'autre les ganglions de Bidder et de Ludwig, la première partie continue à battre, tandis que la seconde demeure immobile. Si maintenant, dans cette seconde portion, on sépare les oreillettes du ventricule, celles-là restent en repos pendant que celui-ci recommence à battre. On voit donc que chacun des ganglions extrêmes (de Remak et de Bidder), pris isolément, préside à des mouvements que paralyse le ganglion moyen (de Ludwig) quand il est associé à un seul des deux premiers ; mais quand le cœur est intact, le ganglion de Ludwig ne peut contre-balancer la somme des forces motrices des deux autres.

Le point de départ de ces réflexes est l'excitation que produit la présence du sang sur les fibres sensitives (ou centripètes) de l'endocarde, et non directement sur la fibre musculaire elle-même. Expérimentalement on peut remplacer cet excitant physiologique par des excitations portées sur un point quelconque du cœur, et principalement sur l'endocarde. — Si l'on supprime complètement le contact du sang avec l'endocarde, le cœur s'arrête, car l'impression qui est le point de départ physiologique du réflexe est supprimée. Si, par exemple par une forte expiration on parvient à comprimer énergiquement la poitrine et par suite le cœur, de façon à en vider complètement le contenu et à maintenir ses parois appliquées l'une contre l'autre, on peut arriver à arrêter les battements du cœur. C'est ainsi qu'on explique ces exemples curieux de personnes qui pouvaient arrêter volontairement les mouvements et par suite les pulsations de leur cœur. (Voy. *Respiration*.)

Vaisseaux. — Les vaisseaux, qui, nous le savons, peuvent se contracter par des excitations directes (froid, chaleur, choc, etc.), sont aussi, sous ce rapport, soumis au système nerveux. Cl. Bernard a démontré que ces faits sont surtout du domaine du *grand sympathique* (nerf vaso-moteur), qui produit dans les parois musculaires des vaisseaux tantôt des contractions, tantôt des paralysies (nerfs vaso-constricteurs; nerfs vaso-dilatateurs). Quelques nerfs céphalo-rachidiens peuvent agir de même. Ainsi la corde du tympan paralyse, quand on l'excite, les artères de la glande sous-maxillaire. Ces phénomènes de resserrement ou de dilatation des vaisseaux, phénomènes qui ont une grande influence sur la calorification des organes où ils se passent, sont la plupart du temps de l'ordre réflexe, et succèdent soit à une impression portée sur les nerfs sensitifs, soit à des excitations morales. L'innervation des vaisseaux présente donc les plus grandes analogies avec celle du cœur.

En dehors de ce point de vue général, la physiologie du grand sympathique, comme vaso-moteur, présente encore les plus grandes difficultés, tant au point de vue de son action même sur les vaisseaux, qu'au point de vue de l'origine de ses filets nerveux, de leur trajet et de leurs rapports avec les nerfs de la vie de relation.

Après que Henle eut découvert des éléments musculaires lisses dans les parois des artères, Stilling vit des nerfs se perdre dans ces parois, et leur donna le nom de *vaso-moteurs*, cherchant à compléter le fait anatomique par une hypothèse physiologique. Mais les recherches physiologiques sur ce sujet ne remontent qu'à 1851 : c'est alors que Claude Bernard montra que la section du grand sympathique au cou, chez un lapin, produit dans l'oreille du côté correspondant une augmentation considérable de la température, accompagnée d'une dilatation paralytique des vaisseaux sanguins, et d'un afflux plus considérable de sang; en même temps que Brown-Séquard, il montra que la galvanisation du bout céphalique du sympathique cervical coupé amenait une constriction des vaisseaux auriculaires, et par suite le retour à la température normale ou même à une température inférieure, avec anémie.

Dès lors le rôle du grand sympathique comme vaso-moteur était clairement démontré, et il le fut successivement pour les autres parties du corps, pour les membres et pour les viscères abdominaux, comme il l'avait été pour la tête. Kussmaul et Tenner confirmèrent cette conclusion que l'action calorifique est purement vaso-motrice, et Van der Beke Callenfels (1856) montra que cet afflux de sang, sur une partie périphérique plus exposée au rayonnement, amenait chez l'animal une perte considérable de chaleur.

Ainsi la physiologie expérimentale du grand sympathique comme vaso-moteur peut aujourd'hui se résumer par l'étude des effets de sa section et de son excitation, ainsi que l'a fait Ch. Legros dans sa monographie [1] : — 1° Dès que l'on sectionne un rameau sympathique, tous les muscles lisses innervés par ce rameau sont paralysés, et particulièrement les muscles des vaisseaux : on voit les petits vaisseaux se dilater, les réseaux capillaires se remplir par l'afflux plus considérable de sang. Le plus ordinairement il est facile de remarquer sur l'oreille du lapin, par exemple, que des vaisseaux à peine visibles avant l'opération deviennent très apparents. Il y a en un mot hyperémie passive. — 2° En faisant agir un courant d'induction sur le bout périphérique du sympathique coupé, on provoque un phénomène complètement opposé : on obtient la contraction des muscles vasculaires, le rétrécissement du calibre des vaisseaux, et par suite une anémie active. Si l'excitation cesse, on voit bientôt une dilatation marquée lui succéder. — Dans tous ces phénomènes, les capillaires sont entièrement passifs : tout se passe dans les artérioles et les veinules.

Mais comment agit le grand sympathique? Comment se fait-il que la plupart du temps, à l'état de repos (?), il maintienne dans un certain état de contraction les parois vasculaires? Comment se fait-il qu'à certains moments, par l'effet de réflexes, il amène des phénomènes presque identiques à ceux de sa section, c'est-à-dire une dilatation des vaisseaux, et un afflux de sang plus considérable dans certaines parties de l'organisme (rougeur subite de la face, turgescence des tissus érectiles, hyperémie et sécrétion plus abondante des glandes, etc.)?

Pour répondre à la première question, on admet généra-

1. Ch. Legros, *Des nerfs vaso-moteurs*. Paris, 1873.

lement un *état constant d'excitation des nerfs vaso-moteurs*; cette excitation serait due à un réflexe continu prenant sa source dans les nerfs de sensibilité des artères (Au-diffrent) ou des autres parties sensibles; c'est ainsi que le *tonus musculaire* a été considéré comme une action réflexe. (Voy. l'expérience de Brondgest, 141.)

Pour d'autres physiologistes, l'excitation constante du centre vaso-moteur serait produite par l'acide carbonique présent dans le sang. Si l'on empoisonne les animaux au moyen de cet acide, il se produit un rétrécissement de toutes les fines artères (Thiry).

Quant à la seconde question, il est encore plus difficile d'y répondre. Il est parfaitement démontré qu'un grand nombre d'excitations produisent par réflexe la dilatation des vaisseaux; si l'on coupe l'oreille d'un lapin, et que l'on excite son nerf sciatique, on voit le sang couler en bien plus grande abondance par les vaisseaux sectionnés. Il est des nerfs centrifuges dont l'irritation amène directement la dilatation des vaisseaux: c'est ainsi que la corde du tympan produit, quand on l'irrite, une hyperémie intense, et par suite une abondante sécrétion de la glande sous-maxillaire. Elle agit de même (hyperémie) sur la partie antérieure de la langue, tandis que c'est le glosso-pharyngien qui conduit les nerfs vaso-dilatateurs pour la base de la langue et l'isthme du gosier (Vulpian)[1].

Il existe donc bien des *nerfs vaso-dilatateurs*, c'est-à-dire dont l'excitation a pour résultat l'hyperémie, c'est-à-dire la dilatation, la paralysie vasculaire. Cependant il est difficile d'admettre des nerfs qui vont directement paralyser les éléments musculaires des tuniques artérielles; l'exemple de la corde du tympan, qui est un filet du facial, fait plutôt penser à des nerfs qui, allant agir sur d'autres nerfs, y feraient cesser toute action, par une espèce d'*interférence* nerveuse, comme l'interférence de la lumière produit de l'obscurité avec de la lumière jointe à de la lu-

---

1. Vulpian, *Expériences relatives à la physiologie des nerfs vaso-dilatateurs*. (*Archiv. de physiologie*, 1874, n° 1.)
Id., *Leçons sur l'appareil vaso-moteur*. Paris, 1875.

mière (voy. p. 39.) C'est l'hypothèse à laquelle paraît s'être
arrêté Cl. Bernard [1], c'est elle qui peut aussi nous expliquer
le mécanisme nerveux de l'afflux sanguin dans l'érection :
les nerfs venus de la moelle agissent sur les filets du grand
sympathique pour en supprimer l'action, d'où turgescence
et hyperémie du tissu érectile. La section de la moelle
n'amène pas une érection continue, puisque dès lors l'influx
nerveux des nerfs rachidiens ne peut plus venir agir sur les
nerfs sympathiques, et que cet enchaînement d'actions nerveuses est seul capable de produire les paralysies vaso-motrices. Dans cette hypothèse on considérerait l'action du
premier nerf sur le second comme un équivalent de la section
que l'expérimentateur fait porter directement sur le grand
sympathique, lorsqu'il veut, par exemple, obtenir l'hyperémie de l'oreille du lapin.

Mais cette manière de voir n'a pas satisfait tous les expérimentateurs, d'autant plus que quelques-uns ont cru remarquer, sous
l'influence de phénomènes réflexes, des hyperémies plus considérables que celles que la section du grand sympathique aurait
pu produire dans les mêmes parties : on a donc songé à des *hyperémies actives*, plus intenses que les *hyperémies passives* ou
paralytiques, et deux théories se sont produites récemment à ce
sujet, celle de Schiff ou de la *dilatation active des vaisseaux*,
celle de Legros et Onimus ou du *péristaltisme des vaisseaux*.

1° L'hypothèse d'une *dilatation active* des vaisseaux est difficilement justifiée par l'anatomie, car elle supposerait l'existence de fibres musculaires longitudinales dans les parois des
artères, ce que l'histologie est loin de confirmer. Aussi Schiff se
garde-t-il bien (*Leçons sur la physiologie de la digestion*) de
donner cette théorie d'une manière explicite ; il regarde encore
comme inexplicable et l'origine et le mode d'action de ces nerfs
dilatateurs, mais il rapporte un grand nombre d'expériences qui
en rendent, à ses yeux, l'existence incontestable.

Il a remarqué, dans les artérioles de l'oreille du lapin, des
phénomènes de systole et de diastole se produisant de 2 à 8 fois
par minute (ce qui ne coïncide nullement avec les battements du
cœur). Ces mouvements ne peuvent tenir à des contractions alternatives des veines, car l'inspection directe de ces derniers

1. Cl. Bernard, *Leçons sur la chaleur animale, sur les effets de la
chaleur et sur la fièvre.* Paris, 1875.

vaisseaux ne montre rien de semblable ; ils ne tiennent pas non plus à une paralysie des artères succédant à une contraction momentanée, car la diastole observée chez l'animal intact est beaucoup plus considérable que la dilatation que l'on peut produire par une section du grand sympathique, c'est-à-dire que la dilatation paralytique. La diastole observée serait donc bien une *dilatation active*.

L'irritation du bout central du nerf auriculo-cervical (branche auriculaire du plexus cervical) produit par la voie réflexe une dilatation des vaisseaux de l'oreille, dilatation que les mêmes expériences de contrôle indiquent comme un phénomène essentiellement actif et non paralytique (pas de contraction des veines, — dilatation paralytique par section toujours inférieure à celle qu'on observe après l'irritation centrale de l'auriculo-cervical).

Des réflexes vaso-moteurs de nature semblablement active et supérieurs comme effet aux actions paralysantes, ont été observés par Schiff en enfermant l'animal (chien ou lapin) dans une étuve, en produisant chez lui une fièvre septique, en excitant ses passions, etc., etc.

Enfin, Schiff a constaté que l'irritation du bout périphérique du rameau auriculaire du trijumeau produit directement ces dilatations actives ; ce serait là un de ces nerfs, qui, comme la corde du tympan, agiraient sur les organes pour y produire une *hyperémie fonctionnelle*, que Schiff s'attache à distinguer de l'*hyperémie névro-paralytique*, sans toutefois nier l'existence et l'importance de cette dernière.

2° La théorie du *péristaltisme des artères* est plus complète ; elle cherche à expliquer tous les faits tant normaux que pathologiques, et elle aborde les détails de la question. Legros et Onimus se sont basés pour l'établir sur trois ordres de recherches :

1° L'inspection directe des petites artères y montrerait des *contractions vermiculaires* ou *péristaltiques* partant des troncs principaux pour arriver aux petits rameaux, et capables de faire progresser le sang. Goltz et Thiry avaient déjà attribué à un mécanisme semblable l'évacuation des artères après la mort. Onimus a observé ces mouvements dans les vaisseaux des animaux inférieurs (annélides), où leur existence avait été dès longtemps reconnue ; mais il les a de plus signalés sur la membrane interdigitale des grenouilles, et même chez l'homme, dans les artérioles de l'œil : « Lorsque l'artère centrale de la rétine est obturée par un caillot, on voit, à l'aide de l'ophtalmoscope, les artérioles, qui établissent une circulation collatérale, avoir des mouvements péristaltiques très marqués. »

16

2° En modifiant ou en supprimant l'action du cœur, on voit encore le sang circuler dans les artères et se rendre dans les veines. Dans ces cas, une injection faite sur un animal qui vient d'expirer réalise les meilleures conditions de réussite; le péristaltisme des artères se charge de faire pénétrer la matière jusque dans les plus fins réseaux capillaires.

3° L'emploi des excitants, portés sur le bout périphérique du sympathique coupé, donne des résultats très différents, selon qu'ils produisent des excitations tétaniques ou des excitations capables de mettre en jeu le péristaltisme des tuniques artérielles. Ainsi, tandis que des excitants énergiques produisent l'anémie de l'oreille du lapin, par un état de contraction permanente et énergique des vaisseaux, on voit au contraire une ligature modérée, l'action de la glycérine, du nitrate d'argent, etc., amener une hyperémie considérable, plus considérable même que l'hyperémie passive (névro-paralytique); mais ces résultats sont encore plus nets lorsqu'on se sert de l'électricité comme excitant. Tandis que les courants interrompus (induits) tétanisent les artères (d'où anémie), on voit les courants continus (et seulement ceux qui sont de direction centrifuge) produire une hyperémie très considérable dans la partie où se distribue le sympathique ainsi excité. Dans de semblables circonstances, en examinant au microscope la membrane interdigitale d'une grenouille, on y constate un péristaltisme très accentué des petits vaisseaux, pendant le passage du courant continu centrifuge.

Ainsi, certains excitants produiraient dans les artères des contractions faibles ou cloniques, d'où péristaltisme, d'où hyperémie. — D'autres amèneraient des contractions tétaniques, d'où anémie et refroidissement.

Des différences de même ordre se constateraient dans la matière dont les excitants physiologiques, les passions, par exemple, agissent sur la vascularisation de la peau en général et de celle de la face en particulier. Moleschott, attaché à la héorie de la paralysie vaso-motrice, avait déjà divisé les passions en *passions paralysantes* et en *passions excitantes*; mais lorsqu'on voit, par exemple, une colère faible produire la rougeur de la (colère rouge), et un accès plus intense de cette passion produire une pâleur caractéristique (colère blanche), n'est-il pas plus logique, au lieu d'admettre que cette passion, dans ses faibles degrés, est paralysante, et excitante quand elle est portée à son paroxysme; n'est-il pas plus logique de voir dans le premier degré une excitation plus faible, clonique, d'où péristaltisme et hyperémie, et dans le second une excitation violente, tétanique, d'où constriction permanente des vaisseaux, anémie et pâleur extrême.

Nous avons tenu à résumer dans les lignes précédentes les recherches de notre regretté collègue et ami Ch. Legros. Des travaux de contrôle décideront ce qui doit être admis de cette théorie, mais nous devons déjà ajouter que les recherches de M. Vulpian à ce sujet tendent à jeter des doutes sur les principaux faits qui servent de base à cette théorie[1].

Nous pensons en résumé qu'il n'y a pas pour le moment de meilleure hypothèse pour expliquer l'action des nerfs vaso-dilatateurs (dont la corde du tympan est le type) que celle de Cl. Bernard, à savoir que les nerfs vaso-dilatateurs exercent sur les vaso-constricteurs une *action suspensive d'arrêt*, comme celle que le pneumogastrique exerce sur les ganglions nerveux du cœur : ils suspendent le tonus vasculaire.

Centres nerveux des vaso-moteurs. — Ces centres sont placés en partie dans la moelle spinale, mais surtout dans les parties céphaliques du cordon médullaire, car une section de la moelle cervicale amène la dilatation de toutes les artères du corps. Les expériences de Ludwig, de Thiry, de Schiff, placent ces centres dans la protubérance et dans les pédoncules cérébraux : c'est là que se passent les phénomènes centraux des réflexes, qui, à la suite de l'irritation des nerfs sensitifs, vont diminuer la tonicité des vaisseaux. La blessure des pédoncules cérébraux produit une hyperémie, surtout dans les viscères abdominaux, hyperémie qui peut aboutir à un ramollissement de la muqueuse gastrique (Schiff). — L'irritation de ces mêmes pédoncules amène un rétrécissement de tous les vaisseaux (Budge). Cependant la moelle cervicale semble pouvoir jouer le rôle de centres vis-à-vis des phénomènes vaso-moteurs associés aux fonctions de la sécrétion salivaire. Budge paraît même, d'après ses récentes publications, placer surtout dans la moelle les centres vaso-moteurs. Il pense que l'irritation de fibres sen-

[1] Vulpian, *Leçons sur l'appareil vaso-moteur*, tome I, Paris, 1875, page 169.

sitives dans les pédoncules se réfléchit sur les centres sympathiques de la moelle, et c'est ainsi que l'irritation des régions de la base de l'encéphale ferait indirectement entrer en jeu les vaso-moteurs et déterminerait les changements dans la pression sanguine.

De ces centres vaso-moteurs partent des filets centrifuges qui suivent la moelle épinière, pour passer successivement aux artères par l'intermédiaire du grand sympathique. Dans ce trajet, les nerfs vaso-moteurs suivent plus spécialement les cordons antéro-latéraux ; ils s'entre-croisent, car dans les hémiplégies de cause centrale, le trouble vaso-moteur comme les autres troubles de mouvement, s'observe du côté opposé à la lésion encéphalique ; mais, de même que pour les nerfs moteurs volontaires, cet entre-croisement paraît se faire tout d'un coup au niveau du bulbe, et il n'y a plus de décussation des nerfs vaso-moteurs dans le reste de la longueur de la moelle (Brown-Séquard). Aussi dans les hémiplégies de cause spinale les troubles vaso-moteurs s'observent-ils, comme les troubles de mobilité, du même côté que la lésion médullaire, et du côté opposé aux troubles de la sensibilité (voy. p. 88). C'est-à-dire que le membre paralysé, vu la dilatation de ses vaisseaux, est plus chaud que le membre sain ; mais la persistance des mouvements et par suite la plus grande intensité des combustions dans ce dernier, peut amener une différence de température en sens inverse, et c'est ainsi sans doute qu'il faut expliquer les résultats contradictoires qui ont fait émettre à von Bezold l'hypothèse que les nerfs vaso-moteurs des membres inférieurs restent dans le même côté de la moelle, et que ceux du membre antérieur subissent un entre-croisement le long des cordons médullaires, et à Schiff l'hypothèse encore plus singulière que le trajet est direct pour les vaso-moteurs de la jambe, du pied, de la main et de l'avant-bras, et croisé pour ceux du bassin, de la cuisse, du bras et des épaules.

Les vaso-moteurs sortent de la moelle par les racines antérieures des nerfs rachidiens ; ce fait a été mis à peu près hors de doute par les recherches de Claude Bernard pour les vaso-moteurs du membre thoracique, pour ceux qui président à la sécrétion salivaire, et enfin pour les rameaux sympathiques qui, sans être précisément vaso-moteurs, ont les plus grands rapports de parenté avec ces nerfs : nous voulons parler des filets qui vont présider aux phénomènes oculo-pupillaires, que l'on observe après la section du cordon sympathique cervical (constriction de la pupille, enfoncement du globe oculaire, etc., etc.).

Mais, chose remarquable, le niveau des racines, par lesquelles sortent les vaso-moteurs, est loin de correspondre au niveau des organes ou des membres auxquels vont se distribuer ces nerfs : ainsi Cl. Bernard a démontré que les vaso-moteurs qui s'associent au plexus brachial, pour aller dans le membre thoracique, lui viennent par des filets ascendants du cordon thoracique du grand sympathique ; ceux qui doivent s'associer au nerf sciatique lui viennent par des fibres descendantes du cordon lombaire ; ils émergent donc de la moelle, les premiers par des racines très inférieures, les seconds par des racines très supérieures, comme niveau, aux racines des nerfs de relation auxquels ils vont ensuite s'associer. Enfin les rameaux sympathiques oculo-pupillaires émergent de la moelle par les racines des deux premières paires dorsales, et d'une façon tout à fait indépendante des vaso-moteurs correspondants. On voit donc que ces nerfs offrent dans l'étude de leur trajet des complications inattendues, des intrications qu'il sera difficile de débrouiller par l'expérience, d'autant plus que ces trajets, d'après Schiff, seraient variables chez les animaux d'une même espèce, selon les races sur lesquelles porte l'expérimentation.

Enfin les vaso-moteurs, pour se distribuer aux artères, suivent en certaines régions des trajets indépendants, comme au cou et à la tête, où le sympathique, jusque dans ses plexus secondaires, reste isolé du système nerveux de la vie de relation ; ou bien ils affectent une distribution exactement calquée sur celle des branches artérielles (sympathique abdominal) ; ou bien enfin, comme pour les membres, ils s'associent et se confondent avec les nerfs des plexus brachial, lombaire, etc., et cette fusion se fait au niveau ou à une certaine distance de ces plexus, pour le sciatique un peu avant sa sortie du bassin, pour les nerfs du bras au niveau même du plexus brachial (Cl. Bernard).

Les modifications que les fonctions des nerfs vaso-moteurs amènent dans la circulation sont très-importantes quand on les étudie dans leurs rapports avec les phénomènes de *sécrétion* et de *calorification* (voy. plus loin, *Chaleur animale*). Ces modifications sont encore très importantes à étudier dans leurs rap-

ports avec un grand nombre de phénomènes pathologiques.
Ainsi la *fièvre* est due essentiellement aux troubles vaso-moteurs qui modifient la production et la régularisation de la chaleur ; elle résulte d'une action exagérée des nerfs *vaso-dilatateurs*, lesquels sont en même temps des nerfs *calorifiques* (tandis que les vaso-constricteurs sont frigorifiques (Cl. Bernard)[1].

Il faudrait enfin, pour compléter l'histoire des vaso-moteurs,
passer en revue les nombreuses applications thérapeutiques qui
ont pour intermédiaire les modifications vaso-motrices. Nous ne
citerons qu'un des médicaments de ce genre, la *digitale*; cet
agent, antagoniste du pouls et de la chaleur, agit puissamment
contre la fièvre, dont nous venons d'esquisser en deux mots la
physiologie pathologique. En effet, outre que la digitale ralentit
et régularise les mouvements du cœur, elle agit aussi sur les
organes périphériques de la circulation, et amène une contraction des parois artérielles par excitation des vaso-moteurs (Ac-
kermann). Le pouls, ralenti par la digitale, est plus fort et plus
plein. La tension artérielle semble augmentée, et l'action intense
et essentielle du remède paraît consister dans la restitution de
la contractilité des artérioles sous l'influence des vaso-moteurs
dérivant du grand sympathique. La digitale doit donc être considérée dès lors comme un régulateur de la circulation par
une action excitante et tonique, et non pas hyposthénisante
comme on l'admet généralement.

IV. — USAGES GÉNÉRAUX DE LA CIRCULATION.

Le but le plus général de la circulation est de produire
dans l'intimité de nos tissus des courants très rapides destinés à fournir les matériaux de la nutrition aux organes
et à entraîner les déchets qui résultent des échanges nutritifs, comme nous l'avons indiqué dès le début dans notre
schéma de l'organisme. C'est le globule sanguin qui joue
le principal rôle à ce point de vue. Ces échanges se passent
au niveau même des capillaires (voy. p. 267); nous savons
qu'en général la pression dans ces petits vaisseaux est de
10/100 à 12/100 d'atmosphère, pression qui paraît être
très favorable à l'équilibre des échanges. Quand la pression

1. Cl. Bernard, *Leçons sur la chaleur animale, sur les effets de la
chaleur et sur la fièvre* (dernières leçons). Paris, 1875.

diminue, par exemple par l'effet d'une saignée, ce sont alors les résorptions qui prédominent; si au contraire la pression augmente dans les capillaires, par la compression par exemple ou la ligature d'une veine, l'exsudation dépasse les limites normales, et le sérum du sang épanché dans les tissus constitue ce qu'on appelle l'*œdème*. La dilatation paralytique des petites artères peut aussi produire l'œdème en augmentant l'afflux du sang et par suite la pression dans les capillaires (Ranvier).

Outre ces fonctions générales, le système circulatoire présente dans certaines régions des dispositions spéciales qui indiquent un but accessoire et particulier : ainsi, dans quelques organes, les vaisseaux sont chargés, outre la nutrition, d'un rôle de caléfaction : nous pouvons citer à ce point de vue les vaisseaux du pavillon de l'oreille, de la face en général, des extrémités des doigts, des téguments des régions articulaires, vaisseaux qui sont dans toutes ces régions plus abondants que ne l'exigeait la simple nutrition. Dans d'autres points les capillaires sont disposés dans un but particulier d'absorption ou d'exhalation : tels sont ceux du poumon, qui forment dans ce viscère une large nappe sanguine où les globules rouges viennent se charger d'oxygène, tandis que le sérum dégage son acide carbonique.

Ailleurs l'afflux du sang est appelé à un rôle mécanique, comme par exemple celui de l'érection ; c'est alors seulement que nous trouvons des *cœurs accessoires périphériques*, destinés à augmenter la tension du sang dans les organes qui s'érigent; en effet, le muscle bulbo-caverneux et l'ischio-caverneux, par leurs contractions rythmiques pendant l'érection, chassent vers l'extrémité de la verge le sang qui s'est déversé dans le bulbe de l'urèthre et dans la racine des corps caverneux.

Le mouvement de la circulation est indispensable au maintien du sang dans son état physiologique, dans l'état liquide ; non pas que l'agitation empêche la coagulation du sang, car au contraire elle la favorise, et c'est par le *battage* que l'on extrait la fibrille du sang (voy. p. 217); mais le mouvement de la circulation met continuellement les divers points de la masse du sang en contact avec la paroi interne, avec l'*endothélium* des vaisseaux. Or, parmi les causes plus ou moins bien définies qui influent sur la coagulation du sang et que nous avons rapportées plus haut (p. 218), la moins contestable, quoique la plus difficile à expliquer, paraît être l'influence encore énigmatique de la *paroi in terne des vaisseaux vivants.* Cette influence a été signalée par Brücke : *le contact de la paroi vivante s'oppose énergiquement à la coagulation ;* la fibrine ne peut se solidifier tant que le sang circule et que chacune de ses particules vient incessamment se mettre au contact de la paroi vivante.

Dès que la circulation s'arrête, les couches centrales du torrent sanguin tendent donc à se coaguler : l'examen de la manière dont se produit cette coagulation constitue l'étude des caillots formés *post mortem,* étude non moins intéressante pour le physiologiste que pour le pathologiste, auquel elle apprend à distinguer les caillots récents des caillots anciens. Le sang ne se coagule pas sur le cadavre immédiatement après la cessation des battements du cœur ; le mécanisme par lequel les artères mourantes chassent leur contenu dans les veines continue encore une sorte de circulation qui empêche cette coagulation : aussi ne trouve-t-on généralement sur le cadavre des caillots que dans les veines.

Quand les veines du cadavre sont gorgées du sang exprimé du système artériel, la coagulation commence à s'y produire dans les couches centrales qui sont le plus loin de la paroi ; ici la coagulation de la fibrine est rapide, elle englobe les globules rouges de cette partie du sang, et c'est pourquoi le centre des caillots veineux est toujours rouge ou noir, présente en un mot l'aspect *cruorique.*

Les parties plus périphériques du contenu des veines restent toujours au moins 20 à 24 heures avant de se coaguler complètement ; c'est qu'ici l'action de contact de la *paroi vivante* continue à faire sentir son influence. En effet, lorsque a lieu la mort générale, lorsque la dernière expiration et le dernier battement du cœur ont eu lieu, il s'en faut de beaucoup qu'avec cette mort coïncide la mort de chaque élément anatomique ; nous avons vu que les muscles et les nerfs restent encore longtemps excitables, que l'épithélium de la vessie s'oppose encore pendant plusieurs heures à tout phénomène d'absorption ; nous verrons que les épithéliums vibratiles continuent encore leurs mouvements pendant 8 ou 10 heures ; il en est de même de l'*endothélium* des vaisseaux sanguins, et ce n'est qu'après sa mort complète, qu'après 20 ou 24 heures, que la coagulation des couches les plus périphériques du sang veineux peut s'effectuer : souvent on extrait des vaisseaux d'un cadavre déjà en rigidité cadavérique un liquide sanguin qui, placé dans un vase, au contact de l'air, se coagule bientôt, presque comme du sang extrait de l'animal vivant.

La coagulation étant ainsi très lente à se produire dans le ca-

davre, nous avons là toutes les conditions qui favorisent la séparation de la fibrine et des globules, qui déterminent la formation d'une *couenne* (voy. *sang couenneux*, p. 218). En effet les
vaisseaux peuvent être considérés comme formant un réservoir
de forme compliquée, dans lequel, pendant la coagulation,
fibrine et globules se déposent par couches selon les lois de la
pesanteur, les globules vers les parties déclives, la fibrine vers
les parties plus élevées, sous forme de *caillots décolorés* : de là
les *caillots mixtes*, ou formés en partie de caillots *cruoriques*
(centre et parties déclives des masses coagulées), et en partie
de caillots *décolorés* ou *couenneux*. Dans ces derniers, comme
dans la couenne formée après coagulation dans un vase, on
trouve une très grande quantité de globules blancs (fig. 71), réunis parfois en si grand nombre qu'ils forment de petits amas
qu'on prendrait facilement pour des amas de pus.

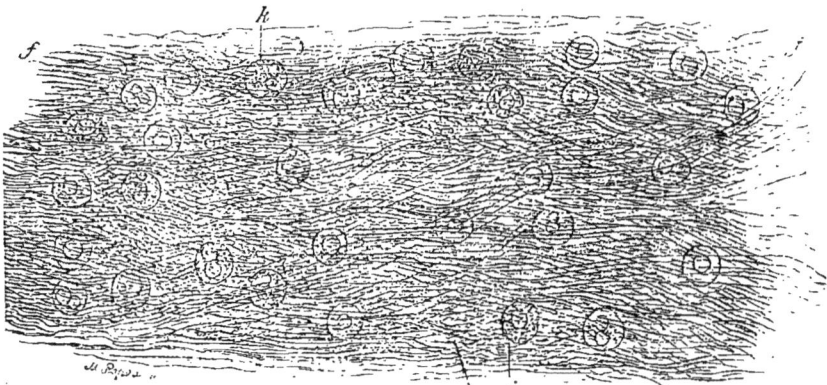

FIG. 71. — Caillot fibrineux sans globules rouges*.

La disposition de ces caillots mixtes est déterminée par la
position du cadavre dans l'agonie : ainsi dans la veine cave, le
cadavre étant d'ordinaire couché sur le dos, le caillot est déco-
loré vers le voisinage du cœur, puis il devient foncé vers la région lombo-dorsale, qui est plus déclive; puis de nouveau déco-
loré vers l'angle sacro-vertébral, qui est un peu plus élevé, et
reprend l'aspect cruorique dans les veines iliaques et surtout dans
les iliaques internes : les caillots des veines pulmonaires sont

_____

*f, g, j, Couche mince fibrineuse, montrant l'entre-croisement des stries de la
couche fibrineuse ; — i, k, leucocytes englobés par la fibrine et pâlis par l'action de
l'eau (gross. 500 diam.) (Robin, *Traité du microscope*).

toujours très foncés, vu leur position déclive; en changeant la position du cadavre, en le renversant pendant que se forment les caillots, on renverse la disposition de ceux-ci et on obtient des caillots mixtes de composition inverse.

On voit combien ces faits sont intéressants et de quelle utilité ils peuvent être, par exemple en médecine légale, pour déterminer la position dans laquelle s'est trouvé un cadavre pendant les 24 heures qui ont suivi l'agonie. Tous ces faits sont le résultat de la singulière propriété dont jouit la paroi interne du vaisseau d'empêcher la coagulation.

RÉSUMÉ. — A. Le cœur est l'organe central de la circulation. — L'oreillette agit en se laissant facilement distendre par le sang veineux (élasticité) et en chassant par une *contraction très rapide* (durée ¹⁄₃ de la révolution cardiaque), son contenu dans le ventricule, avec léger reflux dans l'origine des veines.

Le *ventricule*, par une contraction *énergique* et d'une durée appréciable, lance le sang dans l'origine des artères (pulmonaire et aorte); le reflux ne peut se faire vers l'oreillette, parce que les voiles auriculo-ventriculaires (valvules mitrale et tricuspide) sont appliqués par la contraction des muscles papillaires les uns contre les autres et contre la paroi ventriculaire, d'où occlusion parfaite de l'orifice correspondant.

Le cœur effectue chez l'adulte environ 70 à 75 contractions par minute; chacune de ces contractions se révèle à l'extérieur par: 1° le *choc du cœur*, attribué à un mouvement de *recul* ou de *torsion* de cet organe, mais qui est dû en réalité au changement de consistance du muscle cardiaque en contraction; 2° le *premier bruit*, synchrone à la systole ventriculaire, et dû à la tension des replis (valvules) auriculo-ventriculaires par les muscles papillaires; 3° le *second bruit* (synchrone au début du temps de repos), qui est dû au redressement brusque des valvules sigmoïdes aortiques et pulmonaires.

Les résultats mécaniques de la systole ventriculaire sont que : à chaque systole il entre dans l'aorte 175 à 180 grammes de sang, à une pression de 130 millimètres de mercure (1/5 d'atmosphère) et avec une vitesse de 40 à 50 centimètres.

B. Les ARTÈRES. L'arbre artériel forme un cône dont le sommet est au ventricule et la base au niveau du système capillaire. Dans ce cône, la *pression* du sang (*hémadynamomètres* divers) va en diminuant du cœur vers les capillaires; telle est la *cause de la circulation*. Quant à la *vitesse*, elle est en chaque région du cône artériel en raison inverse de la surface de section correspondant à cette région du cône. Il en est de même pour la vitesse dans le cône veineux : la vitesse va donc dans le système artériel en diminuant du centre à la périphérie, et dans le cône veineux en augmentant de la périphrie au centre. La nappe de sang contenue dans les *capillaires* est ainsi comme le lac du *fleuve sanguin*.

La *vitesse générale* de la circulation est très grande : il suffit de quelques secondes pour qu'une substance toxique introduite dans le sang fasse le tour de la circulation (15 secondes).

On nomme *vaisseau porte, système porte*, toute partie de l'appareil circulatoire où le sang marche directement d'un système capillaire vers un autre système capillaire : *veine porte* hépatique ; veine porte rénale (vaisseau efférent du glomérule).

La *tunique moyenne* des artères est la plus importante à considérer au point de vue physiologique : elle renferme des *fibres musculaires lisses* et des *éléments élastiques ;* dans les artères de moyen calibre, ces deux éléments anatomiques (muscles et tissu élastique) se partagent à peu près également la constitution de la tunique moyenne ; mais dans les grosses artères (aorte, sommet du cône artériel), le tissu élastique règne seul, tandis que dans les artérioles (vers la base du cône artériel), c'est l'élément musculaire qui finit par prédominer complètement.

Le *tissu élastique* sert à *régulariser* la circulation générale, en transformant le jet *intermittent* du cœur en jet *continu*.

Le tissu musculaire sert à régler les circulations *locales* (voy. Nerfs vaso-moteurs).

On nomme POULS la sensation de soulèvement brusque que le doigt éprouve lorsqu'il palpe une artère reposant sur un plan osseux ; il sent alors l'*onde sanguine* (ou *vibration* causée par le choc de la masse de sang que le ventricule lance dans l'aorte) ; il ne faut pas confondre cette *vibration*, ce *pouls* avec le mouvement lui-même du sang en circulation (la vitesse de propagation de l'onde pulsatile est de 9 mètres par seconde; celle de la circulation à l'origine de l'aorte est seulement de 40 à 50 centimètres par seconde).

Le *dicrotisme* du pouls est un phénomène normal, exagéré par certains états morbides, et qui est dû à une seconde onde causée par la réaction du tissu élastique des grosses artères (aorte: systole artérielle).

Les *capillaires*, formés en apparence d'une membrane amorphe avec des noyaux, sont constitués en réalité par des cellules soudées (*endothélium vasculaire*). — Le *système capillaire* est le lieu des échanges des matériaux soit avec les organes, soit avec les milieux ambiants (poumon).

C. Les VEINES, étant très dilatables, servent jusqu'à un certain point de *réservoirs* au sang, qui, du reste, y circule par la *vis à tergo* et grâce à ce que les *valvules* sont disposées de manière à utiliser dans le sens du cours du sang toutes les causes de compression du vaisseau (contraction des muscles voisins).

INNERVATION DE L'APPAREIL CIRCULATOIRE. Le *pneumogastrique* est le nerf *modérateur*, et le grand sympathique le nerf *accélérateur* du cœur. — De plus, le cœur contient dans l'épaisseur même de ses parois de petits ganglions dont les uns jouent le rôle de centres modérateurs, les autres de centres accélérateurs. C'est pour cela que le *cœur*, arraché de la poitrine, continue encore à battre plus ou moins longtemps, selon les espèces animales.

Les *vaso-moteurs* sont les nerfs qui innervent les vaisseaux (tunique moyenne musculaire des artérioles) : ces nerfs nous sont représentés dans leur trajet périphérique par les filets du grand sympathique (expérience de Cl. Bernard sur le cordon cervical du sympathique chez le lapin : vascularisation de l'oreille). Les uns sont *vaso-constricteurs*, les autres *vaso-dilatateurs*. L'action de ces derniers s'explique par une *action suspensive* ou d'*arrêt* analogue à celle que le pneumogastrique exerce sur le cœur.

La fièvre résulte d'une action exagérée des *nerfs vaso-dilatateurs*, qui sont en même temps *calorifiques* (Cl. Bernard).

CINQUIÈME PARTIE

DES GLOBULES ÉPITHÉLIAUX
ET DES SURFACES EPITHELIALES EN GÉNÉRAL

Nous avons étudié le globule nerveux, qui, par ses prolongements, met les éléments globulaires de l'économie ou leurs dérivés en rapport les uns avec les autres (actes réflexes); le muscle, qui, obéissant aux prolongements moteurs du globule nerveux, sert à modifier mécaniquement les rapports des différentes parties de l'organisme, soit entre elles, soit avec le monde extérieur; ensuite nous avons étudié le globule sanguin et le sang, qui, chargé de matériaux nouveaux absorbés par certaines surfaces de l'organisme, les porte vers les profondeurs des tissus, en même temps qu'il amène vers des surfaces excrétantes les produits de décomposition et de combustion intime de l'organisme. Il nous faut donc étudier actuellement la physiologie de ces surfaces, c'est-à-dire les globules épithéliaux.

Anatomiquement parlant, le globule épithélial nous est connu; ce qui le caractérise surtout, c'est son rapport avec les surfaces libres de l'économie; en effet, ces surfaces sont formées par des membranes qui se composent d'un feutrage plus ou moins serré de fibres connectives et élastiques, et sont recouvertes d'un élément dont l'anatomie moderne a pu seule comprendre toute l'importance : c'est l'épithélium.

On a cru longtemps que le premier organe qui apparaît chez l'embryon, c'est le système nerveux. Les recherches histologistes modernes ont prouvé que la première couche du blastoderme est de nature épithéliale : c'est cette couche qui, par son développement ultérieur, devient l'épithélium intestinal, première membrane organique qui caractérise l'individu. Ainsi la haute importance de l'épithélium, et

particulièrement l'épithélium des voies digestives, est déjà
indiquée par son ancienneté; il a chez l'embryon des dimensions colossales. Nous le voyons oblitérer par l'épaisseur de
ses couches la lumière de l'intestin grêle du fœtus, et chez
l'adulte même il est parfois tellement volumineux qu'il présente 4 ou 5 fois l'épaisseur de la membrane fibreuse qui le
supporte.

1. — ANATOMIE GÉNÉRALE DES ÉPITHÉLIUMS.

Les anatomistes reconnaissent deux formes distinctes
d'épithéliums : l'*épithélium pavimenteux* et l'*épithélium cylindrique* ; mais elles ne sont bien distinctes que quand on
les considère dans leurs types extrêmes; entre elles il y a des
formes intermédiaires. L'épithélium le plus important, celui
qui, par exemple, forme le parenchyme essentiel des glandes,
n'est ni l'épithélium pavimenteux, ni l'épithélium cylindrique;
c'est une espèce de globule sphérique.

Les membranes dont la surface libre est revêtue d'épithélium rentrent dans deux catégories : 1° les *membranes séreuses*, qui forment en général des cavités closes; 2° les
membranes tégumentaires (soit *internes*, soit *externes*).
Les caractères que l'on a reconnus à ces membranes ne
sont que les conséquences de la nature de leur épithélium.

A. *Membranes séreuses.* La forme d'épithélium répandue
à la surface des séreuses est la forme *pavimenteuse* (fig. 72, A).
C'est une couche en général unique de cellules qui, par
suite de déformations réciproques, se sont aplaties en disques anguleux, polygonaux : tel est l'épithélium qui caractérise la séreuse abdominale; il en est de même de celui
du péricarde, de la membrane arachnoïde et de toutes les
séreuses dites viscérales. Les éléments qui composent les
épithéliums des séreuses (dits aussi *endothéliums*, His) ne
sont point des cellules telles que les concevait Schwann,
mais des lames minces de protoplasma transparent dépourvues d'enveloppe. Au centre de ces éléments, on rencontre
un noyau vésiculeux nucléolé. Ce noyau est unique, si l'é-

pithélium est adulte. Rindfleish a décrit autour de lui un amas de protoplasma qui ferait saillie du côté de la face profonde de l'épithélium. Cet amas et le noyau seraient surmontés, du côté de la surface, par une sorte de plaque superficielle. A cette forme se rattache encore l'épithélium qui tapisse la face interne des vaisseaux sanguins et les cavités du cœur (endocarde). Quant aux épithéliums qui revêtent les cavités articulaires, ils sont également pavimenteux, mais composés de plusieurs couches; de plus, ce revêtement épithélial (*synovial*) présente des lacunes là où les cartilages sont en contact, là où par conséquent s'exercent les plus fortes pressions.

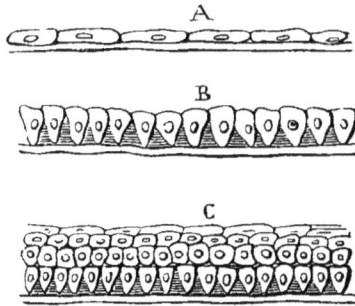

Fig. 72.
Diverses formes d'épithéliums *.

On ne peut plus admettre aujourd'hui qu'au niveau des cartilages articulaires, le substratum fibreux de la membrane séreuse cessant seul d'exister, il resterait une couche d'épithélium sur ces surfaces articulaires (cartilagineuses). Les cavités articulaires sont des cavités closes, mais l'épithélium n'en tapisse pas toute la surface intérieure. (Pour la composition et les usages de la *synovie*, voy. *Physiologie des articulations*, p. 187).

B. *Membranes tégumentaires*. Beaucoup d'organismes ne possèdent qu'un tégument externe : tels sont les végétaux. Mais les animaux nous présentent, outre les *surfaces cutanées*, des surfaces internes communiquant en certains points avec l'extérieur; ce sont les *membranes muqueuses*.

a) *Téguments externes*. L'épithélium de ces surfaces se compose de nombreuses couches (fig. 72, c) : superficiellement on trouve des cellules aplaties, tandis que dans les couches profondes dominent les formes globulaires; ce sont ces

*A, Épithélium pavimenteux; — B, épithélium cylindrique; — C, épithélium stratifié.

derniers éléments qui présentent les manifestations vitales caractéristiques de ces épithéliums : en effet, ce qu'on appelle vulgairement épiderme, la couche la plus superficielle de la peau, celle qui est en contact avec l'extérieur, n'est pas de l'épithélium vivant ; c'est un corps mort, une substance cornée imperméable. Mais au-dessous se trouve une membrane molle, qui a tous les caractères de l'épithélium des muqueuses, et qu'on appelait autrefois *réseau de Malpighi* : c'est elle qui constitue à proprement parler l'épiderme vivant ; elle forme une enveloppe continue à la surface du derme.

b) *Téguments internes* ou *muqueuses*. Toute la partie susdiaphragmatique du canal intestinal, le commencement du conduit aérien, l'entrée des organes génitaux et tout leur

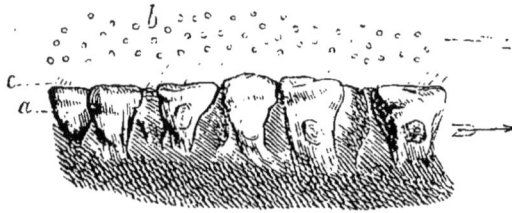

FIG. 73. — Épithélium cylindrique à cils vibratiles.

parcours jusqu'aux voies génitales internes proprement dites, présentent les caractères des téguments externes, si l'on tient compte de l'élément essentiel de la muqueuse, de l'épithélium ; c'est toujours la forme *pavimenteuse* à la superficie, les formes *globulaires* dans la profondeur. Mais si l'on pénètre plus profondément dans ces organes, on voit l'épithélium changer de forme et devenir cylindrique. Ainsi dans l'épithélium qui revêt l'utérus, les voies spermatiques, l'estomac et l'intestin, la trachée-artère au-dessous des cordes vocales, on reconnaît certains caractères généraux, tels que la forme des cellules en cylindres ou en cônes, la présence constante des noyaux (fig. 74); puis des

*a. Corps de cellules ; — c, cils ; — b, molécules nageant dans le liquide ambiant et que les cils chassent dans le sens de la flèche supérieure en se redressant t is qu'ils se courbent dans le sens de la flèche inférieure (Valentin).

particularités caractéristiques, dont la plus importante est
l'existence, sur certains d'entre eux, de *prolongements en
cils* garnissant leurs faces libres, et doués d'un mouvement vibratile continuel pendant toute la durée de la vie ;
ce mouvement se manifeste
même quelque temps encore
après la mort de l'organisme
général (cessation de la circulation et de l'innervation) : ce
sont les *épithéliums cylindriques vibratiles* (fig. 73).

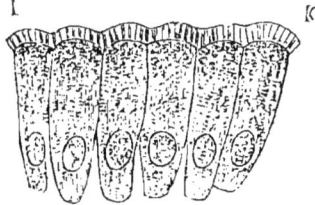

FIG. 74. — Cellules cylindriques de la
muqueuse intestinale (Robin).

Les mouvements des cils
vibratiles des cellules sont un
des phénomènes les plus curieux parmi ceux que peuvent
présenter les épithéliums; il faut de plus rattacher à ces
mouvements ceux des cellules libres munies d'un ou plusieurs cils qui servent à leur locomotion; nous verrons
plus tard que les spermatozoïdes sont des éléments de cet
ordre, éléments qui deviennent encore plus nombreux chez
les animaux inférieurs et qui, au bas de l'échelle, arrivent
à représenter des organismes jouissant d'une complète individualité (infusoires).

Les cellules à cils vibratiles sont toujours cylindriques
chez les animaux supérieurs; chez les mollusques et les
êtres placés plus bas, elles peuvent présenter toutes les
formes possibles. Chose remarquable, on n'a pas signalé
d'épithélium à cils vibratiles chez les articulés (insectes).
Les cils, qui partent du plateau de la cellule, sont d'ordinaire fins et droits; parfois ils sont si volumineux et leurs
mouvements si étendus, qu'on peut apercevoir à l'œil nu
les ondes miroitantes qu'ils produisent à la surface de la
muqueuse, comme sur les lamelles branchiales des mollusques. En étudiant ces mouvements avec un fort grossissement, on voit que les cils tantôt se plient en crochet ou
subissent un mouvement de circumduction de façon à décrire une sorte d'entonnoir, ou ondulent comme un fouet
(*flagellum* des infusoires, *queue* des spermatozoïdes), ou
oscillent simplement, mais toujours plus fortement dans un
sens que dans l'autre, de manière à produire en définitive,

17.

dans le liquide ou les mucosités qui les baignent, un mouvement de progression qui se fait toujours dans le même sens (fig. 73, flèche supérieure). La rapidité du mouvement en rend souvent l'observation difficile, car parfois ces cils n'exécutent pas moins de 200 à 250 mouvements par seconde.

Examiné à un plus faible grossissement, l'ensemble de ces mouvements donne à la surface épithéliale où ils se produisent l'aspect d'un champ de blé agité par le vent, ou d'un ruisseau qui miroite au soleil. De petits corps (poussière de charbon) déposés sur cette surface s'y déplacent dans un sens déterminé. Ces phénomènes sont très faciles à observer sur la grenouille, dont l'œsophage est revêtu d'un épithélium cylindrique vibratile (l'œsophage de l'homme a un épithélium pavimenteux stratifié). On voit que chez cet animal le mouvement, la vague ondulante, commence par les cils des cellules situées dans le conduit pharyngien ; cependant le système nerveux n'entre pour rien dans cette *coordination* des mouvements, et sur un lambeau de muqueuse isolée on peut encore, d'après la direction régulière du mouvement, distinguer l'extrémité buccale de l'extrémité œsophagienne de ce fragment.

Si l'on racle la surface et que l'on isole des cellules, on voit encore les cils dont elles restent pourvues se mouvoir, mais désormais sans aucune régularité : la cellule, nageant dans le liquide, est alors déplacée par les mouvements de ses cils, et elle tourbillonne au hasard. Michael Forster la compare alors «à une barque sans gouvernail, mue par des rameurs en démence». — Il est donc probable que lorsque les cellules sont régulièrement en place, les mouvements des cils vibratiles (ceux de la bouche, relativement à ceux de l'œsophage chez la grenouille) déterminent, par leur contact, l'entrée en action des cils suivants, et que c'est ainsi, par le mécanisme d'une impulsion successive, que se produit cet admirable enchaînement d'actions.

Mais si l'on isole les cils de la cellule à laquelle ils appartiennent, ils cessent aussitôt de se mouvoir ; il est donc évident que la vie de ces prolongements ciliaires est intimement liée à celle de la cellule, et spécialement à celle du protoplasma qui remplit la cellule dont ils font partie ; et

en effet, on peut constater que chez les mollusques les cils
vibratiles traversent le plateau dont est munie la base libre
de la cellule, et viennent directement se mettre en rapport
avec le contenu cellulaire; chez l'homme même, Ranvier a
pu vérifier ce détail important de structure, dans les cellules vibratiles de la pituitaire, grâce aux modifications que
subissent ces cellules au début du coryza.

Diverses circonstances modifient l'activité des mouvements vibratiles de ces épithéliums : elles ont été étudiées
avec soin par Mich. Forster et par Calliburcès sur l'œsophage de la grenouille. Les anesthésiques (éther, chloroforme) les arrêtent; mais ils reprennent leur vivacité dès
que l'on soustrait ces surfaces épithéliales à l'action de ces
vapeurs; d'après Mich. Forster, le manque d'oxygène les
paralyserait aussi par une sorte d'asphyxie. Les acides les
immobilisent, mais en altérant leur structure; cependant,
si l'acide est très dilué, des mouvements peuvent revenir
quand on le neutralise par une solution alcaline; ces solutions alcalines sont très aptes à activer leurs mouvements
(les acides et les alcalis produisent exactement ces mêmes
actions sur les spermatozoïdes). Une basse température les
ralentit, une température élevée les accélère; chez les animaux hibernants, ils paraissent cesser pendant l'hibernation (?). Ancun poison (curare, par exemple) n'agit sur eux,
soit qu'on empoisonne l'animal, soit qu'on dépose directement la substance toxique sur la surface épithéliale. Chose
remarquable, l'électricité a une grande influence sur ces
mouvements: ils sont accélérés par ce mode d'excitation,
ce qui doit faire rapprocher le mouvement ciliaire du
mouvement musculaire.

Le mouvement des cils vibratiles persiste encore un certain temps après la mort: on l'a constaté 30 heures après
la mort sur la muqueuse des fosses nasales d'un supplicié
(Gosselin, Robin, Richard) et quinze jours, sur une
tortue (Valentin et Purkinge).

Ces épithéliums à cils vibratiles, étudiés d'abord chez les
animaux inférieurs par Hunter, Sharpey, Ehrenberg, ont
été depuis constatés sur diverses muqueuses des vertébrés
et des mammifères. Chez l'homme adulte on les rencontre

dans les fosses nasales, la trachée, les grosses bronches, la trompe d'Eustache, la caisse du tympan (excepté la face interne de la membrane tympanique), le canal nasal, les canaux déférents (partie inférieure), le canal de l'épididyme (c'est là que sont les plus longs cils vibratiles de l'homme), les canaux des cônes séminifères ; dans la trompe de Fallope et l'utérus (jusqu'un peu au-dessus du niveau des lèvres du museau de tanche), chez la femme (fig. 75). Chez le fœtus et même chez l'adulte on en trouve encore dans le canal de la moelle épinière et les ventricules cérébraux qui lui font suite. (Voy. Mierzejewsky, *in* Farabeuf, *op. cit.*)

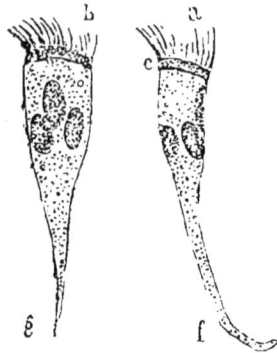

FIG. 75. — Cellules de l'utérus hypertrophiées avec multiplication du noyau. (Robin, *Anatomie et physiologie cellulaires.*)

Chez les autres vertébrés, ces épithéliums sont encore plus répandus, et ils deviennent encore plus nombreux chez les invertébrés (surtout les mollusques), où ils tapissent parfois tout le tégument externe et toute la muqueuse digestive.

II. — PHYSIOLOGIE GÉNÉRALE DES ÉPITHÉLIUMS. — SYSTÈME LYMPHATIQUE.

A. *Les épithéliums président aux échanges au niveau des surfaces libres.* — Nous avons déjà vu dans le schéma général de l'organisme (p. 25) que les épithéliums président aux phénomènes d'échange avec l'extérieur, et que sous ce rapport ils se divisent en trois classes. Ceux qui sont imperméables et se refusent complètement au passage soit de l'extérieur à l'intérieur, soit en sens inverse ; ceux qui permettent le passage de l'extérieur à l'intérieur (absorption), et ceux qui le favorisent par contre de l'intérieur à l'extérieur (sécrétions).

Pour présider à ces dernières fonctions, les surfaces épithéliales s'étendent le plus possible ; elles végètent et forment par exemple des saillies nommées *villosités* pour favoriser l'absorption, des végétations internes ou *glandes* pour augmenter le nombre des éléments sécrétants.

Ces formes de végétations peuvent aussi se produire dans un autre but : les surfaces épithéliales étant les seuls points où les extrémités périphériques des nerfs sensitifs ou centripètes puissent se trouver en rapport avec le monde extérieur, certains bourgeons épithéliaux (papilles) ont pour but d'augmenter et de favoriser ces contacts ; telle est l'origine des organes des sens. Ces bourgeonnements, destinés à perfectionner les sensations, peuvent se faire non seulement en dehors, comme pour les papilles en général, mais encore dans la profondeur, et l'une des parties les plus essentielles de l'œil, par exemple (cristallin), n'est qu'un bourgeonnement profond de l'épiderme.

Nous aurons donc à étudier successivement les téguments internes et externes sous le rapport de leur perméabilité, c'est-à-dire de l'absorption et des sécrétions, et sous celui de leur sensibilité. — Nous commencerons par l'épithélium du tube digestif et de l'appareil respiratoire, préposés essentiellement à l'absorption des matériaux liquides et gazeux, et sièges de nombreuses sécrétions ou exhalations. — Nous étudierons ensuite la surface cutanée, qui nous présentera surtout des fonctions de sécrétion et de sensibilité. Ce sera alors le moment d'étudier les organes des sens, annexés la plupart au système cutané (tact, vision, audition), ou au commencement des voies digestives ou respiratoires (gustation, olfaction). Enfin nous terminerons l'étude de ces surfaces, et par suite celle de la Physiologie, par l'étude de l'épithélium des organes génitaux.

Nous verrons que, dans tous ces appareils, les fonctions de l'épithélium sont les plus importantes et les plus essentielles, mais qu'elles ne sauraient s'accomplir sans le secours de nombreux annexes remplissant les rôles les plus divers, soit mécaniques (muscles), soit nerveux (actions réflexes).

Rien n'est plus propre à faire ressortir l'importance des épithéliums que de considérer leur rôle dans les maladies des surfaces qu'ils recouvrent. Les maladies de l'épithélium dominent en effet toutes celles de la surface qu'il revêt.

L'un des principaux éléments anatomo-pathologiques des inflammations pseudo-membraneuses (de l'arbre respiratoire par exemple) est représenté par les modifications que subit l'épithélium trachéal, et les membranes croupales présentent de nombreuses formes transitoires, dans lesquelles on reconnaît la forme primitive, ce qui prouve qu'elles ne sont que l'épithélium altéré ou dégénéré[1].

Il en est de même pour la peau : les pathologistes n'ont longtemps accordé aucune importance à l'épiderme, qu'ils regardaient comme un produit de sécrétion du derme. C'est lui cependant qui joue le principal rôle dans les affections de la peau ; l'immense majorité des maladies dites *dermatoses* ne sont sans doute que des *épidermatoses*, des altérations de l'épithélium cutané ou *épiderme*.

D'autre part, les éléments des *tumeurs cancéreuses épithéliales* sont des éléments normaux ; ce qui caractérise ici le produit morbide, c'est une hypertrophie de ces éléments, une augmentation de volume et de nombre. La même observation est applicable à des tumeurs dites bénignes, aux *cors*, aux *durillons*, qui sont des développements anormaux de l'épiderme, lequel, éprouvant de la résistance pour végéter au dehors, pénètre à l'intérieur, entame le derme, les aponévroses, les tendons, les muscles et jusqu'aux os. — Les *loupes sébacées*, ces tumeurs qui naissent dans les téguments en un point d'abord très limité, et acquièrent souvent par la suite un volume considérable, sont aussi des accumulations d'épithélium.

Enfin la vitalité des épithéliums en général et de l'épiderme en particulier a été utilisée en chirurgie : de là est née l'ingénieuse et heureuse pratique des *greffes épidermiques* inaugurées par Reverdin. L'étude des transplantations épithéliales serait un des chapitres les plus curieux de la physiologie des épithéliums ; mais elle soulève un grand nombre de questions qu'il est encore difficile de résoudre ; nous

1. Voy. les recherches de Wagner sur la dégénérescence dite fibrineuse des épithéliums des muqueuses atteintes de diphthérite (*in* Cornil et Ranvier, *Manuel d'histologie pathologique*, première partie, 1869), et les recherches de ces derniers auteurs sur l'*inflammation des membranes séreuses* (Id., id., 2e partie, 1873)

nous contenterons donc de renvoyer le lecteur à l'article que nous avons consacré à ce sujet. (Voy. GREFFE ÉPIDERMIQUE, *Nouv. Dict. de méd. et de chir. prat.*, t. XVI, 1873, p. 705.)

De tout ce qui précède on peut conclure que les globules épithéliaux ont pour propriété générale de choisir leurs matériaux, d'emprunter aux milieux environnants certains principes et d'en repousser d'autres. Nous verrons l'épithélium de la vessie repousser en général les liquides, sans être cependant imperméable dans le sens propre du mot : il est imperméable par choix, car l'urine peut sans doute se concentrer dans la vessie, mais l'eau seule est absorbée sans qu'il y ait passage des matières dissoutes[1]. Dans le canal intestinal nous verrons le globule épithélial rester indifférent en présence de certaines matières, d'une solution de sucre ou d'albumine par exemple, et entrer subitement en activité en présence des mêmes substance modifiées ou accompagnées par le suc gastrique.

Donc, en résumé, les *épithéliums* sont des éléments essentiellement *vivants*, comme le prouvent les métamorphoses et les fonctions constatées dans toute la série de phénomènes que nous venons de parcourir.

B. *Système lymphatique considéré comme annexe aux fonctions épithéliales.* — Si les épithéliums sont essentiellement vivants, ils doivent présenter et présentent en effet des changements incessants ; à côté, des cellules jeunes on doit trouver des cellules vieilles et de nombreux résidus ou déchets cellulaires ; un globule épithélial existant, on peut être sûr qu'il n'est là que depuis peu de temps et qu'il aura disparu dans un bref délai pour être remplacé par un autre globule ; son caractère fondamental est son existence éphémère. Cette chute, cette mue des cellules épithéliales constitue pour quelques-unes leur véritable mode de fonctionnement : ainsi les épithéliums des culs-de-sac glandulaires sont destinés à tomber incessamment en déliquium, et c'est cette fonte cellulaire qui constitue le phénomène de la sécrétion[2].

1. Voy. J. C. Susini, *De l'imperméabilité de l'épithélium vésical.* Thèse de doctorat, Strasbourg, 1867, n° 30.
2. Voy. V. Billet, *Généralités sur les sécrétions.* Thèse de doctorat, Strasbourg, 1868, n° 129.

Mais, à part les glandes, la chute des cellules épithéliales ne constitue pas une fonction et n'est qu'un simple résultat de leur vie. Pour l'épiderme qui recouvre la surface cutanée, cette chute se fait sous la forme de desquamation furfuracée, c'est-à-dire de petites écailles cornées (amas de vieilles cellules épidermiques desséchées).

Sur les membranes muqueuses cette desquamation se présente sous la forme d'un produit liquide, épais et filant, le *mucus*, qui a donné son nom à cette grande classe de membranes.

Aussi les divers mucus contiennent-ils toujours en suspension des cellules de l'épithélium de la muqueuse dont ils proviennent, et ce caractère peut permettre de reconnaître, à l'aide du microscope, l'origine d'un mucus donné. Le mucus contient une matière organique propre, la mucosine, substance coagulable, non par la chaleur, mais bien par l'acide acétique[1]. La mucosine est très soluble par contre dans les liquides alcalins; aussi l'application d'un alcali sur des membranes épithéliales a-t-ell pour effet d'en dissoudre les éléments cellulaires sous forme de mucus (pour les rapports de la mucosine et de la synovine, voy. ci-dessus, p. 187).

Tous les déchets des épithéliums ne peuvent pas ainsi se déverser à l'extérieur comme le furfur épidermique ou le mucus, ou dans des cavités comme la synovie ; cette dernière du reste doit être résorbée en partie. De plus les déchets des cellules placées dans les couches profondes ont besoin, pour être entraînés, d'un appareil particulier ; cet appareil est celui qu'on a considéré de tout temps comme préposé à l'absorption, et nous verrons en effet (absorption intestinale) que toute substance qui passe dans le milieu intérieur à travers une couche épithéliale peut être considérée comme ayant fait pendant un instant partie de la substance même des cellules de cet épithélium. Telle est la considération qui nous décide à traiter du système lymphatique à la suite de ces études générales sur les épithéliums.

L'appareil lymphatique se compose, d'une manière générale, d'un système de vaisseaux qui, ramené à un schéma semblable à celui des vaisseaux sanguins, se présente sous la forme d'un cône dont le sommet vient s'aboucher dans le système veineux (canal thoracique et grande veine lymphatique se jetant dans les sous-clavières), tandis que la base (capillaires) se trouve en rapport avec les couches profondes des épithéliums (fig. 76). Les origines des capillaires lymphatiques sont encore très discutées,

1. Voy. Robin, *Leçons sur les humeurs*, 2ᵉ édition, 1873, p. 523.

il est vrai, mais il n'en est pas moins démontré que leurs réseaux primitifs sont si superficiels qu'on peut regarder la base du cône lymphatique comme fermée par les membranes épithéliales; aussi quand on dépose une substance dans la peau, c'est comme si elle était déposée dans l'origine des lymphatiques; de là sa rapide absorption; elle s'est *inoculée*, en un mot, et se mêle à la lymphe pour se déverser avec elle dans le torrent circulatoire (nous reviendrons dans un instant sur les opinions aujourd'hui émises relativement aux origines des lymphatiques).

La *lymphe*, contenu des vaisseaux lymphatiques, est un liquide très coulant, clair, transparent, jaune très pâle; il contient en suspension une grande quantité de globules blancs identiques à ceux du sang.

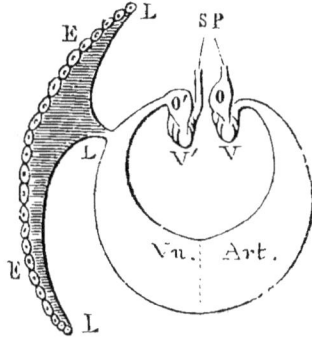

Fig. 76. — Schéma du système lymphatique *.

La *lymphe*, contenue dans les lymphatiques généraux, et le *chyle* contenu dans la partie du système lymphatique spécial à l'appareil digestif (voy. *Digestion*), ne sont pas deux liquides aussi différents qu'on pourrait le croire au premier abord et que le pensaient les anciens (*vaisseaux lactés* d'Aselli et de Pecquet; *vaisseaux séreux* d'Olaüs Rudbeck). L'un et l'autre liquide contiennent les mêmes principes, et il n'y a dans leur composition que des différences quantitatives et non qualitatives; et encore ces différences ne sont-elles que momentanées: après la digestion, au moment de l'absorption, les lymphatiques mésentériques (chylifères) renferment en grande quantité des éléments absorbés et surtout des graisses; il faut même dire que chez les oiseaux, d'après certaines particularités dans le mécanisme de l'absorption (Cl. Bernard), toute différence semblerait disparaître entre le contenu des lympha-

*E, E, Surfaces épithéliales, base du cône lymphatique L, L, L; — ce cône est en rapport par son sommet avec le cône veineux *Vn*; — *Art*, cône artériel; — V, ventricule gauche; — V', ventricule droit; — O, oreillette gauche; — O' oreillette droite; — SP, système pulmonaire.

tiques du mésentère et celui des lymphatiques des autres parties du corps.

La lymphe contenue dans les vaisseaux lymphatiques (cône lymphatique, fig. 76) et versée dans le système sanguin, est très variable comme quantité, selon les circonstances de repos ou de fonctionnement des organes d'où elle provient; ainsi, lorsqu'on fait une fistule lymphatique au cou d'un animal, de façon à obtenir l'écoulement de la lymphe qui vient de la tête, on remarque que ce liquide s'écoule en bien plus grande abondance pendant les mouvements de mastication que pendant le repos (Colin) [1] : il va sans dire qu'on observe une différence encore bien plus considérable pour la lymphe qui vient des intestins, selon que l'animal est à jeun ou bien en pleine absorption des produits de la digestion.

Les éléments figurés qu'elle contient, outre les *globules blancs* et les *globulins*, identiques à ceux du sang, sont des *globules rouges* dont la présence, dans certains départements du système lymphatique, a pu être invoquée comme preuve d'une transformation des globules blancs en globules rouges (voy. p. 211). Enfin on y reconnaît encore, au microscope, de nombreuses particules de graisse en suspension, animées du mouvement moléculaire nommé mouvement brownien, et entourées d'une légère couche d'albumine (*membrane haptogène* de Mueller), qui empêche ces particules graisseuses de se fusionner les unes avec les autres, de manière à former des gouttelettes.

La partie liquide de la lymphe présente une composition très analogue à celle du *liquor* du sang. Elle contient de la fibrine, mais une fibrine lente à se coaguler spontanément (*Bradyfibrine;* Polli, Virchow); en effet, la lymphe extraite des vaisseaux se prend, au bout d'un quart d'heure environ, en une gelée incolore, de laquelle ne tarde pas à se séparer une masse réticulée qui finit par se resserrer, comme la fibrine du sang en voie de coagulation. Si ce caillot contient des globules rouges du sang, mêlés accidentellement pendant l'extraction du liquide, il est rougeâtre.

1. G. Colin, *Traité de physiologie comparée des animaux*, 2e édition, Paris, 1872, t. II, p. 142.

Après la séparation de la fibrine, il reste dans le liquor lymphatique une quantité d'albumine moindre que dans le liquor sanguin (42 pour 1000) ; mais il y a sans doute de l'albumine dissimulée, non coagulable par la chaleur, et particulièrement des formes de *peptones*, que nous étudierons à propos de la digestion ; cependant, même pour les chylifères, cette quantité d'albumine serait toujours relativement minime, puisque, d'après Cl. Bernard, ces vaisseaux ne serviraient que fort peu à l'absorption des albuminoïdes : cette question est encore entièrement réservée, et nous aurons à y revenir en étudiant l'absorption et la théorie des *matières peptogènes* (de Schiff). Peut-être cette pauvreté relative d'albumine dans la lymphe en général doit-elle indiquer déjà que la lymphe doit être considérée comme constituée par la partie du liquor du sang non utilisée par les tissus (épithéliaux ou autres) pour leur nutrition.

Et en effet la lymphe contient en proportions notables les produits excrémentitiels des tissus : elle renferme des matières extractives et surtout de l'*urée* (Wurtz), et elle renferme de l'urée en plus grande proportion que le sang. Cette urée doit nous représenter le résultat de la combustion de la quantité d'albumine que nous avons trouvée en déficit dans le liquor de la lymphe, comparativement au liquor du sang.

Les autres éléments de la lymphe sont moins importants à signaler ; ce sont des sels (de soude), identiques à ceux du sérum sanguin (chlorures et sulfates principalement) ; enfin Schmidt a même constaté dans les cendres de la lymphe et du chyle de petites quantités de fer.

La lymphe contient aussi des *gaz*, comme le sang ; ces gaz sont les mêmes que ceux du sang ; il était à supposer à priori que l'oxygène et l'acide carbonique devaient se trouver dans la lymphe dans les mêmes proportions que dans le sang veineux ; il n'en est rien cependant. Les récentes analyses de Hammarsten ont montré que *la lymphe renferme moins d'acide carbonique que le sang veineux*. C'est un fait qui paraît ici sans importance, et sur lequel nous aurons cependant un grand intérêt à revenir en traitant des combustions respiratoires qui se passent dans l'intimité même des tissus.

La manière générale dont nous concevons les rapports des origines du système lymphatique avec les épithéliums ne se réalise pas pour tous ; elle est telle pour la peau, les muqueuses de la bouche, de l'estomac, et les muqueuses en général ; mais dans l'intestin grêle le réseau lymphatique est séparé de l'épithélium par un réseau sanguin : nous chercherons plus tard à expliquer cette disposition au point de vue de l'absorption. D'autres muqueuses nous paraissent complètement dépourvues de réseaux lymphatiques ; on a longtemps contesté ceux de l'urèthre et de l'œsophage [1] ; il paraît ne pas y en avoir dans les muqueuses vésicales et conjonctivales.

Sur le trajet des vaisseaux lymphatiques se trouvent dé-

[1]. La présence des lymphatiques dans ces muqueuses a été l'objet de nombreuses recherches.

La muqueuse de l'urèthre est bien décidément pourvue de lymphatiques, d'après les recherches de Sappey: ils sont très fins, et leurs réseaux convergent tous vers le frein de la verge d'où ils se rendent vers les ganglions du pli de l'aine ; mais en arrière ils communiquent avec les lymphatiques des voies séminifères et du testicule, ce qui explique la propagation jusqu'aux bourses de l'angioleucite blennorrhagique (Sappey). — C'est sur les lymphatiques du gland et du canal de l'urèthre que Belajeff a fait ses fines recherches sur la structure des capillaires lymphatiques.

La vessie par contre est complètement dépourvue de lymphatiques Sappey a montré que les troncs décrits par Cruikshanck et Mascagni sur cet organe, n'y prennent pas naissance, mais proviennent de la prostate, et rampent, pour se rendre dans les ganglions intrapelviens, sur les parties postéro-latérales de la vessie. On invoque parfois cette absence de lymphatiques pour expliquer la non-absorption par la muqueuse vésicale, mais il faut voir dans ce refus de passage un phénomène essentiellement épithélial.

Les lymphatiques de la pituitaire ont été longtemps un sujet de débats entre les anatomistes : malgré les descriptions de Cruveilhier, Sappey refusait de les admettre, parce qu'on ne pouvait poursuivre les vaisseaux injectés jusqu'à leurs ganglions terminaux. Aujourd'hui, après les recherches de Simon, de Panas, de Sappey lui-même, l'existence de ces lymphatiques ne peut plus être contestée, car on est parvenu à les poursuivre jusque vers des ganglions stylo-pharyngiens, et vers un gros ganglion situé au-devant de l'axis, le ganglion le plus élevé du corps (Sappey).

Il en est de même des lymphatiques de l'œsophage.

Mais, par contre, ceux de la conjonctive palpébrale et oculaire sont encore contestés (Sappey).

veloppés des ganglions dont la structure compliquée se comprend mieux d'après l'étude de leur développement : ce sont primitivement des plexus de capillaires lymphatiques ramifiés, anastomosés et pelotonnés ; le parenchyme ainsi constitué retarde le cours de la lymphe qui le traverse, et c'est en ces points que se multiplient les globules blancs, destinés à être versés dans le sang.

La question des *origines des lymphatiques* est aujourd'hui très controversée et présentée de manières très différentes par l'école allemande et par l'école française.

A. Pour l'école allemande (représentée en France par Ranvier), les nouveaux procédés d'investigation, et notamment les injections avec le nitrate d'argent, auraient permis d'arriver à la solution de quelques-uns des points de cette importante question.

D'abord il aurait été démontré qu'outre les lymphatiques sous-jacents aux épithéliums, on trouve encore d'abondants réseaux d'origines lymphatiques dans les tissus profondément placés, non seulement dans les glandes (qui sont encore des dérivés épithéliaux), mais encore dans les différentes espèces du tissu conjonctif, soit figuré, soit diffus et constituant le tissu interstitiel des divers organes.

Ensuite on a reconnu qu'en plusieurs points, même pour les lymphatiques des surfaces, les rapports des réseaux d'origine et de l'épithélium ne sont pas aussi intimes que l'avaient fait penser les anciens procédés de préparation : « dans toutes ces régions, l'examen des lymphatiques injectés au nitrate d'argent et observés par des coupes transparentes, montre nettement qu'ils ne siègent pas absolument à la surface du derme au-dessus des réseaux sanguins comme leur injection avec distension exagérée par le mercure le faisait croire. Teichmann et Belajeff[1] ont bien démontré que le réseau capillaire sanguin est dans son ensemble toujours superposé aux lymphatiques d'origine, qui par leur ensemble aussi forment le réseau tégumentaire le plus su-

---

1. Belajeff, *Sur les vaisseaux lymphatiques du gland,* (*Journal de l'anat. et de la physiologie*, de Ch. Robin, 1866, p. 465).

perficiel. Cependant Belajeff note que quelques lymphatiques de la muqueuse uréthrale vont jusqu'à la superficie même de celle-ci, de manière à toucher les cellules épithéliales polyédriques dans l'intervalle des papilles, à leur base; il en serait ainsi également sur les parties de la peau des lapins dont le derme est très mince.

« En tout cas les réseaux d'origine des lymphatiques sont immédiatement appliqués contre les réseaux capillaires sanguins; dans certaines régions les rapports des vaisseaux de ces deux ordres sont encore plus intimes, et les capillaires lymphatiques et sanguins sont tellement contigus, que, dans la coupe d'un de ces réseaux, on voit le vaisseau lymphatique embrasser la moitié ou les deux tiers de la circonférence du vaisseau sanguin : « Le lymphatique représente un vaisseau qui n'a de paroi propre que d'un côté; dans le reste de son étendue il est limité par le capillaire sanguin (Onimus). »

Le degré le plus prononcé de cette disposition nous est présenté par les *espaces périvasculaires* que Ch. Robin (1858), puis His (1863), ont successivement décrits autour des vaisseaux de l'encéphale (*Gaines lymphatiques* de Ch. Robin, de His). Ce sont des conduits à paroi mince, mais bien délimitée, hyaline, entourant les vaisseaux jusqu'aux plus fins capillaires, dans les substances blanche et grise des centres céphalo-rachidiens et dans la pie-mère ; encore cette gaine n'existe-t-elle pas autour de tous ces vaisseaux. — Leur aspect, leur contenu formé d'un liquide renfermant plusieurs noyaux sphériques (globulins), tout porte à penser que ces gaines doivent être rattachées au système des origines lymphatiques, « car autrement ils constitueraient un quatrième système vasculaire dont l'aboutissant et la nature resteraient à déterminer, à côté des systèmes lymphatique, artériel et veineux. Mais il faut reconnaître aussi qu'avant d'être absolument sûr que ce sont là des lymphatiques, il reste encore à les suivre depuis leur origine, qui est connue, jusqu'aux troncs efférents qu'ils doivent former en se réunissant et à déterminer le trajet de ceux-ci jusqu'à leur terminaison ganglionnaire, comme on l'a fait pour toutes les autres portions du système lymphatique (Ch. Robin). » Cette lacune n'a pu encore être comblée.

Les travaux de l'école allemande se sont spécialement portés sur la question de *structure* et d'*origine* des ca-

pillaires lymphatique : sur les détails intimes de ce problème, les opinions les plus diverses ont été successivement
émises :

1° La *communication des radicules lymphatifiques avec
les corpuscules du tissu conjonctif* a été d'abord indiquée
par Virchow, qui, sur une langue hypertrophiée, trouva des
lacunes dépourvues de parois propres (capillaires lymphatiques), dans lesquelles s'ouvraient des prolongements de
cellules plasmatiques également hypertrophiées. Leydig et
Heidenhain se firent surtout les champions de cette manière de voir, et le dernier de ces observateurs admet, pour
expliquer l'absorption au niveau des villosités intestinales,
un réseau de cellules plasmatiques qui communiqueraient
d'une part avec les cellules épithéliales, et d'autre part
avec le chylifère central. Kölliker, d'après ses recherches
sur les lymphatiques de la queue du têtard, se rattacha à
cette même opinion ; on peut même rapprocher de la manière de voir de ces auteurs, celle de Recklinghausen :
d'après lui, les origines lymphatiques se trouvent dans un
système de canaux qu'il nomme *tubes plasmatiques*, qu'il
a injectés dans la cornée, et qui seraient des lacunes spéciales du tissu conjonctif[1]. Or, d'après Kölliker, ces lacunes
correspondent précisément aux parties que Virchow a désignées spécialement sous le nom de corpuscules du tissu conjonctif ou cellules plasmatiques, quoique Recklinghausen
continue à les considérer comme des lacunes particulières
dans lesquelles il place des éléments celluleux dépourvus
de prolongements (éléments pour lesquels il réserve le nom
de corpuscules du tissu conjonctif).

2° La *communication avec des lacunes du tissu conjonctif* rentre déjà en partie dans la manière de voir de
Recklinghausen, si l'on distingue bien avec lui ce qu'il
appelle les *canaux du suc* (lacunes), d'avec les cellules
plasmatiques. Cette opinion a été surtout soutenue par His,
Tommsa, Schweigger-Seidel. Pour His, il y a communication directe du capillaire avec la lacune, par disparition de

1. Voy. H. Beaunis, *Anatomie générale et Physiologie du système
lymphatique*. Strasbourg, thèse d'agrégation, 1863.

l'épithélium du premier : les capillaires lymphatiques de
Kölliker ne seraient pas des canaux *intra cellulaires*,
mais bien *intercellulaires*. En France, Rouget et Ranvier[1] se sont rangés à cette opinion : ils considèrent les lymphatiques comme communiquant librement à leur origine avec
les vides, les interstices des tissus. L'anatomie comparée, fait
remarquer Rouget, nous montre chez les animaux inférieurs
des circulations purement lacunaires (siponcles), dont le
sinus caverneux pour le sang, et les origines lymphatiques
pour la lymphe sont les seuls restes chez les animaux supérieurs. D'autre part, le péritoine doit être considéré comme
un reste de ce qui constitue chez les animaux inférieurs
la cavité générale du corps (entre le tégument externe et
le tégument interne ou muqueuse digestive) : or, chez les
animaux supérieurs, le système lymphatique continue à
communiquer librement par de petites ouvertures avec la
cavité péritonéale, comme Recklinghausen l'a démontré le
premier. Mettant à la surface du péritoine diaphragmatique
du lait ou une substance pulvérulente en suspension dans
un liquide, il a vu les gouttelettes de graisse ou les autres
granulations traverser la couche épithéliale en des points
déterminés ; Ranvier décrit les mêmes phénomènes ; l'é-
tude de la séreuse péritonéale à l'aide du nitrate d'argent
lui a permis de constater que ces points correspondaient
à des *pores* particuliers situés entre les cellules de l'é-
pithélium péritonéal (du centre phrénique), et conduisant
dans les lacunes qui sont le commencement des lymphatiques du diaphragme. Ces faits on été vérifiés en Allemagne
par Ludwig, Schweigger-Seidel, Dybrowsky, Dogiel, etc. ;
les mêmes expériences ont été reproduites avec plein
succès par Rouget, qui a vu des injections spontanées de
particules colorantes se faire dans les lymphatiques du diaphragme, quand on injecte ces substances dans la cavité
péritonéale de l'animal vivant.

Cependant il serait très probable, d'après les recherches
de Ranvier, que les orifices au moyen desquels cette ab-

---

1. Ranvier, *Leçons sur les lymphatiques* (*Progrès médical*, 1874 et
Traité technique d'histologie, p. 668).

sorption se produit ne sont pas normalement béants, mais qu'ils s'ouvrent seulement au moment du passage des particules résorbées. La disposition de ces orifices est encore énigmatique : on avait cru en apercevoir sur toutes les régions du péritoine (Schweigger-Seidel et Dogiel), et même sur le mésentère ; mais Ranvier, qui a repris cette étude, est arrivé à conclure qu'il n'existe en ces points ni bouches absorbantes ni stomates, mais bien des trous faisant communiquer les deux côtés du mésentère par des orifices dont la structure doit être rapprochée de celle qu'il a décrite pour les parties analogues de l'épiploon. (Voyez pour plus de détails : Ranvier, *Soc. de biologie*, 1872, et H. Farabeuf, *De l'épiderme et des épithéliums*, p. 171.)

Les prétendues origines des lymphatiques sur les surfaces séreuses ont fait récemment le sujet d'un travail étendu de la part de Tourneux et Hermann[1]. L'objet principal de ces divers travaux a été l'étude des petits amas de cellules qui se rencontrent dans les enfoncements connus, par exemple sur le mésentère de la grenouille, sous le nom de citernes ou de puits lymphatiques. Nous avons déjà dit que, pour Ranvier entre autres, les petites cellules qui tapissent le fond des citernes ne sont pas des éléments fixes, mais sont susceptibles de s'écarter pour laisser passer différentes substances, telles que des grains de carmin, globules de lait, etc. Tourneux et Hermann ont observés ces amas cellulaires, non seulement sur le péritoine, mais encore sur la plèvre pariétale ; là, ils occupent presque constamment les espaces intercostaux et se continuent graduellement avec le restant de l'épithélium pleural. Ce sont évidemment des centres de formation cellulaire, occupant des endroits déclives par rapport à la surface générale, de même que dans les enfoncements cratériformes du péritoine de la grenouille. Ces dispositions sont encore plus nettes au niveau du péritoine qui tapisse le centre phrénique : là, au lieu de constituer une couche unie comme celui de la plèvre, l'épithélium péritonéal s'invagine plus ou moins profondément dans les fentes intertendineuses et dans les nombreuses dépressions qu'offre la surface du centre phrénique : les cellules épithéliales qui tapissent ces enfoncements sont beaucoup plus petites que celles qui se trou-

1. *Recherches sur quelques épithéliums plats dans la série animale*, par MM. Tourneux et Hermann (*Journal de l'anatomie et de la physiologie*, n°s de mars et de juillet 1876).

vent à la surface des faisceaux tendineux. En certains points les
cellules plus larges affectent au pourtour de ces dépressions une
disposition rayonnée qui rappelle singulièrement les formations
analogues que l'on trouve sur le sac lymphatique des batraciens. Or, comme il arrive souvent que l'imprégnation de nitrate
d'argent ne se fasse pas pour les petites cellules qui tapissent
l'enfoncement, si celui-ci est profond, il arrive que l'on a l'apparence d'un véritable trou avec une garniture de cellules margi-
nales plus ou moins rondes d'aspect. Au fond du trou apparaît
l'épithélium du lymphatique sous-jacent; mais cet épithélium
ne présente aucune solution de continuité; Tourneux et Hermann arrivent donc aux conclusions suivantes :

Les cellules épithéliales qui tapissent une même séreuse ne
sont pas partout identiques à elles-mêmes; au milieu des cellules plates dites *endothéliales* on rencontre, d'espace en espace, des éléments plus petits rattachés génésiquement aux
précédents et disposés sous forme de traînées ou d'îlots. Ces petites cellules occupent généralement des points de la séreuse
excavés et paraissant par conséquent soumis à un moindre
frottement. Ces cellules présentent une activité nutritive plus
considérable que les cellules dites endothéliales ; elles sont les
centres de formation de ces dernières. Elles sont mutuellement
tangentes les unes aux autres et ne laissent entre elles aucun
espace libre. L'absorption, si elle se fait à leur niveau, ne peut
avoir lieu qu'en raison de la constitution même de leur corps
cellulaire permettant le passage de substances et de particules
solides, passage déjà signalé pour les corps gras dans les cellules
de la muqueuse intestinale. Ces centres de prolifération peuvent
bourgeonner, soit extérieurement, soit intérieurement, donnant
dans le premier cas des amas mûriformes pédiculés, et dans
l'autre des cônes pénétrants logés dans le tissu sous-jacent.
Cette dernière disposition donnerait lieu aux apparences décrites sous le nom de puits lymphatiques. Les cellules constituant ces amas, en continuité morphologique et génésique avec
l'épithélium séreux, peuvent être en contact, mais ne sont
jamais en continuité avec l'épithélium tapissant les vaisseaux
lymphatiques.

Quoi qu'il en soit, pour en revenir aux idées de l'école
allemande au sujet de l'origine des lymphatiques, on en peut
résumer les principaux points en disant que le tissu conjonctif représente l'une des principales origines du système
lymphatique, et que le tissu cellulaire lâche peut être con-

sidéré comme un large sac lymphatique cloisonné, en communication directe avec les vaisseaux lymphatiques. L'anatomie pathologique en fournirait de nombreuses démonstrations ((Ranvier), ainsi que l'anatomie comparée, et que l'étude du développement des vaisseaux lymphatiques et des tissus dits *tissus lymphoïdes :* ainsi les *sacs* ou *réservoirs lymphatiques* des vertébrés inférieurs se laissent à peine délimiter du tissu connectif ambiant, et Meyer les considère comme des lacunes du tissu cellulaire (grenouilles). A mesure que le système lymphatique, qui n'existe d'une façon distincte que chez les vertébrés, se développe d'une façon de plus en plus nette dans l'échelle de ces animaux, on le voit provenir de modifications du tissu connectif. Leydig a vu que dans beaucoup de poissons osseux la tunique adventice des vaisseaux du mésentère se transforme en aréoles remplies de petites cellules incolores, c'est-à-dire en réalité en une véritable gaine lymphatique ; on observe le même phénomène dans la tunique adventice des artères de la rate, dont le tissu connectif se transforme peu à peu en ce reticulum lymphoïde qui constitue les corpuscules de Malpighi, comme elle constitue les ganglions lymphatiques.

En effet, les nombreux travaux des auteurs que nous venons de citer sur la structure des *ganglions lymphatiques*, fournissent une nouvelle série de considérations, invoquées par eux en faveur des rapports intimes (d'origine) du système lympathique avec le tissu connectif. Ces ganglions, dans l'étude histologique desquels nous ne pouvons entrer ici, ont été de tout temps considérés comme formés par un *pelotonnement des capillaires lymphatiques* (voy. p. 309) ; or leur étude attentive a montré dans ces derniers temps qu'ils sont en même temps composés d'un tissu connectif à mailles plus ou moins lâches, dans lesquelles s'infiltre (lacunes lymphatiques) le courant lymphatique pour entraîner les corpuscules lymphatiques (p. 309) qui s'y développeraient par prolifération des cellules plasmatiques, absolument comme se développent les globules du pus, par une prolifération semblable, dans toute inflammation du tissu conjonctif ; ainsi se trouverait expliquée la ressemblanche ou pour mieux dire l'identité morphologique des globules du pus et des globules lymphatiques ou globules blancs du sang.

On trouve du reste toutes les transitions entre les ganglions lymphatiques et le tissu connectif proprement dit : le tissu connectif de la muqueuse intestinale, formé de trabécules lâches, circonscrivant des mailles riches en globules blancs, et dans lesquelles viennent s'ouvrir de nombreux capillaires lymphatiques (*lacunes*, sinus lymphatiques), représente, d'après les recherches de His (*tissu adénoïde*), le tissu rudimentaire d'un ganglion lymphatique étalé et diffus ; en certains points ce tissu se condense et forme des amas mieux circonscrits. Ce sont les *follicules clos*, isolés ou réunis en *plaques de Peyer*, dans lesquels on a depuis longtemps reconnu une structure identique à celle des ganglions lymphatiques.

B. Pour l'école française (Robin, Sappey), les communications des radicules capillaires soit avec les larges mailles du tissu lumineux, soit avec les cavités des grandes séreuses, ne sauraient être admises.

1° Les origines des lymphatiques sont constituées par les *réseaux capillaires* précédemment décrits, ou par des prolongements en cul-de-sac semblables aux capillaires précédents, pénétrant dans les villosités intestinales (*chylifère central*), les papilles de la langue, etc. Cette manière de voir, qui fut celle de Mascagni, de Panizza, de Cruveilhier, s'appuie aujourd'hui principalement sur les recherches de Ch. Robin[1]. Ces capillaires n'ont pour paroi qu'une simple couche de cellules épithéliales (Robin), quelles que soient du reste leurs varicosités ou les autres irrégularités qui, dans l'épaisseur de certains organes, leur donnent une forme plus moins bosselée, triangulaire (ce qui aurait fait croire à des communications très fines avec des éléments voisins) ; ce n'est que dans les gros capillaires voisins des vaisseaux efférents que l'on trouve en dehors

---

1. Robin, article LYMPHATIQUES : *Dictionnaire encyclopédique des sciences médicales* (1870).

de la couche épithéliale (endothélium) des fibres annulaires et une membrane hyaline parsemée de noyaux.

Les capillaires lymphatiques, comme les capillaires sanguins, formeraient donc partout un réseau fermé et séparé des autres éléments anatomiques par une couche épithéliale semblable à l'endothélium des vaisseaux sanguins (fig. 77) : la continuité de cette couche montre que leur rôle est essentiellement relatif à des actes de pure endosmose et exosmose; leurs rapports intimes de contiguïté avec les vais-

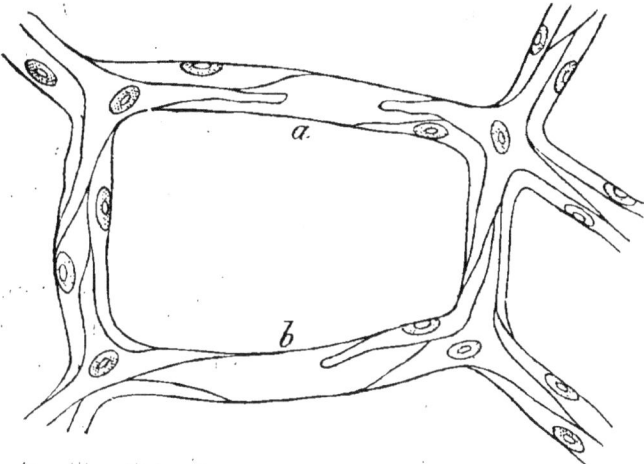

FIG. 77. — Cellules épithéliales vasculaires (des capillaires) imprégnées par le nitrate d'argent.

seaux sanguins, et la gaine qu'ils forment à ces derniers capillaires dans de nombreuses régions, indiqueraient peut-être qu'ils ont pour usage, non seulement de ramener dans le sang les liquides qui proviennent de la désassimilation et ceux qui n'ont pas été complètement utilisés par la nutrition, mais encore de se remplir du surplus du plasma sanguin, qui arrive dans les capillaires à chaque systole du ventricule (E. Onimus).

2° Enfin Sappey, par des procédés particuliers de coloration, est parvenu à obtenir des préparations qui montrent avec la plus grande évidence les résultats suivants qu'il vient de publier[1] : — Les capillaires lymphatiques naissent

1. Sappey, Leçons orales (décembre 1874); et Anatomie, physiologie, pathologie des vaisseaux lymphatiques considérés chez l'homme et les

18.

par un réseau extrêmement délié, réseau des *capillicules* et des *lacunes*. Les *capillicules* n'ont pas plus de deux millièmes de millimètre ; on ne peut encore affirmer si leurs parois sont tapissées par un endothélium. Ils sont remplis de granulations lymphatiques qui ne seraient autre chose que les noyaux des futures cellules lymphatiques (leucocytes). Les *lacunes* sont des cavités communiquant avec les capillicules ; de grandeurs variables, elles ont toujours une forme étoilée, limitées par des côtes curvilignes dont la convexité regarde le centre de la lacune. Elles contiennent les mêmes granulations que les capillicules.

C'est de ce réseau des capillicules et des lacunes que partent les capillaires lymphatiques, constitués à leur point de départ par une série de lacunes linéairement disposées.

Mais les conclusions les plus remarquables de ces recherches sont les suivantes : 1° Les vaisseaux lymphatiques à leur origine communiquent avec les capillaires sanguins au moyen des capillicules, qui se continuent avec de petites épines creuses dont sont hérissés les capillaires sanguins (par exemple dans les papilles du derme) ; vu le diamètre étroit de la lumière de ces canaux de communication, le sérum sanguin peut seul les traverser, mais dans certains cas pathologiques ils s'élargissent de façon à donner passage aux globules rouges eux-mêmes. 2° Ces origines des lymphatiques s'observent dans la peau, les muqueuses, le tissu musculaire, les glandes et un certain nombre de viscères ; certains tissus et certains organes en sont totalement dépourvus ; tels sont le tissu conjonctif et tous ses dérivés, le système nerveux central et périphérique, les membranes séreuses et synoviales, les os, les cartilages.

Au milieu de ces résultats contradictoires, présentés par les diverses écoles, il semble que la physiologie doive se trouver dans un grand embarras, manquant de bases anatomiques solidement établies et universellement admises.

vertébrés., Paris, 1874, in fol. et *Anatomie descriptive*, 3e édit., t. II, 1876. — Voy. aussi Le Dentu, *Nouveau Dictionnaire de médecine et de chirurgie pratiques*, art. LYMPHATIQUES.

Il n'en est rien, nous pouvons le dire. En effet les données expérimentales montrent que pour le physiologiste et le médecin, quant à la question de la pénétration et du transport des substances dans l'organisme, les vaisseaux lymphatiques peuvent être considérés comme faisant suite au système artériel aussi bien que les vaisseaux veineux ; quelle que soit la solution anatomique, que le passage des artérioles aux capillaires lymphatiques se fasse directement (Sappey), ou qu'il succède à une extravasation de la partie liquide du sang dans des lacunes interorganiques (Ranvier), ces solutions anatomiques ne changeront rien à nos idées relativement à ces phénomènes physiologiques de l'absorption. Il est bien établi par l'expérimentation[1] que la circulation veineuse et la circulation lymphatique sont dans un rapport intime ; que les deux systèmes communiquent ensemble (fonctionnellement) et succèdent également, à peu près au même titre, au système artériel. Ces rapports sont si intimes, que si la circulation veineuse varie dans un sens, la circulation lymphatique variera dans le sens opposé, et *vice versa* : ainsi lorsqu'on met à nu, sur un cheval, un lymphatique et une veine provenant de la même région, toutes les fois qu'on gêne le retour du sang veineux, on voit augmenter l'écoulement de la lymphe ; dès qu'on laisse abondamment couler le sang veineux, on voit diminuer la lymphe.

De la rate. — Nous plaçons ici l'étude des fonctions attribuées à cet organe, parce qu'il a de grands rapports avec le système lymphatique ; en se reportant aux quelques indications que nous avons données (p. 315) sur les nouveaux résultats relatifs à la structure des ganglions lymphatiques, on doit, d'après l'école allemande, considérer la rate comme un ganglion lymphatique disposé d'une façon particulière : c'est encore du tissu connectif (gaines des artères spléniques) qui s'est transformé en tissu adénoïde ; seulement ce tissu n'est plus sillonné par des lacunes ou sinus lymphatiques ; ici c'est le sang lui-même qui se répand dans les

---

1. Cl. Bernard, *Physiologie opératoire*, 1879, page 348.

mailles du tissu, et entraîne avec lui les globules blancs qui
s'y développent incessamment. On trouvera dans les traités
d'histologie les détails de structure qu'affecte ce tissu pour
constituer et les *corpuscules de Malpighi* et la substance
de la *pulpe* de la rate, mais on reconnaîtra toujours au milieu de ces variétés, grâce aux travaux de Gray, de Billroth,
de Schweigger-Seidel et de W. Müller, on reconnaîtra toujours le tissu connectif adénoïde (lymphoïde), c'est-à-dire
un amas de ganglions lymphatiques plus ou moins fusion-
nés et dans lesquels les conduits lymphatiques sont remplacés par des vaisseaux sanguins : en un mot, la rate est
une *glande lymphatique sanguine* (H. Frey).

Aussi, lorsque la rate est détruite ou enlevée, on constate une hypertrophie générale des autres glandes lymphatiques, qui semblent se mettre en état de suppléer la rate
dans la formation des globules blancs : cette hypertrophie
des ganglions lymphatiques a été constatée chez les animaux
après l'ablation de la rate, et chez l'homme après sa dégénérescence ou sa destruction (Fuhrer).

Ce rapide aperçu anatomique concorde d'une façon très
précise avec les fonctions que quelques auteurs ont attribuées à la rate. Sans parler de son influence indirecte et
encore bien énigmatique sur les fonctions de la digestion,
influence que nous aurons à étudier plus tard, la rate devrait être essentiellement considérée comme un lieu *de formation des globules blancs*, au même titre que toutes les
glandes lymphatiques : aussi le sang veineux splénique est-
il singulièrement riche en globules lymphatiques ; tandis
que le sang artériel qui y entre en contient 1 sur 220 rouges,
le sang veineux qui en sort en contient 1 sur 60 (His) et
même 1 sur 5 ou 4 (Vierordt, Funke). — Quant à son action sur les globules rouges, elle est encore si difficile à
déterminer que pour les uns la rate est un lieu de destruction de ces éléments (Béclard, Kölliker), tandis que pour
les autres elle serait un atelier de formation des globules
rouges (Funke, J. Bennett).

On invoque en faveur du rôle destructeur des globules
rouges les faits suivants : un animal auquel on extirpe la
rate supporte plus longtemps l'inanition qu'un animal intact :

son sang ne s'appauvrit pas si vite en globules rouges ; la lymphe qui vient de la rate (car ce viscère possède aussi des vaisseaux lymphatiques) est presque toujours colorée en rouge. Quelques observateurs auraient constaté une sorte de pléthore (d'hyperglobulie) chez les animaux qui avaient subi l'extirpation de la rate, mais cette observation est loin de concorder avec les résultats que nous présente la clinique.

Il est évident que des globules rouges doivent se détruire dans la rate, comme dans tout organe, dans tout tissu où se produisent des transformations très actives, et du reste ces destructions d'éléments colorés deviennent très évidentes dans les cas pathologiques, où l'on voit la rate produire en abondance les débris pigmentaires des globules rouges (cachexie palustre) ; mais il est encore plus probable qu'à l'état physiologique la rate voit se former un grand nombre de globules rouges, en ce sens que les globules blancs, qui y ont pris naissance, commencent déjà à s'y transformer en corpuscules sanguins colorés : en effet on trouve en abondance, dans le sang des veines spléniques, des globules intermédiaires entre les globules blancs et les rouges et des globules rouges qui ont tous les caractères de jeunes éléments (petit volume, forme moins aplatie, plus grande résistance à l'action de l'eau, etc., etc.).

MM. Malassez et P. Picard [1] ont cherché à se rendre compte des résultats contradictoires obtenus antérieurement par Béclard, Lehmann, Gray et Funk, relativement aux modifications qu'éprouve le sang dans son passage à travers la rate. Ils se sont à cet effet attachés à déterminer exactement les conditions expérimentales, et ont employé, comme procédés d'analyse, parallèlement : 1° la numération des globules ; 2° le dosage du plus grand volume d'oxygène que peut absorber une quantité donnée de sang.

Dans ces circonstances ils ont pu obtenir les résultats suivants : lorsque les nerfs de la rate sont paralysés, c'est-à-dire lorsque cet organe est dans l'état d'activité (comme les autres glandes le

1. L. Malassez et P. Picard, *Recherches sur les modifications qu'éprouve le sang dans son passage à travers la rate, au double point de vue de sa richesse en globules rouges et de sa capacité respiratoire.* (Compt. rend. de l'Académie des sciences, 21 décemb. 1874.)

sont à la suite de la section de leurs vaso-moteurs), la richesse globulaire du sang veineux splénique et sa capacité respiratoire augmentent. Cette augmentation est un phénomène tout à fait spécial à la rate, car, pour toutes les autres glandes, la paralysie des filets sympathiques produit dans les veines qui en proviennent une diminution dans la richesse globulaire et dans la capacité respiratoire.

L'augmentation globulaire et respiratoire du sang veineux splénique pendant le temps d'activité de la rate est suffisante pour accroître la richesse globulaire et la capacité respiratoire de la masse sanguine totale.

A la suite d'une période d'activité de la rate, on peut constater que la proportion de fer contenue dans la pulpe de cet organe a considérablement diminué, pour descendre jusqu'à la proportion de fer contenue dans le sang normal.

Il est encore quelques appareils glandulaires qu'il faudra sans doute rapprocher des ganglions lymphatiques et de la rate : tels sont le corps thyroïde, le thymus et peut-être les capsules surrénales; mais ici les notions anatomiques sont encore trop peu précises, et les théories physiologiques trop hypothétiques, pour que nous puissions aborder avec fruit l'étude de ces prétendues glandes vasculaires sanguines.

Résumé. — Les épithéliums sont des couches de cellules revêtant les surfaces internes ou externes de l'organisme.

Les *membranes séreuses* sont revêtues d'un *épithélium pavimenteux* à une seule couche (dans les synoviales il y a plusieurs couches).

L'épiderme est un épithélium pavimenteux stratifié, dont les cellules superficielles sont cornées et desséchées, les profondes pouvant seules êtres considérées comme vivantes.

L'*épithélium cylindrique simple* revêt les voies digestives (estomac et intestins). La bouche et l'œsophage sont revêtus par un épithélium pavimenteux stratifié.

L'*épithélium cylindrique vibratile* est le plus remarquable: il se trouve dans les fosses nasales, la trachée, les grosses bronches, les canaux de l'épididyme chez l'homme, les trompes et l'utérus chez la femme, etc. Les mouvements des cils vibratiles sont à comparer à ceux des spermatozoïdes (queue des spermatozoïdes); chez les uns comme chez les autres, ils persistent un temps variable après la mort de l'organisme général; ils sont arrêtés par les liquides acides et excités par les liquides alcalins.

Les *épithéliums* ont pour fonction de présider aux échanges entre le milieu intérieur (sang et lymphe) et le milieu extérieur. Par leurs déchets (fonte et desquamation), les épithéliums des diverses muqueuses donnent les divers *mucus*, caractérisés par la présence de la *mucosine*, coagulable non par la chaleur, mais par l'acide acétique.

Le SYSTÈME LYMPHATIQUE est l'une des voies d'absorption des liquides qui ont traversé les surfaces tégumentaires et muqueuses ; il vient verser son contenu dans la partie centrale du système veineux. Ce contenu, représenté par la lymphe (et par le *chyle* dans les lymphatiques de l'intestin), se compose : 1° d'éléments figurés (globules blancs, *leucocytes*, gouttes de graisse dans le chyle) ; 2° d'un liquide coagulable (fibrine) et qui présente à peu près la même constitution que le sérum du sang.

Plusieurs questions sont encore controversées dans les données anatomiques relatives aux lymphatiques ; telles sont la signification de la *gaine périvasculaire lymphatique* (de Ch. Robin) et l'origine des *capillaires lymphatiques :* pour les uns (Ranvier), ces capillaires se continuent avec les lacunes du tissu conjonctif, lacunes qui sont représentées à leur plus haut degré de développement par les grandes cavités séreuses (*stomates* des séreuses ; mais ces prétendus *stomates*, dits encore *puits* ou *citernes lymphatiques*, ne sont sans doute que des centres de rénovation de l'épithélium de la séreuse, centres placés dans des points déclives et déprimés, c'est-à-dire plus à l'abri des frottements) ; pour les autres (Sappey), ces capillaires sont, au moyen d'un réseau de capillicules et de lacunes, en communication directe avec les capillaires sanguins. Quelle que soit l'opinion qui doive triompher, l'expérimentation physiologique a dès aujourd'hui établi qu'au point de vue fonctionnel les lymphatiques font directement suite au système artériel, presque au même titre que les veines.

La *rate* peut être considérée comme très analogue aux ganglions lymphatiques, et elle produirait en abondance, comme ces derniers, des globules blancs ; mais on n'est pas encore bien fixé sur son rôle relativement aux globules rouges ; on l'a considérée longtemps comme un lieu de destruction des globules rouges ; des expériences plus récentes tendent à démontrer au contraire que la rate est un lieu de production de ces éléments.

SIXIÈME PARTIE

APPAREIL DE LA DIGESTION

I. — BUT DE LA DIGESTION. — INANITION. — ALIMENTS.

Le but des fonctions digestives est de transformer les matières empruntées à l'extérieur, de manière à les rendre aptes à passer dans l'économie, à être absorbées et portées dans le torrent de la circulation, pour renouveler nos organes et entretenir les fonctions (chaleur) ou, en d'autres termes, pour le maintien du *statu quo* de l'organisme développé, et l'accroissement de cet organisme tant que son développement est incomplet.

Ces matériaux reconstitutifs sont les aliments.

La privation des aliments met les animaux dans l'état d'*inanition* : le résultat constant de l'inanition prolongée est la perte graduelle du poids du corps, le refroidissement et la mort ; les animaux meurent quand ils ont perdu les 4 10 de leur poids primitif (Chossat). Cette perte se fait plus ou moins rapidement selon les animaux : ainsi les animaux à sang froid résistent trente fois plus longtemps à la privation d'aliments que les animaux à sang chaud ; ils peuvent même y résister pendant une durée incroyable de temps : ainsi Cl. Bernard a vu des crapauds résister près de trois ans à la privation complète d'aliments. Un petit oiseau, au contraire, meurt de faim au bout de deux ou trois jours au plus.

Parmi les *substances alimentaires* destinées à réparer les pertes incessantes de l'économie, les unes sont directement absorbables, les autres, déposées à la surface des voies digestives, doivent subir l'influence des sucs qui s'y trouvent versés, et se modifier de manière à pouvoir être absorbées. C'est pour cela que l'aliment, introduit dans la bouche, parcourt successivement les diverses parties du canal digestif, se trouve soumis chemin faisant à diverses actions mécaniques, mais surtout à l'action chimique de liquides variés qui le fluidifient et le transforment.

Pour qu'un aliment soit complet, il faut qu'il contienne tous les éléments qui font partie de nos tissus.

1° Il faut donc qu'outre leurs principes organiques, les matières animales et végétales que nous consommons renferment les divers produits minéraux qui se rencontrent dans nos tissus : tels sont les sels alcalins ou alcalino-terreux, le soufre, le phosphore, le fer, tous éléments nécessaires à chaque cellule de nos organes. Lorsqu'à une personne chlorotique on administre du fer, c'est à titre d'aliment; c'est parce que le fer, un des éléments indispensables dans l'économie, a diminué dans le sang. Ces substances minérales sont à elles seules incapables d'entretenir la vie. Si les substances empruntées au règne organique suffisent au contraire à elles seules à l'entretien de la vie, c'est qu'elles renferment toujours en même temps une certaine proportion de matières minérales.

Parmi ces sels minéraux, le plus indispensable à l'alimentation paraît être le chlorure de sodium. La pratique journalière avait depuis longtemps montré que l'homme ne peut se passer de ce sel, et les corporations religieuses, qui cherchaient à se soumettre aux privations les plus sévères, avaient en vain tenté de bannir le chlorure de sodium de leur alimentation. Les expériences physiologiques sur les animaux ont montré (Wundt, Rosenthal, Schultzen) *que ce sel est indispensable à l'économie ; que des accidents graves sont la suite de sa suppression.* Enfin la chimie physiologique nous explique ces faits en nous montrant que le chlorure de sodium entre dans la composition de presque toutes les parties de l'organisme, et qu'il est spécialement indispensable à la constitution du sérum sanguin et des cartilages. Ce sel paraît favoriser le travail intime de la nutrition des tissus; il est indispensable à la formation de la bile, du suc pancréatique, du suc gastrique. Les éleveurs de bestiaux connaissent parfaitement l'heureuse influence que l'administration du chlorure de sodium exerce sur le développement des animaux; sans admettre absolument que ce sel mêlé à la nourriture favorise l'accroissement et l'engraissement, il faut reconnaître (Boussingault) que les animaux nourris d'aliments mêlés de chlorure de sodium présentent un poil plus luisant et plus fourni, un aspect plus séduisant de santé, une vivacité remarquable, un besoin de saillir plus considérable, etc.

On a en vain fait des expériences pour remplacer le sel de soude par le chlorure de potassium. Ce dernier composé, loin de présenter les avantages du premier, donne bientôt lieu à des accidents.

2° L'aliment principal, l'aliment par excellence nous est surtout fourni par le règne animal : ce sont les différentes formes d'albumine, qu'on désigne sous le nom commun de *matières protéiques*, et plusieurs autres principes analogues réunis sous le nom de *caséine*. Toutes ces substances renferment O, H, C, Az, et de plus une certaine quantité de S et de Ph, de sels minéraux, etc. Il est probable, quoique l'analyse n'ait pu le montrer encore pour toutes, qu'elles contiennent en outre de petites quantités de fer.

Le règne végétal, dans certains de ses produits, nous offre le même aliment : tel est le *gluten* ou *fibrine végétale*, qu'on trouve dans un grand nombre de graines, et en particulier dans les céréales; telle est l'*albumine végétale*, qu'on rencontre dans les graines émulsives et dans les sucs végétaux; puis la *légumine*, ou *caséine végétale*, qui existe abondamment dans les graines des légumineuses. On peut réunir toutes ces matières sous le nom d'*albuminoïdes*[1].

3° Viennent ensuite des principes ternaires non azotés contenant C, H et O dans les proportions nécessaires pour former le sucre, l'amidon, la dextrine, la gomme et divers mucilages, toutes substances impropres à former directe-

1. Voy. G. Bouchardat, *Histoire générale des matières albuminoïdes.*; Paris, 1873.

ment des globules où la matière dominante est la matière azotée. Ces substances sont surtout empruntées au règne végétal ; elles se rencontrent cependant dans l'alimentation animale, mais en moindres quantités : on trouve du sucre (ou de la *matière glycogène*) dans le lait, dans le foie, et dans le sang qui revient de cet organe. Il a été constaté dans un grand nombre d'épithéliums ; dans celui des ventricules cérébraux on trouve des granules blancs qui se comportent, vis-à-vis des réactifs, les uns comme de la matière amylacée, les autres comme de la dextrine ; le sucre existe aussi dans le muscle, il s'y accumule lorsque le muscle ne fonctionne pas (après un long repos ; après la section des nerfs moteurs ; dans les muscles du fœtus. — Rouget). Une matière glycogène constitue le tégument des invertébrés ; c'est la *chitine* des insectes, la *tunicine* des tuniciers (*cellulose animale*) (Carl Schmidt). Ces substances ont été transformées en sucre par l'ébullition avec la potasse (Berthelot, Rouget). — Ces premières classes de substances alimentaires présentent ce caractère commun d'être chimiquement modifiées au contact de l'appareil digestif, afin de devenir absorbables.

4° Les *graisses* forment la dernière espèce de matières alimentaires ; ces substances n'ont pas absolument besoin d'être *digérées* dans le sens propre du mot, c'est-à-dire qu'elles ne subissent presque pas de modifications chimiques de la part des sucs digestifs : *les graisses sont absorbées en nature*. Aussi peuvent-elles être absorbées par des surfaces autres que les surfaces digestives, par exemple par la peau, et l'on sait que des frictions avec des corps gras font pénétrer ceux-ci à travers l'épiderme : c'est le seul mode de nutrition qui soit possible par le tégument externe. - Les matières grasses se rencontrent aussi bien dans le règne animal et dans le règne végétal.

Ainsi nous voyons que les aliments peuvent être empruntés d'une manière presque indifférente au règne végétal ou au règne animal : les amylacés, les substances glycogènes, qui sont presque l'élément essentiel des végétaux, se retrouvent aussi bien dans les produits animaux, et l'on sait que par exemple certains peuples sauvages arrivent à fabriquer des liqueurs fermentées (de l'alcool) avec le sucre contenu dans le lait de leurs juments. Dans un autre sens, et comme exemple d'emprunt au règne végétal d'un aliment en apparence essentiellement animal, on voit les Chinois fabriquer du *fromage* avec la légumine (*caséine*) extraite des fruits des légumineuses (pois).

Mais il est surtout important de remarquer que les végétaux ne possèdent pas seuls le privilège de former certaines de ces substances à l'exclusion des animaux : la formation des matières albuminoïdes dans les deux règnes est évidente; la découverte de la glycogénie animale (Cl. Bernard) a montré que les animaux peuvent former et forment normalement des substances amylacées, aussi bien que les végétaux; enfin, il en est de même pour les substances grasses : nous devons, en effet, aux expériences de F. Hubert, de Milne-Edwards et Dumas, la connaissance de ce fait que les abeilles nourries exclusivement avec du sucre possèdent cependant la propriété de fournir de la cire, c'est-à-dire des corps gras. La possibilité de la formation des corps gras par un organisme animal avait été niée par nombre de chimistes et de physiologistes.

Le règne animal et le règne végétal renferment ensuite des matières réfractaires à l'action des sucs digestifs, et qui, par suite, ne font que traverser le canal intestinal pour reparaître dans les matières excrémentitielles, isolées, séparées des principes alimentaires qu'elles accompagnaient. C'est d'une part le tissu élastique et le tissu connectif, dont la digestion est très difficile et même impossible pour certaines personnes; ce sont, d'autre part, de nombreux éléments végétaux, dont la forme la plus commune est la cellulose ou ligneux, formant le squelette de la plupart des végétaux, l'enveloppe d'un certain nombre de graines, etc.

Nous venons de classer les aliments d'après leur composition chimique. Comment les diviserons-nous, eu égard à leur rôle ultérieur dans l'organisme? Nous avons vu précédemment (p. 148) comment Liebig croyait que le muscle employait surtout des matériaux azotés dans sa contraction, et avait divisé les aliments en aliments respiratoires (graisses et hydrocarbonés), qui par leur combustion produiraient la chaleur animale, et en aliments plastiques (albuminoïdes), qui serviraient à la constitution des tissus et à la production du travail musculaire ; de là encore la division des aliments en *dynamogènes* ou producteurs de force, et *thermogènes* ou producteurs de calorique. Cette division n'est plus soutenable aujourd'hui (voy. p. 148, en note), du moins en constituant les groupes comme le faisait Liebig, car les aliments *thermogènes* (ou respiratoires) sont les mêmes que les *dynamogènes*. (Équivalent mécanique de la chaleur.)

Enfin il est une classe toute particulière de substances qui méritent le nom d'*aliments*, quoiqu'elles ne soient que peu ou pas modifiées dans leur trajet à travers l'économie et l'intimité des tissus ; ces substances paraissent agir par leur présence en diminuant les combustions, ou plutôt en les rendant plus utiles ; en un mot *elles favorisent la transformation de la chaleur en force*, et permettent d'utiliser davantage les véritables substances alimentaires ingérées avant elles : de là le nom d'*aliments d'épargne*, de *dynamophores*, d'*antidéperditeurs*. Ce groupe singulier de substances non alimentaires, mais utiles à l'alimentation, a été l'objet de nombreuses études qui ont montré et leur nombre considérable et le mode d'action particulier à chacune d'elles.

Il faut placer en première ligne l'*alcool :* pour beaucoup de physiologistes, l'alcool serait brûlé dans l'économie et servirait ainsi directement à la production de la chaleur (Liebig, Hepp, Hirtz, Schulinus); mais d'après les recherches de Lallemand et Perrin, l'alcool ingéré traverserait seulement l'économie, et se retrouverait en tout cas tel quel dans le sang et dans les tissus, et surtout dans le tissu nerveux, où il semblerait se localiser pour quelque temps. En un mot, il ne serait pas brûlé, il n'agirait que par sa présence, comme *aliment d'épargne*, en ménageant les combustions, c'est-à-dire en les rendant plus utiles. On comprend ainsi que les boissons alcooliques soient, jusqu'à un certain point, indispensables à l'homme qui doit produire un travail considérable avec une nourriture insuffisante, et l'abus venant fatalement après l'usage modéré, la physiologie nous montre que ce n'est pas tant contre cet abus même qu'il faudrait réagir aujourd'hui. mais contre les conditions qui font de l'usage de l'alcool une nécessité impérieuse et fatale pour l'ouvrier (Moleschott).

Après l'alcool viennent les principes actifs du thé, du café et des boissons semblables : la théine, la caféine, la théobromine, la coumarine (fève tonka), le principe de la *coca* du Pérou[1]. Cette dernière substance paraît agir surtout sur l'activité du système musculaire, tandis que les précédentes portent plus spécialement leur action sur le système nerveux. Mâchées par les courriers, les voyageurs, les ouvriers, les feuilles de l'*erythroxylum coca* permettent de rester un ou deux jours sans prendre d'aliments solides ou liquides ; elles calment la faim et la soif, soutiennent les forces. Aussi les Péruviens avaient-ils divinisé cet arbre dont les Incas employèrent plus tard les feuilles comme monnaie. Cependant, d'après Ch. Gazeau[2], il n'y aurait, sous cette prétendue action d'épargne, qu'une anesthésie de l'estomac et de l'œsophage. D'après les expériences entreprises par Rabuteau, sous l'influence de la coca, l'urée serait excrétée en plus grande quantité ; la température s'élève et le pouls devient plus rapide. Cette substance serait donc un agent excitateur de la nutrition ; l'homme serait autophage et dans l'état d'inanition sans en avoir conscience. Mais comme la faim est un sentiment général de toute l'économie, il n'est guère possible de soutenir cette opinion, en présence des résultats bien constatés d'économie nutritive produits par la coca comme par l'alcool. (Voy. A. Rabuteau, *Éléments de thérapeutique*, 2e édition, 1875, p. 130.)

On ne saurait invoquer, pour expliquer l'action de ces dernières substances, la présence de l'azote dans leur composition, et les regarder comme des aliments azotés, des aliments plastiques de Liebig. La caféine, la théine, etc., contiennent bien de l'azote, mais leur composition est à peu près celle de l'acide urique, de la xanthine, de l'hypoxanthine, qui sont autant de produits excrémentitiels, de déchets de l'organisme; la théine, la caféine, etc., doivent donc traverser simplement l'organisme et se retrouver dans les excreta, et c'est ce qu'a en effet confirmé l'expérience. Il semble plutôt que ces substances agissent en surexcitant les fonctions nerveuses, l'énergie nerveuse, d'où

1. Angel Marvaud, *Aliments d'épargne. Alcool et boissons aromatiques, café, thé, maté, cacao, coca, effets physiologiques*. Paris, 2e édition, 1874.

2. Ch. Gazeau, *Nouvelles Recherches expérimentales sur la pharmacologie, la physiologie et la thérapeutique de la coca*. Thèse de doctorat, Paris, 1870.

le nom d'*aliments nerveux* (Mantegazza) qui leur a été aussi donné [1].

D'après les différentes phases de l'acte digestif, nous étudierons successivement : les actes qui se passent dans la partie sus-diaphragmatique du canal ; ceux qui se passent dans la cavité stomacale ; enfin les phénomènes qui ont lieu dans le trajet du tube intestinal (intestin grêle et gros intestin).

II. — PREMIÈRE PARTIE DE L'ACTE DIGESTIF.

Les aliments introduits dans la cavité buccale sont divisés par les dents (*mastication*), humectés et modifiés par la salive (*insalivation*), puis enfin portés vers le pharynx, saisis par lui et poussés jusque dans l'estomac par l'œsophage (*déglutition*).

A. *Mastication.*

La mastication a pour but de diviser les aliments solides afin qu'ils puissent être attaqués plus facilement par les liquides digestifs tant de la bouche que de tout le reste du canal intestinal. La viande et les matières azotées sont plus facilement digérées dans l'estomac, quand elles ont été soumises dans la cavité buccale à l'action de la mastication. Toutefois cette opération n'a pas besoin d'être poussée très loin pour les aliments de cette nature : aussi remarque-t-on que les animaux exclusivement carnivores n'ont pas de dents proprement dites, mais de simples crochets destinés à déchirer la masse alimentaire en bouchées. Pour les aliments tirés du règne végétal, au contraire, la mastication est indispensable : la plupart des matières nutritives végétales sont renfermées dans des enveloppes, en général réfractaires à l'action des sucs digestifs ; l'appareil masticateur fonctionne alors pour déchirer les cellules, les enveloppes des graines, etc.; *prima digestio in ore*, disaient les anciens, qui ne considéraient cependant en parlant ainsi que la mastication, ignorant l'acte chimique qui se produit pendant l'insalivation.

1. Voy. A. Lacassagne, *Précis d'hygiène privée et sociale*, Paris, 1876, pag. 411.

La *mâchoire inférieure*, dans les mouvements d'abaissement et d'élévation, représente un *levier* qui se meut autour d'un axe fictif, lequel, dans les mouvements peu étendus,
passerait par les deux condyles ; mais lorsque la cavité buccale s'ouvre largement, l'écartement des mâchoires devient
plus considérable, les condyles quittent les cavités glénoïdes
pour se porter en avant. Le mouvement s'exécute alors autour d'un axe qui traverserait les deux branches montantes
du maxillaire inférieur au niveau du trou dentaire ; du
reste, lorsque la cavité buccale s'ouvre tant soit peu largement, et même dans la mastication ordinaire, les deux mouvements se combinent, comme on peut s'en assurer en
plaçant le doigt sur l'articulation temporo-maxillaire : il y a
à la fois rotation du condyle dans la cavité, et projection
en avant, de sorte qu'il est difficile, on peut même dire impossible, de préciser un axe fixe autour duquel se ferait
l'ensemble des mouvements de la mâchoire.

Dans tous les cas, la *mâchoire inférieure* agit à la manière d'un *levier* dont le point fixe est est arrière, vers la
branche montante de l'os ; la puissance, représentée surtout par les muscles *masséter* et *temporal*, a son point d'application vers le bord antérieur de cette branche montante ;
la résistance peut se trouver en des points différents : s'il
s'agit d'un aliment à diviser, la résistance siège au niveau
des incisives, et dans ce cas le levier en question appartient
au 3e genre, et le bras de la puissance est très court relativement à celui de la résistance (levier interpuissant. Voy.
p. 185, Mécanique des muscles). Quand la masse alimentaire doit être broyée, la résistance s'applique au niveau
des molaires, alors son bras de levier se trouve raccourci,
ce qui donne de l'avantage à l'action de la puissance dont
le bras de levier garde la même longueur. S'il s'agit même
d'une résistance opposée aux dernières molaires, les fibres
du masséter peuvent se trouver antérieures à la résistance,
et le levier maxillaire devient alors levier du 2e genre,
celui qui est le plus avantageux à l'action de la puissance
(*levier interrésistant*, p. 184.

La *mâchoire inférieure* offre à considérer encore un
mouvement de latéralité, mouvement assez borné chez

l'homme, mais très étendu chez les ruminants. Il est dû à la contraction du muscle ptérygoïdien externe, qui fait sortir de la cavité glénoïde, en le tirant en avant, un des condyles, tandis que la mâchoire pivote sur l'autre condyle.

Nous voyons donc que la mastication, chez l'homme, est mixte et participe à la fois de celle des carnivores et de celle des herbivores (ruminants), vu la nature mixte de son alimentation : les *carnivores*, qui ne font que déchirer leur proie, n'ont que des mouvements d'abaissement et d'élévation, et point de mouvements de latéralité; aussi leur condyle ne peut-il tourner que sur son axe transversal. Chez les *ruminants*, les mouvements de latéralité sont très accentués, et à cet effet le condyle est plat et mobile en tous sens. Un autre type de condyle est celui des *rongeurs*, condyle à grand diamètre antéro-postérieur, avec une cavité glénoïde creusée dans le même sens. Le condyle de l'homme a une forme intermédiaire entre toutes les précédentes, de même que chez lui les mouvements de mastication sont plus variés et se combinent d'une façon plus complexe que chez aucun animal.

Outre l'action des mâchoires qui déchirent, coupent, écrasent les aliments, la *mastication* est encore aidée par l'action de la *langue*, des *lèvres* et des *joues*, qui poussent et maintiennent les substances alimentaires entre les dents.

La mastication est un acte volontaire, mais qui cependant peut rentrer sous certains rapports dans la classe des réflexes : ainsi la mastication devient paresseuse, difficile et même impossible quand la salive manque ou que le besoin d'aliment ne se fait plus sentir. Il faut donc ici, comme partout ailleurs, une impression périphérique particulière, qui se réfléchissant dans les centres nerveux (bulbe et protubérance, pour la mastication) amène le phénomène réflexe [1]. — Il en est de la mastication comme de la marche, et d'un grand nombre de mouvements en apparence uniquement volontaires, et qui s'accomplissent en

1. Voy. notre article MASTICATION (t. XXI, 1875, p. 699), *Nouveau Dict. de méd. et de chirurg. pratiques.*

19.

grande partie, et la plupart du temps, d'après le mécanisme
des réflexes. (Voy. *Physiologie des centres nerveux : bulbe.*)

B. Insalivation.

L'insalivation a pour organes non seulement les *glandes
salivaires* proprement dites, mais tout l'appareil glandulaire disséminé dans la 'cavité buccale : telles sont les
glandes *molaires* ou glandes des joues, les glandes des
lèvres, celles de la face inférieure de la langue, celles de
la voûte palatine et celles du voile du palais. Toutes ces
glandes sont formées par des amas de globules disposés
dans des canaux ramifiés, s'ouvrant quelquefois isolément
au dehors, se réunissant souvent en un canal excréteur
unique, *canal de Sténon* (parotide), *canal de Wharton*
(sous-maxillaire). La salive est un deliquium résultant de
la fonte des globules de ces glandes.

Le suc salivaire est un peu différent suivant qu'il provient de telle ou telle glande ; ces différences portent, à la
fois sur la composition chimique, et, d'après Cl. Bernard,
sur les usages ; de telle sorte que chacune des salives est
associée à l'un des trois phénomènes physiologiques, de
mastication, déglutition, gustation.

1° La *salive parotidienne* est très liquide ; sa densité est
de 1006 environ ; elle est toujours alcaline ; elle renferme
comme sels du phosphate et du carbonate de chaux. Ce
dernier est assez abondant pour que la salive parotidienne
fasse effervescence quand on la traite par un acide puissant.
Quant au phosphate de chaux, c'est lui qui, se précipitant
mêlé à des matières coagulables, forme le *tartre dentaire*
déposé entre les dents ou à leur surface (nous parlerons
plus loin de la substance albumineuse de la salive) ; quant
aux usages de cette salive, la parotide est considérée par
Cl. Bernard comme la glande de la mastication. Elle n'existe
que chez les animaux qui ont des dents pour broyer leurs
aliments ; elle est d'autant plus volumineuse que la trituration
est plus lente ; enfin la sécrétion parotidienne a lieu spécialement quand il se produit des mouvements de mastication ; et, quand l'animal mâche alternativement d'un côté
et de l'autre, c'est toujours la parotide située du côté où

se fait la mastication, qui sécrète le plus abondamment (Colin)[1].

2° La *salive sous-maxillaire* est filante, visqueuse ; elle est alcaline, sa densité est d'environ 1003. Sa sécrétion, d'après Cl. Bernard, serait uniquement liée au phénomène de la gustation : dans les expériences, le moyen le plus sûr d'amener cette sécrétion est en effet de déposer un corps sapide sur la langue, et de provoquer ainsi le réflexe que nous analyserons plus loin ; en anatomie comparée, on voit disparaître la glande sous-maxillaire partout où la gustation n'a plus besoin de s'accomplir : chez les animaux carnivores, elle est très développée, tandis que chez les oiseaux granivores elle disparaît presque complètement.

3° La *salive sublinguale* est très épaisse et très visqueuse. Elle est analogue au produit des différentes glandes buccales et palatines, qu'on a nommées glandes mucipares. La glande sublinguale serait donc, ainsi que ces dernières glandes, plus particulièrement associée à la déglutition : elle servirait à agglutiner les éléments du bol alimentaire et à lubrifier son glissement sur le dos de la langue et l'isthme du gosier.

Du mélange normal de toutes ces salives dans la bouche résulte la *salive mixte ;* celle-ci est aussi alcaline. Recueillie chez une personne à jeun, elle est quelquefois légèrement acide; mais cette acidité est due à des produits de décomposition des matières alimentaires demeurées entre les dents.

La salive renferme une substance organique azotée (découverte par Leuchs, 1831) assez mal caractérisée, forme particulière d'albumine qu'on a appelée *ptyaline* (Berzélius) ou *diastase animale* (Mialhe), car elle est très analogue au principe de l'orge germée. Cette substance jouit de la propriété de transformer l'*amidon* en *glycose.* Elle appartient comme la pepsine, comme la pancréatine, à la classe des *ferments solubles.* La salive parotidienne, prise isolément, n'a pas le pouvoir de transformer l'empois d'amidon en

1. G. Colin, *Traité de physiologie comparée des animaux,* 2e édition, Paris, 1871, t. I, p. 601.

sucre (cheval, homme) ; il en est de même de la sous-maxillaire (chien) : il paraît donc que la puissance saccharifiante appartient surtout au *produit complexe* des diverses glandes salivaires et des autres glandes, dites muqueuses, si répandues dans la cavité buccale. Ces faits, signalés par Cl. Bernard, et devenus classiques, sont vrais pour le cheval et peut-être pour l'homme. D'après les recherches nouvelles de Schiff, la salive parotidienne du lapin, prise isolément, jouirait de la propriété saccharifiante ; il en serait même ainsi pour le produit de la glande sous-maxillaire de l'homme (Eckhardt)[1]. Du reste, cette propriété de la salive ne paraît pas bien essentielle : elle appartient à presque toutes les matières animales ; le mucus de la vessie, le sang, la chair musculaire la possèdent également, quoique à un faible degré.

La propriété saccharifiante de la salive n'est pas également prononcée chez tous les animaux : l'homme est sous ce rapport un des mieux partagés, mais avant lui se trouvent quelques herbivores et surtout le cochon d'Inde ; la salive du chien, que l'on utilise souvent pour les expériences, est assez mal choisie, car elle est loin d'occuper les premiers rangs parmi les salives saccharifiantes. Chez l'homme même, la propriété saccharifiante de la salive n'apparaît qu'avec la première dentition (Bidder). Alors seulement on peut extraire la ptyaline de la salive en la précipitant par l'alcool, puis la redissolvant dans l'eau (procédé général d'isolement des albuminoïdes ferments). — Dans toute salive à ptyaline, on trouve des éléments particuliers, des formes globulaires, dites par quelques auteurs *globules pyoïdes*, et très analogues en effet aux globules blancs. — Leeuwenhoek avait déjà vu ces éléments globulaires, qui présentent des phénomènes très accentués de mouvements amœboïdes et de reproduction par scission ; peut-être ces organismes inférieurs sont-ils comparables à des ferments et jouent-ils un rôle plus ou moins direct dans la production de l'activité chimique de la salive : en effet, on a cru remarquer que plus ces organismes sont

1. Schiff, *Leçons sur la physiologie de la digestion*, 1868, t. 1.

abondants, plus la propriété saccharifiante de la salive est accusée.

Il n'en est pas moins vrai que, chimiquement pure, la *ptyaline est un ferment soluble*, de nature albuminoïde ; elle diffère un peu des autres albuminoïdes en ce qu'elle n'est pas précipitée comme eux par une chaleur de 60° ; ce n'est pas à dire cependant qu'une élévation de température ne la détruise pas (Frerichs, Cohnheim), mais il faut pour cela la porter au moins à la température de l'ébullition (Schiff) : aussi est-ce en vain que Cohnheim a contesté la nature albuminoïde de la ptyaline [1].

Les autres éléments de la salive sont représentés par des sels identiques à ceux du sang ; mais on y trouve de plus du *sulfocyanure de potassium*. La présence de ce sel, signalée pour la première fois par Treviranus, a été depuis l'objet de nombreuses contestations : la réaction qui le caractérise (couleur rouge en présence des sels de fer) a été attribuée à des acétates ; mais la distillation de la salive prouve qu'il n'y existe pas d'acide acétique. On a prétendu alors que le sulfocyanure résultait de décompositions, ou bien qu'il ne se rencontrait que dans des cas pathologiques (dans les cas de rage chez le chien) ou sous l'influence de certains états nerveux ou moraux (Eberle). Mais aujourd'hui les recherches plus précises de Longet, de Œhl, de Sertoli, de Schiff, ont démontré que le sulfocyanure est un élément constant dans la salive humaine, quoique l'on ne puisse encore concevoir quel rôle il peut y remplir.

La *sécrétion salivaire* nous offre un bel exemple de l'influence que l'innervation exerce sur les sécrétions. Cette sécrétion en effet n'est pas le résultat de l'irritation directe produite par les aliments ; les grandes glandes salivaires sont trop loin de la muqueuse buccale. Il se passe ici un phénomène réflexe. L'impression périphérique produite par les aliments est transmise par un appareil nerveux spécial vers un centre réflecteur, d'où elle est communiquée

1. Voyez : E. Ritter, *Des phénomènes chimiques de la digestion.* Thèse de concours, Strasbourg, 1866.

à un autre appareil (nerf centrifuge) qui détermine la sécrétion. Ce centre réflecteur n'est pas, comme on l'a cru longtemps, dans les ganglions du nerf grand sympathique : des expériences nombreuses prouvent que c'est la moelle allongée [1] qui préside à ces réflexes. Les nerfs centripètes, partant de la muqueuse, aboutissent en effet au bulbe : ce sont essentiellement des filets du trijumeau. Le *lingual*, branche du maxillaire inférieur, est le filet nerveux sur lequel l'expérimentation démontre le mieux ce rôle ; mais le glosso-pharyngien prend aussi part à la conduction centripète, ainsi que le pneumo-gastrique, car des excitations de l'estomac amènent la sécrétion salivaire, et l'on sait par exemple que le vomissement est toujours précédé d'une abondante salivation. Si l'on pratique une section sur le trajet du lingual, on remarque que l'irritation de la portion périphérique du nerf coupé ne produit aucun effet sur la formation de la salive, tandis que l'excitation du bout central, qui tient encore à la moelle allongée, établit la sécrétion. Les nerfs qui du bulbe vont aux glandes salivaires, sont des filets du facial et particulièrement la *corde du tympan* : ce dernier filet nerveux appartient plus spécialement à la glande sous-maxillaire.

Le grand sympathique peut aussi amener, quand on l'excite, la sécrétion de la salive ; mais cette action ne paraît pas se faire normalement, sous l'influence réflexe. La salive produite expérimentalement par l'action du grand sympathique est beaucoup plus épaisse que la salive normale. Il faut rapprocher ce fait de celui qui se passe alors dans les vaisseaux : en effet, sous l'influence de l'excitation du grand sympathique, les vaisseaux de la glande sont très resserrés (contractés), mais en même temps le contact, l'échange, paraît être plus intime entre le sang et les éléments sécréteurs, car le sang sort tout noir de la glande. Au contraire quand, sous l'influence du nerf facial

---

[1]. Cl. Bernard avait pensé démontrer que le ganglion sous-maxillaire pourrait servir de centre à la sécrétion salivaire, et cet exemple avait été généralement invoqué pour affirmer que les ganglions du grand sympathique jouissent des propriétés de *centres réflexes ;* mais ces recherches ont besoin d'être reprises en présence des expériences contradictoires de Schiff. (Voy. Schiff, *Leçons sur la physiologie de la digestion*, Florence, 1866.)

(C. du tympan), la glande sous-maxillaire sécrète son produit très liquide, on voit que les vaisseaux sanguins y sont très dilatés (paralysés), et le sang en sort rouge presque à l'état artériel (Cl. Bernard).

Du reste il ne faut pas attribuer trop d'influence à la présence du sang et à l'état des vaisseaux eux-mêmes, car nous avons cité plus haut la sécrétion salivaire comme un exemple de l'attraction énorme que le globule sécrétoire exerce sur les substances environnantes. Si l'on supprime la circulation, on peut, en irritant les nerfs centripètes ou les nerfs centrifuges des glandes, donner lieu à une production considérable de salive (Ludwig). Le globule tire alors les matériaux de sa végétation par imbibition, c'est-à-dire des tissus qui l'environnent : il faut se figurer alors une puissante attraction de sa part, d'où des courants qui se portent vers lui, en traversant la membrane inerte qui forme la paroi des tubes sécréteurs.

L'état de la pression artérielle n'est donc que secondaire. La salive résulte d'un deliquium des éléments cellulaires de l'épithélium glandulaire, et l'on ne peut plus ici considérer la glande comme un simple filtre [1]. Le deliquium se ferait sous l'influence du système nerveux, et en effet on est parvenu dans ces derniers temps à constater des ramifications nerveuses terminales qui pénètrent jusque dans l'élément glandulaire épithélial (Pflüger.)

Pour beaucoup de physiologistes les nerfs n'influenceraient la sécrétion salivaire que par leur rôle vaso-moteur : ici se présente encore la question des nerfs vaso-moteurs *dilatateurs* des vaisseaux (voy. p. 277). Cependant on tend tous les jours à considérer de plus en plus l'influence du système nerveux sur la sécrétion, comme se portant directement sur les éléments globulaires des culs-de-sac sécréteurs. Quant aux dispositions anatomiques qui confirmeraient cette manière de voir, il faut avouer que les recherches de Pflüger sur la terminaison des nerfs dans les glandes ne sont nullement propres à produire la conviction : cet histo-

---

1. V. Billet, *Généralités sur les sécrétions*. Thèse de Strasbourg, 1868, n° 129.

logiste figure des rameaux nerveux se terminant au niveau
des globules des culs-de-sac glandulaires, et *conservant
jusque-là leur moelle nerveuse* (myéline); or ce serait là
un cas tout à fait exceptionnel : quand un filet nerveux approche de sa véritable terminaison, il se dépouille en général de sa myéline, pour ne conserver que son cylindre-axe
et la gaine de Schwann. On serait donc porté à croire que
Pflüger n'a pas vu les véritables terminaisons des nerfs de
sécrétion.

D'autre part, les histologistes se sont efforcés de surprendre
sur le fait la fonte des éléments globulaires de sécrétion,
ou du moins de constater les modifications qui se manifestent
dans l'épithélium des glandes après une abondante sécrétion :
Boll, Giannuzzi, et surtout Heidenhain et Ranvier se sont
livrés à cette étude. — Giannuzzi a décrit dans les *cellules
salivaires* des prolongements particuliers, en forme de
pédicule, qui sont recourbés et accolés à la membrane d'enveloppe; il a de plus découvert dans les culs-de-sac glandulaires, entre a membrane d'enveloppe et les cellules salivaires proprement dites, des formations très singulières
qu'il nomme *demi-lunes* ou *croissants*) et qui seraient des
cellules spéciales, aplaties, à un ou deux noyaux (en voie
de prolifération?). On ne connaît pas la signification de ces
éléments. — Heidenhain a observé que dans une glande
qui a beaucoup sécrété, à la place des grandes cellules salivaires, on trouve des cellules beaucoup plus petites et
très granuleuses; il admet que les grandes cellules sont
détruites pour former la matière de la sécrétion, que leurs
débris se sont échappés avec le liquide salivaire, et que les
petits éléments nouveaux proviennent des croissants de Giannuzzi et sont destinés à remplacer les globules salivaires détruits. — Ranvier a constaté que, sous l'influence d'une
sécrétion abondante, les culs-de-sac glandulaires perdent
de leur diamètre et que les cellules muqueuses (salivaires)
se vident peu à peu de leur contenu, sans se détruire.
« En résumé, dit-il, le produit sécrété par les glandes, provient de leurs cellules, mais pour le former les cellules
abandonnent simplement la matière élaborée dans leur intérieur; elles ne se détruisent pas entièrement, comme l'a

dit Heidenhain. Leur portion active (noyau et protoplasma) persiste, et c'est elle qui très probablement répare les pertes de la sécrétion[1]. »

Certains agents peuvent amener la sécrétion salivaire en agissant sur l'épithélium de la glande, dont ils excitent les métamorphoses, comme ils excitent celles de l'épithélium de la bouche en général : c'est ainsi que se produit la *sali-vation mercurielle*.

Les canaux excréteurs des glandes salivaires paraissent manquer d'éléments musculaires : si la salive s'écoule, ce n'est pas par un mouvement analogue au mouvement péristaltique, c'est par une sorte de *vis à tergo* du liquide, qui, emplissant d'abord le fond des tubes salivaires, monte peu à peu, puis finit par déborder.

Le centre nerveux de la sécrétion salivaire est, avonsnous dit, dans la moelle allongée ; dans certaines circonstances, il faut admettre l'intervention d'autres centres nerveux : l'encéphale, comme organe de l'imagination, exerce une influence très grande sur la sécrétion, et la vue ou seulement le souvenir des aliments suffisent pour augmenter cette influence. Mais en somme la volonté proprement dite est impuissante à produire cette sécrétion : il faut que l'imagination évoque le souvenir d'une impression gustative, ou produise dans la bouche des mouvements capables d'amener la sécrétion par le mécanisme réflexe. Dans d'autres circonstances, au contraire, l'encéphale semble agir sur le bulbe, contre la sécrétion, dont il paraît paralyser les nerfs excitateurs. Ainsi certains mouvements de l'âme peuvent suspendre la sécrétion de la salive, comme d'autres peuvent l'exagérer. Les émotions vives produisent cet effet, qui se traduit par une sécheresse extrême de la bouche, et occasionne parfois une impossibilité à peu près complète de parler.

La *quantité* de salive sécrétée dans un jour a été évaluée diversement, à cause de l'intermittence de la sécrétion. D'après des évaluations faites sur des chiens, la quantité de

---

1. Ranvier, Notes à la traduction française de l'*Histologique* de Frey, p. 439.

salive qu'ils sécréteraient dans un jour serait de 1 500 gr. Cette
sécrétion, quoique sensible surtout pendant la mastication,
est cependant continue. C'est que la salive est nécessaire
pour maintenir l'état d'humidité de la bouche, pour favoriser les mouvements de la langue (parole) et, avons-nous
déjà dit, pour la déglutition. Or nous verrons qu'il se produit, grâce à la salive, de temps en temps et à des intervalles très rapprochés, des mouvements de déglutition qui
ont pour but d'assurer le fonctionnement de l'appareil de
l'audition.

C. — Déglutition.

Quand l'aliment a été mêlé assez intimement à la salive
pour devenir mobile à la manière des liquides, il est soumis
à un appareil qui le fait progresser par pression depuis la
cavité buccale jusqu'à l'orifice cardiaque de l'estomac, c'est-
à-dire qu'il quitte alors la cavité buccale pour suivre le canal pharyngien et œsophagien. Le principe qui détermine
le mouvement du bol alimentaire est celui qui préside au
mouvement des liquides, c'est-à-dire une pression exagérée
en un point et nulle dans les autres, d'où absence d'équilibre dans la masse liquide et sa progression dans le sens
de la pression la plus faible. Ce principe s'applique à la déglutition des solides, parce que l'état de demi-liquéfaction
qu'ils acquièrent leur donne des propriétés mécaniques analogues à celles des liquides.

L'appareil de la déglutition (fig. 78) se compose d'abord
de la cavité buccale limitée supérieurement par la voûte palatine, postérieurement par le voile du palais, en bas par
la langue, en avant par les dents. — Après la cavité buccale on arrive dans le pharynx, au niveau duquel le canal
alimentaire communique avec les voies aériennes, ou plutôt
les deux voies se croisent (communication en haut et en
arrière avec les fosses nasales, première partie du canal
aérien; en bas et en avant avec le larynx, suite du canal
aérien). Aussi un point très important de la déglutition
sera-t-il le mécanisme par lequel se fait l'oblitération de
l'orifice supérieur et de l'orifice inférieur de communication.

Lorsque la mastication est complètement opérée, ainsi que l'insalivation, le bol alimentaire se rassemble en une

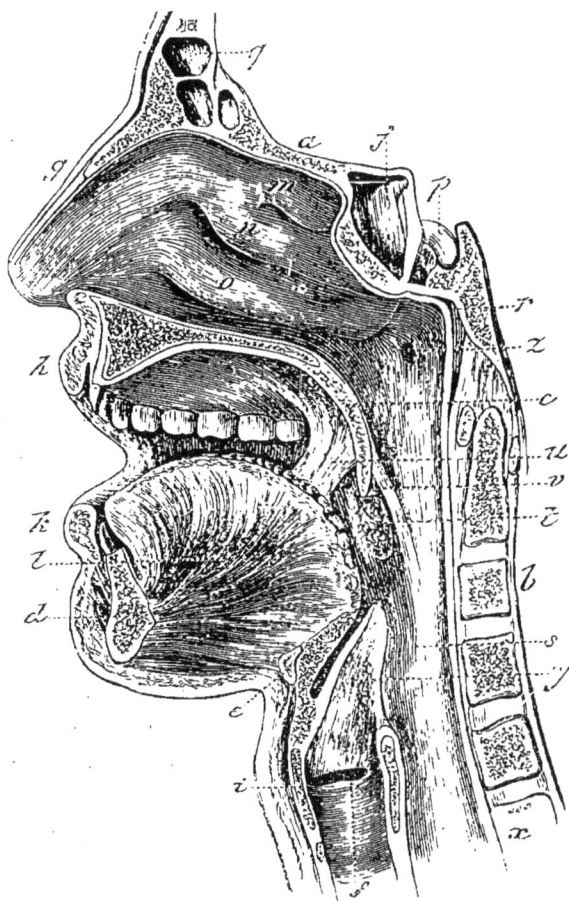

Fig. 78. — Bouche et pharynx*.

masse unique sur la surface de la langue ; la pointe de celle-ci s'applique contre la voûte du palais, et le bol glisse vers

* *k-h*, Ouverture buccale ; — *l*, langue ; — *d*, mâchoire inférieure avec insertion du génio-glosse ; — *c*, os hyoïde ; — *y*, épiglotte ; — *f*, cavité du larynx (avec l'ouverture des ventricules) ; — *e*, voile du palais ; — *u*, pilier antérieur du voile; — *v*, pilier postérieur ; — *t*, amygdale ; — *s*, portion étroite du pharynx se continuant avec l'œsophage ; — *z*, ouverture de la trompe d'Eustache à la partie supérieure du pharynx.

sa base (1er temps de la déglutition). Arrivé entre les piliers antérieurs du voile du palais (isthme du gosier), le bol alimentaire, toujours poussé vers le pharynx par la langue qui s'applique de plus en plus, et jusque par sa base, contre la voûte palatine, le bol alimentaire est saisi par le pharynx qui monte au-devant de lui, grâce à la contraction de ses fibres longitudinales. Mais aussitôt les fibres circulaires de ce canal musculeux se contractant successivement, chassent devant elles le bol alimentaire qui est pour ainsi dire escamoté jusque dans l'œsophage (2e temps de la déglutition), où il continue à progresser (3e temps de la déglutition) par un péristalisme analogue, c'est-à-dire une contraction successive des fibres musculaires circulaires qui chassent le bol audevant d'elles, en même temps que la contraction des fibres longitudinales amène vers lui les parties du canal où il doit s'engager.

Pendant que le bol franchit le pharynx, c'est-à-dire pendant le *second temps* de la déglutition, les deux communications de ce canal avec les voies aériennes sont oblitérées.

La communication supérieure (pharynx et fosses nasales) s'oblitère d'une manière toute particulière ; d'après quelques auteurs, le voile du palais se soulèverait, deviendrait horizontal et agirait comme une véritable valvule ou soupape. On a même attribué à Bichat, peut-être à tort, une théorie bien plus exagérée, celle du renversement du voile sur les narines postérieures : le voile culbuterait en quelque sorte pour venir se coller, comme une porte, sur les orifices postérieurs des fosses nasales. C'est la théorie dite du *pont-levis.* A nos yeux le mécanisme de l'oblitération est tout autre; il se fait par le jeu des *piliers postérieurs* du voile du palais. Pour opérer cette oblitération, les piliers se rapprochent : en effet les fibres musculaires de ces piliers (muscles pharyngo-staphylins) sont dirigées obliquement en bas et en arrière, à travers les parois latérales du pharynx, se rejoignant en grande partie sur la ligne médiane postérieure, de manière à constituer un véritable sphincter elliptique, à plan oblique d'avant en arrière et de haut en bas (fig. 79). Les extrémités antérieures et postérieures de ce sphincter elliptique étant à peu près fixes, il en résulte qu'il ne peut oblitérer son orifice qu'en le réduisant à une fente antéro-postérieure. Grâce à ce mouvement, les deux parties latérales du voile du palais ressemblent alors à deux rideaux qu'on aurait rapprochés, car les muscles staphylo-pharyngiens, concaves en dedans à l'état de repos, ont redressé leur courbe, et figurent à l'état de contraction la

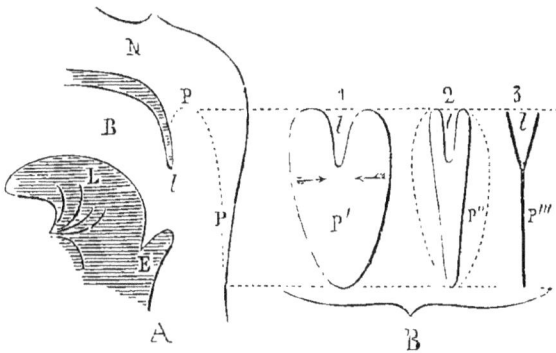

FIG. 79. — Schéma de l'occlusion du détroit naso-pharyngien, par l'action des muscles des piliers postérieurs (*staphylo-pharyngiens*).

corde de l'arc qu'ils représentaient à l'état de repos (fig. 79, B, 2); mais il reste encore une fente plus ou moins large, qui néanmoins s'oblitère, par les contractions des sphincters moyens et inférieurs du pharynx. Enfin la luette est destinée à fermer l'ouverture en forme de fente qui pourrait encore rester, mais elle n'est pas indispensable (fig. 79, B, 3, *l*). Par ces mouvements, déjà entrevus par Albinus et par Sandifort, mais démontrés surtout par Gerdy et Dzondi, l'occlusion de l'*isthme naso-pharyngien* est complète, et même hermétique. En effet, si l'on fait un mouvement de déglutition en tenant bouchées les ouvertures des narines, on observe que l'ouïe devient après cela un peu dure. C'est que, dans la succession des mouvements péri-

* A, Cette région vue de profil; — N, cavité nasale; — B, bouche; — L, langue; — E, épiglotte; — *l*, luette; — P, P, trajet du muscle staphylo-pharyngien.
B, Schéma de l'orifice circonscrit par les deux staphylo-pharyngiens comme par un sphincter; — 1 (P'), à l'état de repos; — 2 (P''), demi-occlusion; — 3 (P'''), occlusion parfaite; — , luette.

staltiques du pharynx, sa partie supérieure s'abaisse, et le sphincter staphylo-pharyngien restant encore fermé, il en résulte une raréfaction de l'air dans les fosses nasales [1]. Mais comme, pendant la déglutition, la base du voile du palais est tendue est fixée par la contraction des péristaphylins externes, et que ceux-ci ont en même temps pour action d'ouvrir la trompe d'Eustache, il en résulte que la raréfaction de l'air des fosses nasales se communique jusque dans la caisse du tympan, et s'y maintient alors jusqu'à ce qu'un nouveau mouvement de déglutition vienne mettre cette caisse du tympan en communication avec les fosses nasales librement ouvertes. Cette petite expérience montre donc combien est complète l'oblitération de l'isthme naso-pharyngien; on peut encore le démontrer au moyen d'un tube qui communique d'une part avec les fosses nasales (par les narines étroitement pressées sur ce tube), et d'autre part plonge dans de l'eau (expérience de Maissiat) : à chaque mouvement de déglutition on voit l'eau subir un mouvement d'ascension dans le tube, par suite de la raréfaction de l'air des fosses nasales (par descente de l'isthme naso-pharyngien contracté), raréfaction qui se communique à l'air du tube, comme elle se communique à celui de la caisse du tympan.

1. Ce fait de la réfraction de l'air avait inspiré à Maissiat (1838) une singulière théorie de la déglutition, théorie réfutée par l'explication même de la raréfaction que nous donnons ici. Pour Maissiat, il se produirait au moment de la déglutition, par ascension et puis par ampliation du pharynx, un vide dans cette cavité : le bol y serait donc précipité par la pression atmosphérique, et c'est ce qui constituait pour Maissiat la *saccade involontaire* de la déglutition.

Ce phénomène de vide existe, mais : — 1° non dans le pharynx proprement dit, mais dans la cavité naso-pharyngienne; — 2° la production de ce vide ne correspond pas à l'ascension du pharynx, mais à sa descente, non au commencement, mais à la fin de la déglutition.

Il nous semble aussi que les ingénieuses expériences dont M. Carlet a récemment publié les résultats (*Sur le mécanisme de la déglutition*, Acad. des sciences, nov. 1874. — Voyez aussi G. Arloing, *Application de la méthode graphique à l'étude de quelques points de la déglutition*, id., id.), peuvent très bien s'accorder avec la théorie de l'occlusion, non par soulèvement du voile, mais par contraction des piliers.

Ainsi l'isthme naso-pharyngien pendant la déglutition subit un triple changement : il se ferme par la contraction de son sphincter ; il subit une légère ascension au début de la déglutition ; il subit une légère descente dans le dernier temps de la déglutition. Ces mouvements d'ascension et de descente sont produits par les mouvements d'ensemble du pharynx. Le mouvement de descente nous explique le vide qui se produit dans les fosses nasales fermées ; le mouvement d'ascension nous explique pourquoi un stylet introduit horizontalement dans les fosses nasales, jusqu'à leur limite postérieure, sera légèrement projeté en avant au commencement de chaque mouvement de déglutition (expérience de Debrou).

L'occlusion de l'orifice de communication antéro-inférieur, ou orifice du larynx, s'opère au moyen de l'*épiglotte*, voile inerte qui, dans les circonstances où il est libre, laisse découvert l'orifice respiratoire, mais qui, constituée par du tissu élastique (fibro-cartilage réticulé), se plie sous le poids du bol alimentaire au moment de son passage. Du reste la présence de l'épiglotte n'est pas indispensable à cette oblitération. Au moment de l'ascension du pharynx, le larynx, prenant part à ce mouvement, vient butter contre la base de la langue (proéminente en arrière en ce moment), et ce mécanisme suffit pour protéger l'orifice respiratoire, ou en tout cas pour assurer le renversement de l'épiglotte sur cet orifice. Les petits cartilages placés au sommet des cartilages arythénoïdes contribuent, avec l'épiglotte, à l'occlusion de l'ouverture du larynx.

Aussi l'absence de l'épiglotte n'a-t-elle presque aucun inconvénient pour la déglutition des solides : le mouvement de totalité du larynx sous le bourrelet de la base de la langue suffit pour protéger l'orifice respiratoire. Mais il n'en est plus de même pour la déglutition des liquides, et c'est ce qui nous explique la présence de l'épiglotte. En effet, lorsque la déglutition d'une masse liquide est achevée, le larynx reprend sa position normale ; mais il reste toujours sur le dos de la langue quelques gouttes de liquide qui se réunissent, s'écoulent vers l'œsophage et tomberaient fatalement dans le larynx, si son opercule membraneux (épiglotte) venait à manquer. Cependant les observations cliniques et les résultats de l'expérimentation avaient souvent paru contradictoires à ce point de vue : tantôt on observait de la toux, tantôt on n'observait aucun trouble après la déglutition d'un liquide chez les malades ou les animaux privés d'épiglotte (Magendie, Longet). La variabilité de ces résultats s'explique facilement. D'abord, chez l'homme, la destruction de l'épiglotte est toujours très irrégulière, vu la nature de ses causes (blessures, érosions syphilitiques), de sorte que les cas ne sont pas comparables entre eux, et que tel individu n'éprouvera aucune gêne, tandis que tel autre sera pris d'accidents alarmants après la déglutition d'un liquide. Si, chez les animaux auxquels on a régulièrement et parfaitement enlevé l'épiglotte, on observe aussi une certaine variabilité dans les résultats, au point de vue des troubles qui suivent ou ne suivent pas la déglutition des liquides, cette variabilité s'explique par ce fait que toutes les fois que l'animal est calme il n'y a pas de troubles ; s'il est dérangé à la fin de la déglutition, des accidents se produisent. En effet Schiff a montré que quand la déglutition des liquides est en apparence finie, l'accumulation des dernières gouttes, qui de la langue descendent vers les ligaments glosso-épiglottiques, provoque des mouvements de déglutition secondaire, mouvements qui se répètent deux ou trois fois de suite, jusqu'à ce qu'il ne reste plus aucune goutte de liquide. Or, pour peu que l'animal soit troublé, pour peu que sa manière de boire soit violentée, si l'on empêche par exemple un chien de se lécher après avoir vidé une jatte de lait, ces déglutitions secondaires n'ont pas lieu, et si l'épiglotte a été excisée, les dernières gouttes d'eau pourront s'introduire dans le larynx et y provoquer la toux. En un mot, l'excision complète de l'épiglotte, chez le chien, ne trouble pas la déglutition des liquides, si cet acte est suivi de déglutitions ultérieures faites à vide et servant à débarrasser l'isthme du gosier des particules liquides qui y sont restées adhérentes.

Quand même des particules alimentaires solides ou liquides parviennent à s'introduire dans le larynx, elles n'arrivent que bien rarement dans la trachée : dès qu'elles sont au contact de la muqueuse du vestibule du larynx, elles mettent en jeu la sensibilité toute spéciale que cette région reçoit du nerf laryngé supérieur, et provoquent le phénomène de la toux, qui les rejette aussitôt au dehors. La sensibilité du larynx joue donc un rôle important dans la protection des voies respiratoires (Longet); elle est destinée à prévenir la chute de corps étrangers dans les voies respiratoires, chute contre laquelle l'animal serait impuissant à réagir, si là fente glottique était une fois franchie (voy. larynx et sensibilité obtuse de la trachée).

Enfin, comme pour mettre un dernier obstacle de précaution à l'entrée de ces corps dans la trachée, nous voyons la fente glottique se fermer à chaque déglutition; mais, encore une fois, ce n'est là qu'une occlusion de précaution, sur laquelle Magendie a attiré l'attention, et il ne faudrait pas croire que dans la déglutition normale les substances déglutites viennent jusqu'au contact des lèvres de la glotte. Longet, qui reprit la question, a montré et l'importance accessoire de cette occlusion, et son mécanisme, qui est dû à ce que le cartilage thyroïde est plié par la contraction des muscles sphincters du pharynx. *Les mouvements de la glotte qui accompagnent la déglutition sont donc soumis à d'autres agents musculaires que ceux qui meuvent le même orifice durant la production des phénomènes vocaux et respiratoires* (Longet). — Enfin Cl. Bernard est venu compléter l'étude de cette intéressante question, que nous ne pouvons que résumer rapidement, en montrant que le nerf spinal innerve le constricteur inférieur du pharynx pour présider à cette occlusion de la glotte, de sorte que nous pouvons ajouter à la conclusion de Longet : les agents nerveux qui président à l'occlusion de la glotte pendant la déglutition sont autres que ceux qui président à ses mouvements respiratoires; ce sont les filets du nerf spinal, qui, ici comme dans toutes ses autres fonctions, se montre *antagoniste* du pneumogastrique (Cl. Bernard).

Une partie très importante de la physiologie de la déglutition, c'est la manière dont elle est réglée par le système nerveux : la déglutition est un des plus brillants exemples des actes réflexes. On ne peut avaler à vide, faire un mouvement de déglutition, sans qu'une excitation locale serve de point de départ au réflexe : il faut dans la bouche la présence d'un corps quelconque, petit bol alimentaire ou petite masse de salive. Quand on croit faire un mouvement de déglutition à vide et sous la seule influence de la volonté, celle-ci n'agit que pour transporter quelques gouttes de salive vers l'isthme du gosier, où leur présence provoque le réflexe. De même la volonté est impuissante à arrêter la déglutition, qui se produit fatalement dès qu'un corps étranger vient impressionner cette région. Ce qu'il y a enfin de plus remarquable, c'est que cet acte doit commencer par le commencement : si le bol alimentaire est accidentellement arrêté dans le milieu de sa course, il ne peut la reprendre et la continuer que si un nouveau mouvement de déglutition part de l'isthme du gosier.

La moelle allongée est le centre de ces phénomènes nerveux, qui ont pour voies centripètes les rameaux sensitifs du trijumeau, du glosso-pharyngien et du laryngé supérieur, et pour voies centrifuges les branches motrices du glosso-pharyngien et du pneumogastrique, renforcées par les anastomoses du facial et du spinal.

La région de l'isthme du gosier peut aussi être le point de départ de mouvements antipéristaltiques accompagnés de sensations désagréables (dégoût) et amenant le vomissement (nausées) ; aussi le nerf glosso-pharyngien, qui paraît conduire plus spécialement ces sensations, a-t-il reçu parfois le nom de *nerf nauséeux*.

III. — PORTION SOUS-DIAPHRAGMATIQUE DU TUBE DIGESTIF.

Le tube digestif (portion sous-diaphragmatique) provient du *feuillet interne* ou *muqueux* du blastoderme; vu l'encapuchonnement que subit la vésicule blastodermique à ses deux extrémités et sur ses côtés, sa cavité primitive se trouve divisée en deux : d'une part la *vésicule ombilicale* (voy. plus loin, *Embryologie*), et d'autre part un tube médian, d'abord cylindrique et régulièrement calibré (fig. 80, A) ; bientôt la partie supérieure de cet intestin se dilate (fig. 80, A, s), puis devient oblique, de telle sorte que son extrémité

inférieure, la moins dilatée (fig. 80, B, *d*), se dirige à droite·
en même temps que sa face gauche devient antérieure. Ainsi
se forme l'*estomac* (fig. 80, C, *s*, *d*) et c'est ainsi que le
pneumogastrique gauche devient antérieur en arrivant au-
dessous du diaphragme. — Le reste du tube digestif s'allonge et par suite s'écarte du rachis en formant une anse :
du sommet de l'anse part le conduit qui fait communiquer
l'intestin avec la vésicule ombilicale (fig. 80, B, *o*) ; la branche supérieure de l'anse est placée en avant et présente·
bientôt un léger renflement (*b*), première trace du *cæcum*
et de l'*appendice iléo-cæcal* ; le reste de cette anse formera
le *gros intestin* jusqu'à l'S iliaque (fig. 80, B, *b*, *f*, et C, *b*, *f*, *c*) ;
en même temps les circonvolutions du sommet de la partie
postéro-inférieure de l'anse se développent (fig. 80, B, *k*) et
constituent l'*intestin grêle* (C, *k*) [1].

L'épithélium de cette partie du tube digestif est partout

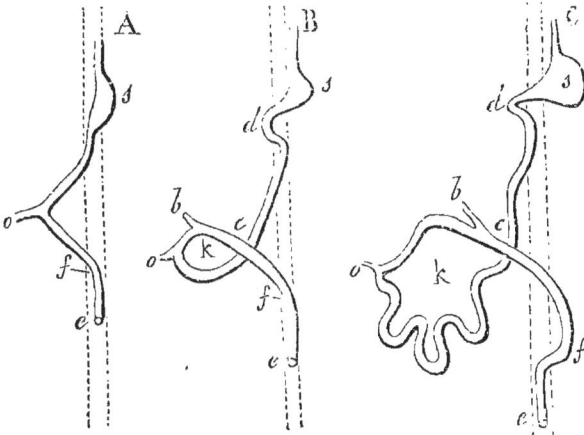

FIG. 80. — Formation du tube intestinal[*].

cylindrique et se continue à ses deux extrémités avec les·

1. Voy. K. Vierordt, *Grundriss der Physiologie des Menschen*. Franc-
fort, 1860, p. 420.

[*]A, B, C, Divers degrés du développement de l'estomac et des circonvolutions
de l'intestin proprement dit; — *s*, estomac; — *f*. S, iliaque; — *o*, canal omphalo-
mésentérique; — *b*, bourgeon qui formera le cæcum; — *c*, côlon; — *k*, circonvolutions de l'intestin grêle.

épithéliums pavimenteux de l'œsophage et de la peau. Il forme aussi des végétations vers la superficie (ou *phanères*) et dans la profondeur (ou *cryptes*). Les premières sont re-présentées par les *villosités* que nous étudierons à propos de l'absorption ; les secondes sont des glandes diverses du tube intestinal. Ces glandes peuvent être très simples, comme les glandes de Lieberkühn, qui ne sont qu'une dépression en doigt de gant (fig. 81), et qu'on ren-contre sur toute la longueur de cette portion du canal alimen-taire ; mais déjà dans l'estomac quelques-unes de ces dépres-sions se compliquent, l'épithé-lium de leur extrémité cæcale cesse d'être cylindrique, et on a alors les *glandes pepsiques.* Plus loin un bourgeonnement plus complexe nous donne des glandes en grappes : telles sont les *glandes* de *Brunner* du duodénum : le *pancréas* n'est qu'une énorme glande de ce genre. Enfin l'embryologie nous montre que le foie lui-même est formé de bourgeons semblables à ceux des glandes de Lieberkühn, mais bourgeons très longs et très espacés, de sorte qu'entre eux se loge un autre organe glandulaire, provenant de la végétation des parois de la veine omphalo-mésentérique (plus tard *veine porte*). Le foie est donc la réunion de deux organes : 1° le *foie biliaire,* formé de ca-naux tapissés d'un épithélium cylindrique, comme les glan-des de Lieberkühn ; 2° le *foie sanguin,* constituant les vrais *acini* du foie (autour desquels se logent les culs-de-sac biliaires), qui est destiné à faire subir une certaine éla-

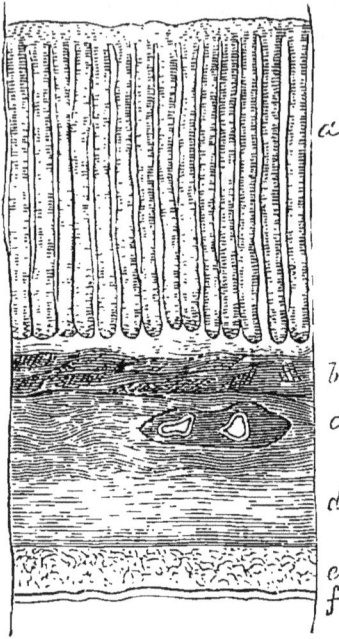

FIG. 81. — Glandes en tube de la muqueuse intestinale*.

*a. Épaisses couches de glandes ;— b, tissu propre de la muqueuse et couche celluleuse ;— d, couche des fibres musculaires circulaires ; — c, fibres musculaires longitudinales ; — f, enveloppe péritonéale.

boration au sang, à y verser du sucre, d'où le nom de *foie glycogénique.*

Ces diverses glandes versent dans le tube intestinal leurs produits de sécrétion, qui se trouvent la plupart en présence des matières alimentaires venues du dehors ; ces matières sont modifiées par ces liquides, en même temps qu'elles sont soumises à des phénomènes de transport (mouvements péristaltiques) de la part des parois musculaires de l'estomac et des intestins. Nous étudierons donc ces phénomènes chimiques et mécaniques dans l'*estomac* et dans l'*intestin;* nous verrons alors comment la plus grande partie des matériaux ainsi élaborés est *absorbée* par les parois du tube digestif et spécialement par son épithélium, et comment enfin le résidu des aliments, ainsi que les produits de desquamation intestinale, sont rejetés après avoir parcouru le *gros intestin.*

A. — *Estomac.*

L'*estomac* est une poche destinée à offrir un asile d'assez longue durée aux aliments qui y arrivent par le fait de la déglutition. Certains aliments ne font que traverser l'estomac; tels sont, chez les chevaux surtout, les liquides, qui vont s'accumuler dans l'intestin. Les autres aliments s'arrêtent en général dans l'estomac, et d'autant plus longtemps qu'ils doivent y subir une élaboration plus importante, c'est-à-dire qu'ils sont plus difficilement attaquables : les aliments que l'estomac ne peut attaquer restent dans sa cavité le plus longtemps possible.

Il y a à considérer dans l'estomac, d'une part l'*élément moteur*, et d'autre part l'*élément sécrétoire épithélial.*

I. — L'*élément moteur* se compose d'une tunique charnue assez faible, à contractions rares et incapables de grands efforts, du moins chez l'homme et les mammifères voisins. Ces contractions péristaltiques, qui transportent, par une espèce de déglutition, le contenu de l'estomac du cardia au pylore et de là dans l'intestin, sont excessivement douces et lentes. Car on a vu se faire sans accidents cette sorte de déglutition de corps très aigus, durs et blessants. Ces

20.

contractions résultent d'un réflexe succédant à l'impression
des matières sur la surface stomacale, et paraissent ainsi
produire une espèce de triage entre les substances qui doivent séjourner plus ou moins longtemps dans l'estomac.

Ainsi les liquides ne s'accumulent pas dans ce réservoir, même
pendant le repas, et souvent on ne trouve pas de différence bien
considérable du contenu stomacal chez un individu qui a bu ou chez
celui qui s'est abstenu de boire en mangeant. C'est qu'en effet
il règne sur les faces antérieure et postérieure de l'estomac des
fibres parallèles à la petite courbure, situées à quelque distance
d'elle, et se continuant d'une face à l'autre au-dessous du cardia

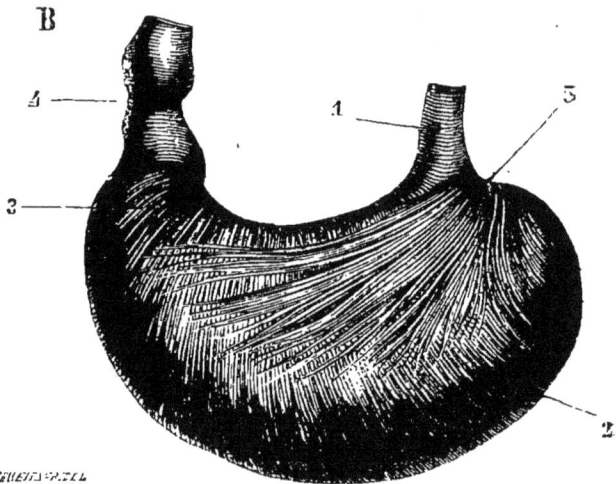

FIG. 82. — Fibres musculaires (obliques) de l'estomac (cravate de Suisse)*.

et du pylore (fig. 82) : ces fibres forment donc une espèce d'anneau elliptique (*cravate de Suisse*), de sphincter, qui, en se contractant, divise l'estomac en deux portions (fig. 83), qui sont :
la région de la grande courbure (fig 83, S), hermétiquement
close, et la région de la petite courbure, constituant un canal
qui va du cardia au pylore; ce canal (fig. 83, L) se produit lors
de la déglutition des liquides, et ceux-ci le suivent, de sorte qu'on
peut dire que leur déglutition se continue depuis le pharynx jusqu'au duodénum, sans qu'ils entrent à proprement parler dans
l'estomac [1]. C'est ainsi qu'on a pu constater, chez une personne

1. Voy. R. Larger, *Essai critique et expérimental sur les muscles*

*L'estomac a été retourné et les bandes musculaires mises à nu en enlevant la
muqueuse; — 1, fibres circulaires de l'œsophage; 2, 3, fibres circulaires de l'estomac; — 5, cravate de Suisse.

qui présentait une communication anormale du duodénum avec le côlon, des selles liquides presque immédiatement après l'ingestion d'un verre d'eau ; l'eau arrivant, immédiatement après sa déglutition, dans le gros intestin, y produisait l'effet d'un lavement.

Vomissement. — A part ce fonctionnement particulier du collier musculaire placé le long de la petite courbure, le rôle mécanique des parois musculaires de l'estomac est, avons-nous dit, très peu considérable. Aussi dans les mouvements de régurgitation, dans le *vomissement*, l'estomac est-il à peu près passif : il vide son contenu sous l'influence de la pression exercée par le diaphragme et par les muscles des parois abdominales.

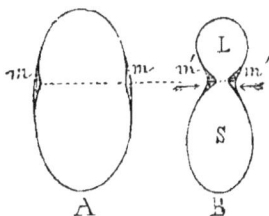

FIG. 83. — Effets de la contraction de la cravate de Suisse *.

Tout le monde connaît l'expérience dans laquelle Magendie, ayant enlevé l'estomac à un

lisses en général et sur quelques-uns en particulier (Estomac). Thèse de Strasbourg, 1870, n° 262.

Page 59 : « Nous avons eu la bonne fortune d'observer la contraction des fibres obliques de l'estomac, que nous n'avons jamais réussi à provoquer artificiellement. Ce fut chez un chien : nous vîmes un sillon assez profond se dessiner depuis le cardia jusqu'au coude stomacal, et cela exactement sur le trajet des fibres obliques (cravate de Suisse). En même temps, chose assez singulière, la petite courbure de l'estomac se bomba d'une façon très notable. — Cet état dura un certain temps, au bout duquel tout disparut lentement. Quelques instants après, le même phénomène se reproduisait. Ce qu'il y eut encore de remarquable dans ce fait, c'est le relâchement des fibres circulaires dans leur portion située au-dessus de la bande de fibres obliques, tandis que leur portion inférieure était en contraction. Nous n'avons pas vu se former un canal complet, en ce sens que les deux faces de l'estomac ne se sont pas rejointes inférieurement sous l'influence de la contraction des fibres obliques. *Mais les liquides eussent parfaitement pu passer du pylore au cardia ou inversement sans se mélanger aux aliments contenus dans la portion cardiaque, car celle-ci était fortement*

* A, Coupe verticale de l'estomac à l'état de repos ; — m, m, cravate de Suisse, — B), contraction de ces faisceaux musculaires (m' m'), rapprochant dans le sens indiqué par les flèches les points correspondants de la paroi de l'estomac, de façon à diviser sa cavité en deux loges (S et L).

chien et mis à la place une vessie pleine d'eau, en communication avec l'œsophage, put, après avoir recousu les
parois abdominales, voir l'animal rejeter par des efforts
de vomissement (après injection d'émétine dans les veines)
le contenu de cette vessie, par le seul effet de la presse
abdominale et diaphragmatique.

Cependant les recherches récentes de Schiff ont montré
que la tunique musculaire de l'estomac, si elle n'agit pas
pour produire l'*effort* du vomissement, pour projeter au dehors le contenu du viscère, agirait du moins pour en favoriser la sortie. A cet effet les fibres longitudinales de la région cardiaque se contractent, et, redressant leur courbure,
dilatent l'orifice correspondant. Les efforts de vomissement
n'aboutissent que si la *presse abdominale* se produit en même
temps que cette dilatation cardiaque. Le pneumogastrique
préside à l'association de ces mouvements [1].

Le vomissement est un réflexe comparable à celui de l'*é-
ternuement* (voy. p. 73). Quant aux agents qui le provoquent,
ils peuvent porter leur action sur les centres nerveux soit
directement, soit par l'intermédiaire de divers nerfs sensitifs comme le pneumogastrique et le glosso-pharyngien.
Ceux qui agissent par ce dernier nerf sont dits *nauséeux*
(voy. Sens du goût : le glosso-pharyngien, nerf nauséeux),
les autres sont des *vomitifs purs*. Du reste les deux actions
se trouvent d'ordinaire réalisées dans une même substance;
cependant il n'y a aucun doute que dans certains médicaments l'action nauséeuse ne soit due à un principe différent
de celui qui produit l'action vomitive pure. Ainsi, dans
l'ipécacuanha, l'action nauséeuse est due à une substance
odorante (séparable par l'éther), et l'action vomitive est
due à l'*émétine* (séparable par l'alcool) (Magendie) : l'émétine agit directement sur les centres nerveux et sur la mu-

---

resserrée sur son contenu, et empêchait par cette étreinte ce dernier,
soit de sortir, soit de se laisser pénétrer par un liquide.

» Ce fait donne raison à l'hypothèse émise par Luschka et par M. le
professeur Küss, dans son cours, hypothèse qui donne aux fibres obliques de l'estomac le pouvoir d'établir dans certains cas une communication directe entre les orifices cardiaque et pylorique. »

1. M. Schiff, *Leçons sur la physiologie de la digestion*, 1867, t. II,
37e leçon.

queuse gastrique, sur ses filets sensitifs, tandis que la substance nauséeuse, agissant sur les filets de la sensibilité
spéciale (glosso-pharyngiens et olfactifs), fait vomir au moment d'être ingérée ou même avant de l'être [1].

II. — L'*épithélium cylindrique* de l'estomac joue d'a-
bord vis-à-vis de ce viscère un rôle protecteur : c'est lui qui
empêche que cet organe ne se digère lui-même ; mais dès
que l'épithélium est entamé en un point quelconque, le suc
gastrique agit sur les parties sous-jacentes des parois stomacales et il s'y produit une érosion que l'on connaît en
pathologie sous le nom d'*ulcère rond*.— Cet épithélium,
ici comme sur tant d'autres surfaces (vessie par exemple),
s'oppose à l'absorption ; il est en effet prouvé que, malgré ses
nombreux vaisseaux sanguins et lymphatiques, l'estomac n'absorbe que peu ou pas. Outre les expériences qui ont prouvé
qu'un cheval auquel on a lié le pylore n'est pas empoisonné par l'ingestion d'une dose considérable de strychnine
(expériences de Bouley) [2], on a observé des cas analogues
chez l'homme. Ainsi, chez un homme atteint d'une oblitération du pylore, la sensation de soif persistait malgré la
déglutition d'une grande quantité d'eau, et l'autopsie a
prouvé que la muqueuse de l'estomac était du reste parfaitement normale ; par contre la soif était calmée par l'injection d'eau dans le rectum. Dans un autre cas, nous
avons vu un malade ne ressentir aucun des effets calmants
de l'opium ingéré, parce qu'une cause inconnue empêchait que le pylore ne fût franchi ; mais une grande quantité d'opium ayant été successivement administrée, et une
sorte de débâcle pylorique s'étant produite tout à coup, il
en résulta des accidents d'empoisonnement, par suite d'une
absorption considérable, dans l'intestin, de l'opium accumulé antérieurement dans l'estomac [3].

Le rôle principal de l'épithélium stomacal est de donner
lieu à des produits de sécrétion.

1. Voy. J. Grasset, *De la médication vomitive*. Thèse de concours,
Paris, 1875.
2. Bouley, *Bulletin de l'Académie de médecine*, 1842, t. XVII.
3. Cependant des recherches récentes ont remis en question l'absorption stomacale ; plusieurs physiologistes italiens, reprenant les ex-

La sécrétion normale et caractéristique de l'estomac, c'est le suc gastrique, produit plus spécialement par les culs-de-sac glandulaires de la région cardiaque, culs-de-sac qui se distinguent des glandes ordinaires de Lieberkühn (fig. 81) en ce que leur épithélium n'est plus cylindrique, mais polyédrique, du moins dans la profondeur (fig. 84)[1]. Ce suc gastrique, produit de la fonte de ces derniers éléments cellulaires, est un liquide très ténu, contenant à peine 4 p. 100 de matières solides, dont les substances organiques (albuminoïdes) constituent les 2/3. Parmi les sels, c'est surtout le phosphate de soude qui domine, avec le chlorure de sodium.

Pour étudier les propriétés du suc gastrique, on se procure ce liquide au moyen de *fistules stomacales* pratiquée, spécialement sur le chien. Blondlot (de Nancy)[2] a le pre-

périences de Bouley, ont constaté comme lui que, chez le cheval, de grandes doses de strychnine, introduites dans l'estomac préalablement lié au pylore, ne produisent pas d'empoisonnement. Mais, observation nouvelle et importante, l'empoisonnement n'a pas lieu non plus si, au bout d'un temps assez long, on enlève la ligature et laisse libre cours aux matières. D'après Schiff, cette dernière circonstance indiquerait que la strychnine a été absorbée assez lentement pour être éliminée au fur et à mesure par les urines, sans s'accumuler dans le sang jusqu'au degré nécessaire pour produire l'empoisonnement. — Il en serait ici de la strychnine comme du curare, qui est absorbé par l'intestin, mais d'une manière si lente, qu'il est éliminé par les reins avant qu'il ait eu le temps de s'accumuler dans l'organisme jusqu'à la dose toxique (Cl. Bernard). Voy. pour plus de détails sur cette question, la récente publication de F. Lussana : *Sulla piccola circolazione entero-epatica,* etc. (*Lo Sperimentale,* octobre 1872.) — Analysé in *Revue des sciences médicales,* de G. Hayem, t. I, p. 32.

Schiff, se fondant sur plusieurs expériences de Colin et sur des expériences qui lui sont propres, admet l'absorption stomacale comme un fait général : nous verrons que cette absorption est nécessaire à sa théorie des *matières peptogènes,* que nous étudierons plus loin. Aussi, plusieurs auteurs posent-ils aujourd'hui en principe que *l'estomac a pour fonction d'absorber les liquides.*

1. On avait cru, dans ces dernières années, découvrir dans l'estomac, surtout dans la région pylorique, des glandes closes, des *follicules clo* (analogues à ceux de l'intestin). Sappey a démontré que ces prétendus follicules clos ne sont que des glandes en tube dont le canal excréteur s'est oblitéré, et qui se sont développés sous forme de petits kystes sphériques. (Voy. *Anat. descriptive,* t. IV, p. 1879).

2. Blondlot. *Traité analytique de la digestion,* 1843.

mier pratiqué ces fistules, qui ont depuis donné de si beaux résultats entre les mains de Cl. Bernard et de Schiff.

La matière organique (albuminoïde) que contient le suc gastrique est une sorte de ferment que l'on nomme la *pep-sine* ou *gastérase;* ce ferment est de la nature des ferments solubles, comme celui de la salive (*ptyaline*). Schwann a le premier signalé son existence ; Payen l'a obtenu en le précipitant du suc gastrique par l'alcool; c'est ainsi que l'on peut préparer la *pepsine* pure, qui se présente, après dessiccation, sous la forme d'une poudre blanche : dans le commerce on la falsifie souvent en la mêlant à de la fécule. — La pepsine présente toutes les réactions des matières albuminoïdes, quoique l'on ait essayé de nier sa nature albuminoïde (Brücke), comme on a nié celle de la ptya-

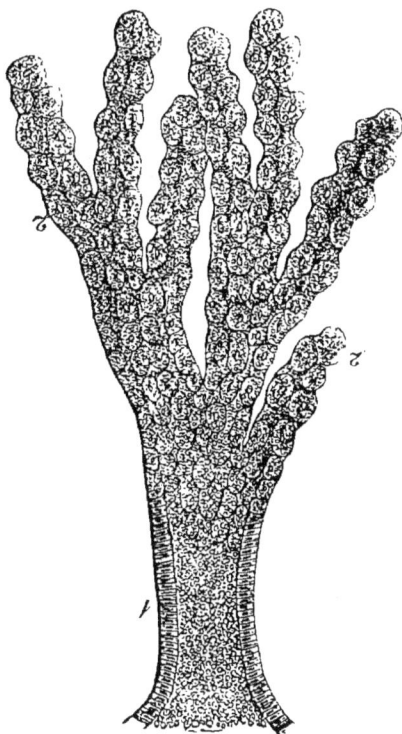

FIG. 84. — Glande pepsique composée *.

line (Cohnheim). (Voy. Ritter, thèse citée.) Elle agit sur les matières albuminoïdes des aliments en les transformant en *albuminose* ou *peptone*, c'est-à-dire en une forme isomérique d'albumine qui n'est plus précipitable ni par la chaleur, ni par les acides, et qui est facilement absorbable.

Mais cette transformation, qui constitue essentiellement

*1, Conduit excréteur tapissé d'un épithélium cylindrique comme celui de la muqueuse gastrique en général ; — 2, culs-de-sac en doigt de gant remplis de gros globules granuleux (cellules de sécrétion pepsique), dont les débris vont se déverser sur la surface gastrique par le conduit excréteur qu'ils remplissent (Kölliker).

la digestion stomacale telle qu'on l'effectue expérimentalement *in vitro*, ne peut avoir lieu qu'en présence d'un acide ;
la *pepsine* est donc associée dans le suc gastrique à un *acide
libre* : on a beaucoup discuté pour préciser la nature de cet
acide, mais les digestions artificielles ont prouvé que, quel
qu'il soit, l'effet est toujours le même. Les uns veulent que
dans le suc gastrique normal cet élément soit représenté
par l'*acide chlorhydrique* (Prout, Schmidt, Mulder, Brinton,
Rouget, Ritter, etc.) ; les autres par l'*acide phosphorique*
(phosphate acide de chaux, Blondlot) ; d'autres enfin par
l'acide *lactique* (Cl. Bernbrd, Barreswill) ; cette dernière
opinion a été longtemps la plus généralement admise.

Il faut reconnaître que les arguments qu'ont fait valoir les
physiologistes en faveur de la présence de tel ou tel acide, ont
tous quelque chose de fondé, mais peuvent tous être réfutés
d'une manière plus ou moins complète, et que la chimie
organique paraît jusqu'à ce jour impuissante à dissiper ces
doutes.

Le phosphate acide de chaux de Blondlot paraît exister réellement dans le suc gastrique, mais dans le suc gastrique de
chiens préalablement nourris avec des os, et ce n'est plus alors
qu'un résidu des digestions précédentes. — On peut faire la
même objection à la présence de l'acide lactique : si en effet
on obtient du lactate de zinc par l'action du suc gastrique sur
ce métal, l'acide lactique ainsi constaté n'a peut-être été souvent qu'un reste des digestions précédentes. — D'autre part,
l'acide chlorhydrique, constaté par des réactions chimiques
incontestables, peut parfaitement provenir d'une décomposition des chlorures en présence des lactates : « Un mélange
d'albumine et de chlorure de sodium est coagulé par l'acide
lactique ; ni le chlorure de sodium, ni l'acide lactique n'ont
cette action ; la coagulation ne peut donc être attribuée qu'à
l'acide chlorhydrique, qui prend naissance par double décomposition. » (Cailliot, thèse de Ritter.) Les meilleures raisons
que l'on ait fait valoir en faveur de la présence de l'acide chlorhydrique sont les suivantes : l'analyse élémentaire du suc
gastrique y montre plus de Cl. qu'il n'en faut pour saturer le
Na. présent : il doit y avoir du Cl. à l'état d'acide chlorhydrique ; tandis que le Cl. reste dans le suc gastrique, le Na. du
chlorure de sodium reste dans le sang, d'où l'augmentation de
l'alcalinité du sang, alcalinité qui est telle que les urines, normalement acides, deviennent alcalines pendant une digestion

énergique (Brinton. — Bence Jones). Enfin de nombreuses expériences[1], entreprises par M. Rabuteau, paraissent avoir bien
établi aujourd'hui que le suc gastrique doit son acidité à l'acide
chlorhydrique. Mais en tout cas cet acide n'est pas libre dans
le suc gastrique, comme Laborde l'a montré par l'expérience
suivante : lorsqu'un liquide contient des traces d'acide chlorhydrique libre, ce liquide donne, avec le bioxyde de plomb et
l'aniline, une couleur acajou ; or le suc gastrique ne donne pas
cette réaction. — L'acide chlorhydrique est donc dans le suc
gastrique à l'état de combinaison ; avec quelle substance ? Ce
serait, d'après Schiff, avec la pepsine (*acide chlorhydro-pep-
tique*); ce serait, d'après Richet, avec de la leucine. Ce dernier
auteur, qui a repris récemment l'étude du suc gastrique, arrive
du reste à cette conclusion que ce liquide renferme à la fois de
l'acide chlorhydrique combiné et de l'acide lactique libre.

Richet[2] s'est servi, pour détermination quantitative des
acides du suc gastrique, d'une méthode d'analyse dont le principe est dû à M. Berthelot, à savoir que quand on agite une
solution aqueuse d'un acide avec l'éther, l'éther et l'eau se partagent l'acide suivant un rapport constant, qui s'appelle le *coefficient de partage*, et dont la valeur numérique caractérise
chaque acide; de plus, s'il y a deux acides dissous, on peut appeler *rapport de partage* le rapport qui s'établit entre l'acidité

---

1. *Recherches sur le suc gastrique*. Note de M. Rabuteau (*Comptes
rendus Acad. des sciences*, 4 janvier 1875). La principale de ces expériences est la suivante :

En jetant de la quinine pure dans le suc gastrique d'un chien en digestion de tendons, l'auteur a vu l'alcaloïde végétal se dissoudre avec
facilité et en quantité relativement considérable : il s'était donc formé
un sel de quinine. Après avoir isolé ce sel avec toutes les précautions
nécessaires, il a été facile de reconnaître qu'on était en présence de
chlorhydrate de quinine.

On pouvait objecter que l'acide chlorhydrique obtenu proviendrait
d'une réaction exercée sur le chlorure de sodium par une certain
quantité d'acide lactique, dont on a admis l'existence dans le suc
gastrique normal non altéré ; mais les recherches les plus exactes et
les plus minutieuses ont montré à M. Rabuteau que le suc gastrique
ne contient pas d'acide lactique.

Il faut donc admettre désormais, avec Braconnot, Prout, Lassaigne,
Schmidt, que le suc gastrique normal doit son acidité à l'acide chlorhydrique et non à l'acide lactique. Antérieurement déjà, M. Rabuteau
avait signalé de l'acide chlorhydrique libre dans le suc gastrique des
poissons (raies, squales).

2. Ch. Richet, *Des propriétés chimiques et physiologiques du suc gastrique* (*Journal de l'anat. et de la physiol.*, 1878, p. 170).

KÜSS et DUVAL, Physiologie.   21

de l'eau et l'acidité de l'éther ; ce rapport permet d'évaluer les proportions des acides minéraux (caractérisés par un coefficient de partage très élevé) et des acides organiques (caractérisés par un coefficient de partage très faible). Nous ne saurions entrer ici dans les détails des recherches chimiques dont nous venons d'indiquer le principe ; quant aux résultats qu'elles ont donnés, voici comment nous pouvons les résumer :

Le suc gastrique pur ne contient que des acides minéraux ; mais, abandonné à lui-même, il fermente, et la proportion des acides organiques analogues à l'acide lactique augmente. — Les aliments mélangés au suc gastrique peuvent, par la digestion artificielle, en dehors de toute action vitale et de la sécrétion stomacale, augmenter de 20, de 50 et même de 70 p. 100, l'acidité des liquides contenus dans l'estomac ; dans ce cas le suc gastrique contient toujours des acides organiques analogues à l'acide lactique, mais l'acide minéral reste prédominant tant qu'il n'y a pas putréfaction.

Pour déterminer la nature de l'acide organique du suc gastrique, Ch. Richet a traité par l'eau de chaux les liqueurs éthérées employées précédemment, et a ainsi obtenu un sel de chaux qui n'est pas du lactate de chaux ordinaire, mais du sarcolactate. L'acide organique du suc gastrique serait donc, au moins dans sa portion principale, de l'*acide sarcolactique.*

Du reste on a beaucoup exagéré la saveur et la réaction acide du suc gastrique ; dans les cas pathologiques, cette acidité augmente ; mais à l'état normal elle est peu prononcée et insensible au goût. L'odeur acide des matières vomies provient de la décomposition du contenu stomacal : en effet, des acides gras volatils peuvent s'y former dans ces circonstances (acide butyrique). On voit, d'après ces propriétés, que le suc gastrique ne constitue pas, comme on avait cru, un mucus, une glaire acide, mais un liquide particulier, analogue et très comparable à la salive.

Pour traiter complètement la question des produits d'exhalation de l'estomac, nous devons ajouter que cet organe, ainsi que le reste du tube intestinal, peut donner naissance à des gaz en quantité considérable : ces gaz sont surtout de l'acide carbonique et de l'azote. Ils ne proviennent donc pas toujours de la fermentation des ingesta, mais bien du sang, et ils se forment par exemple dans tous les cas de paralysie du tube digestif, que celui-ci contienne ou non des matières alimentaires ; ils peuvent se dégager ainsi brusquement sous l'influence d'une émotion morale et peuvent être résorbés tout aussi rapidement.

Cl. Bernard a récemment appelé l'attention des physiologistes sur les faits de ce genre : « Dans le poumon, dit-il, et à la surface cutanée, les gaz peuvent être exhalés par un simple fait d'échange entre le milieu extérieur et le milieu intérieur ; mais dans l'intestin, où il n'y a normalement pas d'air, l'exhalation gazeuse doit se faire en vertu d'un autre mécanisme. Il est probable que le système nerveux a une influence sur la production de ces gaz, car je les ai vus se produire en grande quantité à la suite d'opérations pratiquées sur la moelle épinière. Les substances gazeuses qui sont éliminées sont en général celles qui peuvent être absorbées. Cependant l'hydrogène, qui n'est pas sensiblement absorbé, est parfois exhalé en plus ou moins forte proportion, ainsi que cela résulte des expériences de Regnault et Reiset[1]. »

Les conditions dans lesquelles se sécrètent les liquides de l'estomac sont toutes particulières. Ainsi le mucus se produit facilement dans l'estomac à jeun ou fatigué, ou sous l'influence d'un corps étranger non alimentaire ; c'est ainsi qu'une éponge introduite dans l'estomac s'imbibe d'un mucus parfois fortement acide (suc gastrique sans pepsine), qu'il ne faut pas confondre avec le véritable suc gastrique, comme on le faisait autrefois.

Le véritable suc gastrique n'est sécrété que sous l'influence d'un excitant d'une nature particulière, d'une matière alimentaire ; ou, en d'autres termes, cette sécrétion a surtout lieu si l'aliment est un albuminoïde (chair musculaire, fibrine, blanc d'œuf), c'est-à-dire un aliment qui réclame essentiellement l'action du suc gastrique. Dans ces circonstances, la paroi stomacale, dans tous les points touchés par l'irritant approprié, devient rouge, turgescente, et alors commence une sécrétion abondante de suc gas-

---

1. Cl. Bernard *De la physiologie générale*, notes, p. 290, 1872.

trique, qui a bientôt transformé l'aliment albumineux en albuminose. Ces faits prouvent que la sécrétion du suc gastrique est le résultat d'une *sensibilité spéciale* de la part de la muqueuse stomacale, et que cette sensibilité très délicate ne se laisse pas tromper : il faut un aliment apte à subir l'action du suc gastrique pour en amener la production. Le mucus au contraire est sécrété dans les moments où l'estomac demande des aliments, ou sous l'influence d'un corps étranger que le mucus entoure et isole.

On a pu du reste constater qu'après la section des pneumogastriques, le suc gastrique, quoique en moindre abondance, ne continue pas moins à se former : ainsi les nerfs ne sont pas indispensables à l'accomplissement de l'acte digestif ; c'est en général le grand sympathique qu'on regarde comme dirigeant la digestion stomacale.

Cette particularité si singulière de l'appareil sécréteur de l'estomac, de ne donner du véritable suc gastrique qu'en présence de certaines substances alimentaires, est aujourd'hui parfaitement reconnue, mais peut-être ne faut-il pas l'attribuer à une *sensibilité* particulière, à une sorte d'*intuition* (Blondlot) de l'estomac ; elle tiendrait plutôt, d'après les travaux de Lucien Corvisart et de Schiff, à ce que ces substances fournissent un élément indispensable à la sécrétion de la pepsine ; telle est la théorie des *matières peptogènes* et de la *peptogénie* de Schiff, théorie déjà féconde en résultats pratiques, théories dont quelques points paraissent confirmés par les recherches de Vulpian[1], et que nous devons rapidement résumer.

De nombreuses expériences ont démontré à Schiff que la pepsine ne se forme pas dans les glandes pepsiques d'une manière continue, en vertu de la simple nutrition des parois stomacales, mais qu'un estomac à jeun et *épuisé* par une copieuse digestion antérieure, perd la propriété de donner un suc gastrique vraiment actif, jusqu'à ce que, certaines substances ayant été absorbées par lui, les parois stomacales se trouvent *chargées* de principes capables de se transformer en pepsine : ces substances sont les *peptogènes*. Ainsi, après l'épuisement produit par une

---

1. Vulpian, *Cours de la faculté de médecine*, Leçons sur la digestion, 1876.

digestion copieuse remontant à 12 heures, le pouvoir digestif de l'estomac vide, par rapport à l'albumine, est à peu près nul; mais il augmente en proportion très notable lorsque avec l'albumine on introduit dans l'estomac une quantité modérée de certains autres aliments (*peptogènes*). Dans ce cas l'estomac sécrète d'abord un liquide purement acide, qui sert à dissoudre les éléments peptogènes, et à mesure que ceux-ci sont absorbés, et, se mêlant au sang, le rendent apte à fournir de la pepsine aux glandes stomacales, on constate la sécrétion d'un suc gastrique de plus en plus actif, de plus en plus pepsique en un mot. Ces peptogènes sont essentiellement représentés par les éléments de la viande soluble dans l'eau, par la gélatine, par la dextrine : le bouillon, la soupe contiennent donc au plus haut degré les matières peptogènes, et sous ce rapport l'expérience de tous les jours se trouve parfaitement d'accord avec les nouvelles données scientifiques.

Ces peptogènes seraient absorbés par l'estomac, mais leur action serait identiquement la même s'ils étaient introduits dans l'organisme par injection dans le tissu cellulaire sous-cutané, dans le rectum, ou même directement dans les veines. Chose remarquable, absorbés par l'intestin grêle, ces peptogènes perdraient complètement leur action, non que la bile ou le suc pancréatique les aient modifiés dans le canal intestinal, mais parce qu'absorbés par les chylifères, ils seraient détruits, comme peptogènes, au moment de leur passage à travers les ganglions mésentériques. — Il faut reconnaître que sur ce dernier point les recherches de Schiff perdent un peu de la précision qui caractérise la première partie de cette série de travaux, et qu'il est difficile de croire à toutes les expériences qui ont pour but de montrer l'action des ganglions mésentériques ; mais la question de l'absorption stomacale et de l'inutilité de l'absorption intestinale, malgré son apparence paradoxale, n'enlève rien à l'importance générale de la théorie de la peptogénie, comme question de physiologie pure et comme source féconde d'applications thérapeutiques.

En effet, il était à supposer *à priori* que dans les *dyspepsies* qui méritent vraiment ce nom, c'est-à-dire dans le cas de paresse digestive occasionnée par une insuffisance du suc actif sécrété par l'estomac ; il était à supposer que dans plusieurs de ces cas les troubles pourraient être attribués simplement à ce que les glandes pepsiques ne trouvent pas dans le sang les matériaux nécessaires pour se *charger* à un degré suffisant. Ces maladies réclameraient alors comme traitement une simple augmentation artificielle de la substance peptogène momentanément contenue dans le sang. Il suffirait donc, comme dans les expériences physiologiques, de *préparer* l'estomac, de le *charger* d'avance d'une proportion suffisante de peptogènes, et par suite de pepsine, pour faire commencer le travail digestif dès l'arrivée des aliments. Et en effet, Schiff rapporte quelques observations de malades semblables, qui ont été guéris au bout de peu de jours, et dont la guérison s'est maintenue par l'usage d'un *bouillon* pris une ou deux heures avant le repas, d'une *solution de dextrine* en potion, ou même d'un lavement de la même substance une demi-heure ou une heure avant l'ingestion des aliments.

Résultats de la digestion gastrique. Il s'en faut de beaucoup que la physiologie soit parfaitement fixée sur les résultats de la digestion gastrique.

1° Pour les uns (Cl. Bernard, Robin, Leven [1]), le suc gastrique, dans l'estomac, ne fait que ramollir, gonfler et hydrater les aliments. Nous savons que les aliments comprennent des matières albuminoïdes, des matières féculentes et sucrées et enfin des matières grasses. On n'a pas constaté d'action du suc gastrique sur ces matières grasses, si ce n'est qu'il désagrège les cellules dans lesquelles elles sont renfermées et met la graisse en liberté. Quant aux matières amylacées, elles sont transformées en dextrine et saccharifiées dans l'estomac, mais seulement sous l'influence de la salive qui est avalée avec le bol alimentaire. La quantité de salive varie selon que la mastication a été plus ou moins longue ; aussi, quand la digestion est embarrassée, avale-t-on ultérieurement une plus ou moins grande quantité de salive, qui vient aider l'action de celle que les aliments ont entraînée avec eux. On comprend d'après cela combien, dans les digestions artificielles, il est difficile d'opérer sur le suc gastrique pur, non mélangé de salive. Quant aux aliments albuminoïdes (fibres musculaires par exemple), ils ne seraient également que dissociés, d'après cette manière de voir, et mis ainsi en état de subir l'action liquéfiante des autres liquides digestifs (sucs pancréatique et biliaire). Leur liquéfaction complète n'aurait donc pas lieu dans l'intestin.

1. Leven, Académie de médecine, 15 novembre 1875.

2° Pour les autres, l'estomac serait le centre, l'organe essentiel et principal de la digestion d'une certaine catégorie d'aliments; là s'achèverait la *liquéfaction* et la *transformation* de la plus grande partie des matières albuminoïdes (Schiff, Brücke, Meissner, etc.[1]). Ce travail s'accomplirait en deux temps : un premier temps de dissociation mécanique (comme plus haut) pour les aliments albuminoïdes solides; puis un temps de transformation chimique (formation des *peptones*).

Les matières albuminoïdes liquides sont directement changées en un autre liquide plus absorbable et non coagulable par les réactifs ordinaires. Ainsi le blanc d'œuf mêlé à du suc gastrique devient liquide comme de l'eau. Seule la caséine, mise en présence du suc gastrique, est d'abord coagulée avant d'être attaquée par le suc gastrique : c'est cette propriété que l'on utilise pour faire cailler le lait au moyen de la pepsine contenue dans des estomacs conservés (*présure*).

Les matières albuminoïdes solides (soit avant leur ingestion, soit coagulées par la pepsine, comme la caséine) sont liquéfiées par le suc gastrique. Cette action se passe, avons-nous dit, en deux temps. On voit d'abord que la matière albuminoïde, par exemple un petit cube de blanc d'œuf, est gonflée, que ses arêtes s'émoussent, et qu'elle finit par être réduite en une poussière très ténue; dans ce premier état, rien n'est vraiment dissous; il y a une simple porphyrisation comme celle que produirait une action mécanique, et qui cependant n'est due qu'à la présence du suc gastrique. La pâte ainsi obtenue n'est pas le produit ultime de la digestion stomacale, c'est ce qu'on appelait autrefois le *chyme*, et on n'avait pas poussé plus loin l'étude de l'action du suc gastrique. — Mais à ce premier acte en succède un second qui a pour effet de liquéfier complètement cette bouillie, et c'est seulement sous la forme d'un liquide très fluide que le produit de la digestion quitte l'estomac pour se rendre dans l'intestin.

1 Voy. Arm. Gautier, *Chimie appliquée à la physiologie*, 1874, t. 1, p. 401.

Cette *porphyrisation* et cette *liquéfaction* successives sont accompagnées de changements de couleur dans les matières digérées : du sang ingéré devient, pendant le premier acte, tout à fait noir (*méléna* ou vomissements de sang à moitié digéré, dans les hémorragies stomacales : hématémèse noire) ; puis il se résout en un liquide à peu près incolore. En général, le produit ultime de la digestion stomacale est légèrement jaunâtre. Il est bon de connaître ces alternatives de couleurs, afin de ne point commettre d'erreur en recherchant la nature de matières vomies.

Cet acte final de liquéfaction a pour résultat chimique de produire de nouvelles espèces d'albumine, des *peptones* ou *albuminoses*, qui, nous l'avons dit, sont éminemment propres à être absorbées. Les peptones conservent toujours quelque caractère des matières originelles : on reconnaît en effet des peptones du blanc d'œuf, des tissus collagènes, de la fibrine, etc. La durée nécessaire pour cette transformation dépend de la nature des aliments : ainsi le blanc d'œuf cru est plus vite digéré que cuit ; en général les viandes crues, ou du moins saignantes, sont beaucoup plus facilement digérées, et leur usage devrait être préféré (à part la question des entozoaires).

L'étude des *peptones* ou *albuminoses* est un des points de la chimie physiologique qui ont fait le plus de progrès dans ces dernières années, grâce aux travaux de Lehmann, de Brücke, Meissner, Mulder, Schiff, etc. On a d'abord reconnu que la *peptone parfaite* est un produit éminemment assimilable et endosmotique : ce qui la caractérise essentiellement, au point de vue physiologique, c'est qu'injectée directement dans les veines, elle ne reparaît pas dans les urines ; elle est donc immédiatement assimilable par les tissus. Au point de vue chimique, elle n'est précipitable ni par la chaleur, ni par les acides, ni par les alcalis, mais seulement par le bichlorure de mercure, par le réactif de Millon (nitrate nitreux de mercure) et par quelques autres rares réactifs. La vraie peptone représente donc de l'albumine non pas seulement *dissoute*, mais encore *transformée* (surtout par *hydratation*, d'après Brinton).

Mais la vraie peptone définitive ne se produit pas du premier coup par l'action du suc gastrique ; dans cette série d'actions que nous avons étudiées (porphyrisation, liquéfaction, changement de couleur), il se produit une série de dédoublements qui donnent successivement des peptones intermédiaires assez bien définies, telles que la dyspeptone, la parapeptone, la métapeptone, et enfin la peptone définitive.

La *dyspeptone* est un résidu que laisse la digestion de la caséine ; elle est complètement insoluble et ne peut être assimilée. — La *parapeptone* est caractérisée par ce fait qu'elle est précipitée par la neutralisation de sa solution acide ; la *métapeptone* au contraire est précipitée si l'on augmente l'acidité du produit stomacal : les acides minéraux concentrés la précipitent définitivement. — Ces dernières formes ne sont que des formes transitoires, et, vers la fin de la digestion stomacale, tout tend à se transformer en vraie peptone, excepté la dyspeptone, qui reste telle quelle, et la parapeptone, dont une partie tend à passer à l'état de dyspeptone. Mais, entre la *métapeptone* et la *peptone définitive*, on a encore décrit des formes de transition (peptone A, peptone B) moins importantes, et qui se produiraient pendant la digestion de la fibrine (Meissner, de Bary, Thiry).

Ces transformations, et surtout la peptone définitive, sont dues à l'action combinée de l'acide et de la pepsine du suc gastrique : il faut que ces deux principes du liquide digestif agissent simultanément. Il ne suffirait pas par exemple de faire agir sur de la viande d'abord de l'acide chlorhydrique, puis, après un lavage complet, de soumettre la viande à l'action d'une solution de pepsine : dans ce cas il n'y aurait pas formation de peptone. Si au contraire on fait agir simultanément et un acide quelconque (1 à 4/1000 en solution) et de la pepsine, on peut faire *in vitro* des digestions entièrement artificielles, qui donnent exactement les mêmes produits que les digestions naturelles.

Cependant il ne faudrait pas croire que la production des vraies peptones soit un de ces faits de transformation auxquels l'organisme seul, ou des produits (pepsine) empruntés à l'organisme, pourraient seuls donner lieu. Cette transformation, comme toutes les transformations chimiques que nous voyons se produire dans l'animal ou la plante, ne présente nullement ce monopole de spécificité dont les théoriciens de tous les temps ont voulu douer les agents de la vie. On peut produire artificiellement des peptones, mais par des procédés très longs et plus curieux que pratiques : une longue coction dans la marmite de Papin a permis à Meissner d'obtenir les peptones parfaites avec la chair musculaire, avec la caséine, la légumine, etc. (*Albuminose de cuisson,* E. Corvisart); le même procédé donne avec le blanc d'œuf de la métapeptone, que l'estomac ou le suc gastrique artificiel peut ensuite transformer en vraies peptones. On a encore produit des peptones par l'action de l'ozone sur l'albumine de l'œuf et sur la caséine (Gorup-Besanez, Schiff); mais il faut faire passer de l'air ozonisé pendant 16 à 20 jours à travers une solution aqueuse d'albumine, et encore ce dernier procédé ne donnerait-il que des produits analogues seulement aux peptones : injectés dans les veines d'un animal, ces produits reparaîtraient en partie dans les urines (Schiff) [1].

Si on étudie le phénomène de la digestion gastrique dans son ensemble, on n'y trouve plus, élément par élément, l'action si simple que nous venons d'étudier : nous savons que les amylacés continuent à se transformer en sucre par l'action de la salive. Les graisses, sous l'influence des mouvements de l'estomac, et par leur mélange avec le produit de porphyrisation des albuminoïdes solides, se trouvent légèrement émulsionnées, mais cette émulsion est des plus instables, et les gouttes de graisse tendent à se réunir en masses plus considérables, qui viennent nager à la surface du liquide. Les albumines diverses sont transformées en diverses *peptones :* mais il est d'autres matières qui résistent pendant longtemps à l'action du suc gastrique, comme par exemple le tissu cellulaire des muscles; enfin il en est, comme la cellulose des plantes, qui sont à peu près réfractaires. C'est le mélange de ces diverses substances avec une grande quantité de suc gastrique qui constitue ce qu'on a aussi appelé le *chyme*. Mais nous voyons que, dans ce cas encore, le *chyme* n'est pas une matière immédiate; c'est une bouillie éminemment complexe et peu propre à donner une idée exacte de l'action digestive de l'estomac.

On a cherché à déterminer quelle est la quantité de suc gastrique nécessaire pour dissoudre un aliment. D'après les digestions artificielles, il en faudrait une grande quantité : ainsi, pour une partie d'albumine concrète, il faudrait 25 parties de ce suc; aussi cette sécrétion est-elle très-

---

1. Voy. Cl. Bernard, *Leçons sur les propriétés physiologiques et les altérations pathologiques des liquides de l'organisme.* Paris, 1859.

Blondlot, *De la manière d'agir du suc gastrique (Gazette médicale,* 1857).

Corvisart, *Études sur les aliments et les nutriments.* Paris, 1854.

Schiff, *Cenno sulle ricerche fatte dal* prof. Schiff, *nel laboratorio del museo di Firenze*, année 1872. (In giornale la *Nazione.* — Analysé in *Revue des sciences médicales*, de Hayem, 1873, t. I, p. 495.)

abondante, et on l'évalue par litres : pour l'homme par exemple elle serait de près de 20 litres par 24 heures. Chez les animaux on a trouvé pour formule générale 100 gr. de suc gastrique pour 1 kilogr. de l'animal : à ce compte l'homme, qui pèse en moyenne 65 kilogr., devrait sécréter seulement 6ᵏ500 gr. de suc gastrique (par 24 heures).

(Ainsi les évaluations les plus modérées portent ce poids au dixième de celui du corps de l'animal, pendant la période de 24 heures. On a même cité une femme, portant une fistule gastrique, qui allaitait et qui néanmoins produisait dans le même temps un poids de suc gastrique atteignant le quart du poids de son corps (Béchamp).

B. Intestin grêle.

I. — *Sécrétions, digestions intestinales.* Nous connaissons déjà l'épithélium du tube intestinal proprement dit, ses villosités et ses glandes (p. 352). Les villosités seront étudiées plus complètement à propos de l'absorption. Il nous faut maintenant rechercher la nature des liquides que versent les glandes et qui se trouvent plus ou moins en contact avec le produit de la digestion stomacale.

En effet, l'intestin reçoit par ondées le contenu de l'estomac, et ces matières parcourent très vite la première partie qui a reçu le nom de *jéjunum*, parce qu'on la trouve d'ordinaire vide, le contenu intestinal allant s'accumuler dans la dernière partie de l'intestin grêle (*iléon*). On a cru généralement que les produits de sécrétion des diverses glandes étaient versés dans l'intestin dans ce même moment et se trouvaient en présence des matières alimentaires; mais ce fait, qui est vrai pour le produit des glandes de Lieberkühn et pour celui du pancréas, ne l'est point pour la bile; l'étude des fistules biliaires a prouvé que ce liquide n'est versé dans l'intestin qu'après le passage du produit stomacal ; cette sécrétion biliaire est adaptée non à la digestion mais bien plutôt, à l'absorption; nous ne l'étudierons donc qu'avec ce dernier phénomène. Nous exposerons cependant, et seulement alors, les diverses théories émises et professées encore aujourd'hui sur l'*action digestive*. de la bile.

Le liquide sécrété par les glandes de Lieberkühn constitue le *suc entérique* : jusqu'à ces dernières années on n'a-
vait sur ce liquide que des idées erronées ou au moins
très hypothétiques, parce qu'il est très difficile à recueillir;
aujourd'hui, d'après la méthode de Thiry, on se le procure
en isolant par deux sections une certaine longueur du tube
intestinal; on réunit par des sutures les bouts qui appartiennent au canal général, de façon à rétablir le cours des
liquides; quant à la portion isolée, et restée adhérente seulement par son mésentère, on coud une de ses extrémités
de manière à la fermer en cul-de-sac, tandis que l'on laisse
l'autre ouverte et fixée dans la plaie abdominale béante[1].
On obtient par cet orifice le liquide intestinal pur de tout
autre mélange : on a ainsi un suc limpide, un peu jaunâtre,
très ténu, alcalin, et à propriétés fort peu prononcées,
presque toutes négatives : il n'agit ni sur l'amidon, ni sur

1. Telle est aussi la méthode de M. Colin. Ce physiologiste (*Traité
de physiologie comparée des animaux domestiques*, 2ᵉ édition, 1871;
t. I, p. 817, fig. 102) a imaginé un petit appareil compresseur de l'intestin et intercepte ainsi les deux extrémités d'une anse intestinale de
cheval, longue de 1 mètre et demi à deux mètres. Il obtint ainsi, en
une demi-heure, plus de cent grammes d'un liquide qui fut trouvé, à
l'analyse, composé de 98 parties d'eau; le reste offrait diverses proportions d'albumine, de chlorures de potassium et de sodium, de phosphate et de carbonate acide. Ce liquide était donc *alcalin*.
Plus récemment, M. Leven, continuant ses recherches sur l'appareil
digestif, s'est occupé du suc entérique et est arrivé à cette conclusion
que ce suc au lieu d'être alcalin, est acide comme le suc gastrique. Il
a opéré sur le chien. La méthode par ligature et par compression lui
paraissant défectueuse, il a eu recours à la méthode par infusion. L'intestin, coupé en petit morceaux (après lavage de la muqueuse à grande
eau), a été infusé dans 300 grammes d'eau à 38°. Le liquide obtenu a
montré des propriétés digestives très énergiques pour l'intestin grêle,
nulles pour le gros intestin. Mais la plus importante des constatations
est celle qui concerne l'acidité du suc intestinal. En conséquence, on
aurait tort, d'après M. Leven, de considérer l'estomac et l'intestin comme
deux milieux tout à fait différents, dont l'alcalinité de l'un servirait à
neutraliser l'acidité de l'autre. En réalité, ils constitueraient un seul
milieu renfermant un même liquide pour la digestion des substances
azotées. D'après M. Leven, les manœuvres de la ligature et de la compression altéreraient le fonctionnement de l'intestin, et par suite le suc
sécrété, qui serait alors trouvé alcalin. Le suc recueilli chez les animaux non torturés lui aurait toujours présenté une réaction soit acide,
soit neutre (Acad. de médecine, octobre 1874).

les graisses; il n'agit pas non plus sur les albumines en général, mais seulement sur la *fibrine du sang*, qu'il transforme en *peptone*. C'est donc presque uniquement un liquide destiné à délayer le contenu intestinal. Sa sécrétion se produit sous l'influence des acides. Dans les cas pathologiques, il peut être sécrété en très grande abondance, et c'est ainsi que se produisent ces *diarrhées séreuses*, parfois si considérables.

L'observations de tous les jours a depuis longtemps révélé *l'influence du système nerveux sur la production des liquides intestinaux*. Tout le monde connaît le retentissement que certaines impressions morales exercent sur le fonctionnement du tube intestinal, et l'affluence fâcheuse de produits liquides par laquelle se traduit parfois le sentiment trop vif du danger, la peur. L'expérience directe sur les animaux a prouvé que ces faits trouvent leur explication dans une paralysie réflexe des nerfs de l'intestin, et particulièrement des vaso-moteurs. Si l'on isole (Armand Moreau) les nerfs qui se rendent à une portion d'intestin, en ayant soin de ménager les veines et les artères, l'intestin ayant été remis en place, on trouve le lendemain l'anse intestinale en question distendue par une quantité considérable de liquide clair, alcalin, très ténu, et très analogue au suc entérique. — Une épreuve confirmative destinée à montrer que la présence du liquide provient réellement de la section des nerfs, consiste à intercepter une autre anse intestinale entre deux ligatures, mais en respectant les filets nerveux. La muqueuse de cette portion d'intestin, au lieu d'être baignée de liquide, se présente collante au doigt, presque sèche, telle qu'elle est dans un intestin à jeun [1].

Le *suc pancréatique* a été aussi appelé *salive abdominale;* en effet, de même que la structure du pancréas rappelle celle des glandes salivaires, son produit de sécrétion est de même très analogue à la salive; mais il en diffère d'abord par la proportion de matières solides qu'il contient,

1. A. Moreau, *Recherches sur la sécrétion intestinale* (Compte rendu de la Société de biologie, 1879).

car l'eau n'en forme que les 90 0/0, tandis qu'elle entre pour 99 0/0 dans la composition de la salive. Ce suc pancréatique est donc relativement très épais; il est très coagulable par la chaleur, car il est très riche en albumine.— Il est alcalin comme toutes les salives, et en présence du produit stomacal imprégné de suc gastique, il neutralise l'acidité de ce dernier, et peut agir à son tour. Par les ferments qu'il contient (*pancréatine*), il peut agir à la fois sur les amylacés et sur les albuminoïdes; il transforme les premiers en sucre, comme la salive, et les seconds en peptone, comme le suc gastrique. Cette dernière action différerait de celle de la pepsine en ce qu'elle consiste en une liquéfaction directe, sans passer par le stade de porphyrisation.

De plus, et c'est peut-être là l'action la plus importante, il émulsionne les graisses, c'est-à-dire les met dans un état tel de *division* qu'elles restent fort longtemps en suspension et deviennent absorbables par les villosités intestinales. Cette propriété a été mise hors de doute par les belles expériences de Cl. Bernard. Une partie des corps gras est peut-être, en même temps, saponifiée et dédoublée en acide gras et glycérine, observation due à Cl. Bernard et que Berthelot a confirmée. Dans tous les cas, une très faible proportion de corps gras est ainsi transformée : si l'on fait un mélange de suc pancréatique et de beurre, au bout de très peu de temps l'émulsion d'alcaline devient acide, et la liqueur prend l'odeur du beurre rance. On a cependant objecté à cette expérience que ce dédoublement peut être dû à une altération du suc pancréatique.

Les recherches de Kühne, Danileski, Hoppe Seyler (Ritter, thèse citée) ont montré que le principe actif du suc pancréatique, la *pancréatine*, est un mélange de trois ferments particuliers, dont chacun a une action indépendante: le premier, précipitable par la magnésie calcinée, agit sur les corps gras; le second, qu'on sépare en l'entraînant mécaniquement par la précipitation d'une solution de collodion, est le ferment des corps albuminoïdes; enfin le troisième est analogue à la ptyaline, se précipite comme elle par l'alcool concentré, et porte son action spéciale sur les amylacés.

La sécrétion du pancréas paraît être à peu près continue, comme celle des salives; mais elle est d'ordinaire très
faible, et ne devient considérable qu'au moment où le produit stomacal arrive dans l'intestin. Cette sécrétion est donc
évidemment réflexe, quoiqu'on ne connaisse pas cependant
les voies nerveuses de ce phénomène; cependant on a remarqué que la section des pneumogastriques arrête la sécrétion du pancréas. Dans le liquide normalement sécrété,
on reconnaît des débris des cellules des culs-de-sac glandulaires : cette sécrétion résulte donc, selon la loi générale, d'une fonte des éléments glandulaires [1].

Les influences qui président à la sécrétion du liquide
pancréatique paraissent être de même nature que celles qui
président à la sécrétion du suc gastrique. De même que
l'estomac a besoin de *peptogènes* (voir plus haut, p. 368),
le pancréas aurait besoin de *pancréatogènes :* ainsi le pancréas sécréterait moins par un mécanisme nerveux réflexe,
que par le fait qu'il est *chargé* à un moment donné des
matières propres à donner lieu à sécrétion, c'est-à-dire que
le sang lui apporte des peptones déjà élaborées par l'estomac. La théorie des pancréatogènes, établie par L. Corvisart [2], a même précédé celle des peptogènes et en a été le
point de départ; elle a été reprise par Schiff, qui y a introduit quelques éléments nouveaux sur les *fonctions de la
rate dans ses rapports avec la digestion.* En effet, tandis
que l'estomac emprunte directement les peptogènes à la
circulation (si toutefois le sang en contient), la formation

---

1. « La cellule sécrétoire des animaux concentre-t-elle, crée-t-elle
les principes immédiats qu'elle renferme? C'est une question difficile à
résoudre. J'ai constaté par exemple que chez les animaux en hibernation la cellule pancréatique ne contient pas de pancréatine. Il en serait
de même chez les animaux à jeun; mais aussitôt que l'on donne des
aliments et que la digestion commence, ces cellules se rempliraient de
pancréatine et deviendraient actives. Il faudrait admettre que dans ce
cas il y a eu création de pancréatine dans la glande par l'influence
nerveuse, ou bien qu'il y a eu apport par le sang de la matière. » (Cl.
Bernard, *De la physiologie générale*, notes, 1872, p. 284.)

2. L. Corvisart, *De la fonction digestive du pancréas sur les aliments azotés*, lu à l'Académie de médecine (*Gazette hebdomadaire*,
1860).

du suc pancréatique exigerait l'intervention de la rate. Schiff a vu qu'après l'extirpation de la rate ou après que cet organe a subi des lésions expérimentales profondes, le suc pancréatique, sécrété au moment où il est d'ordinaire le plus actif, se trouve alors absolument dépourvu de ferment capable d'agir sur les albumines.

III. — *Mouvements de l'intestin.* Les aliments ainsi modifiés par les sucs entérique et pancréatique parcourent le canal de l'intestin grêle sous l'influence de ses mouvements péristaltiques[1]. Ces mouvements, à l'état normal, sont toujours lents, faibles, et s'ils s'exagèrent, ils produisent les douleurs connues sous le nom de *coliques.* Ces contractions sont réflexes ; on les voit s'exagérer surtout dans les cas pathologiques : ainsi certains purgatifs agissent surtout en exagérant ces mouvements, telles sont les huiles et en général les substances végétales ; les purgatifs salins au contraire agissent surtout en amenant l'hypersécrétion des glandes de Lieberkühn, d'où une diarrhée séreuse, sans coliques. Si l'on examine le cadavre d'un homme mort en bonne santé et en bonne digestion, on trouve dans le canal intestinal, à des distances assez rapprochées, des ondées de matière alimentaire qui ont déterminé des plaques rouges sur la muqueuse, laquelle est restée pâle dans les intervalles. Cet état de congestion est en rapport avec la sécrétion plus active qui se fait en ces points, et le pancréas lui-même se congestionne vivement pendant qu'il sécrète.

La marche des matières paraît être rapide dans les deux premières parties de l'intestin grêle (*duodénum* et *jéjunum*); ce n'est que vers l'*iléon* que la marche paraît se retarder et que les aliments se rapprochent, de sorte qu'à la fin de l'intestin grêle on les trouve entassés. Comme pendant ce trajet les matières alimentaires sont soumises à l'*absorption,* on peut dire que leur marche se

---

1. Voy. Legros et Onimus, *Recherches expérimentales sur les mouvements de l'intestin.* (*Journal de l'anat. et de la physiol.,* de Ch. Robin, 1869, n° de janvier.)

ralentit à mesure que leur consistance augmente et que leur quantité diminue.

RÉSUMÉ. — Les *aliments* sont destinés à réparer les pertes de l'organisme et à fournir les matériaux nécessaires à la production de diverses forces (chaleur, travail mécanique, etc). On peut diviser les aliments en trois classes : minéraux, hydrocarbures, albuminoïdes. La division de Liebig (en *respiratoires* et *plastiques*) ne peut plus être admise aujourd'hui, du moins telle que la concevait Liebig.

La *digestion* a pour but de transformer les aliments de manière à les rendre absorbables par la muqueuse intestinale. Ces transformations sont le résultat d'actions mécaniques et chimiques qui se passent successivement dans la bouche, l'estomac et l'intestin.

A. — Dans la bouche, les aliments sont divisés par la *mastication* et imbibés d'eau par la *salivation*. La *salive parotidienne* sert surtout à la mastication, la *sous-maxillaire* à la gustation, la *sublinguale* à la déglutition. La *salive mixte* agit de plus chimiquement sur l'amidon, qu'elle transforme en sucre, au moyen d'une substance albuminoïde, ferment soluble, qu'elle renferme, la *ptyaline* ou *diastase animale*.

B. — La *déglutition* nous montre, dès son *deuxième temps*, un exemple du *mouvement dit péristaltique*, c'est-à-dire par lequel le bol alimentaire progresse dans un canal musculaire, grâce à la double action des fibres circulaires qui le chassent en avant et des fibres longitudinales qui amènent au-devant de lui la partie du canal dans laquelle il va s'engager. La *déglutition* est un *phénomène réflexe*. Pendant qu'elle s'accomplit, l'arrière-cavité des fosses nasales est fermée par le jeu des *piliers postérieurs* du voile (muscles *pharyngo-staphylins*, constituant un véritable *sphincter*); l'orifice du larynx est fermé par le renversement de l'*épiglotte*, dont toutefois la présence n'est bien utile que pour la déglutition précipitée des liquides.

C. — *Estomac.* Disposition de fibres musculaires permettant aux liquides de passer directement du cardia au pylore : question de l'absorption stomacale très controversée ; pour beaucoup de physiologistes, l'*estomac absorbe les liquides ;* pour d'autres (expériences sur les chevaux), il est réfractaire à toute absorption.

Dans le *vomissement*, l'estomac est à peu près passif ; il n'agit que pour favoriser la sortie par le cardia des matières qui sont expulsées par la presse abdominale et diaphragmatique.

Le *suc gastrique*, sécrété par les glandes dites *pepsiques* (paropposition aux glandes dites *muqueuses*), est un liquide clair, incolore, d'une densité de 1001 à 1010, d'une *réaction acide*. Il contient comme éléments actifs : 1° une substance coagulable (albuminoïde), la *pepsine*, ferment soluble, qui a pour effet de transformer les albumines en *peptones*, mais qui n'agit qu'en présence de : 2° un *acide :* l'acide lactique pour les uns, l'acide chlorhydrique pour les autres.

Quant aux résultats de la *digestion stomacale*, nous adoptons l'opinion qui attribue au suc gastrique une action plus complexe que de réduire les aliments en une bouillie plus ou moins épaisse (*chyme*). Le suc gastrique liquéfie les substances albuminoïdes et les transforme en *peptones*.

Le *suc entérique* achève cette transformation.

Le *suc pancréatique* agit à la fois : 1° sur les albuminoïdes, qu'il achève de transformer en *peptones ;* 2° sur l'amidon, qu'il transforme en *glycose ;* 3° sur les graisses, qu'il met dans un état d'*émulsion* persistante et dont il dédouble peut-être une faible proportion.

Quant à la *bile*, nous la considérons comme agissant surtout pour favoriser l'*absorption* des produits de la digestion.

IV. — ABSORPTION.

A. *Absorption en général, rôle des épithéliums, fonction des villosités.* — Nous avons vu que l'estomac n'absorbait que peu ou pas de son contenu et que ce phénomène de refus était dû à la vitalité propre de l'épithélium qui recouvre la muqueuse.

Au contraire, dans l'intestin, l'absorption se fait avec une grande rapidité, et nous verrons aussi que ce phénomène de passage est dû uniquement à la vitalité propre de l'épithélium.

A part le rôle des épithéliums, on peut considérer en général les phénomènes d'*absorption* comme des phénomènes de *diffusion*. Les phénomènes de diffusion sont connus de tout le monde : chacun a répété cette expérience qui consiste à faire arriver du vin rouge sur l'eau contenue dans un verre, en versant le premier liquide avec assez de lenteur pour qu'il ne se mêle pas au second. On voit alors le vin coloré se tenir à la surface de l'eau restée incolore, puisque le vin est plus léger que l'eau. Les deux couches sont si distinctes qu'on croirait qu'elles ne se confondront jamais pour former un mélange intime ; cependant au bout de peu de temps, malgré un repos complet, les deux liquides sont confondus en un tout homogène, l'eau est allée vers le vin, elle a *diffusé* vers lui. Quelque chose de semblable se passe dans l'absorption considérée à un point de vue général : en effet, l'organisme se compose de 4/5 d'eau sur 1/5 de matières solides, de sorte qu'il est comparable à une éponge imbibée d'eau. Or, si une éponge imbibée d'eau est placée dans de l'alcool, celui-ci la pénètre à son tour, en se mêlant à l'eau ; dans ce cas on peut faire abstraction de l'éponge, et l'essence même du phénomène est un acte de *diffusion* entre l'alcool et l'eau (contenue dans les mailles de l'éponge). Il en est de même pour l'organisme. Le fait de la circulation du liquide sanguin n'est qu'accessoire. On peut priver une grenouille de sa circulation, et cependant, en faisant plonger un de ses membres dans une solution de strychnine, on voit ce poison se diffuser dans tout le corps de l'animal, atteindre sa moelle épinière et le faire périr dans les convulsions du tétanos. Si la circulation existe encore, ces phénomènes se produisent beaucoup plus vite, parce que le mouvement du sang hâte la diffusion, mais il n'est pas indispensable à sa production : la circulation est à l'absorption ce que le mouvement respiratoire est à la diffusion des gaz ou respiration.

On ne peut donc pas dire, dans le sens propre du mot, que les vaisseaux sont des organes absorbants : à proprement parler, ce sont les liquides des tissus, c'est le sang lui-même qui absorbe. Aussi l'état du sang influe-t-il beaucoup sur l'intensité de l'absorption. Si le sang est saturé d'eau, comme par exemple après une injection aqueuse dans les veines d'un animal, la pénétration d'une nouvelle quantité d'eau deviendra très difficile : aussi l'absorption est-elle très paresseuse chez les hydrémiques ; au contraire elle devient très active si l'on a diminué la masse du sang (saignée), ou si l'on parvient à l'épaissir, comme par exemple par des purgatifs ou des diurétiques chez les malades précédemment cités. On a fait des expériences analogues pour l'absorption des corps gras : si le sang est sur-

chargé de graisse (3 p. 1000 seulement à l'état normal),
les matières grasses ingérées se retrouvent presque totalement dans les selles, et il n'y en a eu que fort peu d'absorbées. Nous pouvons donc dire en résumé que l'état de sa-
turation ou de non-saturation du sang est une des causes
qui influent le plus sur l'absorption vis-à-vis de telle ou
telle substance.

Mais cette diffusion ne peut se faire que tant que l'*épithélium*, qui forme la barrière entre l'organisme et les
liquides déposés à la surface, permet et facilite ces passages : le point capital de l'étude de l'absorption est donc
la manière dont se comporte l'épithélium intestinal pendant
ces phénomènes.

La muqueuse intestinale, afin de multiplier les contacts
avec les matières à absor-
ber, forme de nombreux
plis, tels que les *valvules
conniventes*, et surtout les
villosités. Les villosités se
composent d'un revêtement
de cellules cylindriques
(fig. 85) qui, vues de face,
représentent une espèce

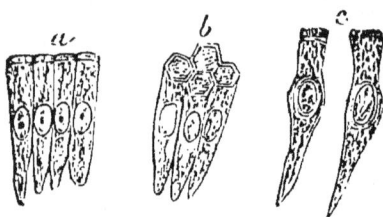

FIG. 85. — Éléments de l'épithélium
cylindrique *.

de carrelage hexagonal (base libre de la cellule), tandis
que par leur sommet elles s'insèrent sur le corps de la
villosité (fig. 86), et sont en contact avec des cellules plus
petites, polyédriques ou irrégulières, germes de futures
cellules cylindriques (qui sont à celles-ci ce que la couche
de Malpighi est aux cellules plus superficielles de l'épiderme) [1]. La partie centrale, ou *corps de la villosité*, est

1. D'après les recherches de Debove (*Comptes rendus de l'Académie
des sciences*, décembre 1872), ces cellules profondes représenteraient
une *couche endothéliale*, c'est-à-dire formée de cellules identiques à
celles qui recouvrent les séreuses, cellules plates unies entre elles par
un ciment très fin : elles sont rendues visibles par l'emploi du nitrate
d'argent. D'après Debove, ce que His a vu et figuré dans les villosités
comme le revêtement d'un chylifère central, serait précisément la couche
endothéliale, sous-épithéliale qui appartient à la surface de la villosité (?).

* *a*, Quatre cellules unies entre elles, vues de côté; leur bord libre (en haut
présente un rebord épais, strié de fines radiations; — *b*, cellules analogues vues in-

très compliquée (voy. fig. 86, A et C) : elle se compose
d'un tissu connectif embryonnaire, avec un grand nombre
de cellules embryonnaires ou plasmatiques. Dans ce tissu
se trouvent deux systèmes vasculaires : c'est d'abord un
lacis de vaisseaux sanguins placés dans toute l'épaisseur,
mais surtout vers la superficie, et arrivant si près de la su-

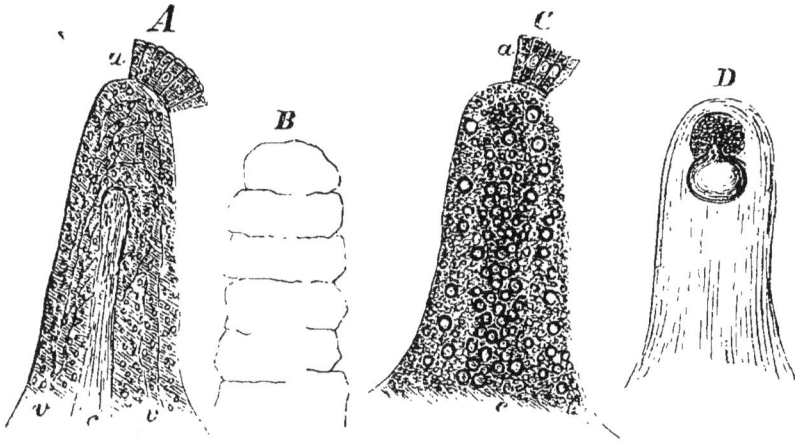

Fig. 86. — Villosités intestinales observées pendant l'absorption, surtout pendant
l'absorption de la graisse (Virchow)*.

perficie qu'il est presque en contact avec l'épithélium. En
second lieu, nous trouvons un canal central, extrémité d'un
chylifère, qui se termine vers le sommet du corps de la
villosité d'une manière encore hypothétique (voy. plus

clinées par leur face libre (en haut et en dehors). On y remarque la forme hexa-
gonale de la coupe et le rebord épais; — c, cellules modifiées par l'imbibition
et un peu altérées; elles sont effilées à leur rebord supérieur (Virchow).

*A, Villosité intestinale de l'homme prise dans le jéjunum; — en a on voit
l'épithélium cylindrique, avec son fin bourrelet et ses noyaux, persistant encore à
la surface de la villosité; — c, vaisseau chylifère central; — v, v, vaisseaux sanguins: dans le reste du corps de la villosité, on aperçoit les noyaux embryonnaires du tissu conjonctif.

B, villosité du chien, contractée.

C, villosité pendant la résorption intestinale, la graisse envahit le corps même
de la villosité; — en D, on voit une goutte considérable de graisse. (Grossiss. 280.)

haut : Système lymphatique, p. 316). Les uns veulent qu'il se termine en cul-de-sac, les autres qu'il se confonde graduellement avec la substance du corps de la villosité. (Quoi qu'il en soit, l'aspect général donne à penser que le canal dont il s'agit est, par rapport à l'absorption, sous la dépendance du réseau des vaisseaux sanguins au milieu duquel il est placé.)

Nous voyons donc déjà que les vaisseaux sanguins sont mieux disposés pour l'absorption que les chylifères.

Quand l'estomac livre par ondées son contenu à l'intestin grêle, les villosités, épithélium et corps de la villosité, changent d'aspect au contact de ce liquide. On peut provoquer artificiellement ce phénomène en prenant le contenu d'un estomac en pleine digestion, le filtrant, et plaçant ce liquide en contact avec la muqueuse intestinale fraîchement mise à nu et encore vivante. Toute autre substance que le contenu stomacal, c'est-à-dire tout élément qui n'est pas dilué dans une grande quantité de suc gastrique, ne produit aucun effet sur la muqueuse intestinale ; mais au contact du liquide précédent, même 4 heures après la mort, on voit la muqueuse devenir blanche, plus épaisse, plus résistante. En regardant de plus près on s'aperçoit que tout d'abord ces phénomènes tiennent seulement à des changements dans l'épithélium : excitées par le suc gastrique, les cellules épithéliales, qui chez l'animal à jeun sont petites, comme diffluentes et forment à peine une membrane bien distincte, ces cellules se gonflent, s'érigent pour ainsi dire, triplent de volume et forment une membrane résistante et presque disséquable ; alors les villosités sont pressées les unes contre les autres, et l'épithélium forme les 4/5 de leur épaisseur. — De plus, les cellules épithéliales changent de couleur, deviennent blanchâtres, et l'on peut constater que cet aspect est dû à un grand nombre de gouttes de graisse placées dans leur intérieur ; ce phénomène a lieu alors même que le liquide stomacal mis en contact avec la muqueuse était complètement dépourvu de graisse. Mais nous savons que toute cellule contient de la graisse, dissimulée il est vrai, mais qui devient libre et visible en certaines circonstances et particulièrement sous l'influence d'une transformation intime qui est comme le signal de la mort de la cellule. Il est donc probable que le cylindre épithélial qu'on a alors sous les yeux est près de sa fin, qu'il va bientôt tomber en ruine et qu'il s'opère une véritable *mue épithéliale* de la muqueuse : c'est ce que nous verrons en effet. Lorsque le chyme contient des corps gras, ce fait est encore bien plus apparent : la blancheur est plus éclatante, les sphères graisseuses plus considérables ; mais là encore on verra bientôt le tout disparaître et être remplacé par un jeune épithélium [1].

Cet aspect blanchâtre, cette turgescence commence vers la base libre de l'épithélium, gagne peu à peu sa profondeur et finit par envahir le corps même de la villosité (fig. 86, C); mais toujours c'est l'épithélium du sommet de cette papille qui est le premier blanchâtre et gonflé, et donne ainsi à la saillie villeuse un aspect tout particulier, qui nous permet de comprendre ce que Lieberkühn avait vu et interprété, en lui donnant le nom d'*ampoule* (de petit réservoir aspirateur du chyle). Le mandrin ou corps de la villosité se modifie alors consécutivement à l'épithélium, et au moment où celui-ci devient granuleux et va tomber, on voit le sommet de la villosité se transformer en une grappe de gouttelettes graisseuses, qui apparaissent successivement dans le corps et la base de la villosité, et sont souvent rangées en lignes plus ou moins régulières, ce qui a fait croire à la présence de vaisseaux particuliers ; il est plus probable qu'il se passe là des phénomènes de nutrition dans les éléments plasmatiques de la muqueuse, phénomènes accompagnés de métamorphoses analogues à celles que nous avons vues dans l'épithélium. Ces phénomènes sont encore plus intenses lorsque le liquide intestinal contient beaucoup de graisse (fig. 86, C, D).

Cet aspect est parfois modifié, surtout chez le chien (fig. B, 186)

1. Voy. Küss, *Gazette médicale de Strasbourg*, 1814, p. 38 : *Sur l'absorption*.

Finck, *Sur la physiologie de l'épithélium intestinal*. Thèse de Strasbourg, 1854, n° 324.

L. Lereboullet, *De l'épithélium intestinal au point de vue de l'absorption des matières grasses*. Thèse de Strasbourg, 1866, n° 579.

par une déformation de la villosité, mais ce n'est là qu'un
phénomène accessoire dû à la contraction de fibres musculaires
lisses. En effet le corps de la villosité renferme des éléments
contractiles rudimentaires : ils sont disposés, surtout autour du
chylifère central, en stries longitudinales à l'axe de la villosité,
puis se recourbent en anse vers le sommet, où Moleschott et
Donders ont reconnu des fibres contractiles lisses (cellules contractiles) disposées transversalement.

En somme nous venons d'assister à un phénomène de passage :
l'épithélium, par sa vie propre, par sa nutrition, s'est gorgé du
produit de la digestion avec lequel il était en contact, l'a transmis aux éléments globulaires du corps de la villosité. La pénétration a eu lieu, il suffit désormais d'un phénomène de diffusion
pour que le sang absorbe les liquides avec lesquels il est en
contact immédiat. Ce phénomène de passage, nous l'avons observé surtout sur les graisses, parce que leurs propriétés optiques en rendent facile la constatation : il est probable que les
choses se passent de même pour les autres éléments (albuminoses et glycoses), quoiqu'on ne puisse le constater directement :
les graisses seules nous montrent le chemin qui doit être parcouru.

Nous voyons donc que dans ce phénomène de passage,
tout ce qu'on peut appeler actes de diffusion, d'endosmose,
est dominé par le mode de fonctionnement propre des cellules épithéliales et des éléments plasmatiques du corps
de la villosité ; arrivés là les liquides absorbés n'ont plus
besoin que de la diffusion pour se répandre dans l'organisme
par des voies que nous étudierons bientôt[1]. Au moyen des

1. Il est bien intéressant de rapprocher cet exposé, emprunté tex-
tuellement aux leçons de Küss, de ce que vient d'écrire Cl. Bernard
dans une publication récente :

« D'après de nouvelles recherches encore inédites, je pense que
l'absorption digestive est d'une tout autre nature que les absorptions
ordinaires. J'ai vu chez la grenouille des glandes pyloriques disparaître pendant l'hiver quand la digestion cesse, et se régénérer au
printemps quand la digestion recommence. Je suis porté à admettre,
d'après mes expériences, qu'il y a à la surface de la membrane muqueuse intestinale une véritable génération d'éléments épithéliaux qui
attirent les liquides alimentaires, les élaborent et les versent ensuite
par une sorte d'endosmose dans les vaisseaux. La digestion ne serait
donc pas une absorption alimentaire simple et directe Les aliments
dissous et décomposés par les sucs digestifs dans l'intestin ne forment

théories physiques de l'endosmose on pouvait jusqu'à un certain point se rendre compte du passage des sucres et des albuminoïdes, mais le passage de la graisse constituait toujours un problème insoluble, qu'on cherchait à résoudre en supposant une décomposition, un dédoublement suivi de reconstitution. Nous avons vu qu'il n'en est rien et que la graisse est absorbée en nature. — Cette manière de voir est confirmée par ce qui se passe si fréquemment dans les autres parties de l'organisme : les cellules plasmatiques des couches profondes du derme, celles du mésentère, peuvent en peu de temps se charger d'une grande quantité de graisse, qu'elles empruntent au sang, lorsque celui-ci en est saturé par une alimentation abondante ; cette graisse est rendue parfois très vite, lorsque l'animal maigrit subitement. On peut alors constater que les cellules graisseuses perdent leur graisse, qui est remplacée par un liquide séreux ; celui-ci peut disparaître à son tour et le globule revient à son état typique de globule plasmatique ; ici on ne peut invoquer l'action d'un liquide dissolvant particulier.

Nous ne pouvons guère expliquer ce fait qu'en disant que les corps gras, pour pénétrer dans l'économie, forment des combinaisons particulières avec les corps albumineux, combinaisons comparables à celle que nous trouvons, par exemple, dans la substance médullaire des nerfs ; nous pourrons encore utiliser cet exemple de résorption en recherchant

qu'un blastème générateur dans lequel les éléments épithéliaux digestifs trouvent les matériaux de leur formation et de leur activité fonctionnelle. Je ne crois, pas en un mot, à ce qu'on pourrait appeler la *digestion directe*. Il y a un travail organique ou vital intermédiaire. Ce n'est pas une simple dissolution chimique, comme l'avaient admis la généralité des physiologistes. J'espère pouvoir plus tard développer toutes les conséquences de ces nouvelles idées. » (Cl. Bernard, *De la physiologie générale*, notes, 1872, p. 283.) Et plus loin (p. 287), Cl. Bernard ajoute : « Les cellules qui sont à la surface de l'intestin s'atrophient très rapidement quand elles sont soustraites au travail digestif. J'ai vu par exemple qu'en isolant une anse intestinale de façon à ce que les aliments n'y passent plus, il y a une atrophie rapide de la membrane muqueuse, bien que la circulation continue à s'y faire d'une façon normale. »

par quelles voies vasculaires est entraînée la graisse absorbée, par les vaisseaux sanguins ou par le chylifère.

Il nous reste maintenant à voir ce que deviennent les cellules épithéliales qui ont favorisé le passage, et ce que deviennent les matériaux qui ont passé.

Après avoir transmis au tissu de la villosité les liquides absorbés et notamment la graisse, dont la constatation est plus facile, l'épithélium de la villosité se fane, et il tombe en débris que l'on retrouve dans l'intestin. A la place de l'épithélium tombé en ruines, on trouve de jeunes éléments cellulaires prêts à le remplacer.

B. *Bile* et *foie*.

a. De la bile. — Comme la bile est un liquide dont les propriétés digestives sont encore tout à fait hypothétiques ; comme ce produit du foie paraît plutôt destiné à favoriser l'absorption intestinale, nous avons cru devoir en faire l'étude seulement après avoir examiné les actes de cette absorption. Après l'étude de la bile en particulier, nous passerons à celle du foie, dont les fonctions se rattachent étroitement à l'absorption intestinale, formant un intermédiaire nécessaire entre celle-ci et les actes de *nutrition* proprement dite (la *nutrition* sera étudiée après les chapitres consacrés à la *respiration*).

La *bile* est un liquide qu'il est difficile d'étudier en le prenant dans la vésicule biliaire d'un cadavre, parce qu'elle s'altère rapidement dans ces conditions, surtout au contact du mucus de la vésicule ; sa couleur et sa réaction sont alors changées. Pour s'en faire un idée juste il faut la recueillir par une fistule pratiquée au fond de la vésicule biliaire à travers les parois abdominales, en ayant soin de lier le canal cholédoque, afin que rien ne s'écoule dans le canal intestinal. Dans ces conditions, on peut constater que la bile normale n'est point verte comme celle que nous montrent les autopsies (altérée par le mucus de la vésicule), ni comme celle que l'on trouve parfois dans les matières vomies (altérée par le suc gastrique). La bile n'est normalement verte que chez les ovipares ; chez tous les mammifères elle est *jaune*, comme on peut du reste le constater chez les personnes atteintes de résorption biliaire, et chez lesquelles la coloration normale de ce liquide vient se peindre dans tous les tissus, et premièrement dans la sclérotique de l'œil : la sclérotique des *ictériques* est jaune.

Enfin on peut constater que la bile est *neutre* ou très légèrement alcaline ; c'est son mélange avec le mucus qui lui donne parfois une alcalinité à laquelle on a voulu faire jouer un grand rôle dans la digestion.

En 24 heures on recueille de 1 200 à 1 300 grammes de bile ; la sécrétion est rémittente, c'est-à-dire qu'elle devient plus abondante vers la fin de la digestion. — L'évaporation de la bile fournit une proportion relativement considérable de matières solides (15 0/0).

Quant à sa composition, on peut la résumer en disant qu'elle se compose d'eau, tenant en dissolution trois éléments différents : les sels, la cholestérine, et la matière colorante [1].

1° Les *sels de la bile* sont représentés par une combinaison de soude avec deux acides gras, l'acide cholique et choléique ; ce sont donc le cholate et le choléate de soude : on désigne aussi ces acides sous les noms de taurocholique et de glycocholique (taurocholate et glycocholate de soude), parce qu'ils sont constitués tous deux par un acide unique, l'acide cholalique, uni dans un cas au glycocolle, dans l'autre à la taurine. Chez les poissons, ces acides sont combinés non à la soude, mais à la potasse.

On s'accorde généralement à faire dériver l'acide cholalique des corps gras, et il présente en effet de grandes analogies avec l'acide oléique par exemple ; ce n'est donc pas un corps azoté. Quant au *glycocolle*, nous savons que c'est un corps azoté, présentant une saveur sucrée, et dérivant des substances collagènes, d'où le nom de *sucre de gélatine*. La *taurine* est également un principe azoté, mais de plus

---

1. Tableau de la composition chimique de la bile :

Eau.. 85 p. 100

Parties solides.
{
Matière colorante, biliburine............. 2
Acides biliaires........................ 8
Cholestérine............................ 4
Sels................................... 1
} 15

elle contient du soufre, et en se décomposant dans l'intestin elle peut prendre part à la production d'hydrogène sulfuré.

2° La *cholestérine*, qu'on regardait autrefois comme un corps gras non saponifiable, est rangée aujourd'hui par les chimistes dans la classe des *alcools* (parce qu'en se combinant aux acides elle donne des composés analogues aux *éthers*). C'est un corps insoluble dans l'eau, et soluble dans la bile, grâce à la présence du choléate de soude : si ce dernier sel est en quantité insuffisante, la cholestérine se précipite et forme ces calculs qu'il est si fréquent de rencontrer dans la vésicule biliaire. D'après les recherches de Flint, la cholestérine devrait être considérée comme un déchet provenant de la vie des éléments nerveux (voy. p. 32).

3° La matière colorante est essentiellement représentée par la *bilifulvine*, matière très analogue au pigment sanguin (*hématoïdine*), dont elle dérive ; elle se décompose et se précipite très facilement, et donne alors des matières colorantes diverses, qu'on a désignées sous les noms de *bilirubine*, *biliverdine*, etc.; c'est surtout la couleur verte que l'on rencontre le plus fréquemment dans la bile altérée.

Cette composition et les propriétés constatées plus haut ne nous donnent que peu de renseignements sur les fonctions probables de la bile dans la digestion. Lorsqu'on détourne la bile par une fistule, et qu'on empêche l'animal de lécher celle-ci, de telle sorte que la bile ne peut plus, par aucune voie, entrer dans le canal intestinal, on constate que l'animal maigrit : l'absorption se fait incomplètement, surtout celle des matières grasses, que l'on retrouve presque en totalité dans les excréments, et l'on ne peut conserver l'animal qu'à condition de lui donner une nourriture double ou triple de l'alimentation normale. En outre le système pileux de l'animal est dans un grand état de souffrance : les poils se sèchent, s'atrophient et tombent ; mais nous verrons que ce fait est dû à ce que normalement la bile est, en grande partie, résorbée dans le tube intestinal, et que lorsqu'elle est versée au dehors il en résulte pour l'organisme une grande perte, surtout en soufre (de

la taurine), puisque dans la bile de 24 heures il y a en
moyenne 3 grammes de soufre ; or cette substance est d'une
grande importance pour tous les éléments de l'épiderme,
et notamment pour ses productions cornées (poils, ongles, etc.).

En somme la présence de la bile dans l'intestin paraît
nécessaire à l'accomplissement régulier de la digestion et
de l'absorption. Mais comment agit-elle ? — Un fait que
nous avons déjà fait prévoir, et sur lequel il faut insister
ici, c'est que la bile n'est point versée dans l'intestin de
manière à se trouver en présence du produit de la digestion stomacale : lorsque la bile arrive dans le duodénum,
le contenu de l'intestin est déjà loin vers l'iléon, ou même
le gros intestin, et se trouve déjà en grande partie absorbé.
Ce seul fait, de même que les propriétés bien établies de
la bile normale (neutralité notamment), nous amène à ne
pas attacher beaucoup d'importance à certaines hypothèses
qu'on a faites relativement à l'action de la bile sur le
chyme [1]. Ainsi on a dit que la bile étant fortement alcaline
et le chyme acide, ces deux liquides se neutralisaient réciproquement ; que la bile précipitait du produit stomacal
un *chyme brut*, sous forme de flocons. On a supposé enfin
que ce liquide émulsionnait les graisses, les dédoublait
même, etc., etc.

Une autre série d'opinions, moins en contradiction avec
les faits, mais souvent tout aussi hypothétiques, fait de la
bile un liquide qui s'oppose à la fermentation putride du
contenu intestinal, et en effet, quand la bile est détournée
et versée au dehors, les fèces acquièrent une odeur très
fétide. Ou bien on considère la bile comme un excitant de
la muqueuse et du muscle intestinal ; mais nous avons vu
que l'érection de la villosité est essentiellement épithéliale
et se produit bien avant l'arrivée de la bile, uniquement
sous l'action excitante du suc gastrique ; d'autre part les
mouvements des parois musculaires de l'intestin se produisent tout aussi bien quand la bile est détournée de ce
canal.

1. Voy. Blondlot, *Inutilité de la bile dans la digestion proprement
dite*, Nancy, 1851.

22.

En présence de ces doutes et de ces hypothèses, il faut se demander si la bile a réellement une action digestive; si, outre son rôle de liquide en partie excrémentitiel (cholestérine), elle a un rapport important avec les fonctions intestinales. Dans ce cas, ne pourrait-on pas, pour arriver à une hypothèse probable, prendre pour point de départ ce fait que la bile n'arrive dans l'intestin que lorsque l'absorption est à peu près terminée ; lorsque l'épithélium qui a servi au passage commence à se flétrir et à se desquamer? On voit alors que la bile elle-même subit quelques changements : sa matière colorante se précipite et va se mêler aux fèces qu'elle colore ; il en est de même de la *cholestérine* qui est un produit excrémentitiel ; le reste de la bile semble disparaître dans les parois intestinales et être résorbé, mais non en nature, car on ne retrouve pas ses acides dans le sang : elle paraît décomposée au moment même où elle pénètre dans la muqueuse intestinale.

Cet ensemble de faits, et celui bien connu que la bile dissout très vite tous les éléments cellulaires (comme on peut très bien le constater sur les globules sanguins) ; enfin cette circonstance que la plus grande activité de la desquamation épithéliale de l'intestin coïncide avec le contact de la bile, semblent nous autoriser à conclure que l'arrivée et l'action de la bile sont en rapport avec cette chute des épithéliums. La bile servirait donc essentiellement à renouveler le revêtement cellulaire, à aider la chute des anciens éléments et la restauration des nouveaux : elle produit, qu'on nous permette l'expression, *un véritable balayage de cet atelier où vient de se produire le travail si laborieux de l'absorption*, et reconstitue de nouveaux organes épithéliaux prêts pour un nouveau fonctionnement semblable. Cette reconstitution se fait par les jeunes cellules dont nous avons eu occasion de constater la présence dans la partie profonde de l'épithélium. Aussi ne trouve-t-on jamais l'intestin privé de cellules épithéliales : c'est que la nouvelle génération est si rapide, qu'on n'a pas le temps de la constater, voilée encore par les débris en ruine des anciens éléments. Nous avons vu que, lorsque la bile est détournée du canal intestinal, les animaux sont incapables d'absorber, particulièrement les corps gras : ils se portent bien, mais il leur faut double ou triple ration d'aliments. Donc la digestion proprement dite ne souffre pas, c'est l'absorption seule qui est insuffisante, et particulièrement celle des graisses : or, cette absorption est la plus laborieuse, c'est celle qui exige le plus d'activité de la part de l'épithélium ; la bile serait donc en rapport avec l'absorption des corps gras, en rendant plus actif l'acte de renouvellement, la desquamation et la végétation de l'épithélium.

b. *Fonction du foie.* — Glycogénèse.

Le rôle de la bile dans l'absorption nous explique déjà l'importance physiologique de cet énorme viscère, le foie ; mais nous avons déjà vu que cet organe n'est pas sans action sur la composition du sang, sur la formation et sur la destruction de ses éléments globulaires, et particulièrement des globules rouges (voy. Sang, p. 215). Enfin les travaux de Cl. Bernard ont révélé dans cet organe de nouvelles fonctions, celles de la *glycogénie*, de sorte qu'il aurait pour le moins autant d'importance sur la constitution du sérum que sur celle des éléments figurés du sang.

Si l'on déchire le foie, on voit que la surface de la déchirure offre des grains saillants, gros comme des grains de millet, et séparés par des sillons plus ou moins irréguliers. Ces grains constituent les lobules du foie, ils ont 1 millim. environ. Lorsqu'on coupe un de ces lobules, on remarque que le centre est un peu plus foncé et la partie extérieure plus claire. Dans d'autres cas, c'est la partie superficielle qui est la plus foncée. Ces différences de couleur tiennent à la nature du contenu des vaisseaux et des canalicules biliaires. Les lobules sont très rapprochés chez l'homme. — Avec un instrument grossissant de 50 diam. environ, on aperçoit au centre l'orifice béant (VH, fig. 87) d'un vaisseau coupé (veine sus-hépatique, *veine intralobulaire* de Kiernan, 1838). A la surface du lobule on aperçoit les ramifications de la veine porte (VP, fig. 87) qui sont contenues, depuis le hile jusqu'aux lobules, dans la capsule de Glisson. Les ramifications de la veine porte entre les lobules ont été comparées aux racines d'un arbre qui pénètre entre les pierres d'un sol pierreux. Elles portent le nom de *veines inter-lobulaires* de Kiernan. De ces veines partent des capillaires (R, fig. 87) qui sillonnent le lobule pour aller se jeter dans l'origine des veines sus-hépatiques. Les capillaires du lobule sont petits, 10 μ en moyenne ; les mailles sont étroites.

Avec un grossissement de 300 à 350 diam. on verra, entre les capillaires, les cellules hépatiques (2 ou 3 en moyenne par maille en G, fig. 87). Ces cellules sont l'élément sécréteur du foie pour le sucre (et peut-être pour la bile ?) Les cellules hépatiques ont été découvertes par Purkinje et Henle. Elles sont polyédriques, tantôt cubiques, tantôt prismatiques. Elles n'ont pas d'enveloppe et elles offrent tous les caractères des jeunes cellules. Elles possèdent un ou deux noyaux, tous caractères qui prouvent une grande activité dans ces cellules. Les granulations sont nombreuses dans le protoplasma de ces cellules : granulations protéiques, *glycogéniques* et graisseuses. Les *granulations glycogéniques*, sous l'influence de la teinture d'iode, se colorent en violet. La *matière glycogène*, véritable amidon animal, est quelquefois à l'état de dissolution et ne se montre pas sous forme de granulations. Dans ces cas, il suffit de traiter par la teinture d'iode la surface d'une coupe du foie pour obtenir la coloration violette.

Les granulations graisseuses existent de tout temps dans les cellules hépatiques, elles sont plus nombreuses après le repas. On ne les rencontre pas, dit-on, chez les animaux qui vivent à l'état sauvage. L'accumulation de ces granulations finit par transformer les cellules en véritables vésicules graisseuses, phénomène qui s'observe pathologiquement dant le foie gras et physiologiquement dans le foie des animaux qu'on engraisse (pour la confection des pâtés de foie).

Tel est le *foie glycogénique* (glande vasculaire sanguine).

Nous l'avons déjà dit (voy. p. 352), le foie peut être considéré comme composé de deux glandes qui se pénètrent réciproquement : la glande biliaire et la glande vasculaire sanguine (fig. 87). Nous avons vu les fonctions de la glande biliaire : ces fonctions peuvent être regardées comme indépendantes de celle de la glande vasculaire, surtout au point de vue de la glycogénie (Cl. Bernard); l'étude embryologique du développement du foie nous a aussi servi à montrer cette indépendance, surtout au point de vue anatomique (C. Morel, voy. ci-dessus, p. 352). Enfin, on en trouve des preuves nombreuses, et peut-être plus intéressantes encore, dans les faits empruntés à la pathologie.

Ainsi dans la *cirrhose* du foie, affection qui porte sur le tissu connectif de l'organe, quoique les grandes cellules hépatiques (foie glycogénique) soient altérées par compression et même détruites, la sécrétion de la bile, et plus tard sa résorption pathologique (ictère) n'en continuent pas moins à se produire, parce que les canalicules, les culs-de-sac sécréteurs de la bile ne sont pas primitivement atteints.

La *dégénérescence graisseuse* du foie, qui porte uniquement sur les grandes cellules, ne modifie parfois en rien la sécrétion biliaire, et sur des foies très volumineux, devenus presque complètement gras, on trouve encore de la bile en quantité notable dans la vésicule et dans les canaux, parce que le faie biliaire est relativement intact. Si les grandes cellules étaient l'élément sécréteur de la bile, il serait impossible de comprendre la persistance de la sécrétion biliaire, car ces cellules, complètement infiltrées de graisse, ne sont plus, au point de vue physiologique, que des cadavres de globules[1].

Cependant les recherches histologiques récentes et multi-

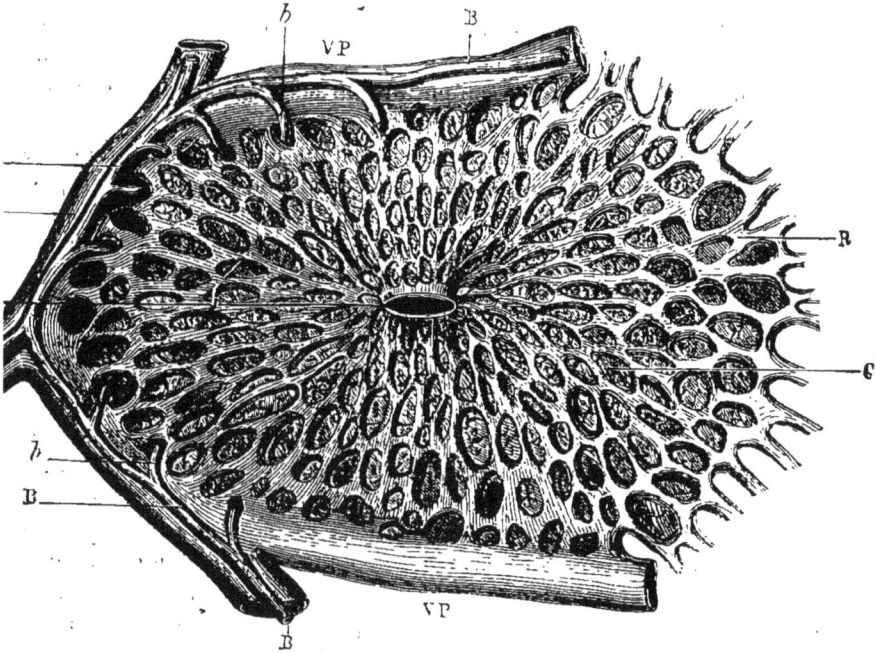

FIG. 87. — Lobule hépatique*.

pliées, qui ont eu pour objet l'origine des canalicules hépatiques, semblent montrer entre les grandes cellules hépatiques et l'ap-

[1]. Voy. P.-A. Accolas, *Essai sur l'origine des canalicules hépatiques et sur l'indépendance des appareils billaire et glycogène du foie.* Thèse de Strasbourg, 1867, n° 19.

* VH, Veine hépatique prenant naissance au milieu du lobule hépatique; — VP, VP, VP, terminaison de la veine porte autour du lobule hépatique : de ces divisions de la veine porte part un système de vaisseaux capillaires (R) intermédiaires entre la veine porte et la veine hépatique. C'est dans les mailles de ce réseau c pillaire que se trouvent situées les cellules hépatiques, G, qui se trouvent immédiatement en contact avec le sang de la veine porte ; — B, B, B et b terminaison des conduits biliaires, ou plutôt origine de ces canaux autour des lobules hépatiques (Cl. Bernard).

pareil biliaire des rapports peut-être plus intimes que ceux indiqués par Küss, Morel, Handfield Jones, et Ch. Robin (*Dict. de Nysten*). La concordance des résultats obtenus par de nombreux histologistes, tant en France (Robin, Legros, Cornil) que dans les autres pays (Gerlach, Andréjevié, Mac Gillavry, Chronszewsky, Hering, Ebert, etc.), doit nous en faire tenir compte, et nous verrons que les données physiologiques répondent à ces résultats.

Déjà Lereboullet[1] en 1853, d'après ses recherches sur le foie gras, avait été amené à considérer les canaux biliaires comme ayant pour racines de simples vides creusés entre les cellules disposées en séries (méats intercellulaires), vides purement virtuels et qui dans les préparations seraient le résultat du passage même de la matière à injection.

Ces vides ont été l'objet d'études nombreuses sous le nom de *capillaires biliaires*, de *canalicules intralobulaires*. Avec les histologistes que nous avons déjà cités, Kölliker est parvenu à les distinguer, et les considère comme de simples *lacunes intercellulaires* dépourvues de parois propres, ou revêtues seulement par une sorte de *cuticule* qu'il regarde comme dépendant des cellules entre lesquelles la lacune est située : « J'aimerais mieux appeler cette cuticule membrane cellulaire, et dire que dans les régions des capillaires biliaires cette membrane est plus développée que dans les autres points. » (Traduct. franç., 1870, p. 568.)

Mais voici que pour quelques anatomistes (Mac Gillavry, Frey) ces canalicules sont pourvus d'une paroi propre, de sorte que les grandes cellules hépatiques seraient situées en dehors d'eux; enfin les recherches de Legros[2] montrent que cette paroi est tapissée par un épithélium pavimenteux. Nous nous trouvons en définitive ramenés à la conception d'une glande biliaire parfaitement distincte de la glande vasculaire sanguine; seulement nous trouvons alors entre ces deux appareils une pénétration réciproque encore plus intime que ce que l'on soupçonnait d'après les recherches qui remontent à 5 ou 6 ans. « Déjà, dans des canaux interlobulaires, l'épithélium n'est plus aussi nettement prismatique que dans les branches du canal hépa-

---

1. Lereboullet, *Mémoire sur la structure intime du foie et sur la nature de l'altération connue sous le nom de foie gras*. Paris, 1853, in-4.

2. Voy. Ch. Legros, *Sur la structure et l'épithélium propre des canaux sécréteurs de la bile* (*Journ. de l'anat. et de la physiol.*, de Ch. Robin, 1874, p. 137).

tique proprement dit ; mais, *dans les canalicules intralobulaires*, il devient franchement pavimenteux, à cellules minces, composant la paroi des canalicules sécréteurs par leur intime juxtaposition, *dont elles forment ainsi un organe bien distinct de celui qui, beaucoup plus volumineux, est constitué par les cellules hépatiques proprement dites.* » (Ch. Robin, *Du microscope*, 1871.)

Ainsi les derniers résultats de l'histologie ne sont point contraires à la distinction physiologique d'une glande biliaire et d'une glande glycogénique. Cette dernière, constituée par les grosses cellules hépatiques disposées dans le réseau capillaire intermédiaire à la veine porte et aux veines sus-hépatiques, a en effet pour fonction de produire une substance qui est incessamment versée dans le sang, le sucre ou glycose (sucre de foie). Il nous reste à étudier cette fonction.

Cl. Bernard établit le premier que les organismes animaux peuvent former du sucre comme les organismes végétaux. Magendie avait déjà trouvé du sucre dans le sang, mais seulement chez les herbivores ; Cl. Bernard montra qu'il existe aussi dans le sang des carnivores, mais qu'on ne trouve à peine des traces dans la veine porte, tandis que dans les veines sus-hépatiques il y en a une quantité relativement considérable. Il montra en même temps que ce sucre ne peut provenir uniquement d'une alimentation antérieure dont les éléments sucrés se seraient emmagasinés dans le foie, comme le font certains poisons; que le sucre existe dans le foie en dehors de toute alimentation. Le foie est donc le lieu de production de ce sucre, identique au sucre des urines des diabétiques, et le diabète n'est qu'une exagération pathologique de la fonction normale glycogénique. Cette fonction du foie ne commencerait chez le fœtus que vers l'âge de trois ou quatre mois : avant cette époque, le placenta serait chargé de fonctions analogues, grâce à une couche de cellules glycogènes placées entre le placenta fœtal et le placenta maternel (Cl. Bernard, 1847-1855).

Bientôt Cl. Bernard reconnut que les éléments globulaires du foie ne forment pas directement du sucre, mais bien une substance capable de se transformer en sucre, une *matière glycogène*, analogue à l'amidon, et se transformant en glycose par les mêmes agents que l'amidon. Ce n'est

que par l'action d'un ferment qui se produit dans le foie
ou qui y est amené par le sang, que cette matière glycogène est transformée en sucre dans l'organisme. Il fut
amené à ce nouveau point de vue en observant que la quantité de sucre variait suivant le moment où l'on examinait le
foie ; que constamment, quand le foie était examiné au moment
de la mort de l'animal, il contenait moins de sucre que
quand il était examiné le lendemain : c'est que la matière
glycogène s'est changée en sucre après la mort (Cl. Bernard, 1855-1859). Cette matière glycogène a été retrouvée
par Schiff, qui lui a donné le nom d'*inuline*, la comparant
à un amidon végétal dont elle a jusqu'à un certain point les
caractères microscopiques et même les réactions. Rouget a
donné à cette substance glycogène le nom de *zoamyline*
(ou amidon animal).

Ainsi le foie forme de la matière glycogène ; cette matière glycogène se transforme en sucre par l'action d'un
ferment dont la nature a été déterminée par les dernières
recherches de Cl. Bernard [1]. Le sucre ainsi formé est versé

---

1. On peut donc résumer de la manière suivante les travaux de Cl.
Bernard sur la glycogénie. — En 1840, découverte du sucre dans le
foie ; son existence y est constante, quelle que soit l'alimentation de
l'animal. — En 1855, il démontre comment le sucre du foie dérive
d'une matière formée dans le foie, matière qu'il isole (1857), et à laquelle il reconnaît des caractères identiques à ceux de l'amidon végétal. En 1859, recherchant l'origine de cette *matière glycocène*, il en
signale la présence dans les organes placentaires des mammifères, dans
la membrane vitelline des oiseaux et chez les animaux inférieurs à
l'état de larve ou de chrysalide. — Il montre alors que les cellules
glycogéniques se rencontrent d'abord sur la face interne de l'amnios
des mammifères, y forment des papilles très développées vers le milieu
de la gestation, et disparaissent plus tard à mesure que la fonction
glycogénique se localise dans le foie. Chez les oiseaux, les cellules
glycogéniques se rangent d'abord sur le trajet des veines omphalo-
mésentériques et plus tard aux extrémités des veines vitellines, qui
forment de véritables villosités glycogéniques flottant dans la substance
du jaune. La substance glycogène existe donc, d'abord d'une manière
diffuse dans les organes embryonnaires, transitoires, et c'est ultérieurement qu'elle apparaît dans le foie pour y persister. D'autre part, la
glycogénie animale constitue une véritable évolution chimique des
principes amidonnés, évolution analogue, ou pour mieux dire identique

dans le sang, et, entraîné par le torrent de la circulation, ne tarde pas à disparaître, soit brûlé dans le poumon, soit détruit par oxydation ou par tout autre mode dans un point quelconque de l'économie. Aussi n'en reste-t-il en définitive que peu dans le sang; mais toutes les fois que la quantité de sucre formé est trop considérable et n'est pas entièrement détruite, il y a *glycémie*, et si cette quantité est supérieure à 3 p. 100 du résidu solide du sang, ou s'il y en a plus de 2 à 3 grammes par kilogramme de l'animal (Kühne), alors le sucre est excrété par les reins, la glycémie se révèle par la *glycosurie*, par le *diabète*.

Non seulement le foie produit du sucre, mais il est encore l'organe régulateur de la distribution, dans le sang, du sucre absorbé par l'intestin: il l'emmagasine, le transforme, puis le restitue sous forme de glycose (sucre de foie). En effet, les dernières expériences de Cl. Bernard mettent hors de doute le rôle actif du foie qui consisterait à retenir le sucre, à empêcher qu'il se montre dans les veines sus-hépatiques en aussi forte proportion que dans les vaisseaux afférents. La démonstration est établie par la ligature de la veine porte. A la suite de cette oblitération, la circulation complémentaire s'organise par les anasto-

à celle que présente l'amidon dans les organismes végétaux. (Cl. Bernard, *Cours* de 1872.)

Enfin, en 1877 (Comptes rend. Acad. des sciences, 10 sept.) Cl. Bernard indique la manière d'isoler le *ferment diastasique* qui, dans le foie, transforme la matière glycogène en glycose. A cet effet on agit sur un foie lavé par une injection intravasculaire jusqu'à ce qu'il ne reste plus ni sucre ni glycogène dans le tissu hépatique : le ferment, qui est toujours en excès, se trouve alors seul; on l'extrait en broyant le tissu du foie et délayant la bouillie hépatique avec quatre ou cinq fois son poids de glycérine pure; on laisse macérer pendant deux ou trois jours et on filtre. Le liquide qui passe contient le ferment hépatique dissous dans la glycérine et rendu par cela même inaltérable; en effet, la glycérine pure empêche le ferment d'agir et de s'altérer ; mais dès qu'on l'étend d'eau, le ferment reprend et manifeste son activité spéciale de transformer la solution d'empois d'amidon en dextrine et en sucre. — Si maintenant on veut isoler et extraire de la glycérine le ferment hépatique, rien n'est plus facile. Il suffit de le précipiter par l'alcool, de le recueillir sur un filtre et de le purifier par une nouvelle dissolution et une nouvelle précipitation.

KÜSS et DUVAL, Physiologie. 23

moses qui relient les branches de la veine porte aux
hémorroïdales, aux veines des parois abdominales, aux
diaphragmatiques, de sorte que le sang venant de l'intestin
ne passe plus par le foie, mais est versé par ces anastomoses
dans la circulation générale. Si dans ces circonstances on
fait ingérer à l'animal 10 à 12 grammes de sucre, on constate bientôt la présence du sucre dans les urines, tandis
que chez un chien de même taille, mais n'ayant pas la
veine porte oblitérée, il faut 50 ou 80 grammes de sucre
ingéré pour qu'il apparaisse dans les urines. Cette expérience de la ligature de la veine porte se trouve parfois réalisée dans les cas cliniques d'obstruction de ce vaisseau
(pyléphlébite et cirrhose). Dans ces cas on a observé l'absence complète de glycose dans les urines lorsque le malade était à jeun, tandis que les urines de la digestion,
après un repas composé de matières amylacées ou sucrées,
en renfermaient des quantités notables. (Voy. ci-après le
chap. NUTRITION.)

Cette exagération de la production du sucre et toutes
les conséquences qui en résultent peuvent être produites
expérimentalement par plusieurs procédés qui confirment
la théorie de la glycogénie hépatique, car tous portent
leur action d'une façon plus ou moins directe sur le
foie.

Ainsi l'injection de matières irritantes dans la veine
porte (éther, Arley) amène la glycosurie. C'est ainsi
qu'agissent sans doute certaines substances plus ou moins
toxiques, absorbées par diverses voies, comme le chloroforme, le curare (?), les matières putrides, etc. ; ces dernières contribuent sans doute à augmenter la quantité de
ferment capable de produire la transformation du glycogène
en sucre. En effet, toutes les conditions qui favorisent les
fermentations sont aptes à produire et à augmenter le diabète, de même que toutes les conditions qui arrêtent les
fermentations peuvent diminuer ou même faire cesser le
diabète. Ainsi Winogradoff a montré que les grenouilles
qu'on rend diabétiques cessent de l'être quand on les place
dans un lieu froid, car les fermentations s'arrêtent à une
basse température ; le diabète se reproduit lorsque la gre-

nouille est remise dans un milieu assez chaud pour permettre la fermentation[1].

Mais de toutes les conditions expérimentales capables de produire le diabète, la plus intéressante en physiologie est celle qui résulte de modifications particulières portées sur le système nerveux. Cl. Bernard a découvert que si on pratique sur un animal (lapin) une piqûre sur le plancher du quatrième ventricule (en P′, fig. 188), entre les racines des nerfs acoustiques et celles des nerfs pneumogastriques, on trouve au bout de peu de temps (une heure et quelquefois moins) du sucre dans les urines de l'animal. (Une piqûre pratiquée un peu plus haut, en P, pro-

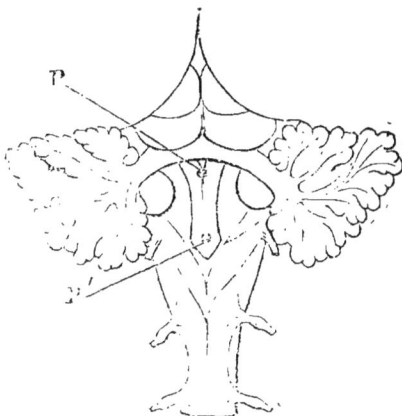

Fig. 88. — Quatrième ventricule (lapin) et piqûres expérimentales *.

duit de la glycosurie accompagnée de polyurie; un peu plus haut encore, elle produit une albuminurie). Cette glycosurie est due à un travail hépatique, car Winogradoff a montré qu'après avoir, chez une grenouille, piqué le 4ᵉ ventricule et produit ainsi le diabète consécutif, celui-ci cesse si on enlève le foie, c'est-à-dire l'organe producteur du sucre. D'autre part, on sait qu'après un long empoisonnement par l'acide arsénieux, le foie est privé de substance glycogène, et ne peut plus produire du sucre : or sur un animal placé dans ces conditions, la piqûre du 4ᵉ ventricule ne donne plus lieu au diabète.

1. Voy. Cl. Bernard, *Cours du Collège de France*, in *Revue des cours scientifiques*, avril 1873.

* Les lobes du cervelet sont écartés : on voit en bas les corps restiformes dont l'écartement circonscrit le bec du calamus scriptorius et le 4ᵉ ventricule. — La piqûre P′, qui produit de la glycosurie, est située un peu au-dessus du bec du calamus. — La piqûre P est située au niveau des tubercules de Wenzel, c'est-à-dire de l'origine des nerfs acoustiques (Cl. Bernard).

Quant à la voie nerveuse qui relie le 4ᵉ ventricule au foie, elle paraît se trouver, non dans le pneumogastrique, mais dans le grand sympathique, comme l'avait soupçonné Cl. Bernard, et comme l'ont prouvé directement Schiff et Moos : ce dernier a particulièrement montré que si on lie sur une grenouille tous les nerfs sympathiques qui vont au foie, on ne peut plus produire, chez cet animal ainsi préparé, le diabète, soit par la piqûre du 4ᵉ ventricule, soit par l'excitation électrique de la moelle épinière. Dans tous ces cas, une *forte hyperémie* du foie paraît être la condition de l'exaltation de ses fonctions glycogéniques : et en effet, si on lie sur une grenouille la veine cave inférieure au dessous du foie, on amène, vu les anastomoses qui existent chez cet animal entre le système veineux général et le système de la veine porte, on amène une circulation plus considérable dans la veine porte ; et par suite le diabète. Mais dans la piqûre du quatrième ventricule la congestion du foie et l'exaltation de sa fonction glycogénique ne paraissent pas résulter d'une simple hyperémie névro-paralytique provenant de la destruction de l'innervation vaso-motrice, car le diabète artificiel ainsi produit n'est que temporaire (de 24 heures au maximum). Ce diabète paraît plutôt provenir de l'*excitation* de certains nerfs compris dans les filets du grand sympathique et qui seraient au foie ce que la corde du tympan est à la glande sous-maxillaire (Cl. Bernard).

c. *Voies de l'absorption.* — *Rôle des chylifères.*

Nous avons vu, par suite du travail épithélial, les matériaux de la digestion arriver jusque dans le corps même de la villosité. Tandis que l'épithélium se répare (desquamation, etc.), le corps de la villosité s'éclaircit, se vide ; les éléments absorbés ont passé par diffusion dans les vaisseaux.

Mais ces vaisseaux sont de deux espèces : nous avons vu qu'il y a un réseau vasculaire sanguin, formant les origines de la veine porte, et un chylifère central, origine des vaisseaux chylifères, qui vont aboutir au tronc principal de la circulation lymphatique (canal thoracique). (Voy. *Syst. lymph.*, p.305) Il est évident que le courant sanguin, placé très superficiellement, est le mieux disposé pour absorber ce que lui livre l'épithélium : aussi admet-on généralement que c'est par le sang que sont entraînées la plupart des matières absorbées, et c'est en effet dans la veine porte que l'on retrouve les peptones et les glycoses. Mais, en même temps que la graisse disparaît de la villosité, on voit le chylifère central devenir tout blanc, on y constate un grand nombre de molécules graisseuses finement émulsionnées ; on est donc porté à penser que les graisses ne passent pas par les mêmes voies que les substances précédentes, et que le chylifère est spécialement préposé à leur absorption.

Il est permis en effet de supposer que la graisse contenue dans l'intestin est absorbée par les cellules de la villosité (cellules épithéliales et plasmatiques), lesquelles l'excrètent dans le chylifère central. Nous avons en effet considéré les lymphatiques comme préposés à recueillir les résidus profonds, les déchets que produit la vie des épithéliums. (Voy. p. 304.)

Du reste la graisse ne passe pas uniquement par la voie lymphatique ; il y en a dans le sang de la veine porte, mais en quantité très peu considérable. De même les autres substances qui ont subi l'absorption se retrouvent aussi dans les chylifères, mais en quantité infiniment petite relativement à la graisse qui y est contenue.

Cependant quelques auteurs refusent absolument aux vaisseaux de la veine porte le pouvoir d'absorber et d'entraîner la graisse [1] ; c'est qu'en effet la graisse que l'on trouve dans ce sang n'est pas dans le même état que dans le chyle : chez les mammifères, ce n'est jamais de la graisse libre ; ce sont des graisses saponifiées. Elles ont sans doute été saponifiées par le choléate de soude de la bile.

La plupart des substances toxiques sont adsorbées par la voie des veines : l'intoxication étant très rapide, les poisons ne peuvent avoir passé par la voie des lymphatiques.

Les métaux absorbés à l'état de sels métalliques s'accu-

---

1. Voy. Béclard, *Recherches expérimentales sur les fonctions de la veine porte* (Arch. génér. de médecine, 1848).

mulent dans le foie. Ce fait est très important en ce qu'il nous montre le foie comme retenant une forte proportion de matières alimentaires pour les modifier. Et en effet l'al-

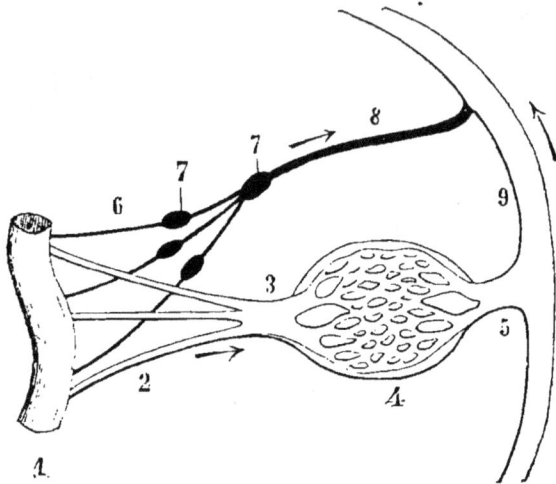

FIG. 89. — Voies de l'absorption digestive *.

lumine est transformée en arrivant par la veine porte au contact des cellules hépatiques.

Nous voyons en somme que les notions précises sur l'acte intime de l'absorption sont encore incomplètes. Nous nous sommes attachés ici à étudier ces phénomènes au point de vue de l'action qu'exercent les *cellules vivantes* à travers lesquelles se fait l'absorption. Pour nous, ce travail d'absorption est essentiellement le fait de ces globules. Aussi nous sommes-nous peu arrêtés sur les théories physiques de l'absorption et les expériences pratiquées avec des membranes privées de vie. Nous avons dû insister davantage sur les voies (vaisseaux sanguins et lymphatiques) de l'absorption digestive : la figure 89 résume, sous une forme schématique, la disposition de ces voies et leur rapport avec certains viscères (foie).

---

* FIG. empruntée à Beaunis (*Nouv. Élém. de physiol. humaine.* Paris, 1876). — 1, Intestin ; — 2, vaisseaux sanguins (veine d'origine de la veine porte) ; — 3, veine porte ; — 4, foie ; — 5, veines sus-hépatiques ; — 6, chylyfères ; — 7, 7, ganglions lymphatiques ; — 8, canal thoracique ; — 9, système veineux (veines caves).

RÉSUMÉ. — *Absorption, bile et foie.* — Les phénomènes d'absorption sont essentiellement, au point de vue physique, des phénomènes de diffusion et d'endosmose ; mais ces phénomènes sont régis par la nature même de l'épithélium, qui doit être traversé pour que les substances arrivent à se diffuser dans l'organisme, ou à y être entraînées par la circulation.

L'*état du sang* (richesse ou pauvreté en principes à absorber) et l'*état de la circulation* (pressions fortes ou faibles) influent beaucoup sur la rapidité et l'intensité de l'absorption.

Pour l'*absorption intestinale*, la clef de tout le phénomène doit être cherchée dans le rôle de l'*épithélium cylindrique* qui recouvre les *villosités :* les éléments dissous et décomposés par les sucs digestifs forment une sorte de blastème générateur (Küss, Cl. Bernard), que les cellules épithéliales incorporent à leur propre substance, pour le transmettre ensuite au milieu intérieur sous-jacent (lymphe et sang du chylifère central et des capillaires périphériques). — Cette manière de voir nous dispense de chercher des théories compliquées pour expliquer l'absorption des corps gras : ceux-ci, dans cet acte d'absorption intestinale, comme dans tous les cas où ils sont déposés, puis repris, par le sang dans l'intimité des tissus, se combinent avec les substances albuminoïdes des cellules.

Il y a environ 1 300 grammes de bile sécrétée en 24 heures. — Cette bile renferme comme matières en solution : 1° les *sels biliaires* (choléate de soude); 2° la *cholestérine* (de la classe des alcools) ; la matière colorante ou *bilifulvine.*

La bile est destinée à être en partie *résorbée* dans l'intestin ; sa perte amène un grand état de souffrance du système pileux de l'animal (perte du soufre qui est contenu dans la *taurine* du taurocholate ou cholate de soude).

On a attribué à la bile des rôles divers : neutraliser le chyme acide que fournit l'estomac; émulsionner et dédoubler les graisses ; s'opposer à la fermentation putride du contenu intestinal ; cette dernière opinion trouve une certaine confirmation dans les expériences. On peut aussi, se basant sur un grand nombre de considérations, émettre l'hypothèse que le rôle de la bile serait de *favoriser la desquamation épithéliale* qui se produit dans la muqueuse intestinale après chaque absorption digestive.

Le *foie* représente *deux glandes distinctes :* 1° la *glande biliaire,* formée de tubes qui pénètrent le lobule hépatique, mais restent bien distincts, tapissés de petites cellules épithéliales, pavimenteuses (recherches de Ch. Legros); 2° le *foie glycogénique,* constitué par les grosses cellules hépatiques, disposées dans le réseau capillaire intermédiaire à la veine porte et aux veines sus-hépatiques.

Le *foie glycogénique* produit du sucre qu'il verse dans les veines sus-hépatiques; il le produit aux dépens d'une matière *glycogène* (ou amidon animal) et d'un ferment *diastasique* (analogue à la diastase salivaire) qui transforme cette matière en glycose, comme la ptyaline ou la pancréatine le font pour l'amidon végétal. — Non seulement le foie produit du sucre, mais il emmagasine, transforme et livre de nouveau sous forme de glycose le sucre absorbé dans l'intestin.

Cette *fonction glycogénique* est réglée par le système nerveux, comme le montre la célèbre expérience de la piqûre du quatrième ventricule et le *diabète artificiel* qui en résulte.

Les voies par lesquelles sont transportées les substances absorbées sont représentées : 1° par les chylifères (surtout pour les graisses); 2° par la veine porte (pour les autres substances).

V. — GROS INTESTIN.

Les aliments livrés par l'estomac forment une masse liquide; nous avons vu qu'ils devenaient de plus en plus liquides par l'adjonction du suc pancréatique et du suc entérique. Mais à mesure que ces matières parcourent l'intestin grêle, leur consistance augmente, en même temps que leur masse diminue, parce que la plus grande partie en est absorbée. Ce que l'intestin grêle livre au gros intestin n'est donc plus qu'une matière presque solide, qu'un résidu destiné à être expulsé, et qui ne peut plus revenir sur ses pas, vu la présence de la *valvule iléo-cœcale,* qui s'oppose à tout reflux. Chez l'homme il n'y a plus guère d'action digestive dans le gros intestin ; cependant les quelques substances qui ont échappé à l'absorption y sont prises par le courant sanguin, et le gros intestin peut même absorber des liquides qui y ont été directement introduits. Après l'injection rectale de substances grasses (surtout de graisses émulsionnées), les lymphatiques qui viennent du gros intestin offrent les mêmes caractères, le même aspect de chylifères que ceux de l'intestin grêle. Ici les villosités manquent, mais elles sont remplacées par des plis nombreux de la muqueuse. — Chez les herbivores, où le cœcum est très développé, cette partie du tube intestinal est le siège de véritables phéno-

mènes digestifs : le cæcum peut être alors regardé comme
une espèce de second estomac ; il contient des acides, qui
suffisent à la digestion des albuminoïdes végétaux. Il n'est
pas prouvé que ces acides soient sécrétés par les parois ; il
est plus probable qu'ils ont pris naissance aux dépens des
aliments eux-mêmes. Ils sont d'autant plus abondants qu'il y
a plus de matières dans le canal. Ce sont en général les acides
lactique et butyrique, qui proviendraient de la fermentation
et de la décomposition des sucres et des matières grasses.

Toujours est-il que, vers le milieu de la longueur du gros
intestin, toute digestion et toute absorption sont terminées :
le contenu du canal n'est plus formé que par des matières
qui doivent être rejetées, par les *fèces* en un mot. On considère à tort les fèces comme formées essentiellement par
la partie non assimilable des aliments : à ce compte, si tout
l'aliment est absorbable, il ne devrait pas y avoir de fèces,
et il s'en produit cependant dans ces cas. Ainsi le fœtus,
qui n'a rien introduit dans son tube digestif, expulse cependant dès la naissance des fèces bien connues sous le nom
de *méconium :* le méconium se compose de débris de cellules épithéliales, colorés en jaune par une bile qui, n'ayant
pas été altérée, conserve sa couleur normale. C'est qu'en
effet le principal produit rejeté au dehors, ce qui forme
essentiellement les fèces, ce sont *les débris de l'épithélium
desquamé :* parfois, même chez l'adulte, ces débris peuvent
former à eux seuls toutes les matières fécales. Ils se montrent sous la forme de globules entiers ou mutilés, de couleur blanchâtre, colorés alors diversement par la bile altérée. Ces résidus, ces raclures épithéliales sont comparables
au furfur qui se détache de l'épiderme cutané, mais plus
nombreux et plus importants ici, puisque nous avons vu que
cette chute épithéliale termine fatalement la série des phénomènes de l'absorption, et que la bile a peut-être pour
usage d'en régulariser et d'en hâter la production.

Ce n'est qu'au second rang, comme éléments constitutifs
des fèces, qu'il faut ranger les parties non assimilables des
aliments et des liquides digestifs. Telle est la cholestérine
et la matière colorante de la bile, qui se précipitent dès
l'arrivée de ce liquide dans l'intestin ; telles sont les matières

23.

amylacées protégées par des enveloppes de cellulose trop
considérables; la cellulose en général, et ses dérivés. — Ce
sont en effet surtout les aliments végétaux qui présentent le
plus de substances réfractaires à la digestion, de sorte que
les herbivores produisent des fèces bien plus abondantes
que les carnivores. Mais la nourriture animale présente
aussi des éléments qui résistent longtemps à l'action des
sucs digestifs : ainsi on retrouve à peu près intacts dans
les fèces les productions épidermiques cornées (poils,
ongles), et les tissus jaunes ou élastiques (parties de tendons, de tuniques artérielles, etc.). — La quantité de ces
résidus divers, constituant la somme des matières fécales,
s'élève en moyenne à 150 grammes en 24 heures pour un
homme adulte.

Ces matières sont poussées par des contractions lentes
péristaltiques jusque vers l'S iliaque. Là elles paraissent
s'arrêter. Quant au rectum, les matières ne s'y portent que
d'une manière intermittente, sous l'influence de contractions
plus vives, et alors elles tendent à donner naissance au
phénomène réflexe que nous étudierons sous le nom de
défécation ; mais si cette tentative d'évasion ne réussit pas,
si le passage leur est fermé, elles retournent dans l'S iliaque.
Tous ces mouvements sont très lents, ce qui ne les empêche pas de pouvoir produire à la longue des compressions
considérables. Comme pour l'intestin grêle, leur forme et
leur mode de production ne sont pas encore parfaitement
connus; ce sont des mouvements *péristaltiques,* c'est-à-dire
dans lesquels les fibres circulaires de la membrane muscu-
leuse se contractent successivement de haut en bas, à
mesure que la matière progresse dans le tube intestinal,
de sorte que cette matière, comprimée supérieurement, se
trouve poussée dans la portion suivante de l'intestin, dont
les fibres sont encore dans le relâchement. — Les mouvements dits *antipéristaltiques,* et qui se produisent en sens
inverse, de manière à faire rétrograder les matières, ne
paraissent pas exister normalement sur l'animal vivant[1].
Ils se produisent évidemment dans certains cas pathologi-

1. Voy. Braam-Honckgeest, *Untersuchungen über Peristaltik des Ma-
gens und Darmkanals* (Pflüger's *Archiv fur Physiologie,* septembre 1872).

ques. Ceux que l'on observe dans tout le tube intestinal d'un animal dont on ouvre l'abdomen immédiatement après l'avoir mis à mort, paraissent dus à l'impression du froid et à une interruption de la circulation abdominale, d'où une excitation ultime sur les fibres lisses, à la période d'agonie. Nous n'avons aussi que fort peu de données sur le mécanisme réflexe par lequel le système nerveux influence ou produit ces mouvements. Peut-être le *plexus solaire* peut-il servir de centre à ces réflexes, et en effet l'embryologie démontre que ce centre nerveux abdominal semble se développer indépendamment de la moelle. Cependant le plexus solaire est uni à la moelle par deux grandes commissures nerveuses, les pneumogastriques et les nerfs splanchniques : chose remarquable, l'excitation des premiers produit ou augmente les mouvements des intestins ; au contraire, l'excitation des seconds (grands splanchniques) paraît immobiliser les viscères, paralyser leurs tuniques musculaires. Les splanchniques seraient donc aux intestins ce que le pneugomastrique est au cœur, c'est-à-dire des *nerfs d'arrêt*. (Expériences de Pflüger.)

D'autre part Onimus et Legros, étudiant les mouvements des différentes parties du tube digestif au moyen d'un appareil enregistreur sur lequel venait écrire un levier (mis en mouvement par une ampoule de caoutchouc introduite dans le canal intestinal et qui en traduisait les contractions), ont observé qu'en électrisant le pneumogastrique avec des courants interrompus, on arrête les mouvements de l'intestin, et *on les arrête non en contraction, mais dans un état complet de relâchement.* « Sur le graphique on obtient, dans ce cas, un abaissement très notable, et il est important de rapprocher ce fait de l'arrêt du cœur *en diastole*, et de l'arrêt des mouvements respiratoires *en inspiration*, lorsqu'on électrise le pneumogastrique avec des courants interrompus. » (Voyez p. 271.)

Vers l'extrémité tout inférieure du tube digestif, partie plus accessible à l'investigation, les faits sont plus faciles à analyser : aussi le phénomène de la *défécation* est-il parfaitement expliqué. Il faut d'abord se rappeler qu'au niveau du rectum les fibres musculaires longitudinales forment un stratum très épais, très puissant, et que d'autre part les fibres circulaires se groupent et se multiplient de manière à constituer un sphincter, un anneau, dit *sphincter interne*, formé de fibres musculaires lisses, et doublé extérieurement par un autre sphincter plus puissant, le *sphincter externe*, formé de fibres striées. Ces sphincters constituent non pas précisément un anneau, mais plutôt une *boutonnière antéro-postérieure* limitée par deux bandes musculaires parfaitement contiguës à l'état de repos. Ainsi ce sphincter ferme complètement, à l'état de repos, et en vertu de sa seule élasticité, l'ouverture qu'il circonscrit, comme le font du reste tous les autres sphincters (voy. *Physiologie du muscle*, forme naturelle du muscle et des sphincters à l'état de repos, p. 140). Il n'est donc pas question ici, pas plus qu'ailleurs, de contractions permanentes : l'ouverture anale est normalement oblitérée par la forme naturelle du sphincter, et le sphincter ne se contracte que lorsqu'un corps quelconque cherche à modifier sa forme, pour dilater l'orifice qu'il circonscrit; dans ces circonstances, ou bien le sphincter ne réagit pas, se laisse facilement dilater, vu sa grande élasticité, et le passage a lieu ; ou bien le sphincter réagit, et alors, par sa contraction, ferme l'orifice d'une manière réellement active : c'est dans le premier cas que la *défécation* se produit.

La *défécation* est un phénomène réflexe d'expulsion, dont le centre se trouve dans la partie inférieure de la moelle (voy. pg. 82), comme le prouvent les cas pathologiques. Le point de départ de ce réflexe est une sensation vague, peu définissable, un sentiment de pesanteur vers le périnée, produit par la présence des matières fécales. Cette sensation, que l'on nomme le *besoin*, n'a son siège que dans le rectum ; dans le reste du gros intestin les matières ne sont pas senties à l'état normal. Cependant dans le cas d'anus contre nature, succédant à une hernie étranglée, et pouvant siéger sur un point quelconque du tube intestinal, on a observé, lorsque les matières arrivent près de l'orifice artificiel, une sensation vague analogue à celle du besoin de déféquer, ce qui semblerait prouver que tous les points du canal intestinal peuvent devenir le siège de ce sentiment, qui n'est peut-être dû qu'au poids, à la pression des matières fécales réunies en masse (Bert)[1].

Sous l'influence de ce besoin, tendent à se faire toute une série d'efforts d'expulsion, qui, avons-nous dit, sont réflexes, mais que la volonté peut influencer, soit pour y joindre de nouvelles forces, soit au contraire pour les arrêter. Si nous ne satisfaisons pas à ce besoin, il s'établit, en partant du sphincter anal, un mouvement antipéristaltique qui refoule les matières dans l'S iliaque, d'où elles reviennent au bout d'un certain temps, pour tenter de nouveau le passage. Si l'on résiste ainsi plusieurs fois de suite, la sensibilité du rectum finit par s'émousser, et la présence des matières fécales ne devient plus le signal des réflexes que nous allons étudier; de là les constipations habituelles chez les personnes qui négligent d'obéir aux exigences de ce besoin, et qui sont bientôt obligées d'exciter, par des moyens artificiels (suppositoires), la sensibilité émoussée de la muqueuse rectale et des fibres nerveuses qui président à la partie centripète du réflexe.

Si le besoin est écouté, il se produit naturellement une contraction réflexe des tuniques musculaires du rectum, un vrai mouvement péristaltique qui chasse les matières vers l'anus, dont le sphincter très facilement dilatable ne fait aucune résistance dans ce cas. En effet, si les fèces présentent une liquidité anormale, le rectum seul suffit à les expulser, sans que la volonté intervienne autrement qu'en s'abstenant de mettre aucun obstacle à cette expulsion. Mais dans les cas ordinaires, l'état solide des matières exige une intervention de forces plus nombreuses et plus considérables, qui entrent en jeu principalement sous l'action de la volonté : c'est d'abord le phénomène de l'*effort*, par lequel le larynx se ferme, de sorte que les parois de la cavité thoracique, remplie d'air, offrent un solide point d'appui aux muscles qui vont agir; alors se contractent tous les muscles qui peuvent comprimer l'abdomen, c'est-à-dire les muscles de la paroi abdominale, le

1. Voy. Paul Bert, art. DÉFÉCATION du *Nouv. Dict. de médecine et de chirurgie pratiques*, t. X, p. 747.

diaphragme, et les muscles du périnée (releveur de l'anus), de sorte que la compression se produit dans tous les sens. Le releveur de l'anus, en même temps qu'il comprime les viscères de bas en haut, amène au-devant des matières fécales l'orifice qu'elles doivent franchir : les fibres longitudinales si développées du rectum agissent dans le même sens, et ce n'est là du reste qu'un des modes du mécanisme que nous avons étudié dans l'analyse du mouvement péristaltique. (Voy. *Déglutition*, p. 344.) De plus, ces fibres longitudinales se terminent en bas par des anses qui vont se perdre d'une façon plus ou moins distincte dans le périnée, en formant une courbure à convexité dirigée vers le centre de l'anus ; il en résulte donc que, pendant leur contraction, elles redressent leur courbure et par suite dilatent l'orifice que les matières fécales doivent franchir.

SEPTIÈME PARTIE

RESPIRATION. — MUQUEUSE PULMONAIRE
CHALEUR ANIMALE.

I. — Respiration.

Après la surface épithéliale digestive, celle qui se prête le mieux aux échanges, c'est la surface de la muqueuse respiratoire ; seulement ici les échanges sont, à l'état normal, essentiellement gazeux. De même que l'absorption des matières dites alimentaires peut se faire un peu par toutes les surfaces, de même que nous avons vu la résorption des graisses se faire dans tous les tissus, quoique ces phénomènes se localisent spécialement au niveau de l'épithélium du tube digestif, de même les échanges gazeux se font sur un grand nombre de surfaces, comme par exemple au niveau de la peau, et les gaz peuvent être résorbés

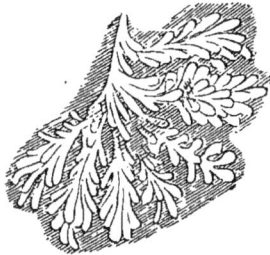

Fig. 90. — Ramification du bourgeon pulmonaire chez le fœtus de brebis, long de un pouce et demi (Muller).

dans l'intimité même des tissus (comme par exemple dans l'emphysème sous-cutané) ; mais ces phénomènes se localisent, chez les animaux supérieurs, au niveau de la *muqueuse respiratoire*.

La *muqueuse respiratoire* peut être considérée, au point de vue embryologique, comme un bourgeon de la partie sus-diaphragmatique du canal digestif : en effet les premières traces des poumons se présentent chez le fœtus sous la forme d'une végétation de l'épithélium de la paroi antérieure du pharynx. Ce *bourgeon*, d'abord plein, se creuse et se bifurque successivement à mesure qu'il se

développe (fig. 90); en même temps l'épithélium se modifie : de pavimenteux qu'il était dans le pharynx, il devient cylindrique et vibratile dans les pédicules des bourgeons (*trachée* et *bronches*), puis de nouveau pavimenteux
vers les culs-de-sac des bourgeons (*alvéoles*). On peut
donc comparer les poumons à une glande dont les culs-de-

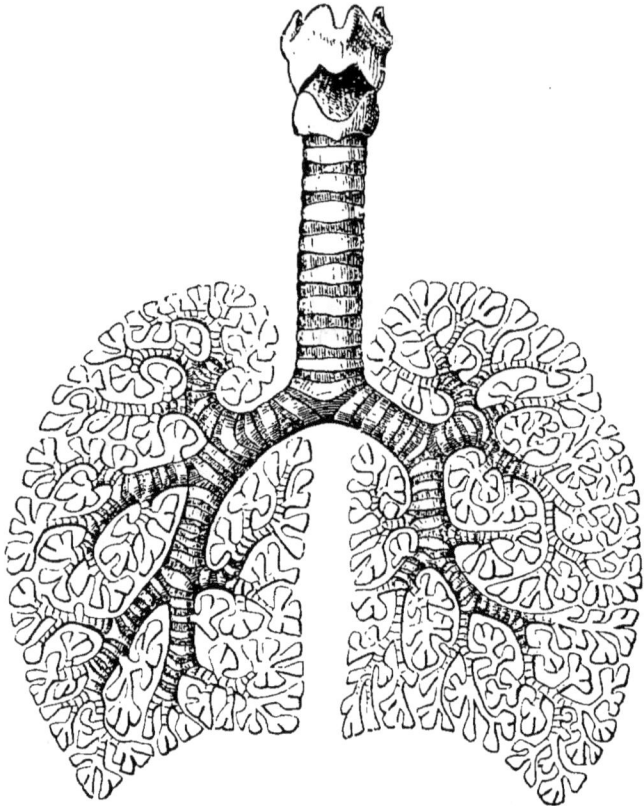

Fig. 91 — Larynx de l'homme, trachée, bronches et poumons, avec la ramification
des bronches et la division des poumons en lobules. (Dalton, *Physiologie et
Hygiène.*)

sac seraient représentés par les *alvéoles* (fig. 91), et les
canaux excréteurs par les *bronches*. Ces culs-de-sac peuvent
être assimilés à un organe conique, piriforme, mais bos-
selé et dont le sommet se continue avec une ramification
bronchique: cette *ampoule* (fig. 92), qui a environ 1/8 de millimètre de diamètre, n'est pas simple, mais également bos-

selée à l'intérieur où elle présente un grand nombre de
replis saillants qui divisent l'*al-*
véole primitif en un grand nombre d'alvéoles secondaires ou *vési-*
cules (fig. 92, *c, c*). Les alvéoles
s'accolent les uns aux autres pour
former des *lobules*, qui se distinguent facilement à la surface du
poumon sous l'aspect de réseaux
(lignes de séparation des lobules), et les lobules eux-mêmes, en
se réunissant, forment les *lobes du*
poumon. Les alvéoles sont donc
très nombreux : on a calculé ap-
proximativement que leur nombre
s'élève à 1 700 ou 1 800 millions.

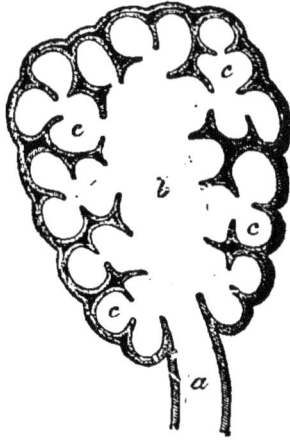

FIG. 92. — Lobule du poumon
de l'homme *.

J. — STRUCTURE DE LA MEMBRANE RESPIRATOIRE. — DISPOSITION DE SES ÉLÉMENTS.

L'alvéole pulmonaire constitue essentiellement la surface respiratoire : il se compose d'un épithélium et d'un
substratum de tissu connectif.

1° L'*épithélium pulmonaire* est formé de plaques épithéliales très minces, très difficiles à constater, disposées
en une seule rangée, et souvent assez distantes les unes des
autres[1]. Aussi à l'état normal ses éléments ne présentent-

---

* *a*, Terminaison du tube bronchique ; — *b*, cavité du lobule ; — *c c c c*, vésicules
aériennes. (Dalton, *Physiologie et Hygiène.*) Cette ampoule représente exactement
la totalité d'un poumon de batracien.

1. Voy. Ch. Schmidt, *De l'épithélium pulmonaire*. Thèse de Strasbourg, 1866, n° 931.
L'existence de l'épithélium pulmonaire a été longtemps contestée ;
Villemin a été un de ses plus ardents adversaires, ce qui n'est pas
étonnant, si l'on considère les préparations compliquées qu'il faisait
subir aux lobules pulmonaires avant de les étudier (dessiccation, bichlorure de mercure, eau ammoniacale, et enfin iode). Or l'épithélium
pulmonaire est l'un des plus délicats ; il demande à être étudié par les
mêmes procédés de préparation que les épithéliums les plus délicats

ils que fort peu de métamorphoses, et presque pas de *déchets* épithéliaux : ils tendent même à s'atrophier de plus en plus avec l'âge, et, les cloisons qui les supportent s'atrophiant en même temps, il en résulte ce qu'on a appelé l'*emphysème pulmonaire*, altération si fréquente chez les vieillards. Mais il n'en est pas de même dans les états pathologiques : sous l'influence des irritations, cet épithélium s'hypertrophie et prolifère ; c'est lui qui produit alors les fausses membranes du croup, et les éléments caractéristiques de la pneumonie ; il oblitère alors complètement les alvéoles, qu'il transforme en un tissu compact et résistant, ce qui a valu à cet état le nom d'*hépatisation*. C'est lui encore qui joue le principal rôle dans la production du

des séreuses. — Elenz (1864), ayant employé le nitrate d'argent, constata un épithélium pulmonaire complet chez tous les vertébrés; ces résultats ont été depuis confirmés par de nombreux observateurs. Par les mêmes moyens d'investigation, Schmidt (thèse citée) est arrivé aux conclusions suivantes : chez les mammifères, les vésicules pulmonaires des embryons sont tapissées par des cellules régulières et de grandeur

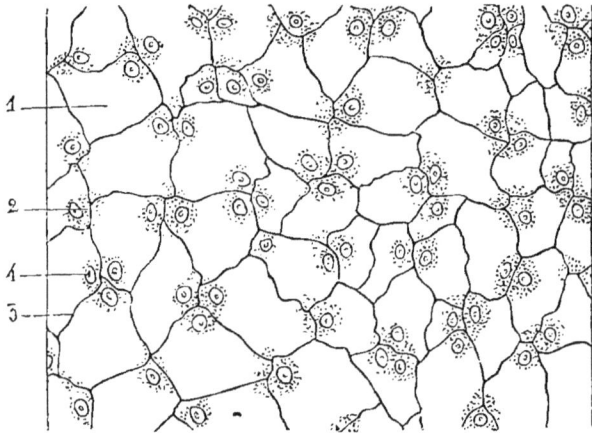

Fig. 93. — Épithélium pulmonaire *.

uniforme: chez le nouveau-né, une partie des cellules précédentes s'étale en largeur et recouvre les capillaires ; les autres n'éprouvent pas de changement et restent réunies par groupes dans les mailles des capillaires (fig. 93). Enfin, chez les adultes, les cellules sont réunies en

* 1, Vaisseaux capillaires ; — 2, interstice des capillaires (tout ce qui est en blanc fait partie du réseau capillaire; les espaces ponctués représentent les mailles ou interstices de ce réseau) ; — 3, contour des cellules épithéliales ; — 4, noyaux des cellules, placés ordinairement dans une maille.

tubercule, et dans celle de quelques transformations plus rares, comme le *cancer du poumon*.

Dans les cas d'*infarctus* du poumon, surtout dans les infarctus produits expérimentalement sur le chien, il est facile de voir, dans les alvéoles pulmonaires infiltrés de sang, l'épithélium subir une certaine hypertrophie et quelques-unes de ses cellules tomber dans l'alvéole et s'y mêler aux globules sanguins (Vulpian).

2° Cet épithélium est supporté par une *membrane* qui forme comme la *coque* de l'alvéole. Elle est composée d'un tissu connectif presque amorphe, parsemé de cellules plasmatiques et très riche en fibres élastiques, qui forment des réseaux très serrés dont les mailles figurent des fentes extrêmement étroites ; parfois les fibres élastiques se montrent plus écartées, et, par dissociation, on peut parfaitement les rendre évidentes sur une préparation. Ces éléments élastiques, formés de fibres à contour nettement indiqué, avec bifurcations et anastomoses nombreuses, sont très importants à rechercher au point de vue pathologique, par exemple dans les crachats, car ils résistent longtemps aux causes de destruction et sont souvent les seuls débris qui, dans une portion de poumon nécrosée et éliminée, conservent une structure reconnaissable et caractéristique à l'examen microscopique. — Chez quelques animaux, des fibres musculaires lisses prennent évidemment part à sa structure : il est difficile de décider, par l'examen anato-

plus petit nombre pour former des groupes ; beaucoup d'entre elles sont isolées. Les grandes cellules qui les séparent semblent se fusionner en partie et prennent l'aspect de plaques membraneuses très simples et presque amorphes.

Les arguments empruntés à l'anatomie comparée contre l'existence de l'épithélium pulmonaire ont été renversés par des recherches plus exactes. La loche d'étang (*cobitis fossilis*) est un poisson bizarre qui avale de l'air par la bouche, et, après avoir absorbé une partie de l'oxygène, rend de l'acide carbonique par l'anus. Leydig n'avait pu trouver d'épithélium intestinal chez ce poisson où la respiration est en partie intestinale. Or, à l'aide du nitrate d'argent, Schmidt a constaté un revêtement épithélial complet sur toute la surface en question : ici encore les cellules diverses sont entremêlées sans aucun ordre, tantôt groupées de façon que plusieurs petites cellules sont entourées de cellules plus grandes.

mique, s'il en est de même pour l'homme [1]. Nous aurons à discuter plus tard si les expériences physiologiques sont propres à résoudre cette question. — Mais ce que cette membrane présente de plus important, c'est sa richesse en vaisseaux sanguins : ce sont des réseaux de capillaires très petits, car ils ont une lumière juste assez grande pour le passage d'un globule sanguin, et très serrés les uns contre les autres, de sorte que les mailles qui les séparent sont très étroites : on trouve, par exemple, que sur une surface donnée d'alvéoles pulmonaires, l'étendue occupée par les capillaires équivaut aux 3/4, et les intervalles qu'ils laissent entre eux seulement à 1/4 de la surface. Or la surface totale de l'ensemble des alvéoles équivalant à 200 mètres carrés, il en résulte que les capillaires forment une nappe de 150 mètres carrés. Cette nappe est très mince, et n'a guère que l'épaisseur d'un globule sanguin : il n'en résulte pas moins qu'elle représente un volume de sang à peu près égal à 2 litres. — On a de plus calculé qu'en 24 heures il y passe au moins 20 000 litres de sang ; cette nappe de sang se renouvelle donc sans cesse. Ces chiffres sont importants, car ils nous font déjà prévoir la grandeur des échanges gazeux qui s'opéreront entre le sang et les masses d'air mises presque en contact avec lui, puisqu'elles n'en sont séparées que par la mince paroi des capillaires et un épithélium d'une très faible épaisseur.

Il nous faut donc étudier le mécanisme par lequel l'air extérieur est amené au contact de la surface respiratoire, et comment il est renouvelé après que la diffusion gazeuze s'est accomplie entre lui et le sang.

Ces phénomènes sont en tout comparables à ceux de la digestion ; mais tandis que les aliments introduits dans le tube digestif doivent, avant d'être assimilables, subir un

1. « Les fibres musculaires apparaissent sur les grosses bronches sous la forme de faisceaux aplatis, *circulaires;* ces faisceaux constituent une couche complète. Comme on les retrouve encore sur des rameaux de 0ᵐ,22 à 0ᵐ,18, il est probable qu'ils s'étendent jusqu'aux lobules pulmonaires. » (Kölliker, 1870.)
La présence de l'élément musculaire dans la paroi des vésicules pulmonaires a été soutenue par Moleschott, Piso-Borme, Hirschmann et Chrzonszczewsky.

grand nombre de métamorphoses, les éléments respiratoires de l'air sont directement assimilables. Ce gaz ne
subit qu'une légère action préparatoire, destinée à le
mettre dans le même état de température et d'humidité
que la surface pulmonaire avec laquelle il va se trouver
en contact. L'origine même de l'arbre aérien est disposée
de façon à faire subir à l'air cette légère modification :
les fosses nasales sont en effet tapissées par une muqueuse
très humide, très riche en sang et par suite très chaude ;
elle recouvre une infinité de replis (*cornets*) circonscrivant des canaux étroits (*méats*), par lesquels l'air est
obligé de filtrer ; il se charge de vapeur d'eau à ce passage
et se met à la température du corps. Ces seules considérations prouvent que c'est par le nez et non par la bouche
que doit se faire la respiration normale, et font comprendre
le danger qu'il y a de respirer par ce dernier orifice quand
on se trouve dans un milieu très froid et très sec.

II. — PHÉNOMÈNES MÉCANIQUES DE LA RESPIRATION.

Les avantages que nous avons trouvés à représenter par
un graphique schématique la disposition du réservoir circulatoire, se reproduiront ici encore si nous cherchons une
expression graphique de la forme de l'appareil respiratoire.
On trouve ainsi, par le même raisonnement que pour les
vaisseaux (voy. p. 242), que l'ensemble des canaux aérifères,
abstraction faite des cloisons, représente un cône très évasé,
ayant pour base la surface alvéolaire précédemment étudiée,
et pour sommet l'ouverture des fosses nasales (fig. 94).
Cette disposition nous fait déjà comprendre que lorsque
l'air, par quelque mécanisme que ce soit, entrera ou sor-
tira de ce réservoir, la vitesse de son courant devra être
très différente dans les différentes zones du cône, d'autant
plus rapide que la zone est plus étroite (plus élevée), d'autant plus lente que la zone est plus large (plus rapprochée
de la base), et que par exemple vers la base du cône, vers
la surface des alvéoles, il doit y avoir une stagnation relative de l'air. Aussi, malgré le nombre de nos mouvements

respiratoires, jamais on ne trouve l'air pur au niveau de la surface respirante (alvéolaire), mais un air contenant jusqu'à 8 0 0 d'acide carbonique provenant des échanges gazeux antérieurs[1]; la partie toute supérieure du cône contient à peu près l'air at-

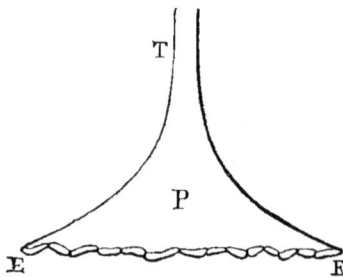

FIG. 91. — Schéma du cône pulmonaire *.

mosphérique ; dans les zones moyennes se trouve un air moins pur que celui-ci, mais moins altéré que le premier, car il contient seulement 4/100 d'acide carbonique[2]. Il s'en faut donc de beaucoup que la nappe sanguine respirante se trouve en contact avec de l'air atmosphérique ordinaire.

Gréhant, remplaçant l'air atmosphérique par de l'hydrogène, a pu déterminer combien il fallait de mouvements respiratoires pour que le gaz fût mélangé d'une manière

1. Ce chiffre de 8 p. 100 peut paraître trop fort, et cependant il est certainement au-dessous de la vérité. Par l'expérience directe Gréhant a trouvé le chiffre de 7,5 p. 100, mais il n'a pas analysé le gaz qui est en contact immédiat avec la surface respirante, puisque, comme nous le verrons plus tard, ce gaz ne peut être expiré, le poumon ne se vidant jamais complètement ; il n'a analysé que les couches qui précèdent la couche en question, de sorte qu'il est permis de conclure que dans cette dernière la proportion d'acide carbonique doit atteindre et même dépasser 8 et 9 p. 100. Voici du reste l'expérience de Gréhant : on inspire 5 cent. cubes d'hydrogène et l'on fait immédiatement l'expiration *en deux temps;* le second temps de l'expiration se fait dans un petit ballon en caoutchouc muni d'un robinet, dont l'air a été chassé complètement par la compression et par un petit volume d'hydrogène préalablement introduit dans le ballon. Le volume de gaz recueilli dans ce ballon donne à l'analyse, et en remplaçant l'hydrogène par l'air, dont il tient expérimentalement la place : 7,5 p. 100 d'acide carbonique, 13,5 d'oxygène et 78,6 d'azote.

2. Becher et Holmgren, pratiquant le tubage du poumon à l'aide d'une sonde, ont extrait l'air des bronches (zones moyennes du cône pulmonaire) et ont trouvé en effet que cet air donne une proportion d'acide carbonique de 2,3 p. 100. (Voy. I. Straus, *Des travaux récents sur les gaz du sang et les échanges respiratoires.* Archiv. génér. de médecine, 1873.)

* T, Trachée; — P, cavité du poumon ; — E, E, surface respiratoire (épithélium pavimenteux des alvéoles).

homogène avec le contenu antérieur du poumon. Ces expériences nous permettent de conclure qu'il faut au moins quatre ou cinq mouvements respiratoires successifs pour renouveler le contenu gazeux du cône pulmonaire. En faisant respirer à une même personne une quantité donnée d'hydrogène, et en analysant dans une série d'expériences le gaz de la première, puis de la deuxième, de la troisième expiration, etc., Gréhant a trouvé que ce n'était guère qu'après 4 inspirations et expirations exécutées dans la cloche pleine d'hydrogène que ce gaz est uniformément réparti dans le poumon. Ces expériences sont très rigoureuses, puisque le sang n'absorbe presque pas l'hydrogène (l'absorption est si faible qu'elle produit à peine une erreur de 1/28).

L'introduction de l'air dans le cône respiratoire et son expulsion se font par les mouvements respiratoires de l'inspiration et de l'expiration.

A. *Inspiration.* — Le mouvement inspiratoire a pour action d'allonger le cône (fig. 94) en éloignant davantage la base du sommet, et d'augmenter ses autres dimensions en écartant les parois latérales et déplissant la surface de la base. Il en résulte une différence de pression entre l'air extérieur et celui du cône respiratoire, et aussi entre les différentes couches d'air de celui-ci, d'où un échange et un mélange plus intime des gaz intérieurs et extérieurs.

Cette dilatation du cône pulmonaire se fait par l'intermédiaire de la *cage thoracique*, dont tous les diamètres augmentent, grâce à la contraction des muscles et au jeu des leviers osseux qui la constitue. En effet, la paroi thoracique se compose, sur les côtés et en avant, des côtes avec le sternum, et du diaphragme en bas.

Les *côtes* sont des *arcs osseux* obliques de haut en bas, d'arrière en avant et de dedans en dehors, de sorte que lorsqu'elles s'élèvent, en ayant pour point fixe leur extrémité postérieure (articulation costo-vertébrale), leur extrémité postérieure se porte en avant, et leur convexité externe se porte en dehors, d'où agrandissement des diamètres antéro-postérieur et transversal du poumon : la figure 95 fait mieux comprendre ce mécanisme qu'aucune explication. On voit notamment que le sternum doit s'éloigner de la colonne vertébrale : le sternum et la colonne vertébrale, réunis par les côtes, forment comme les deux montants d'une échelle à échelons obliques, et lorsque ces échelons se rapprochent de l'horizontale, les deux montants s'éloignent l'un de l'autre; c'est un appareil semblable qui constitue le dilatateur forcé de l'urèthre employé par les chirurgiens. Enfin le plan incliné de dedans au dehors et de haut en bas que forme la côte, se relève en tournant autour d'un axe oblique qui va du sternum à la colonne vertébrale, et qui représente la corde de l'arc formé par la côte : la convexité de celle-ci se porte donc en dehors, d'où dilatation transverse du thorax.

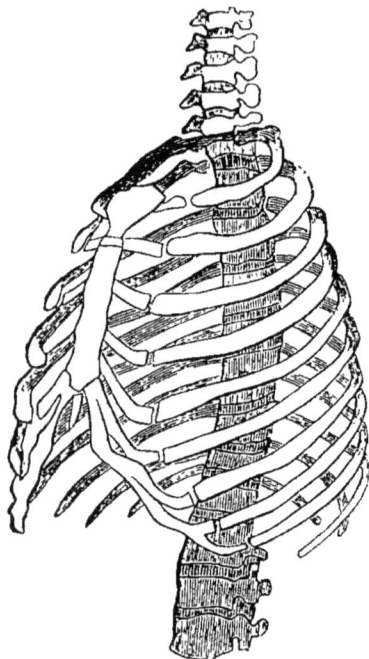

Fig. 95. — Cage thoracique *.

Les *muscles* qui impriment aux côtes ces mouvements sont bien connus; ce sont ceux des parois thoraciques, et la simple étude de la direction de leurs fibres suffit pour démontrer leur action. Ils n'agissent cependant pas toujours tous; lorsque la respiration est calme, comme d'ordinaire, il suffit de la contraction des surcostaux, des scalènes, et peut-être d'une partie des grands dentelés, avec les petits dentelés supérieurs, etc.; mais si l'inspiration devient énergique et comme forcée, nous voyons intervenir, comme puissance de renforcement (en cas de dyspnée par exemple), les sterno-cléido-mastoïdiens, les pectoraux, le grand dorsal et en général tous les muscles

* Colonne vertébrale avec les côtes qui y sont attachées (région dorsale), et qui viennent en avant s'unir au sternum (d'une manière directe pour les sept premières).

qui, prenant un point fixe sur les extrémités supérieures préalablement fixées, peuvent élever les côtes et le sternum. Nous verrons enfin que le diaphragme lui-même peut contribuer à l'élévation des côtes.

Le jeu de tous ces muscles est, disons-nous, facile à déterminer d'après la seule inspection anatomique : mais il n'en est pas de même pour les *intercostaux* qui ont constitué de tout temps un sujet de vives discussions entre les physiologistes. On sait que ces muscles se divisent en *intercostaux internes* et *intercostaux externes*, qui se croisent en sautoir : il n'est pas une manière de voir qui n'ait été émise sur le mode d'action de ces muscles, dans lesquels on a cru trouver des puissances uniquement inspiratrices [1] . A vos yeux les intercostaux ne jouent au-

---

1. Beau et Maissiat (*Archives générales de médecine*, 1842-1843) ont dressé une liste curieuse des opinions émises sur les fonctions des intercostaux. Ces opinions sont au nombre de plus de dix, défendues chacune par de nombreux physiologistes, depuis Hamberger et Haller jusqu'à Beau, Maissiat et Sibson ; depuis cette époque (1843), de nouveaux physiologistes sont venus prendre part à cette discussion toujours indécise et toujours peu fructueuse. Nous pouvons résumer ces opinions en les classant, avec Sappey, en six groupes : — 1º *Les intercostaux externes et internes sont les uns et les autres inspirateurs :* Borelli, Senac, Boerhaave, Winslow, Haller, Cuvier, Duchenne (de Boulogne), Marcellin Duval. Ce dernier appuie son opinion sur des expériences pratiquées directement sur l'homme, sur des suppliciés, peu de temps après la mort, alors que les muscles sont encore excitables. — Duchenne (de Boulogne) s'appuie surtout sur l'observation clinique de cas de paralysie, où tous les muscles de la respiration étant paralysés, cette fonction continuait cependant à s'accomplir, ce qui ne pourrait être dû qu'à une inspiration active produite par les intercostaux. Dans tous les cas d'atrophie progressive rapportés par Duchenne, on peut remarquer qu'il n'est jamais fait mention des muscles surcostaux, au sujet desquels d'ailleurs le désaccord est aussi complet entre les physiologistes ; Duchenne ne se prononce point à leur égard, et l'on peut supposer avec vraisemblance que la persistance de la respiration était due à la persistance d'action de ces muscles. — 2º *Ils sont les uns et les autres expirateurs :* Vésale, Diemerbrock, Sabatier. C'est à cette manière de voir que se rattachent Beau et Maissiat ; pour eux, les intercostaux entreraient surtout en jeu lors de l'expiration complexe (cri, toux), et alors on verrait dans les vivisections leurs fibres se redresser et se durcir, tandis que dans l'inspiration elles se dépriment en se portant vers le poumon ; à cela ils joignent un argument tiré de la physiologie comparée : « On sait que la respiration des oiseaux diffère de celle des mammifères, en ce que l'expiration est primitive, active, et que l'inspiration n'est que le résultat passif de l'élasticité des côtes, qui se déploient après avoir

d'un de ces deux rôles : ils servent essentiellement à compléter la paroi thoracique en remplissant les espaces intercostaux. Mais alors on peut se demander si du tissu fibreux n'aurait pas tout aussi bien rempli ce rôle : la présence du tissu musculaire nous est expliquée si nous nous rappelons bien les propriétés générales du muscle, qui est le tissu le plus élastique de l'économie; or il fallait ici un tissu d'une élasticité exceptionnelle, puisque dans les mouvements du thorax, les dimensions des espaces intercostaux changent sans cesse : il fallait un tissu qui se maintînt toujours tendu entre les côtes, de manière à ne pouvoir être déprimé de dehors en dedans par la pression extérieure pendant l'inspiration, ou de dedans en dehors par la pression intrapulmonaire pendant l'expiration. Cette fonction est si importante, que pour l'accomplir le tissu musculaire des intercos-

été resserrées par l'action des muscles expirateurs. Par conséquent les intercostaux, qui existent chez les oiseaux comme chez les mammifères, ne peuvent être affectés qu'à l'expiration. Or peut-on supposer que les mêmes muscles, qui sont expirateurs chez les oiseaux, seraient inspirateurs chez les mammifères? » — 3° *Les intercostaux externes sont expirateurs et les internes sont inspirateurs :* Galien, Bartholin. — 4° *Les intercostaux externes sont inspirateurs et les internes expirateurs :* Spigel, Vesling, Hamberger. Cette opinion est surtout fondée sur l'étude du schéma de Hamberger (voy. fig. 96 et son explication dans le texte). Elle a été un peu modifiée par Sibson : « Les intercostaux externes sont partout inspirateurs, excepté à leur partie antérieure dans les cinq espaces intercostaux inférieurs; les intercostaux internes sont inspirateurs à la partie antérieure des cinq premiers espaces, partout ailleurs expirateurs. » (Sibson, *On the mecanism of respiration. — Philosophical transactions*, 1847.) On voit à quelles minuties et quelle confusion paraît conduire cette dernière opinion, qui cependant nous amène, avec Hermann, à une conception plus simple, si on la considère à un point de vue général : « Les externes sont donc des inspirateurs aux parties osseuses des côtes, les internes aux parties cartilagineuses, *mais comme c'est là à peu près la principale action des deux directions de fibres, on peut compter les intercostaux en général parmi les muscles d'inspiration.* » (Hermann) — 5° *Les intercostaux externes et internes sont à la fois inspirateurs et expirateurs :* Mayow, Magendie. — 6° *Les deux intercostaux sont passifs dans les mouvements d'inspiration et d'expiration et font l'office d'une paroi immobile :* Van Helmont, Arantius, Cruveilhier ; ou bien ils se contractent, non pour produire des mouvements d'inspiration ou d'expiration, mais pour résister, à ces deux moments, soit à la pression de l'air extérieur, soit à la pression de l'air intérieur (Küss). (Voy. Aug. Jobelin, *Étude critique sur les muscles intercostaux.* Thèse de Strasbourg, 1870, n° 287.)

taux a besoin que son élasticité soit parfaitement entretenue par la nutrition ; si, par exemple dans une *pleurite*, l'inflammation s'est étendue jusqu'à eux, ils sont alors impuissants à remplir la fonction assignée, et dans ces cas on trouve, à l'autopsie, des poumons cannelés en travers, parce qu'ils ont pu se mouler sur les espaces intercostaux devenus déprimables.

Enfin la nécessité de cette constante élasticité des espaces intercostaux nous explique la présence de deux couches musculaires, les intercostaux externes et les internes : en effet un schéma bien simple de la direction de ces muscles (dit schéma de Hamberger, fig. 96) nous montre que les points d'insertion des intercostaux externes s'éloignent quand les côtes s'abaissent (expiration), se rapprochent quand elles s'élèvent (inspiration), et que l'inverse a lieu pour les intercostaux internes. On en a d'ordinaire tiré des conclusions relatives à l'effet de leur contraction, considérant les externes comme élévateurs ou inspirateurs, les internes comme abaisseurs ou expirateurs (Hamberger). Mais ce schéma est encore plus facile à interpréter dans notre manière de voir, si nous disons que l'élasticité des intercostaux

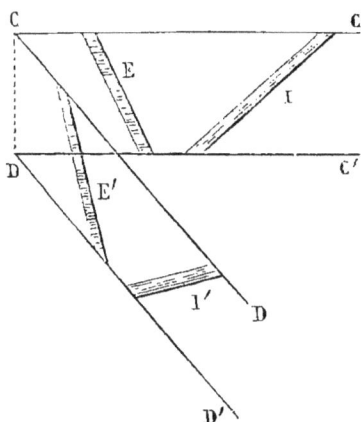

FIG. 96. — Schéma des muscles intercostaux *.

externes est mise en jeu pendant l'expiration, et celle des internes pendant l'inspiration, et il fallait en effet ces deux jeux alternatifs d'élasticité dans la paroi, puisqu'elle tend alternativement à se déprimer en sens inverse, de dehors en dedans dans l'inspiration, de dedans en dehors dans l'expiration. Nous pouvons encore concevoir que lors des violents efforts de respiration ces muscles se contractent, mais alors ce n'est pas davantage pour mouvoir les côtes, mais toujours pour maintenir la paroi, que leur simple élasticité devenait impuissante à tenir tendue entre les arcs osseux : d'après le schéma de Hamberger, et à notre point de vue, nous avons donc contraction des intercostaux

* Schéma dit de Hamberger.
CC, DC', côtes élevées ; — CD, DD', côtes abaissées ; — I, I', intercostaux internes : tendus dans l'élévation (I), relâchés dans l'abaissement (I') des côtes ; — E, E', intercostaux externes : tendus dans l'abaissement (E'), relâchés dans l'élévation (E) des côtes.

externes pendant l'inspiration, et des internes pendant l'expiration.

Les espaces intercostaux ne sont pas le seul point de la paroi
thoracique où des éléments musculaires soient disposés de façon à lutter contre les changements de forme imprimés par
les variations de la pression : vers le sommet de la cage thoracique, à la racine du cou, lors des inspirations énergiques, il
tend à se produire des dépressions, des *fossettes sus-sternale* et
sus-claviculaire. Or en ces points nous trouvons précisément
des couches musculaires (peaucier), ou des bandes musculaires
(omo-hyoïdien) tendant des aponévroses, et luttant ainsi contre
la pression de dehors en dedans, notamment dans le bâillement,
dans le sanglot, etc.

Nous voyons donc, en résumé, que les diamètres transversal et antéro-postérieur de la poitrine sont augmentés
par le jeu des arcs costaux, mis en mouvement par la
contraction d'un grand nombre de muscles, les uns normalement en jeu, les autres constituant des puissances
accessoires utilisées seulement dans des cas exceptionnellement énergiques ; de plus, certains muscles servent uniquement à maintenir la forme des parois, tels sont surtout
les intercostaux : dans la respiration normale, leurs propriétés élastiques suffisent à remplir ce but ; dans les *efforts
respiratoires* seulement, ils ont à se contracter pour suffire
à leur tâche.

L'agrandissement du diamètre vertical se produit par le
jeu du *diaphragme*. Ce muscle constitue la base du cône
thoracique, de sorte qu'en s'abaissant il modifie considérablement la capacité de ce cône : on peut comparer jusqu'à
un certain point son action à celle d'un *piston* dans un
corps de pompe. Mais il faut aussi tenir compte de ce que
ce muscle a la forme d'une voûte, et que, par conséquent,
on peut supposer qu'en se contractant, il redresse sa courbure, et qu'ainsi seulement il augmente le diamètre vertical
de la cavité dont il forme la base, base qui serait convexe
vers le haut pendant le repos du muscle, et presque plane
pendant sa contraction. Il est cependant à remarquer que
la courbure du diaphragme est moulée exactement sur celle
des viscères abdominaux, et, par exemple, à droite, sur

celle du foie ; donc, quand le muscle se contracte, il ne peut que faiblement modifier cette convexité, cette courbure, qu'il déplace plutôt de haut en bas, en refoulant les viscères devant lui dans le même sens ; aussi voyons-nous les parois abdominales se soulever d'une manière synchrone à chaque dilatation inspiratrice du thorax. Le diaphragme forme donc en somme un *piston de forme convexe* qui se meut dans le corps de pompe constitué par la cage thoracique ; mais en s'abaissant, il n'agit pas seulement sur le diamètre vertical du thorax : rappelons-nous que sa périphérie s'insère sur les côtes, que celles-ci sont mobiles, et que par suite, *en même temps que le centre voûté du diaphragme se porte en bas, sa périphérie doit sensiblement monter :* en d'autres termes, ce muscle, comme un grand nombre d'autres (comme par exemples les lombricaux de la main), n'a pas de points d'insertion réellement fixes, et ses fibres, en se contractant, prennent en même temps un point relativement fixe sur les côtes pour abaisser le centre phrénique et les viscères, et en même temps un point relativement fixe sur les viscères (centre phrénique) pour élever les côtes et le sternum.

Par cette action, le diaphragme porte donc les côtes en avant et en dehors, et il dilate en même temps le thorax dans ses diamètres antéro-postérieur et transversal : on peut donc dire qu'il agit à la fois sur les *trois diamètres* de la poitrine. Aussi faut-il attribuer au diaphragme la plus grande part dans les mouvements de l'inspiration, surtout chez les jeunes sujets et chez l'homme [1] ; les femmes, à partir de l'âge de puberté, font jusqu'à un certain point exception à cette règle, et chez elle le type respiratoire, au lieu d'être *abdominal* (diaphragmatique) ou *costo-inférieur,* se caractérise plutôt par une forme *costo-supérieure ;* sans doute cette absence du jeu diaphragmatique est en rapport veca les fonctions génitales. vers l'époque de la gestation,

---

1. Aussi la paralysie du diaphragme apporte-t-elle les plus grands troubles dans toutes les fonctions qui ont pour condition le jeu complet de la cage thoracique : la phonation n'est pas perdue, mais la voix est très faible ; la toux, l'éternuement provoquent une grande gêne dans la respiration. (Voy. Duchenne (de Boulogne), *De l'électrisation localisée,* 3ᵉ édit. Paris, 1872, p. 908.)

le diaphragme ne pouvant sans inconvénient presser sur l'utérus gravide.

En résumé, dans l'inspiration la dilatation thoracique a lieu dans tous les sens, et l'action du diaphragme est prédominante pour produire cet effet; une inspiration complète, nécessitée par un effort à accomplir, utilisera toutes les puissances inspiratrices, et mettra en jeu toute la mobilité dont les côtes sont susceptibles ; le sternum aussi pourra être élevé par les muscles qui s'insèrent à son extrémité supérieure. Mais dans les circonstances ordinaires, dans la respiration tranquille, spontanée, on peut observer que sur le même individu certaines côtes jouissent d'une amplitude de mouvement remarquable, alors que d'autres se meuvent à peine, et que d'un sujet à l'autre, dans les mêmes conditions, ce ne sont point toujours les mêmes côtes qui sont affectées des mouvements les plus étendus ; dans certains cas aussi, toute la cage thoracique paraît presque immobile, et aucune côte ne semble se mouvoir. Cette observation a donné lieu à la création de trois types respiratoires (Beau et Maissiat) : type abdominal, type costo-inférieur, type costo-supérieur. La respiration est *abdominale* chez l'enfant de l'un et de l'autre sexe (voy. plus haut); elle est *costo-inférieure* chez l'homme ; elle est, chez la femme, le plus souvent, *costo-supérieure*. Mais il faut reconnaître que cette distinction ne peut être considérée comme absolue : le diaphragme, même lorsqu'il agit seul, élève manifestement les côtes inférieures ; d'autre part, dans le type costo-supérieur, les côtes inférieures sont aussi élevées dans une certaine mesure ; le sternum ne saurait se mouvoir sans les entraîner dans son ascension.

Que devient le poumon pendant ces mouvements du thorax ? Nous avons vu que le cône pulmonaire communique avec l'air extérieur : d'autre part, entre la surface externe du poumon et la face interne de la cavité thoracique, se trouve une cavité parfaitement close, la cavité pleurale. Le poumon adhère donc, par suite de ce vide, à la cage thoracique, et doit en suivre chaque mouvement absolument comme un caillou sur lequel on applique exactement un morceau de cuir mouillé, suit ce morceau de cuir quand on

le soulève : ce jouet, bien connu des enfants, nous représente le mécanisme par lequel le cône thoracique, activement amplifié, force le cône pulmonaire à suivre toutes ses
variations de volume, à se dilater en un mot. Tel est le
mécanisme de l'inspiration : le *poumon est entièrement
passif;* la cage thoracique se dilate activement, et le poumon est forcé de suivre.

Ce phénomène mécanique a pour effet l'introduction d'une
certaine quantité d'air dans le poumon. En effet, le principe
qui préside aux mouvements des gaz dans la respiration est
le même qui préside à ceux des liquides dans la circulation :
c'est le résultat de l'*inégalité des pressions.* Du moment que,
par l'effet de l'ampliation du cône pulmonaire ou thoracique
(nous pouvons dès maintenant regarder les deux mots comme
synonymes), les gaz sont raréfiés dans le réservoir pulmonaire, il devra se produire une irruption de l'air extérieur,
puisque le poumon est en libre communication avec lui, et
par suite un courant de dehors en dedans. Nous avons déjà
indiqué combien la forme du cône pulmonaire devait rendre
différentes les vitesses de ce courant dans les différentes
zones du réservoir respiratoire (voy. p. 417).

B. *Expiration.* — Mais ce n'est là qu'une moitié de l'acte
respiratoire : à l'introduction de l'air, à l'inspiration succède bientôt l'*expiration,* l'expulsion de l'air par un courant en sens inverse.

Ce dernier mouvement se produit par un mécanisme tout
différent du précédent, et ne demande à l'état normal l'intervention d'aucune puissance musculaire. Pour s'en faire
une juste idée, il faut avoir bien présentes à l'esprit la
structure du parenchyme pulmonaire et les propriétés de
son tissu. La coque des alvéoles se compose de tissu élastique ; il y a peut-être du tissu musculaire, mais en tout
cas ce tissu musculaire ne donne que rarement lieu à des
phénomènes de contraction[1] : les expérimentateurs ne
sont pas d'accord sur ce point. Williams a fait sur le chien

---

1. On donne souvent à ces fibres musculaires le nom de *muscles de
Reisseisen;* c'est qu'en effet elles ont été décrites pour la première fois
par cet auteur. (Reisseisen, *De fabrica pulmonum.* Strasbourg, 1822.)

une expérience qui consiste à faire passer un courant électrique à travers un poumon dont la bronche est munie d'un
appareil manométrique : sous l'influence du courant, on
pourrait alors observer des variations dans la colonne de
mercure; il y aurait donc contraction des fibres musculaires
lisses, soit du poumon proprement dit (alvéoles), soit des
bronches. C'est en vain que nous avons essayé à plusieurs
reprises de reproduire cette expérience, elle nous a toujours donné un résultat négatif [1]. Cependant on est tenté
d'admettre la contraction des muscles pulmonaires chez
l'homme, en ayant égard à certains états morbides, comme
par exemple certaines formes d'asthme, ou certaines crampes
pulmonaires, qui paraissent résulter soit d'une paralysie,
soit d'un spasme de ces muscles (des alvéoles et des petites
bronches). — En tout cas la contraction des éléments musculaires ne paraît pas jouer un rôle bien important dans la
mécanique normale de la respiration. Ce n'est pas à dire

1. Paul Bert (*Leçons sur la physiologie comparée de la respiration*,
professée au muséum d'histoire naturelle, Paris, 1870), ayant repris
les expériences sur la contractilité du tissu pulmonaire, est arrivé aux
résultats suivants : le tissu pulmonaire est contractile chez les mammifères et chez les reptiles ; cette contractilité s'observe en galvanisant
avec un courant induit, après avoir appliqué, autour de la trachée et à
l'extrémité opposée des poumons, deux larges plaques métalliques qui
servent de conducteurs : l'ascension manométrique que l'on observe
alors n'est pas due à des contractions de l'œsophage (comme l'avait
prétendu Rugenburg), puisqu'elle se produit même lorsque les poumons ont été extraits du thorax et qu'on a séparé le cœur et l'œsophage. Ces contractions sont du reste sous la dépendance du pneumo-
gastrique.
Mais il est bien évident d'autre part que cette contractilité ne peut
avoir un rôle physiologique important ; si ces muscles (muscles de Reisseisen) fonctionnaient activement à chaque mouvement respiratoire, ils
devraient se contracter plus de 20 000 fois en 24 heures, et cette rapidité serait tout à fait en désaccord avec ce qu'on connaît de positif sur
la physiologie générale de la fibre lisse. Du reste, il est évident que la
contraction du poumon ne saurait avoir un rôle actif pendant l'expiration en particulier; elle est pour cela bien trop faible. Peut-être pré-
side-t-elle à quelque espèce de mouvement péristaltique des bronches,
utile pour brasser l'air? (Paul Bert.) On peut enfin affirmer qu'elle n'est
pas indispensable à l'intégrité du parenchyme pulmonaire et des fonctions respiratoires, car les sections nerveuses qui la font disparaître
(section du pneumogastrique) n'amènent aucun trouble sous ce rapport dans le poumon (P. Bert).

que ce tissu musculaire n'ait pour cela aucune utilité. N'oublions pas que l'*élasticité* du muscle constitue pour ce tissu une propriété aussi importante que la contractilité et aussi utilisée dans l'économie ; nous avons déjà vu du reste que les muscles intercostaux, par exemple, étaient des agents plus utiles par leur élasticité que par leur contraction. Donc, à nos yeux, le tissu musculaire qui peut entrer dans la structure du poumon représente un élément élastique qu'il faut physiologiquement rapprocher du tissu élastique proprement dit. Les développements dans lesquels nous sommes entrés à ce sujet, à propos de la structure des artères, nous dispensent d'y insister davantage ici[1].

Si le poumon est un tissu éminemment élastique, il doit, comme les artères, avoir une forme naturelle à laquelle il tend sans cesse à revenir. C'est ce que nous allons voir en effet, et ici encore, comme pour les artères, cette forme n'est jamais complètement réalisée pendant la vie. Si l'on ouvre la cage thoracique d'un animal mort, le poumon se présente sous la forme d'une masse spongieuse assez fortement rétractée vers la colonne vertébrale, mais ce n'est pas encore là la forme naturelle du poumon : sur le cadavre, le tissu musculaire a perdu son élasticité, il n'y a plus que le tissu élastique qui existe physiologiquement. Ouvrons, en effet, la cage thoracique d'un lapin vivant : aussitôt le poumon fuit et se rétracte vers la colonne vertébrale à un degré bien plus considérable que nous ne l'avions constaté antérieurement sur le cadavre ; il s'est réduit à une petite masse ne contenant plus ou presque plus ni air ni sang ; c'est un parenchyme compact, hépatisé, pourrait-on dire. Qu'un épanchement abondant, occupant l'une des cavités pleurales, permette au poumon correspondant de revenir sur lui-même, et on le verra de même se rétracter comme dans l'expérience précédente. D'autre part, le poumon d'un fœtus qui n'a pas respiré présente une grande analogie avec les précédents.

La *forme naturelle* du poumon est donc celle d'une éponge, d'une vessie à cloisons multiples, étroitement ré-

1. Voy. p. 255 et la remarque p. 256.

tractée contre la colonne vertébrale ; mais dès la première inspiration du fœtus à la naissance, *cette forme est violentée :* le thorax se dilate, et, vu le vide pleural, force, comme nous l'avons vu plus haut, le poumon à se développer en une cavité que notre schéma nous a représentée comme un cône. Dès lors, vu la rigidité des côtes, le poumon ne peut plus jamais (à moins de perforation ou d'épanchement dans les plèvres) réaliser sa forme naturelle, mais il tend toujours à le faire, absolument comme nous l'avons vu pour les artères.

L'*inspiration*, telle que nous l'avons étudiée, peut être considérée comme *une nouvelle violence* faite au poumon, l'éloignant de plus en plus de sa forme naturelle [1].

Dès lors, il nous sera très facile de comprendre le *mécanisme de l'expiration :* dès que les contractions des muscles inspirateurs s'arrêtent, l'*élasticité pulmonaire*, jusque-là violentée, *tend à reprendre ses droits :* le poumon revient sur lui-même, et, vu le vide pleural, entraîne avec lui la paroi thoracique. Il semble donc que le poumon est actif, inversement à ce qui se passe dans l'inspiration, et que la paroi thoracique est passive ; mais on voit qu'en réalité les deux organes sont passifs. Il en est de même pour le diaphragme, que l'on peut dans ce cas voir remonter comme automatiquement, en observant sa face inférieure, par l'abdomen ouvert et vidé : c'est que le poumon tend à remonter très haut et entraîne puissamment le diaphragme, grâce au vide pleural, vide qui est tel qu'ici le diaphragme doit suivre le poumon, comme le poumon suivait tantôt le diaphragme. Aussi sur le cadavre trouve-t-on le diaphragme très bombé vers le haut et très tendu ; les anatomistes savent combien cette disposition est favorable à la dissection de ce muscle, mais ils savent aussi que le moindre coup de scalpel qui le traverse et qui permet à l'air de se précipiter entre les deux feuillets de la plèvre, produit immédiatement l'affaissement du muscle, qui tombe flasque, ridé et flottant, et dont il est alors impossible de faire une belle dissection.

1. Voy. L. Oger, *Considérations physiologiques sur la forme naturelle de certains organes.* Thèse de Strasbourg, 1870, n° 283.

Ainsi, à l'état normal, l'inspiration et l'expiration diffèrent complètement de mécanisme ; la première est *active* et due à des contractions musculaires ; la seconde, *passive*, est due à des phénomènes d'élasticité de la part des organes violentés par l'inspiration : car il n'y a pas rien que l'élasticité du poumon qui produise cette réaction, il faut encore tenir compte de celle des parois de la cage thoracique, parois qui ont été également violentées, comme par exemple les cartilages costaux, qui ont subi un mouvement de torsion assez notable selon leur axe pendant l'inspiration. Enfin les viscères et les parois abdominales, déplacés pendant l'inspiration, tendent à reprendre leurs dispositions normales, et notamment l'estomac et l'intestin, qui renferment des gaz élastiques, repoussent ainsi le diaphragme vers le haut.

L'expiration peut cependant devenir active dans des cas particuliers. De même que nous avons vu une *inspiration ordinaire* et une *inspiration forcée*, nous trouvons ici une *expiration ordinaire* et une *expiration forcée* : c'est dans cette dernière seulement que le phénomène devient actif et que l'on voit intervenir des puissances musculaires, telles que les muscles de l'abdomen, le petit dentelé inférieur, et en général tous les muscles capables d'abaisser les côtes. Cette *expiration active* se produit surtout dans la toux alors les parois thoraciques ne se contentent plus de suivre le mouvement de retrait du poumon, elles le compriment pour augmenter la vitesse et l'énergie du courant d'air expiré.

Nous ne saurions trop insister sur le rôle tout particulier que joue la cavité pleurale, qui, tout en permettant aux poumons de glisser et de se déplacer le long de la face interne de la paroi thoracique, lie ces deux surfaces solidairement l'une à l'autre, de sorte qu'il ne peut y avoir dilatation du thorax, sans qu'il s'ensuive dilatation du poumon, ni rétrécissement de celui-ci sans rétrécissement celui-là. Les feuillets pleuraux, qui tapissent les deux organes en contact, agissent par adhésion, par le vide, en un mot par une espèce de succion à la manière des ventouses.

La figure ci-jointe (fig. 97), d'après Funke, fait comprendre les conditions mécaniques dans lesquelles le poumon est placé relativement à la cavité thoracique. La cloche 1 (fig. 97) représente la cage thoracique ; la membrane de caoutchouc 4, le diaphragme ; la membrane 6, les parties molles d'un espace intercostal ; le tube 2, figurant la trachée, traverse le bouchon du goulot de la cloche et se

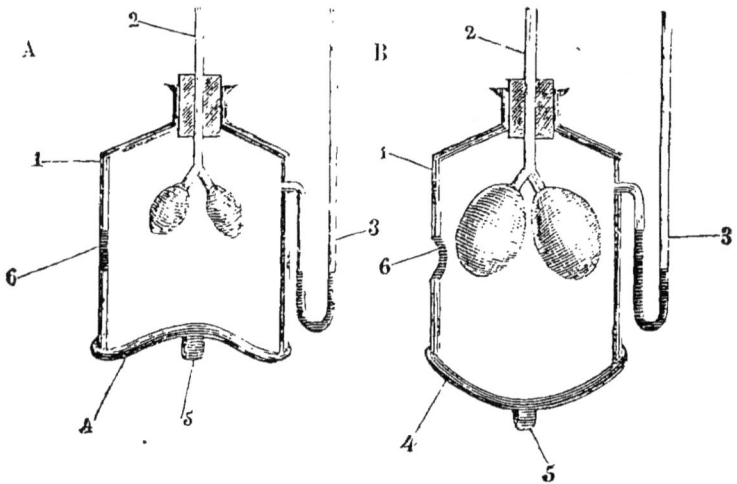

Fig. 97. — Rapports du poumon et de la cavité thoracique (Funke).

bifurque pour aboutir aux deux vessies minces qui représentent les poumons ; un manomètre, 3, donne la mesure de la pression dans l'intérieur de la cloche. Si on tire en bas le bouton 5, on augmente la cavité de la cloche (dilatation du thorax en inspiration), on diminue la pression dans son intérieur, et on voit les deux vessies se dilater (fig. A) ; si on parvient à faire le vide absolu dans la cloche, les vessies se dilatent au point que leurs parois viennent saccoler intimement à la face interne des parois de la cloche.

Cet appareil schématique peut être appelé à rendre de grands services dans l'étude des phénomènes de la respiration ; en le construisant d'une manière aussi analogue que possible à la réa- lité, M. Woillez[1] a réalisé son *spiroscope*, qu'il destine à l'étude

. Woillez, Académie de médecine, 1875.

de l'auscultation pulmonaire. Ce *spiroscope* consiste en une petite chambre cylindrique ou manchon de verre, où l'on suspend un poumon parfaitement sain, de façon à laisser les voies aériennes en communication avec l'extérieur. On fait le vide dans le manchon au moyen d'un soufflet cylindroïde avec lequel on reproduit les mouvements d'inspiration et d'expiration. Comme à l'aide d'une palette mobile on peut rapprocher le poumon des parois du manchon, il est facile d'ausculter l'organe, et de suivre ainsi avec les yeux et les oreilles les détails intimes de l'acte respiratoire. Des études entreprises par M. Woillez avec cet instrument, il ressort déjà une réfutation de la théorie défendue par Beau, et dont nous parlerons dans un instant, théorie qui rattachait le murmure vésiculaire au retentissement des bruits pharyngiens et glottiques.

C. *Rôle des voies aériennes dans la respiration.*

L'air, que les mouvements respiratoires amènent et chassent du poumon, passe par la partie étroite de notre cône pulmonaire, c'est-à-dire par les narines, les fosses nasales, le pharynx et la trachée (avec le larynx). Tous ces canaux présentent des phénomènes mécaniques accessoires à ceux que nous venons d'étudier dans le poumon.

Les narines se dilatent activement, mais seulement dans les grandes inspirations et lorsqu'il y a sentiment de dyspnée : les fosses nasales ne présentent pas de phénomènes mécaniques particuliers; mais nous savons déjà qu'elles jouent un rôle capital comme lieu de préparation de l'air respiré, qu'elles chargent de chaleur et de vapeur d'eau.

Au niveau du pharynx, le canal aérien croise le canal alimentaire, et nous avons vu, en étudiant ce dernier, comment, lors du passage des aliments, les orifices supérieurs et inférieurs se trouvaient oblitérés (p. 344).

Chez quelques animaux, les communications entre le canal aérien et le canal alimentaire sont oblitérées d'une manière permanente : chez les cétacés, le larynx est reçu dans une boutonnière complète du voile du palais, de sorte que la trachée communique directement avec les fosses nasales, par lesquelles seules l'animal peut respirer. Chez les pachydermes, le voile du palais forme au larynx un demi-anneau, et il en résulte encore une respiration exclusivement nasale. Le cheval ne peut également respirer que par le nez, à cause de la disposition du voile du palais et de l'épiglotte, qui remonte jusqu'à l'orifice postérieur des fosses nasales. Il en résulte que quand on coupe, chez le cheval, le nerf facial qui innerve les muscles de la narine, celle-ci devenue inerte s'aplatit et se soulève comme une soupape au moment de l'inspiration et de l'expiration, de sorte que l'animal, ouvrant largement la bouche, suffoque malgré ses efforts pour inspirer. Cet accident est particulier au cheval et ne se montre pas chez le chien ou chez d'autres animaux qui peuvent inspirer par la bouche (Cl. Bernard). Enfin, chez les fœtus humains, de même que chez les fœtus de chien, on remarque que le larynx remonte un peu plus haut que chez l'adulte, et reproduit jusqu'à un certain point la disposition que nous venons de signaler chez des mammifères inférieurs.

Le larynx, la trachée et ses divisions, les bronches, forment un canal ramifié, qui, comme toutes les parties constituantes de l'appareil respiratoire, est remarquable par ses éléments élastiques. — Ce sont d'abord ses *cerceaux cartilagineux,* interrompus en arrière; mais l'espace que ces anneaux incomplets laissent ainsi à la partie postérieure, est comblé par des lames longitudinales de *tissu élastique,* formant des bandes entre-croisées et anastomosées au-dessous de la muqueuse. — Plus profondément, les extrémités libres de chaque anneau sont réunies par des fibres *musculaires lisses;* la présence de ces fibres se continue très loin jusque sur les dernières ramifications bronchiques, de sorte que les derniers noyaux cartilagineux, vestiges des anneaux trachéens, ont déjà disparu, quand les fibres musculaires existent encore, et même plus abondamment, et d'une manière plus uniforme tout autour du canalicule aérifère (voy. p. 427); ces fibres (muscles de Reisseisen) ne se contractent pas sous l'influence de la volonté. Nous pouvons répéter pour elles ce que nous avons déjà dit des fibres musculaires un peu problématiques de la paroi alvéolaire, car peut-être n'y a-t-il dans le poumon d'autres éléments musculaires que ceux des petites bronches et des petits vaisseaux. Il est difficile, pour ne pas dire impossible, de démontrer que ces fibres se contractent pour prendre part à la toux; nous avons déjà parlé de la possibilité de leur intervention dans l'asthme et les spasmes bronchiques. En tout cas, ce que nous devons voir surtout dans cet élément, comme dans les précédents, c'est un tissu éminemment *élastique,* et utile surtout par cette propriété. Ainsi les cartilages trachéens et bronchiques s'opposent à des changements de forme trop considérables, et par leur élasticité ramènent le canal à sa forme primitive lorsqu'il a été violenté : ils sont aidés dans cette action par les tissus élastique et musculaire.

La trachée est soumise, par l'action des muscles du cou (sous et sus-hyoïdiens), à des mouvements d'ascension et de descente qui correspondent aux mouvements de la respiration. *Pendant l'inspiration la trachée descend;* par suite, son calibre devient plus large, et le courant d'air d'inspiration s'y fait facilement et sans frottements. *Pendant l'expiration, elle monte,* elle s'allonge, donc elle se rétrécit; il s'ensuit que l'air de l'expiration, sortant par un canal plus étroit, doit circuler plus vite et avec plus de frottement contre la paroi.

Le larynx contribue aussi puissamment à produire cette différence entre le courant d'air de l'inspiration et celui de l'expiration. En étudiant cet organe comme appareil vocal, nous verrons qu'il se compose essentiellement d'une fente antéro-postérieure (glotte) capable de s'élargir ou de se rétrécir : et en effet *elle s'élargit dans l'inspiration* et *se rétrécit dans l'expiration.* Ce rétrécissement peut aller plus ou moins loin : dans le phénomène de *l'effort,* il est complet, et le thorax, comprimant l'air qui ne peut s'échapper, forme un solide point d'appui aux muscles qui doivent être le siège de la manifestation de l'effort.

Cette différence dans la vitesse du courant d'air de l'inspiration et de l'expiration, différence due aux mouvements respiratoires du larynx et de la trachée, a pour but l'expulsion des corps étrangers ou plutôt des mucosités qui peuvent se trouver dans l'arbre aérien. En effet, le courant d'air d'inspiration, par sa lenteur et son peu de frottements, n'aura nulle tendance à entraîner plus profondément ces mucosités adhérentes à la paroi; au contraire le courant d'air d'expiration, présentant des conditions opposées, entraînera vivement ces petites masses vers l'orifice supérieur des voies aériennes.

La *toux* n'est qu'une expiration encore plus brusque, précédée d'une inspiration encore plus lente que l'expiration et l'inspiration normales : aussi la toux a-t-elle essentiellement pour effet de rejeter au dehors les mucosités qui encombrent l'arbre aérien.

Cette expulsion continue et inconsciente des mucosités est encore opérée par le jeu des cils vibratiles qui garnissent l'épithélium cylindrique de toute l'étendue du tube bronchial et trachéen (excepté au niveau des cordes vocales); les mouvements de ces cils sont tels qu'ils portent vers l'extérieur tous les corpuscules déposés à leur surface, et les font arriver jusque dans la cavité laryngienne (voyez p. 298.) Ce n'est qu'à ce niveau que l'expulsion devient volontaire, parce que ce n'est qu'au niveau du larynx que les corps étrangers ou mucosités sont senties; plus bas leur présence ne donne lieu qu'à des sensations très obtuses et incapables d'amener des réflexes énergiques. Mais au niveau du larynx elle est le point de départ de réflexes ou de phénomènes volontaires, qui produisent l'expulsion, toujours par ce mécanisme des courants d'air inégaux, mais avec une énergie bien plus considérable ; c'est précisément alors que se produit la *toux*, et plus haut (vers le pharynx et les fosses nasales) l'*éternuement*, et plus haut enfin (vers les narines) l'*action de se moucher*, actions qui consistent toutes en une inspiration lente par un orifice dilaté, et une expiration brusque par un orifice resserré, soit par la contraction de ses propres muscles, soit par un mécanisme plus ou moins éloigné.

III. — RÉSULTATS PHYSIQUES ET MÉCANIQUES DE LA RESPIRATION.

A. *Effets mécaniques produits au niveau du poumon.* — Nous avons déjà étudié les nombres qui nous représentent les conditions du sang vis-à-vis de l'air intrapulmonaire ; rappelons que la surface respiratoire, égale en totalité à 200 mètres carrés, est essentiellement représentée par une nappe sanguine de 150 mètres carrés; que cette nappe représente une masse de 2 litres de sang; que ce sang est continuellement renouvelé, de telle sorte que le poumon donne passage par 24 heures à 20 000 litres de liquide sanguin (fig. 98). Il nous faut préciser actuellement les résul-

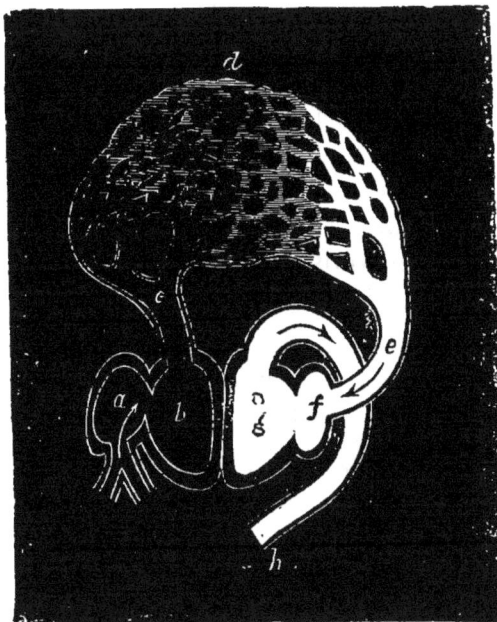

FIG. 98. — Circulation à travers le poumon *

tats de la respiration relativement à la quantité d'air mise en présence de ce sang, et la valeur numérique des puissances qui produisent ce renouvellement d'air.

Le cône pulmonaire représente un réservoir dont la capacité totale s'élève en moyenne à 4 ou 5 litres, quand ce réservoir est rempli au maximum, c'est-à-dire quand on a fait la plus.grande inspiration possible; quand on fait la plus grande expiration possible, il reste toujours dans les poumons 1 à 1 1/2 litre qu'on ne peut en chasser d'aucune

* a, b, Cœur droit (sang veineux) ; — g, f, cœur gauche (sang artériel) ; — c, artère pulmonaire et ses branches (transportant le sang veineux vers le poumon ; — e, veines pulmonaires (ramenant le sang artériel) ; — d, nappe sanguine du poumon ; — h, aorte. (Dalton, *Physiologie et Hygiène*.)

manière, puisque nous avons vu que le poumon ne peut
jamais réaliser complètement sa forme naturelle. La différence entre ce second nombre et le premier constitue la
quantité d'air que l'on peut successivement introduire dans
le poumon et en chasser ensuite en faisant les mouvements
les plus énergiques de respiration; c'est ce qu'on appelle la
capacité vitale (ou *capacité pulmonaire*, ou mieux encore
capacité respiratoire) : elle est égale à 3 litres 1/2. Ce
nombre est assez important : il indique la grandeur des
conditions physiques de nos échanges respiratoires et par
suite il constitue comme une mesure de notre vie, car respirer c'est vivre : aussi a-t-on construit, pour l'évaluer, un
grand nombre d'appareils dont le plus connu est le spiromètre de Hutchinson[1]. Il consiste simplement en un gazo-

1. Hutchinson, *Medico-chirurg. Transactions*, 1846. Plus récemment
on s'est servi, pour des évaluations comparatives, de l'*anapnographe*
de MM. Bergeon et Kastus (de Lyon). Cet instrument est en somme le
sphygmographe de Marey, appliqué sur les courants d'air qui pénètrent
dans la poitrine ou qui s'en échappent à chaque respiration; il consiste
en effet essentiellement en un ressort appliqué sur le courant inspiratoire et le courant expiratoire. Un levier enregistreur, muni d'une
pointe écrivante, présente à son extrémité opposée une partie élargie,
obturant un tube par lequel on respire. Cette partie élargie, feuille
d'aluminium excessivement mince et d'une grande légèreté, joue le
rôle d'une valve qui, maintenue dans l'immobilité verticale par deux res-
sorts opposés et d'égale force, se déplace sous l'action de chaque courant
respiratoire, entraînant avec elle le levier écrivant, qui traduit sur le
papier, par des traits successivement verticaux et horizontaux, les mouvements de la valve, c'est-à-dire les impressions qu'elle subit, en même
temps que le ressort, de la part des courants d'air plus ou moins intenses
et plus ou moins prolongés : l'exquise sensibilité de l'appareil, qui en-
registre les plus faibles mouvements de l'air, comme l'éclosion d'une
bulle dans un flacon, permet d'apprécier exactement la fréquence des
mouvements respiratoires, la durée relative de chacun d'eux, leur intensité et surtout leur *forme*. (Bergeon et Kastus, *Recherches sur la
physiologie médicale de la respiration*, à l'aide d'un nouvel instrument,
l'*anapnographe*, Paris, 1869.) Ces auteurs ont ainsi recueilli des tracés
d'une régularité saisissante, d'une physionomie particulière suivant
l'âge du sujet, l'exercice exagéré ou l'état morbide de ses poumons,
etc. Voy. Maurice Jeannel, *Arsenal du diagnostic médical, mode d'emploi et appréciation des procédés et des instruments d'exploration employés en semeiologie*, Paris, 1877.
    Il est évident que le spiromètre pourrait servir à apprécier la dimi-

mètre qui plonge dans une cuve à eau et qui est mis en rapport avec la bouche du sujet en expérience à l'aide d'un tube en caoutchouc. Un indicateur mobile et une échelle graduée et fixe permettent d'apprécier les mouvements du récipient à air. On fait faire d'abord une grande inspiration, puis on fait souffler dans le tube, et on a ainsi le volume maximum de l'air inspiré. En opérant ainsi sur environ 2000 personnes, Hutchinson a pu formuler cette loi que le volume d'air expiré maximum à l'état normal serait en proportion régulière, sinon mathématique, avec la stature. Chez un Américain athlétique, cet auteur a trouvé que le volume expiré maximum était de 7 litres (ce qui n'empêcha pas cet homme de mourir phtisique quelques années après). Nous donnons (fig. 99) le dessin du spiromètre de Schnepf qui n'est que l'appareil d'Hutchinson modifié. L'air, expiré par le tube A, est reçu dans la cloche C, qui sert de gazomètre [1].

Les nombres indiqués plus haut sont des nombres extrèmes : dans la respiration calme et ordinaire, chaque inspiration n'introduit et chaque expiration ne chasse que 1/2 litre d'air. On pourrait appeler ce nombre le *chiffre de la respiration ordinaire*.

Pour apprécier exactement la capacité des poumons et les quantités d'air introduites, il faut d'abord dénommer exactement les diverses parties qui constituent successivement ces quantités d'air : on nomme *air résidual* (*a*) la quantité d'air qui ne peut être chassée du poumon même pendant l'expiration la plus énergique ; *air de réserve* (*b*) l'air qui peut être encore chassé après une expiration ordinaire (c'est-à-dire la différence entre une expiration modérée

nution de la capacité pulmonaire dès le début de la phtisie, alors que les signes physiques (auscultation) laissent le médecin dans le doute : mais il faudrait pour cela qu'on l'eût mesurée exactement pendant l'état de santé. Toute lésion telle que l'emphysème, la pleurésie, etc., diminuant l'espace occupé par l'air ou la quantité d'air en circulation (comme dans l'emphysème), produirait, du reste, le même résultat que la phtisie. Aussi la spirométrie ne donne-t-elle pas des renseignements très utiles à la pratique médicale.

1. Schnepf, *Capacité vitale du poumon, ses rapports physiologiques et pathologiques avec les maladies de la poitrine*, 1858.

et une expiration forcée); *air de la respiration* (c) la quantité d'air que nous inspirons et expirons à chaque mouvement de la respiration ordinaire; enfin, *air complémentaire* (d) la quantité d'air que nous pouvons inspirer en plus par une inspiration énergique (c'est-à-dire la différence entre l'inspiration normale et l'inspiration forcée) (Hermann).

Cela étant posé, on conçoit que rien n'est plus facile que d'évaluer expérimentalement cette dernière quantité (d): la valeur numérique de cet air complémentaire est essentiellement variable avec les individus, et ces variétés se montrent subordonnées moins à la taille des individus qu'au mode de conformation de la poitrine. Cette quantité est d'autant plus considérable que le diamètre de la cavité thoracique est plus étendu dans le sens transverse. Les trois diamètres du poumon, ou, ce qui revient au même, de la cavité thoracique, diffèrent beaucoup par leur importance : le transverse,

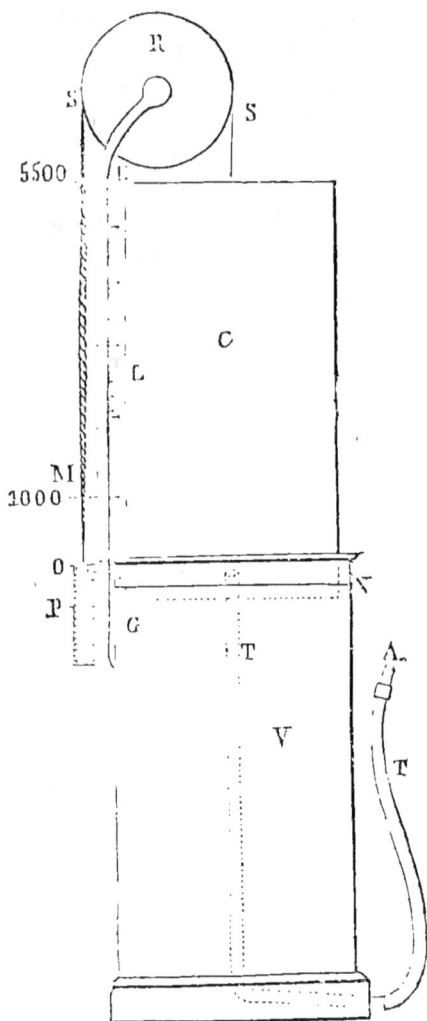

Fig. 90. — Spiromètre de Schnepf*.

* V, Cylindre de laiton ; — TT, tube respiratoire ; — A, embout du tube respiratoire ; — C, cloche ou gazomètre ; — P, contrepoids ; — S, chaîne ; — R, poulie ; — L, échelle ; — M, montant ; — G, gaine qui soutient l'échelle ; — N, surface du liquide contenu dans le réservoir ; — E, fond du gazomètre ; — O, partie inférieure ouverte du gazomètre.

sous ce rapport, l'emporte notablement sur les deux autres (Sappey).

Il est également facile de mesurer la quantité *c* ou *l'air
de la respiration* (ordinaire) : il n'y a qu'à recueillir le gaz
qui sort des poumons par un certain nombre d'expirations,
à le mesurer, et à diviser la quantité ainsi obtenue par le
nombre des expirations. Cependant il est difficile de ne pas
changer involontairement pendant l'expérience le nombre
et l'étendue des mouvements respiratoires. Par des moyens
de contrôle particuliers, basés sur l'analyse de l'air expiré,
au commencement et à la fin de l'expérience, Gréhant est
parvenu à s'entourer de toutes les conditions d'exactitude,
et il a ainsi évalué la quantité *c* à $0^1,510$, ce qui est à peu
près le chiffre déjà classique de 1/2 litre (Dalton, Valentin,
Bérard).

Les deux autres quantités, *l'air de réserve* (*b*) et *l'air
résidual* (*a*), sont beaucoup plus difficiles à évaluer: on n'y
peut parvenir que par un détour. On mesure d'abord la
somme de ces deux quantités ($a + b$), et puis ensuite l'une
d'elles (*a*): on obtient alors par une soustraction la valeur
de la 3ᵉ inconnue (*b*).

La somme $a + b$ a été évaluée par Gréhant avec une grande
rigueur : sa méthode est basée sur le même principe que
nous avons déjà vu employé pour évaluer la quantité de
sang contenue dans le réservoir circulatoire (voy. p. 195).
Pour mesurer le sang contenu dans les vaisseaux, on examine le degré de dilution que lui fait subir l'injection d'une
certaine quantité d'eau ; pour mesurer le volume d'air qui
reste dans les poumons après une expiration ordinaire ($a + b$),
on mélange exactement les gaz qui sont contenus alors dans
l'arbre aérien avec un volume connu d'hydrogène, puis on
fait l'analyse du mélange avec l'eudiomètre. Ainsi, à la fin
d'une expiration à l'air libre, l'expérimentateur se met à
respirer dans une cloche contenant 500 centimètres cubes
d'hydrogène pur : après le cinquième mouvement respiratoire, le mélange est complet (voy. p. 418), c'est-à-dire
identique dans la cloche et dans le poumon. On n'a donc

1. Voy. *Journal de l'anatomie*, etc., de Charles Robin, 1864, p 542.

25.

alors qu'à analyser les gaz de la cloche pour obtenir par un simple calcul le volume d'air qui était contenu dans le poumon au commencement de l'expérience, c'est-à-dire après une expiration ordinaire, ou, en d'autres termes, le volume $a + b$. Gréhant a ainsi obtenu, pour les personnes dont l'âge est compris entre 17 et 35 ans, des valeurs qui varient entre $2^l,19$ et $3^l,22$. (Gréhant nomme cette quantité *capacité pulmonaire* : ce n'est pas là le sens classique attribué à l'expression capacité pulmonaire : si l'on se reporte à ce qui a été dit plus haut, la *capacité pulmonaire* ou *vitale* représente la somme $b + c + d$: tandis que la capacité déterminée par Gréhant représente la somme $a + b$.)

Reste à déterminer la quantité a : c'est encore à Gréhant que nous en devons la connaissance exacte. « Pour la mesurer, j'introduis dans une cloche (à robinet) un demi-litre d'air ; puis après une expiration faite dans l'air, j'inspire ce gaz et je fais ensuite dans la cloche une expiration prolongée autant qu'il est possible ; puis je mesure le volume des gaz expirés : je le trouve égal à $1^l,8$. La capacité pulmonaire, qui est égale à $2^l,34$ a augmenté par l'inspiration de $1/2$ litre, puis diminué de $1^l,8$: ce qui est resté dans les poumons est donc $2^l,34 + 0,5 - 1^l,8 = 1^l,04$. » Ainsi la quantité a (l'*air résiduel*), qui comprend, bien entendu, le volume de la cavité buccale, est égale à *un litre* environ[1].

Cette même expérience nous donne la valeur de b, ou de l'*air de réserve*. On a donc ainsi toutes les données pour résoudre tous les problèmes physiologiques qui se rapportent aux quantités a, b, c, d.

L'un des plus intéressants parmi ces problèmes, est celui de la *ventilation du poumon*, que Gréhant s'est posé et qu'il a résolu le premier. On appelle *coefficient de ventilation* la quantité d'air nouveau qui, après chaque mouvement de ventilation, reste dans l'unité de volume de l'espace

---

1. Nous nommons, avec la plupart des physiologistes, cette quantité *air résiduel*. Nous devons prévenir le lecteur que Gréhant lui donne le nom d'*air de réserve*, nom qui appartient plus naturellement à la quantité b. (Voy. *Revue des cours scientifiques*, août 1871.)

ventilé : le poumon est un espace de ce genre, et le mouvement respiratoire constitue un véritable mouvement de ventilation. Le coefficient de ventilation sera donc le quotient
obtenu en divisant la quantité (x) d'air pur qui reste dans
le poumon, après une expiration normale, par le volume
connu du poumon après cette expiration $(a + b =$ par exemple $2^l,365$). Gréhant a trouvé, toujours par la méthode de
l'inspiration d'hydrogène, que la quantité $x =$ en moyenne
$0^l,328$ (c'est-à-dire que quand on exécute une inspiration
et une expiration ordinaires, ou égale chacune à un demi-
litre, *un tiers* environ de l'air inspiré est rendu à l'atmosphère, mélangé avec deux tiers d'air vicié, et *deux tiers*
d'air pur entrent et renouvellent par leur mélange le contenu du poumon). Donc le *coefficient de la ventilation* pulmonaire sera de $\frac{520}{2365} = 0,145$; il est un peu plus fort que
$1/10$. — Ce coefficient varie du reste avec le volume des
poumons et avec le volume de l'inspiration. Gréhant est arrivé à ce point de vue à des résultats très intéressants.
Ainsi il a observé qu'une inspiration de $1/2$ litre renouvelle
mieux l'air dans les poumons que deux inspirations de 300
centim. cubes, qui feraient ensemble 600 cent. cubes :
« Il résulte de là que dans certaines affections thoraciques,
lorsque les malades font des mouvements respiratoires nombreux, mais présentant peu d'amplitude, l'air peut être
moins bien renouvelé que dans les conditions de la respiration normale ; ainsi 40 inspirations de 300 cent. cubes
chacune ne produisent pas un renouvellement aussi parfait
que 20 inspirations de 500 cent. cubes. »
    Telles sont les valeurs des quantités d'air introduites
dans le poumon : quant à la fréquence des mouvements qui
produisent ce renouvellement, il est facile de constater que
nous respirons de 14 à 16 fois par minute, ce qui porte à
20 000 le nombre des inspirations par 24 heures ; et comme
chaque inspiration introduit $1/2$ litre, nous respirons en
somme 10 000 litres d'air en une journée. Le chiffre du sang
mis au contact de cet air est avec celui-ci dans un rapport
numérique très simple, puisqu'il s'élève à 20 000 litres, ou
mieux encore à 10 000 litres de globules (1 litre de sang =
$1/2$ litre de globules ou cruor $+ 1/2$ litre de liquor).

Les *différences de pression* produites par le jeu mécanique du thorax et destinées à amener les mouvements de l'air, sont aussi fort peu considérables à l'état normal : si par exemple nous représentons par 100 la pression extérieure (la pression atmosphérique), à l'état de repos la pression intrapulmonaire sera également de 100. Mais, par l'effet de la dilatation de l'inspiration, la pression intérieure descend à 99,5 (mesurée au manomètre à mercure, la pression négative de l'inspiration est de 4 à 5 millim.), de sorte que l'air intérieur pénètre dans le poumon (1/2 litre, avons-nous dit). Quand se produit l'expiration normale, la pression intrapulmonaire monte à 100,5 (cette pression positive est, au manomètre à mercure, de 3 à 4 millimètres), et une quantité de gaz égale à celle qui avait été introduite se précipite au dehors.

Mais, dans les mouvements respiratoires énergiques, ces nombres sont bien plus élevés : ainsi l'inspiration peut réduire à 75 la pression intérieure, et l'expiration la faire monter à 130 ou 135 ; en d'autres termes, la pression intérieure diffère de l'extérieure de 1/4 d'atmosphère dans une inspiration très énergique, et de 1/3 dans une expiration très énergique. On voit en somme que la différence est plus considérable pour l'expiration que pour l'inspiration, quand on agit avec force ; et en effet tout le monde sait qu'on peut produire plus d'effet mécanique en expirant qu'en inspirant, en soufflant par exemple dans un tube, qu'en aspirant par un semblable conduit. Cette différence s'explique facilement si l'on se rappelle que les contractions des muscles inspirateurs ont à lutter contre l'élasticité d'un grand nombre d'organes qu'elles violentent (poumon, cartilages costaux, viscères abdominaux, etc.), tandis que les muscles expirateur, au moins aussi puissants que leurs antagonistes, n'ont qu'à ajouter leur action à celle de ces parties élastiques agissant dans le même sens qu'eux. Cette puissance de l'expiration forcée vient se joindre aux conditions mécaniques résultant du rétrécissement de la trachée et de la glotte, pour favoriser l'expulsion des corps étrangers ou des mucosités (toux).

Cette différence, à l'avantage de l'expiration, n'existe,

nous ne saurions trop le répéter, que pour la respiration forcée : à l'état normal l'expiration n'est qu'une réaction de l'élasticité des organes violentés par l'inspiration ; aussi l'une a-t-elle à peu près la même force que l'autre. Mais elles n'ont pas toutes deux le même type, la même forme, la même durée : c'est-à-dire que l'inspiration, produite par des contractions musculaires, s'effectue d'une manière à peu près égale, et peut être représentée par une ligne régulièrement ascendante ; l'expiration au contraire, vu son mode de production, suit dans sa forme la loi des corps élastiques ; or, si l'on comprime un gaz dans le corps d'une seringue, par exemple au moyen du piston, au moment où l'on cessera de presser sur celui-ci, on le verra remonter d'abord brusquement, puis achever lentement sa réaction ascensionnelle ; il en est de même de l'expiration ; elle est d'abord brusque, puis elle s'achève par un mouvement lent et d'une durée relativement longue : dans un schéma on pourrait la représenter par une ligne d'abord brusque-

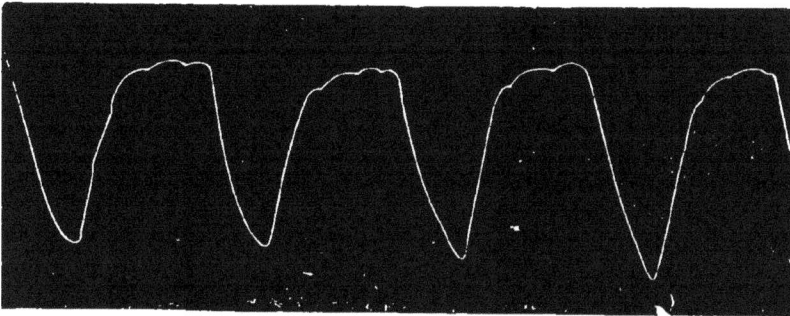

FIG. 100. — Tracé normal des mouvements respiratoires chez l'homme, d'après Marye. *

ment et presque verticalement ascendante, très prolongée et très oblique ensuite (fig. 100). De sorte qu'en somme l'expiration dure plus longtemps que l'inspiration : mais un examen superficiel ne laisse constater que le premier temps de l'expiration, qui alors paraît être très courte, plus courte que l'inspiration.

Le passage de l'air dans les tubes aériens produit des

* La ligne descendante est le tracé de l'inspiration, l'ascendante celui de l'expiration.

frottements que l'on désigne sous les noms de *bruit de l'inspiration* et *bruit de l'expiration* : le bruit de l'inspiration dure aussi longtemps que cet acte lui-même ; celui de l'expiration ne se perçoit à l'état normal que pendant la première partie de cet acte, parce que pendant la seconde partie le courant d'air est trop lent et trop faible pour se faire entendre. On voit donc que l'auscultation de la respiration normale donnerait une idée fausse de la durée relative des deux actes de la respiration, puisqu'elle assignerait une plus grande longueur à l'inspiration qu'à l'expiration, et que ce qui est vrai pour les bruits n'est pas vrai pour les actes mêmes qui leur donnent naissance.

Depuis la découverte de l'auscultation (Laënnec), bien des théories ont été émises pour expliquer le bruit que produit la respiration normale et ses altérations dans les cas pathologiques. Le *murmure respiratoire* est dû évidemment au frottement de l'air contre les parois des conduits aériens, mais il est plus difficile de localiser exactement le siège de ce murmure. On l'attribuait généralement au *déplissement* des vésicules pulmonaires, d'où le nom de *murmure vésiculaire*. Beau en plaçait cependant le siège au niveau de l'ouverture de la glotte ; beaucoup de physiologistes se sont ralliés à cette manière de voir ; mais aujourd'hui (Cornil, Woillez, etc.), on s'accorde à en chercher la principale cause dans le poumon lui-même. Et en effet, on ne peut placer la cause des bruits respiratoires au niveau de la glotte, car le murmure persiste avec ses caractères ordinaires dans les cas où l'air ne passe plus à travers le larynx, comme après les opérations de trachéotomie. Concluons donc que les causes du *murmure respiratoire* sont multiples, et que l'on peut désigner comme principales (Sabatier) : la crépitation sourde produite par le décollement des trabécules ou cloisons légèrement humides des alvéoles pulmonaires ; les vibrations imprimées à l'air par les éperons bronchiques, et peut-être enfin le retentissement plus ou moins prononcé des bruits supérieurs ou glottiques [1].

1. Voyez les nouvelles recherches de V. Cornil : *Anatomie pathologique et auscultation du poumon.* (*Mouvement médical*, avril et mai 1873.)

B. *Effets mécaniques produits par la respiration dans les organes voisins du poumon.* — Les conséquences mécaniques des mouvements inspiratoires et expiratoires ne se localisent pas seulement dans les voies aériennes, elles retentissent encore sur les canaux sanguins, et sur la circulation du sang, puisque la plus grande partie de l'appareil circulatoire se trouve enfermée dans la cavité thoracique.

Nous avons schématiquement figuré l'ensemble de la circulation par un 8 de chiffre, dont le cercle supérieur représenterait la circulation pulmonaire, le cercle inférieur la circulation générale, et dont le point de jonction serait occupé par le cœur (voy. fig. 52, p. 229; et fig. 58, p. 243); or, la cavité pulmonaire contient : 1° toute la circulation du même nom, c'est-à-dire le cercle supérieur ; 2° le point de jonction des deux cercles; et 3° enfin les origines latérales du cercle inférieur, c'est-à-dire les sommets du cône artériel et du cône veineux. Les variations de pression intrathoracique peuvent agir sur ces trois parties.

Cependant cette action est à peu près nulle sur la circulation thoracique, car le cône veineux de cette circulation étant soumis en même temps que son cône artériel aux mêmes variations, les différences de pression intravasculaire qui déterminent la circulation doivent rester les mêmes et par suite la circulation ne sera pas modifiée; elle n'est guère influencée que par le déplissement plus ou moins complet des alvéoles, d'où une perméabilité plus ou moins grande des capillaires, c'est-à-dire de la base du cône pulmonaire.

L'influence de la respiration se fait beaucoup plus vivement sentir sur le cœur : en effet si l'expiration se fait avec force, par exemple dans l'effort, il en résulte pour le cœur une pression énorme, et comme cette cavité a des parois minces et déprimables, il s'ensuit une déformation. Weber a expérimenté dans ce sens, en faisant, après une très large inspiration, les mouvements les plus énergiques d'expiration avec la glotte fermée, et au besoin en appuyant avec les bras contre les flancs. Au bout de quelques secondes on remarque alors une variation dans le pouls ; il se ralentit et finit par cesser complètement; si on place l'oreille contre la poitrine, on ne perçoit plus alors aucun bruit, d'où on peut conclure qu'il y a arrêt complet du cœur. Si l'expérience se prolonge, il y a perte de connaissance, et l'expérimentateur reprend son état primitif de circulation et de vie malgré lui.

Mais si l'individu est passif, l'arrêt du cœur se prolonge, et il pourrait peut-être en résulter la mort; c'est probablement ainsi que meurent les gens pressés au milieu de foules en désordre, la compression étrangère à l'individu se continuant même après que la syncope est survenue.

L'influence de la respiration n'est pas moins considérable sur la circulation générale, qui a le sommet de ses deux cônes (artériel et veineux) compris dans le thorax. Nous savons que dans le sommet du cône veineux la pression est presque nulle et que nous pouvons la représenter par 0 ou 1/100; dans le sommet du cône artériel, la contraction ventriculaire produit au contraire une pression que l'on peut représenter par 25/100 (voyez p. 244).

Supposons que par une forte expiration il se produise dans la cavité thoracique une pression de 15/100 : la pression au sommet du cône veineux sera donc de 16/100, c'est-à-dire une pression énorme pour ce point de l'appareil circulatoire, dont le fonctionnement a pour condition essentielle l'absence de pression. Il devrait donc en résulter un reflux considérable dans les veines; ce reflux est d'abord empêché par les nombreuses valvules qui garnissent les veines non loin du cœur, et ce n'est que tout à fait au sommet du cône que la pression se fait sentir. Mais le sang arrivant toujours, et ne trouvant pas d'accès, il en résulte une stase, avec distension des veines voisines du thorax. Cela se voit surtout dans l'effort, et dans tous les actes qu'il accompagne, comme dans la parturition, la défécation, etc.; cette stase du sang se manifeste par l'injection des yeux, la rougeur de la face, l'abolition de la circulation cérébrale, enfin la suppression des fonctions du cerveau (vertiges et même apoplexie) : des stases moins violentes, mais souvent répétées, amèneront des dilatations veineuses, des varices, une hypertrophie vasculaire de la glande thyroïde, etc.

Dans le cône artériel il se produit, sous cette même influence de l'expiration, des effets aussi marqués. Nous avons au sommet de ce cône une pression de 25/100, produite par le ventricule. Supposons que la pression thoracique soit encore de 15/100, cela nous fera 40/100 dans le cône artériel ; d'où une accélération considérable dans le cours du sang artériel, car ici il n'y a pas d'appareil qui puisse rétarder l'effet de cette exagération de pression, et le liquide se trouve poussé alors dans les artères par deux pompes, le cœur et le thorax. Il est vrai que le retard qu'éprouve en même temps le sang dans les veines tend à contre-balancer l'accélération du cours dans les artères, mais il n'en résulte pas moins une pression énorme dans tout le torrent circulatoire, une grande tendance aux hémorragies, aux ruptures d'anévrisme, aux dilatations variqueuses [1], etc.

Les phénomènes sont tout autres quand la pression diminue dans le thorax par suite d'un fort mouvement d'inspiration. Alors la pression au sommet du cône veineux devient inférieure à 0, elle est négative, il y a aspiration du sang des veines, et accélération très grande dans la circulation du sang veineux ; le sang n'arrivant pas en assez grande abondance pour satisfaire à cette aspiration, il en résulte un relâchement des parois veineuses qui tendent à s'affaisser. Dans les veines voisines du thorax, et par conséquent soumises à cette aspiration, les rapports des parois veineuses et des aponévroses sont telles que ces vaisseaux restent toujours béants : aussi l'aspiration se propage-t-elle au loin sur des veines moins voisines du cœur. Il en résulte aussi que si, dans une opération chirurgicale, on vient à ouvrir une des veines voisines du thorax, l'air extérieur, au moment de l'inspiration, pourra être aspiré dans l'intérieur du vaisseau, et l'on sait que cet accident amène d'ordinaire une mort subite.

Sous l'influence de cette même aspiration inspiratoire, la pression, qui dans l'aorte est de 25/100, tombe à 15/100

1. Voy. F. Guyon, *Note sur l'arrêt de la circulation carotidienne pendant l'effort.* (*Archives de physiologie*, Paris, 1866.)

ou 10/100, d'où retard dans la circulation, moindre tension
des vaisseaux, faiblesse du pouls, etc. Mais autant les conditions de l'expiration étaient favorables à l'hémorragie,
autant celles-ci s'y opposent, et il suffit souvent pour arrêter une perte de sang, de faire faire au malade quelques
fortes inspirations.

Ces résultats, que le simple raisonnement nous indique,
ont été vérifiés expérimentalement par Marey au moyen de
a méthode graphique. Etudiant l'influence de la respiration
sur la circulation, ce physiologiste est arrivé aux conclusions suivantes. La respiration agit sur les battements du
cœur ; non seulement elle fait varier la ligne d'ensemble
du tracé, mais elle donne aux pulsations qui se produisent
pendant l'inspiration une amplitude et une forme différente de celles de l'expiration ; l'arrêt de la respiration
produit un ralentissement des battements du cœur et une

P. normal.   Inspiration.   Expiration.

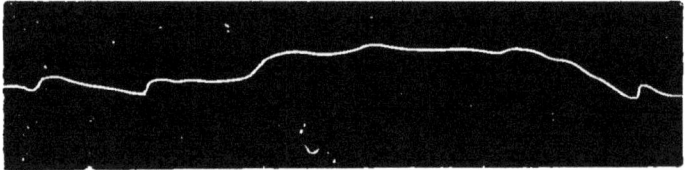

Fig. 101. — Type abdominal.

diminution de leur intensité : ces modifications s'expliquent
par la difficulté plus grande du passage du sang au travers
du poumon quand celui-ci ne respire pas. — Après un
effort (tentative énergique d'expiration, la glotte étant fermée) les battements du cœur prennent des caractères particuliers. Le ventricule gauche fait sentir violemment son action, et le sang de l'oreillette se précipite violemment au
moment où commence la diastole. — Si l'on respire par un
tube étroit, le rapport des battements du cœur et des mouvements respiratoires est changé : en même temps que la
respiration devient plus rare, les battements deviennent
plus fréquents.

On retrouve même dans le pouls des différences correspondant aux divers types respiratoires (type thoracique et

type abdominal; voy. p. 426). Le type thoracique nous
offre une diminution de pression pendant l'inspiration,
puis la ligne d'ensemble du tracé remonté dans l'expiration.
Le type abdominal donne lieu à des effets directement inverses (Marey.) Nous donnons (fig. 101) le tracé du pouls
pendant que la respiration s'effectue par des contractions
énergiques du diaphragme. On voit que dans le type abdominal (comme dans le type thoracique), la pulsation diminue, puis disparaît, en même temps que la tension artérielle
augmente [1].

Enfin on peut encore citer, plutôt comme curiosité expérimentale que comme fait physiologique important, l'influence en sens
inverse que l'on peut constater entre le cœur et le poumon. « On
sait que les battements du cœur changent les conditions de la
pression intra thoracique; l'afflux sanguin, qui se fait à chaque
diastole, doit (en supposant le thorax immobile) comprimer l'air
du poumon, et, si la glotte est ouverte, provoquer une légère
expiration; de même, lorsque le cœur se vide brusquement, le
sang qu'il lance hors du thorax doit être remplacé par une certaine quantité d'air venu par la trachée. Dans l'état normal cela
est peu sensible, à cause des modifications incessantes que la
respiration apporte dans la capacité aérienne du thorax. Mais
on peut aisément mettre en évidence ce phénomène. Il suffit
pour cela de mettre en communication la trachée d'un chien
avec l'appareil enregistreur, puis de trancher d'un coup le bulbe
de l'animal; la respiration s'arrête à l'instant, et le cœur continuant de battre pendant quelques minutes, *ses battements s'enregistrent par l'intermédiaire de l'air de la trachée.* » (P. Bert.)

IV. — PHÉNOMÈNES CHIMIQUES DE LA RESPIRATION.

Nous connaissons les masses d'air et de sang mises en
présence, ainsi que le mécanisme qui les renouvelle; il
nous faut donc étudier les échanges qui se produisent à ce
contact au niveau du poumon : ils nous seront rendus évi-
dents par la constatation des changements qu'ont subis
l'air et le sang à leur passage dans le poumon.

A. *Modifications de l'air expiré.* — Nous savons que nous

1. P. Lorain, *Études de médecine clinique : Le pouls*, 1870.

introduisons par jour dans notre poumon 10 mètres cubes
d'air (10 000 litres). Nous expulsons une quantité d'air
à peu près égale à celle que nous inspirons, mais cependant un peu moins forte : ainsi nous retenons environ 1/40
ou 1/50 de l'air inspiré ; mais au premier examen le volume du gaz expiré n'est pas diminué, car il contient de
la vapeur d'eau qui occupe un volume très considérable.
— Mais un changement bien plus important qu'a subi l'air,
c'est une perte d'*oxygène* qui a été remplacé en grande
partie par de l'*acide carbonique*. En effet dans les 10 mètres
cubes d'air inspirés il y a 1/5 d'oxygène (21 d'O. pour 79
d'Az.), ce qui donne en poids 2 k. 1/2 d'oxygène environ
(puisque 1 litre d'oxygène pèse 1^{gr},4). Or, dans l'air expiré des 24 heures il n'en reste plus que 1^k,750 gr. ; c'est-
à-dire que 750 gr. d'O. ont été retenus par le poumon
(2,500 — 1,750 = 750). Nous voyons donc qu'en somme
nous retenons 3/4 de kilog. d'oxygène en 24 heures (750 gr.,
ou en volume 530 litres).

D'autre part on sait que l'acide carbonique ne se trouve
représenté que par millièmes dans l'air atmosphérique,
dans l'air inspiré (1/2500, c'est-à-dire 4 dix-millièmes).
Or, dans l'air expiré il est dans une proportion très considérable : la quantité en est variable suivant les circonstances,
mais on peut dire qu'en moyenne nous expirons en 24 heures
850 gr. d'acide carbonique (en volume 400 litres : à rapprocher des 500 litres d'O. absorbé pour se rendre compte
de la diminution de volume que nous avons signalée entre
l'air inspiré et expiré). Tels sont les faits principaux relatifs
à l'air : les autres modifications sont insignifiantes. Ainsi
l'air contient 4/5 d'azote (21 d'O., 79 d'Az.) ; selon les uns,
la quantité inspirée et la quantité expirée de ce gaz sont
égales ; selon d'autres, ces quantités pourraient varier, et parfois il y en aurait un peu plus de rendu, par suite une certaine quantité en serait excrétée par le poumon : en effet on
trouve assez souvent dans le poumon des traces d'ammoniaque et diverses exhalations provenant des substances
azotées, ainsi que des vapeurs de toutes les substances volatiles accidentellement contenues dans le sang, comme
l'alcool, l'éther, des produits phosphorés, des gaz paludéens.

B. *Modifications du sang qui a traversé le poumon.*
Que se passe-t-il du côté du sang? Comme la simple induction pouvait le faire prévoir et comme l'expérience l'a
démontré, l'acide carbonique expiré provient du sang veineux qui se débarrasse de ce produit d'excrétion, et se
charge d'oxygène, de façon à passer à l'état de sang artériel. En effet nous avons déjà étudié les gaz du sang, et
nous avons vu qu'au point de vue de la respiration le sang
peut être considéré comme une véritable solution gazeuse,
dans laquelle le globule sanguin est le véhicule de l'oxygène, et le sérum celui de l'acide carbonique, et nous
avons vu que la différence essentielle entre le sang artériel
et le sang veineux est précisément la prédominance de
l'oxygène dans le premier, de l'acide carbonique dans le
second.

Les analyses des gaz contenus dans le sang artériel et le
sang veineux donnent [1].

Pour 100 vol. de sang artériel (chien):
Oxygène — 20; acide carbonique — 34,8.
Pour 100 vol. de sang veineux:
Oxygène — 12; acide carbonique — 47.

La couleur rutilante du sang artériel dépend sans doute
d'une action chimique de l'oxygène sur la matière colorante, ou hématine; mais elle paraît tenir aussi à un changement de forme : sous l'influence excitante de l'oxygène,
comme sous celle de plusieurs autres agents (le chlorure
de sodium par exemple), le globule sanguin devient plus
plat, plus mince, et il réfracte autrement la lumière, que
sous l'influence de l'acide carbonique qui a pour effet de
le faire gonfler, en le rapprochant de la forme sphérique.

De plus, en passant par le poumon, le sang dégage,
comme nous l'avons vu, une certaine quantité de vapeur
d'eau (très variable, mais que l'on peut représenter en
moyenne par 300 gr. en 24 heures). En effet, l'air de l'expiration sort du poumon presque saturé de vapeur d'eau, à
une température très voisine de celle du corps, ainsi que
l'a démontré Gréhant : nous avons déjà vu que si l'on

1. Ludwig et ses élèves. (*Archiv der Physiologie* de Pfluger, 1872.)

inspire un demi-litre d'air atmosphérique, on rejette par l'expiration qui suit 1/3 de ce volume d'air pur mélangé à 2/3 d'air vicié. Or, l'air vicié qui a séjourné un certain temps au contact des bronches possède la température des poumons et se trouve saturé d'humidité; mais le tiers d'air pur qui est rejeté aussitôt n'a pas eu le temps de prendre exactement la température des parois de l'arbre aérien, de sorte que la totalité de l'air expiré ne peut avoir une température égale à celle du corps. Par des recherches expérimentales très exactes, Gréhant a montré que la température de l'air extérieur étant de 22°, celle de l'air expiré est égale à 35°,3 (avec un rythme de 17 expirations par minute) : la température extérieure étant — 6°, celle de l'air expiré est seulement de 29°,8 (Valentin). — Gréhant a démontré alors que l'air expiré est saturé de vapeur d'eau à la température qu'il possède, c'est-à-dire à 35° et non à la température du corps qui est un peu plus élevée (voyez chaleur animale)[1].

Ainsi le sang doit se rafraîchir au contact de l'air pulmonaire, puisqu'il lui abandonne une certaine quantité de chaleur.

Ce fait a été longtemps contesté; d'abord parce que l'expérience directe semblait lui être contraire : deux thermomètres placés, l'un dans le cœur gauche, l'autre dans le cœur droit, semblaient indiquer un excès de chaleur dans la première cavité, et par suite un échauffement du sang à son passage dans le poumon; mais une expérimentation plus exacte a donné des résultats opposés (Cl. Bernard) et montré que dans les premières recherches on n'avait pas tenu compte de l'épaisseur inégale des parois des deux ventricules, d'où une perte de chaleur plus considérable pour le ventricule droit (parois minces) que pour le ventricule gauche (parois épaisses)[2]. — En second lieu, l'excès

1. N. Gréhant, Cours de l'école pratique. (*Revue des cours scientifiques*, novembre 1871.)

2 D'après des recherches récentes, Heidenhain et Körner ont cherché à établir que la différence de température du sang du cœur droit et du cœur gauche ne tient pas à un refroidissement éprouvé par le sang à son passage dans le poumon : pour eux, le sang ne se refroidit ni ne s'échauffe en traversant le poumon. La température plus élevée du ventricule droit tiendrait à ce que ce ventricule repose plus immé-

de température, en faveur du sang artérialisé, avait été considéré comme la conséquence de l'hypothèse qu'il se fait dans le poumon une véritable combustion, et que c'est là même que l'oxygène absorbé pendant l'inspiration est utilisé pour brûler le carbone et produire l'acide carbonique exhalé dans l'expiration.

Mais il est prouvé aujourd'hui que l'acide carbonique ne se produit pas dans le sang au niveau de la surface pulmonaire, mais bien dans tout l'organisme, dans tout le torrent circulatoire au niveau des réseaux capillaires : en effet l'acide carbonique se trouve partout dans le sang veineux, et ne fait qu'augmenter à mesure qu'on se rapproche du sommet du cône veineux. Le phénomène respiratoire pulmonaire consiste simplement en un échange gazeux, plus ou moins identique à un phénomène de diffusion, mais non en une combustion : c'est aux points où les tissus de l'économie sont en contact intime avec le sang, c'est dans l'épaisseur même de ces tissus, que se produisent les combustions, et le sang artériel n'est pour ces tissus que le véhicule de l'oxygène, comme le sang veineux est le véhicule qui emporte au loin l'acide carbonique.

C. *Théorie de la respiration.* — Ainsi la respiration, considérée au point de vue, non des échanges gazeux, mais des phénomènes chimiques de combustion, de décomposition et de dédoublement, la respiration dans son essence intime en un mot, se passe non au niveau du poumon, mais dans l'intimité des tissus : c'est ainsi que le foie, où s'accomplissent des phénomènes chimiques très impor-

diatement sur le centre phrénique et par là se trouve en contact avec les organes contenus dans la cavité abdominale, foie, estomac, intestins, qui présentent tous une température plus élevée que celle des organes thoraciques. Mais Cl. Bernard a opposé à cette conclusion les cas d'ectopie du cœur, où le cœur, sortant librement de la poitrine, ne présentait aucun rapport de contact avec le diaphragme ni avec les viscères abdominaux, et cependant contenait un sang plus chaud dans le ventricule droit que dans le gauche. D'autre part, chez le chien, le cœur, entouré de son péricarde libre de toute adhérence diaphragmatique, est pour ainsi dire flottant dans la poitrine. En changeant la position du chien, on modifie les rapports du diaphragme avec le ventricule sans changer pour cela les relations de température entre le sang du ventricule droit et celui du ventricule gauche. Enfin les expériences si précises de Cl. Bernard sur la *topographie calorifique* (voy. ci-après *Chaleur animale*) ne peuvent laisser subsister aucun doute à ce sujet. (Voy. Cl. Bernard, *Physiologie opératoire*, Paris, 1879.)

tants, quoique encore mal définis, utilise jusqu'aux dernicrs restes d'oxygène que contient le sang de la veine porte, et que le sang qui sort du foie est celui qui présente en même temps et la température la plus élevée et les caractères les plus accentués du sang veineux typique. Ce qui prouve que dans le sens chimique ce sont bien les tissus qui respirent eux-mêmes, c'est que l'on peut observer directement leur respiration, en les plaçant dans un milieu gazeux oxygéné[1] : ainsi un muscle, isolé d'un organisme et suspendu dans une atmosphère d'oxygène, y consomme de ce gaz et y exhale de l'acide carbonique; cette combustion est encore plus intense si l'on excite la contraction du muscle, ce qu'on comprendra facilement si l'on se reporte à l'étude physiologique du muscle. Dans sa situation normale, dans l'organisme, les phénomènes ne se passent pas autrement pour le muscle et pour les autres tissus: seulement c'est le sang qui joue ici le rôle de milieu auquel l'élément vivant emprunte l'oxygène (sang artériel) et auquel il rend de l'acide carbonique (sang veineux). Aussi le sang de la veine d'un muscle est-il bien plus noir, bien plus veineux en un mot, quand ce muscle se contracte, que quand il reste dans un repos complet.

La respiration, chez l'homme et les animaux supérieurs, considérée à un point de vue d'ensemble, se compose donc de trois grands actes, de trois phénomènes intimement enchaînés et solidaires les uns des autres |: 1° respiration des tissus ; 2° fonctions du sang comme véhicule des agents et des produits gazeux de la respiration des tissus ; 3° échanges gazeux du sang au niveau de la surface pulmonaire. — Les recherches modernes ont jeté un grand jour sur les phénomènes intimes qui composent chacun de ces trois grands actes, et leur étude dans la série des êtres organisés montre nettement leur importance relative.

1° *Respiration des tissus*. Nous avons déjà parlé à plusieurs reprises de la respiration des tissus (voy. p. 140 et p. 397) : de même que les éléments anatomiques peuvent

---

1. Voy. P. Bert, *Leçons sur la physiologie comparée de la respiration*, 1870. Leçons III et IV : *Respiration des tissus*.

respirer iso'ément, de même nous voyons des organismes
inférieurs, des animaux mono cellulaires, respirer directement dans les milieux où ils sont plongés, comme les tissus
respirent dans le sang. Mais chose remarquable, il est des
animaux à structure déjà très complexe, dont les éléments
histologiques respirent directement dans l'air, tels sont les *insectes* et les articulés en général. Chez ces animaux, l'air
extérieur est amené par une multitude de petits canaux
très finement ramifiés (*trachées*) jusqu'au contact de chaque
élément histologique, de sorte qu'il n'y a aucun intermédiaire entre les tissus et le milieu gazeux respirable, et chez
ces animaux le sang n'a pas besoin de circuler bien activement : ce n'est plus un milieu affecté à la respiration, c'est
simplement un liquide nutritif qui baigne les tissus.

Quant au phénomène intime qui constitue la respiration
des tissus, c'est une *oxydation*, une *combustion* en un mot.
Il nous faut d'abord indiquer sous ce rapport la différence
fonctionnelle qui existe entre la respiration des tissus animaux et des tissus végétaux.

La respiration des tissus végétaux consiste en une réduction (du moins pendant le jour et sous l'influence de la
lumière solaire); les végétaux absorbent de l'acide carbonique qu'ils réduisent, pour former avec de l'eau des hydrocarbures; en réduisant de plus l'eau absorbée, ils forment
des substances grasses; ils absorbent de plus des composés
oxygénés du soufre, qu'ils réduisent pour former par exemple les sulfures d'allyle (dans l'ail); ils absorbent des composés oxygénés de l'azote (AzO^5) qu'ils réduisent pour
former des albuminoïdes. Tous ces phénomènes de réduction donnent lieu à un dégagement d'oxygène, et accumulent dans les tissus végétaux ce qu'on appelle des *forces
de tension;* c'est-à-dire que ces tissus *emmagasinent la
chaleur solaire* qu'ils emploient à produire les réductions
précédemment énumérées, chaleur qui pourra se dégager
sous la forme de *forces vives* lors de la combustion des
tissus végétaux.

C'est précisément là le rôle des animaux [1] : les tissus

1. Il ne faut pas croire cependant qu'il y ait entre le règne végétal
et le règne animal un antagonisme si absolu en principe. L'on observe

de ceux-ci brûlent les éléments fournis par le règne végétal, ils les oxydent et les décomposent en acide carbonique
et en eau, et produisent ainsi de la chaleur et des forces
(deux mots synonymes ou équivalents : voyez p. 148 : *Équivalent mécanique de la chaleur*). Nos phénomènes intimes
de nutrition oxydent le carbone, l'hydrogène, le soufre :
l'azote paraît résister davantage à ces oxydations organiques, et l'urée, qui représente le produit ultime de la combustion des albuminoïdes, paraît renfermer de l'azote, sinon
libre, du moins non combiné à l'oxygène, car l'on dose
l'urée en la décomposant (par le réactif de Millon. — Gréhant ;
voyez *Physiologie du rein*) en acide carbonique et en
azote.

2° *Rôle du sang dans la respiration.* Chez les animaux
placés au-dessus des articulés, le sang sert d'intermédiaire
entre les tissus et les milieux respirables. Mais on ne peut
pas dire que le sang va respirer pour les tissus; il ne consomme pas d'oxygène, il ne produit pas l'acide carbonique ;
il se charge seulement de ces deux gaz, pour apporter le
premier aux tissus, pour emporter le second vers les surfaces où il pourra être dégagé. Chez les fœtus ce rôle intermédiaire est double : le sang du fœtus ne vient pas directement faire les échanges avec l'air extérieur. — Quant au
mode par lequel les éléments du sang servent de véhicule
à l'oxygène et à l'acide carbonique, il a été suffisamment
indiqué par toutes nos études précédentes, par celle des
globules rouges du sang et de leur hémato-cristalline, par
celle du sérum et de ses sels (voy. p. 206 et 222).

L'intégrité du globule sanguin, intégrité qui règle la capacité
d'absorption du sang pour l'oxygène, doit donc influencer les
phénomènes d'oxydation, et les produits de la combustion de-

des *réductions* dans les organismes animaux, et des *oxydations* dans
les organismes végétaux : les uns et les autres *respirent*, *vivent* en
oxydant (les plantes dégagent CO_2 dans l'obscurité). Mais au point de
vue fonctionnel, les animaux dégagent de la force *par oxydation*, tandis
que les végétaux emmagasinent de la force *par réduction*. Pour la distinction exacte des actes de la vie, du développement et de ceux de
la fonction, ainsi que pour la question du dualisme vital (animaux opposés aux végétaux), voy. Cl. Bernard (*De la définition de la vie*, p.
148, de *Science expérimentale*, Paris 1878).

vront varier en qualité et même en quantité d'une manière corrélative.

C'est ce qu'a spécialement cherché à déterminer Ritter, en étudiant les *modifications chimiques que subissent les sécrétions sous l'influence d'agents qui augmentent, annihilent ou modifient la capacité d'absorption du globule pour l'oxygène.* Il a examiné l'influence qu'avaient les composés suivants : l'*oxygène*, le *protoxyde d'azote*, l'*oxyde de carbone*, les *composés antimoniaux, arsénicaux*, le *phosphore* et les *sels de soude des acides de la bile.* D'après leur action sur le globule sanguin, ces substances sont divisées en deux groupes : le premier comprend l'oxygène, le protoxyde d'azote et l'oxyde de carbone. Ces trois agents ne détruisent pas la forme du globule, jamais le globule n'est dissous et ne fournit de cristaux d'hémoglobine. Le second groupe, au contraire, est formé de substances qui, à dose plus ou moins élevée, altèrent profondément la forme du globule et font apparaître dans le sang de l'animal les cristaux si caractéristiques de l'hémoglobine. La composition de l'urine est en corrélation avec l'intégrité physiologique du globule sanguin. Lorsque le globule sanguin est fortement modifié, et surtout lorsque les cristaux d'hémoglobine apparaissent, l'urine renferme des principes anormaux qui sont le plus souvent des matières colorantes de la bile, de l'albumine. En ce moment les urines deviennent analogues aux urines fébriles. (Ritter, *Des modifications chimiques que subissent les sécrétions sous l'influence de quelques agents qui modifient les globules sanguins.* Paris, 1872.)

Il faut rapprocher de ces recherches celles de Manasséin sur les dimensions des globules rouges du sang sous diverses influences. Manasséin a reconnu que les globules rouges du sang présentent des dimensions moindres toutes les fois que, sous l'influence d'une suractivité pathologique, ils sont dans le cas de céder une quantité d'oxygène exagérée (fièvre), ou toutes les fois qu'ils se trouvent dans des conditions qui rendent l'absorption plus difficile (influence de l'acide carbonique et de la morphine); au contraire leurs dimensions s'accroissent toutes les fois qu'ils se trouvent en présence d'un milieu plus riche en oxygène, ou qu'ils sont dans des conditions peu favorables pour en perdre (réfrigérants, quinine, alcool, acide cyanhydrique). (Voy. un excellent résumé des travaux de Manasséin par E. Lauth, in *Gazette médicale de Strasbourg*, 1er août 1872.)

Le sang étant le véhicule de l'oxygène, plus un animal

possédera de sang, plus il contiendra d'oxygène en provision dans son réservoir circulatoire, et par suite plus il pourra résister à la privation d'air; inversement un animal ayant perdu beaucoup de sang, résistera très peu de temps à la privation d'oxygène, parce qu'il manque de globules sanguins dans lesquels une certaine quantité de ce gaz aurait pu s'accumuler. On a cherché depuis longtemps à expliquer la résistance de certains animaux à l'asphyxie; Paul Bert a démontré que, pour les animaux plongeurs, cette résistance était due tout simplement à une plus grande quantité de sang: ainsi, à poids égal, un canard renferme environ 1/3 ou même 1 2 de plus de sang qu'un poulet; aussi ce dernier animal immergé dans l'eau (ou étranglé) périt au bout de 2 ou 3 minutes, tandis que le premier résiste jusqu'à 7 ou 8 minutes. Cette résistance à la privation d'air s'explique par la grande quantité de sang qui constitue comme un *magasin d'oxygène combiné*. (P. Bert, ouv. cité.)

3° *Rôle de la surface pulmonaire.* Le sang, intermédiaire entre les tissus et le milieu respirable, peut aller accomplir les échanges gazeux au niveau de toute surface qui se trouve en contact avec ce milieu. C'est ainsi que les échanges de la respiration se font chez la grenouille aussi bien par la surface cutanée que par la muqueuse pulmonaire. Quand on étale le mésentère d'un batracien pour en examiner la circulation, on remarque bientôt que le contenu des veines mésentériques, noir au début de l'opération, ne tarde pas à devenir rutilant comme du sang artériel; c'est qu'en effet la surface mésentérique et la surface de l'intestin sont alors devenues expérimentalement un lieu où se fait l'hématose, et la grenouille ainsi préparée respire (dans le sens *pulmonaire* du mot) et par le poumon, et par la peau, et par le mésentère. Nous avons déjà cité, à propos de l'épithélium pulmonaire, la muqueuse intestinale du *cobitis fossilis* (loche d'étang), comme l'un des points où peut se produire l'hématose. — Enfin, chez les animaux supérieurs et chez l'homme même, la peau ne paraît pas étrangère aux échanges de la respiration entre le sang et le milieu extérieur, surtout au point de vue de l'exhalation ; nous y reviendrons en étudiant les fonctions de la surface cutanée.

Mais en général ces échanges se localisent au niveau d'une surface particulière, qui, chez les animaux placés dans l'air, nous est représentée par le poumon. Les poumons sont l'organe de la respiration en tant que lieu d'échanges entre le sang et l'air extérieur : c'est à ce point de vue que l'on étudie en général la *respiration ;* mais on voit en somme que nos connaissances actuelles nous permettent de regarder la *fonction pulmonaire* non comme le lieu unique de la respiration, mais comme représentant seulement l'un des chaînons, et l'un des chaînons les moins essentiels, parmi les chaînons de cette longue série d'actes qui commencent dans l'intimité des éléments histologiques pour venir se terminer au niveau des surfaces en contact avec le milieu extérieur.

Le rôle de la surface pulmonaire ne pouvait donc être exactement apprécié qu'avec les conquêtes modernes de la physiologie ; aussi l'histoire de la respiration nous présente-t-elle à ce sujet les hypothèses les plus curieuses émises par les physiologistes et les médecins : pour les uns, la respiration pulmonaire n'avait qu'un rôle *mécanique* destiné à permettre le passage du sang à travers les vaisseaux du poumon, grâce au déplissement de celui-ci ; pour d'autres, ce rôle était purement physique, et consistait à *rafraîchir* le sang par le contact de l'air ; cette action rafraîchissante se produit en effet, nous l'avons déjà dit (p. 454), mais elle est secondaire et presque insignifiante (Cl. Bernard). L'air froid, que chaque inspiration amène dans l'arbre respiratoire, ne pénètre jusqu'aux lobules pulmonaires qu'en faible proportion et après s'être déjà réchauffé. La plus grande partie de l'air respiré reste confinée dans les voies respiratoires, dans les fosses nasales, le pharynx et les grosses bronches. — C'est à Lavoisier que nous devons les premières connaissances exactes sur la respiration ; confirmant les idées qu'un siècle auparavant J. Mayow [1] avait émises à propos de son *esprit igno-aérien,* Lavoisier identifia la respiration à une *combustion,* mais il resta indécis sur le *siège* précis de cette combustion : Lagrange, Spallanzani, Williams Edwards montrèrent que ces oxydations se font au .

1. Voyez Gavarret, *les Phénomènes physiques de la vie,* Paris, 1869.

niveau des tissus, et que le poumon n'est que le lieu où s'exhalent les produits gazeux de ces combustions intimes.

Cependant ce n'est pas tout encore que de savoir que le sang vient simplement dégager de l'acide carbonique et puiser de l'oxygène au niveau du poumon; il est encore dans cet échange des conditions qu'il faut préciser. — D'abord, pour ce qui est de l'oxygène, nous savons déjà qu'il n'y a pas dissolution de ce gaz par le sang, mais absorption par le globule rouge (hématocristalline). — Quant à l'exhalation de l'acide carbonique, elle ne se produit pas d'une manière aussi simple qu'on pourrait le croire *à priori*, par une simple *diffusion* gazeuse, ou par un phénomène de *dégagement d'un gaz dissous* en présence d'une atmosphère qui contient très peu de ce gaz. En effet l'air des vésicules pulmonaires contient 8 0,0 de CO^2, ce qui est une condition peu favorable au dégagement de l'acide carbonique du sang, et d'autre part une partie de ce dernier est non dissoute mais combinée avec les sels du sérum (carbonates et phosphates. Émile Fernet. Voyez p. 222) [1]. Il est donc probable qu'il se passe au niveau du poumon une action qui a pour effet de *chasser* vivement l'acide carbonique : cette action est sans doute de nature chimique, et quelques expériences peuvent faire supposer

1. Bien plus, d'après les dernières recherches de P. Bert, il n'y aurait pas d'acide carbonique en dissolution, c'est-à-dire à l'état libre, dans le sérum; tout l'acide carbonique du sang veineux est combiné aux sels du sérum. Le fait que l'acide carbonique sort facilement du sang dans les appareils à vide, dit P. Bert (Compt. rend. Acad. des sciences, 28 octobre 1878) ne prouve pas que ce gaz se trouve dans le sang à l'état de solution et non à l'état de combinaison, puisque les bicarbonates et les phosphocarbonates se dissocient aisément par le vide. Pour juger la question, P. Bert analyse d'abord un échantillon de sang au moyen de la pompe à extraction des gaz; puis il en agite pendant quelques heures un autre échantillon avec de l'acide carbonique pur, jusqu'à ce qu'il ne se fasse plus d'absorption; faisant alors une nouvelle extraction de gaz, l'expérimentateur défalque du nombre alors trouvé la quantité d'acide carbonique qui, d'après les tables de Bunsen (applicables au sang, suivant Fernet), pourrait à la température ambiante se dissoudre dans le sang : si le chiffre obtenu par cette soustraction est supérieur à celui qui exprimait le volume d'acide carbonique contenu naturellement dans le sang, c'est bien évidemment que les alcalis de ce sang n'étaient pas complètement saturés. C'est précisément ce qui est arrivé dans toutes les expériences entreprises avec cette méthode; jamais il ne s'est trouvé d'acide carbonique dissous ni dans le sang artériel, ni dans le sang veineux. Si donc le sang n'est jamais saturé d'acide carbonique, la sortie de ce gaz pendant la traversée des poumons est un phénomène de dissociation.

que c'est une action analogue à celle des acides dégageant
l'acide carbonique des carbonates. Ce sont ces faits qui donnèrent
lieu à la théorie de Robin et Verdeil d'un *acide pneumique;*
l'existence de cet acide n'a pu être constatée, et du reste on a
vu que toutes les fois que l'oxygène se mêle au sang veineux,
même *in vitro*, dans les expériences, l'acide carbonique se dégage aussitôt : on est donc porté aujourd'hui à admettre que la
combinaison de l'oxygène avec le globule (oxy-hémoglobuline,
dont nous avons étudié les caractères spectroscopiques, p. 207)
joue un rôle analogue à celui d'un *acide* et amène par cela
même le dégagement de l'acide carbonique du sang veineux.
L'absorption de l'oxygène est donc doublement importante dans
la respiration et comme source d'oxygène, et comme cause du
départ de l'acide carbonique antérieurement formé.

D. *De l'asphyxie.* — Les études précédentes nous permettent d'indiquer en quelques mots les divers modes selon
lesquels peut se produire l'*asphyxie*. — Il peut y avoir asphyxie par *privation d'air respirable*, ou par *intoxication*,
c'est-à-dire par absorption de gaz pernicieux.

a. — L'asphyxie par *défaut d'air respirable* peut se produire de deux manières : ou bien parce qu'il n'y a plus
d'oxygène à absorber, ou bien parce que l'acide carbonique
ne peut plus se dégager.

1° Dans une atmosphère qui ne se renouvelle pas, *les
animaux ne meurent que quand ils ont épuisé la plus
grande partie de l'oxygène*, pourvu que l'on enlève tout
l'acide carbonique formé afin d'éviter les troubles dus à son
accumulation ; on voit alors que les reptiles meurent après
avoir utilisé tout l'oxygène, les mammifères quand il ne
reste plus que 2 pour 100 d'oxygène, les oiseaux déjà quand
il n'en reste plus que 4 à 3 pour 100 (Paul Bert). Ces faits
nous rendent compte des troubles éprouvés par les aéro-
nautes ou par les voyageurs dans l'ascension des hautes
montagnes : la diminution de pression extérieure équivaut
à une raréfaction de l'oxygène, par suite la respiration se
fait mal, l'oxygène manque pour entretenir les combustions,
produire de la chaleur et des forces : de là la fatigue, le
refroidissement, la tendance au sommeil. Ces troubles sont
surtout prononcés pendant les ascensions des montagnes

(*mal des montagnes*) et dans les ascensions en ballon. Paul Bert a montré que les modifications de la pression barométrique agissent sur l'organisme par les changements qu'elles apportent dans la tension de l'oxygène ambiant. C'est par ce mécanisme qu'agit la dépression (voy. plus loin comment agit la compression). Quoique l'oxygène soit en très faible partie dissous dans le sérum, et en plus grande proportion combiné avec l'hémoglobine du globule rouge, on observe, sur des chiens, que quand la pression du milieu ambiant diminue, la perte d'oxygène éprouvée par le sang suit presque la loi de Dalton, surtout pour les fortes dépressions [1].

La catastrophe du *Zénith* [2] a rendu cruellement évidente l'influence funeste exercée sur l'organisme humain par la diminution excessive de la pression atmosphérique. M. Jourdanet, qui, après de longues observations recueillies principalement au Mexique, avait mis en avant l'opinion qu'une diminution notable de la pression atmosphérique modifie la composition des gaz qui existent dans le sang, et qu'il en résulterait une sorte d'*anémie* plus ou moins grave selon les climats, a récemment publié ses études sur ce sujet [3]. Selon lui, cet ensemble de sensations douloureuses qui constitue le *mal des montagnes* aurait pour cause principale la diminution de la masse d'oxygène dans le sang, l'anoxyémie, état provenant de la diminution de pression effective de ce gaz dans l'air ambiant. M. Jourdanet indique, comme limite probable des accidents de cette nature, la demi-distance entre le niveau de la mer et le niveau où commencent les neiges éternelles, limite qui sépare les *climats d'altitude* des *climats de montagne*.

Les expériences de Paul Bert ont aussi parfaitement montré que le moyen de combattre les effets de la diminution de pression consiste à respirer de l'oxygène pur; c'est la précaution que prennent aujourd'hui ceux qui s'élèvent en ballon à une grande hauteur. « J'ai la conviction, dit Paul Bert, que Crocé-Spinelli et Sivel vivraient encore, malgré leur séjour si prolongé dans les hautes régions, s'ils avaient pu respirer l'oxygène. Ils auront

1. Paul Bert, Acad. des sciences, 22 mars 1875. — *La pression barométrique*, recherches de physiologie expérimentale, Paris, 1877.
2. Mort de Crocé-Spinelli et Sivel. (Voy. Acad. des sciences, 26 avril 1875, la relation de M. G. Tissandier, seul survivant.)
3. Jourdanet, *Influence de la pression de l'air sur la vie de l'homme*, 2 vol., Paris, 1875.

malheureusement perdu brusquement la faculté de se mouvoir ; les tubes adducteurs de l'air vital auront subitement échappé de leurs mains paralysées. »

Ces faits, avons-nous dit, nous expliquent l'influence qu'exerce sur l'hygiène et la pathologie des habitants des hautes montagnes la faible pression de l'atmosphère au milieu de laquelle ils sont plongés. Ces hommes, ainsi que l'a montré Jourdanet, sont placés dans des conditions d'oxygénation insuffisante : ils sont *anoxyémiques* [1].

2° Si l'on fournit à l'animal enfermé dans un espace clos une quantité toujours suffisante d'oxygène, mais qu'on laisse s'accumuler dans cet espace l'acide carbonique produit par la respiration, on voit les *animaux périr quand la proportion de ce gaz est devenue trop considérable,* dans une mesure très variable selon les espèces. Ce n'est pas que l'acide carbonique soit un *poison,* mais la trop grande quantité de ce gaz (sa trop grande pression) dans le milieu ambiant s'oppose à la sortie de celui qui est dans le sang ; par suite le sang ne peut plus recueillir celui que dégagent les combustions des tissus, et la respiration de ceux-ci se trouve entravée.

Dans l'asphyxie dans une atmosphère confinée, les deux causes précédentes se trouvent réunies : diminution de l'oxygène, augmentation de l'acide carbonique. Ces deux causes de mort paraissent alors agir toutes deux, mais dans des proportions différentes et variables. D'après de nombreuses expériences que nous ne pouvons rapporter ici, Paul Bert arrive à cette conclusion que la mort dans l'air confiné est déterminée chez les animaux à sang chaud par le manque d'oxygène, et chez les animaux à sang froid par la présence en excès de l'acide carbonique [2].

Dans la mort naturelle, quelle qu'en soit la cause, le sang tant artériel que veineux est privé de tout son oxygène. De là cette opinion de P. Bert, un peu paradoxale dans son énoncé, que « l'on meurt toujours d'asphyxie. »

b. —L'asphyxie par intoxication a pour type l'asphyxie

---

1. Jourdanet, *le Mexique et l'Amérique tropicale,* Paris, 1864.
2. Voy. Paul Bert, *Leçons sur la respiration.* Leçons XXVII et XXVIII.

par l'*oxyde de carbone* ; c'est ce gaz qui joue le rôle toxique essentiel dans les asphyxies par la *vapeur de charbon*
(Leblanc). Dans ce cas c'est le globule rouge qui est primitivement atteint ; nous avons déjà vu, en étudiant les caractères spectroscopiques du sang (p. 207), comment l'oxyde
de carbone venait prendre la place de l'oxygène dans l'hémoglobine, et l'on conçoit facilement que cette hémoglobine oxycarbonée devienne impropre à entretenir la
combustion des tissus [1] : aussi dans l'asphyxie par l'oxyde
de carbone y a-t-il abaissement de la température (Cl. Bernard). On voit qu'en somme cette asphyxie se réduit à une
privation d'oxygène ; mais cette privation a un autre mécanisme que précédemment, elle est due uniquement à ce que
le globule sanguin ne peut plus être le véhicule de ce
gaz [2].

L'oxyde de carbone n'est pas un agent qui porte directement une action toxique sur les tissus, car Paul Bert a
démontré que la présence de ce gaz ne modifie en rien les
échanges gazeux qui constituent la respiration élémentaire
des tissus au contact de l'oxygène.

Il est des gaz qui vont agir directement comme principes
toxiques sur les éléments anatomiques ; ces faits ne sont
plus des cas d'*asphyxie* proprement dite, au point de vue
de la *respiration :* ce sont des empoisonnements produits

---

1. La rapidité avec laquelle se fait cette intoxication est très grande ;
il résulte des expériences que Gréhant a pratiquées sur des chiens,
que chez un animal qui respire de l'air contenant un dixième d'oxyde
de carbone, le sang artériel, entre la 10e et la 25e seconde, renferme
déjà 4 p. 100 d'oxyde de carbone, et seulement 14 p. 100 d'oxygène ; qu'entre une minute quinze secondes et une minute trente
secondes, l'oxyde de carbone se trouve dans le sang en très forte
proportion (18,4 p. 100), tandis que la quantité de l'oxygène a diminué encore davantage, et se trouve réduite à 4 p. 100. Il est donc
permis de conclure, avec Gréhant, que si un homme pénètre dans un
milieu fortement chargé d'oxyde de carbone, le poison gazeux est dès
la première minute absorbé par le sang artériel, c'est-à-dire qu'il
prend presque instantanément la place de l'oxygène dans le globule,
et rend celui-ci incapable d'absorber de l'oxygène.
2. Voy. Cl. Bernard, *Leçons sur les anesthésies et sur l'asphyxie,*
Paris, 1875.

par un agent gazeux: tels sont par exemple les composés du cyanogène.

Les recherches de P. Bert sur l'influence de l'air comprimé l'ont amené à la découverte de ce fait bien singulier et bien inattendu, que l'oxygène suffisamment condensé exerce une action toxique[1]. Lorsqu'on place un animal, un chien, par exemple, dans de l'oxygène pur à la pression de 5 ou 6 atmosphères, ou, ce qui revient au même, dans de l'air ordinaire à la pression de 20 atmosphères, l'animal présente des symptômes véritablement effrayants, consistant en des attaques de convulsions toniques, analogues à celles que produit la strychnine, et qui alternent avec des convulsions cloniques. Ces accidents débutent dès que le sang artériel du chien, au lieu de la proportion normale de 18 à 20 centim. cubes d'oxygène par 100 centim. cubes, en contient 28 ou 30. Si la proportion atteint 35 cent. cubes, la mort est la règle. Chose remarquable, les accidents convulsifs continuent alors que l'animal est ramené à l'air libre et que son sang ne renferme plus que la quantité normale d'oxygène. L'oxygène est donc un poison du système nerveux qui amène un abaissement notable de température, indice d'un trouble profond dans les phénomènes généraux de la nutrition. — Le sang ici joue seulement le rôle d'un véhicule allant porter le poison aux tissus. Cette circonstance explique pourquoi l'empoisonnement apparaît plus lentement par l'effet de la compression, alors que la masse du véhicule qui sert d'intermédiaire, c'est-à-dire du sang, a été diminuée, par une saignée copieuse par exemple.

Cette action sur le système nerveux, exercée par l'oxygène en excès, se produit non seulement chez les vertébrés aériens, mais aussi chez les poissons qu'on voit périr quand l'eau renferme plus de 10 volumes d'oxygène. Les invertébrés eux-mêmes ne jouissent d'aucune immunité relativement à l'action toxique de l'air comprimé. M. P. Bert s'est appliqué à rechercher la nature de l'altération produite dans les phénomènes nutritifs sous l'influence d'un excès d'oxygène. Les manifestations les plus frappantes sont une diminution des phénomènes d'oxydation occasionnés par une moindre absorption d'oxygène pendant l'intoxication, un abaissement de la proportion de l'acide carbonique contenu dans le sang

1. Paul Bert, *Leçons sur la physiologie comparée de la respiration*, Paris, 1870.

puis une diminution dans la production de l'urée. L'abaissement de température est un corollaire naturel de cette réduction de tous les processus chimiques consécutifs à la fixation de l'oxygène dans l'organisme. C'est ainsi que P. Bert a constaté, dans une atmosphère d'oxygène comprimé, le ralentissement ou même la cessation d'un grand nombre de phénomènes chimiques du groupe des fermentations, dont le résultat final est soit une oxydation, soit un dédoublement, soit encore une simple hydratation. Paul Bert a donc été amené à cette conclusion générale que l'air comprimé à un certain degré tue rapidement tous les êtres vivants, et que cette action redoutable est due non à la *pression* de l'air considéré comme agent physico-mécanique, mais à la *tension* de l'oxygène comprimé. En effet, il a démontré que sous l'influence de l'oxygène à forte tension, les combustions corrélatives au mouvement vital sont diminuées ou même supprimées; qu'en un mot une oxygénation trop forte des tissus en empêche l'oxydation[1].

E. *Résultats généraux de la respiration.* — L'échange gazeux au niveau des poumons n'est donc que la résultante des produits des respirations (combustions) partielles qui se passent au niveau des différents départements de l'organisme : or, comme respirer c'est vivre, c'est fonctionner, la grandeur des échanges gazeux pulmonaires nous donne la mesure de la vie, de l'énergie, du fonctionnement de l'organisme en général. Aussi remarque-t-on, selon les circonstances, des variations assez considérables dans les quantités d'oxygène absorbé et d'acide carbonique exhalé; ainsi on a pu établir que ces échanges sont en raison directe de l'activité des organes; qu'ils sont plus considérables dans la veille que dans le sommeil; qu'après le repas on absorbe plus d'oxygène et exhale plus d'acide carbonique; que le mouvement et en général le travail musculaire amènent ces

1. Paul Bert, Compt. rendus de l'Acad. des sciences, passim de 1871 à 1875, et *Recherches expérimentales sur l'influence que les modifications de pression barométrique exercent sur les phénomènes de la vie*, Paris, 1874. (*Annal. des sc. nat.*). — *La pression barométrique*, recherches de physiologie expérimentale, Paris, 1877.

échanges à leur plus haut degré ; que le travail intellectuel les augmente aussi, puisque les globules nerveux et les éléments nerveux en général consomment de l'oxygène comme tous les autres éléments et surtout au moment de leur fonctionnement.

On dirait même que, de tous les tissus, celui qui a le plus besoin de l'oxygène, c'est-à-dire du sang artériel, c'est le tissu nerveux ; les premiers symptômes de *l'asphyxie* sont des troubles nerveux, tintements des oreilles, obscurcissement de la vue, troubles intellectuels, perte de la connaissance, troubles qui siègent d'abord dans la partie céphalique du système céphalo-rachidien ; les réflexes de nature médullaire se produisent encore quelque temps (mouvements de défense, de fuite, de natation ; excrétion des matières fécales, de l'urine, du sperme, etc.), mais ne tardent pas à disparaître aussi. Il semble qu'au moment de l'asphyxie, l'acide carbonique accumulé dans le sang agit par sa présence sur les centres nerveux et les excite : c'est ainsi qu'alors on voit certaines facultés psychiques portées au plus haut degré, par exemple la mémoire, et l'on sait, par des noyés revenus à la vie, qu'au moment de l'asphyxie cette faculté atteint son maximum, et qu'en pareil cas on voit repasser devant ses yeux, en moins de quelques secondes, et avec une prodigieuse netteté, toute la série des événements qui se sont passés dans la vie et dont on croirait souvent toute trace éteinte dans les organes de la pensée et du souvenir[1]. Cette excitation, produite par l'excès d'acide

---

[1]. Brown-Séquard a depuis longtemps attiré l'attention des physiologistes sur cette *action excitante de l'acide carbonique* (voy. *Journal de physiologie*, année 1858 et suiv.); on la constate surtout sur les muscles (lisses ou striés), qu'on voit se contracter très vivement chez les animaux asphyxiés par strangulation; c'est à une cause semblable qu'il faut attribuer les mouvements observés *post mortem*, et les attitudes parfois bizarres prises spontanément par des cadavres (observées surtout chez les cholériques). — Enfin Cl. Bernard a montré dernièrement que chez les animaux asphyxiés par l'acide carbonique (strangulation) il y a une *élévation de température pendant tout le temps que dure l'asphyxie*, et que cette production de chaleur a surtout son siège dans les système musculaire (excité sans doute par CO^2) et s'y produit, comme toujours, par des phénomènes chimiques de combus-

carbonique, se localise surtout dans les centres nerveux qui président à la respiration (et que nous étudierons bientôt : Bulbe), et alors la respiration surexcitée se précipite et prend une forme remarquable par son énergie : c'est ce qu'on observe dans les cas de dyspnée. Au contraire, quand le sang est très oxygéné, le besoin (central) de respirer se fait moins vivement sentir, et la respiration devient nulle ou insensible : si par exemple on pratique sur un animal la respiration artificielle, de façon à suroxygéner son sang, le besoin de respirer ne se produit plus dans les centres nerveux (bulbe) que l'acide carbonique n'excite plus, et la respiration spontanée ne se manifeste plus que peu, ou même pas du tout. Il en est de même pour l'homme qui fait successivement et rapidement plusieurs respirations très intenses : le sang est saturé d'oxygène, très pauvre en acide carbonique, et l'on peut alors rester un certain temps sans éprouver le besoin de respirer ; c'est ainsi que les plongeurs après de rapides, nombreuses et profondes respirations, peuvent séjourner un certain temps au fond de l'eau, sans souffrir alors de l'arrêt complet de leur respiration.

Nous voyons que les échanges gazeux ont une grande influence sur le fonctionnement des centres nerveux, et particulièrement du centre nerveux respiratoire, et qu'il faudra tenir compte de ces faits lorsque nous étudierons les rapports du système nerveux avec la production des phénomènes mécaniques de la respiration.

Si nous revenons à l'étude des conditions qui augmentent ou diminuent la respiration des tissus, ou plutôt la grandeur des échanges gazeux au niveau du poumon, nous retrouverons encore des différences suivant les constitutions,

---

tion, exagérés par suite des conditions mêmes de l'asphyxie, qui détermine des convulsions. Dans ces cas le muscle épuise complètement l'oxygène du sang, qui fournit ainsi un aliment aux phénomènes exagérés et par suite à la calorification (Cl. Bernard. Cours 1872). C'est ainsi qu'il faut expliquer l'*élévation de la température observée sur des cadavres*, peu de temps après la mort (surtout encore chez les cholériques), élévation de température dont on avait contesté la réalité, mais qui est parfaitement démontrée, et qui ne présente plus rien d'étonnant aujourd'hui qu'on peut facilement se rendre compte de son mécanisme.

les âges et les sexes : un individu robuste produit plus d'acide carbonique en un temps donné qu'un homme de constitution grêle; l'enfant en produit également plus que l'adulte à poids égal[1], ce qui est en rapport avec les phénomènes de développement, de vie plus active qui se passent en lui. Parmi les conditions qui influent sur la quantité d'acide carbonique exhalé par la respiration, l'une des plus curieuses est l'influence du sexe, et de la menstruation chez la femme. D'après les recherches d'Andral et de Gavarret, la quantité d'acide carbonique exhalé par l'homme va en augmentant jusqu'à 30 ans, et diminue ensuite avec l'âge. Chez la femme, la quantité de carbone expiré va en augmentant jusqu'à l'époque de la puberté, jusqu'à l'apparition des premières règles : à partir de ce moment elle reste stationnaire jusqu'à la ménopause, pour augmenter ensuite pendant un temps assez court et suivre alors la même marche décroissante que chez le vieillard. C'est que sans doute, à chaque flux cataménial, une notable quantité de matériaux sortent de l'économie avec le sang des règles. Ces matériaux ne sont pas soustraits à l'oxygène, mais les produits de leur combustion incomplète sont éliminés en dehors des échanges gazeux de la respiration : et en effet, pendant le cours de la grossesse, les règles étant supprimées, la quantité de carbone exhalé par l'appareil respira-

1. Cela est vrai pour l'enfant, mais non pour l'enfant nouveau-né, pour le fœtus. Les tissus de celui-ci sont le siège de combustions bien moins actives : par exemple les muscles des animaux nouveau-nés consomment, à poids égal, et dans le même temps, une quantité d'oxygène beaucoup moindre que ne le font ceux des animaux adultes (dans la proportion de 29 à 47 — Paul Bert). C'est par la découverte de ce fait que Paul Bert a pu expliquer la résistance des nouveau-nés à l'asphyxie. On sait que des petits chiens naissants peuvent rester une demi-heure immergés dans l'eau tiède, et en être retirés vivants : on les voit de même résister beaucoup plus longtemps à la strangulation, à une saignée abondante, etc. On ne peut donc expliquer cette particularité par des restes de la disposition fœtale de la circulation, puisqu'elle persiste alors même que la circulation est réduite à néant par une saignée à blanc. Cette résistance du nouveau-né s'explique uniquement par une résistance plus grande de ses éléments anatomiques, qui, consommant moins d'oxygène, peuvent plus longtemps en être privés sans que leur mort s'ensuive.

toire augmente notablement, pour retomber plus tard avec le retour de la menstruation[1].

Comme résultat moyen de la respiration, on admet que l'homme adulte excrète par 24 heures 850 gr. d'acide carbonique (voy. p. 452), ce qui fait en volume à peu près 400 litres. La connaissance de ce chiffre a un résultat pratique qui sera de nous enseigner combien il faut d'air pur pour suffire à la consommation d'un homme adulte de vigueur moyenne. On admet qu'une proportion d'acide carbonique de 4/1000 dans l'air respiré est déjà nuisible. Or si nous rendons en 24 heures 400 litres d'acide carbonique, cela fait par heure 16 litres, c'est-à-dire précisément de quoi vicier 4 m. cubes ($\frac{16}{4000} = \frac{4}{1000}$). Il faut donc au moins 4 m. cubes d'air par heure pour suffire à notre respiration. Mais tenant compte des diverses combustions et décompositions qui se produisent autour de nous et qui contribuent largement à vicier l'air, les hygiénistes ont plus que doublé ce nombre et il est généralement admis que pour que toutes les conditions de l'hygiène soient remplies, un *homme doit disposer de* 10 *mètres cubes d'air pur par heure.*

V. — INFLUENCE DU SYSTÈME NERVEUX SUR LA RESPIRATION.

1° *Centre nerveux respiratoire.* — Les phénomènes mécaniques de la respiration (inspiration et expiration) sont des actes réflexes dont le centre nerveux se trouve dans le bulbe, au niveau de la substance grise du quatrième ventricule, près de l'origine du pneumogastrique et du spinal. Déjà Galien avait signalé l'importance de ce point, et la cessation subite de la respiration, c'est-à-dire de la vie, après les lésions du bulbe; mais les recherches de Legallois et de Flourens[1] ont permis de préciser davantage la situation de ce *point* ou *nœud vital.*

---

1. Andral et Gavarret, *Recherches sur la quantité d'acide carbonique exhalé par le poumon dans l'espèce humaine* (Annal. de chimie et de physique, 1843).
2. Voy. Flourens, *Recherches expérimentales sur le système nerveux,* 1842, p. 196.

Ce centre est placé près de ceux des nerfs moteurs de
la langue (gr. hypoglosse), des lèvres (noyau inférieur du
facial) et des fibres cardiaques du spinal et du pneumogastrique. La *paralysie labio-glosso-laryngée*, si bien étudiée
par Duchenne (de Boulogne), frappe successivement ces
centres : généralement la langue est la première affectée ;
quelques mois plus tard les muscles du palais sont atteints;
puis l'orbiculaire des lèvres; surviennent ensuite des *accès
de suffocation* et des syncopes [1].

Nous avons déjà vu que le sang, par sa richesse en oxygène ou en acide carbonique, peut directement influencer
ce centre respiratoire, et que notamment la présence d'un
excès d'acide carbonique en contact avec la substance grise
(V du 4e ventricule) de ce centre nerveux, constitue au plus
haut degré le *besoin de respirer*. Le premier mouvement
respiratoire du fœtus est sans doute produit par l'effet de
l'interruption subite de la respiration placentaire, d'où une
accumulation dans le sang d'acide carbonique qui vient directement exciter le centre nerveux respiratoire [2]. Mais la
plupart du temps la respiration est le résultat d'un simple
réflexe, dont cette substance grise forme le centre, et qui
nous présente de plus à considérer des nerfs centripètes et
des nerfs centrifuges.

2° *Voies centripètes*. — Les nerfs centripètes de la respiration sont tout d'abord les *pneumogastriques*, qui aboutissent au bulbe rachidien au niveau du *nœud vital ;* mais
il faut ajouter à ces nerfs *le plus grand nombre des nerfs
sensitifs de la peau*.

Les *pneumogastriques* transmettent au centre nerveux
les impressions sensitives vagues de la surface pulmonaire,

1. Duchenne (de Boulogne), *De l'électrisation localisée*, 3e édit., 1872,
p. 564.
2. Mais il ne faudrait pas croire que l'acide carbonique seul suffit
pour amener la respiration : nous savons que les éléments des centres
nerveux consomment de l'oxygène, comme les autres éléments des
autres tissus lorsqu'ils fonctionnent. De sorte que la présence dans le
sang d'une grande quantité d'acide carbonique ne pourra produire
aucun mouvement respiratoire, si, par l'absence d'oxygène, l'irritabilité
de la substance grise du 4e ventricule a disparu, comme dans l'asphyxie.

impressions qui constituent le besoin de respirer. Si après
avoir coupé le *pneumogastrique* au-dessus de la racine du
poumon on vient à exciter son *bout central*, on voit les
mouvements respiratoires devenir plus intenses, plus rapides, et bientôt même, si l'excitation est très forte, les contractions du diaphragme se transformer en un véritable tétanos, de sorte que les animaux meurent par arrêts de la
respiration dans un état d'inspiration tétanique. — Un des
filets du pneumogastrique paraît avoir une action centripète
toute spéciale sur le réflexe respiratoire : c'est le *laryngé
supérieur*, qui paraît surtout donner lieu, à l'inverse du
tronc pneumogastrique, à des phénomènes *expirateurs:*
ainsi, si l'on sectionne ce nerf et que l'on excite son extrémité supérieure (centrale), on voit l'expiration se produire
avec une grande énergie, et, si l'excitation est très forte,
les animaux succomber dans une sorte de tétanos des muscles expirateurs. Un phénomène analogue se passe dans l'affection connue sous le nom de *coqueluche*, qui n'est qu'une
névrose du laryngé supérieur, en ce sens qu'elle excite ce
nerf et porte à l'excès les mouvements d'expiration. Comme
dans l'expiration le diaphragme reste passif, on le voit, lors
de l'excitation centripète du laryngé supérieur, demeurer
complètement relâché, de sorte qu'à ce point de vue le laryngé supérieur a pu être considéré comme un *nerf modérateur centripète de la respiration*.

Cependant le pneumogastrique et sa branche laryngée
supérieure ne sont pas les seuls nerfs centripètes de la
respiration : en effet, quand on les a sectionnés, la respiration ne s'arrête pas complètement, quoiqu'elle change de
rythme. Il y a d'autres voies sensitives, qui viennent mettre en jeu le centre respiratoire, et d'autres surfaces que la
surface pulmonaire, servant de départ à ces nerfs centripètes.
C'est la peau et ses nerfs qui jouent ce rôle. Pour expéri-
menter sur ces derniers conducteurs centripètes, il est impossible de couper tous les nerfs de la peau, mais on peut
du moins soustraire la surface cutanée à toute impression
extérieure, et particulièrement à l'impression de l'air ou
de l'eau, car ce dernier milieu ambiant paraît également
propre par son contact à impressionner les nerfs centripètes

de la respiration. Si l'on couvre la peau d'un enduit imperméable, d'un vernis, on voit aussitôt la respiration s'affaiblir, se ralentir, s'arrêter même parfois, et en tous cas devenir insuffisante : l'oxygène n'est plus fourni en quantité suffisante, les combustions se ralentissent, l'animal se refroidit et meurt ; on a souvent employé ce moyen dans les laboratoires de physiologie pour transformer un animal à sang chaud en animal à sang froid, par un refroidissement lent et graduel. — Quelques cas accidentels ont permis de constater sur l'homme des états tout semblables, après destruction d'une grande partie ou de la presque totalité de la peau. Dans nos villes de grandes brasseries, il n'arrive que trop souvent qu'un garçon brasseur tombe dans une des immenses chaudières de ces établissements : retiré très vite, il n'en présente pas moins une brulûre, parfois légère, mais en tous cas très étendue et qui a profondément modifié la peau au point de vue nerveux, comme cela arrive pour la sensibilité de toutes les surfaces dont l'épithélium est altéré. Dans quelques cas de ce genre nous avons pu observer que la respiration ne se continue avec son ampleur et son intensité normales que grâce à l'intervention de la *volonté*. Le patient respire alors parce qu'il veut respirer, et le réflexe physiologique étant insuffisant par défaut dans les voies centripètes, les mouvements du thorax ne présentent plus ni leur forme rythmique ni leur apparente spontanéité normale ; mais si le malade *oublie de respirer*, les mouvements du thorax deviennent lents et faibles comme chez les animaux enduits d'un vernis ; la température du corps s'abaisse, et n'est maintenue que par l'action de la volonté sur la respiration. Il est évident qu'ici une des sources, la *source cutanée*, si l'on peut ainsi s'exprimer, du réflexe respiratoire, a été supprimée, et que l'action du pneumogastrique seul est devenue insuffisante pour provoquer l'action du système nerveux central. La volonté supplée à ce manque d'impulsion extérieure, jusqu'à ce que les malheureux soumis à cet étrange supplice succombent enfin à la fatigue et s'endorment. La respiration devient alors assez faible pour amener un refroidissement considérable et finalement la mort [1].

---

1. De même que le pneumogastrique seul ne suffit plus à provoquer

Le rôle de la peau dans la respiration nous est encore démontré par un grand nombre de pratiques médicales devenues tout à fait vulgaires, et qui consistent à rappeler et à exciter les mouvements respiratoires par des irritants portés sur la peau : telles sont les frictions, les affusions d'eau froide, les cautérisations, moyens plus énergiques qui parviennent parfois à rappeler les noyés à la vie ; telles sont encore les diverses pratiques par lesquelles on détermine chez le nouveau-né le premier mouvement d'inspiration, parfois lent et paresseux à se produire, etc., etc.

3° *Voies centrifuges.* — Les voies centrifuges du réflexe respiratoire ont à peine besoin d'être indiquées ici ; l'anatomie nous montre assez ce que sont tous les nerfs moteurs qui se détachent des parties cervicale et dorsale de la moelle pour se rendre aux muscles des parois thoraciques ; signalons seulement, comme plus remarquable, le nerf *phrénique*, qui se détache du *plexus cervical* pour aller innerver le diaphragme ; aussi peut-on, par des sections de la moelle au-dessous de l'origine de ce nerf, paralyser tous les muscles respiratoires, et ne laisser fonctionner que le diaphragme, qui à la rigueur peut suffire à lui seul à la respiration.

II. — Chaleur animale.

L'étude que nous avons faite des phénomènes pulmonaires, de la respiration des tissus et de la température du

---

la respiration lorsque les impressions amenées par les nerfs cutanés sont supprimées, de même les nerfs cutanés seuls ne suffisent pas à entretenir le réflexe, lorsque les pneumogastriques sont coupés. C'est sans doute à cette cause qu'il faut attribuer la mort des animaux chez lesquels on a sectionné les nerfs vagues. Les physiologistes ont cherché dans l'estomac, dans le cœur, dans le poumon, la cause de la mort qui suit si fatalement cette opération : de nombreuses expériences prouvent que ce sont surtout les troubles pulmonaires qui sont en jeu ; et comme on a vu souvent des animaux, dont les deux pneumogastriques avaient été coupés, mourir en quelques jours sans que l'autopsie vînt révéler aucune altération pulmonaire, il faut attribuer la mort uniquement à la suppression des filets sensitifs ou centripètes des pneumogastriques. (Voy. Paul Bert, *Leçons sur la physiologie comparée de la respiration*, p. 496.)

sang, nous permettra d'étudier rapidement la question de
la chaleur animale, question dont nous connaissons déjà
les données fondamentales, et qui n'a besoin que d'être
complétée par quelques détails spéciaux.

Il est un fait connu depuis longtemps, c'est que la température des animaux supérieurs est indépendante jusqu'à
un certain point de la température ambiante : on appelle
ces animaux des animaux à *température constante ;* ce
sont les mammifères et les oiseaux. Dans les autres groupes du règne animal, la température du corps suit plus ou
moins les variations de température extérieure : ce sont des
animaux à *température variable.* On a encore appelé, mais
moins heureusement, les premiers, *animaux à sang chaud ;*
les seconds, *animaux à sang froid*[1].

Chez l'homme la température est constante : un thermo-

1. « Chez les animaux à sang chaud et chez les animaux à sang
froid, il existe des différences dans les propriétés physiologiques des
muscles et des nerfs, différences qui peuvent être du reste le fait de
l'influence des modificateurs ambiants. C'est ainsi que les muscles et
les nerfs d'une marmotte engourdie, ou ceux d'un lapin placé dans
certaines conditions (refroidissement lent) qui le font ressembler à un
animal à sang froid, sont tout à fait semblables à ceux d'une grenouille
ou d'une tortue observées pendant l'hiver. Chez les animaux engourdis,
la propagation de l'excitation nerveuse se fait lentement, et la contraction musculaire dure après que l'excitation du nerf a cessé, tandis
que, chez les animaux non engourdis, la contraction musculaire se fait
rapidement au moment de l'excitation et cesse avec elle. Mais la modification spéciale que le froid produit dans les muscles et dans les
nerfs des animaux peut résulter d'autres conditions. Chez les animaux
à sang chaud on trouve en effet que les nerfs et les muscles appartenant aux systèmes du grand sympathique, se comportent comme les
muscles et les nerfs du système cérébro-spinal engourdi... Il est probable que là cet engourdissement normal ou physiologique des muscles
et des nerfs dépend d'une organisation histologique moins parfaite,
qui coïncide avec une excitabilité ou une irritabilité plus faible de la
matière organique. » (Cl. Bernard, *De la physiologie générale,* 1872,
p. 249.) Legros a observé pendant l'hibernation, chez le loir, des phénomènes qui montrent de plus en plus l'identité des animaux à sang
froid et des animaux en hibernation. Il se passe chez ces derniers des
phénomènes de réintégration qui n'ont jamais lieu pendant la veille.
Si, dans cet état, par exemple, on coupe la queue à l'animal, elle
peut repousser. (Voy. P. Bert, *Recherches expérimentales pour servir
à l'histoire de la vitalité propre des tissus animaux,* 1866.)

27.

mètre placé dans l'aisselle donne constamment la température de 37° environ; si on pénètre plus profondément dans l'économie, on trouve que la température augmente légèrement : dans les extrémités, exposées à des déperditions considérables, la température est un peu plus basse.

Pour maintenir ainsi la température du corps et résister aux influences de la température ambiante, l'économie produit de la chaleur, d'une part, et d'autre part possède des moyens énergiques pour éliminer la chaleur en excès.

Aujourd'hui il est bien démontré que les sources de la chaleur animale sont les combustions qui se produisent dans l'organisme : nous brûlons, au moyen de l'oxygène fourni par la respiration, le carbone et l'hydrogène des aliments ou de nos propres tissus (inanition). On sait que la capacité calorifique du carbone est de 8 000 calories, celle de l'hydrogène de 34 000, c'est-à-dire que pour passer à l'état d'acide carbonique ou d'eau, une unité de chacun de ces corps produit une quantité de chaleur capable d'élever de 0° à 100° le premier 80 kilogr., le second 340 kilogr. d'eau.

La chaleur produite par l'organisme humain en 24 heures peut être évaluée de 2 700 à 3 250 calories en moyenne (on appelle calorie ou unité de chaleur la quantité de chaleur nécessaire pour élever la température de 1 kilogr. d'eau de 0° à 1 degré), ce qui donne 112 calories par heure.

L'organisme humain produit environ 112 calories par heure pendant le repos, et 271 pendant le mouvement (Hirn); d'après Helmholtz, le chiffre de calories formées par heure pendant le sommeil tombe à 36 environ.

On voit que nous pouvons produire des quantités considérables de chaleur en 24 heures, et que ces quantités seront d'autant plus élevées que la nutrition sera plus active, les aliments plus abondants et plus riches en carbone et en hydrogène : aussi la nourriture des habitants des pays froids doit-elle être bien plus riche que celle des habitants des régions tropicales, et surtout beaucoup plus riche en hydrocarbures peu oxygénés, comme les graisses que les Lapons absorbent en si grande abondance.

La chaleur ainsi produite sert à maintenir le corps à 37°, à élever à cette température les boissons introduites, etc.

Le calcul, appliqué aux résultats de l'expérience, donne quelque chose de satisfaisant et amène à ce fait que la chaleur produite par la combustion de l'hydrogène et du carbone des aliments suffit pour rendre compte de toute la chaleur animale : dans le cas de variation de cette chaleur il a toujours été constaté qu'on avait introduit dans l'économie animale des quantités de matières combustibles en plus ou en moins.

Quant aux lieux précis où se produisent ces combustions, nous avons vu, à propros de la respiration, que ce n'est point au niveau du poumon, mais bien au niveau des capillaires, dans l'intimité des tissus [1]. Nous savons de plus que le sang veineux est en général le plus chaud, puisque en de-

---

1. Cl. Bernard s'est attaché à déterminer la *topographie* de la chaleur dans les différents troncs de l'arbre artério-veineux. Pour cette recherche il s'est servi d'appareils thermo-électriques sensibles à 1/50ᵉ de degré, et formés d'aiguilles soudées placées dans une bougie de gomme élastique. L'expérience se fait avec ces appareils de la manière suivante : sur un chien, l'artère et la veine crurale étant découvertes, dans la région inguinale, on introduit dans chaque vaisseau une bougie munie de l'aiguille thermo-électrique : à quelque profondeur que l'on pousse la sonde introduite dans l'artère, on trouve que la température est constante dans ce vaisseau, aussi bien que dans l'iliaque, dans l'aorte abdominale, thoracique, jusqu'au ventricule gauche. Au contraire, à mesure qu'on enfonce la sonde qui est placée dans la veine, on voit la température s'élever peu à peu, à mesure que l'extrémité de la sonde arrive dans les parties de la veine cave plus rapprochées du diaphragme. C'est lorsque cette extrémité est arrivée au niveau du diaphragme, que l'on constate la température la plus élevée : en ce point les veines sus-hépatiques viennent se jeter dans la veine cave inférieure. — Cette expérience, modifiée de diverses manières, donne toujours des résultats concordant avec la théorie qui place dans le système capillaire la production de la chaleur animale : si le sang des veines périphériques (surtout des veines superficielles des membres) est plus froid que le sang artériel, c'est qu'il y a une déperdition de calorique qui en diminue la température, lorsqu'on examine, au contraire, comme dans les expériences types que nous venons de rappeler, le sang des veines sus-hépatiques, qui n'a point subi cette perte de chaleur, on y trouve l'excès de température que la théorie devait faire admettre. Si pendant l'expérience l'animal s'agite, la température du sang veineux augmente (la contraction musculaire a produit de la chaleur). (Voy. Cl. Bernard, *Leçons sur la chaleur animale, sur les effets de la chaleur et sur la fièvre*. Paris, 1876, et *Physiologie opératoire*, 1879.)

venant artériel au contact de l'air pulmonaire, il subit en
même temps un léger refroidissement. Plus la combustion
est vive dans un organe, plus le sang veineux qui en sort
est chargé de chaleur, témoin le sang des veines sus-hépatiques et le sang veineux d'un muscle en contraction. Tout
le monde est d'accord aujourd'hui sur la complexité des
phénomènes qui produisent la chaleur animale. Ce qui divise les physiologistes, c'est l'importance comparative des
réactions dont le sang est le siège, et de celles qui se passent dans l'intimité des tissus. Pasteur, Blondeau, Camille
Saint-Pierre accordent la prépondérance aux premières
(voy. *Moniteur scientifique* du Dr Quesneville, août et
novembre 1872). Bernard reconnaît à peu près exclusivement, nous ne dirons pas l'importance, mais l'existence des
secondes. Pour lui, c'est dans la profondeur des organes,
au contact des éléments histologiques, que la chaleur s'en-
gendre par les réactions chimiques dont s'accompagne leur
nutrition et leur fonctionnement. Et ces réactions sont infiniment complexes : elles peuvent être des dédoublements,
des fermentations, etc.

Mais on a cherché à localiser encore avec plus de précision le
lieu des combustions : se produisent-elles dans les éléments histologiques eux-mêmes, ou bien dans les capillaires qui sont en
contact avec les éléments histologiques? Sur cette question les
physiologistes allemands, qui en ont fait une étude particulière,
sont divisés en deux écoles : 1° Pour Ludwig et ses élèves, c'est
dans l'intérieur des capillaires que se passe l'acte d'oxydation
et la production d'acide carbonique. Les arguments invoqués en
faveur de cette manière de voir reposent surtout sur les analyses
récentes des *gaz de la lymphe* par Hammarsten : elles montrent
que ce liquide, qui charrie directement les produits de désintégration des tissus, renferme moins d'acide carbonique que le
sang veineux. D'où cette conclusion que l'acide carbonique ne
se produit pas au niveau même des éléments histologiques.
2° Pfluger pense que la tension de l'acide carbonique dans la
lymphe ne nous donne pas la mesure exacte de la tension de ce
gaz dans les éléments histologiques eux-mêmes. Pour mesurer
aussi directement que possible cette tension, Pfluger s'adresse
aux sécrétions normales de l'économie (bile, salive), qui, résultant directement de la fonte des éléments cellulaires, doivent

représenter exactement le contenu de ceux-ci en acide carbonique. Or, dans tous ces produits de sécrétion, la tension de l'acide carbonique est bien plus considérable que dans le sang veineux. Pflüger en conclut que l'acide carbonique se forme dans les tissus et non dans le sang, et que le siège précis des combustions respiratoires se trouve dans l'intimité de ces derniers.

La chaleur ainsi produite dans toutes les parties de l'économie, et plus spécialement dans quelques foyers internes (foie), est régulièrement répartie dans le corps par la circulation du sang : aussi plus une partie est vasculaire, plus la circulation y est active, et plus la température de cette partie se rapproche du maximum qu'elle puisse atteindre ; en plusieurs régions (choroïde, articulations, etc.), la richesse vasculaire n'a pas d'autre but à remplir que la caléfaction (voyez *Circulation* et *Vaso-moteurs*).

Des déperditions de chaleur se font par la surface du corps quand le milieu ambiant est d'une température inférieure à la nôtre ; mais l'économie présente plusieurs dispositions éminemment aptes à diminuer les fâcheux résultats de ce rayonnement. Le corps tout entier est revêtu par une enveloppe cornée constituée par les couches superficielles de l'épiderme. De plus, la plupart des régions du corps sont couvertes de duvet, de poils, qui tiennent emprisonnée une couche d'air formant un revêtement aussi mauvais conducteur du calorique que les couches épidermiques. Enfin dans le derme on trouve une couche spéciale (voir, pour toutes ces parties, *Physiologie du tégument externe*) nommée *pannicule adipeux*, formée de cellules pleines de graisse, et qui constituent une enveloppe protectrice au point de vue calorifique, d'autant plus développée que la perte de chaleur serait plus facile (par exemple chez le nouveau-né, chez les animaux des contrées glaciales). Nous avons de plus des courants sanguins nombreux et considérables qui circulent avec beaucoup plus d'activité que ne le nécessite la nutrition, dans les parties particulièrement exposées au refroidissement, comme le pavillon de l'oreille, la face (le nez en particulier), la main et l'extrémité des doigts, et qui augmentent considérablement la chaleur de ces parties.

Il est plus difficile à l'organisme de lutter contre les élévations exagérées de la température extérieure. Nous retrouvons utilisés dans ce même but les organes cités précédemment et doués d'un faible pouvoir conducteur, comme les couches épidermiques, l'air emprisonné par les revêtements pileux, le pannicule adipeux lui-même. Mais ce qui agit surtout pour lutter contre une trop grande élévation de température, ce sont les phénomènes d'évaporation qui se produisent au niveau du poumon et de la surface cutanée.

Pour ce qui est du poumon, nous savons qu'en général, tandis que les 10 mètres cubes d'air inspirés par 24 heures ne contiennent que 50 à 60 grammes de vapeur d'eau, l'air expiré en renferme en moyenne 300 à 400 grammes, et souvent plus; or, le calcul démontre que nous perdons facilement 200 à 300 calories employées à mettre cette eau à l'état de vapeur à 35 ou 36° (température de l'air expiré); cette déperdition de calorique peut être portée beaucoup plus loin, et par exemple chez les animaux qui, comme le chien, ne jouissent guère que de la transpiration polmonaire, elle peut représenter le principal moyen d'équilibre de la chaleur intérieure, quand celle-ci tendrait à s'élever trop haut, comme dans les exercices violents, dans la course, etc.

Mais, chez l'homme, c'est surtout l'évaporation au niveau de la surface cutanée, l'évaporation de la sueur, qui nous permet de lutter contre l'excès de chaleur. Nous traiterons plus longuement ce sujet en étudiant les fonctions de la peau et principalement la sécrétion des *glandes sudoripares*; qu'il nous suffise de signaler ici que cette fonction de l'exhalation cutanée nous permet seule d'expliquer la plus facile résistance aux chaleurs sèches qu'aux chaleurs humides: contre ces dernières nous pouvons à peine lutter par l'évaporation, puisque le milieu ambiant est déjà presque saturé de vapeur d'eau; on connaît des exemples étonnants de neutralisation d'une chaleur extérieure énorme, grâce à une sudation violente et à une évaporation considérable de sa sueur : c'est ainsi qu'on cite des exemples d'individu

ayant résisté pendant 19 minutes et plus à une température de 130 degrés. Dans ces cas la sécrétion sudorale peut
devenir cent fois plus considérable qu'à l'état normal et
produire par suite une grande perte de chaleur, puisque
nous savons que la chaleur la.. ..e de vaporisation de l'eau
est égale à 540.

L'homme, à tous les âges, a une température en rapport
avec les combustions qui se produisent dans ses tissus. L'enfant qui vient de naître a déjà une température presque
égale à notre température normale, mais un peu inférieure ;
mais il est très sensible aux variations extérieures, et très
peu apte à maintenir sa température propre. On a pu à ce
sujet établir expérimentalement quelques lois générales.
Les animaux, mammifères ou oiseaux, qui naissent avec les
yeux ouverts ou avec du duvet sur le corps, peuvent maintenir leur température égale à celle qu'ils ont reçue en naissant, pourvu que les causes de déperdition soient peu prononcées (l'homme particulièrement est dans ce dernier cas) ;
au contraire les oiseaux nus, les mammifères qui naissent
les yeux fermés, et l'enfant né avant terme, ne peuvent
maintenir cette température. Ainsi le lapin ne peut se maintenir en naissant à la température de 35 ou 36 degrés :
c'est le peu d'activité des combustions qui est la cause du
peu de résistance au refroidissement chez tous les jeunes
animaux, de même qu'elle est la cause de leur résistance à
l'asphyxie ; car, la respiration étant peu active, la privation
d'oxygène doit avoir moins d'influence que chez les individus qui ont besoin d'en consommer une grande quantité
(adultes) (voy. p. 471) [1].

Chez l'homme, au fur et à mesure que la respiration s'active, la chaleur produite augmente, et, au bout de quelques
mois d'existence, la résistance de l'enfant au refroidissement est déjà très prononcée. Plus tard, la respiration de
l'adolescent doit être considérée comme supérieure à celle
de l'adulte : si l'adulte consomme 100, l'adolescent consomme 150.

1. Voy. Gavarret, *De la chaleur produite par les êtres vivants.* Paris, 1855.

Mais, à partir de l'époque où la croissance est achevée, on constate une diminutiom dans la production de l'acide carbonique et dans la quantité de chaleur animale; cela ne veut pas dire que la température doive s'abaisser sensiblement, car plus le corps est volumineux, moins les causes de déperdition par rayonnement sont prononcées : en effet le refroidissement par rayonnement agit d'autant plus énergiquement sur un animal que sa taille, son volume sont moindres, les surfaces par lesquelles s'opère la déperdition ne variant entre les individus de forme semblable que comme les carrés, tandis que les volumes varient comme les cubes; par conséquent un individu adulte qui pèserait par exemple 8 fois plus qu'un autre (enfant) n'a cependant qu'une surface quadruple et se trouve proportionnellement deux fois moins refroidi par le fait du rayonnement (2. — 4. — 8.). Ceci nous explique pourquoi les animaux de petite taille produisent (relativement à leur poids, à leur volume) plus de chaleur que les grands animaux, car ils en perdent plus par rayonnement et par contact, vu leur plus grande surface (toujours relativement à leur volume).

Chez les vieillards, où les phénomènes de nutrition et de combustion diminuent, la chaleur animale est plus faible que chez l'adulte. Ainsi il y a toujours rapport entre la consommation de l'oxygène, la production d'acide carbonique, et la production de chaleur (voy. encore *Physiologie du muscle*).

Ces faits présentent de nombreuses applications à la pathologie; dans le choléra, par exemple, où la respiration n'est plus une fonction proprement dite, mais semble, vu l'état du sang, réduite à l'entrée et à la sortie de l'air, il y a refroidissement complet. Dans les affections fébriles, il y a une augmentation de calorique, et nous savons en effet qu'il y a dans ce cas une grande activité dans la circulation, dans la respiration, et dans les combustions qui se passent au niveau des tissus.

Le système nerveux exerce une influence évidente sur la production de la chaleur animale, influence complexe et qu'il est encore fort difficile d'analyser à certains points de vue. Puisque la chaleur produite par les organes (muscles, glandes, centres nerveux) est en raison directe de l'activité de leur fonctionnement (c'est-à-dire des oxydations qui s'y produisent), il est évident que les nerfs qui amènent ce fonctionnement, amènent par cela même une augmentation dans la production de la chaleur : aussi avait on remarqué depuis longtemps (Haller) que les membres paralysés sont d'ordinaire plus froids que les membres sains. Mais malheureusement cette influence fut mal comprise par quelques expérimentateurs : ainsi Brodie et Chossat ayant enlevé l'encéphale et coupé la moelle épinière à des animaux chez lesquels ils entretenaient la respiration artificielle (cause de réfroidissement si elle est faite trop activement), et ayant alors constaté un abaissement notable de la température, en arrivèrent à attribuer exclusivement la calorification à une influence plus ou moins mystérieuse du système nerveux. Aujourd'hui il est bien reconnu que c'est en agissant sur les tissus et en amenant les processus chimiques d'oxydation ou de dédoublement, qui accompagnent leurs manifestations vitales, que le système nerveux céphalo-rachidien modifie en même temps la production de chaleur animale.

Mais l'influence du *grand sympathique* sur la calorification est encore aujourd'hui difficile à préciser. On sait que la section du grand sympathique ou sa paralysie amène une hyperémie dans les parties correspondantes du corps; cette hyperémie est accompagnée d'une élévation de température. Par contre, la galvanisation du bout périphérique du grand sympathique amène une anémie des parties correspondantes, anémie qui est accompagnée d'un abaissement de température (voy. p. 277). Les variations de température sont-elles dues uniquement à un afflux plus ou moins considérable de sang, qui serait alors le véhicule de la chaleur produite dans les principaux foyers internes de combustion (foie, rate, viscères en général), ou bien le grand sympathique, en dehors de ses filets vaso-moteurs, exerce-t-il une influence directe sur la calorification? Nous avons vu précédemment (p. 279) qu'il faut reconnaître, d'après les recherches de Cl. Bernard, deux ordres du nerfs vaso-moteurs : les *vaso-constricteurs* et les *vaso-dilatateurs*. Or l'expérience montre qu'il y a deux ordres de phénomènes de température en rapport avec les deux actions vaso-motrices, c'est-à-dire que les nerfs dilatateurs sont en même temps *calorifiques*, tandis que les constricteurs sont *frigorifiques*. Le système nerveux semblerait donc, au premier abord, n'atteindre la calorification, comme la nutrition, que par l'intermédiaire de la circulation. Mais les expériences les plus récentes de Cl. Bernard l'ont amené à admettre une action du grand sympathique différente de l'action vaso-motrice et qui aurait pour conséquence une suractivité dans les échanges chimiques avec production directe de calorique [1] (voy. du reste les considérations analogues que nous avons présentées à propos de l'influence du système nerveux sur les sécrétions (p. 339). Inversement, ce n'est pas seulement parce qu'ils rétrécissent les vaisseaux que les nerfs vaso-constricteurs produisent le froid; c'est parce qu'ils refrènent et ralentissent en même temps le mouvement chimique de nutrition.

Il faut donc dire désormais qu'indépendamment de l'action vaso-motrice, le grand sympathique exerce une action thermique : calorifique par les vaso-dilatateurs, frigorifique par les vaso-constricteurs.

La fièvre, caractérisée essentiellement par une élévation de température normale, est le résultat, au point de vue de la physiologie pathologique, d'une suractivité des nerfs calorifiques.

RÉSUMÉ. — La muqueuse respiratoire, lieu des échanges gazeux, est développée, en 1700 ou 1800 alvéoles, sur une surface de 200 mètres carrés : les 3,4 de cette surface sont représentés par les capillaires pulmonaires, tandis que 1,4 seulement correspond aux mailles de ces réseaux capillaires.

Ces capillaires sont supportés par une charpente où domine le *tissu élastique*, et recouverts d'un *épithélium* très mince.

L'*inspiration* a pour mécanisme une dilatation *active* du thorax par contraction des muscles inspirateurs qui *élèvent* les côtes : or comme, lorsqu'une côte s'élève, son extrémité antérieure se porte en avant et sa convexité se porte en dehors, il en résulte

---

1. Cl. Bernard, *Leçons sur la chaleur animale, sur les effets de la chaleur et sur la fièvre*. Paris, 1876.

une augmentation du diamètre *transverse* et du diamètre *an-téro-postérieur* du thorax; le diaphragme élève les côtes infé-rieures et par suite contribue également à la dilatation de ces deux diamètres; de plus, en abaissant son centre phrénique, et surtout en modifiant la courbure de sa voûte, il augmente le diamètre vertical du thorax. — Le poumon, vu le vide pleural, est obligé de suivre ce mouvement d'expansion, et par consé-quent, d'appeler l'air extérieur.

L'*expiration*, au contraire, est due à l'*élasticité du poumon*, qui, revenant sur lui-même, entraîne avec lui et resserre la cage thoracique. C'est ce qui a lieu dans l'expiration ordinaire; mais lorsqu'il y a *expiration forcée*, on voit entrer en jeu des mus-cles dits *expirateurs*, qui compriment fortement le thorax (abaissent les côtes, soulèvent le diaphragme en pressant sur les viscères abdominaux, etc.).

Pour apprécier les valeurs numériques relatives à la capacité des poumons et aux courants d'air dont ils sont le siège, il faut distinguer : 1° l'*air complémentaire* (très variable selon les sujets); 2° l'*air de la respiration normale* (1/2 litre environ); 3° l'*air de réserve ;* 4° l'*air résiduel.* — La somme de ces diffé-rentes quantités représente la *capacité pulmonaire*, qu'on peut évaluer à 4 ou 5 litres, et qu'il ne faut pas confondre avec ce qu'on a appelé la *capacité vitale* (ou mieux *capacité respira-toire*), laquelle ne dépasse pas normalement 3 litres 1/2.

La *fréquence de la respiration* (nombre des mouvements res-piratoires par minute) est de 14 à 16 pour l'adulte. L'homme fait ainsi passer environ 10 000 litres d'air en 24 heures par son poumon.

Le *murmure respiratoire* a sa principale cause dans le pou-mon lui-même (murmure vésiculaire).

Des 2 000 litres d'oxygène qui sont introduits en 24 heures (avec les 10 000 litres d'air) dans le poumon de l'adulte, 530 li-tres environ sont retenus (employés aux combustions organiques). — Par contre, il y a environ 400 litres d'acide carbonique ex-pirés (par 24 heures).

Cet *échange gazeux* nous explique la transformation du sang noir (sang veineux) en sang rouge (sang artériel). En effet, il se fait au niveau de la surface pulmonaire un échange dans lequel le globule sanguin (hématie) se charge d'oxygène, tandis que le plasma du sang laisse dégager l'acide carbonique qu'il conte-nait en dissolution, et surtout en combinaison.

Ce n'est donc pas au niveau de la surface pulmonaire que se font les *combustions respiratoires :* elles se font dans l'intimité de tous les tissus (comme le prouve d'ailleurs l'étude de la *cha-leur animale*).

Le sang est essentiellement l'intermédiaire entre les tissus et l'air extérieur pour le transport du gaz nécessaire aux combustions (oxygène), et du gaz produit par ces combustions (acide carbonique).

Si la *pression extérieure diminue* considérablement, l'oxygène est à une trop faible tension et le sang n'en renferme que des proportions insuffisantes pour entretenir la vie (expériences de Paul Bert.—Catastrophe du *Zénith*.—Jourdanet et le Mexique).

Si, dans un milieu confiné, l'*acide carbonique* s'accumule, sa pression devient telle qu'elle s'oppose à l'exhalation carbonique pulmonaire et l'animal périt asphyxié par excès d'acide carbonique, quand même l'oxygène lui serait fourni en quantité suffisante (P. Bert).

Si le milieu ambiant renferme de l'*oxyde de carbone*, ce gaz, ayant une grande affinité pour l'hémoglobine, se porte sur le globule rouge du sang, en chasse l'oxygène, et l'animal périt asphyxié puisque le sang ne porte plus d'oxygène aux tissus.

Les effets singuliers qu'exerce l'augmentation considérable de pression extérieure sont dus (P. Bert) à la *forte tension de l'oxygène*, condition qui arrête toutes les combustions corrélatives au mouvement vital.

Le *système nerveux* règle les actes respiratoires pulmonaires (partie mécanique de la respiration). Le centre des réflexes respiratoires est dans le bulbe (*nœud vital* de Flourens) ; les voies centripètes sont représentées par le *pneumogastrique* et secondairement par un grand nombre de nerfs sensitifs divers ; les voies centrifuges sont représentées par les nerfs moteurs des muscles du thorax.

L'homme appartient à la classe des animaux dits à *sang chaud*, c'est-à-dire dont la température est indépendante du milieu ambiant : la température du corps (prise dans le creux de l'aisselle) est de 37°. — L'homme produit de la *chaleur :* près de 3 000 calories par 24 heures (environ 112 calories par heure); cette chaleur est le résultat des combustions qui ont lieu dans l'intimité de *tous les tissus*. Aussi le sang veineux général (ventricule droit) est-il plus chaud que le sang artériel : le sang se rafraîchit au lieu de s'échauffer en passant par le poumon.

Par les nerfs vaso-moteurs le système nerveux règle la *distribution* de la chaleur ; il en règle aussi la *production*, car les nerfs vaso-dilatateurs sont *calorifiques* et les vaso-constricteurs *frigorifiques*.

III.— Du larynx et de la phonation.

De même que nous verrons bientôt les téguments externes se modifier en certains points de manière à devenir plus aptes à recevoir les impressions du monde extérieur et constituer ainsi les *organes des sens,* de même nous voyons le conduit aérifère de la respiration présenter au niveau de la partie supérieure du cou une disposition spéciale qui constitue le *larynx,* organe apte à mettre l'homme en relation avec le monde extérieur et particulièrement avec ses semblables. Cet appareil forme donc l'un des organes les plus importants qui servent aux *fonctions de relation,* car il constitue notre principal moyen de communication, d'expression, en un mot.

Les autres moyens de communication et d'expression se trouvent disséminés dans les divers organes extérieurs : c'est ainsi que les *membres* et surtout les *membres supérieurs* sont des organes d'expression dont les signes sont en général très aisément interprétés. La *musculature de la face* est également un appareil d'expression tout particulier : tous ces muscles, à l'exception de ceux du globe de l'œil, sont innervés par le nerf de la septième paire, par le facial, qui est sous la dépendance de la moelle allongée; aussi les mille variétés d'expression que présente la face peuvent-elles se produire par simple action réflexe, et sans aucune participation de la volonté.

Larynx. Le larynx, organe essentiel de la phonation, n'est qu'une portion de la *trachée* modifiée dans sa forme et un peu dans sa structure. — *Sous le rapport de la forme,* la trachée présente à ce niveau un rétrécissement, une espèce de *défilé,* dont les dimensions peuvent être diminuées ou agrandies de façon à rendre presque à la trachée son calibre primitif. Ce rétrécissement, ce défilé laryngien est multiple, comme le montre un schéma (fig. 102) de la coupe verticale du larynx. Il y a trois rétrécissements qui sont circonscrits, le premier (en allant de haut en bas) par les *replis aryténo-épiglottiques,* le second par les prétendues *cordes vocales supérieures* (simple repli de la

muqueuse), le troisième par les *vraies cordes vocales*;
c'est ce dernier seul qui constitue la véritable *glotte*, le
véritable orifice phonateur. — *Sous le rapport de la structure*, nous trouvons au niveau de la glotte les mêmes élé-

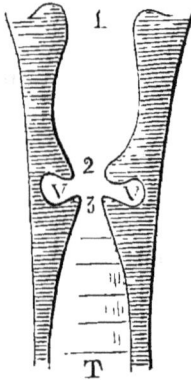

FIG. 102. — Coupe
verticale schémati-
que du larynx *.

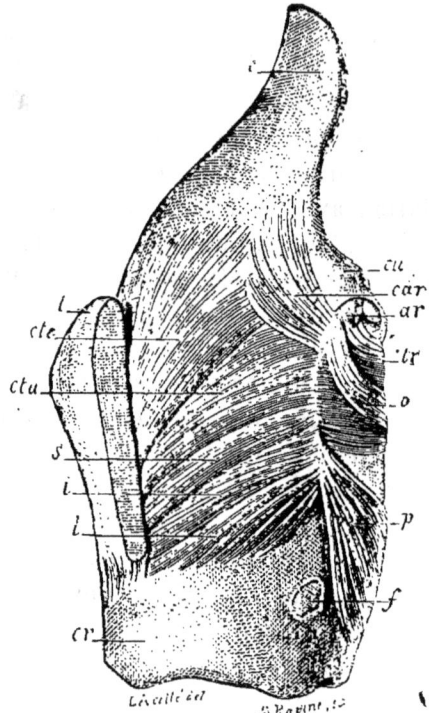

FIG. 103. — Muscles intrinsèques du
larynx vus latéralement **.

ments que dans la trachée, mais modifiés aussi dans un but
spécial. Ainsi, tandis que l'épithélium est cylindrique et
vibratile dans toute l'étendue de l'arbre aérien, au niveau

* On voit que la partie laryngienne du conduit aérifère présente trois rétrécissements circonscrits : — 1, par les replis aryténo-épiglottiques ; — 2, par les cordes
vocales supérieures ; — 3, par les cordes vocales inférieures ; — V, V, ventricules
du larynx ; — T, trachée.

** La lame gauche du cartilage thyroïde (*t*) est désarticulée et coupée près de son
angle saillant ; — *e*, épiglotte ; — *cr*, cricoïde ; — *f*, surface articulaire thyroïdienne ;
— *ar*, cartilage aryténoïde ; — *tr*, muscle ary-aryténoïdien transverse ; — *o*, muscle
ary-aryténoïdien oblique ; — *p*, muscle crico-aryténoïdien postérieur ; — *l*, muscle crico-
aryténoïdien latéral ; — *i*, couche inférieure, et *s*, couche supérieure du muscle thyro-
aryténoïdien ; — *car, cta* et *cte*, faisceaux musculaires très variables et non constants
contenus dans les replis aryténo-épiglottiques, et désignés sous le nom de muscle
thyro-ary-épiglottique. (D'après L. Mandl, *Traité des maladies du larynx*.)

de l'éperon formé par la glotte proprement dite le revêtement épithélial prend la forme pavimenteuse, plus appro-
priée aux fonctions des cordes vocales. Cet épithélium, en
couches plus nombreuses que l'épithélium vibratile, est en
même temps plus apte à prévenir le desséchement des lèvres d'un orifice où le courant d'air se fait avec le plus de
violence. Au-dessous de la muqueuse nous trouvons le
tissu élastique déjà constaté dans toute la longueur de la
trachée et toujours formé de fibres irrégulièrement entrela-
cées et tordues comme des crins de matelas ; ce tissu forme
au niveau de la glotte une couche plus épaisse, qu'on a considérée comme un ligament sous-jacent à la muqueuse ;
c'est ce qu'en anatomie on appelle la *corde vocale*.

Au-dessous de ce tissu élastique on trouve encore, comme
dans tout l'arbre aérien, le tissu musculaire ; mais au niveau du larynx ce n'est plus le muscle lisse, c'est le muscle
strié que nous rencontrons ; il y forme, comme dans tous
les appareils de la vie de relation, des corps musculaires
nettement délimités et à fonctions bien déterminées (muscles crico-aryténoïdiens postérieurs, crico-aryténoïdiens latéraux, aryténoïdiens, thyro-aryténoïdiens) (fig. 103). Enfin les anneaux cartilagineux de la trachée se modifient également pour former des piè-
ces spéciales et caractéristiques (cartilages thyroïde,
cricoïde, aryténoïdes) fig. 105
et 106).

Orifice glottique. Le rétrécissement laryngien inférieur ou glotte proprement
dite présente, quand on le
regarde par en haut, la forme

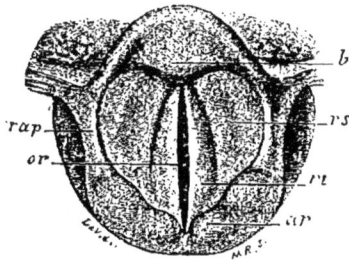

Fig. 104. — Orifice glottique observé sur
le vivant au moyen du laryngoscope [*].

d'une fente triangulaire ou d'un fer de lance, dont le sommet est en avant et la base en arrière : cette base est formée
par les muscles aryténoïdiens. Les bords du triangle sont

[*] *or*, Orifice glottique ; — *ri*, cordes vocales inférieures ; — *rs*, cordes vocales
supérieures ; — *ar*, cartilage aryténoïde ; — *rap*, replis aryténo-épiglottiques ; —
b, bourrelet de l'épiglotte. (L. Mandl.)

constitués dans les 3/5 antérieurs par les cordes vocales, et dans les 2/5 postérieurs par les bords des cartilages aryté-

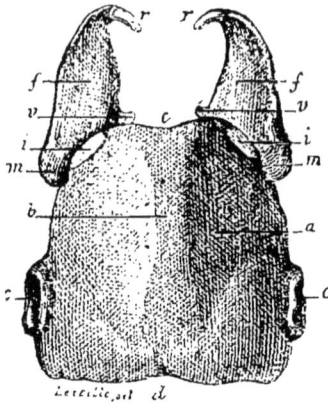

FIG. 105. — Face postérieure externe des cartilages cricoïde et aryténoïdes *.

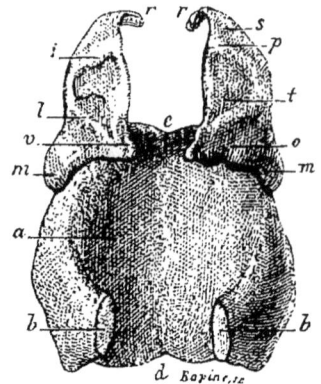

FIG. 106. — Face antérieure du cricoïde et des aryténoïdes **.

noïdes (fig. 107, 108, 109). Ces cartilages forment des pyramides triangulaires ; leur base est un triangle dont les angles sont l'un antérieur, l'autre postérieur et le troisième externe; un des côtés de ce triangle est donc interne et forme ainsi la partie postérieure de la glotte. Or chaque cartilage aryténoïde, dans son articulation avec ce qu'on appelle le *chaton* du cricoïde (voy. fig. 105 et 106, et plus loin fig. 108, 109), peut tourner autour de son axe vertical, de manière à ce que son angle antérieur (ou *apophyse vocale*) se porte soit en dedans, soit en dehors, ce qui modifie nécessairement la forme de l'ensemble de la fente glottique, puisque cet angle est le point d'attache de la corde vocale occupant les 3/5 antérieurs.

---

* a, Cartilage cricoïde ; — b, sa saillie médiane ; — c, surface articulaire thyroïdienne ; — d, bord inférieur ; — e, bord supérieur ; — f, face postérieure des cartilages aryténoïdes ; — i, surface articulaire aryténoïdienne du cartilage cricoïde ; — m, apophyse musculaire (angle externe de la base de l'aryténoïde) ; — v, apophyse vocale vue en raccourci (angle antérieur de la base de l'aryténoïde) ; r, cartilage corniculé. (D'après L. Mandl.)

** a, Cartilage cricoïde, face interne du chaton ; — b, surface de section de la portion annulaire enlevée ; — d, bord inférieur ; — e, bord supérieur du cricoïde ; — m, apophyse musculaire (angle externe) ; — v, apophyse vocale (angle antérieur) ; — r, cartilage corniculé ; — i, p, l, t, o, saillies et dépressions de la face antéro-externe de l'aryténoïde, destinées à des insertions musculaires pour les fibres les plus externes du thyro-aryténoïdien, et ligamenteuses pour les cordes vocales supérieures. (D'après L. Mandl.)

Donc si l'angle antérieur du cartilage aryténoïde se porte en dehors, la glotte sera dilatée et prendra une forme *losangique* (fig. 107). Cet effet est produit par la contraction du muscle *crico-aryténoïdien postérieur*, qui va s'insérer à l'angle externe de l'aryténoïde et imprime à ce cartilage un mouvement de bascule, dit *mouvement de sonnette*.

Si l'angle antérieur du cartilage aryténoïde se porte en

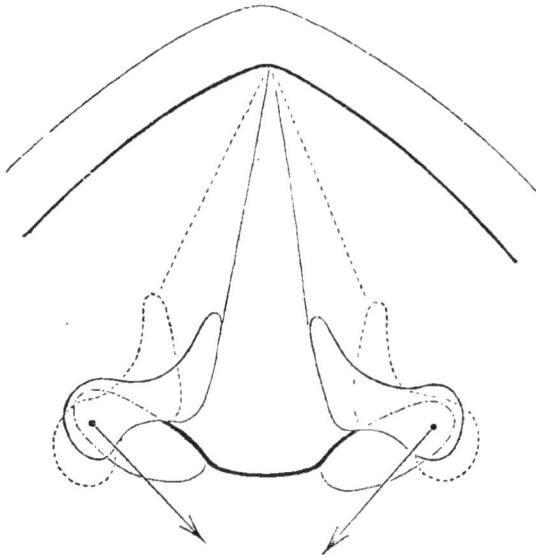

Fig. 107. — Forme losangique de la glotte par l'action des muscles crico-aryténoïdiens postérieurs *.

dedans, la partie antérieure de la glotte prendra la forme d'une fente qui se dilatera en arrière en une petite ouverture triangulaire interaryténoïdienne (fig. 108).

Enfin cette dernière ouverture pourra être elle-même réduite à une fente par un second mouvement qui rapprochera directement les deux aryténoïdes l'un de l'autre (fig. 109). La première action est produite par le muscle crico-aryténoïdien latéral qui fait basculer l'aryténoïde en

* Coupe horizontale schématique des cartilages du larynx, au niveau de la base des cartilages aryténoïdes. — Les lignes ponctuées indiquent la position nouvelle des cartilages par suite de l'action des muscles agissant dans le sens de la flèche. (D'après L. Mandl, *Traité des maladies du larynx*.)

KÜSS et DUVAL, Physiologie.   28

sens inverse du crico-aryténoïdien postérieur; la seconde

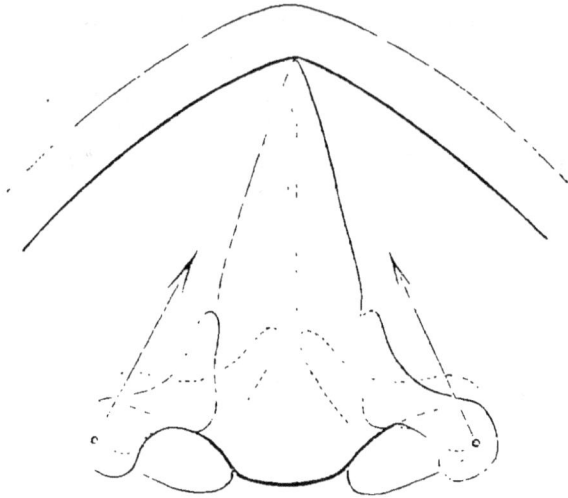

FIG. 108. — Occlusion de la partie interligamenteuse de la glotte *

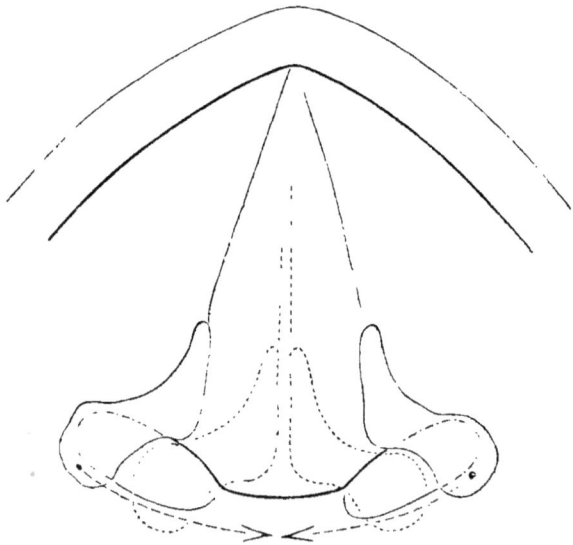

FIG. 109. — Oblitération complète de la fente glottique **.

action est due à la contraction du muscle qui forme la base

* Action des muscles crico-aryténoïdiens latéraux, agissant dans le sens indiqué par les flèches, pour mettre les cartilages aryténoïdes et les cordes vocales dans la position indiquée par les lignes ponctuées. (D'après L. Mandl.)

** Action des muscles ary-aryténoïdiens mouvement médian des cartilages aryténoïdes, dans le sens indiqué par les deux flèches : les lignes ponctuées indiquent la nouvelle position des aryténoïdes et la nouvelle forme de la glotte. (D'après L. Mandl.)

du triangle glottique, à l'ary-aryténoïdien, qui déplace les aryténoïdes en totalité et les fait glisser de dehors en dedans (fig. 109).

Toutes les modifications de forme de la glotte sont dues à ces deux ordres de mouvements : *mouvement de bascule* et *mouvement de translation en totalité*; et les deux formes extrêmes de la glotte ainsi obtenues sont la forme losangique, qui a lieu pendant l'inspiration, et la forme linéaire, qui tend à se produire pendant l'expiration (voy. la *Respiration*, p. 435); mais elle est plus spéciale à la phonation et à l'effort, c'est ce qui nous explique pourquoi l'effort s'accompagne souvent d'un son, d'un cri caractéristique. Nous voyons de plus que des quatre muscles intérieurs du larynx un seul sert à dilater la glotte; c'est le crico-aryténoïdien postérieur; le crico-aryténoïdien latéral et l'ary-aryténoïdien ont pour effet de l'oblitérer et de la réduire à l'état de fente. A l'action de ces muscles il faut joindre celle du *thyro-aryténoïdien*, qui, placé dans l'épaisseur même de la glotte, en complète la fermeture, comme tous les muscles courbes placés autour d'un orifice; mais nous verrons bientôt que la contraction de ce muscle a encore à jouer un rôle bien autrement important.

Nous n'avons pas parlé d'un muscle extérieur du larynx du *crico-thyroïdien :* c'est qu'en effet ce muscle n'a sur la glotte qu'une action sans importance; il fait basculer le cartilage thyroïde en avant, en le tirant de son côté; mais cette action, qui *à priori* peut allonger la glotte en allongeant les parties fibreuses qui vont de la face interne du thyroïde à l'apophyse antérieure de l'aryténoïde, n'a point cet effet dans la phonation, comme l'a prouvé l'expérience directe. Les fonctions de ce muscle semblent être en rapport plutôt avec la déglutition qu'avec la phonation ; et en effet il est innervé par le même nerf que le constricteur du pharynx (nerf *laryngé supérieur*, branche externe).

Mécanisme de la phonation. L'expérimentation sur les animaux, les observations accidentelles sur l'homme, les essais de phonation artificielle sur des larynx détachés, tout démontre que c'est au niveau de la glotte que se forme le son de la voix. Quand ce son se produit, nous savons que la glotte se rétrécit : aussi a-t-on cru tout d'abord que l'appareil vocal était comparable, comme mécanisme intime, à un *sifflet*, c'est-à-dire que la cause du son était la vibration de l'air lui-même passant par un orifice étroit, et produisant un son d'autant plus aigu que l'orifice est de dimensions plus petites.

Il est démontré aujourd'hui que, dans cet appareil, ce n'est pas l'air qui vibre, mais bien les *bords de la glotte*, de sorte que le larynx doit être comparé non à un sifflet, mais à un *tuyau à anche*. Du reste, nous trouvons dans l'organisme un appareil analogue, qui peut également fonctionner comme une anche, ce sont les *lèvres (orifice buccal)*, qui vibrent elles-mêmes, par exemple quand on joue du cor; inutile d'insister sur l'analogie anatomique entre l'orifice buccal et l'orifice glottique[1].

Mais si les bords de la glotte vibrent, ils doivent pour cela être tendus. On a donc supposé que les cordes vocales sous-jacentes à la muqueuse devaient être tendues par la contraction de certains muscles. Müller, ayant fait passer un rapide courant d'air par un larynx dans lequel il avait figuré la contraction des muscles crico-thyroïdiens par la traction d'un certain poids fixé en avant du thyroïde, obtint en effet un son par la vibration des cordes vocales tendues grâce au mouvement de bascule du cartilage thyroïde.

Mais rien ne prouve que les choses se passent ainsi dans la phonation: si les lèvres de la glotte étaient ainsi tendues, la glotte serait nécessairement allongée; or l'inspection directe prouve que la glotte ne s'allonge que très peu pendant la phonation. De plus, cette tension par bascule du thyroïde étant opérée par le crico-thyroïdien, ce muscle aurait le rôle capital dans la phonation. Or la section du

---

1. « Rien n'autorise à comparer les replis thyro-aryténoïdiens inférieurs, soit à des cordes, soit à des rubans : il est beaucoup plus exact de les appeler tout simplement les *replis inférieurs*, ou, si l'on cherche un nom anatomique plus approprié à leur configuration et fonction, *lèvres vocales*. » (L. Mandl, *Traité pratique des maladies du larynx et du pharynx*. Paris, 1872.)

nerf qui s'y rend (branche externe du laryngé supérieur), sa paralysie modifie à peine la voix, tandis que la section du laryngé inférieur abolit immédiatement la phonation, et cependant ce nerf ne donne qu'aux muscles intérieurs du larynx et nullement au crico-thyroïdien.

Il n'en est pas moins évident que les lèvres de la glotte doivent être tendues pour vibrer, mais il reste encore à chercher, parmi les tissus qui composent ces lèvres, quel est celui qui est susceptible de tension et quel peut être l'agent de cette tension.

Or si nous passons en revue les trois tissus qui de la superficie à la profondeur composent l'épaisseur des lèvres de la glotte, c'est-à-dire la muqueuse, le ligament élastique (corde vocale) et le muscle (fig. 110), et si nous cherchons quel est

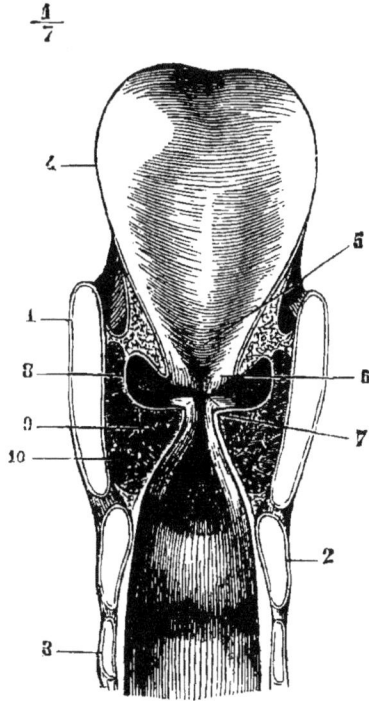

Fig. 110. — Coupe verticale du larynx *.

celui de ces trois éléments qui peut constituer le corps vibrant, il est évident que nous ne nous arrêterons pas à la *muqueuse :* elle forme un revêtement protecteur, mais non un appareil susceptible d'être tendu et de vibrer. — La *corde vocale,* malgré son nom de ligament, ne nous paraît pas, contrairement à l'opinion généralement reçue, présenter les conditions nécessaires pour constituer une corde

---

* Cette figure montre bien que les lèvres de la glotte sont formées essentiellement par du tissu musculaire ; — 1, cartilage thyroïde ; — 2, cartilage cricoïde ; — 3, premier anneau de la trachée ; — 4, épiglotte ; — 5, son bourrelet médian ; — 6, cordes vocales supérieures ; — 7, cordes vocales inférieures ; — 8, ventricules de Morgagni ; — 9, muscle thyro-aryténoïdien (la *vraie corde vocale* au point de vue physiologique) ; — 10, muscle crico-aryténoïdien latéral. (Beaunis et Bouchard, *Anatomie descriptive.*)

28.

vibrante. Ce ligament est composé de tissu élastique, c'est-
à-dire de fibres non rectilignes, mais enchevêtrées en tous
sens, de telle sorte que, quelque traction qu'on lui applique,
on ne lui donne jamais qu'un degré de tension insignifiant.
Du reste, à l'état physiologique, cette tension, accompagnée
du rétrécissement de la glotte, ne pourrait être opérée que
par le muscle crico-thyroïdien, et nous avons vu que ce
muscle n'a qu'un rôle insignifiant dans la phonation. —
Reste donc le *tissu musculaire*, le muscle thyro-aryténoïdien. Or le tissu musculaire est très susceptible de tension.
Quoi de plus tendu, de plus énergiquement élastique, de
plus vibratile qu'un muscle à l'état de contraction? Il est
donc évident que c'est le muscle thyro-aryténoïdien qui, au
point de vue physiologique, doit constituer la *vraie corde
vocale*, le véritable et seul élément vibratile parmi les
tissus qui composent les lèvres de la glotte. Pour vibrer,
cette corde vocale est tendue ; mais elle n'est point tendue
par l'effet de puissances étrangères ; elle se tend par elle-
même ; en un mot, le *muscle se contracte*[1]. La glotte forme
donc en définitive une *anche vibrante*, non par tension, mais
par contraction. C'est là, comme source de son, un appareil unique dans son genre, un appareil qu'on ne peut artificiellement imiter, puisqu'on ne peut faire du muscle:
les lèvres (*muscle orbiculaire* de l'orifice buccal) fonctionnent d'une manière analogue dans les cas cités précédemment[2].

Reste alors à se demander à quoi sert la corde vocale
élastique. Nous comprendrons facilement son rôle si nous
nous figurons ce qui serait advenu si l'appareil phonateur
ne s'était composé que d'un muscle recouvert seulement
d'une muqueuse : à chaque contraction du premier, la seconde se serait irrégulièrement plissée et aurait altéré le

1. « C'est la contraction du thyro-aryténoïdien interne qui fait que
le repli inférieur (lèvres de la glotte), mou et lâche pendant la respiration, se transforme pendant l'émission de la voix en véritable anche,
dont la rigidité est proportionnelle à la tonalité. On pourrait donc
dire que ce muscle est le muscle d'accommodation de la voix. » (L.
Mandl, 1872.)

2. Voy. la remarque p. 496.

son, comme cela se produit dès que la moindre particule étrangère, mucus ou autre, se trouve arrêtée sur la glotte. Il fallait donc là un appareil élastique qui rendît le muscle et la muqueuse indépendants l'un de l'autre, en s'interposant entre les deux. C'est précisément là le rôle de la corde vocale, et ce que nous avons dit de sa structure démontre assez qu'elle est admirablement conformée pour remplir ce but [1].

Les différents degrés de rétrécissement de la glotte influent aussi sur la production des sons et modifient leur hauteur : plus la glotte est resserrée, plus le son est aigu, et quand le son arrive à son maximum d'acuité, la glotte ne peut plus se resserrer sans s'oblitérer complètement dans la *voix ordinaire*; mais il paraît y avoir une disposition particulière pour ce qu'on appelle *voix de tête*. Il résulte de la disposition anatomique des parties, que les *cordes vocales* (anatomiques) se relâchent à mesure que la glotte se ferme. Si donc ces cordes étaient la partie vibrante, les sons devraient être plus graves à mesure que se produit ce rapprochement des lèvres de la glotte; il est vrai que l'étroitesse de l'ouverture augmente l'intensité du courant d'air et pourrait ainsi contribuer à l'acuité du son; mais les choses sont bien plus faciles à comprendre si c'est le muscle qui vibre : comme c'est lui qui, en se contractant, contribue à l'oblitération de la glotte et même qui achève cette fermeture, plus il se contracte, plus il est tendu, plus il est par conséquent apte à vibrer.

Ainsi les *cordes élastiques*, dites vocales, n'ont dans la phonation qu'un rôle accessoire, celui de servir d'intermédiaire entre la muqueuse et le muscle; elles n'empêchent pas plus celui-ci de vibrer, que les parties molles qui en-

---

1. Voy. Henle, *Handbuch der systematischen Anatomie des Menschen*, 1871, t. II, p. 259. « Les fibres musculaires avancent tellement vers les cordes vocales et sont tellement unies au tissu élastique, qu'il est impossible de penser que les fibres élastiques vibrent isolément et que les fibres musculaires se retirent du repli muqueux... *L'utilité du tissu élastique consiste en ce qu'il peut se raccourcir sans former des plis et sans onduler, comme certains ligaments de la colonne vertébrale.* »

tourent l'orbiculaire des lèvres n'empêchent ce muscle de vibrer quand on joue du cor par exemple.

Les vibrations du muscle thyro-aryténoïdien sont encore rendues plus faciles par la présence des ventricules du larynx, qui n'ont d'autre but à remplir que de donner plus de liberté à ce muscle (fig. 110).

Parties annexées à l'appareil de la phonation. Le son produit par la glotte est renforcé par les vibrations de la partie du canal aérien qui précède et suit le larynx. Aussi ces parties présentent-elles des mouvements spéciaux pendant la production des sons. Ainsi, pendant l'émission des sons aigus, le larynx monte, et pour cela nous contractons les muscles suslaryngés et renversons la tête; pendant les sons graves, le larynx descend et le menton s'abaisse. Ces mouvements sont bien connus, et lorsqu'on examine un malade au laryngoscope, on lui fait parfois émettre des notes aiguës, parce qu'alors l'ascension du larynx vient le présenter plus facilement à l'exploration. — On a voulu rendre raison de ces phénomènes en les comparant à ceux que nous produisons dans les instruments à vent. Dans le premier cas on allongerait le porte-vent (partie sous-glottique) et raccourcirait le porte-voix (partie sus-glottique), et *vice versa* dans le second cas. Mais cette explication est rendue nulle par ce seul fait que les mêmes phénomènes se constatent quand nous produisons le son en inspirant; alors, quoique la valeur physique des appareils soit renversée (porte-voix devenu porte-vent et *vice versa*), le larynx s'élève toujours pour les sons aigus et s'abaisse pour les sons graves.

Le fait de l'élévation du larynx s'explique beaucoup mieux en considérant que les parois de la trachée agissent comme appareil de résonnance et que par suite il leur faut, pour renforcer tel ou tel son, un état de tension particulier; car la même paroi élastique ne vibre pas indifféremment avec tous les sons; il faut pour cela que sa tension soit modifiée. Plus le son est aigu, plus les parois consonnantes doivent être tendues: ainsi la contraction des muscles suslaryngiens tend à la fois les parois du porte-voix et du porte-vent.

Il faut rattacher à ces appareils de consonnance tout l'ensemble de l'appareil nasal, fosses nasales, sinus frontaux, ethmoïdaux, maxillaires. Ces cavités ne sont pas disposées pour des sécrétions, mais, vu leurs parois formées de lamelles élastiques assez minces, elles sont très aptes à entrer en vibration. Aussi l'altération de ces appareils modifie-t-elle considérablement le timbre de la voix. — Les cartilages du nez eux-mêmes font partie de ces appareils de résonnance, et chacun sait qu'en empêchant leurs vibrations on altère d'une façon particulière le timbre de la voix.

La trachée, les bronches, le poumon et la cage thoracique vibrent aussi pour renforcer les sons laryngiens. Aussi la voix se modifie-t-elle dans les affections trachéales, bronchiques et pulmonaires.

L'*articulation* du langage, qui est très différente du simple cri ou son laryngien, résulte presque tout entière du jeu de ces parties consonnantes et principalement des modifications dans les ouvertures des lèvres et de l'arrière-gorge.

Voix et parole. Au niveau de la glotte ne peut se produire qu'un *son inarticulé*, le *son glottique*, qui ne présente à considérer que des différences d'*intensité*, de *hauteur*, et même de *timbre*; mais ce son glottique, par le *renforcement* de certains de ses éléments au niveau des cavités buccale et nasale, et par son mélange avec des *bruits* produits au niveau de ces mêmes cavités, acquiert des caractères particuliers qui en font la voix et la parole proprement dites. (Voy. *Organes des sens : Audition*, pour l'explication des mots *intensité, hauteur, timbre, bruits*, etc.)

L'*intensité* du son glottique dépend de la force avec laquelle le courant d'air de l'expiration vient frapper les lèvres de la glotte disposées pour émettre un son déterminé; cette intensité dépend donc essentiellement du développement et de l'élasticité du poumon, de l'ampleur de la cage thoracique, de la force des muscles expirateurs.

Les lèvres vocales produisent un son d'autant plus *élevé* qu'elles sont plus *tendues* et plus *courtes* (plus *contractées* en un mot) : aussi la voix humaine forme-t-elle des gammes en allant des sons graves aux sons aigus; elle forme même deux séries de gammes, dont l'une, plus basse, est généralement désignée sous le nom de *registre de poitrine* (*voix de poitrine*), et l'autre, plus aiguë, plus élevée, sous celui de *registre de tête* (*voix de tête*). Ces expressions n'ont aucune valeur au point de vue physiologique, car dans les deux cas la voix se forme toujours au niveau de la glotte ; ce qui a motivé et ce qui justifie jusqu'à un certain point ces expressions, ce sont les sensations que l'on éprouve pendant l'émission de la voix dite de tête ou de poitrine, et les vibrations concomitantes plus accentuées dans les parois thoraciques dans un cas, dans les cavités sus-laryngiennes dans l'autre cas. D'après Mandl, la modification glottique essentielle qui produit l'émission des sons dans l'un ou l'autre registre, c'est que dans la voix de poitrine l'orifice glottique est ouvert et vibre dans toute son étendue, tandis que dans la voix de tête ou de fausset l'orifice glottique est ouvert et vibrant seulement dans sa portion inter-ligamenteuse, toute la portion intercartilagineuse étant fermée, en même temps que les cordes vocales supérieures s'abaissent, s'appliquent sur les inférieures, et en recouvrent une partie considérable, de manière à diminuer l'étendue de la partie vibrante (comme font les *rasettes* employées dans les tuyaux à anche)[1].

Dans ces conditions, la voix humaine peut varier en général dans une étendue de deux octaves, et selon que cette étendue de deux octaves est comprise dans des régions plus ou moins hautes de l'échelle des sons musicaux, on a classé les voix humaines, en allant des plus basses aux plus élevées, en voix de basse (du *fa* au *ré* $_3$), de baryton (du *la* ou *fa* $_3$), en voix de ténor (de l'*ut* $_2$ au *la* $_3$), de contralto (du *mi* $_2$ à l'*ut* $_4$), de mezzo-soprano (du *sol* $_2$ au *mi* $_4$), de soprano (du *si* $_2$ au *sol* ^{4}) ; ces deux dernières voix sont des voix de femme. Ces différences individuelles sont dues principalement à des différences de longueur des lèvres de la glotte ; la longueur de ces lèvres, représentée par 25 chez l'homme, l'est par 20 chez la femme, par 15 chez les castrats, qui possèdent une voix très aiguë.

1. Voy. aussi Ch. Bataille, *Nouvelles Recherches sur la phonation.* Paris, 1861.

La voix de l'enfant est très aiguë, et en effet les dimensions de la glotte sont chez lui moitié moindres que chez l'adulte. Lors de la puberté se produit la *mue* de la voix, et à la suite du développement relativement subit du larynx, la voix s'abaisse d'une octave chez les garçons, de deux tons seulement chez les filles. Dans la vieillesse, par suite de l'ossification des cartilages, de l'atrophie des fibres musculaires (?), le diapason normal baisse encore, en même temps qu'il diminue d'intensité : les ténors deviennent barytons (L. Mandl).

Le *timbre* de la voix a une première source dans les lèvres de la glotte elle-même. On sait qu'Helmholtz a démontré que le *timbre* (voy. *Organes des sens, Audition*) est dû à ce que les sons, qui nous paraissent simples, sont en réalité *composés* d'un son *fondamental* et de plusieurs sons *accessoires* nommés *harmoniques* (Sauveur). La combinaison variable de ces harmoniques selon les divers instruments, en constitue le timbre particulier. Les lèvres vocales peuvent, comme les anches membraneuses, présenter, outre la vibration fondamentale d'un son, des vibrations partielles qui donnent naissance à des harmoniques divers de ce son : de là *les timbres divers du son glottique.* — Mais ce qui accentue surtout le timbre de la voix, c'est le mode selon lequel quelques-uns de ces sons harmoniques sont renforcés au niveau des cavités et lames vibrantes sus-glottiques (pharynx, bouche, fosses nasales, etc.), de manière à prédominer et à imprimer leurs caractères particuliers à la voix (voy. plus haut, p. 500)[1].

Cette étude des sons harmoniques, comme sources du timbre de la voix, a permis à Willis, Wheatstone, Donders, Du Bois Reymond, et surtout à Helmholtz[2], de pénétrer le mécanisme par lequel se produisent les *voyelles*. Les voyelles sont essentiellement des sons produits par le passage de l'air dans les cavités pharyngiennes et buccales, qui se dis-

1. Voy. Helmholtz, *Théorie physiologique de la musique*, trad. franç. par Guéroult. Paris, 1868.
2. Laugel, *la Voix, l'oreille et la musique*, d'après les travaux de Helmholtz. In *Revue des deux mondes*, mai 1867.

posent d'une manière particulière, et par suite résonnent
différemment pour la production de chaque voyelle. Quand
on prononce une voyelle à voix basse, la glotte n'y prend
aucune part, et le son de la voyelle se produit uniquement
par le passage de l'air dans les cavités sus-glottiques disposées en ce moment pour l'émission de la voyelle en
question ; lorsqu'on prononce cette voyelle à haute voix,
les cavités sus-glottiques, disposées comme précédemment,
ont pour effet de renforcer, dans le son glottique, les
harmoniques qui correspondent précisément au son de
la voyelle que l'on veut émettre. En d'autres termes, les
cavités buccale et pharyngienne se comportent comme
des *résonnateurs*, qui peuvent être diversement accordés[1].

Nous ne pouvons nous étendre davantage sur cette analyse, qui est du ressort de la physique pure ; ajoutons seulement que l'on a pu parfaitement déterminer la forme que
prennent ces cavités pour l'émission de telle ou telle
voyelle, et que quand ces cavités sont ainsi disposées, si
l'on fait passer le vent d'une soufflerie devant la bouche,
on entend alors, même en retenant sa respiration, se produire des sons qui ressemblent parfaitement aux voyelles
que l'on prononcerait à voix basse. D'une manière générale
on peut dire que le « diamètre longitudinal de la *cavité
pharyngo-buccale* est raccourci et son diamètre transversal
agrandi successivement pour les voyelles *a*, *e*, *i*; pour les
voyelles *o* et *u*, au contraire, le diamètre longitudinal s'allonge et le diamètre transversal diminue. Les mouvements
des diverses parties de la cavité se conforment à cette disposition générale. Les lèvres exécutent un mouvement
horizontal de plus en plus prononcé en arrière pour les trois
premières voyelles, tandis que pour les deux dernières le
mouvement en avant sera de plus en plus marqué. Pour l'*o*
et l'*u*, il y a retrait de la langue, tandis que pour l'*é* et l'*i*,
la langue est plus ou moins jetée en avant. Les mouvements
des *joues*, du *voile du palais*, de la *luette* et des *piliers* s'accordent à réaliser la disposition générale, etc., etc. » (Mandl,
op. cit.)

---

1. Mandl, *Hygiène de la voix parlée ou chantée.* Paris, 1879.

Les *consonnes*, qui sont, après les voyelles, le second élément de la voix articulée, ne sont pas des sons comme les voyelles ; ce sont des *bruits*, c'est-à-dire des vibrations irrégulières et trop confusément mélangées pour être perçues séparément (voy. *Audition*) ; ce sont des bruits qui ne peuvent se faire entendre distinctement par eux-mêmes, mais qui se différencient par la manière dont ils laissent commencer ou finir l'émission d'une voyelle. Les consonnes ne peuvent donc pas être prononcées sans l'association d'une voyelle : de là leur nom (*cum sonare*). Au moment de l'émission d'une voyelle, les cavités buccale et pharyngienne se disposent de manière à présenter à l'air qui va produire la voyelle, certains *obstacles* qu'il ébranle, d'où le bruit plus ou moins éclatant des consonnes.

Selon que cet obstacle siège au niveau des lèvres, de la langue ou du voile du palais et du pharynx, on a des consonnes *labiales, linguales* ou *gutturales*; et selon que l'obstacle est vaincu par une espèce d'explosion, par frottement vibratoire ou par un tremblement, on a des *labiales explosives* (*b, p*), *résonnantes* (*f, v, m*), *temblotantes* (*v*), des *linguales explosives* (*t, d*), *résonnantes* (*s, n, l*), *tremblotantes* (*r* lingual); des *gutturales explosives* (*k, g*), *résonnantes* (*j* et *ch*, surtout chez les Allemands), *tremblotantes* (*r* guttural). La langue française ne possède pas de véritables consonnes gutturales, c'est-à-dire se produisant dans le pharynx; mais certaines langues, et surtout l'arabe, en possèdent de très accentuées, par exemple pour le bruit que nous désignons par *h*, qui paraît alors se produire par un obstacle siégeant très profondément, au niveau même de la glotte. C'est en cherchant à pénétrer le mécanisme de la production des *vraies gutturales* de la langue arabe que Czermak découvrit le *laryngoscope*, aujourd'hui si généralement employé pour l'exploration du larynx.

Les consonnes labiales, et surtout les labiales explosives (*b, p, m*), sont les plus faciles à prononcer, vu la simplicité des mouvements qu'elles exigent : ce sont les premières prononcées par l'enfant (*papa, mama*, etc.), celles que l'on arrive le plus facilement à faire répéter à certains animaux

et que l'on trouve naturellement produites dans le *bêlement*
(L. Mandl).

L'ensemble de ces phénomènes, par lesquels un *son* est
émis par la glotte, *modifié* par les cavités pharyngienne et
buccale de manière à représenter une *voyelle*, et *associé* à
certains *bruits* qui se produisent dans ces mêmes cavités
et forment les *consonnes*, cet ensemble constitue la *voix
articulée*, et par la combinaison intelligente des voyelles et
des consonnes en *syllabes*, et des syllabes en *mots*, constitue
la *parole*. Dans la *parole parlée*, les syllabes sont produites
avec des variations peu marquées de hauteur; dans la *parole chantée*, au contraire, les syllabes, et surtout les voyelles,
leur élément essentiel, sont produites successivement avec
des variations de hauteur considérables et harmonieuse-
ment réglées.

Innervation de l'appareil laryngien. L'appareil phonateur du larynx est placé sous la dépendance du nerf laryngé
inférieur, qui semble venir du pneumogastrique, mais représente en réalité la suite de fibres que ce grand tronc
nerveux emprunte à l'accessoire de Willis, ou spinal
(branche interne du spinal). Aussi la section du spinal abo-
lit-elle complètement la voix : on pourrait donc le nommer le
nerf vocal. Chose remarquable, les autres rameaux du spinal (branche externe) se rendent à deux muscles superficiels
et bien connus, le sterno-cléido-mastoïdien et le trapèze,
muscles qui tous deux jouent un grand rôle dans l'expression par signes, dans ce qu'on pourrait appeler le langage du cou et des épaules (lever les épaules, faire de la
tête un signe négatif, etc., etc.). Le nerf spinal semble
donc être le nerf de la *mimique* et de la *phonation*.

Tout en servant à la mimique, la branche externe du spinal prend encore une part active mais indirecte à la phonation : c'est elle qui innerve les muscles sterno-mastoïdien
et trapèze lorsque, pendant l'expiration sonore, ces muscles se contractent pour empêcher la cage thoracique de
s'affaisser subitement, et pour ménager ainsi le soufflet à
air. Ce fonctionnement est facile à constater chez les chan-
teurs, où il constitue ce que Mandl a appelé la *lutte vocale :*

en effet, dans ce moment le spinal lutte contre l'expiration, et Cl. Bernard, qui par de nombreuses vivisections a démontré ce même rôle du spinal chez les animaux pendant l'émission d'un cri prolongé, a montré par là qu'au point de vue physiologique le nerf spinal est, non pas l'*accessoire*, mais bien l'*antagoniste* du pneumogastrique, puisque au niveau de la glotte (branche interne), comme au niveau des parois thoraciques (br. externe), il produit des mouvements opposés à ceux de la respiration.

Il est démontré aujourd'hui que le *centre nerveux de la phonation* a son siège dans la moelle allongée : en effet, ce centre ne se trouve pas dans le cerveau, car on a vu des anencéphales qui criaient sous l'influence d'excitations extérieures ou de douleurs internes. Quant au *centre du langage articulé*, ou plutôt quant au centre de la *mémoire des mots*[1], il paraît résider dans le cerveau, dans la 3e circonvolution frontale gauche (voy. p. 118 et la fig. 26, p. 120). Les deux centres sont en tout cas indépendants l'un de l'autre, car le cri peut être très facile et l'articulation très difficile. Aussi faut-il distinguer l'*amnésie*, ou perte de la mémoire des mots, de l'*aphasie laryngienne* ou perte de la faculté de les prononcer. Dans l'*aphasie* le malade peut encore écrire ses pensées ; dans l'*amnésie* il ne peut plus s'exprimer qu'en dessinant les objets qu'il désire.

Disons enfin que le fonctionnement de l'appareil phonateur, au point de vue du langage, est dans une relation étroite avec celui de l'audition ; la parole ne pouvant venir qu'après l'audition, l'enfant n'apprend à parler que par la reproduction des sons qu'il entend journellement. Celui qui n'a pas entendu ne peut parler ; bien plus, ainsi que l'a démontré Bonnafont, tout individu ayant entendu et parlé jusqu'à l'âge de trois ou quatre ans, même de cinq, et qui accidentellement viendra à perdre complètement l'ouïe, perdra peu à peu l'usage de la parole à tel point que, quelques années après, il sera à peine susceptible d'articuler quel-

---

1. Voy. Aug. Voisin, art. AMNÉSIE, in *Nouveau Dict. de méd. et chirur. prat.*, t. II, p. 53.

ques sons. On peut donc dire que le sourd-muet de naissance n'est muet que parce qu'il est sourd[1].

Résumé. — Le *larynx* est l'organe de la phonation, qui se
produit au niveau des *cordes vocales inférieures* (véritables
cordes vocales). Ce sont les bords de la *glotte* qui vibrent, et les
muscles qui modifient l'ouverture de la glotte et en tendent les
bords (cordes vocales) modifient ainsi l'*acuité* des sons. De tous
ces muscles, le plus important à considérer est le *thyro-ary-
thénoïdien.*

La glotte ne produit qu'un *son inarticulé,* doué d'une *hauteur,* d'un *timbre* et d'une *intensité* variables.

L'*articulation* des sons est due : 1° au mode selon lequel quelques-uns des *harmoniques* du son glottique sont renforcés par
les cavités pharyngienne, nasale, buccale (production des
voyelles) ; 2° aux *bruits* qui se produisent au moment ou à la
fin de l'émission dans la cavité buccale (*consonnes* labiales, linguales, gutturales, etc.)

Le *nerf récurrent* (branche interne du spinal annexée au
pneumo-gastrique) est le nerf de la phonation ; il innerve les
muscles du larynx.

1. Voy. J. P. Bonnafont, *Traité théorique et pratique des maladies
de l'oreille.* 2ᵉ édition, Paris, 1873, p. 609.

HUITIÈME PARTIE

DE LA NUTRITION.

Les progrès de la *Physiologie générale* nous permettent aujourd'hui de tracer, sous le titre d'*étude de la nutrition*, une esquisse des rapports les plus essentiels entre les phénomènes que nous venons d'étudier dans les chapitres précédents (digestion, circulation, respiration) et ceux qui seront l'objet des chapitres suivants (sécrétions et excrétions).

D'une manière générale, on désigne sous le nom de *nutrition*, l'ensemble des échanges qui se font entre l'organisme vivant et le milieu qui l'entoure.

La *nutrition*, chez les animaux, comprend à la fois des actes préparatoires et des actes intimes qui se passent au niveau des tissus, des éléments anatomiques. Mais ces actes préparatoires sont tellement distincts, qu'ils sont aujourd'hui classés en physiologie comme des fonctions particulières : *digestion*, ou actes de transformation des substances alimentaires ; *absorption*, ou pénétration des substances transformées dans le sang ; *circulation*, ou transport du sang et de ces substances jusqu'au niveau de tous les tissus, de tous les éléments anatomiques. Au niveau des éléments anatomiques se produisent, au contact du sang, les phénomènes auxquels on réserve spécialement aujourd'hui le nom de *nutrition ;* ce sont les échanges qui s'établissent plus ou moins directement entre le sang et les tissus.

Du sang dans la nutrition. Distinction des actes successifs de la nutrition. — Le sang est le milieu intérieur dans lequel vivent les éléments anatomiques ; il leur apporte

les matériaux à assimiler, il entraîne loin d'eux les substances résultant de la désassimilation.

Pour que cette nutrition des éléments anatomiques s'effectue normalement, la composition de ce milieu intérieur
ne doit pas subir des oscillations trop considérables; si les
substances qui y sont normalement contenues s'y trouvent
dans des proportions exagérées, les éléments de tissus subissent des modifications fonctionnelles qui se traduisent
souvent par des altérations matérielles faciles à constater.
Ainsi, par exemple, il est un tissu, celui du cristallin, qui
nous donne une mesure de l'influence que peut exercer l'é-
tat de plus ou moins grande richesse du sang en eau, c'est-
à-dire la concentration du milieu intérieur (par perte d'eau
ou bien par excès de substances salines ou autres en dissolution dans le plasma). On sait que lorsque, sur une grenouille, on introduit dans le tube digestif une forte dose
de sel marin ou de sucre, telle que son absorption amène
le sang à un haut degré de concentration, on voit bientôt le
cristallin devenir opaque, parce qu'il cède une partie de
son eau au sérum sanguin. Dès que l'on remet l'animal dans
les conditions nécessaires pour que le sang reprenne son
eau normale de constitution et rende au cristallin celle qu'il
lui avait empruntée, l'opacité de la lentille disparaît aussi
rapidement qu'elle s'était montrée. Un phénomène analogue se produit en clinique: chez les malades diabétiques,
c'est-à-dire hyperglycémiques, il est connu sous le nom de
cataracte diabétique. Du reste, il est bien d'autres symptômes du diabète qui s'expliquent par le fait de la concentration du sang, c'est-à-dire par le fait des échanges en-
dosmo-exosmotiques qui se font alors entre lui et les tissus;
on sait, par exemple, que chez le diabétique, l'eau ingérée
pour satisfaire sa soif intense n'est pas éliminée de la même
manière que chez l'individu sain; elle passe beaucoup plus
lentement dans les urines; c'est que, lorsque le diabétique
boit, l'eau absorbée vient diluer le sang; mais, comme les
tissus ont cédé au milieu intérieur, concentré par son état
hyperglycémique, une partie de leur eau, ils enlèvent alors
par extraction exosmotique au sérum du sang la quantité
d'eau qu'ils avaient précédemment perdue. C'est pour cela

que la diurèse, c'est-à-dire l'évacuation abondante d'urine, ne se fait pas, après l'ingestion d'eau, aussi rapidement chez le diabétique que chez l'individu sain.

Mais de pareilles ruptures d'équilibre ne sauraient constituer l'état normal; cependant les ingestions sont intermittentes, et si la composition du milieu intérieur (sang artériel général) reste relativement constante, c'est que la masse sanguine établit des rapports complexes entre les différents départements de l'organisme : en tel lieu, certaines substances sont emmagasinées, mises comme en réserve, et ne reparaissent dans le sang qu'au fur et à mesure des besoins des autres tissus; ce sont là des phénomènes intermédiaires à l'absorption d'une part, d'autre part à la nutrition proprement dite. De plus, quand les tissus ont rejeté dans le sang leurs produits de désassimilation, ce milieu intérieur peut servir semblablement à établir des rapports divers entre ces tissus et des organes où s'achèvent les métamorphoses chimiques des produits de désassimilation; ce sont là des phénomènes intermédiaires entre la désassimilation au niveau des tissus d'une part, et d'autre part les actes de sécrétion excrémentitielle ou de rejet au dehors de l'organisme.

On voit donc que l'étude de la *nutrition*, en ne comprenant sous ce nom que les métamorphoses que subissent les substances nutritives depuis leur arrivée dans le sang jusqu'à leur départ, sous forme de produits excrémentitiels, dans les sécrétions, doit passer en revue une série d'actes très complexes et dont, il faut bien le reconnaître, la plupart sont peu connus dans leur nature, à peine soupçonnés dans leur mécanisme. Dans l'état actuel de la science, aborder l'analyse de ces phénomènes de nutrition, c'est tracer un cadre, indiquer un programme selon lequel il nous est permis d'entrevoir que les progrès de la physiologie expliqueront ultérieurement ces phénomènes; c'est chercher à localiser les diverses phases de ces actes intimes; s'il est peu de points de ce sujet sur lesquels nous soyons en possession de connaissances complètes, permettant une théorie achevée, nous sommes du moins en mesure de démontrer combien les théories anciennes sont exclusives, peu en rapport avec les faits, insoutenables en un mot.

Les considérations qui précèdent indiquent assez l'ordre que nous suivrons dans cet exposé. Nous étudierons : 1° les fonctions par lesquelles des substances introduites dans le milieu intérieur sont mises en réserve dans des organes plus ou moins nettement déterminés : ce sont là des actes que nous pouvons considérer comme *préparatoires* de la nutrition proprement dite ; 2° les actes de nutrition proprement dite, c'est-à-dire d'assimilation et de désassimilation au niveau des éléments anatomiques en général ; 3° les actes complémentaires ou d'achèvement de la désassimilation.

Cette triple série de phénomènes renferme le cycle complet de l'évolution assimilatrice et désassimilatrice des matériaux nutritifs au sein de l'organisme.

Mais nous ne devons pas perdre de vue ce fait, que des trois phases susindiquées, c'est la phase moyenne, celle qui se passe au niveau des éléments anatomiques, qui est la plus importante : la nutrition proprement dite ne commence, nous le répétons, qu'au moment où les éléments anatomiques divers interviennent par leur activité propre, puisent dans le sang qui les baigne pour emprunter à ce milieu intérieur les substances dont ils ont besoin (*assimilation*), et pour rejeter dans ce même milieu les matériaux qui ne leur sont plus utiles (*désassimilation*). Mais c'est à tort que, même en réduisant le mot *nutrition* à son sens propre, quelques auteurs paraissent regarder le sang comme étant essentiellement le siège de ce phénomène, les éléments anatomiques n'ayant pour ainsi dire qu'à saisir au passage les matériaux tout prêts que charrie le liquide sanguin. Les phénomènes sont plus complexes ; entre le sang et les éléments de tissu les échanges sont plus compliqués ; il est probable qu'ils se font par l'intermédiaire du plasma, de la lymphe, qui, issue des vaisseaux sanguins, baigne seule les tissus dont elle constitue le liquide interstitiel. Il en est ainsi et pour les phénomènes d'assimilation et pour ceux de désassimilation. Il se produit donc entre le moment où le nutriment passe du sang dans l'élément anatomique et celui où il retourne dans le sang sous forme de déchets organiques, il se produit des actes complexes d'élaboration, qui, joints aux phénomènes antérieurs d'emmagasinement, font qu'il est à peu près impossible de faire le bilan immédiat de la nutrition d'un animal. Sans doute, dit Cl. Bernard, il y a entre les phénomènes de la nutrition et l'emploi de certains aliments des relations qui ont été bien mises en lumière par les beaux travaux de Dumas et de Boussingault, mais la rigueur de ces usages n'est pas absolue. L'organisme jouit d'une certaine élasticité, d'une laxité dans les mécanismes qui lui permet les compensations ; il peut remplacer une substance par une autre, faire servir une même matière à bien des usages divers.

Ce n'est pas à dire cependant qu'il faille négliger ces recherches sur ce qu'on a appelé le *bilan nutritif de l'organisme :* Carl Vogt, pour montrer ce qu'aurait d'exagéré toute opinion exclusive dans un sens ou dans l'autre, se sert d'une ingénieuse comparaison : « On a fait remarquer, dit-il, qu'on ne pourrait déterminer les travaux faits dans un laboratoire de chimie, si l'on se borne à examiner combien d'eau, d'acide sulfurique, de potasse et de chaux y ont été introduits, et combien d'acide carbonique et d'eau s'en vont par la cheminée ou sont emmenés par les canaux. Cela est parfaitement vrai ; mais il est vrai aussi que des observations de ce genre ont cependant une certaine valeur quand elles se rapportent à un laboratoire qui, comme le corps animal, ne produit et n'absorbe que certaines substances : un chimiste qui serait préposé à une fabrique d'acide sulfurique peut parfaitement se rendre compte de sa fabrication quand il sait combien on a employé de soufre, de salpêtre et de combustible. »

I. *Des matières de réserve.*

Le sang reçoit du milieu extérieur et apporte aux tissus, d'une part les substances que ceux-ci s'assimileront, et d'autre part le gaz oxygène, dont la combinaison avec ces substances sera la source de toutes les activités nutritives et fonctionnelles ; il apporte, en un mot, les combustibles et le gaz comburant, puisque nous savons que, d'une manière générale, les phénomènes d'oxydation ou de combustion sont l'origine des différentes forces dégagées par les éléments anatomiques (contraction musculaire ; courant nerveux ; décharge des organes électriques, etc.) — Or le fait d'emmagasinement, d'état de réserve, s'observe aussi bien pour les matériaux combustibles que pour le gaz comburant (l'oxygène).

C'est à Cl. Bernard que nous devons la connaissance générale de cet état de réserve auquel les matériaux nutritifs peuvent être conservés dans l'organisme ; c'est lui qui a dé-

montré, en particulier, l'état d'emmagasinement d'une matière dont il a poursuivi l'évolution dans l'organisme (glycogène, sucre); c'est lui qui a localisé cet emmagasinement
dans un viscère important (le foie). Nous prendrons donc,
comme type des fonctions et des matériaux de réserve, la
fonction du foie et l'évolution organique de la matière glycogène.

Les aliments digérés et absorbés n'arrivent dans le milieu
interstitiel, dans les capillaires généraux, qu'après avoir traversé le foie; cela est vrai surtout pour les albuminoïdes et
les hydrocarbures, dont la principale voie d'absorption est
la veine porte, sur le trajet de laquelle est interposée la
masse hépatique. Or, pour ces aliments, il ne suffit pas qu'ils
aient pénétré dans le torrent circulatoire; l'absorption une
fois faite, leur évolution n'est pas terminée, et il peut s'é-
couler bien du temps, se produire bien des modifications
entre le moment où une matière alibile est absorbée et celui
où elle sert à la nutrition de l'élément anatomique. En découvrant la matière glycogène du foie et les phénomènes de
la digestion des matières sucrées, Cl. Bernard a jeté les premières clartés sur ces phases préliminaires de la nutrition.
Il a démontré que les matières sucrées pénétrent dans le
sang de la veine porte à l'état de glycose; qu'une faible partie de cette glycose traverse directement le foie pour aller
immédiatement servir aux combustions organiques, tandis
que la plus grande partie s'arrête au niveau du foie, s'y
déshydrate et s'y entrepose à l'état de matière glycogène,
pour être ensuite distribuée, après une nouvelle transformation en glycose, au fur et à mesure des besoins de l'organisme. Le foie, dit-il, est donc une sorte de grenier d'abondance où vient s'accumuler l'excès de la matière sucrée
fournie par l'alimentation.

Aussi qu'arrive-t-il lorsqu'on supprime cette action du
foie, c'est-à-dire lorsque, par des procédés expérimentaux
dans le détail desquels nous ne saurions entrer ici, on empêche le sang veineux intestinal de traverser le parenchyme hépatique? Dans ce cas, la glycose, n'étant plus retenue, se
trouve en excès dans le milieu intérieur à la suite de chaque digestion: il y a une *glycémie anormale*, et par suite

glycosurie, c'est-à-dire présence du sucre dans les urines, puique nous savons que le sucre passe dans ce produit excrémentitiel dès que sa quantité dans le sang dépasse la proportion normale.

Ces faits expérimentaux sont pleinement confirmés (ainsi que nous l'avons déjà brièvement indiqué ci-dessus, p. 398) par les faits cliniques. Il était en effet à prévoir que chez l'homme une altération profonde, une destruction du parenchyme hépatique, ou une simple suppression du passage du sang intestinal (veine porte) dans ce parenchyme, en supprimant le rôle du foie comme lieu d'emmagasinement des substances glycogènes, devrait amener un débordement dans les urines du sucre contenu en trop grande abondance dans le sang par suite d'une absorption considérable de matière sucrée. Il devait se produire dans ces cas un *diabète alimentaire.* Ces prévisions de la physiologie expérimentale ont eu leur réalisation dans le domaine des faits cliniques : Colrat (de Lyon) a observé trois cas de cirrhose hépatique dans lesquels le sucre, en proportion notable, apparaissait régulièrement dans les urines après la digestion d'aliments féculents, reproduisant ainsi les conditions de ce que Cl. Bernard a appelé la *glycosurie alimentaire,* par opposition à la glycosurie qui résulte de la transformation exagérée de la matière glycogène en sucre (*glycosurie hépatique*). Lépine (*Gazette médicale,* mars 1876) s'est attaché à provoquer en quelque sorte expérimentalement ce diabète alimentaire, chez des sujets qu'on soupçonnait affectés d'une lésion grave du parenchyme hépatique; il faisait absorber à ces malades du sucre de raisin : or, dans trois cas de cirrhose confirmée, le résultat de cette ingestion a été de produire une glycosurie passagère. On conçoit qu'il y ait là une donnée à utiliser pour le diagnostic : les maladies abdominales qui n'intéressent pas le foie, ou les altérations du foie qui n'affectent pas gravement le parenchyme hépatique, ne produiront pas le diabète alimentaire.

Nous avons dit que la glycose provenant de la digestion intestinale se déshydrate pour se fixer dans le foie à l'état de matière glycogène : dans le fait de cet emmagasinement il y a donc non seulement acte de dépôt, mais encore acte chimique, acte de réduction. Bien plus, Cl. Bernard a démontré qu'il peut y avoir acte de réduction chimique plus complexe, c'est-à-dire formation du sucre aux dépens des aliments albuminoïdes, si l'organisme ne peut puiser à l'extérieur les quantités de sucre nécessaires à son fonctionnement, et surtout à son développement. C'est en effet pendant le développement des jeunes organismes que la glycose paraît le plus indispensable à la nutrition, à l'évolution des tissus, et on voit alors que la fonction, qui chez l'adulte se localise dans le foie, se trouve alors, chez les embryons de mammifères, répartie d'une manière plus ou moins diffuse dans divers tissus, et plus particulièrement dans les formations placentaire et amniotique. Mais c'est chez les oiseaux que cette fonction glycogénique de l'embryon présente son plus grand intérêt, puisqu'ici son étude démontre que l'organisme peut former de la matière sucrée. Ces résultats sont dus aux expériences de Cl. Bernard : ce physiologiste analysait à cet effet les œufs à chaque jour de l'incubation; il a constaté que le sucre contenu dans l'œuf dans la proportion de 3,70 p. 1000 au début de l'incubation, va en diminuant jusqu'au dixième jour (0,88 p. 1 000), puis augmente de nouveau jusqu'à la fin de l'incubation (2,05 p. 1 000). Il y a donc *destruction* de la matière sucrée par suite de la nutrition, puis reformation de cette matière. Cette formation est le fait le plus intéressant; c'est un exemple de *synthèse d'un principe immédiat;* c'est le début de la *fonction glycogénique,* de telle sorte que nous pouvons dire que, dans la fonction des organes glycogéniques, il y a non seulement emmagasinement de sucre transformé en glycogène et de nouveau transformable en sucre, mais il peut y avoir encore, dans certaines circonstances, formation de la matière sucrée aux dépens des autres matériaux de nutrition; il s'agit donc alors non plus d'une provision, mais d'une formation de réserve. Nous insistons sur ces faits, car ils démontrent la réalité de ce que nous avons indiqué déjà à plusieurs reprises, à savoir qu'il n'est plus permis aujourd'hui de considérer la nutrition comme *directe,* c'est-à-dire comme n'utilisant que des principes fournis par l'absorption intestinale, et les utilisant sous la forme où ils ont été fournis par cette absorption. — Ce rôle formateur que peuvent présenter les organes qui sont le siège des dépôts de réserve, jette un grand jour sur la pathologie de

certains troubles complexes. Voici, par exemple, comment
Cl. Bernard est amené aujourd'hui à concevoir la physiologie pathologique du diabète : « Par suite d'un travail de
désassimilation excessif, l'organisme use incessamment et
d'une manière exagérée le dépôt de réserve dont le foie est
le siège ; le sucre est versé dans le sang en quantité anormale, d'où hyperglycémie et glycosurie ; mais la source hépatique n'est pas épuisée pour cela ; elle continue à assimiler les matériaux propres à fournir le glycogène et, par
suite, le sucre ; elle redouble, pour ainsi dire, d'activité
pour remplacer le sucre éliminé ; elle épuise l'organisme
pour suffire à cette production, à cette dépense désordonnée en matière sucrée. (Cl. Bernard, *le Diabète*. Paris,
1877, p. 437.)

C'est encore pendant la vie embryonnaire que se forment
des amas de réserve de certains sels calcaires. Dastre a
découvert[1] dans les enveloppes de l'œuf des ruminants des
plaques choriales que l'analyse chimique montre formées
de sels calcaires identiques à ceux des os, sauf le carbonate
de chaux, qui n'y existe qu'en faible proportion ; ces plaques
choriales, comme le montre l'auteur, s'atrophient et disparaissent à mesure que se fait l'ossification des pièces du
squelette ; elles constituent donc une véritable réserve où
s'accumulent les substances phosphatées, en attendant le
moment de leur utilisation dans l'organisme fœtal. Le fait
de la faible proportion de carbonate de chaux ne vient pas
à l'encontre de cette manière de voir, si l'on a égard à ce
que Milne Edwards a fait observer à propos de la constitution des os : « Le carbonate de chaux, dit-il, ne paraît remplir qu'un rôle très secondaire dans la constitution des os :
il est en faible proportion chez les jeunes individus, ainsi
que dans les parties osseuses de nouvelle formation, et il
devient plus abondant avec les progrès de l'âge. » — Ce
phénomène de réserve des sels calcaires chez l'embryon
peut être rapproché de celui qui s'observe chez les écre-
visses au moment de la mue : on trouve, à cette époque,

---

1. A. Dastre, *l'Allantoïde et le chorion chez les mammifères*, thèse
de doctorat ès sciences. Paris, 1876.

d'abord dans les parois, puis dans la cavité de l'estomac de ces animaux, des masses dures improprement appelées *yeux d'écrevisse;* ces masses sont de nature calcaire (carbonate et phosphate); elles disparaissent rapidement à mesure que la nouvelle carapace se consolide et se calcifie.

Il en est de même pour la graisse, qui s'accumule dans les cellules adipeuses du tissu conjonctif interstitiel et sous-cutané, et y reste comme une réserve pour fournir aux besoins de la combustion respiratoire. Ici encore ce dépôt de réserve ne représente pas uniquement un simple emmagasinement des substances grasses, telles qu'elles ont été fournies par l'absorption intestinale, un dépôt pur et simple dans les cellules adipeuses de la graisse toute formée que fournissent les aliments. Il y a, au niveau des cellules qui ont pour fonction de fixer et de retenir les graisses, un travail d'assimilation et de constitution chimique en tout semblable à celui qu'accomplissent les cellules hépatiques relativement aux matières glycogènes et sucrées ; ce qui prouve ce rôle spécial des cellules adipeuses, c'est que la composition de la graisse varie avec les diverses parties du corps d'un même animal ; c'est que, pour une même espèce nourrie très différemment, les corps gras d'un même tissu paraissent à peine varier. Il est établi aujourd'hui que l'on peut engraisser un animal en le nourrissant exclusivement de viande exempte de corps gras. Dans ce cas, l'organisme forme les graisses aux dépens des matières albuminoïdes; mais par quel mécanisme, par quel dédoublement? C'est ce qu'il est encore difficile de préciser d'une manière certaine[1]. D'après Pettenkofer et Voït, chez un animal nourri avec des matières albuminoïdes en excès, une grande partie de carbone n'est pas éliminée, n'est pas comburée, et sert à former des graisses ou des corps analogues. D'autre part, l'observation la plus vulgaire montre que les féculents sont de toutes les substances alimentaires les plus aptes à l'engraissement, ce qui indique que les hydrates de carbone sont très propres à fournir les matériaux avec lesquels l'or-

1. Armand Gautier, *Chimie physiol.*, t. I, p. 268, 339, 367.

ganisme peut former de la graisse; mais l'ingestion directe de ces hydrates de carbone n'est pas indispensable à la formation des graisses des cellules adipeuses; il suffit, pour cela, que des hydrates de carbone soient formés dans l'organisme, et nous avons vu qu'ils pouvaient en effet y prendre naissance aux dépens des aliments albuminoïdes, puisque Cl. Bernard a montré que du glycogène se produit dans le foie avec une alimentation entièrement exempte de graisses et d'hydrate de carbone.

Les exemples de dépôts de réserve que nous venons de signaler se rapportent uniquement aux substances qui représentent, pour ainsi dire, le combustible du foyer organique. Des phénomènes semblables se passent pour le gaz comburant, pour l'oxygène : l'acide carbonique exhalé pendant une certaine période ne correspond pas toujours à l'oxygène absorbé dans cette même période ou dans celle qui l'a immédiatement précédée; il y a, dans certains états de l'organisme, absorption en excès d'oxygène et emmagasinement de ce gaz, et ce dépôt est ultérieurement employé lorsque l'acide carbonique est exhalé relativement en excès. Regnault et Reiset avaient déjà très nettement indiqué ces faits lorsque, étudiant les animaux en hibernation, ils avaient observé que ces animaux augmentent de poids pendant leur engourdissement, et que cette augmentation de poids provient d'une accumulation d'oxygène sans exhalation proportionnellement d'acide carbonique. Depuis lors, on a observé des phénomènes semblables chez l'homme lui-même, en comparant les absorptions et les exhalations gazeuses qu'il produit pendant la période de sommeil et pendant celle de veille et d'activité. En général, chez l'animal soumis à un violent travail musculaire, il y a excès d'acide carbonique expiré. Les observations de Pettenkofer et Voït sont parfaitement démonstratives à ce sujet. « En calculant pour 100, dit Gautier, d'acide carbonique et d'oxygène les quantités exhalées ou absorbées pendant la veille et le sommeil, on a pour les jours de repos et de travail les nombres suivants :

1. Armand Gautier, *op. cit.*, p. 170.

	Pour 100 CO² exhalé.		Pour 100 O absorbé.	
	Jour.	Nuit.	Jour.	Nuit.
Repos........	58	42	33	67
Travail.......	69	31	31	69

Ainsi, par le travail musculaire et pendant le jour, il y a non seulement exhalation plus abondante d'acide carbonique, mais l'oxygène paraît être emprunté aux matières animales elles-mêmes, et n'être ensuite activement absorbé que pendant la nuit suivante. »

Est-il nécessaire d'insister, en présence de ces faits, sur ce que nous avons dit précédemment, à savoir que la nutrition n'est pas directe (p. 516), c'est-à-dire qu'on ne peut établir, pour un moment donné, un bilan exact de l'organisme, avec parallélisme parfait des recettes et des dépenses.

II. *Assimilation et désassimilation.*

La faculté que possède tout élément anatomique vivant d'être en relation d'échange continu avec le milieu qui le baigne, d'attirer les principes qu'il renferme, de se les incorporer pour un temps, puis de les rejeter après leur avoir fait subir certaines modifications, cette faculté est la propriété commune, la plus générale, la plus essentielle de toute partie vivante. Grâce à ce double mouvement continu de combinaison et de décombinaison, que présentent les éléments anatomiques sans se détruire, ces éléments, et par suite l'édifice organique tout entier, sont le siège d'une perpétuelle circulation de matière; c'est ce mouvement d'assimilation et de désassimilation que Cuvier désignait par le nom de *tourbillon vital.*

Cette succession incessante d'assimilation et désassimilation, ce mouvement nutritif en un mot, est, disons-nous, la propriété la plus générale des éléments anatomiques vivants: elle est, en effet, la condition indispensable de la manifestation de toutes les autres propriétés, sensibilité, contractilité, etc.

Les deux actes d'entrée et de sortie des matières qui prennent part, pour un temps plus ou moins long, à la composition des éléments anatomiques vivants, ces deux actes sont entièrement mêlés l'un à l'autre et s'accomplissent le plus souvent simultanément; cependant il est certaines périodes où les phénomènes d'entrée prédominent, d'autres où les phénomènes de sortie sont plus accentués. Il est donc permis, pour la commodité de l'analyse physiologique, d'étudier séparément les premiers actes sous le nom d'*assimilation*, parce que par ces actes des substances plus ou moins différentes de celles de l'élément vivant deviennent semblables à elles ou tout au moins leur sont incorporées; et les seconds actes sous le nom de *désassimilation*, parce qu'alors les principes qui faisaient partie de la substance des éléments cessent d'être semblables à celle-ci, et s'en séparent en prenant un état qui, sans être absolument celui des corps d'origine minérale, s'en rapproche par la propriété de cristalliser (acide urique, urée, etc.)

Assimilation. — L'acte d'assimilation est un de ces phénomènes élémentaires que la physiologie n'a pu encore analyser, et dont elle ne saurait espérer découvrir de sitôt le mécanisme intime; c'est ce qu'on peut, à ce point de vue, appeler un acte *vital*. Il est en effet évident que les simples lois de la physique sont impuissantes à expliquer comment la cellule vivante, l'élément anatomique, attire à lui telle substance du milieu ambiant; ici les lois de l'endosmose ne sauraient être invoquées, car le plus souvent les choses se passent à l'inverse de ce que pourrait faire supposer *à priori* la réalisation d'un simple phénomène d'endosmose. Ainsi, le globule sanguin nage dans un liquide, le sérum sanguin, riche en sels de soude et relativement pauvre en sels de potasse; cependant ce sont surtout les sels de potasse que le globule sanguin attire à lui et qu'il s'assimile. Chaque élément anatomique choisit pour ainsi dire dans le milieu intérieur les substances qu'il s'incorpore, c'est ainsi que les sels du tissu musculaire ne sont pas les mêmes que ceux du cartilage. Le peu que nous enseigne la chimie sur l'assimilation des substances azotées et des hydrocarbures nous montre que pour ces substances, comme pour les sels, il ne saurait être question d'expliquer leur entrée dans les éléments anatomiques par le fait d'un simple acte d'endosmose; il y a, en effet, au moment de l'assimilation de ces substances, des actes qui les modifient en combinant des éléments empruntés aux unes et aux autres; c'est pourquoi l'assimilation des matières protéiques est aidée par la présence des substances hydrocarbonées; c'est pourquoi on a reconnu depuis longtemps la nécessité d'une alimentation mixte.

Ce n'est pas non plus simplement par un acte d'endosmose ou de diffusion gazeuse que l'oxygène du sang vient dans les éléments anatomiques pour y donner lieu à la combustion des substances ternaires et quaternaires. L'oxygène est, dans le sang, combiné avec l'hémoglobine des globules sanguins; il faut donc une action particulière des éléments anatomiques pour s'emparer du gaz vital qui leur est nécessaire, en désoxydant l'hémoglobine; il est impossible de définir entièrement cette action, mais la réalité de son existence est rendue bien évidente par l'étude des actes semblables ou même beaucoup plus énergiques que nous voyons accomplis par des organismes élémentaires, monocellulaires. Ainsi, certains ferments, qui ont besoin d'oxygène pour se développer et vivre, s'ils ne trouvent pas dans le milieu ambiant ce gaz libre ou en solution, mais seulement à l'état de combinaisons, sont capables de défaire ces combinaisons pour se procurer le gaz comburant; c'est le cas de ces vibrioniens qu'a étudiés Pasteur, qui décomposent le tartrate de chaux ou qui transforment l'acide lactique en acide butyrique : « Chez l'homme et les animaux supérieurs, dit Cl. Bernard, les éléments anatomiques se comportent comme ces animalcules vibrioniens : ils désoxydent l'hématine. »

Désassimilation. — L'acte complexe de désassimilation représente, dans son ensemble le plus général, un phénomène chimique d'oxydation, par lequel les substances faisant partie de l'élément anatomique sont transformées en produits qui doivent être rejetés; le but de ces oxydations, pour ne parler ici que de la forme la plus générale du phénomène, est de produire, par la chaleur développée, les différentes forces qui sont le résultat du fonctionnement des éléments anatomiques (chaleur, travail mécanique du muscle, phénomène de conduction nerveuse, etc.).

Il est difficile de dire exactement quand finit l'assimilation et quand commence la désassimilation. En effet, il faut distinguer, dans les substances assimilées et désassimilées, celles qui peuvent être considérées comme servant spécialement à la réparation des tissus, et celles qui sont employées par ces tissus pour produire les combustions fonctionnelles auxquelles nous avons fait précédemment allusion. Une comparaison classique fera bien comprendre cette distinction : l'organisme, qui produit du travail (contraction musculaire, etc.) en brûlant les substances alimentaires, a été souvent, par une comparaison dont on a abusé, identifié au fourneau d'une machine à vapeur, qui produit de la chaleur, et par suite le travail de la vapeur, en brûlant du charbon. En adoptant cette comparaison, nous devons remarquer que non seulement le fourneau brûle du combustible, mais que la machine elle-même s'use ; il faut non seulement lui fournir du charbon, mais il faut la réparer ; de même l'organisme brûle les substances alimentaires, mais en même temps les éléments anatomiques, sièges de ces combustions, perdent de leur propre substance ; il faut qu'ils s'assimilent des substances réparatrices en même temps que les matériaux nécessaires à de nouvelles combustions.

En poussant plus loin cette comparaison, on peut concevoir, sous une forme pour ainsi dire idéale, les divers actes successifs de l'assimilation et de la désassimilation des substances purement réparatrices : on peut construire le schéma suivant que nous empruntons à Beaunis. « Soit, par exemple, pour fixer les idées, l'assimilation d'une substance albuminoïde par une fibre musculaire. Dans un premier stade, *stade de fixation*, la fibre musculaire s'empare de l'albumine qui lui est offerte par le sang et la lymphe à l'état d'albumine du sérum ; mais à cet état, l'albumine ne peut entrer dans la constitution de la fibre, il faut qu'elle soit transformée, *stade de transformation*, elle devient alors de la myosine ; mais elle a encore une étape à franchir pour devenir partie intégrante de la fibre musculaire, c'est le stade d'*intégration* ou de *vivification* ; elle n'était jusqu'ici que substance organique, elle devient *organisée*, vivante, elle devient substance contractile[1]. » — Quant aux substances qui seraient regardées comme représentant simplement le combustible de la machine animale, on pourrait dire que pour elles il y a à peine assimilation; elles ne font que traverser l'élément anatomique sans entrer dans sa constitution propre, de même que le charbon ne fait réellement pas partie de la machine dans laquelle il est brûlé. Pour ces substances, on arriverait à formuler ce para- doxe, qu'elles sont désassimilées, c'est-à-dire brûlées, etc., sans avoir été réellement assimilées.

Mais en réalité, les choses ne sauraient être conçues sous cette forme schématique : une même substance, par son dédou- blement, peut fournir à la fois des matériaux réparateurs et des matériaux combustibles ; elle est donc assimilée pour une partie de ses principes composants, alors que la désassimilation com- mence déjà pour l'autre partie. C'est pourquoi nous disions qu'on ne peut préciser à quel moment cesse l'assimilation et à quel moment commence la désassimilation.

Bien plus, il n'est pas prouvé que les phases, plus ou moins hypothétiques, de ces deux actes se passent toutes dans l'intimité même de l'élément anatomique : la cellule vivante peut agir à distance sur les substances du sang et de la lymphe, et y produire des combinaisons oxydantes et des dédoublements, qui se passent à côté d'elle, mais non en elle. Nous avons exposé précédemment (voy. *Chaleur animale, siège des combustions*, p. 480) les travaux de Ludwig, d'après lequel l'acide carbonique ne prendrait pas naissance au niveau même des éléments anato- miques, et ceux de Pfluger, qui place au contraire le siège des combustions organiques dans l'intimité même des éléments des tissus.

On voit combien il s'en faut que nous soyons fixés sur le siège réel de certains actes de désassimilation. On se ferait également illusion en croyant résolues toutes les ques- tions qui se rapportent à la nature du phénomène chimique correspondant : on considère ce phénomène comme une combustion, une oxydation ; cette vue n'est juste que comme résumant les résultats généraux. Mais une semblable for- mule ne peut rendre compte de tous les actes par lesquels les tissus produisent de l'acide carbonique, ni de ceux par lesquels ils sont le lieu de dégagement de forces vives (de

1. Beaunis, *Physiologie*, p., 333.

chaleur, etc.), c'est-à-dire que le fait de dégagement de chaleur n'implique pas nécessairement le fait de combustion produisant de l'acide carbonique, pas plus que le dégagement d'acide carbonique n'implique celui de la production de chaleur.

En effet, d'une part les données nouvelles de la thermochimie montrent que des phénomènes autres que les combustions ou oxydations peuvent être la source de chaleur. Berthelot, qui a fait de ce sujet une étude approfondie, ramène les sources de la chaleur animale à cinq espèces de métamorphoses : ce sont d'abord les effets qui résultent de la fixation de l'oxygène sur divers principes organiques, puis la production d'acide carbonique par oxydation, ensuite la production d'eau, en quatrième lieu la formation d'acide carbonique par dédoublement, enfin les *hydratations* et les *déshydratations*. — D'autre part, Berthelot a également montré que l'acide carbonique de l'économie ne se forme pas toujours par oxydation du carbone, et provient quelquefois d'un dédoublement qui absorbe de la chaleur. Ces faits doivent intervenir dans le calcul exact et détaillé, évidemment prématuré aujourd'hui, de la chaleur et du travail produits par les animaux aux dépens des diverses substances nutritives qu'ils utilisent.

III. *Actes complémentaires de la désassimilation.*

Nous avons vu que l'assimilation qui se produit au niveau des éléments anatomiques peut être précédée de certains actes d'emmagasinement et de formation qu'on peut considérer comme des actes préliminaires. De même, la désassimilation est achevée par certains actes complémentaires, c'est-à-dire que les produits de désintégration formés au niveau des tissus ne sont pas toujours rejetés au dehors sous la forme où ils ont pris naissance dans l'intimité des divers éléments anatomiques, mais peuvent subir, dans des organes particuliers, une transformation plus complète leur donnant le caractère définitif de produits excrémentitiels. Ces actes complémentaires de la désassimilation sont peu connus, et ils n'ont été nettement étudiés que récemment pour les produits de désintégration des substances albuminoïdes, dont la transformation définitive en urée semble s'accomplir dans le parenchyme hépatique. Nous emprunterons au mémoire de Brouardel[1] les principales indications sur cette intéressante question de physiologie. Comme le fait remarquer Armand Gautier (*op. cit.*, t. II, p. 19), l'urée ne se produit pas d'emblée dans l'économie par l'oxydation des matières azotées ; les dédoublements auxquels sont soumises ces matières donnent des produits riches en azote, qui sont soumis à des oxydations successives et se retrouvent dans les muscles, le sang, le cerveau (créatinine, xanthine, sarcine, acide urique). Dans les muscles, qui sont cependant le siège de combustions si intenses, on ne trouve pas d'urée; c'est que dans ces organes, comme dans la plupart des tissus, les albuminoïdes ne subissent que les premières phases de leur oxydation.

Où donc s'achèvent ces actes de combustion et de dédoublement? Dès 1864, Meissner avait été amené à considérer le foie comme l'organe principal où se produit l'urée : ayant contaté dans le foie des poulets de l'acide urique en quantité considérable, et sachant que l'acide urique des oiseaux est l'analogue de l'urée chez les mammifères, il fut amené à rechercher l'urée dans le foie de ces derniers, et y trouva en effet cette substance en proportion relativement notable (voy. Brouardel, *op. cit.*, p. 10). Puisque le foie, dit Meissner, contient une proportion relativement forte d'urée, lorsque les muscles, les poumons n'en révèlent aucune trace, il est permis de conclure que c'est le foie qui est le principal lieu de formation de l'urée. Ces résultats ont été confirmés par Bouchard, par Kuhne, par Cyon, etc.; ce dernier physiologiste a cherché à résoudre la question de la formation d'urée dans le foie par une expérience directe, en dosant la quantité contenue dans la veine porte et celle qui se trouve dans les veines sus-hépatiques des chiens: il a ainsi constaté que le sang qui sort du foie contient presque deux fois plus d'urée que celui qui y entre. Enfin, Murchison, adoptant les résultats de ces expériences physiologiques et en recherchant les confirmations cliniques,

1. P. Brouardel, *l'Urée et le foie*, Paris, 1877.

a formulé récemment (*On functional Derangements of the Liver*, 1874) les conclusions suivantes : « Le foie a un rôle important dans la formation des matières azotées éliminées par les reins. En effet : 1° parmi les signes les plus constants de troubles fonctionnels du foie, on trouve la formation imparfaite de l'urée, prouvée par l'augmentation du dépôt d'acide urique ou d'urates ; 2° quand une partie importante du foie a été détruite par la maladie, l'urée éliminée est considérablement diminuée, ou même l'urée disparaît. » — Le travail plus complet de Brouardel nous montre que, sous l'influence des lésions du foie, l'urée varie suivant des lois déterminables : dans l'ictère grave, l'urée diminue et même disparaît des urines ; dans la cirrhose atrophique ou hypertrophique, la quantité d'urée éliminée est représentée par un chiffre extrêmement faible, même lorsque le malade continue à se nourrir ; il en est de même dans la dégénérescence graisseuse du foie qui survient chez les phtisiques et les malades atteints de suppurations osseuses.

Du reste nous verrons bientôt en étudiant la physiologie de la *sécrétion urinaire*, qu'au point de vue de l'urée le rein est un appareil purement éliminateur et non formateur. Ce n'est donc pas dans le rein qu'il faut chercher le siège de ces actes complémentaires de la désassimilation.

Ainsi, le parenchyme hépatique joue un rôle important et dans la formation de certains matériaux de réserve (matière glycogène), et dans l'achèvement des métamorphoses désassimilatrices des substances albuminoïdes (formation de l'urée). Ne faut-il voir dans ce double fonctionnement qu'un fait de localisation dans un même organe de deux actes distincts, ou bien peut-on établir un rapprochement, une solidarité entre ces deux fonctions ? La question des rapports de la formation de l'urée et de la formation de la matière glycogène a été étudiée principalement par les pathologistes, mais le problème ne saurait encore être considéré comme résolu. Dans le diabète, on peut observer que l'excrétion de l'urée et celle du sucre augmentent souvent en même temps ; il y a azoturie en même temps que glycosurie : « Les deux phénomènes, dit Brouardel (*op. cit.*, p. 114), s'accompagnent, marchent parfois suivant des voies parallèles ; mais ils peuvent exister isolément et se dissocier. Ainsi, lorsqu'un diabétique prend la fièvre, le sucre disparaît des urines ;

mais la quantité d'urée persiste et même augmente. Dans certains cas de diabète traumatique, le sucre paraît d'abord, puis, après quelque temps, l'urée n'augmente que progressivement, et c'est alors que le sucre a disparu que l'augmentation de l'urée éliminée est le plus considérable. Ces rapports entre les variations des deux phénomènes ont été trop peu suivis pour que nous puissions y trouver des renseignements précis... Nous ne retenons de ces faits que ce résultat incontestable : nulle maladie plus que le diabète n'est capable de provoquer d'une façon permanente une augmentation aussi considérable de l'urée éliminée. Nous savons que c'est dans le foie que s'accomplit la plus grande partie, sinon la totalité des échanges qui aboutissent à la formation de la matière glycogène. L'union intime qui associe les variations de l'urée à la glycosurie passagère ne permet-elle pas de se demander si les mêmes influences ne président pas à la formation de l'urée et à celle de la glycose? »

NEUVIÈME PARTIE.

NEUVIÈME PARTIE

TEGUMENT EXTERNE

DE LA PEAU.

· La peau constitue l'une des principales surfaces par lesquelles l'organisme se trouve en rapport avec les milieux ambiants : nous aurons donc à étudier sa structure, puis ses fonctions relativement aux échanges soit de dedans en dehors, soit de dehors en dedans ; et enfin sa sensibilité, c'est-à-dire les dispositions qui la rendent propre à faciliter les impressions du monde extérieur sur les origines des nerfs sensitifs ou centripètes.

I. *Structure de la peau. — Productions épidermiques.*
a). *Derme et épiderme.* — La peau (fig. 111) se compose du *derme* et de l'*épiderme.* — Le *derme* forme un substratum de tissu connectif et élastique, destiné à supporter la partie la plus importante de la peau, l'épiderme, et à contenir ses vaisseaux sanguins, ses nerfs et les organes glandulaires qui résultent de sa végétation en profondeur. Le derme renferme aussi des éléments musculaires lisses, qui sont inégalement répandus selon les régions : dans la peau des bourses (*scrotum*), ces éléments forment une couche continue (dartos). Dans le *mamelon*, ils constituent un appareil érectile tout particulier ; ailleurs, ils sont surtout annexés aux follicules des poils qu'ils peuvent redresser : ce sont les contractions de ces muscles qui produisent, par exemple sous l'influence du froid, ce qu'on appelle la *chair de poule.* La chair de poule, comme l'érection du mamelon (*thélotisme*), sont des phénomènes purement musculaires, et nullement comparables à l'érection des tissus vasculaires

érectiles : le mamelon par exemple possède des fibres musculaires transversales qui, en se contractant, augmentent
sa longueur aux dépens de son épaisseur; dans la chair de
poule, les muscles lisses redressent et font saillir les bulbes
pileux auxquels ils sont annexés.

L'*épiderme* est la partie essentielle de la peau ; c'est lui

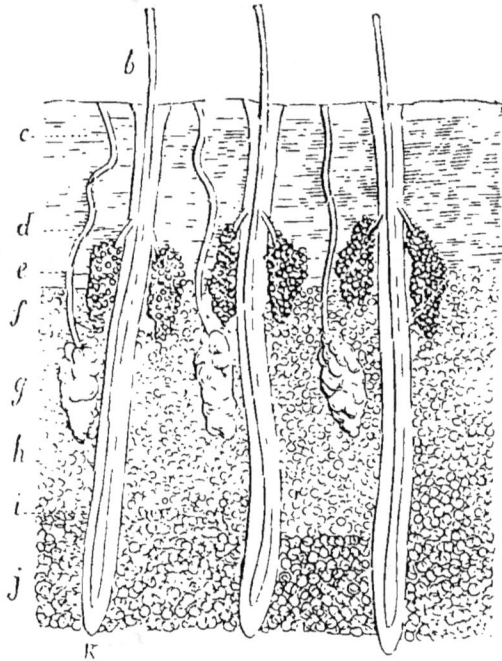

FIG. 111. — Schéma général de la peau *.

en effet qui existe le premier chez l'embryon, en même
temps que l'épithélium du tube digestif, et ce n'est que plus
tard que le derme se forme et s'organise. Ce revêtement cellulaire se compose de plusieurs couches de globules, dont
les plus profonds sont cylindriques comme ceux des muqueuses intestinales, et constituent ce qu'on nomme *la
couche de Malpighi* (ou *corps muqueux*); dans les zones
plus superficielles, la forme des cellules change successivement, de telle sorte qu'on les trouve d'abord polyédriques
et à peu près de même dimension dans tous les sens, puis

---

* Coupe de cuir chevelu (d'après Gurlt) : *a*, épiderme ; — *b*, tige d'un poil ; —
· *c, f, g,* glande sudoripare ; — *e, d,* glande sébacée et son conduit excréteur ;
h, i, tissu adipeux ; — *j,* bulbe du poil.

plus larges que hautes, et enfin entièrement aplaties et réduites à une simple plaque : ces modifications successives
de forme sont assez bien représentées par les figures que
donnent des lignes paraboliques juxtaposées et formant
deux séries inverses qui se coupent plus ou moins obliquement selon le niveau des
couches cellulaires aux-
quelles correspondent
leurs points d'intersec-
tion (fig. 112).

b). *Vie des éléments
globulaires de l'épider-
me.* —Mais outre le chan-
gement de *forme,* une

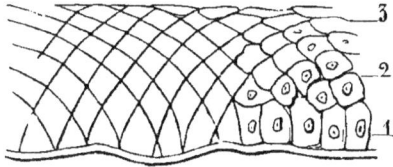

FIG. 112. — Schéma des couches épidermiques *.

particularité importance qui différencie les couches, c'est le
changement de *structure,* de *composition :* la couche de
Malpighi et les quelques couches qui la suivent sont formées
de vrais globules, c'est-à-dire de masses albumineuses, proto-
plasmatiques, capables de se liquéfier en un produit analogue
au mucus, en un mot d'*éléments globulaires vivants;* mais
au-dessus de ces couches, la structure change brusquement,
et nous trouvons seulement des cellules desséchées, rata-
tinées ou aplaties, ayant perdu en grande partie leur albumine, en un mot des *cellules cornées* (couche cornée), dont
l'albumine s'est oxydée pour se transformer en *kératine* [1].

Il est facile de prévoir que, parallèlement à ces différences
de structure et de composition, nous trouverons entre ces
deux parties de l'épiderme des différences tout aussi accentuées dans le fonctionnement physiologique. Les cellules
superficielles, cornées, ne sont plus vivantes ; les globules
des couches profondes sont essentiellement vivants ; c'est-à-
dire qu'ils réagissent à l'action des excitants, et donnent lieu

---

* 1, Couche de Malpighi ; — 2, couche de cellules à dimensions à peu près égales
dans tous les sens ; — 3, couche superficielle de cellules cornées aplaties et ayant
perdu leurs noyaux.

1. La kératine, substance propre des cheveux, des ongles, de la
corne, constitue réellement un principe particulier, car elle est insoluble dans la potasse, à l'inverse de toutes les autres substances organiques (Ch. Robin).

par exemple à de véritables phénomènes inflammatoires;
c'est ainsi que sous l'influence d'une pression forte et longtemps soutenue, la couche profonde se métamorphose, se
liquéfie, et donne soit un simple liquide avec quelques
noyaux (ampoules), soit un véritable produit purulent; le
froid, la chaleur très vive produisent le même effet, de
même que quelques irritants chimiques (tels que la *cantha-
ridine*) connus sous le nom général de *vésicants: c'est
alors la couche moyenne de l'épiderme qui se liquéfie, et
forme une masse liquide qui soulève la couche cornée. Si
on enlève cette calotte cornée, la sérosité s'écoule et l'on
aperçoit sur le derme un voile blanc qui n'est autre chose
que la couche de Malpighi, prête à reconstituer successivement par sa prolifération les diverses couches de l'épiderme normal; mais si l'action irritante continue à agir
sur la couche de Malpighi, alors elle revient entièrement
elle-même à la forme globulaire embryonnaire et par sa
prolifération donne du pus.

C'est aussi cette couche profonde et essentiellement vivante de l'épiderme qui donne naissance aux néoplasmes
de ce tissu, aux diverses formes de *cancers épithéliaux* ou
cancroïdes. — C'est dans la couche de Malpighi que se trouvent les granules de pigment qui produisent la coloration
de la peau dans les races de couleur, et dans quelques régions de nos téguments (peau des bourses, aréole du mamelon, etc.). Ce pigment du réseau de Malpighi ne se montre
qu'après la naissance. Cependant chez le nègre, les bords
des ongles, l'aréole du mamelon et les parties génitales
prennent une teinte foncée dès le troisième jour, et du cinquième au sixième jour la coloration noire envahit toute la
surface du corps. La base du cordon ombilical présente
même une coloration brune caractéristique dès la naissance. — Du reste, d'après les recherches de Sappey, les
couches profondes de l'épiderme renferment toujours un
peu de pigment; les différences que l'on observe selon les
races ne sont que des différences de plus ou de moins;
sous diverses influences, le pigment peut prendre un plus
grand développement dans les races blanches : tel est l'effet de l'action prolongée de la lumière; ici les rayons so-

laires n'ont pas pour résultat de faire naître des granulation pigmentaires comme un élément nouveau, elles déterminent simplement l'hypertrophie de celles qui existent (Sappey)[1].

La couche de Malpighi est la matrice de toutes les autres couches : ses globules se multiplient incessamment, et, grâce à cette prolifération physiologique, les éléments globulaires qui ont fait partie de la couche primitive s'éloignent de plus en plus du derme pour former successivement des couches de plus en plus vieilles et par suite de plus en plus superficielles. Quand ces globules arrivent à une certaine distance du derme, ils paraissent éprouver une mort subite, et c'est ce qui établit cette brusque ligne de démarcation entre la couche cornée et le reste de l'épiderme ; cette mort subite est le sort de toutes les cellules épidermiques (peut-être faut-il faire une exception en faveur des productions analogues à ceux des ongles, dont les globules conservent encore leurs noyaux), et, d'après ce que nous avons vu, de toutes les cellules épithéliales (intestin). Ces changements brusques n'ont rien d'étonnant et se trouvent parfois encore plus accentués : on a cité des exemples de décoloration presque instantanée de la chevelure par l'effet de diverses secousses morales, et si cela n'indique pas de la vitalité dans les éléments des poils, cela prouve du moins qu'ils peuvent subir de rapides modifications chimiques à la suite de certains états nerveux agissant sur eux soit directement, soit par l'intermédiaire du sang et des vaisseaux.

Ces couches cornées ainsi produites sont destinées à être séparées de l'épiderme, et à tomber en se détachant, absolument comme nous avons vu l'épithélium de l'intestin tomber en ruine. Mais ici la chute ne se produit pas sous forme de mucus, ou de flocons plus ou moins albumineux, mais sous celle de petites écailles, de pellicules, de débris de cellules desséchées. La partie toute superficielle de l'épiderme est constituée par ces couches de débris prêts à se détacher : c'est ce qu'on appelle le *furfur*, la *couche furfuracée*, qui s'enlève au moindre frottement. Cette des-

---

1. Voy. I. H. Farabeuf, *De l'épiderme et des épithéliums.* Paris, 1873, p. 265.

quamation furfuracée peut, sous l'influence de causes pathologiques, devenir plus abondante, et comme ces débris épithéliaux renferment de l'albumine transformée (kératine), du soufre, du fer, etc., il en résulte une perte réelle pour l'organisme, d'où la gravité des maladies dites *squameuses*, et leur effet épuisant. Nous avons vu de même que la fonte muqueuse trop considérable des épithéliums constitue des états pathologiques importants : la *bronchite* par exemple, et les *catarrhes* en général ne sont rien autre chose. On peut donc dire que ce qui est un *pityriasis* (ou desquamation) pour la peau, est un *catarrhe* pour une muqueuse.

Nous venons de voir que le produit de la desquamation épidermique n'est pas liquéfié en général, comme celui des muqueuses ; mais il existe des régions de la peau, des points plus abrités, où la desquamation est déjà moins sèche et se rapproche sensiblement du produit correspondant des muqueuses : nous citerons le creux de l'aisselle, la desquamation grasse de la peau du gland et de la face interne du prépuce (smegma préputial), et enfin nous étudierons, dans les glandes sébacées, des replis, des enfoncements épidermiques, où la desquamation devient de plus en plus liquide, pour se transformer finalement en un liquide très ténu au niveau des glandes sudoripares. Chez le fœtus la desquamation épidermique n'est pas non plus sèche et cornée ; elle est caractérisée par sa dégénérescence graisseuse (*vernix caseosa*) et analogue au *smegma préputial ;* cette desquamation graisseuse se continue encore après la naissance dans certaines régions, surtout dans celles qui se sont formées les dernières, par exemple sur la tête, et particulièrement vers la ligne médiane et vers la grande fontanelle, où il semble que la peau n'était pas encore mûre lors de la naissance.

c.) *Productions épidermiques.* — Outre cette végétation desquamative, l'épiderme est encore le siège de végétations particulières destinées à produire des organes plus ou moins permanents : ce sont les *poils*, les *ongles*, les *plumes* et autres produits cornés. La formation du poil est le type de toutes les autres : le point de départ de cette production est un bourgeon épidermique de la couche de Malpighi, qui s'enfonce dans le derme et y forme un sac en doigt de gant (A, fig. 113), ou rappelant plus ou moins la forme d'une bouteille (*follicule pileux*) ; au fond de ce cul-de-sac qui a végété vers la profondeur, se forme un bourgeon épidermique (fig. 113), qui cette fois végète vers la superficie, s'allonge de plus en plus, traverse toute la longueur du follicule (*racine* du poil), puis en sort (C) et vient proéminer plus ou moins au dehors (*tige* du poil : cheveu, poil follet). Toutes

ces productions sont composées d'éléments globulaires analogues à ceux de la couche cornée, et très hygroscopiques comme elle; cette hygroscopie est notablement diminuée, grâce à la matière grasse que les glandes sébacées répandent sur la peau et dont elles revêtent le poil au fur et à mesure de son développement, car nous verrons que ces glandes viennent déboucher dans la partie supérieure des follicules pileux. Quelques poils (poils tactiles du museau du chien et du chat) présentent dans leur intérieur une papille der-

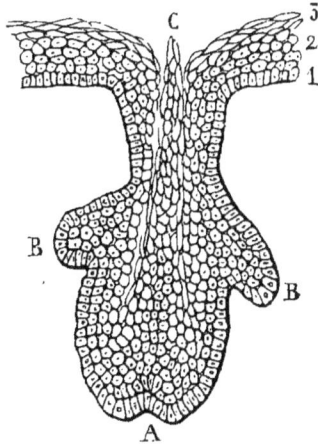

Fig. 113. — Schéma d'un bourgeon profond de l'épiderme, ou formation d'un poil et de glandes sébacées *.

mique qui monte jusqu'à une certaine distance dans le canal médullaire. Cette papille est très vasculaire : il était donc probable qu'elle renferme aussi les éléments nerveux qui en font un organe du tact, et c'est ce que vient en effet de démontrer J. Dietl sur les poils du bœuf [1].

II. — *Phénomènes d'échanges au niveau de la peau.*

Les échanges peuvent se faire de dehors en dedans (absorption), ou de dedans en dehors (sécrétions).

1. Voy. Math. Duval, *Note pour servir à l'étude de quelques papilles vasculaires* (papilles des poils). (*Journal de l'anatomie*, 1873.)
J. Dietl. *Untersuchungen über Tasthaare.* (In Sitzungsberichte der Akademie der Wissenschaften, Wien, 1872, p. 62.)

* A, Fond du bourgeon (*follicule*) où se forme le *bulbe pileux* ; — B,B, bourgeons latéraux, origines de deux glandes sébacées ; — C, extrémité du jeune poil sortant à peine de son *follicule* ; — 1, couche de Malpighi ; — 2, couche moyenne de l'épiderme ; — 3, couche cornée de l'épiderme.

A. ABSORPTION. — L'absorption par la surface cutanée, épidermique est une question encore en litige. Il est vrai que
toute une méthode (*méthode iatroliptique*) d'administration
des médicaments suppose l'existence de l'absorption cutanée ; mais il faut remarquer que dans ces cas on altère la
peau par des actions mécaniques, par le frottement, comme
dans les frictions mercurielles, ou bien par des actions chimiques, comme dans les applications de teintures alcooliques, de pommades rances, etc., etc. C'est par une action
mécanique que Colin arrive à obtenir l'absorption dans
une expérience souvent citée : l'eau, chargée de cyanure de
potassium, tombant pendant cinq heures sur le dos d'un
cheval, n'a-t-elle pas déterminé à la longue, par la percussion, la destruction de la matière sébacée et l'imbibition du
cyanure à travers la peau, ce qui explique l'empoisonnement du cheval par l'absorption cutanée[1] ? La question
vraiment physiologique se réduit à savoir si la peau saine
absorbe l'eau : sur ce point les anciens répondaient par
l'affirmative, mais aujourd'hui tout semble contredire cette
manière de voir. Si l'on se met à l'abri des nombreuses
causes d'erreur, on peut constater qu'il n'y a rien d'absorbé
après un long séjour dans un bain, et encore récemment, à
à Vienne, dans des essais d'un traitement nouveau des
maladies cutanées par une longue immersion, on a conservé des malades plongés dans le bain pendant des semaines et des mois, sans qu'il y ait eu d'absorption sensible, car les malades éprouvaient le sentiment de la soif,
et étaient obligés d'ingérer autant de liquide que s'ils
avaient vécu entièrement à l'air libre. Le peu qui est parfois absorbé s'introduit soit par les points de transition de
la peau aux muqueuses, soit par les orifices des glandes sudoripares et sébacées. Il semble que c'est une loi générale
des organismes tant végétaux qu'animaux, que l'épiderme
s'oppose aux échanges : les écorces végétales, l'épiderme
d'un fruit, sont très analogues à l'écorce, à l'épiderme animal ; or l'épiderme d'un grain de raisin s'oppose aux

1. Voy. G. Colin, *Physiologie comparée des animaux domestiques*,
1873, t. II, p. 123.

échanges et empêche par exemple ce fruit de se dessécher tant qu'il est intact; le peu de dessiccation qui se produit se fait par le pédicule.

Du reste la structure de l'épiderme est très peu favorable à la pénétration des liquides déposés à sa surface, et l'on se demande comment un tel passage pourrait se faire à travers ces couches cornées enduites de matières grasses. Aussi ne peut-on arriver à produire artificiellement quelque absorption que par des détours : on emploie comme véhicule des corps gras (pommades), qui alors se mêlent facilement aux corps gras de l'épiderme; ou bien, pour faire pénétrer des liquides aqueux, on savonne soigneusement la peau de façon à la dégraisser aussi complètement que possible ; encore, malgré cette dernière précaution, n'obtient-on que des absorptions presque nulles. Les corps gras ne permettent l'absorption des médicaments que parce qu'ils se mêlent aux vernis huileux de la peau; mais les glycérolés ne sont pas absorbables; ils sont comme l'eau, et peut-être encore moins absorbables. — Nous arrivons donc à dénier à peu près complètement à la peau le pouvoir d'absorber. Quand on veut faire pénétrer par cette surface une substance dans l'organisme, il faut la déposer dans les couches profondes de l'épiderme, dans la couche de Malpighi, qu'il n'est pas nécessaire de dépasser; il suffit, par exemple pour la vaccine, que la substance (lymphe vaccinale) soit déposée au contact de ces couches globulaires éminemment vivantes et impressionnables : c'est ce procédé qui tend à se généraliser aujourd'hui et qu'on appelle *méthode endermique*, quoiqu'elle pût être mieux caractérisée dans certains cas par le mot *enépidermique*.

La peau est perméable aux gaz : on connaît l'expérience de Bichat qui démontre que la surface cutanée d'un membre plongé dans des gaz putrides, les absorbe, de sorte que ceux-ci, transportés dans l'organisme, sont ensuite éliminés par la partie inférieure du tube digestif. Les miasmes paraissent en général pénétrer très facilement par cette voie dans l'organisme. — La facile absorption des gaz par la peau a porté quelques auteurs à n'admettre d'absorption cutanée que pour les substances volatiles. D'après Rabuteau, si l'on trouve de l'iode dans les urines après s'être frictionné avec une pommade renfermant un iodure, ou après avoir porté une chemise trempée dans l'iodure de potassium, c'est que les acides des graisses, qui rancissent à la longue, et les acides de la sueur, ont mis en liberté de l'iode qui, étant volatil, a été absorbé par la peau.

B. Sécrétions. — La peau au contraire est admirablement disposée pour les *sécrétions*, puisqu'elle est le siège de constantes végétations et chutes globulaires, et que c'est là ce qui constitue le mécanisme des sécrétions. La desquamation furfuracée peut déjà être considérée comme une

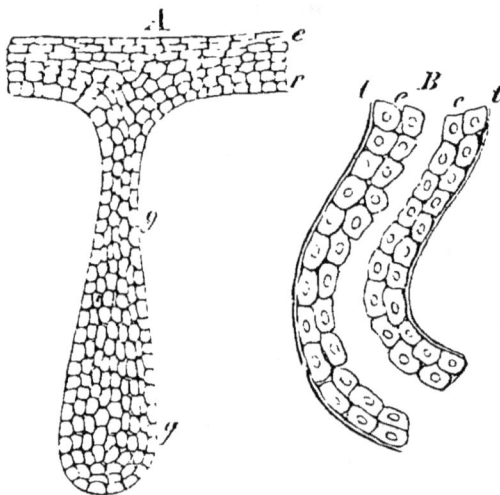

Fig. 114. — Développement des glandes sudoripares *.

sécrétion diffuse; mais le phénomène sécrétoire se localise d'une manière plus nette sur les *glandes sudoripares* et les *glandes sébacées*, dont la *sécrétion mammaire* est une forme très exagérée.

Les organes sécréteurs se forment, selon le mode ordinaire, par végétation vers la profondeur, des éléments globulaires de la couche de Malpighi (fig. 114). Tantôt cette

---

* A, Développement des glandes sudoripares, par suite de la prolifération vers l'intérieur des cellules du réseau de Malpighi ; — *e*, épiderme ; — *r*, réseau de Malpighi ; — *g. g*, prolongement solide représentant le premier commencement de la glande (d'après Kölliker) ; — B, portion d'un canal de glande sudoripare développée ; — *t, t*, tunique propre ; — *c, c*, couche épithéliale.

végétation se fait sous la forme d'un tube qui s'enfonce
profondément, traverse tout le derme, et, arrivé au niveau du pannicule adipeux, ne pouvant aller plus loin, s'enroule sur lui-même et continue ainsi à végéter jusqu'à
ce qu'il ait produit un petit glomérule : c'est le *peloton de la
glande sudoripare* (voy. fig. 116). D'autres fois, et surtout
aux dépens du follicule pileux (fig. 113), il se produit une
végétation plus large, mais moins profonde, et qui se termine par des culs-de-sac courts et arrondis : ce sont les
glandes sébacées (fig. 111); une végétation semblable, mais
bien plus considérable, produit les éléments sécréteurs de
la glande mammaire.

1° *Glandes sudoripares et sueur.* — Les glandes sudoripares sont très nombreuses : d'après certaines appréciations, il n'y en aurait pas moins de *deux à trois millions* de
répandues à la surface du corps [1]; elles y sont irrégulièrement disséminées, s'accumulant surtout vers les plis de la
surface cutanée; à la région de l'aisselle par exemple elles
forment comme une couche rougeâtre continue; mais elles
manquent totalement sur la surface interne du pavillon de
l'oreille, tandis que dans le conduit auditif externe elles
constituent un anneau de glandes grosses et serrées (*glandes
cérumineuses*) [1].

Le tube qui compose ces glandes a à peu près le diamètre d'un très fin cheveu : d'abord pelotonné (*glomérule*)
dans la profondeur du derme, il se redresse, traverse le

---

1. Sur les parties recouvertes par un épiderme mince, Sappey a
compté près de 120 orifices de glandes sudoripares par centimètre
carré; aux régions plantaires et palmaires (épiderme épais) elles sont
encore plus nombreuses (près de 300 par centimètre carré). D'après
ces calculs, leur nombre total atteindrait *deux millions;* « il dépasse
même cette limite, bien que nous n'ayons pas eu égard, dans sa détermination, aux glandes de l'aisselle, beaucoup plus multipliées encore
que celles de la main et du pied, mais qui n'occupent qu'une surface
circulaire de 3 à 4 centimètres de diamètre. » (Sappey.)

1. Pour Ch. Robin (*Leçons sur les humeurs*, 1874, p. 706), les glandes
dites *cérumineuses* ne méritent pas ce nom. Ce sont des glandes sudoripares pures. Le *cérumen* est sécrété par les glandes pileuses des
poils de duvet du conduit auditif, et cette production sébacée se mélange à la sueur des glandes sudoripares.

derme et se continue par un canal, simple lacune intercellulaire, qui se termine en tire-bouchon à travers l'épiderme (fig. 115 et 116). En moyenne la longueur totale
d'un de ces tubes est de 2 millimètres, ce qui donne pour
l'ensemble de tous les tubes sudoripares supposés mis bout
à bout une longueur totale de 4 kilomètres : on a pu ainsi

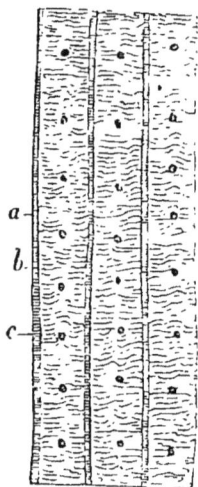

Fig. 115. — Orifices des
glandes sudoripares *.

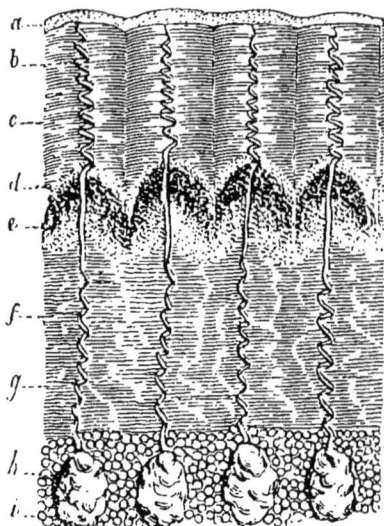

Fig. 116. — Coupe de la peau de la
figure précédente **.

évaluer que la masse totale de l'appareil sudoripare équivaut à 1/2 rein ou au quart de la masse de l'appareil rénal;
ces nombres ne sont pas inutiles à déterminer, afin de comprendre l'importance relative de ces deux ordres d'organes
sécréteurs.

Le liquide sécrété par les glandes sudoripares n'a jamais
pu être recueilli à l'état de pureté, parce qu'en s'étalant
sur l'épiderme il se mêle à d'autres produits venant de cet
organe. De même il est très difficile de doser la quantité
de sueur, d'autant plus que cette quantité est très-variable,

* Peau de la main, région pulmaire; peau vue par sa face libre : — a, élévation
formée par une série de papilles; — b, sillons interpapillaires; — c pores sudoripares (Gurlt).
** a, Couche superficielle de l'épiderme; — c, couche moyenne; — d, couche
de Malpighi; — e, papille; — f, derme; — h, tissu adipeux; — i, glandes sudoripares (glomérules) avec leurs conduits excréteurs contournés en spirale).

et peut être représentée selon les circonstances par des nombres qui seront dans les rapports de 1 à 100. Cependant on évalue en moyenne la sueur de 24 heures à 1 kgr., 300 contenant 15 à 20 gr. de parties solides; cela fait 40 à 42 gr. de sueur par heure; mais la sécrétion peut s'élever à 400 gr. par heure sous l'influence d'un exercice violent. Dans ce cas la quantité d'excreta solides peut aussi augmenter, et l'on s'explique ainsi l'affaiblissement qui résulte de sueurs prolongées. Le produit solide normal de la sueur (15 à 20 gr.) représente à peu près 1/4 du produit solide de l'urine (60 à 70 gr.); ce rapport est précisément le même que nous avons indiqué entre les masses des deux appareils (on remarque en général que les parties solides du produit des glandes sont en rapport avec la masse de celles-ci et qu'il n'y a que la quantité d'eau qui varie).

La *sueur* se compose d'eau, des sels ordinaires du sang (le chlorure de sodium domine, de principes gras, et d'un grand nombre d'acides, tels que l'acide formique, butyrique, propionique et même un acide qui lui serait particulier, l'*acide sudorique* (Favre). Aussi la réaction de la sueur est-elle généralement acide; elle peut le devenir encore plus, si les corps gras qu'elle contient se dédoublent et laissent dégager leurs acides. Ce sont ces acides gras et volatils qui donnent à la sueur son odeur acide, parfois très variable selon les personnes, et même selon les races humaines. — La sueur contient toujours un peu de graisse par elle-même; ainsi à la paume de la main il n'y a pas de glandes sébacées, mais d'abondantes glandes sudoripares, dont le produit est toujours chargé d'une certaine proportion de corps gras. Certaines sueurs (*glandes de l'aisselle*) contiennent une proportion beaucoup plus considérable de corps gras.

Enfin on trouve aussi dans la sueur des éléments azotés, et entre autres de l'urée; si la décomposition de ces produits prédomine sur celle des graisses, il peut se produire de l'ammoniaque et alors la sueur devient alcaline. L'élimination de l'urée, et en général celle des produits de combustion des albuminoïdes, est assez importante pour faire de la peau un émonctoire analogue au rein et qui peut le suppléer dans certains cas. Nous verrons qu'à l'état normal les 2 3 de l'azote introduit dans l'organisme s'éliminent par l'urine ; l'autre tiers peut en partie s'échapper par le poumon, ou par les matières fécales, ou plutôt encore par la peau.

On croyait autrefois que la sécrétion sudoripare n'était qu'une simple évaporation des parties liquides du sang traversant l'épiderme. La découverte des glandes sudoripares a permis de localiser cette sécrétion : quant au mécanisme intime de la sécrétion de ces glandes, nous devons, pour le comprendre, l'étudier d'abord dans les glandes cérumineuses ; nous voyons que le produit épais et graisseux, le cérumen, se fait par une *fonte incomplète* des globules de la glande ; dans l'aisselle la sueur est encore remarquable par la proportion de ses matériaux solides, qui proviennent évidemment des végétations et des chutes épithéliales. Nous sommes ainsi portés à admettre que la sécrétion de la sueur ordinaire se fait de même, mais par une *fonte* infiniment plus *complète* et en empruntant au sang beaucoup plus d'eau ; aussi lorsque le sang ne peut fournir assez d'eau, comme dans le choléra, où ce liquide devient très épais, la sueur elle-même devient visqueuse, c'est la *sueur poisseuse* des cholériques.

Cette fonte cellulaire, cette sécrétion, se fait surtout sous l'influence du système nerveux, qui agit non seulement sur les vaisseaux de la peau, mais encore directement sur les éléments glandulaires ; sans doute l'hypérémie de la peau (comme la produit une forte chaleur), la grande tension du sang (comme celle qui résulte de l'absorption d'une grande quantité d'eau) peuvent exagérer la production de sueur, mais le système nerveux peut amener des sécrétions réflexes tout aussi énergiques et nullement en rapport avec l'injection sanguine de la peau [1] ; si le sang ne suffit pas à

1. Les récentes expériences de Vulpian ne peuvent plus laisser aucun doute à cet égard ; dans ses recherches sur l'influence du système nerveux (et des poisons du système nerveux) sur la sécrétion sudorale des pulpes des doigts du chat et du chien, Vulpian a constaté : 1° que l'abondante sudation qui se manifeste sur les pulpes digitales postérieures lors de la faradisation du sciatique, coïncide avec un

fournir l'eau à la sécrétion, la glande sudoripare emprunte
ses liquides aux tissus voisins, absolument comme nous
avons vu que le faisaient les glandes salivaires. Les sueurs
profuses de l'agonie se font sur une peau froide et pâle ; le
vulgaire parle avec juste raison de sueurs froides sous l'influence de certaines émotions. En effet, c'est l'état nerveux
qui influe sur la sudation ; on transpire souvent parce que
telle ou telle idée se présente, parce qu'on a peur. Ces sueurs
sont souvent entièrement localisées, et dans tel ou tel point
du corps selon les individus ; des réflexes très caractérisés
peuvent produire une abondante sueur sur une zone du
corps, sur une partie de la face ; dans certains cas d'hémiplégie la sueur peut ne se montrer que d'un côté du corps ;
l'impression du vinaigre sur la langue et la muqueuse buccale produit de grosses gouttes de sueur sur le front, et
parfois sur un seul côté du front ou de la face. On ne connaît pas bien les voies nerveuses de ces réflexes ; la moelle
épinière paraît en être le centre.

La sueur, ainsi sécrétée par le peloton sudoripare, suit
le canal excréteur et arrive jusqu'au niveau de l'épiderme,
dont elle traverse les différentes couches par le canal sans
parois propres creusé au milieu d'elles. La couche de Malpighi étant très riche en liquide, la couche cornée proprement dite étant très cohérente, aucune de ces couches
n'empruntera rien à la sueur ; mais la couche la plus superficielle, la couche cornée pulvérulente, furfuracée, poreuse,
en absorbera une grande quantité dans ses interstices.
La sueur en arrivant à ce niveau est comparable à un fleuve

resserrement notable des vaisseaux ; 2° qu'au moment de la mort,
lorsque le cœur est sur le point de s'arrêter, on voit, sur les chats,
la sueur sourdre des pulpes digitales alors pâles et exsangues. —
D'une manière générale, il n'y a aucune relation entre le degré de
la congestion des pulpes digitales et l'activité de la sécrétion sudorale dont elles sont le siège : en effet chez certains chats âgés, on
ne parvient à provoquer la sécrétion des glandes sudoripares des orteils ni par la curarisation, ni par l'action du jaborandi ou de la pi-
locarpine, etc. ; cependant, sur ces mêmes chats, les actions vaso-
motrices, constrictives ou dilatatrices, directes et réflexes, s'obtiennent
encore facilement. (Vulpian, Académie des sciences, mai, août et
septembre 1878.)

qui se perd dans les sables ; presque tout le liquide disparaît. Aussi quand on touche la peau d'un homme en bonne santé, on la trouve légèrement humide et donnant une sensation indéfinissable, mais qu'on ne retrouve plus sur la peau en cas de fièvre, dans la période où la sueur est totalement supprimée. Ce n'est que dans les cas où la sueur est très abondante, qu'après s'être infiltrée dans la couche pulvérulente, elle déborde et apparaît sous la forme de gouttelettes au niveau des canaux excréteurs. Mais, dans les conditions les plus ordinaires, la sueur s'arrête dans les couches furfuracées, produit ainsi la *moiteur* de la peau, et s'échappant à l'état de vapeur, constitue ce qu'on nomme l'*exhalation cutanée insensible*.

Cet état d'humidité d'une couche poreuse superficielle met la peau et l'organisme entier dans des conditions toutes particulières: il se fait là une évaporation continue, par suite une perte de chaleur, qui est en raison directe de l'abondance de la sueur. Sous ce rapport le corps humain est comparable à ces vases poreux, à ces *alcarazas* qui servent à rafraîchir l'eau par l'évaporation produite à leur surface: or, comme la sudation est en général augmentée par l'élévation de la température extérieure, ou par toute action (travail musculaire) qui tend à produire de la chaleur en nous, nous possédons par cela même un moyen de nous défendre contre une accumulation trop considérable de calorique; et en effet nous avons vu, en étudiant la chaleur animale, que notre température ne pouvait sans danger dépasser 40 à 41° (voy. p. 482). Mais en même temps que la sueur constitue pour nous un précieux moyen de lutter contre la chaleur, elle offre par suite un grand danger: elle peut, en fonctionnant trop, ou mal à propos, amener un *refroidissement*.

Quand un semblable refroidissement se produit, la sécrétion de sueur s'arrête tout à coup, mais le plus souvent il est déjà trop tard, et le mal est fait; en effet ces refroidissements ont des retentissements singulièrement graves et variés sur toutes les parties de l'organisme. Les anciens, frappés surtout par l'arrêt de la sudation, lui attribuaient le plus grand rôle, et de même qu'ils considéraient la sueur surtout comme un émonctoire, ils considéraient sa suppression, sa rétention, comme une cause d'empoisonnement. Sans doute la sueur contient des *excreta*, mais pas en assez grande quantité pour que nous puissions toujours comprendre ce prétendu empoisonnement, et de même que nous regardons le rôle rafraîchissant de la sueur comme son principal but physiologique, nous voyons dans ce refroidissement exagéré la cause principale de troubles dont la suppression de la sueur n'est alors qu'un phénomène concomitant.

Cette manière de voir est confirmée par les recherches de Lomikowsky (*Journ. de l'Anat. et de la Physiol*, juillet 1878) sur les animaux vernis. Les expériences déjà anciennes de Fourcault (1838), celles de Valentin, d'Edenhuizen, et enfin celles plus récentes de Laschkévitch, ont montré que lorsqu'on applique un vernis sur la peau d'un animal, celui-ci présente bientôt des troubles caractérisés par un tremblement général, l'accélération de la respiration, un abaissement considérable de température, et enfin la mort de l'animal, à l'ouverture duquel on constate des altérations des organes internes (congestion et hémorragie de la muqueuse gastro-intestinale, etc.). Chose remarquable, si l'animal verni est enveloppé de ouate, ou placé dans un milieu maintenu à une température élevée, tout symptôme morbide s'évanouit. Laschkévitch, en présence de ce dernier fait, fut porté à penser que la mort des animaux vernis provient du refroidissement : expérimentant dans le sens de cette hypothèse, Lomikowsky a constaté que l'application de vernis sur la peau provoque chez les animaux des pertes ascendantes de calorique, sous forme de rayonnement, c'est-à-dire que la portion vernie de la peau de l'animal dégage une bien plus considérable quantité de calorique que celle qui ne l'est pas. Une contre-épreuve a été faite en plaçant les animaux intacts (non vernis) dans un milieu très froid ; ces animaux, refroidis par l'emprunt forcé de calorique que leur faisait le milieu ambiant, ont présenté les mêmes symptômes et succombé avec les mêmes lésions que les animaux vernis.

Sans doute aussi faut-il tenir compte de la suppression de la sécrétion excrémentitielle de la peau ; tel est du moins le résultat des expériences de Lang (de Göttingen) ; cet auteur, étudiant les effets de la suppression de la perspiration cutanée, est arrivé aux résultats suivants : A l'autopsie d'animaux morts après avoir été enduits d'un vernis, il a trouvé des cristaux caractéristiques de phosphate ammoniaco-magnésien dans le tissu cellulaire, le péritoine, les muscles. L'étude d'expériences de ce genre paraît démontrer que, l'excrétion cutanée étant suppri-

mée , les produits d'élimination tendent à prendre la voie du
rein ; cet organe est par suite hypérémié ; plus tard même une
exsudation se fait dans les canalicules urinifères, qui sont finalement oblitérés ; de là rétention de l'urée avec toutes ses conséquences. Il est donc naturel d'admettre que cette substance,
étant retenue dans le sang, produit en se décomposant de l'ammoniaque qui se combine avec les phosphates, pour déterminer
la formation des cristaux susmentionnés de phosphate ammoniaco-magnésien. Les recherches faites sur les causes de la mort
à la suite de brûlures étendues ont donné lieu aux mêmes résultats. Ainsi la mort par suite de la suppression de la perspiration cutanée aurait, entr'autres, pour cause l'hypérémie rénale,
suivie de l'exsudation parenchymateuse dans les canalicules du
rein, qui finissent par s'oblitérer, et la rétention des principes
excrémentitiels de l'urine [1].

2° *Glandes et sécrétion sébacées.*

Les glandes sébacées se trouvent sur presque tous les
points des téguments : en général elles sont annexées aux
poils (voy. fig. 111), comme nous l'avons dit précédemment ;
mais en quelques régions où il n'y a pas de poils, elles peuvent se trouver isolées, comme sur le gland et la face interne du prépuce, sur le mamelon et à l'entrée du vagin ;
enfin quelques points du tégument, comme la paume de la
main, n'offrent ni poils, ni glandes sébacées (mais seulement
des glandes sudoripares). — Autour des poils, les glandes
sébacées forment des culs-de-sac multiples, qu'on peut
considérer comme des bourgeons du follicule pileux (fig.
111 et 113), et qui entourent le collet du poil quelquefois
en si grand nombre qu'ils masquent complètement l'appareil pileux. Ces glandes sont le type le plus simple des glandes en grappe : leur contenu est formé par des globules
épidermiques dont les plus extérieurs sont bien conformés
et identiques aux éléments de la couche de Malpighi; mais,
à mesure que ces globules se rapprochent du centre de la
cavité glandulaire, on les voit s'infiltrer de graisse, s'hypertrophier, et finalement se dissocier et laisser échapper leur
contenu, espèce d'émulsion de matières grasses et albumi-

1. Voy. *Gaz. médic. de Strasbourg*, février 1873.

neuses, qui remplit la cavité de la glande et est expulsée au dehors ; la sécrétion des glandes sébacées est donc le type le plus simple de la fonte globulaire.

Le *sébum* ainsi produit présente à l'examen microscopique un grand nombre de gouttes huileuses réfractant fortement la lumière, et des cellules épithéliales ; il est formé de 2/3 d'eau, le reste se compose surtout de matières grasses, de quelques matières extractives et albumineuses, et de quelques sels terreux. — Les matières grasses sont les plus importantes au point de vue physiologique. C'est grâce à elles que le sébum jouit de la propriété d'imbiber les poils d'une certaine quantité de graisse, et d'huiler semblablement toute la surface de l'épiderme, de manière à augmenter son imperméabilité. Quelles que soient les variétés de forme et de disposition des glandes sébacées, leur usage est toujours le même : les glandes de Meibomius, glandes sébacées très allongées, placés dans l'épaisseur des paupières, ont pour usage de graisser le bord libre de ces voiles, et d'empêcher ainsi le produit de la glande lacrymale de se verser sur les joues à l'état normal.

Nous avons vu déjà que l'*amygdale* peut être comparée à un organe sébacé complexe développé sur une muqueuse, et qui, dans la profondeur, se met en rapport avec des follicules lymphoïdes : cette amygdale produit également une matière sébacée, dont les usages ne sont pas bien connus.

Souvent les globules sécréteurs des glandes sébacées n'atteignent pas régulièrement leur maturité : leur fonte se fait mal, le sébum, au lieu d'arriver à l'état d'huile ou de graisse à demi liquide, s'arrête à l'état d'épithélium desquamé : il ne s'écoule plus que difficilement au dehors, et son accumulation dans le cæcum glandulaire qu'il dilate produit les kystes sébacés, les *tannes*, qui peuvent parfois acquérir des dimensions prodigieuses. On trouve dans ces cavités de grandes quantités de matières grasses, et une proportion étonnante de cholestérine cristallisée. (Dans un kyste semblable, contenant 2 kilog. de matière sébacée, il y avait 15 gr. de cholestérine.)

3° Mamelle et lait.

La glande mammaire (fig. 117) est une réunion de 15 à 20 glandes sébacées très développées, et l'on trouve toutes les transitions entre elle et les glandes sébacées proprement dites : ainsi les glandes du scrotum, du pli de l'aine, peuvent parfois fournir un produit très voisin du lait ; dans l'auréole du mamelon se trouvent d'énormes glandes sébacées, que l'on a nommées *glandes lactées erratiques*, et qui suivent exactement les variations de développement de la grande mammaire, s'atrophiant et s'hypertrophiant avec elle.

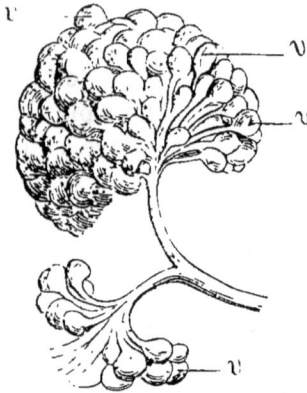

Fig. 117. — Lobule de la glande mammaire *.

Les nombreux culs-de-sac des glandes sébacées, devenues glandes lactées, viennent se réunir en 15 ou 20 canaux qui montent vers le mamelon, où ils s'ouvrent par autant d'orifices indépendants. La structure de cet appareil est analogue à celle des glandes en général : les culs-de-sac glandulaires sont remplis de cellules identiques à celles des glandes sébacées ; mais le revêtement épithélial des *canaux galactophores* tend à devenir cylindrique. Au moment où ces canaux traversent le mamelon, ils sont plongés dans un tissu connectif sous-cutané très riche en éléments musculaires lisses, transversaux ou circulaires ; ces fibres musculaires, qui ne sont qu'une exagération des muscles lisses normalement annexés au derme, amènent par leur contraction l'élongation et la raideur, en un mot l'*érection du mamelon*. (Voy. p. 530).

La *sécrétion du lait* se fait d'après le même type que celle des glandes sébacées, c'est-à-dire par une fonte globulaire : dans les premiers temps de la sécrétion, ce mode de production est très facile à constater, car on trouve encore des globules qui, après avoir subi la dégénérescence graisseuse,

---

* v,v,v, vésicules glandulaires formant un lobule par leur réunion.

ne se sont pas complètement fondus et se présentent sous la forme de cellules contenant de nombreuses gouttes de graisse : ce sont les *globules du colostrum* (fig. 118,C). Le colostrum est donc le résultat d'une sécrétion non encore établie ou bien dérangée par une cause intercurrente, comme le retour des règles ou la grossesse chez une nourrice [1].

Quand la sécrétion est parfaitement établie, la fonte globulaire est complète, et on aurait peine alors à reconnaître dans le lait son origine cellulaire. Le lait est alors sécrété en quantités variables, mais on peut en moyenne l'évaluer à 1^{lit}, 300 par 24 heures. Le lait, dont les caractères physiques (couleur) et organoleptiques (odeur, goût) sont connus de tout le monde, présente, à l'examen microsco-

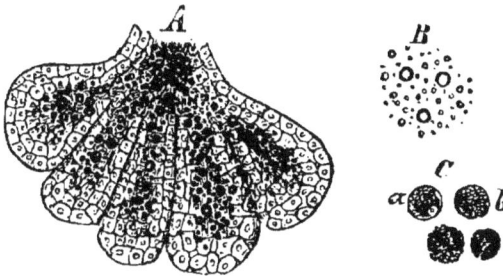

Fig. 118. — Glande mammaire pendant la lactation. Lait[*].

pique, de petites sphères réfringentes, les *globules du lait* (B, fig 118.); les dimensions de ces globules varient

1. Le mode de formation du lait, tel que nous venons de l'exposer, par une fonte cellulaire, n'est pas admis par tous les physiologistes ; c'est ainsi que la conçoit Cl. Bernard : « Il y a là une sorte de bourgeonnement de cellules superposées, dans lesquelles se préparent successivement les matériaux du lait, la caséine, le beurre, etc. ; ensuite la paroi de la cellule lactée se dissoudrait dans un liquide alcalin et le lait en résulterait. » Mais pour Ch. Robin, au contraire, les culs-de-sac de la mamelle, tapissés d'épithélium pendant la grossesse et tant que la sécrétion est nulle ou peu énergique, perdraient cet épithélium dès que la sécrétion est active : ce serait donc dans la paroi

A, lobule glandulaire de la glande mammaire avec le lait qui s'en échappe. — B, globules laiteux. — C, Colostrum : *a*, cellule à granules graisseux bien nets ; *b*, la même dont le noyau disparaît. — Grossiss. 280 (Virchow).

de 1 à 20 μ. : ils représentent des goutelettes de graisse, lesquelles donnent au liquide sa couleur blanche, car, à ce point de vue, le lait n'est autre chose qu'une émulsion, comme celle qu'on prépare en pharmacie sous le nom de lait d'amendes. Ces petites sphères graisseuses contiennent de l'oléine, de la margarine et de la stéarine.

Par le repos, les globules viennent à la surface, où ils forment la *crème*, crème dont on fait le *beurre* par battage qui agglutine les globules. La partie transparente qui reste au fond du vase est un liquide louche qui représente le *plasma* du lait, c'est-à-dire le lait sans les globules. (Nous employons ici le mot de *plasma* pour établir un parallèle entre l'analyse du lait et celle du sang).

Le *lait écrémé* correspond au *liquor* du sang; il renferme une matière albuminoïde, coagulable, la *caséine*. Les acides la coagulent. La présure, le suc gastrique et la muqueuse de l'estomac possèdent aussi la propriété de coaguler la caséine. La chaleur ne coagule pas la caséine, c'est pourquoi le lait, en bouillant, ne se coagule pas. Lorsqu'on a mis dans le lait une substance qui coagule la caséine, on a le *fromage du lait*, dans lequel la caséine, en se coagulant, emprisonne les globules, comme nous l'avons vu pour la coagulation du caillot sanguin. —Le liquide qui reste après la formation du fromage est le *sérum du lait*. Le sérum contient du *sucre de lait* ou *lactine* et des *phosphates* (2 p. 100 de matériaux solides).

Le lait est alcalin, comme tous les liquides du corps (excepté le suc gastrique, la sueur et l'urine, qui sont acides).

---

propre des culs-de-sac qu'auraient lieu les phénomènes spéciaux de la sécrétion. Aussi Ch. Robin se rend-il compte de l'origine des *globules de colostrum* en les considérant comme des globules blancs, des leucocytes dégénérés et transformés. Toutes les fois que les leucocytes (globules blancs) ont séjourné longtemps immobiles, ils passent à l'état granuleux en devenant jusqu'à trois à quatre fois plus gros qu'à l'état normal ; de plus, ils englobent des globules graisseux plus ou moins volumineux, absolument comme les cellules épithéliales et les leucocytes du larynx et de la trachée se remplissent, par simple pénétration, de granules de noir de fumée ou autres poussières. Ce serait par un travail semblable, mais très rapidement accompli, que se formeraient les globules de colostrum.

La glande mammaire paraît prendre la *graisse* toute formée dans le sang. Il est possible que la *caséine* soit la matière albuminoïde du sang transformée, et ce qui le prouverait, c'est que le premier lait, ou colostrum, ne présente pas encore la caséine toute formée. Le *sucre de lait* n'est pas dans le sang, il est formé par la glande mammaire. Lorsqu'on nourrit une chienne avec des amylacés, il est vrai qu'on trouve une grande quantité de sucre de lait; mais si on supprime les amylacés et qu'on ne donne à l'animal que de la viande (aliments albuminoïdes), le sucre de lait diminue, puis sa quantité reste stationnaire, ce qui semble prouver que les cellules de la glande mammaire ont le pouvoir de fabriquer le sucre de lait, c'est-à-dire de transformer les matériaux albuminoïdes du sang en sucre de lait (analogie avec l'action glycogénique du foie).

L'analyse du lait de femme fournit les proportions suivantes, pour un litre ou 1000 grammes:

Eau................................	900 gr.
Beurre (chez la femme).......	30 —
Caséine.....................	28 —
Sucre de lait..............	45 —
Phosphates.................	2, 50

Dans le lait de vache il y a 40 à 50 gr. de beurre, 48 de caséine et 52 de sucre de lait. En somme, le lait de vache est plus riche en matériaux nutritifs. Conclusion pratique: étendre d'eau le lait de vache et le sucrer un peu pour nourrir les enfants dans l'allaitement artificiel, allaitement déplorable, mais quelquefois nécessaire.

La sécrétion du lait est essentiellement intermittente, et ne se produit que sous l'influence de conditions spéciales, liées au fonctionnement des organes génitaux: cette fonction s'établit chez la femme à l'époque de la parturition, et produit d'abord du *colostrum*, puis bientôt le véritable lait. Pendant ses longues époques de repos, la glande est comme atrophiée; c'est son état normal chez la jeune fille, chez la vieille femme et chez l'homme. A l'époque de la puberté elle se développe chez la femme, mais les culs-de-sac mammaires et leur épithélium globulaire ne sont bien distincts et bien caractérisés que sous l'influence de la grossesse et de la parturition ; la fonte qui produit le lait n'est que le dernier terme de cette hypertrophie. Cette hypertrophie et cette fonte peuvent se produire sous l'influence d'excitations directes et dans quelques circonstances particulières : des jeunes filles vierges ont vu, après avoir donné leur sein à un nourrisson, sous l'influence excitatrice de la succion, cette glande se développer et produire du lait; des hommes même ont donné lieu à un phénomène analogue. Enfin, à l'époque de la naissance, des enfants mâles ou femelles sécrètent par cette même glande rudimentaire un liquide très analogue au lait, et qui est sans doute en rapport avec la présence d'une sécrétion graisseuse analogue sur toute la surface de la peau (*vernix caseosa*).

Ces différents phénomènes, et surtout les premiers, prouvent que la sécrétion mammaire est un phénomène réflexe, mais la physiologie expérimentale n'a pu encore spécifier les voies nerveuses par lesquelles se fait cette action : les expériences sur les nerfs intercostaux et sur les branches du sympathique ont été également négatives [1]. — L'alimentation paraît aussi avoir une grande influence sur la production et la nature du lait, comme il était facile de le prévoir. Enfin on a remarqué qu'un grand nombre de médicaments administrés à la nourrice se retrouvent dans le lait, ce qui nous offre un moyen excellent quoique indirect d'agir sur le nourrisson. Ainsi, par un moyen d'analye très sensible, MM. Mayençon et Bergeret ont pu déterminer que le mercure ou les sels mercuriels, pris en une seule fois et même à dose très petite, sont éliminés en grande partie dans la sécrétion lactée : l'hydrargyration d'une nourrice qui allaite un enfant syphilitique est donc très rationnelle. (Voy. *Journal de l'Anatomie et de la physiologie* de Ch. Robin, janvier 1873).

Le lait nous représente le type d'un *aliment complet* (voy. p. 325), car, pendant une période de temps considérable, il forme la seule nourriture de l'enfant; il en est de même de *l'œuf*, qui

1. Voy. Cl. Bernard, *Liquides de l'organisme*, t. II, p. 220.

pour l'oiseau constitue une provision alimentaire analogue au
lait. Aussi l'analyse a-t-elle montré dans le lait (voy. plus haut),
comme dans l'œuf, tous les éléments nécessaires à la nutrition :
sels, hydrocarbures, albuminoïdes. Cependant les proportions de
ces diverses substances ne sont pas dans le lait exactement les
mêmes que celles que l'on considère généralement comme constituant une nourriture bien *mélangée*. On admet en général
(Moleschott, Voit) qu'un adulte doit consommer par jour 320 gr.
de carbone et 21 gr. d'azote, ou en d'autres termes 130 gr. d'éléments albuminoïdes, et 488 gr. d'hydrocarbures et de graisses
(graisse 84, hydrocarbures 404); il en résulte que dans ce cas le
rapport normal, dans l'alimentation mélangée, des aliments
azotés aux aliments non azotés est de 1 à 3,7. Or, dans le lait
comme dans l'œuf, ce rapport est de 1 à 3 et même de 1 à 2,
c'est-à-dire qu'il y a beaucoup plus d'albuminates (azote) et
moins d'hydrocarbures (moins de carbone). L'explication de
ce fait est facile, quand on se rapporte à ce que nous avons dit
précédemment (p. 148) sur l'importance des hydrocarbures au
point de vue de la production des forces, et particulièrement
de la force musculaire : « En effet, l'adulte puise ses forces dans
la combustion des substances non azotées, les albuminates servant
fort peu à cet usage. Dans les organismes en voie de développement, les substances azotées sont au contraire indispensables à
l'accroissement des différents tissus. Il est donc facile de se
rendre compte de l'erreur et du préjugé dans lesquels tombe
le vulgaire qui condamne la majeure partie des enfants à une
nourriture riche en amidon et presque dépourvue d'azote. »
(Wundt, *Physiologie;* traduct. de A. Bouchard.) Il est probable que les différences dans la composition du lait des divers
mammifères (voy. p. 551) sont en rapport avec la plus ou moins
grande quantité de forces vives que les jeunes animaux peuvent
déjà produire dès leur naissance ; ainsi les jeunes veaux et pou-
lains marchent et courent presque aussitôt ; ii produisent donc
une dépense déjà considérable de force et nous avons vu en effet
que le lait de la vache et de la jument sont riches en hydrocarbures (beaucoup de graisse chez la vache, beaucoup de sucre
chez la jument et l'ânesse). On trouverait sans doute des différences analogues dans la composition des œufs des divers oiseaux.

III. *Fonctions nerveuses de la peau.*

La peau possède encore des fonctions très diverses, grâce
aux nerfs nombreux qui viennent s'y terminer. Nous con-

naissons déjà les nerfs centrifuges qui viennent innerver ses muscles lisses et produire leur contraction sous l'influence réflexe (érection du mamelon, par exemple) ou qui se terminent dans les glandes et en amènent la sécrétion, influence qui se montre surtout avec évidence pour les glandes sudoripares.

Mais la peau est surtout riche en nerfs centripètes ou sensitifs. Ceux-ci peuvent avoir des fonctions générales et difficiles à spécifier dans leurs sièges anatomiques, comme, par exemple, leur influence comme voie centripète et point de départ du réflexe respiratoire. (Voy. *Respiration*, p. 474). Mais la peau est surtout le siège de la sensibilité. Dans toutes les régions très sensibles de la peau, l'épiderme présente des dispositions spéciales (*papilles*) en rapport avec cette sensibilité. Aussi les maladies épithéliales ont-elles une grande influence sur la vie nerveuse : nous avons déjà étudié les troubles qui suivent le refroidissement par trop grande évaporation de sueur ; peut-être ces troubles ne sont-ils souvent qu'un retentissement nerveux, un phénomène réflexe, se portant principalement sur les vaso-moteurs de divers organes, ainsi que la pathologie tend à l'admettre tous les jours de plus en plus pour expliquer ce qu'on avait décoré autrefois du nom de *métastases*.

Quant aux fonctions sensitives proprement dites de la peau, au *toucher* et au *tact*, leur étude sera mieux placée comme introduction a celle des organes des sens proprement dits.

Résumé. — La peau, à l'état normal, ne présente que des phénomènes d'absorption à peu près nuls (excepté pour les corps à l'état gazeux). Elle est, au contraire, le siège de sécrétions très actives :

1° Par les *glandes sudoripares* (dont le nombre dépasse trois millions et la masse égale 1/2 rein), elle sécrète la sueur (1000 à 1300 gr. en moyenne en 24 heures), liquide acide (par un acide volatil, l'*acide sudorique*), contenant 22 p. 100 de chlorure de sodium. La sueur a un *rôle physique*, qui consiste à rafraîchir le corps par le fait de la chaleur qu'elle emprunte pour se vaporiser. Elle joue de plus le rôle de produit excrémentitiel (urée et acides divers).

2° Par les *glandes sébacées*, en général annexées aux follicules pileux et représentant le type le plus simple des glandes en grappe, elle sécrète le *sébum*, matière grasse destinée à huiler le système pileux.

Nous rapprochons de la sécrétion sébacée celle de la *glande mammaire* (vu les *glandes sébacées* de l'auréole que l'on pourrait nommer glandes lactées erratiques). Au début de sa sécrétion, le lait, encore imparfaitement élaboré, renferme un grand nombre de *globules de colostrum* (analogues aux globules blancs ou leucocytes). Quand sa sécrétion est bien établie, il se présente comme un liquide tenant en suspension une infinité de sphères graisseuses *(globules du lait)* visibles au microscope.

L'analyse de ce liquide y montre : 1° comme éléments figurés des sphères graisseuses (globules de lait) dont l'agglomération forme ce qu'on nomme le *beurre*; 2° un liquide, renfermant des substances analogues à celles du plasma du sang, dans des proportions assez simples : des sels (phosphates principalement), 3 p. 100 de *caséine* : 4 p. 100 de *sucre de lait*.

La peau présente encore des fonctions en rapport avec la *sensibilité* (papillés nerveuses), qui seront étudiées à propos des *organes des sens* (du tact ou du toucher).

DIXIÈME PARTIE

ORGANES DES SENS

Nos surfaces, tant internes qu'externes, sont soumises aux actions des agents extérieurs : parmi ces actions, le plus grand nombre, sous la forme d'excitants mécaniques, physiques ou chimiques, impressionnent les origines périphériques du système nerveux centripète ou sensitif et donnent lieu à des phénomènes nerveux dont la plus grande partie a déjà été étudiée avec ce système. Ainsi nous savons qu'il y a des impressions qui peuvent passer inaperçues du centre cérébral, dont nous n'avons pas *conscience*, et qui néanmoins amènent des réactions en se réfléchissant au niveau de l'appareil médullaire. Ces impressions et leurs résultats rentrent dans les attributs du système décrit par Marshall-Hall sous le nom de *système excito-moteur*, par Magendie sous celui de *sensibilité inconsciente*, et que nous avons étudié sous le nom de *phénomènes réflexes :* telle est par exemple la sensation qui fait que la salive est sécrétée ; tels sont encore les phénomènes qui amènent les battements du cœur, car nous avons vu que cet organe entrait en contraction sous l'influence excitante, ou mieux excito-réflexe du sang qui impressionne ses parois.

Nous avons également, en étudiant le système nerveux, indiqué ce qu'on doit entendre par *sensibilité* proprement dite (p. 107). Nous avons vu que les phénomènes de sensibilité pouvaient se diviser en phénomènes de *sensibilité générale*, comprenant les sensations qui nous avertissent, d'une façon vague (sentiment), ou plus ou moins localisée (sensation), des modifications qui se passent dans notre corps, et en phénomènes de *sensibilité spéciale* qui, se produisant dans des organes particuliers, nous renseignent, par les modifications de ceux-ci, sur certaines qualités spéciales des objets qui nous environnent.

Mais il ne faudrait pas croire qu'il y a une limite bien tranchée entre chaque classe de ces sensations; il existe au contraire une certaine confusion, due à une foule de sensations de transition : c'est ainsi par exemple que telle impression passera, pour être perçue, par deux ou trois phénomènes réflexes inaperçus; c'est ainsi, d'autre part, que l'estomac, qui en général ne nous donne que peu de sensations, peut, dans l'état pathologique, devenir très sensible pour notre conscience à la présence des aliments ou des corps étrangers.

Maintenant que nous connaissons et la nature des phénomènes sensitifs, et les surfaces qui sont leur point de départ, il nous faut étudier sur chacune de ces surfaces les *sensations générales* et les *sensations spéciales*.

I. — Sensations générales.

Les sensations générales sont très répandues. Un grand nombre de surfaces ne donnent lieu qu'à ce genre de sensations, qui ne nous révèlent nullement les qualités des corps impressionnants, mais ne manifestent leur action que par des impressions difficiles à définir, telles que le *plaisir*, la *douleur*, ou même des effets encore plus difficiles à préciser et qui rentrent en grande partie dans les phénomènes réflexes, comme par exemple le *chatouillement*.

Ainsi les *surfaces muqueuses* en général ne nous donnent que des sensations très vagues. — La *muqueuse digestive* ne nous avertit que peu ou pas du tout de la forme, de la température et des autres propriétés des corps mis en contact avec elle, excepté vers sa partie supérieure (bouche), où elle présente une disposition toute particulière, de façon à devenir le siège d'une sensation spéciale, à constituer un organe des sens (*goût*), que nous étudierons bientôt. Mais dans les cas de fistule de l'estomac ou des intestins, on a pu introduire dans ces canaux divers corps, toucher leur surface interne avec divers excitants, sans que le sujet ait éprouvé aucune perception nette, aucune sensation par exemple de la nature de celles que nous étudierons sous le nom de *tact*.

La sensation vague qui nous avertit du besoin de nourriture semble être une sensation gastrique : on croit pouvoir localiser la *faim* dans la partie supérieure du tube digestif; néanmoins nous avons déjà vu que cette sensation tient à un malaise général; que c'est un appel fait par le sang devenu trop pauvre. La localisation de cette sensation tient peut-être simplement à cette connaissance que nous possédons, à savoir qu'elle cesse quand nous introduisons des aliments dans l'estomac[1]. — Il en est de même de la *soif :* le sentiment de sécheresse de la gorge tient à une diminution de sécrétion dans ces parties et en général dans tout l'organisme, car la diminution de la sueur et de l'urine coïncident avec cette sécheresse dans la majorité des cas. — Dans la *satiété* il y a également des sensations purement générales, qui sont tantôt agréables tantôt désagréables, et n'ont point de localisation proprement dite : en effet, surtout dans des cas pathologiques, ou dans des cas de non-absorption, la faim ou la soif peuvent se manifester à leur plus haut degré, malgré une copieuse ingestion d'aliments et de boissons.

A l'autre extrémité du tube digestif, quelques sensations peuvent devenir plus distinctes; par exemple la sensation du *besoin de défécation*, dont le siège est cependant difficile à définir. Nous le plaçons ordinairement au niveau du rectum, mais il paraît pouvoir siéger dans le tube intestinal, comme le prouvent les cas d'anus contre nature (voy. p. 408). Cette sensation nous apprend seulement que le rectum est prêt à évacuer les matières qui le remplissent. La déféca-

---

1. « J'ai eu occasion d'interroger sur ce point un certain nombre de militaires, me tenant de préférence à des individus sans connaissances anatomiques, pour ne pas obtenir des réponses influencées par une localisation involontaire de la sensation. Plusieurs m'indiquèrent vaguement le cou ou la poitrine, 23 le sternum, 4 ne surent localiser la sensation dans aucune région déterminée, et 2 seulement me désignèrent l'estomac comme siège de la faim. C'étaient deux infirmiers, ayant par conséquent une teinte de connaissances anatomiques. » (Schiff, *Physiologie de la digestion*, Florence, 1866.)

tion, qui suit le besoin, est un phénomène entièrement réflexe, et que nous avons longuement étudié déjà. La sensation agréable qui suit la défécation est celle de la difficulté vaincue; cependant, au lieu de cette sensation agréable, nous pouvons éprouver une douleur toute particulière connue sous le nom de *ténesme*, dans les cas d'irritation intestinale ou rectale, qui fait que nous sentons le besoin d'expulser des matières fécales alors même que nous n'en avons plus dans l'intestin.

Sur la *muqueuse des voies pulmonaires* un corps étranger ne fait éprouver aucune sensation nette: ses aspérités, sa forme, sa température, ne sont que peu ou pas senties; mais le corps produit un sentiment très vague de douleur, de gêne, et amène aussitôt un réflexe qui nous force à tousser même malgré nous, pour en produire l'expulsion. Souvent des corps introduits dans ces voies n'ont révélé leur présence qu'à l'autopsie. — La surface pulmonaire proprement dite semble être le siège de sensations agréables (respirer l'air pur) ou désagréables (l'air vicié et confiné), qui ont en réalité un siège plus général, et qui de plus, comme la faim et la soif, sont en rapport avec les besoins qu'éprouve l'organisme entier d'une plus ou moins grande quantité d'oxygène.

On peut même dire que le poumon est bien moins sensible que l'intestin; nous avons vu que ce dernier, dans les cas pathologiques, devenait exceptionnellement impressionnable: le poumon au contraire ne se plaint pas en pareil cas, à moins que les régions voisines ne deviennent elles-mêmes malades, la plèvre par exemple (pleurite); mais en général les maladies de la surface pulmonaire sont peu douloureuses, et donnent naissance seulement à un sentiment de dyspnée, à une gêne vague et si mal localisée que le vulgaire la rapporte toujours à l'estomac.

La *muqueuse génito-urinaire*, que nous étudierons en dernier lieu, ne nous présentera aussi la plupart du temps qu'une sensibilité fort obtuse, toute subjective, d'ordinaire mal localisée, et nullement propre à nous renseigner sur la nature des excitants. Il n'y a pas de sensations proprement dites pour le rein, les testicules, l'ovaire. Nous analyserons plus tard le *besoin d'uriner*, nous le trouverons en tout semblable à celui de déféquer ; et nous verrons même qu'il est bien moins nettement localisé, et se compose de sensations excentriques que nous ne percevons jamais là où elles se produisent en réalité. — Le *besoin sexuel* lui-même peut être rapproché d'une part du besoin d'uriner et d'autre part du besoin de respirer, de la faim ou de la soif, par exemple : c'est un besoin général, produit sous l'influence d'un grand nombre de circonstances tant intérieures qu'extérieures, et que nous localisons dans les parties sexuelles, à cause de la connaissance des phénomènes qui s'y accomplissent et qui sont aptes à le calmer.

L'émission du sperme est accompagnée d'une sensation agréable que nous rapportons à la partie terminale du canal de l'urèthre, mais dont le siège nous est peu connu, et se trouve, comme celui du besoin d'uriner, dans des parties plus profondes (région prostatique), car les individus qui ont le gland amputé rapportent leurs sensations de volupté génésique à la fosse naviculaire qu'ils n'ont plus.

La *matrice* est également une surface muqueuse d'une sensibilité très obtuse : elle ne donne guère lieu qu'à des réflexes, parmi lesquels celui de l'expulsion du fœtus est le plus important, et accompagné des violentes douleurs qui caractérisent toujours à un degré plus ou moins prononcé les contractions énergiques des muscles lisses. Cette expulsion est suivie du sentiment de la difficulté vaincue, comme celle de l'urine, des matières fécales, etc. Le col de la matrice ne jouit même pas, malgré la présence de nombreux nerfs, de la sensibilité à la douleur ; il ne peut être que le point de départ de certains réflexes : aussi peut-on le cautériser et l'inciser sans presque provoquer de sensations ; le cancer de cet organe ne devient douloureux que par le développement de ce que nous avons appelé des *sensations sympathiques* ou *réflexes*, et mieux *sensations associées* (voy. p. 108) qui s'irradient vers le sacrum, les cuisses, les parois abdominales, etc. (plexus lombaire et sacré).

Pour terminer l'étude des sensations générales, il nous faut dire encore un mot de la sensibilité des divers tissus annexés aux surfaces, ou placés entre elles dans la profondeur de l'organisme. Comme il était facile de le prévoir, les *tissus musculaire, connectif, osseux, glandulaire, ne sont que peu ou pas sensibles.* On peut couper et brûler le muscle sans provoquer de vives douleurs; mais s'il est très distendu, ou fortement contracté, il est le siège de sensations vagues particulières et douloureuses, telles que les *crampes*, fréquentes surtout pour les muscles lisses (coliques intestinales, utérines, vésicales, etc.). Dans les cas d'inflammation, ce tissu devient très sensible, et il en est de même pour les os, les tendons, les ligaments articulaires, et le tissu des glandes elles-mêmes. Cette sensibilité pathologique tient sans doute à ce que l'inflammation, tendant à la destruction des organes (surtout du muscle), attaque également les nerfs qui y sont contenus, et que de plus le gonflement, qui accompagne presque toujours ce processus pathologique, distend les nerfs du tissu même et ceux des tissus voisins, et produit par suite leur hypéresthésie: c'est ainsi que les glandes sont très sensibles à la compression et très douloureuses quand elles sont tuméfiées.

Le muscle paraît posséder une sensibilité particulière, qui forme comme une transition des sensations générales aux sensations spéciales, c'est ce qu'on appelle le *sens de la contraction*, le *sens musculaire*, auquel nous devons la *notion des mouvements exécutés* (voy. p. 168). On n'est pas encore fixé sur le mécanisme et sur les organes de cette sensation (voy. plus loin : *Corpuscules de Pacini des muscles*), mais le *sens musculaire* n'en est pas moins incontestable [1]. Claude Bernard l'a mis hors de doute par plusieurs expériences : en coupant tous les nerfs cutanés d'un membre, chez un animal, on peut rendre la peau parfaitement insensible, quoique l'animal marche alors encore assez bien, probablement parce que la sensibilité musculaire est conservée. Lorsque, au lieu de couper les rameaux cutanés, on

---

1. Voy. Duchenne (de Boulogne), *de l'Électrisation localisée*, p. 389. Paris, 1872.

Cl. Bernard, *Leçons sur la Physiologie et la Pathologie du système nerveux*, t. I, p. 246.

Jaccoud, *les Paraplégies et l'ataxie du mouvement*. Paris, 1864.

coupe les racines postérieures (c'est-à-dire tous les nerfs
sensitifs, musculaires et autres), on voit que les mouvements ont beaucoup perdu de leur assurance. De même
chez l'homme, lorsque la paralysie est profonde et atteint
les rameaux sensitifs des muscles, les malades ne semblent
pouvoir faire agir leurs membres qu'avec difficulté et en
regardant ces membres pour en diriger le mouvement
(Cl. Bernard). Enfin, il est des observations pathologiques
où l'on constate la paralysie du sens musculaire avec conservation de la sensibilité de la peau et inversement (Lan-
dry, Axenfeld). — Cette sensibilité, ou pour mieux dire ce
sens musculaire, nous permet de juger de la *force* et de
l'*étendue* de nos mouvements: nous jugeons de la force de
nos mouvements puisque nous distinguons les uns des autres
des poids soulevés successivement, pourvu qu'ils diffèrent
au moins de 1/17 de leur poids (Weber), et, chose remarquable, cette sensibilité pour soulever des poids est bien
plus fine que celle pour la pression déterminée par ces
poids (voy. plus loin: *Sens du toucher*), ce qui prouve
encore une fois que la sensibilité musculaire est bien distincte de la sensibilité de la peau.

Cependant l'étude du *sens musculaire* présente encore
de grandes obscurités, ce qui fait que plusieurs auteurs ont
refusé de l'admettre (Trousseau), et que quelques autres
l'interprètent différemment: ainsi pour Wundt, « le siège
des sensations du mouvement ne paraît pas être dans les
muscles eux-mêmes, mais bien dans les cellules nerveuses
motrices (de la substance grise antérieure de l'axe spinal),
parce que nous n'avons pas seulement la sensation d'un
mouvement réellement exécuté, mais même celle d'un
mouvement simplement voulu; la sensation du mouvement
paraît donc liée directement à l'innervation motrice; »
(aussi Wundt lui donne-t-il le nom de *sensation d'innervation*) [1]. Cependant il est probable que cette sensation, à

1. Voy. encore les recherches de Bernhardt. (*Zur Lehre von Mus-
kelsinn*, analysé, in *Revue des sciences médicales* de G. Hayem, janvier 1873.) Cet auteur pense, comme J. Müller, Ludwig, Bernstein
(*les Sens*, vol de la Bibliothèque scientifique internationale), que le
sens musculaire se réduit à la faculté d'apprécier exactement l'inten-

laquelle nous sommes redevables de sentir le degré de contraction de nos muscles (*sens de l'activité musculaire*, Gerdy), est là même qui préside au sentiment de fatigue qui se produit à la suite des exercices modérés, mais très longtemps continués, et qu'elle a pour siège les fibres contractées. Le sentiment de fatigue qui se développe après un violent effort semble au contraire résider principalement dans les tendons (Sappey).

II. — Sensations spéciales.

Les *sensations spéciales* nous révèlent les corps extérieurs et nous font apprécier leurs propriétés. Elles nous sont fournies par les *organes des sens*, dont chacun suppose : 1° un *organe récepteur* de l'impression; 2° un *nerf* qui transmet cette impression; 3° une *partie centrale* du cerveau qui la reçoit et l'apprécie.

sité de l'excitation qui part de l'encéphale pour aller provoquer le mouvement voulu. Déterminant la contraction des muscles par la faradisation, il remarqua qu'il devenait plus difficile au sujet en expérience de reconnaître la différence des poids qu'il soulevait, différence qu'il appréciait très bien lorsque la contraction se faisait sous l'influence de la volonté. Bernhardt en conclut que le sens de la force est une *fonction psychique;* mais il reconnaît que les impressions sensitives nées des parties molles qui avoisinent les muscles contribuent puissamment à compléter la notion fournie par les centres volitifs. Le sens musculaire proprement dit n'existerait donc pas pour lui. C'est à un point de vue semblable que Trousseau a également nié l'existence du sens musculaire, rapportant tout à la sensibilité des parties molles déplacées par le mouvement. (Voy. art. ATAXIE, in *Nouv. Dict. de méd. et de chir. prat.*, t. III, p. 776.) — D'autre part, dans ses *Recherches expérimentales et cliniques sur la sensibilité*, thèse, Paris 1877, Ch. Richet, ayant étudié avec soin plusieurs amputés, a observé, relativement aux phénomènes connus sous le nom d'*illusion des amputés* (voy. ci-dessus *Extérioration des sensations*, p. 108), que pendant les premiers jours qui suivent l'opération, les malades accusaient une sensation bizarre d'activité musculaire ; il leur semblait par exemple avoir des crampes dans les orteils qui se fléchissaient brusquement, ou bien ils croyaient sentir leur pied absent se porter en bas, en haut, en dehors. Le fait est des plus importants à noter, car il vient à l'appui de la théorie qui admet l'existence de nerfs spécialement consacrés à la sensibilité musculaire.

L'organe périphérique qui reçoit en premier lieu l'impression est toujours un appareil provenant d'une partie plus ou moins modifiée de l'écorce externe (épiderme), ou des parties les plus initiales de l'écorce interne (épithélium) : ainsi nous avons comme organes des sens provenant de la peau : les *organes du tact*, de la *vision*, de l'*audition* ; comme provenant des parties initiales des muqueuses digestives et respiratoires, nous avons les organes du *goût* et de l'*odorat*.

1. — DU TACT ET DU TOUCHER.

Ce sens est un sens complexe, car il nous apprend à connaître : 1° la *pression* que les corps exercent sur nos téguments ; 2° la *température* de ces corps.

L'organe du toucher comprend tout le tégument externe et une partie des muqueuses, surtout la portion initiale de la muqueuse digestive (langue, dents). Ces organes se composent des deux parties essentielles de tout tégument, l'*épiderme* ou l'*épithélium*, et le *derme* ; en effet le revêtement épithélial est indispensable pour le toucher, et si ses éléments globulaires sont altérés ou détruits, ce sens disparaît en même temps. C'est l'épiderme qui, par ses végétations vers l'extérieur, forme des crêtes, des papilles creuses, dans lesquelles le derme pénètre pour y amener les vaisseaux et les nerfs. Certaines végétations épidermiques très considérables semblent essentiellement liées à l'exercice du tact : les dents, organes très durs, et recouverts d'une épaisse couche d'épithélium modifié (*émail*), sont cependant le siège d'un tact très délicat ; les chats touchent avec les longs poils de leurs museau (voy. p. 535 : *Poils tactiles*) ; les insectes ont des tentacules cornés ; la plante du pied est couverte d'une puissante couche d'épiderme corné, et cependant sa sensibilité est exquise. Ainsi l'épaisseur de l'épiderme est loin d'être défavorable à l'exercice de la sensibilité de la peau. Et en effet les histologistes ont décrit dans l'épaisseur même de l'épiderme des terminaisons nerveuses, se faisant par de fins réseaux de cylindres-axes ramifiés entre les cellules épidermiques (dans l'épithélium

de la cornée notamment, d'après les recherches de Con-
heim).

Mais outre ces terminaisons intra-épidermiques, qui parais-

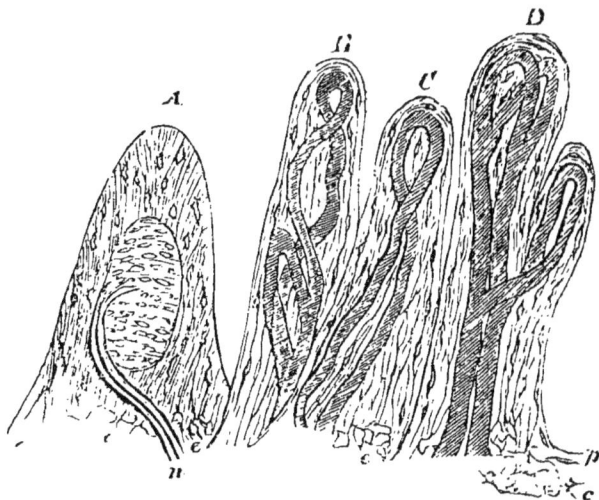

Fig. 119. — Papilles vasculaires et nerveuses de la pulpe des doigts*.

sent se faire par des extrémités libres, les nerfs de sensibilité de la peau présentent de véritables *organes terminaux*.
Ce sont les papilles du derme qui contiennent ces terminaisons nerveuses; cependant toutes les papilles ne renferment pas des éléments nerveux, il en est un grand nombre
qui ne renferment que des réseaux vasculaires (fig. 119, B,
C, D). Les papilles du derme sont elles-mêmes d'autant plus
développées que la sensibilité de la région est plus exquise,
et à la langue par exemple elles deviennent digitiformes ou
présentent des divisions très nombreuses. On a longtemps
cru que les nerfs viendraient s'y terminer par des anses,

---

* L'épiderme et le réseau de Malpighi ont été enlevés; — A, papille nerveuse
avec un corpuscule du tact, dans lequel se perdent deux fibres nerveuses primitives
n; au bas de la papille on voit de fins réseaux élastiques, *e*, desquels partent des
fibres fines; entre ces dernières et au milieu d'elles se voient des corpuscules du
tissu conjonctif; — B,C,D, papilles vasculaires, simples en C, avec des anses de
vaisseaux anastomosés en B et en D. A côté de ces vaisseaux se voient des fibres
élastiques fines et des corpuscules du tissu conjonctif; *p*, corps papillaire ayant la
direction horizontale; — *e*, éléments étoilés de la peau proprement dite; Grossiss.
300 diam. (Virchow).

mais aujourd'hui qu'on a découvert en beaucoup de points
de petits organes terminaux spéciaux, on tend à généraliser
cette manière de voir, et en effet on trouve tous les jours
ces organes dans des points où on ne les avait pas encore
aperçus. — Ces organes terminaux sont de petits corps
ovoïdes, *corpuscules tactiles* (de
Meissner et Wagner), que l'on peut
comparer en général à une *pomme
de pin*, ou d'une forme plus simple,
et moins régulière (*corpuscules de
Krause*, en conjonctive), à la base
desquels on voit pénétrer 1 à 4 filets
nerveux, qui paraissent se perdre
dans la substance de ces corpuscules (fig. 119, A). Si l'on coupe
ces filets nerveux, la sensibilité
disparaît des papilles renfermant
les organes terminaux correspondants, qui alors se transforment
en un petit amas de graisse; chez
les personnes paralysées de la sensibilité on n'observe plus que des
gouttelettes de graisse à la place
de ces corps. Ces organes paraissent donc bien être le siège de la
sensibilité.

On observe en outre, dans la
profondeur du tissu connectif sous-
cutané et du derme, des corpuscules
plus volumineux, appendus aux tubes nerveux comme des fruits aux
branches de l'arbre, et visibles à
l'œil nu. Ce sont les *corpuscules*

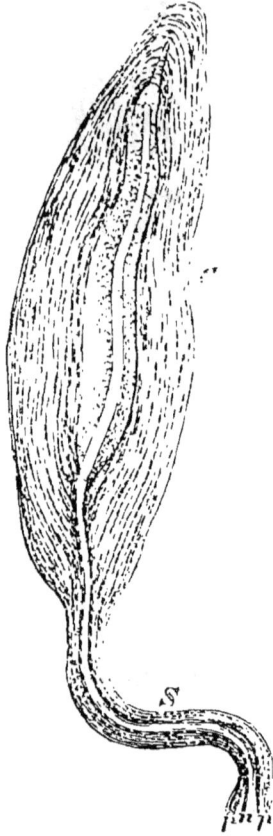

FIG. 120. — Corpuscule de Pacini ou de Vater, provenant du
tissu adipeux de la pulpe des
doigts*.

---

* S, fibre nerveuse primitive contenant de la moelle, *n*, à contours marqués,
avec une gaine nerveuse *p*,*n*, épaisse, possédant des noyaux longitudinaux et formant la queue du corpuscule; — C, le corpuscule proprement dit, avec ses couches concentriques formées par l'enveloppe du nerf tuméfiée en forme de massue
et une cavité centrale dans laquelle passe le cylindre de l'axe, qui se termine librement. — Grossiss. 158 diam. (Virchow *Pathologie cellulaire*).

de Pacini : ils sont entourés de plusieurs enveloppes fibreuses (fig. 120), et renferment une cavité allongée dans laquelle un ou plusieurs filets nerveux viennent se terminer d'une manière encore peu connue. On les rencontre surtout à la paume de la main, sur le trajet des nerfs collatéraux des doigts; mais leur présence dans plusieurs organes, et notamment dans l'épaisseur du mésentère du chat, nous force de mettre en doute leur valeur comme organes de la sensibilité tactile.

Kölliker a cherché à rattacher ces divers corpuscules à un même type, se composant de parties essentielles analogues, à savoir: 1° de fibres nerveuses terminales (un ou plusieurs tubes pâles), se terminant toujours par une extrémité libre, fréquemment renflée en massue; 2° un bulbe interne ou masse centrale, formée de substance conjonctive, et servant de support ou d'enveloppe à la fibre nerveuse; 3° une gaine ou enveloppe conjonctive.

Rouget s'est élevé avec raison contre cette assimilation des divers corpuscules; ses recherches histologiques lui ont démontré: 1° qu'il n'y a aucune analogie réelle entre la structure des corpuscules du tact (et des corpuscules de Krause) d'une part, et celle des corpuscules de Pacini d'autre part; 2° que les corpuscules du tact et les corpuscules de Krause ne sont que des formes secondaires d'un même type; enfin que ce type, loin de reproduire celui des corpuscules de Pacini, présente les plus étroites analogies avec la structure fondamentale de la terminaison des nerfs moteurs.

Les corpuscules de Krause, tels qu'on les observe dans la conjonctive, présentent la forme la plus élémentaire des terminaisons nerveuses: un tube nerveux à double contour s'enroule vers sa terminaison, se dépouille de sa couche médullaire, et se renfle en s'épanouissant en une masse de substance nerveuse identique avec celle du *cylinder axis* et des cellules nerveuses centrales, munie de ses noyaux et n'ayant pour enveloppe que le prolongement de la gaine de Schwann. Dans les corpuscules du tact ou de Meissner, on rencontre le même type : la partie centrale est aussi de nature nerveuse; c'est autour de ce centre que les fibres nerveuses s'enroulent, ne laissant entre elles aucun interstice et parsemées de noyaux allongés transversalement, d'où l'aspect particulier du corpuscule, qui a été comparé à celui d'une pomme de pin, mais qui d'après Rouget ressemble beaucoup mieux à un peloton de ficelle ovoïde et cylindrique : « C'est

par suite d'erreurs d'observation qu'on a cru voir et qu'on a
figuré des terminaisons des tubes nerveux par des extrémités libres ou par des anses à la surface des corpuscules. A partir de
la base des papilles, les tubes nerveux émanés du réseau sous-
cutané se dirigent vers l'axe et atteignent le corpuscule du tact,
tantôt à son extrémité inférieure, tantôt à sa partie moyenne;
tantôt, côtoyant les bords ou longeant la surface, ils atteignent
le voisinage de l'extrémité supérieure : en observant avec attention le point où semble s'arrêter le tube à double contour, on
constate que, perdant en ce point la couche médullaire et la ré-
fringence si caractéristique qu'elle lui devait, la fibre nerveuse
grise et pâle se glisse dans l'interstice des stries transversales du
corpuscule et disparaît plus ou moins promptement à la vue en
pénétrant dans l'épaisseur des couches corticales. Dans la masse
centrale du corpuscule, les fibres grises à noyaux manquent
aussi bien que les tubes à couche médullaire : cette masse centrale est composée d'une substance finement granuleuse, très
réfringente, munie de noyaux, identique avec celle qui forme la
masse des bourgeons nerveux de la conjonctive... Il est infiniment probable que ce n'est, comme les corpuscules ganglionnaires,
les plaques terminales, la lame terminale des plaques électriques,
etc., qu'un renflement, un épanouissement de l'élément nerveux
essentiel, du *cylinder axis*. »

En résumé, fibres nerveuses grises, horizontales, rubanées,
enroulées autour d'une masse centrale nerveuse, tels sont les
éléments qui remplacent les trois parties admises jusqu'à présent
dans la structure des corpuscules du tact. Les noyaux transversaux appartiennent à l'enveloppe de Schwann.

D'autre part, les corpuscules de Pacini et de Vater se trouvent
répandus en des points de l'économie où ils ne peuvent guère
servir aux sensations du tact proprement dit : on les trouve non
seulement dans le mesentère (voy. plus haut), mais encore sur
les nerfs articulaires, les nerfs des os, et dans l'intérieur même
des muscles. Ils paraissent très sensibles à la compression, et
c'est sans doute à ce mode de sensibilité que se rapporte leur
fonction : ils donneraient par exemple, suivant le degré de compression qu'ils subissent de la part des muscles, des sensations
indiquant la mesure de la contraction de ceux-ci. Ailleurs ils
sont soumis à d'autres pressions : ainsi les corpuscules situés
dans les capsules articulaires sont comprimés par les os dans
certains mouvements, ou par la tension des ligaments; dans le
mesentère, ils subissent la pression des muscles abdominaux
agissant sur les parois des viscères; sous les téguments, leur si-

tuation superficielle les dispose favorablement à la transmission des pressions extérieures (Rauber) [1].

Les fonctions du toucher sont d'autant plus développées que les régions considérées sont plus riches en nerfs et en corpuscules tactiles : ainsi les organes dont nous nous servons de préférence sont les mains, la langue, les dents; il ne faut pas oublier la plante des pieds, qui est un organe de toucher permanent pendant la marche, et qui, jugeant de la nature du sol, détermine et modifie le réflexe de la locomotion, presque sans que la conscience et la volonté aient besoin d'intervenir (voy. p. 75). Cependant, pour la sensation de la *pression*, et pour la sensation de la *température*, les lieux d'élection ne sont pas exactement les mêmes, sans qu'il soit possible d'indiquer la cause de cette différence.

La *sensation de température* se fait en général et presque indifféremment par toute la surface du corps, et il semblerait *à priori* qu'il n'y a pas de région privilégiée sous ce rapport; cependant il est d'observation vulgaire que l'on juge mieux de la chaleur par les lèvres, les joues, le dos de la main : le médecin qui veut apprécier la température de la peau d'un malade, applique sur lui le dos de la main et non la paume; c'est pour la même raison que si nous voulons juger de la chute de quelques gouttes de pluie imperceptibles, c'est le dos et non la paume de la main que nous exposons du côté du ciel. Ce sens de température n'agit que par comparaison; il ne nous indique pas la température de la peau, mais l'augmentation ou l'abaissement de celle-ci; nous ne ressentons, par exemple, que notre main ou notre

1. Quant aux muscles qui manquent de ces corpuscules, c'est par d'autres dispositions spéciales que leur arriveraient la sensation et la mesure de leur contraction : ainsi, pour les muscles de la mâchoire, les dents; pour les muscles des paupières, la conjonctive, etc. Un fait enfin semblerait montrer l'indépendance des sensations musculaires de la sensibilité de la peau, c'est que, si l'on émousse cette dernière au moyen du froid, les sensations de contractions musculaires persistent ou même s'exagèrent (Rauber, *Dissert*, Munich, 1865. Voy. plus haut, p. 563.)

32.

front sont plus chauds l'un que l'autre qu'au moment où nous mettons notre main sur le front.

Pour que cette sensibilité thermique soit mise en jeu, il faut que les températures appréciées soient entre 0° et 70° : en dehors de ces extrêmes, nous n'éprouvons que des impressions douloureuses de froid ou de chaud, et nous ne pouvons plus juger d'une différence de quelques degrés : c'est entre 30° et 50° que nous jugeons le mieux d'une faible variation dans la température d'un corps ; en d'autres termes, la température est d'autant mieux appréciée qu'elle se rapproche davantage de notre température propre. Elle l'est aussi d'autant mieux que nous observons à la fois une surface plus considérable de ce corps : en effet un doigt plongé dans un liquide à 37° donne une idée de moins forte chaleur qu'une main entière dans un liquide à 30° seulement. L'anémie paraît augmenter la sensibilité de la peau aux différences de température, tandis que l'hypérémie la diminue [1].

La *sensation de pression* que peuvent nous donner les corps est très inégalement développée selon les régions : elle est le plus exquise à la pointe de la langue et au bout des doigts ; aussi les *extrémités digitales* deviennent-elles pour nous le véritable organe où se localise le sens du tact. Pour reconnaître expérimentalement et d'une manière exacte quelle est l'excellence du toucher sur les diverses parties du corps, on se sert d'un compas (compas de Weber) [1] et on constate quel écartement il faut donner à ses deux pointes pour que, appliquées en même temps sur la peau, elles soient senties séparément ; plus cet écartement est petit, plus la sensibilité est grande. Ainsi à la pointe de la langue il suffit de 1 millim. d'écartement, 2 millim. sur la paume et 12 millim. sur le dos de la main ; sur la peau du tronc, particulièrement vers la partie dorsale, il faut 5 ou 6 centimètres.

En appelant *cercle de sensation* l'étendue de la surface de la peau où l'impression des deux pointes du compas se confond en

1. Voy Weber, art. TASTSINN dans *Wagner's Handwörterbuch der Physiologie.* Braunschweig.

une seule, on voit que l'étendue des cercles de sensation est très variable selon les parties du corps considérées : très petite à la pointe de la langue, elle devient très considérable vers les parties dorsales du tronc ; il est facile de voir aussi, par les données anatomiques, que cette étendue est dans un rapport inverse avec la richesse de la peau en corpuscules tactiles. Cependant il ne faudrait pas en conclure absolument qu'un cercle de sensation est une grandeur anatomique, comme par exemple le champ embrassé par les ramifications d'une fibre nerveuse : il nous suffira, pour démontrer le contraire, de rappeler que l'étendue d'un cercle de sensation peut varier par suite de l'attention, de l'exercice, de l'habitude, et d'autres influences. Comme en certaines régions la distance des pointes du compas embrasse plus de 12 corpuscules de Krause et que cependant en ces régions deux cercles de sensation se touchent ou même se recouvrent en partie, de façon à ne pouvoir être séparés l'un de l'autre dans la *perception*, on doit admettre qu'il y a là des phénomènes d'*irradiation*, c'est-à-dire qu'il y a transmission de l'excitation d'une fibre nerveuse sensitive à d'autres fibres voisines : et comme l'attention, l'habitude, l'exercice peuvent diminuer cette irradiation, il en faut conclure qu'elle est un fait, non d'*impression périphérique*, mais de *perception centrale*.

Pour la peau des divers segments des membres, et surtout du membre thoracique, des expériences nombreuses et très exactes ont amené Vierordt à cette conclusion que la sensibilité (*sens du tact* ou *sens du lieu*) varie en raison de la distance du point considéré à l'articulation qui se trouve immédiatement au-dessus de lui, en remontant vers la racine du membre. Les valeurs comparatives de la finesse du sens de lieu sont ainsi la somme de deux grandeurs : l'une, constante, c'est la sensibilité de la peau dans l'axe de l'articulation ; l'autre, variable, est proportionnelle à la distance qui sépare le point considéré de l'articulation située au-dessus, proportionnelle par suite à la grandeur des mouvements de lieu autour de l'articulation.

Chose remarquable, mais qui s'explique facilement si on se reporte à l'étude que nous avons faite du système nerveux, les sensations de pression qui se prolongent persistent encore un certain temps, même après que le corps qui les a produites a cessé d'agir : les personnes qui portent des lunettes les sentent encore après qu'elles les ont ôtées ; on se figure parfois encore entre ses doigts un objet que l'on

a lâché depuis longtemps. Ce sont là des espèces d'écho des
sensations ; ce sont des sensations purement subjectives.

La sensation de pression, selon la manière et la forme
dont elle est exercée par les corps, nous donne sur ces derniers et sur leur nature une foule de renseignements précis,
que l'on pourrait, sans une analyse exacte, prendre pour
les produits de sensations spéciales. Ainsi, d'après la manière plus ou moins régulière dont un corps presse sur nos
extrémités digitales, nous jugeons si sa surface est lisse
ou rugueuse, s'il présente des anfractuosités ; en promenant

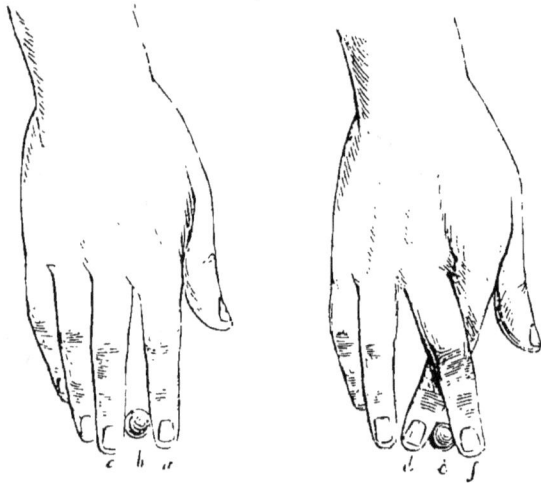

FIG. 121. — Expérience d'Aristote*.

nos doigts sur ces surfaces nous jugeons de leur forme.
Les variations de pression, et les réactions d'un corps contre nos propres efforts, nous font juger s'il est dur ou mou ;
par des effets semblables nous jugeons s'il est en gros fragments ou en poussière, s'il est solide ou liquide : en un mot
nous acquérons des notions précises sur l'état, la forme et
l'étendue du corps.

Par l'effet de l'*habitude* nous localisons ces sensations
dans les points où elles se produisent d'ordinaire. Cette localisation nous rend compte d'illusions tactiles très singulières, dont l'une très connue, nommée *expérience d'Aristote*

* Figure empruntée à Beaunis, *Physiologie*, 1876.

(fig. 121), est due à l'habitude que nous avons de percevoir la sensation de deux corps différents, lorsque les bords radial de l'index et cubital du médius sont impressionnés. Or, si, après avoir senti entre l'index et le médius une petite boule unique, nous croisons ces deux doigts, comme le montre la figure, et roulons la boule unique entre le côté radial de l'index et le côté cubital du médius, nous éprouvons une sensation double, ou plutôt dédoublée par l'habitude, et nous croyons (en fermant les yeux) toucher deux boules distinctes, l'une en dehors de l'index, l'autre en dedans du médius.

Les différences de pression nous font même juger du poids d'un corps : mais dans cette appréciation il faut dire que nous faisons jouer le principal rôle à la force musculaire nécessaire pour contre-balancer le poids du corps. (Voy. p. 562).

Enfin, les sensations de pression, de forme, de poids et de température, sont souvent liées entre elles : de deux poids égaux, le plus froid paraît le plus lourd ; en plaçant sur le front deux pièces de 5 francs de température inégale, on trouve que la plus chaude paraît plus légère. D'autre part les corps lisses nous semblent plus froids que les corps rugueux, et subjectivement parlant ils le sont en effet, puisque, présentant des surfaces de contact plus complètes, ils nous soutirent plus de calorique.

L'exemple le plus frappant de la perfection que peut atteindre le sens du tact, est celui des aveugles qui parviennent à reconnaître au toucher les couleurs, grâce seulement à leurs divers degrés de rugosité ; aussi ne peuvent-ils jamais apprécier les couleurs naturelles lisses.

En définitive les sensations, soit générales, soit spéciales, que peut nous donner la peau, se réduisent à trois : contact (ou pression), température, douleur. On n'est pas encore d'accord sur la nature et le mode de production de ces trois espèces de sensations ; comme on peut observer des anesthésies de chacune d'elles en particulier, avec conservation des deux autres, on est porté à admettre qu'à chacune d'elles doit correspondre un ordre de fibres nerveuses différentes, et que par exemple la douleur n'a pas la même voie de conduction que les sensations de tact, lesquelles suivent elles-mêmes d'autres conducteurs que les sensations de température. Brown-Séquard admet dans la moelle épinière ces conducteurs isolés, et il en compte même jusqu'à quatre, pour la température, la douleur, le toucher, le chatouillement (sans parler du *sens musculaire*, qui serait tellement distinct des précédents, que ses conducteurs se trouveraient dans d'autres faisceaux de la moelle).

Cependant il pourrait se faire aussi que la différence des sensations tint seulement à des énergies spécifiques dans les organes nerveux terminaux, dont les uns (corpuscules de Pacini) présideraient aux sensations de pression, les autres (corpuscules du tact), au toucher où a ce qu'on appelle la sensation de lieu de la peau; les autres enfin (plus difficiles à préciser) présideraient à la température et à la douleur. Dans ce cas un excitant particulier ne ferait naître la sensation spéciale correspondante que lorsqu'il est appliqué vers ces terminaisons nerveuses, et non lorsqu'il atteint le tronc du nerf, dont les fibres représentent toutes des conducteurs analogues. Ainsi lorsque l'on plonge le coude dans de l'eau froide, le nerf cubital, excité par cette différence de température, donne des sensations que l'on rapporte à l'extrémité interne de la main (voy. p. 108); or les sensations que l'on ressent alors vers le petit doigt consistent en une douleur vague et mal définie et non en une sensation de froid, telle qu'on l'aurait éprouvée en plongeant la main dans l'eau froide.

Enfin, d'après quelques auteurs, ces sensations ne seraient que des degrés plus ou moins élevés d'une excitation toujours de même nature; la douleur par exemple ne serait que le degré le plus élevé de toute excitation de la peau, soit par pression, soit par différences de température; et à un degré très inférieur toutes les excitations, quelle qu'en soit la nature, donneraient la même sensation; c'est ainsi que si l'on recouvre une partie de la peau avec une carte percée d'un très petit trou, quels que soient les excitants que l'on porte sur la peau qui est à découvert au niveau de ce trou, on obtient des sensations que l'on ne peut distinguer les unes des autres, qu'elles soient produites par l'approche d'un charbon ardent, ou par la piqûre d'une épingle ou par le chatouillement avec les barbes d'une plume, etc. Cependant il est difficile, malgré cette expérience (expérience de Fick)[1], d'admettre que toutes ces sensations sont de même nature et ne diffèrent que par des degrés, lorsque

1. Voy. H. Taine, *de l'Intelligence*, Paris, 1870, t. I, liv. III, Sensations du toucher.

dans certains cas pathologiques on voit qu'elles peuvent être
paralysées isolément ou donner lieu à des sensations subjectives
spéciales. Il est surtout difficile d'admettre que la douleur ne
soit que le résultat des excitations poussées au plus haut degré,
car il est des exemples nombreux où la sensibilité à la douleur est
abolie (analgésie), avec conservation de toutes les autres formes
de sensibilité (tact, chatouillement, température) : il faudrait
donc admettre alors que les terminaisons nerveuses sont devenues insensibles aux plus hauts degrés d'excitation, tout en de-
meurant aptes à être impressionnées par les degrés plus faibles[1].

II. — DU SENS DU GOÛT.

Le *sens du goût* nous transmet les impressions spéciales
produites par certaines substances *sapides*, mais il est impossible de définir exactement ce que c'est qu'une substance
sapide, et d'analyser le phénomène intime de l'impression
qu'elle produit ; on n'est même pas parfaitement d'accord
pour distinguer les substances vraiment sapides de celles
qui ne font qu'exciter la sensibilité générale ou tactile de
l'organe du goût.

La *gustation* a son siège exclusif dans la *bouche*. On
parle vulgairement du *palais* comme siège de cette fonction,
mais les expériences physiologiques ont montré que le siège
du goût par excellence est très restreint, qu'il ne se trouve
que sur la *langue*, et même que sur certaines parties de
cet organe. En général, quand nous voulons goûter une
substance, nous la plaçons sur la langue et nous appliquons

---

1. Dans ses *Recherches expérimentales et cliniques sur la sensibilité*,
thèse, Paris, 1877, Ch. Richet, examinant l'action de la chaleur
comme excitant des nerfs et des terminaisons nerveuses, a observé
que la sensibilité à la chaleur semble s'exercer par des nerfs distincts
des nerfs tactiles : si, sur une grenouille empoisonnée par la strychnine, on approche de la peau un corps en ignition, on peut décomposer et détruire la peau sans provoquer de réflexes, pourvu qu'on
ait soin de ne pas donner de sensation de contact. Sur le nerf sciatique on obtient les mêmes résultats, « et rien n'est plus curieux que
de voir le plus léger effleurement de la membrane interdigitale produire un tétanos généralisé, tandis que le nerf qui conduit cette im
pression peut être entièrement détruit par le fer rouge sans provoquer
le moindre réflexe. »

celle-ci contre le palais, afin d'écraser la substance sapide et d'augmenter ainsi ses points de contact avec les éléments gustatifs ; de là l'erreur qui attribue au palais un rôle autre qu'un rôle mécanique dans la gustation.

Ce qui a encore souvent induit en erreur, et doit nous faire regarder comme non avenues un grand nombre d'expériences, c'est qu'on a souvent pris pour des *saveurs* des sensations qui n'en sont pas, et résultent simplement de la *sensibilité tactile* ou *générale* de la langue. Nous avons vu en effet que cet organe, et principalement sa pointe, doit être placé au premier rang parmi les appareils du tact : c'est à cette sensibilité que sont dues certaines sensations décorées du nom de saveurs, comme la *saveur farineuse*, qui résulte de l'impression mécanique produite par un corps très divisé ; de même les *saveurs gommeuses*, qui résultent d'un état plus ou moins pâteux de la substance. Ce qu'on désigne sous le nom de *saveur fraîche* n'est autre chose qu'une impression thermique due à l'absorption de calorique que produit un corps en se dissolvant (telle est la saveur du nitre), ou en s'évaporant (saveur des huiles essentielles). On parle aussi de *saveurs âcres* ; mais c'est là un fait de sensibilité générale : un corps de saveur âcre tend à détruire la surface muqueuse, comme le ferait un vésicatoire ; aussi appelons-nous âcres des substances qui modifient l'épithélium, qui l'attaquent, le dissolvent.

D'autre part on prend souvent pour des impressions gustatives des sensations qui proviennent uniquement d'une impression faite sur l'organe de l'odorat, organe placé si près de celui du goût, que normalement leurs sensations semblent devoir s'associer. Les *saveurs aromatiques, nauséabondes*, etc., sont dans ce cas : ainsi les viandes rôties, le fromage, certaines boissons vineuses et autres, doivent leurs propriétés sapides au développement d'acides gras ou d'éthers particuliers qui sont odorants. Si l'on se bouche les narines en mangeant, ou bien sous l'influence d'un simple coryza, on s'aperçoit que la plupart des substances alimentaires ne sont plus sapides.

Il est plus difficile de décider si les saveurs *salées, alcalines, acides* sont réellement des sensations gustatives ou des formes déguisées des sensations du tact. Schiff les considère comme des impressions réellement gustatives, parce qu'elles ne sont pas perçues également par les surfaces excoriées de la peau, et parce qu'elles prennent encore naissance sous l'influence excitante du courant galvanique. On sait en effet que ce courant donne lieu à des sensations gustatives qui ne sont pas dues à la décomposition électrolytique des liquides buccaux, et qui consistent essentiellement en un goût acide au pôle positif, et un goût alcalin au pôle négatif. Quoi qu'il en soit, les sensations acides et alcalines formeraient une transition vers les véritables sensations gustatives.

En éliminant toutes les prétendues saveurs qui tiennent à des impressions du genre de celles que nous venons d'énumérer, on arrive en définitive à établir qu'il n'y a que deux saveurs véritables et bien distinctes, celles du *doux* et de l'*amer*, et qu'il n'y a que deux espèces de corps vraiment sapides, les corps *amers* et les corps *sucrés*. Encore ne peut-on rien dire de général sur ces corps, et ne les voyons-nous liés par aucun rapport chimique, car par exemple nous trouvons dans la classe des substances sucrées les corps les plus disparates au point de vue chimique, tels que les sels de plomb, les sucres proprement dits, un grand nombre d'alcools (glycérine).

En expérimentant avec ces corps, on reconnaît que la partie antérieure du dos de la langue, toute sa surface inférieure et le filet ne donnent lieu à aucune sensation gustative : ces sensations ne se produisent que sur ses bords, et surtout vers sa base. Et en effet nous trouvons dans ces régions, outre les *papilles filiformes*, qui sont répandues partout et dont nous avons parlé à propos du sens du tact, nous trouvons deux formes de papilles assez particulières; les *fongiformes* et les *caliciformes* (fig. 122). Les papilles *fongiformes* représentent assez bien un champignon, avec un pédicule court et une tête globuleuse, dans laquelle le derme forme une multitude de papilles secondaires plongées dans une masse épithéliale, qui recouvre uniformément l'organe (fig. 122, B). Les papilles *caliciformes* sont semblables aux précédentes, mais plus volumineuses, plus larges, plus aplaties, et plongées dans une excavation de la muqueuse (*calices*) qu'elles débordent à peine; elles pré-

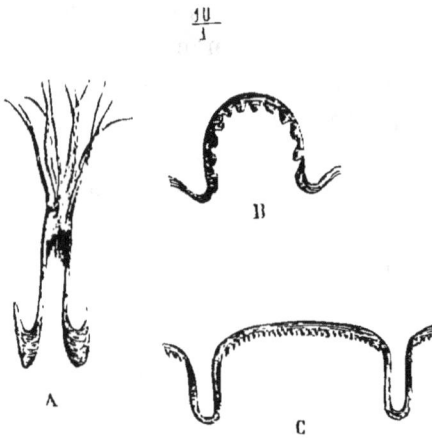

sentent aussi un grand nombre de papilles secondaires que l'épithélium recouvre (fig. 122, C). — Un grand nombre de filets nerveux viennent se terminer dans ces papilles, d'une façon encore mal déterminée, soit par des corpuscules analogues à ceux du tact, soit en se mettant en connexion avec les cellules épithéliales[1].

Fig. 122. — Papilles linguale (Todd et Bowman)*.

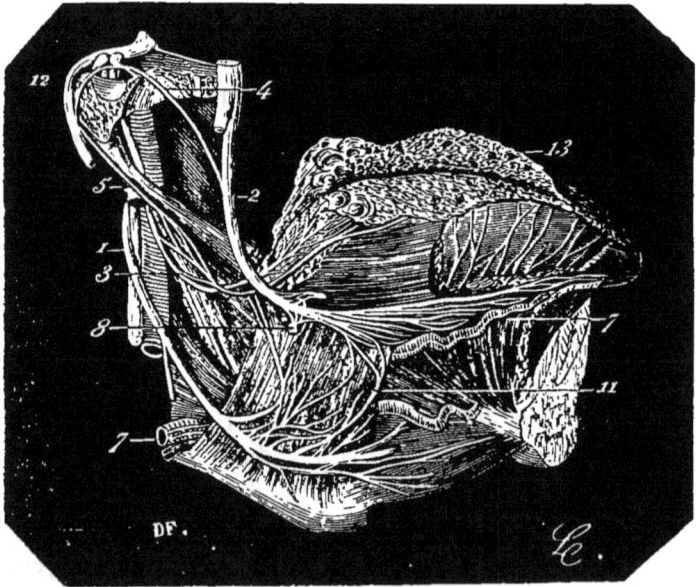

Fig. 123. — Langue, avec ses papilles et ses nerfs (L. Hirschfeld et Léveillé)**.

1. Voy. Art. Gout du XVI⁰ volume du *Nouveau Dict. de méd. et de chirurgie pratiques*, 1872.

* A, Papille filiforme ; — B, papille fongiforme ; — C, papille caliciforme.
** 1, Grand hypoglosse ; — 2, branche linguale du trijumeau ; — 3, branche lin-

Ces papilles sont rangées sur le dos de la langue. Les *fongiformes* sont plantées comme en quinconce sur les côtés de l'organe ; elles sont plus ou moins abondantes selon les individus. Les *caliciformes* sont plus régulières et constituent à la base de la langue la figure bien connue sous le nom de V lingual (fig. 123).

Nous avons déjà dit que le sens du goût ne siége que dans les points où sont ces papilles, et particulièrement les *caliciformes*, c'est-à-dire vers la base de la langue ; aussi les saveurs sont-elles perçues avec le plus d'intensité et de la manière la plus agréable au commencement de la déglutition, lorsque les substances alimentaires frôlent le V lingual. *Cette traînée de grosses papilles* semble être le lieu particulier de l'impression produite surtout par les substances amères; car si l'on détruit leur innervation, les animaux avalent dès lors les corps amers sans manifester la moindre répugnance. Les *sensations nauséeuses*, qui tendent à provoquer le mouvement antipéristaltique de la déglutition, le vomissement, se produisent aussi spécialement en ce point, mais ce sont là des phénomènes de sensibilité ordinaire, car le doigt introduit dans le fond de la bouche amène ce réflexe, et le produit encore mieux en touchant la luette qu'en frôlant la base de la langue.

Pour que les corps sapides soient appréciés, il faut qu'ils soient dissous : la sécrétion salivaire est donc nécessaire à la gustation, et une bouche sèche apprécie fort mal les saveurs. Aussi les impressions des corps sapides sont-elles éminemment propres à produire le réflexe de la sécrétion salivaire, surtout de la sécrétion sous-maxillaire, et l'on sait que la vue ou le souvenir d'un mets particulièrement agréable suffit pour *faire venir l'eau à la bouche;* dans ces circonstances, c'est-à-dire en montrant à un chien un morceau de viande, on voit la salive couler avec abondance des conduits de la sous-maxillaire : aussi Cl. Bernard a-t-il

guale du glosso-pharyngien ; — 4, corde du tympan ; — 8, ganglion sous-maxillaire ; — 11, anastomose du nerf lingual avec le grand hypoglosse ; — 12, nerf facial; — 13, muqueuse linguale détachée et rejetée au haut : on voit en arrière les papilles caliciformes.

proposé de considérer la glande sous-maxillaire comme associée essentiellement aux fonctions de gustation (voy. p. 335).

Les nerfs du goût sont le *lingual* et le *glosso-pharyngien*. Le lingual, branche du trijumeau, se distribue à la partie antérieure de la langue, à laquelle il donne, avec le goût, la sensibilité générale et la sensibilité tactile. — Le glosso-pharyngien se distribue à la base, et préside spécialement à la sensibilité gustative du V lingual (fig. 123 et 124). C'est

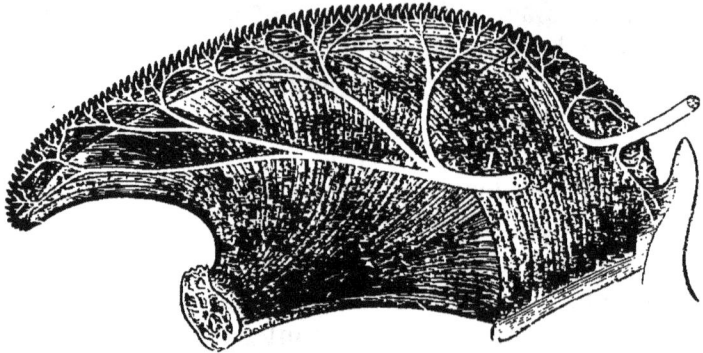

Fig. 124. — Schéma de la langue avec ses nerfs sensitifs et ses papilles*.

essentiellement ce nerf qui nous transmet les impressions des corps amers : on a pu aussi l'appeler, mais trop exclusivement, d'après ce que nous avons vu précédemment, le *nerf nauséeux*. Ainsi *lingual* et *glosso-pharyngien* président également au sens du goût, et tous deux possèdent des fibres de sensibilité générale ; mais ce qui semblerait prouver que dans ces nerfs les fibres de tact ou de sensibilité générale sont distinctes des fibres gustatives, c'est que l'un de ces sens, le *goût* par exemple, peut être complètement aboli, la *sensibilité générale* et le *tact* de la langue conservant leur intégrité.

On s'est demandé s'il ne serait pas possible d'isoler, dans le glosso-pharyngien et dans le lingual, les fibres du goût et les fibres du toucher : pour ce qui est du glosso-pharyngien, rien encore n'a mis sur la voie de cette séparation ; mais à la partie antérieure de la langue, dans la région innervée par le N. lin-

* 1, Branche linguale de la cinquième paire ; — 2, nerf glosso-pharyngien (Dalton, *Physiologie et hygiène*).

gual, l'étude des paralysies du facial accompagnées de lésion
du goût a fait penser que l'on pourrait trouver la solution
du problème dans l'étude de la *corde du tympan*, petit filet
nerveux qui part du facial, traverse l'oreille moyenne et vient
se joindre au lingual au niveau des muscles ptérygoïdiens
(fig. 125 et 126).

L'étude des fonctions de la *corde du tympan* est des plus
délicates : nous avons déjà parlé de son rôle relativement à la
sécrétion salivaire. Mais il s'agissait de savoir si tous les filets
de ce nerf s'arrêtent au niveau de la glande sous-maxillaire,
et si aucun d'eux ne va au delà, jusque dans la langue. Aujour-
d'hui, après de nombreuses expériences contradictoires, tous les
physiologistes sont à peu près d'accord pour reconnaître que la
corde du tympan va jusqu'à la langue. Vulpian, Prévost, ont en
effet toujours trouvé des fibres nerveuses dégénérées dans les
branches terminales du nerf lingual, après destruction de la
corde du tympan, soit par sa section dans l'oreille, soit par l'arrachement du facial : ces fibres dégénérées ne peuvent provenir
que de la corde du tympan.

Il s'agissait alors de savoir si la corde du tympan va à la
langue comme nerf moteur ou comme nerf sensitif : c'est cette
dernière fonction que lui assignent aujourd'hui un certain
nombre de physiologistes, parmi lesquels il faut citer surtout
Lussana et Schiff; pour ces expérimentateurs, la corde du
tympan est non seulement un nerf de sensibilité, mais même
un nerf de sensibilité spéciale, le principal organe de la gustation. — Lussana et Inzani rapportent (*Archives de physiologie*,
1869 et 1872) l'observation d'un individu qui, opéré dans
l'oreille moyenne par un charlatan, avait subi la section de la
corde du tympan. A la suite de cette lésion, les deux tiers antérieurs de la moitié correspondante de la langue avaient perdu
le *goût*, tout en conservant parfaitement intacte leur *sensibilité*
tactile et douloureuse. Depuis cette époque, Lussana a réuni
plusieurs observations semblables où la perte partielle du goût
accompagnait la paralysie du facial consécutive à une blessure
ou à une opération. Enfin, chez un chien auquel Lussana avait
pratiqué l'extirpation bilatérale des glosso-pharyngiens, et auquel il coupa plus tard les deux cordes du tympan, le goût se
montra entièrement aboli, tandis que les parties antérieures de
la langue avaient conservé leur sensibilité tactile et douloureuse.
— La contre-expérience a été faite par Schiff (*Physiologie de la*
digestion, Florence, 1866, t. I), qui parvint à couper le nerf lingual au-dessus de sa réunion avec la corde du tympan, tout

près de la base du crâne : la sensibilité tactile et douloureuse de la partie correspondante de la langue fut entièrement abolie, tandis qu'il resta des traces de goût, parfois très faibles, mais toujours reconnaissables aux mouvements et aux grimaces des animaux, sous l'impression des corps acides ou amers.

Lussana et Schiff arrivent donc à conclure que le *nerf lingual ne préside qu'à la sensibilité générale de la portion de la langue à laquelle il se distribue : il ne possède pas par lui-même de fibres gustatives : ces fibres lui sont données par la corde du tympan.*

Cette conclusion perd malheureusement de sa valeur, car elle renferme un desideratum auquel il est presque impossible de répondre dans l'état actuel de la science : Quel trajet suivent, pour se rendre aux centres nerveux, les fibres gustatives de la corde du tympan? Sont-elles représentées par le nerf intermédiaire de Wrisberg? Proviennent-elles d'une anastomose intracrânienne du facial avec un nerf sensitif, avec une branche du trijumeau?

Lussana n'hésite pas à adopter la première hypothèse, et il tend à la confirmer par un grand nombre d'observations qui nous montrent les unes des destructions complètes du trijumeau sans perte du goût, les autres des altérations du goût accompagnant les lésions intracrâniennes, les lésions centrales du facial.

Cependant des observations bien plus nombreuses donnent un résultat tout opposé. Les cas rapportés par Davaine, Gueneau de Mussy, Roux, les expériences de Biffi et Morganti, les recherches de Schiff[1], tout semble prouver que les lésions centrales du facial ne portent aucune atteinte au sens du goût, et que par suite la corde du tympan représente, selon la conclusion de Schiff, des fibres d'emprunt données au facial par le trijumeau, car les lésions ou les sections complètes du trijumeau, avant sa division en trois branches, produiraient sur le goût les mêmes résultats que la section de la corde du tympan.

Mais en acceptant cette conclusion, on ne fait que reculer la difficulté, car aussitôt surgit ce nouveau problème : Où et comment le facial emprunte-t-il au trijumeau les fibres sensitives qui doivent constituer plus tard la corde du tympan?

Schiff est porté à voir dans le nerf *grand pétreux* l'anastomose par laquelle le facial emprunte au trijumeau les fibres

---

1. Voy. Art. Goût du *Nouveau Dict. de méd. et de chirur. pratiques,* t. XVI.

sensitives qui doivent aller à la langue. Ces résultats sont encore
trop controversés pour que nous rapportions dans leurs détails
toutes les expérience sentreprises pour les démontrer. Nous nous
contenterons de résumer en une figure schématique la théorie
de Lussana et celle de Schiff. Dans les figures 125 et 126, G représente le ganglion de Gasser, développé sur le trijumeau (III),
qui se divise aussitôt en ophtalmique (1), maxillaire supérieur (2) et maxillaire inférieur (3); L représente le nerf lingual;
VII, le facial; *i*, l'intermédiaire de Wrisberg; CT, la corde du
tympan; C*g*, le ganglion géniculé. — On voit que, dans l'hypothèse de Lussana (fig. 126), les fibres gustatives, dont le trajet
est représenté par une ligne pointillée, iraient de la langue aux
centres nerveux en passant par le lingual (L), puis par la corde
du tympan (CT), par le facial, et enfin par l'intermédiaire de
Wrisberg. — Au contraire, d'après Schiff, les voies de conduction des impressions sensitives suivent le lingual (L, fig. 125),
la corde du tympan (CT), le facial (VII); mais elles abandonnent
ce nerf au niveau du ganglion géniculé (G*g*) pour suivre le nerf
grand pétreux, se jeter dans le ganglion de Meckel (M), et par
suite le maxillaire supérieur (2) et arriver finalement à la base
de l'encéphale par le tronc du trijumeau (III).

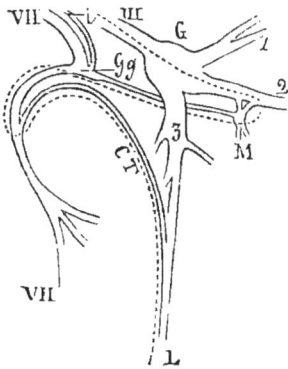

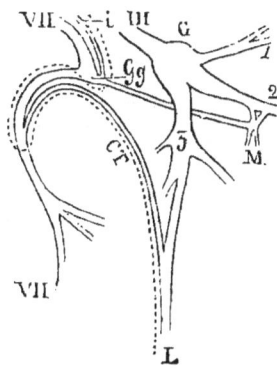

FIG. 125. FIG. 126.

Mais nous devons ajouter que tous les physiologistes sont loin
d'admettre les fonctions sensitives de la corde du tympan. Les
expériences les plus récentes à ce sujet sont celles de Vulpian,
qui voit dans les filets que ce nerf donne à la langue des fibres
analogues à celle qu'il donne à la glande sous-maxillaire (Soc.
de biologie, 1873). En effet, l'excitation de ces filets a donné à

Vulpian, dans la moitié correspondante de l'organe, des phénomènes analogues à ceux qui se passent dans la glande sous-maxillaire pendant l'électrisation du même nerf; c'est-à-dire que la langue, du côté électrisé, rougit et s'échauffe. La corde du tympan serait donc un nerf vaso-moteur, présidant ici encore à la dilatation des vaisseaux (voy. p. 280). On comprendrait ainsi comment les paralysies faciales peuvent troubler le sens du goût, le fonctionnement de la muqueuse linguale étant incontestablement influencé par la vascularisation de cet organe.

III. — SENS DE L'OLFACTION.

L'*olfaction* est un sens qui donne lieu à certaines perceptions connues sous le nom d'*odeurs;* mais ici, encore

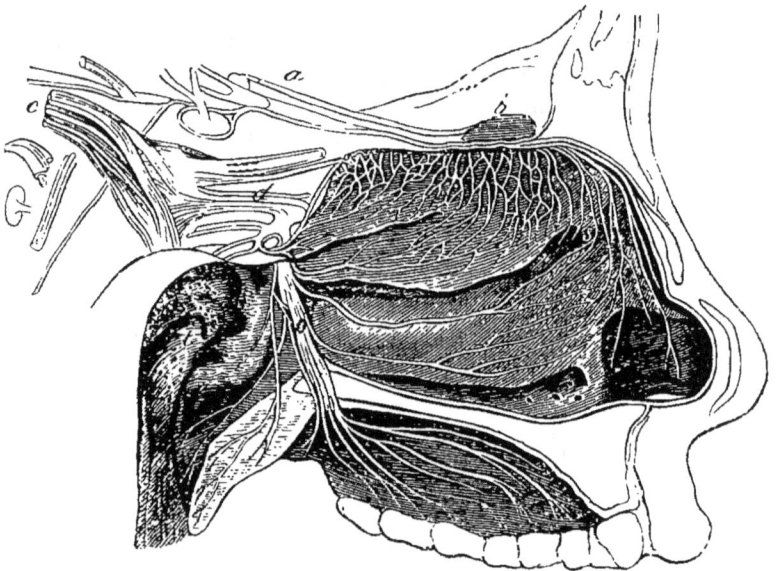

FIG. 127. — Paroi externe des fosses nasales avec les 3 cornets et les 3 méats*.

moins que pour le goût, il n'est possible de définir exacte-

* *a*, Nerf olfactif; — *b*, bulbe olfactif sur la lame criblée de l'éthmoïde : au-dessous on voit la disposition plexiforme des rameaux olfactifs sur le cornet supérieur et moyen; — *c*, nerf de la 5e paire avec le ganglion de Gasser; — *o*, ses rameaux palatins (maxillaire supérieur) et leurs filets pituitaires. D'après Soëmmering, *Icones organorum olfactus.*

ment ce que c'est qu'un *corps odorant*, et quelle est la nature des impressions qu'il provoque. Les *odeurs* ne peuvent pas même être classées, et à part les noms arbitraires et individuels d'*odeurs agréables* ou *désagréables*, nous n'avons pour les désigner que les noms des corps auxquels elles sont propres.

L'*olfaction* a pour siège les *fosses nasales* (fig. 127), mais il n'y a qu'une faible partie de ces cavités qui serve à cette fonction; le reste est utilisé soit à produire la résonnance de la voix (surtout les cavités annexes : sinus maxillaires, frontaux, etc.), soit à préparer l'air de la respiration, en le portant au degré de chaleur et d'humidité nécessaires à l'intégrité de la muqueuse respiratoire, comme nous l'avons vu en étudiant cette surface (p. 417). Ces régions sont formées de *cornets* enroulés sur eux-mêmes et circonscrivant des *méats* plus ou moins étroits (fig. 128), le tout tapissé par une *muqueuse* très molle, très vasculaire, très épaisse, vu les riches plexus veineux qu'elle contient, et recouverte par un *épithélium cylindrique à cils vibratiles,* comme on le trouve du reste

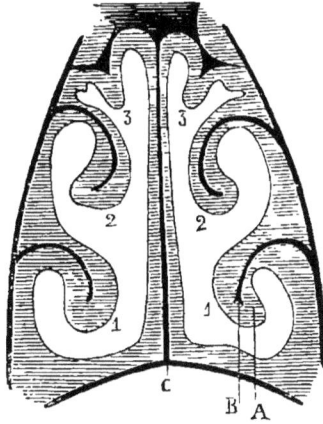

Fig. 128 — Coupe traversale schématique des fosses nasales *.

dans tout le tube conducteur de l'arbre aérién, dont cette partie des fosses nasales est le commencement. Dans cette muqueuse (membrane de Schneider) se trouvent de nombreuses glandes qui contribuent à maintenir humide la surface que le passage de l'air tend sans cesse à dessécher.

L'*olfaction* elle-même semble destinée à veiller sur la pureté de l'air de la respiration : la plupart des substances qui pourraient le corrompre étant odorantes, sont naturellement soumises au contrôle de ce sens.

---

* 1, Cornet inférieur; — 2, cornet moyen; — 3, cornet supérieur.

A, Épaisseur de la muqueuse et des parties molles (très vasculaires) qui la doublent; — B, squelette (os ou cartilages). (Dalton).

L'olfaction ne siège que dans la partie toute supérieure des fosses nasales, dans les zones où se distribue le *nerf olfactif*, nerf de la sensibilité spéciale, tandis que les parties inférieures ne reçoivent que des rameaux du nerf trijumeau, c'est-à-dire des nerfs de sensibilité générale (voy. *Nerfs crâniens*, p. 47 et 52). Au niveau de cette région, dite région olfactive ou *région jaune* (elle présente cette couleur chez les animaux), la muqueuse change de nature : en ces points (partie supérieure de la cloison en dedans, les deux cornets supérieurs en dehors) cette membrane est beaucoup moins vasculaire, moins riche en glandes, et enfin elle ne possède plus de cils vibratils, mais un simple épithélium cylindrique ; son élément caractéristique est représenté par les rameaux terminaux des nerfs olfactifs, rameaux si fins et si nombreux, que leur présence suffirait pour faire reconnaître à un histologiste exercé un lambeau isolé de cette *muqueuse olfactive*. Ces rameaux nerveux paraissent venir se terminer vers la surface en se mettant en connexion avec l'extrémité profonde, effilée des cellules cylindriques épithéliales ; ou tout au moins, autour des cellules épithéliales de cette région se trouvent, d'après les recherches de Schultze, des organes spéciaux (*cellules olfactives* de Schultze), éléments fusiformes, allongés, présentant à leur partie moyenne un renflement arrondi avec noyau, et se prolongeant en fibrille à chacune de leurs extrémités. Le prolongement externe, plus épais, passe entre les cellules épithéliales, jusqu'à la surface libre ; le prolongement interne paraît se continuer avec les fibres du nerf olfactif. Nous aurions donc ici un cas bien constaté des rapports des nerfs avec les épithéliums, et l'explication de l'importance de ceux-ci dans tous les organes des sens.

L'olfaction s'exerce uniquement sur des *corps gazeux* suspendus dans l'air, ou des molécules solides insaisissables que l'air emporte : aussi les corps volatils sont-ils pour la plupart odorants. On peut remarquer que la présence de la vapeur d'eau aide à l'olfaction : les fleurs sont plus odorantes par un temps humide que par un temps sec. Mais, d'autre part, une trop grande quantité de vapeur d'eau, ou l'eau en substance introduite dans les fosses nasales, arrête l'olfaction et la suspend même pour quelque temps, jusqu'à ce que les choses soient revenues à leur état normal (olfaction peu développée par les temps de brouillard).

Les conditions dans lesquelles les vapeurs ou particules odorantes doivent être mises en contact avec la surface olfactive pour que la sensation se produise, sont assez particulières et fort précises : — Il faut qu'elles y soient amenées par un *courant d'air*, et elles n'agissent que tant que cet air est en *mouvement ;* ainsi quand on place un morceau de camphre dans le nez, et qu'on y laisse l'air immobile, il ne se produit aucune sensation ; il ne s'en produit pas plus si on remplit les fosses nasales d'un liquide volatil très odorant. Aussi pour sentir parfaitement, pour *flairer*, aspirons-nous l'air par petites inspirations successives. C'est qu'en effet il faut en second lieu que le *courant d'air* soit *lent* et *faible*. — Mais, chose plus particulière, ce courant d'air doit être un *courant d'air d'inspiration :* il doit se produire d'avant en arrière, sans doute parce qu'alors il se brise contre l'éperon que forme la partie antérieure du cornet inférieur, et monte ainsi facilement en partie vers la région olfactive. L'air expiré par l'arrière-cavité des fosses nasales, quelle que puisse être sa richesse en particules odorantes, ne produit presque aucune impression en traversant les fosses nasales ; il en est de même si, par un moyen artificiel quelconque (injection, insufflation), on projette un courant d'air odorant sur la muqueuse olfactive, soit par l'orifice des narines, soit par un trajet creusé à travers le frontal et les sinus frontaux. Les gourmets connaissent bien ces particularités, et pour apprécier le fumet d'un vin introduit dans la cavité buccale, ils n'expirent pas dans les fosses nasales par leurs orifices postérieurs, mais ils expirent doucement en avant et en haut par l'orifice buccal, et aspirent doucement et par petites saccades l'air mis en contact avec leurs narines.

Nous avons vu que le siège de l'odorat, correspondant exactement à la distribution du *nerf olfactif*, nous autorise à considérer ce nerf comme présidant à cette *sensation spéciale*. Magendie avait cru pouvoir placer le siège de l'odorat dans le *trijumeau*, parce qu'ayant coupé à un chien le nerf de la 1ʳᵉ paire (olfactif), puis ayant approché du nez de l'animal de l'ammoniaque, il le vit se reculer en secouant la tête; mais ici, comme pour la langue, c'était prendre un phénomène de sensibilité générale pour une manifestation de sensibilité spéciale : l'ammoniaque, par ses vapeurs caustiques, agissait non sur l'olfaction, mais sur la sensibilité de la muqueuse de Schneider en général, laquelle est en effet innervée par le trijumeau.

Cependant quelques observations cliniques ont jeté quelques doutes sur les fonctions du nerf dit olfactif comme organe de l'odorat : la plus curieuse est celle d'une femme à l'autopsie de laquelle Cl. Bernard trouva le bulbe et le tronc olfactif complètement absents, la partie correspondante de l'ethmoïde imperforée; et cependant, après avoir pris les plus minutieuses informations sur le passé de ce sujet, il fut reconnu que l'olfaction s'était exercée parfaitement pendant la vie, et que la personne ne présentait rien d'anormal sous ce rapport. — Les faits de ce genre sont encore inexplicables; mais quelques expériences tendent à confirmer le rôle de sensibilité spéciale attribué au nerf olfactif : Schiff, ayant pris cinq jeunes chiens, pratiqua sur quatre d'entre eux la section intracrânienne de la première paire; le cinquième ne subit qu'une section en arrière des racines du nerf olfactif : ce dernier conserva l'odorat, tandis que les quatre premiers en furent complètement privés.

Le sens de l'odorat est beaucoup plus délicat chez les animaux que chez l'homme; il est pour eux un guide précieux et le point de départ d'un grand nombre de déterminations instinctives ou réfléchies : c'est ainsi qu'il se lie au sens du goût pour faire reconnaître les aliments qui conviennent à chaque espèce; qu'il devient l'agent d'une foule d'impressions relatives aux fonctions de reproduction [1], etc.

IV. — DU SENS DE L'AUDITION.

Le *sens de l'audition* a pour effet de nous faire percevoir

1. Voy. G. Colin, *Physiologie comparée des animaux*, t. 1, p. 310.

les ondes sonores, que les corps en vibration produisent dans le milieu ambiant (air ou eau).

L'*appareil de l'audition* est très compliqué ; pour le comprendre il faut d'abord voir ce qu'il est chez les animaux où il présente le plus de simplicité, chez les animaux qui vivent dans l'eau. La partie essentielle et fondamentale de l'organe de l'ouïe, tel qu'on le trouve constitué chez les poissons les plus inférieurs, se compose d'un *petit sac plein de liquide,* dans lequel des fibres nerveuses viennent se terminer en se mettant en rapport avec un épithélium particulier, muni de prolongements analogues à de grands *cils,* ou à de petites *verges* susceptibles de vibrer par les mouvements du liquide. Ainsi les ondes du milieu ambiant (liquide) se transmettent presque directement aux terminaisons nerveuses qu'elles ébranlent. — Chez tous les animaux supérieurs cet organe se retrouve : c'est le *saccule* et l'*utricule.* A ceux-ci viennent s'ajouter des diverticules analogues, représentant des *poches* de formes diverses, mais toujours pleines de liquide : ce sont d'abord, chez les poissons supérieurs, les *canaux semi-circulaires ;* puis, chez les reptiles et surtout chez les oiseaux, un canal circulaire tout particulier, très long et très compliqué, qui se contourne sur lui-même en s'enroulant comme un escalier en spirale, le *limaçon* en un mot. Le tube de ce limaçon est même divisé, par une cloison que l'on nomme *lame spirale*, en deux tubes secondaires nommés *rampes*, qui communiquent l'une avec l'autre vers le sommet de l'organe, mais qui vers la base communiquent l'une avec le reste de l'*oreille interne* ou *vestibule* (*rampe vestibulaire*), l'autre avec l'*oreille moyenne* ou *tympan* (par la fenêtre ronde : *rampe tympanique*).

Cet ensemble des *sacs membraneux* (utricule et saccule) des *canaux semi-circulaires* et du *limaçon* forme l'*oreille interne* des vertébrés supérieurs. — Le *nerf auditif,* ou nerf de la 8ᵉ paire, vient s'y terminer par des organes de formes diverses en apparence, mais qui se ramènent tous au même type, celui d'appareils susceptibles d'être ébranlés par les vibrations du liquide dans lequel ils baignent : ce sont, au niveau des *sacs membraneux* (utricule et saccule), des cellules épithéliales en contact avec des cristaux de carbonate de chaux (*otolithes*), qui viennent frapper contre elles à chaque oscillation du liquide ; ce sont, dans les canaux semi-circulaires (*ampoules* de ces canaux), des cellules épithéliales munies de *cils* longs et raides et directement ébranlables. Au niveau du limaçon la disposition est plus compliquée : la branche cochléenne du nerf auditif vient s'établir sur la membrane spirale dans 3 ou 4000 petits organes articulés (*organes de Corti*), dont la description ne peut trouver place ici [1], et qui en définitive se ramènent par la pensée à des pièces soudées et pouvant subir un mouvement de balancement sous l'influence des oscillations du liquide ambiant. — Toute cette oreille interne ou labyrinthe provient d'une végétation profonde des téguments de la partie latérale de la tête de l'embryon, végétation qui s'isole ensuite plus ou moins de la surface qui lui a donné naissance. Ainsi l'organe de Corti lui-même est une production épidermique.

A l'oreille interne s'ajoute, chez les animaux à vie aérienne, un appareil de perfectionnement : c'est l'*oreille moyenne* ou *caisse du tympan*. Cette nouvelle partie, inutile chez les animaux aquatiques où les ondes sonores se transmettent facilement du liquide ambiant au liquide labyrinthique, est nécessaire pour faciliter le passage des ondes d'un milieu gazeux dans le milieu liquide de l'organe ; on sait en effet que le son éprouve une grande difficulté à passer de l'air dans l'eau. L'*oreille moyenne* est une *caisse* creusée dans le *rocher*, et contenant un appareil de conduction destiné à faciliter cette transmission (fig. 129) : c'est une tige osseuse plus ou moins régulière, qui va de l'oreille inerne (*fenêtre ovale*) vers la membrane du *tympan;* cette dernière membrane est en contact direct avec l'air extérieur, quoique placée au fond d'un appareil collecteur, appelé *oreille externe* (composée du pavillon de l'oreille et du conduit auditif externe). — D'une manière schématique nous pouvons comprendre tout cet ensemble en

1. Voy. Lœwenberg, *la Lame spirale du limaçon* (Journ. de l'anat. et de la physiol. Paris, 1866).

réduisant l'*oreille interne* à une goutte de liquide : sur ce liquide nous supposons appliquée une membrane qui peut vibrer (membrane de la fenêtre ovale et base de l'étrier), et qui vibre en effet par l'intermédiaire d'une tige solide, la *chaîne des osselets*, dont l'autre extrémité est en rapport avec un appareil collecteur, la *membrane tympanique* et la cavité de la conque. Comme la 2ᵉ membrane (la plus profonde, fenêtre ovale) est beaucoup plus petite que la 1ʳᵉ (M. du tympan), il en résulte que la moindre vibration communiquée à celle-ci ébranle fortement celle-là. Nous pouvons maintenant étudier le rôle de ces parties en les prenant en sens inverse, c'est-à-dire de dehors en dedans, dans le sens que parcourt la progression des ondes sonores elles-mêmes.

A. *Oreille externe.*
Le *pavillon de l'oreille* ou *conque* est un organe assez

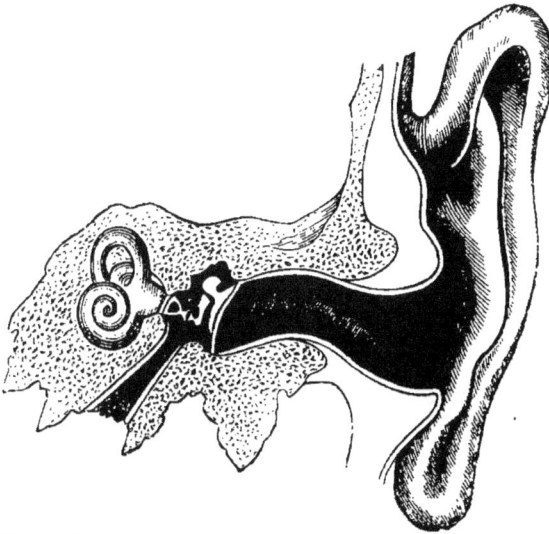

Fig. 129. — Schéma de l'ensemble de l'appareil auditif de l'homme*.

peu sensible par lui-même, et ne jouissant que d'une sensibilité générale et tactile assez obtuse : les ornements dont

* On voit de droite à gauche l'oreille externe, le conduit auditif, la caisse du tympan avec la chaîne des osselets et la trompe d'Eustache, le labyrinthe (Dalton, *Physiologie et hygiène*).

on le charge souvent, même chez les peuples civilisés, mettent à peine en jeu sa sensibilité. — Il est essentiellement composé d'un cartilage à renversement et contournements particuliers, qui semblent devoir en faire un organe de *collection*; et en effet chez les animaux sa direction et sa forme peuvent être changées par l'action des muscles intrinsèques et extrinsèques, qui le mettent en rapport avec l'attention que les animaux prêtent à tel ou tel bruit. Chez l'homme ces muscles sont rudimentaires, et tout au plus les extrinsèques se contractent-ils en même temps que l'appareil fronto-occipital dans les plus hauts degrés de l'attention.

Ce pavillon ne peut donc servir que peu à renforcer les sons, et ceux qui en sont privés n'éprouvent pas de modification sensible dans la finesse de l'ouïe. Mais le pavillon paraît être utile pour juger de la *direction* des sons : une personne qui en est privée, ou un expérimentateur qui le supprime momentanément, soit en l'aplatissant fortement contre la tête, soit en remplissant les circonvolutions de cire, se trouvent relativement désorientés quant à la direction dans laquelle viennent les sons; c'est sans doute par de légères modifications de l'intensité du son, produites par la manière dont les ondes sonores viennent frapper et se réfléchir sur le pavillon, que nous jugeons de leur direction, de leur origine. — Nous jugeons aussi de cette *direction* grâce à la *perception inégale* par les deux oreilles : aussi ne pouvons-nous que rarement distinguer si un son arrive droit devant nous ou droit derrière nous; dans ce cas nous tournons légèrement la tête, et inclinons l'une des oreilles dans la direction de l'origine présumée du son [1].

1. C'est ce que Gellé a bien montré dans ses expériences avec son *tube interauriculaire;* cet appareil se compose d'un tube en caoutchouc, d'un calibre moyen, dont les deux extrémités sont armées d'embouts de buffle garnis de cire pour faciliter leur fixation dans les méats. Quand le tube est fixé dans les deux méats, les deux oreilles ne reçoivent plus de sons que ceux que leur transmet le tube avec une intensité que ne modifient pas les mouvements de la tête et sans vibrations possibles du pavillon. Or, dans ces circonstances, l'*orientation auditive* est entièrement supprimée, comme le prouve l'expérience suivante : l'anse du tube passant en face du sujet, une

Le *conduit auditif externe* est déjà plus important, car s'il est obstrué, l'audition est diminuée, et son trop grand rétrécissement a parfois entraîné la surdité[1]. Il offre *deux moyens de transmission* du son : la *colonne d'air* qui est dans son intérieur, et les *parois cartilagineuses et osseuses* qui le forment ; ces parois, entrant en vibration, peuvent transmettre directement leurs ondes aux os de la tête, et de là au liquide labyrinthique, et on conçoit qu'alors la transmission est beaucoup plus facile, puisque les vibrations se propagent dans des milieux solides. — Ce conduit auditif est encore très remarquable par sa sensibilité toute spéciale : à son entrée sont des poils de fortes dimensions, et dès que ces poils sont touchés, ou dès qu'une excitation se porte un peu plus profondément, il survient soit des réflexes singuliers et inattendus, comme l'envie de vomir, soit un sentiment de malaise et de trouble général, qui nous avertit du danger que court l'appareil de l'audition ; en un mot, ces phénomènes rentrent dans ceux de la sensibilité générale et nullement dans ceux du toucher. C'est dans ce canal (portion cartilagineuse et fibreuse) que se trouvent les glandes *cérumineuses*, dont nous avons étudié la sécrétion en faisant l'étude des fonctions de la peau (voy. p. 542) : ce *cérumen* a pour effet de fixer les corps qui pourraient s'introduire dans le fond du conduit auditif externe, et nuire aux fonctions de la membrane du tympan.

B. *Oreille moyenne.*

La *membrane du tympan* est composée de fibres connectives et élastiques, et possède un grand nombre de vaisseaux ; cette richesse vasculaire paraît destinée, comme celle

montre est mise en contact avec la partie moyenne de cette anse ; le sujet voit la montre devant lui, et annonce qu'il entend un son unique (fusion des impressions binauriculaires) qui vient d'en avant. On lui ordonne alors de fermer les yeux, on passe légèrement et rapidement par-dessus sa tête l'anse de caoutchouc jusque derrière lui, et la montre, étant de nouveau mise en contact avec la partie moyenne du tube, le sujet, interrogé sur le lieu d'origine du tic tac, croit encore que la montre est en avant de lui. (Gellé, *Exploration de la sensibilité acoustique au moyen du tube interauriculaire*, Paris, 1877.)

2. Voy. P. Bonnafont, *Traité des maladies de l'oreille*, 1873, p. 120.

du pavillon de l'oreille, à maintenir la température de ces parties, qui doivent toujours rester découvertes et exposées à l'air dont elles reçoivent les vibrations. En effet la membrane du tympan est essentiellement un appareil collecteur ; elle est placée au fond du conduit auditif externe, mais ne jouit plus comme lui d'une sensibilité remarquable : un insecte qui pénètre jusqu'à elle et qui la touche, ne provoque plus de réflexe, mais une sensation trompeuse de son, vu les vibrations qu'il lui communique. C'est donc uniquement un appareil de physique destiné à recevoir de l'air, ou des parois du conduit, les vibrations sonores.

Cette membrane n'est pas placée normalement pour recueillir les ondes sonores, elle semble au contraire s'y dérober jusqu'à un certain point, car elle est *oblique* de haut en bas et d'arrière en avant, en un mot elle semble continuer la paroi supéro-postérieure du canal. Cette obliquité est d'autant plus prononcée que le sujet est plus jeune, et chez le fœtus la membrane est presque *horizontale*. — De plus cette membrane n'est pas plane ; elle représente un *cône* très bas, à sommet interne un peu émoussé et à bords attachés à l'embouchure profonde du conduit auditif externe, dans une sorte de cadre qui est distinct, sous forme de cerceau incomplet chez les jeunes sujets. Cette membrane est donc *convexe vers l'intérieur*, et cette convexité est maintenue par la présence de la chaîne des osselets, dont une partie (*manche* du marteau) est contenue dans l'épaisseur de la membrane et la tend vers l'intérieur (fig. 130) : cette convexité, cette tension sont opérées soit par les variations de pression de l'air de la caisse, soit par l'action d'un muscle (*muscle interne du marteau*). Si par une cause quelconque l'air de la caisse se raréfie, l'air extérieur presse sur la membrane, l'enfonce davantage dans la cavité tympanique, et par suite la tend en augmentant sa convexité (dans le sens indiqué par les flèches de la figure 130). Le *muscle interne du marteau* agit de même ; il tire en dedans le manche de cet os, et par suite la membrane, dont il augmente la convexité et la tension [1]. C'est là le seul mus-

---

1. Plusieurs personnes jouissent de la faculté de contracter volontairement le muscle interne du marteau, et de tendre ainsi la mem-

cle dont l'*action* ou l'*existence* soit bien démontrée; les autres prétendus muscles de l'oreille moyenne, ou bien n'existent pas (muscles antérieur ou externe du marteau), ou bien ont une action encore peu connue (M. de l'étrier), et qui en tout cas ne consiste pas à relâcher la membrane, car celle-ci, vu son élasticité, revient d'elle-même à sa position de repos dès que son muscle tenseur cesse de se contracter.

Le but de ces tensions temporaires de la membrane est facile à comprendre aujourd'hui. Bichat croyait que pour augmenter l'énergie du son, il faut augmenter la tension de la membrane; mais cette hypothèse est contraire aux lois de la physique, et Savart a démontré que si nous tendons la membrane, c'est pour diminuer l'effet du son sur elle (plus une membrane est tendue, moins ses vibrations sont *amples*) et amoindrir certaines impressions auditives désagréables. D'autre part, cette tension rend la membrane plus apte à vibrer avec les sons qui demandent le plus d'attention pour être perçus (plus une membrane est tendue, plus ses vibrations sont *nombreuses*).

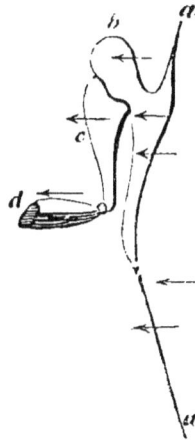

FIG. 130. — Membrane du tympan et osselets de la caisse*.

L'innervation de ces deux muscles de l'oreille moyenne est une question intéressante. Pour le muscle de l'étrier, il n'est pas douteux que le nerf facial soit sa source d'innervation, et l'anatomie suffit à le démontrer sans expériences de vivisections ou autres. Mais il n'en est plus de même pour le muscle du marteau : l'anatomie nous montre bien que ce muscle est innervé

brane du tympan : cette tension se manifeste par un léger claquement qui se produit dans l'oreille à chaque contraction du muscle; du reste, on peut très bien, à l'aide du spéculum, constater tous les mouvements qu'exécute la membrane sous l'influence de ces contractions volontaires. Presque tous les physiologistes qui ont porté leur attention sur ce fait, et qui se sont efforcés de produire cette contraction, y sont facilement parvenus; on cite surtout Bérard, Müller, Wollaston, Bonnafont (*op. cit.*, p. 270).

* *aa*, Membrane du tympan; — *b*, le marteau; — *c*, l'enclume; — *d*, l'étrier.

par un filet venu du ganglion optique; mais ce ganglion a deux racines motrices, l'une provenant du facial (nerf petit pétreux) et l'autre provenant du masticateur. Longet n'hésite pas à faire du nerf qui va au muscle du marteau la suite du petit pétreux, de sorte que le facial innerverait tous les muscles de la caisse et mériterait le nom de *moteur tympanique*. Quelques faits pathologiques sembleraient parler en faveur de cette manière de voir : ainsi la faculté anormale de percevoir les sons graves se rencontre particulièrement dans les cas de paralysie du facial ; c'est ce phénomène que Landouzy a décrit autrefois sous le nom d'exaltation de l'ouïe, et qui doit tenir à un défaut de tension de la membrane tympanique, c'est-à-dire à la paralysie du muscle du marteau. — Mais, d'autre part, les recherches de la plupart des physiologistes allemands tendent à démontrer que le nerf masticateur serait la source d'innervation de ce muscle. C'est ce que nous montrent les expériences de Politzer et de Fich, expériences dans le détail desquelles nous ne saurions entrer ici[1]. Fich a montré que toute contraction un peu énergique des muscles masticateurs s'accompagne d'une contraction du muscle interne du marteau, tenseur du tympan, qui recevrait donc, comme les muscles masticateurs, son innervation de la racine motrice du trijumeau. Cette manière de voir serait confirmée par les recherches de Vulpian (Acad. des sciences, 28 avril 1879), qui a constaté que dans les cas de section intracrânienne du facial, les rameaux nerveux du muscle interne du marteau n'étaient pas dégénérés, tandis qu'ils étaient altérés toutes les fois que la racine motrice du trijumeau avait été coupée.

A la membrane du tympan fait suite la *chaîne des osselets*, qui la met en rapport avec la membrane de la fenêtre ovale (base de l'étrier). Chez les animaux inférieurs, cette chaîne est simplement représentée par une *tige* droite et rigide (tels sont certains batraciens anoures, les *pipa* par exemple) ; chez les grenouilles elle a la forme d'une ligne brisée, d'un osselet unique long et recourbé, nommé *columelle;* enfin chez l'homme elle est formée par la réunion de quatre petits os (marteau, enclume, os lenticulaire et étrier) articulés, mais que, pour la transmission du son, on peut considérer comme ankylosés, car il est démontré que ces articulations ne servent pas directement à la transmission des sons.

1. Voy. notre article OUIE, in *Nouv. Dict. de méd. et de chir. prat.*, t. XXV, 1878.

La chaîne des osselets, par laquelle se fait essentiellement le passage des ondes sonores, traverse une caisse remplie d'air, la caisse du tympan, aplatie de dehors en dedans, et présentant, comme la membrane du tympan, un plan oblique relativement au conduit auditif externe. On admet que, outre la transmission par la chaîne osseuse, l'air de la caisse peut encore servir à transmettre les ondes à la fenêtre ronde ; cela est possible, mais peu probable, et en tout cas ce mode de transmission doit être fort secondaire, car la *fenêtre ronde* fuit pour ainsi dire les ondes sonores, se trouvant cachée au-dessous du *promontoire* (saillie de la membrane du tympan); de plus cette fenêtre ronde, correspondant à une des ouvertures du limaçon, qui communique d'autre part avec le vestibule, semble destinée à permettre un libre jeu aux ondes liquides qui parcourent cet appareil si compliqué. Enfin, le son étant mieux transmis par les solides que par les fluides, la chaîne des osselets doit remplir un rôle bien plus important que cet air, qui ne lui sert sans doute que d'appareil isolant.

Cependant la destruction de la membrane du tympan, ainsi que celle des osselets, à l'exception de l'étrier, n'abolit pas complètement l'ouïe ; elle ne fait que troubler plus ou moins les fonctions de ce sens. Mais la perte de l'étrier est beaucoup plus grave ; elle entrainerait toujours la surdité, d'après Bonnafont. Ce fait s'explique facilement : l'étrier adhère par sa base à la *fenêtre ovale*, qu'il ferme complètement : comme ses adhérences y sont très intimes, il ne saurait être enlevé sans déchirer la membrane de la fenêtre ovale, et sans donner issue au liquide de l'oreille interne ; ce n'est donc pas, à proprement parler, la perte de l'os qui occasionne la surdité, mais bien la fuite du liquide qui s'échappe par l'ouverture résultant de cette ablation (Bonnafont, *op. cit.*, p. 264).

A l'oreille moyenne se trouvent annexés deux organes : en arrière les *cellules mastoïdiennes*, cavités irrégulières, espèces de sinus creusés dans l'apophyse mastoïde du temporal; en avant c'est la *trompe d'Eustache*, qui va de la caisse du tympan à la partie nasale du pharynx.

On regarde généralement les *cellules mastoïdiennes*, pleines d'air, comme un appareil de résonnance ; mais cette

hypothèse ne s'appuie que sur l'idée que l'air de la caisse
vibre, et par suite renforce ses vibrations par celles de l'air
des cellules mastoïdiennes. Or nous venons de voir que les
vibrations de l'air de la caisse sont tout à fait insignifiantes;
les maladies des cellules mastoïdiennes n'ont également
fourni aucune indication sur le rôle de ces cavités. Nous
accorderions volontiers la préférence à l'opinion qui ne voit
dans les cavités mastoïdiennes que des espaces destinés à
augmenter la cavité tympanique, sans rôle spécial. Nous
allons voir en effet dans un instant que le tympan est à l'état
normal fermé de tous côtés : or le tympan n'étant qu'une
cavité fort petite, les changements trop brusques dans la
tension de cette mince couche d'air appliquée à la face interne de la membrane tympanique, auraient sans doute une
influence fâcheuse sur cette membrane, influence qui sera
palliée par la présence d'une nouvelle cavité, ajoutant sa
capacité à celle de la chambre tympanique proprement dite ;
et en effet, plus les animaux sont exposés à de brusques et
considérables changements de pression atmosphérique,
comme les oiseaux qui s'élèvent très haut dans les airs,
plus leurs cellules mastoïdiennes sont développées et même
en communication avec d'autres cavités osseuses surnumé-
raires.

La *trompe d'Eustache*, placée en avant de l'oreille
moyenne, c'est-à-dire à l'opposé des cellules mastoïdiennes,
est un long canal qui s'étend de la caisse du tympan au
pharynx, et établit une communication entre ces deux cavités. On a fait sur les fonctions de ce canal un grand nombre d'hypothèses : on l'a considéré comme destiné à nous
permettre d'entendre notre propre voix ; mais les os de la
tête suffisent à cette propagation sonore, d'autant plus que la
trompe est normalement fermée; lorsque, par une cause
quelconque, elle se trouve ouverte d'une manière continue,
on entend alors non seulement sa propre voix, mais tous
les bruits qui se passent dans la partie supérieure du corps :
souffles de la respiration, mouvements du voile du palais,
de la langue, etc., et on a pu dans quelques cas remarquer
que cette attention constamment fixée sur les phénomènes
de l'organisme conduisait en définitive les malades à l'hy-

pocondrie, comme tout état qui attire trop particulièrement notre attention sur le sentiment de notre existence
organique intérieure.

La trompe d'Eustache est donc fermée normalement par
la juxtaposition de ses parois, et elle ne s'ouvre que quand
un appareil musculaire particulier vient écarter ces parois
l'une de l'autre, en agissant sur la *paroi externe*, membraneuse et mobile, qui est alors écartée de l'*interne*, cartilagineuse et fixe. Ce rôle est rempli par le *péristaphylin externe*, muscle du voile du palais, et l'ouverture ainsi établie
a pour effet de mettre l'air de la caisse en communication
avec celui des fosses nasales, c'est-à-dire avec l'air extérieur. Mais les muscles du voile du palais ne se contractent
que pendant les mouvements de déglutition; la déglutition
elle-même ne peut se faire à vide et demande qu'au moins
quelques gouttes de salive soient déglutées : nous en revenons donc à ce que nous avons déjà vu à propos de la sali-
vation et de la déglutition, lorsque nous avons considéré la
première de ces fonctions comme intimement liée au fonctionnement normal de l'ouïe, et lorsque nous avons constaté que la sécrétion de la salive, presque inutile chez les
carnivores au point de vue digestif, était en rapport avec
les mouvements de déglutition intermittents, comparables
au clignement des paupières, et destinés à produire l'ouverture de la trompe d'Eustache (voy. p. 342). C'est pour cela
que nous opérons de semblables mouvements de déglutition
même en dormant, et surtout en faisant de hautes ascensions;
c'est qu'en effet, outre les variations de l'air extérieur, néces-
sitant un rétablissement d'équilibre, l'air intérieur lui-même
peut varier de tension à la faveur d'échanges gazeux avec le
sang, échanges parfois rapides et considérables, comme
nous en avons constaté dans l'estomac et dans le tube digestif en général. Nous avons, en étudiant la déglutition,
tiré parti de ce fonctionnement particulier et intermittent
de la trompe d'Eustache, pour démontrer combien est exacte
l'occlusion de l'isthme naso-pharyngien, en constatant la
dureté de l'ouïe (par raréfaction de l'air de la caisse) après
une ou plusieurs déglutitions accomplies avec les narines
fermées, et la nécessité d'une déglutition avec les narines

ouvertes, pour rétablir l'audition dans son état normal (voy. p. 346).

La caisse du tympan est traversée par un nerf (la *corde du tympan*) qui va aux glandes salivaires et a pour fonction d'en amener la sécrétion : aussi certains sons, sans doute par action sur la corde du tympan par l'intermédiaire de la membrane contre laquelle est collé ce filet nerveux, certains sons, surtout les sons très aigus, peuvent-ils amener la sécrétion abondante de salive : en tout cas on ne peut s'empêcher de rapprocher ce fait anatomique (passage du nerf de la sécrétion salivaire dans la cavité tympanique) de ce fait physiologique que nous venons d'étudier, c'est-à-dire du rapport essentiel de la sécrétion salivaire et de la déglutition avec l'ouverture de la trompe d'Eustache, et par suite avec le maintien de la pression normale dans la cavité tympanique. Du reste ces rapports entre l'oreille moyenne et le pharynx nous sont expliqués par l'embryologie : chez le fœtus ces parties sont confondues dans la 1re fente pharyngienne, et la trompe d'Eustache est le reste de cette communication fœtale (voy. page 338 la physiologie de la corde du tympan).

C. *Oreille interne.*

Les vibrations arrivent au liquide du labyrinthe soit par la *columelle* (chaîne des osselets), et c'est là le cas normal, soit par les os de la tête, et particulièrement les parois des oreilles externe et moyenne, comme cela se produit chez les personnes qui, ayant perdu la chaîne des osselets, ne sont cependant pas complètement sourdes. Le liquide labyrinthique communique alors ses vibrations aux différents organes terminaux du nerf acoustique située dans les sacs vestibulaires (utricule et saccule), dans les canaux demi-circulaires (ampoules et leurs crêtes auditives), et dans le limaçon (lame spirale, avec l'organe de Corti).

Appareils nerveux terminaux.

— Les appareils au niveau desquels les terminaisons du nerf acoustique reçoivent les ébranlements du liquide de l'oreille interne, sont distribués dans l'utricule, le saccule, les ampoules des canaux semi-circulaires et dans le limaçon membraneux (canal cochléaire). — Nous examinerons d'abord les fonctions probables du limaçon membraneux, car nous trouverons dans cet organe des dispositions qui, répondant exactement à certaines propriétés des sensations acoustiques, nous dispenserons de rechercher ailleurs l'explication du mécanisme de ces sensations (réception des vibrations).

Limaçon. — Les parties essentielles du limaçon membraneux se trouvent représentées par la lame qui sépare le canal cochléaire de la rampe tympanique du limaçon (voy. 8, fig. 131) : cette lame porte le nom de *lame basilaire*. Nous ne saurions ici entrer dans une description détaillée de cette lame basilaire, des éléments anatomiques complexes qu'elle supporte, ni en général dans une étude complète du canal cochléaire. Les recherches microscopiques faites sur ces appareils compliqués sont aujourd'hui si nombreuses, qu'il faudrait consacrer plusieurs pages pour en présenter même un rapide résumé. Renvoyant le lecteur à l'excellente monographie de Coyne[1], où se trouvent indiqués les résultats des récentes recherches de Schultze, Rudinger, Deiters,

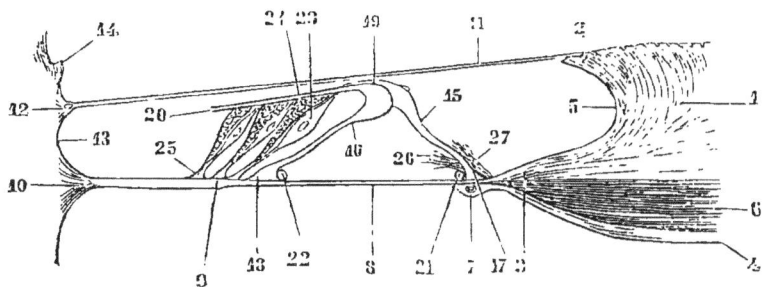

Fig. 131. — Rampe auditive (canal cochléaire) et organe de Corti *.

Lœwenberg, Odenius, Hensen, Bœttcher, Schwalbe, Hasse, etc., nous indiquerons seulement en quelques mots les dispositions qui paraissent le plus directement en rapport avec la théorie physiologique de l'audition ; la figure ci-dessus (fig. 131) complétera ces indications.

1. P. Coyne, *Des parties molles de l'oreille interne*, thèse de concours, Paris, 1876.

* Limbe de la lame spirale. — 2, Lèvre vestibulaire. — 3, Lèvre tympanique. — 4, Périoste de cette lame. — 5, Sillon spiral interne. — 6, Nerfs. — 7, Vaisseau spiral. — 8, Membrane basilaire, sa zone lisse. — 9, Sa zone striée. — 10, Ligament spiral. — 11, Membrane de Corti, avec son insertion, en 12. — 13, Sillon spiral extérieur. — 14, Saillie et strie vasculaires. — 15, Article interne de l'organe de Corti. — 16, Article externe. — 17, 18, Insertions respectives de ces organes à la membrane basilaire. — 19, Leur articulation. — 20, Membrane r ticulaire. — 21, 22, Cellules basilaires internes et externes. — 23, Cellules de Deiters. — 24, Cellules de Corti, insérées en 25 à la membrane basilaire. — 26, Fibres nerveuses se terminant au-dessous et (12) au-dessus de l'article interne de l'organe de Corti.

La *membrane basilaire* (8 et 9, fig. 131) est formée d'une partie interne ou *zone lisse* (8) et d'une partie externe ou *zone striée* (9, fig.131). La zone lisse est constituée par une substance homogène; la zone striée, au contraire, est formée de fibres droites et placées en travers, que Nuel décrit comme rigides, vitreuses, élastiques, et que Hensen compare à des cordes. Les fibres du rameau cochléen du nerf acoustique, après avoir suivi un trajet plus ou moins long dans la *columelle*, s'engagent successivement dans la lame spirale osseuse, puis viennent se terminer dans l'épaisseur ou à la surface de la membrane basilaire (26, fig. 131); mais on ne connaît pas encore le mode précis selon lequel se font ces terminaisons, non plus que les connexions de ces fibres avec les formes cellulaires diverses qui reposent sur la membrane basilaire. — Parmi ces formes cellulaires (cellules basilaires, cellules de Corti, cellules de Deiters, de Claudius, etc.), celles qui ont particulièrement attiré l'attention forment ce qu'on appelle les *arcades* ou *arcs de Corti*. Nous rappellerons seulement que ces arcs occupent toute la longueur de la lame basilaire, depuis la base du limaçon jusqu'à son sommet, qu'ils sont placés sur la partie interne de cette lame basilaire, et qu'ils se composent de deux piliers, l'un interne, l'autre externe (15 et 16, fig. 131).

Ces quelques rapides indications anatomiques nous suffiront pour faire comprendre comment on peut concevoir que des terminaisons nerveuses soient excitées par des vibrations communiquées aux parties molles et liquides de l'oreille interne. On avait pensé tout d'abord à voir dans les arcs de Corti les organes propres à exciter les fibres nerveuses par des mouvements vibratoires : les vibrations communiquées au liquide compris dans les deux rampes se transmettent, disait-on, aux parois fibreuses de la lame spirale du limaçon, et dans cette lame (qui est creuse et forme le canal cochléaire) elles ébranlent les petits arcs de Corti; ceux-ci sont en rapport, par leur base, avec les ramifications terminales des nerfs, de telle sorte que les vibrations des organes de Corti se transforment, en définitive, en excitations directes et mécaniques des extrémités des nerfs cochléens : d'après certaines dispositions anatomiques qu'il est inutile de rappeler ici, on admettait encore que les piliers externes des arcades de Corti étaient seuls destinés à vibrer.

Ces hypothèses séduisantes ont dû être abandonnées en présence d'un fait anatomique d'une grande signification, à savoir que les deux arcs de Corti font défaut dans l'appareil cochléen des oiseaux, lesquels possèdent cependant un sens auditif très fin et très musical (nous verrons bientôt qu'on ne peut chercher

ailleurs que dans le limaçon le lieu des impressions musicales).
— C'est alors qu'en portant l'attention sur la zone striée de la
membrane basilaire, on a reconnu que cette partie présente,
chez les divers animaux pourvus de limaçon, des dispositions
relativement toujours les mêmes, et que ces dispositions sont
de nature à remplir parfaitement les fonctions attribuées primitivement aux arcs de Corti. En effet les fibres transversales ou, pour
mieux dire, radiales de cette portion de la membrane basilaire
peuvent être assimilées à un système de cordes tendues : or cette
membrane, ou pour mieux dire sa zone striée, n'a pas une largeur partout la même ; on la trouve d'autant plus large qu'on
examine une partie plus rapprochée de la coupole (du sommet)
du limaçon, c'est-à-dire que les fibres radiales, les cordes sus-
énoncées, présentent une longueur croissante de la fenêtre ronde
au sommet du limaçon. Si on suppose la spirale de la membrane
basilaire déroulée et étalée sur un plan, l'ensemble de la membrane aura la forme d'un coin, et les fibres transversales reproduiront assez bien la disposition des cordes d'une harpe. En
tenant compte de ces différences de longueur des fibres radiales,
il est bien légitime de supposer que les fibres les plus courtes,
c'est-à-dire les plus voisines de la fenêtre ronde (de la base du
limaçon), vibrent à l'unisson des sons aigus, et que les fibres les
plus longues, celles voisines de la coupole, vibrent à l'unisson
des sons graves.

Telle est l'hypothèse généralement admise aujourd'hui par les
physiciens et les physiologistes (Helmholtz, Bernstein, Gavarret)[1].
A quoi servent donc les arcs de Corti? On les considère généralement aujourd'hui comme formant des pièces qui alourdissent les
fibres radiales et leur permettent de vibrer à l'unisson de sons
plus graves qu'on n'aurait pu le supposer à priori d'après leur
extrême brièveté. On peut encore, en raison de cette rigidité,
considérer ces arcs comme très aptes à participer aux mouvements vibratoires de la membrane basilaire. Dans ce cas, ces
arcs pourraient être les organes, les espèces de marteaux qui viennent frapper et exciter les terminaisons nerveuses, du moins
chez certains animaux ; mais les hypothèses à ce sujet n'auront
de bases sérieuses que lorsque les recherches microscopiques
nous auront révélé le véritable mode de terminaison des filets
nerveux cochléaires. Nous pouvons donc, sans entrer dans de
plus grands détails, considérer les fibres radiales comme une
série de cordes dont chacune est accordée pour un son différent,

1. J. Gavarret, *Acoustique physiologique* (*phonation et audition*).
Paris, 1877.

d'autant plus grave que la corde est plus longue. Or, en face d'un instrument à cordes, nous nous demonderions combien d'octaves comprend cet instrument, quels demi-tons et quelles fractions de demi-ton il permet de donner, et nous pourrions arriver à cette détermination en comptant les cordes. En face du clavier qui nous est représenté par l'appareil cochléen, nous devons nous poser une question semblable, mais en procédant d'une manière inverse. Nous savons par l'expérience combien est étendue l'échelle des sons musicaux perceptibles, nous savons quel est l'intervalle musical minimum que puissent percevoir les oreilles les plus exercées : il s'agit de voir si le nombre des fibres radiales est suffisamment grand pour qu'il y ait une fibre accordée avec chacun des sons de l'échelle musicale. Le nombre des sons musicaux distincts pour l'oreille la plus exercée, laquelle, d'après Weber, ne peut pas apprécier un intervalle inférieur à *un soixante-quatrième de demi-ton*, ce nombre est facile à obtenir en calculant combien de soixante-quatrièmes de demi-ton contient la série des sept octaves comprenant chacun douze demi-tons ($64 \times 12 \times 7 = 5\,376$). L'échelle des sons musicaux, pour les musiciens même les plus exercés, ne renferme donc pas plus de 5 376 intervalles. Or le nombre des fibres radiales de la membrane basilaire est porté, par les estimations les plus modérées, à 6 000 (on compte environ 3 000 arcs de Corti, et au moins deux fibres radiales pour chaque arc). On voit donc que le nombre des fibres radiales est plus que suffisant pour que le clavier cochléen réponde par une corde spéciale à chacun des sons que l'expérience nous montre comme constituant l'échelle musicale des sujets les mieux doués. En supposant qu'à chaque fibre ou corde radiale corresponde une terminaison nerveuse, il est facile de comprendre qu'à la vibration de chacune de ces cordes correspondra une excitation de cette fibrille nerveuse, et, par suite, la perception distincte du son correspondant.

Utricule, saccule, canaux semi-circulaires. — Nous réunissons dans une même étude toutes ces dernières parties de l'oreille interne, parce que les terminaisons nerveuses paraissent s'y faire dans toutes également d'après un mode à peu près semblable.

La face interne de l'utricule est lisse dans toute son étendue, sauf en dedans, où elle présente une saillie ovoïde, de couleur blanchâtre, épaisse d'environ $0^{mm},4$ (Kölliker), large de 2 à 3 millimètres, désignée sous le nom de *tache auditive* (*macula acoustica*). — Dans la cavité du saccule, on trouve aussi une tache auditive, située également en dedans et correspondant à la terminaison du nerf sacculaire, comme la précédente corres-

pond à celle du nerf utriculaire. — Enfin, au niveau de la face
postérieure de la surface interne de chacune des ampoules des
canaux semi-circulaires on trouve une saillie en forme de repli,
dite *crête auditive.*

Les *taches auditives* et les *crêtes auditives* sont recouvertes
par des cellules cylindriques qu'on nomme *cellules de support,*
parce qu'entre leurs faces latérales il existe des espaces au niveau desquels s'engagent de petits prolongements en forme de
longs cils ou baguettes, qui dépassent le niveau de la surface
épithéliale : en effet, au-dessous de la couche des cellules cylindriques on trouve une couche de cellules fusiformes, munies
à chaque extrémité d'un prolongement : l'un de ces prolongements se dirige vers la surface, c'est-à-dire vers la cavité du
saccule, de l'utricule, ou de l'ampoule ; l'autre se dirige en dehors, dans l'épaisseur de la membrane sous-jacente, et paraît
se mettre en continuité avec les fibrilles nerveuses terminales
des nerfs utriculaire, sacculaire, ampullaire. Ce mode de connexion des nerfs avec des cellules épithéliales ou sous-épithéliales
n'est pas sans analogie avec ce qu'on trouve dans d'autres organes des sens, et notamment dans la muqueuse olfactive (voy.
OLFACTION, p. 586). Nous pouvons donc dire que les branches du
nerf auditif autres que la branche cochléenne, viennent se terminer au niveau des taches et crêtes auditives en se mettant en
connexion avec de longs cils qui, d'après les études de Max
Schultze, peuvent être comparés à des crins très fragiles et
très élastiques : ces crins sont par suite éminemment propres
à participer aux mouvements des liquides de l'oreille interne,
et à imprimer ainsi une excitation mécanique aux filets nerveux
correspondants. — On trouve, de plus, au niveau des parties
que nous venons de décrire, des corpuscules cristallins de formes
variables, qui adhèrent à la surface interne de ces cavités, et
qui remplissent probablement, en vibrant par influence, le même
rôle que les crins sus indiqués : ces corpuscules cristallins, dits
otolithes ou *otoconies,* atteignent, chez les reptiles et les poissons osseux, un volume considérable, tandis que, chez les oiseaux, les mammifères et l'homme en particulier, ils forment de
petits cristaux microscopiques ; par leur abondance au milieu des
taches acoustiques, ils donnent à ces parties une couleur blanche
caractéristique. Nous devons faire remarquer que ces formations
cristallines ne sont pas libres au milieu de l'endolymphe, comme
le pensait Breschet[1] ; elles sont adhérentes aux parois, au niveau

1. Breschet, *Recherches anatomiques et physiologiques sur l'organe*
34.

des crêtes et des macules, par l'intermédiaire d'une sorte de formation fenêtrée, de nature spéciale, étudiée par Hasse chez la grenouille[1]. D'après quelques auteurs, des terminaisons nerveuses s'enrouleraient autour de ces otolithes; mais ce fait a besoin, pour être admis, de nouvelles démonstrations.

Nous n'avons que peu de chose à dire sur les fonctions de ces appareils : nous avons déjà trouvé dans le limaçon membraneux des dispositions suffisantes pour nous rendre compte de la perception de l'intensité, de la hauteur et du timbre des sons. Évidemment les terminaisons nerveuses, dans les taches et crêtes auditives, ne sont point de nature à être le siège d'impressions aussi délicates et aussi nettement définies : les longs crins et les otolithes doivent entrer en vibration, mais rien ne permet de supposer entre eux des différences régulières et sériées dans la rapidité de leurs mouvements. Ils doivent donc communiquer aux nerfs des excitations qui ne présentent rien de la continuité, de la régularité, de la périodicité qui caractérisent les impressions musicales; en un mot, ces appareils ne paraissent aptes à recueillir les mouvements que sous la forme de *bruits*, dont ils permettent d'apprécier l'*intensité* seulement.

On a encore émis l'hypothèse que les trois canaux semi-circulaires, vu leur triple orientation, seraient aptes à juger de la *direction* des sons, mais nous avons déjà vu que le pavillon de l'oreille n'était pas lui-même étranger à cette orientation.

Quel que soit le rôle spécial de chaque partie de l'oreille interne, toujours est-il que l'ébranlement des organes terminaux des nerfs nous permet de distinguer dans les ondes sonores plusieurs conditions spéciales, que la physique nous indique comme causes de la *différence* des sons. C'est d'abord l'*amplitude* de ces vibrations, ce qui constitue la *force*, l'*intensité* des sons; puis c'est la *rapidité* de ces vibrations, leur nombre dans l'unité de temps, ce qui constitue l'*acuité* ou la *gravité* des sons, et nous permet de distinguer toute une échelle de sons depuis les plus bas (32 vibrations par seconde), jusqu'aux plus hauts (76 mille vibrations par seconde). Enfin les sons nous laissent encore distinguer en eux une qualité toute spéciale, le *timbre*, qu'il est plus dif-

de l'ouïe et sur l'audition dans l'homme et les animaux vertébrés. Paris, 1836.
1. Voy. Coyne, *op. cit.*, p. 72.

ficile de définir, et que la physique paraît devoir attribuer à la production de plusieurs sons qui se combinent de manière à produire un son résultant qui, selon les variétés de la combinaison, présentera tel ou tel *timbre* (voy. *Phonation*, p. 501). Toujours est-il que, par un effet de l'habitude, le timbre nous permet de juger de la nature du corps vibrant ; il constitue ce que nous pourrions appeler, au point de vue physiologique, la *saveur* des sons : c'est lui qui nous permet de reconnaître la voix d'une personne, de juger de son sexe d'après sa voix, enfin de juger même des sentiments qui agitent notre interlocuteur ; dans tous ces cas les sons, quoique pouvant être de même *intensité* et de même *hauteur*, sont produits par des combinaisons différentes de sons simples, les ondes résultantes n'ont pas la même *forme*, et en jugeant du timbre nous pouvons dire que nous jugeons de la *forme des vibrations*. C'est sans doute cette aptitude de l'organe de l'ouïe à juger de qualités si différentes (*amplitude*, *rapidité* et *forme* ou *combinaison* des ondes sonores) qui exige de la part de l'oreille interne cette complication si grande qui embarrassera encore longtemps les physiologistes.

Les *canaux semi-circulaires* auraient encore, d'après Flourens, une grande influence sur l'*équilibration* de l'animal. Ce physiologiste a découvert que les lésions de ces canaux produisent des mouvements de *rotation*. Vulpian a confirmé ces résultats expérimentaux et montré que sur un pigeon on obtient des mouvements de rotation, ou de roulement, ou de culbute, selon que l'on agit sur le canal horizontal, ou sur le canal vertical antérieur, ou enfin sur le vertical postérieur. Mais ces faits résultent plutôt d'un *vertige des sens* et ne démontrent nullement que les canaux semi-circulaires président à l'équilibre et à la coordination des mouvements. Enfin, on peut même se demander si les phénomènes produits dans ces expériences tiennent bien à la lésion des canaux semi-circulaires et non à celle de parties voisines. Böttcher, en isolant par une dissection attentive les canaux semi-circulaires de la grenouille, a pu les détruire avec la certitude de n'intéresser aucune autre partie du labyrinthe ou de l'encéphale. Jamais, dans l'expérience ainsi conduite, il n'a pu constater le moindre trouble de la locomotion ou de la station chez les batraciens. Ces troubles ne se manifestent que si la lésion est plus profonde. On en peut donc conclure que les canaux semi-circulaires constituent bien un appareil auditif et non un organe régulateur de l'équilibre dans la marche et la station[1].

V. — DU SENS DE LA VUE.

Le sens de la vue nous fait juger des *propriétés lumineuses* des objets qui nous environnent et par suite de leur *couleur*, de leur *forme*, de leur *position*. — L'organe de la vision (*œil*) se compose essentiellement : 1° d'une membrane (*rétine*) en rapport avec des terminaisons nerveuses, et sur laquelle viennent se faire les impressions des rayons lumineux; 2° d'un *appareil de dioptrique* destiné à amener et à condenser les rayons lumineux sur la membrane précédente, où ils viennent représenter en miniature les objets extérieurs, comme sur l'écran d'une chambre obscure; 3° de *membranes annexées* aux deux appareils précédents, pour en assurer et en modifier le fonctionnement. — Ces différentes parties (fig. 132) se rattachent, au point de vue physiologique, à l'étude des surfaces de l'organisme, comme les autres organes des sens, car elles proviennent en grande partie, chez l'embryon, de végétations profondes et fort compliquées du tégument externe (la partie nerveuse exceptée). A ce globe oculaire, ainsi constitué, sont annexés des appareils accessoires destinés soit à le mouvoir (muscles de l'œil), soit à le protéger contre les injures extérieures (paupières et appareil lacrymal).

Nous étudierons successivement :

1° L'appareil physique de dioptrique;

2° Les membranes accessoires destinées à en maintenir et à en modifier le fonctionnement;

3° La membrane sensible ou *rétine*;

4° Les annexes de l'œil.

1. Voy. *Journ. de l'anatomie* de Ch. Robin, mars 1875, p. 203.

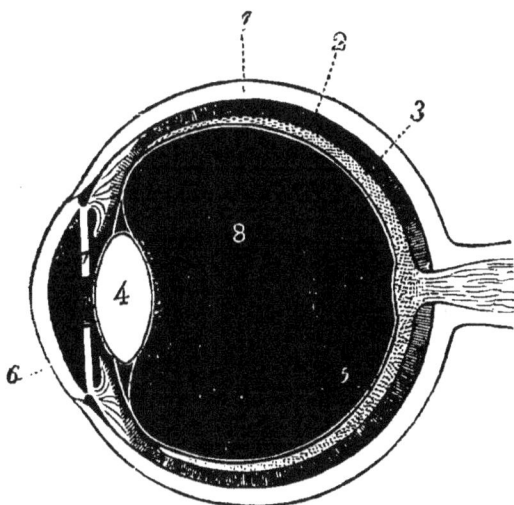

FIG. 132. — Ensemble du globe de l'œil (section verticale) *.

I. — Appareil de dioptrique.

A. *Milieux de l'œil*. — *L'appareil de dioptrique* de l'œil se compose de tous les milieux transparents que les rayons lumineux ont à traverser pour arriver jusqu'à la membrane sensible placée au fond de l'œil ; ce sont, en allant d'avant en arrière : la *cornée*, l'*humeur aqueuse*, le *cristallin* et l'*humeur vitrée;* la cornée, qui, au point de vue anatomique, constitue une partie des enveloppes de l'œil, fait donc plutôt partie des milieux au point de vue physiologique.

La *cornée transparente* est formée d'une *membrane fondamentale* de tissu collagène (voy. fig. 36, p. 178), revêtue en avant et en arrière d'une couche d'épithélium ; celui de la face postérieure est simple (*membrane de Demours* ou *de Descemet*); celui de la face antérieure est identique à l'épithélium de la muqueuse conjonctivale, qui elle-même est en continuité avec la peau et l'épiderme : aussi les maladies superficielles de la cornée ont-elles les plus grands rapports avec les maladies de la peau, les maladies épidermiques.

L'*humeur aqueuse* est comprise entre la face postérieure

---

* 1, Sclérotique; — 2, choroïde ; — 3, rétine ; — 4, lentille cristalline ou cristallin'; — 5, membrane hyaloïde; — 6, cornée; — 7, iris; — 8, corps vitré (J. C. Dalton, *Physiologie et hygiène*).

de la cornée et la face antérieure du cristallin, en un mot
dans la *chambre antérieure* (où nous étudierons plus tard
une dépendance de la choroïde, l'iris); c'est un liquide très

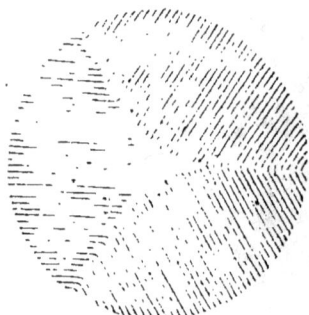

analogue à l'eau, tenant en dissolution une quantité insignifiante
d'albumine et de sels, et qui est
sécrété par la *membrane de Demours* (*membrane de l'humeur
aqueuse.*)

Le *cristallin* se compose d'une
membrane enveloppante, *capsule
du cristallin*, et d'un contenu ou
corps du cristallin. — La *capsule*
est un tissu amorphe, très élasti-

FIG. 133. — Disposition des fibres
du cristallin *.

que, qui incisé tend à se rétracter en expulsant son contenu
(comme dans l'opération de la cataracte); sa face interne

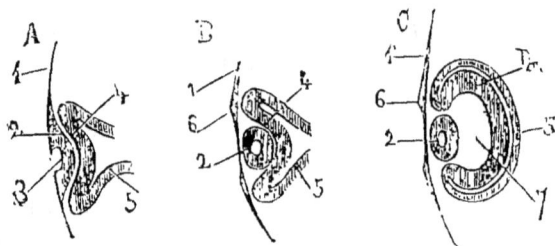

FIG. 134. — Développement du cristallin (d'après Remak) **.

est revêtue de cellules qui peuvent reproduire son contenu,
ou corps du cristallin. — En effet ce *corps* est formé d'éléments prismatiques en couches concentriques et à disposition très régulière (fig. 133), provenant de la métamor-

---

* Cette figure montre la disposition régulière des prismes du cristallin, qui, sur
chaque face, viennent se rejoindre par leurs extrémités, de façon à constituer par
l'ensemble de ces points de soudure une sorte d'étoile à trois branches : aussi
un cristallin que l'on fait durcir soit par la cuisson, soit par des réactifs chimiques,
éclate-t-il en général selon des lignes en étoile, correspondant aux lignes indiquées.

** A. B, C, Degrés de plus en plus complets d'invagination et d'isolement du
bourgeon qui formera le cristallin ; — 1, feuillet épidermique ; — 2, épaississement de ce feuillet, bourgeon du cristallin isolé (en B) ; — 3, fossette cristalline,
qui représentera plus tard le centre même du cristallin ; — 4, vésicule oculaire
primitive (bourgeon nerveux venu du centre encéphalique), dont la partie antérieure est déprimée par le cristallin ; — 7, cavité formée par le refoulement de
la vésicule oculaire et qui sera occupée par le corps vitré ; — 6, endroit où le
cristallin s'est séparé du feuillet épidermique.

phose des cellules ; et l'embryologie nous montre que le bourgeon primitif qui a donné naissance au cristallin est un bourgeon épidermique (fig. 134), d'abord en connexion avec
l'épiderme, et qui finit par rester isolé au milieu du globe
oculaire. La couche de cellules tapissant la face interne de
la capsule est donc l'analogue de la couche de Malpighi de
la peau : c'est par elle que se fait l'accroissement de la
lentille cristalline, de sorte qu'on y trouve toujours des zones
de jeunes cellules en train de se transformer en prismes ;
c'est aussi par elle que se fait la régénération du cristallin,
régénération qui ne peut se reproduire que si l'extirpation
a laissé subsister les cellules de la cristalloïde antérieure[1].

L'*humeur vitrée* ou *hyaloïde* est formée de tissu collagène à l'état embryonnaire, d'autant plus analogue à la gélatine de Wharton qu'on l'examine sur un sujet plus jeune ;
elle est contenue dans un sac très mince, anhiste et transparent, la *membrane hyaloïde*.

B. *Réfraction.* — Cet ensemble de milieux forme, au
point de vue physique, une série de *trois lentilles très différentes* : la *première, constituée par la cornée et l'humeur
aqueuse*, serait une *lentille convexo-concave*, très compliquée, vu les diverses couches de la cornée. La *seconde*, ou
cristallin, est une lentille *biconvexe*, à face antérieure
moins courbe que la postérieure, et également très compliquée, car ses couches concentriques vont en augmentant
de densité de la périphérie au centre. Enfin, en *troisième
lieu*, le corps vitré constitue une lentille *concavo-convexe*,
puisqu'il est creusé en avant pour loger le cristallin. C'est
immédiatement derrière cette dernière lentille que se trouve
la membrane sensible à la lumière, la *rétine*.

Pour plus de simplicité, on peut assimiler tout cet ensemble de lentilles à une seule lentille ayant le même pouvoir convergent total, et il est alors facile de se rendre
compte du résultat final de la marche des rayons lumineux.
En un mot, tout l'appareil peut être représenté par une lentille formée d'une substance ayant un indice de réfraction

1. Voy. O. Cadiat, *du Cristallin, anat. et développement*, thèse de
concours, Paris, 1876.

de 1,39 à 1,49, et d'une distance focale égale à 17^{mm},48. Les rayons lumineux qui, partis d'un point extérieur, viennent tomber en divergeant sur la cornée, convergent donc après avoir traversé cet appareil de dioptrique, et viennent se réunir en un point qui, à l'état normal, et dans des circonstances que nous préciserons, se trouve précisément sur la rétine : c'est là que viennent se peindre dans de moindres dimensions les objets extérieurs. Or si la convergence ne se fait pas précisément sur la rétine, mais plus en avant ou plus en arrière, il est facile de comprendre que chaque *point* de l'objet mis en présence de l'œil viendra se peindre sur cette membrane, *non par un point, mais par un petit cercle* correspondant au plan de section par la rétine du cône convergent que forment ces rayons avant leur réunion, ou du cône divergent qu'ils constituent après leur réunion (fig. 135).

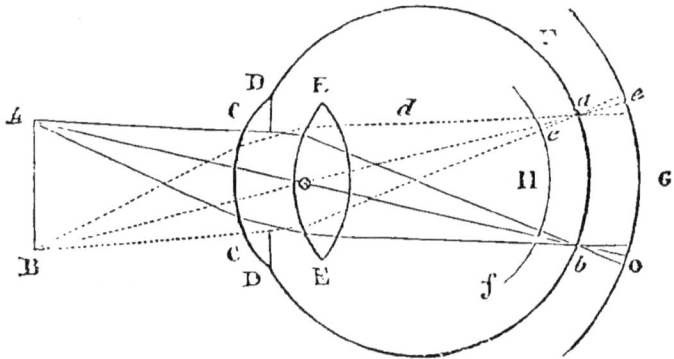

FIG. 135. — Cônes *oculaires* et cônes *objectifs* *.

Pour fixer les idées d'une manière simple, appelons *cône objectif* le cône des rayons lumineux partant du point lumineux et venant tomber en divergeant sur la cornée, *cône*

* A, B, Points lumineux considérés; — c, c, cornée; — DD, iris; — EE, cristallin.

D'abord les rayons lumineux partis des points A ou B sont brisés par la cornée CC et par l'humeur aqueuse comprise entre cette membrane et le cristallin, c'est-à-dire qu'ils sont rapprochés du rayon médian qui marche parallèlement à l'axe. Une seconde réfraction s'opère à travers la lentille du cristallin, et il en résulte finalement les cônes oculaires, qui ont leurs sommet en a et en b, c'est-à-dire précisément sur la rétine : mais on voit aussi que si la rétine, au lieu de correspondre précisément au sommet des globes oculaires, venait les couper soit plus en avant (en H), soit plus en arrière (en G), l'image qui se peindrait sur cette membrane e serait plus un point, mais un petit cercle (*cercle de diffusion*).

oculaire celui que représentent ces rayons après avoir subi l'action convergente de la lentille oculaire (fig. 135) : il est évident, d'après les plus simples notions d'optique, que si le point lumineux est situé très loin, si les rayons lumineux viennent par exemple de l'infini, d'une étoile, le *cône objectif* a sa longueur maximum, tandis que le *cône oculaire* est le plus court possible. Si au contraire les rayons lumineux viennent d'un objet très rapproché de l'œil, le *cône objectif* est très court, mais produit dans l'œil un *cône oculaire* beaucoup plus long que précédemment. On voit que dans ces circonstances ce ne serait que pour une seule distance de l'objet lumineux que le cône oculaire présenterait exactement la longueur nécessaire pour que son sommet vînt tomber précisément sur la rétine ; dans tous les autres cas, que le point lumineux fût plus loin ou plus près de l'œil, il donnerait un cône oculaire ou trop court ou trop long, et dont le sommet se trouverait par conséquent en avant ou en arrière de la rétine : le point lumineux, en un mot, se peindrait sur la rétine, non par un point, mais par un petit cercle, dit *cercle de diffusion*, et les images obtenues dans ces conditions seraient confuses.

Mais ce qui se passerait ainsi dans un appareil de physique tel que nous l'avons conçu, n'a pas lieu dans un œil normal. Quelle que soit (dans de certaines limites) la distance du point lumineux, nous pouvons toujours faire en sorte que le sommet du cône oculaire, produit par ses rayons, vienne tomber précisément sur la rétine : nous pouvons regarder alternativement, et voir presque avec une égale netteté une étoile et le bout de notre nez. En un mot nous pouvons *adapter, accommoder* notre œil aux distances.

C. *Adaptation.* — Le mode selon lequel se produit l'*adaptation*, c'est-à-dire *la coïncidence toujours exacte du sommet du cône oculaire avec la rétine*, n'a pu être précisé que dans ces derniers temps. On a même longtemps nié l'existence de l'adaptation. La preuve de l'existence de cette fonction peut être donnée par plusieurs expériences. Si l'on place par exemple en face de soi deux doigts l'un derrière l'autre à une certaine distance, et qu'on fixe son attention sur l'un d'eux, on s'aperçoit alors que l'on ne voit distinc-

tement que celui-ci, c'est-à-dire que l'œil n'est *adapté* que
pour voir l'un des doigts, et ne l'est point pour l'autre, qui
paraît vaguement dessiné ; c'est qu'en ce moment l'un des
deux doigts se peint régulièrement sur la rétine, et les divers points de l'autre n'y produisent que des *cercles de
diffusion*. — Le fait est encore bien mieux démontré par
une expérience célèbre due à Scheiner : elle consiste à
placer devant l'œil une carte percée de deux petits trous
rapprochés l'un de l'autre (Mm, Nn ; fig. 136) et à regarder

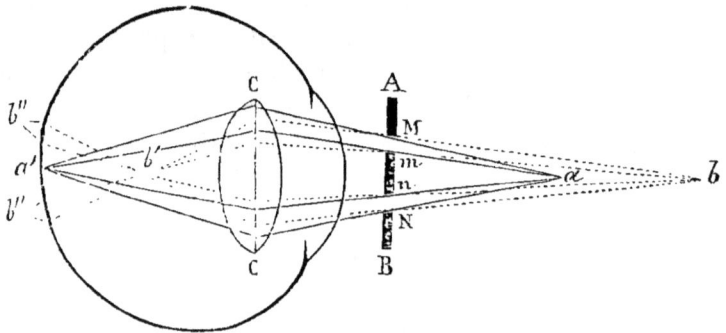

FIG. 136. — Expérience de Scheiner*.

deux points lumineux (deux têtes d'épingle par exemple)
placés l'un devant l'autre à une certaine distance (comme
les deux doigts dans l'expérience précédente) : *si l'on fixe
attentivement l'un de ces points, on voit l'autre double.*
Voici la raison de ce fait. Si par les deux ouvertures Mm et
Nn (fig. 136) on fixe le point lumineux *a*, il se passe dans
l'œil un phénomène d'adaptation, à la suite duquel le cône
oculaire est tel que son sommet tombe sur la rétine ;
donc les sommets des deux cônes partiels passant par les
deux ouvertures se confondent en un seul (en *a'*), puisque
ces deux cônes font partie du cône total qui se produirait
si l'on examinait le point lumineux à l'œil découvert ; mais
cette disposition est uniquement relative au point *a*, et

---

* AB, diaphragme avec deux ouvertures (Mm et Nn).

a, Point pour lequel l'œil est adapté, et dont l'image vient se faire en *a'* (sur
la rétine).

b, Point pour lequel l'œil n'est pas adapté ; les rayons lumineux qui en partent,
après s'être rencontrés en *b'* (en avant de la rétine), divergent de nouveau et rencontrent la rétine en *b''*, *b''*, de sorte que le point *b* est vu double.

quant au point b, son cône objectif étant plus long, il a un cône oculaire plus court, dont le sommet sera en avant de la rétine, et qui n'ira frapper cette membrane qu'en divergeant, après avoir opéré l'intersection de ses rayons : si donc, comme dans l'expérience, on divise le cône en deux, en regardant par deux trous, l'objet qui n'est pas fixé, l'objet b viendra se peindre par *deux cônes distincts* (et sera vu *double*) puisque la rétine ne les rencontre pas au niveau de leur sommet commun (b'), mais plus en arrière, lorsqu'ils se sont de nouveau séparés (b'', b''). Il est donc évident que l'œil était adapté pour voir a et non pour voir b ; l'inverse arriverait si l'on fixait attentivement b ; ce serait alors a qui paraîtrait double.

Ces faits suffisent pour prouver que nous avons la faculté d'adapter notre vue aux différentes distances. Cela reste vrai jusqu'à un certain point, quelle que soit la distance ; en effet nous pouvons voir des objets placés même à une distance infinie, tandis que nous apercevons de la façon la plus nette les objets placés à $0^m,25$. C'est en effet à cette distance que nous recevons la plus grande quantité de lumière, et en général la faculté d'adaptation oscille entre l'infini et $0^m 25$.

Sous ce rapport il y a cependant de grandes différences individuelles : les limites que nous venons d'indiquer sont celles des yeux normaux, dits *emmétropes*. Mais certaines personnes ont les milieux oculaires doués de si peu de pouvoir convergent que, quelle que soit la longueur du cône objectif, le cône oculaire n'est jamais assez court pour que son sommet tombe sur la rétine ; même quand l'objet lumineux est à l'infini, son image vient se faire plus loin que la rétine : ces personnes sont dites *hypermétropes*, c'est-à-dire qu'il faudrait que l'objet fût au delà de l'infini pour que le sommet du cône oculaire pût tomber sur leur rétine (fig. 137 ; 1) : ces yeux sont nommés *hypermétropes*, et ce défaut de convergence (de brièveté du cône oculaire) constitue l'*hypermétropie*. — D'autres personnes au contraire jouissent de milieux oculaires à pouvoir tellement convergent que le cône oculaire est toujours trop court, son sommet se faisant toujours en avant de la rétine, et il leur faut rapprocher beaucoup les objets, regarder de très près pour

que, ce cône s'allongeant, son sommet vienne tomber sur la
membrane sensible : c'est là le cas des *myopes* (fig. 137; 2)
et cette trop grande brièveté du cône oculaire constitue la
myopie[1].

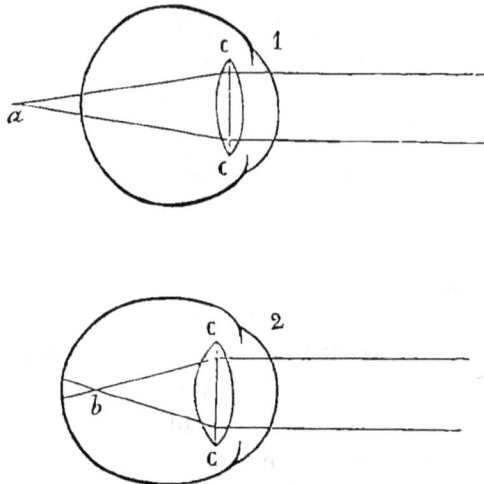

Fɪɢ. 137. — Œil hypermétrope et œil myope*.

On voit que l'*hypermétropie* et la *myopie* sont deux états
opposés, dans le premier desquels l'œil, à l'état de repos,
sans aucun effort d'adaptation, ne peut voir que des objets
très éloignés, plus éloignés que l'infini, tandis que dans le
second il ne peut, dans les mêmes circonstances, voir que
des objets très rapprochés. — Un autre état de l'œil, qu'on
confond souvent avec l'*hypermétropie*, c'est la *presbytie*;
ce trouble dans les fonctions des milieux oculaires consiste

1. Voy. dans le *Nouveau Dict. de méd. et de chir. prat.* les articles
de Liebreich et de Javal : Accommodation, Emmétropie, Diplopie, As-
thénopie, etc.

* 1. *Œil hypermétrope.* Les rayons lumineux, venus même de l'infini (parallèles),
donnent un cône oculaire dont le sommet tombe en arrière de la rétine (en *a*), soit
que ce cône soit trop long (défaut de pouvoir convergent dans les milieux de
l'œil), soit que la rétine soit trop en avant (œil trop court).
2. *Œil myope.* Les rayons lumineux, venus de l'infini (parallèles), donnent
un cône oculaire dont le sommet tombe en avant de la rétine (en *b*), soit que ce
cône soit trop court (excès de pouvoir convergent des milieux), soit que la rétine
se trouve placée trop en arrière (œil trop long ; les travaux de Donders rattachent
la myopie à cette dernière cause, que la figure fait bien saisir : globe oculaire
très allongé d'arrière en avant).

en ce que la faculté de l'adaptation est diminuée et ne peut plus se produire pour les objets rapprochés : c'est ce qui arrive normalement avec les progrès de l'âge. Ainsi l'hypermétrope a fatalement un cône oculaire toujours *trop long*, le myope un cône toujours *trop court ;* mais l'un et l'autre peuvent modifier ce cône par l'adaptation et notamment le raccourcir, comme nous le verrons. Le *presbyte*, au contraire, ne peut presque plus modifier ce cône pour la vision des objets rapprochés ; on voit donc que si un œil normal peut devenir *presbyte*, il en est de même d'un œil *hypermétrope* ou *myope*, et que la myopie et la presbytie peuvent se trouver combinées.

Mais l'art a trouvé, pour remédier à ces vices de la vue, des moyens empruntés à l'optique : il s'agit de modifier les cônes oculaires trop longs ou trop courts, et pour cela on place devant l'œil un verre concave ou convexe. Les plus simples notions de physique nous permettent de comprendre qu'un verre concave ou divergent allongera le cône oculaire, puisqu'il diminuera le pouvoir convergent de l'œil : les *myopes* feront donc usage de *verres concaves*. Au contraire un verre convexe ou convergent raccourcira le cône oculaire ; puisqu'il augmentera le pouvoir convergent de l'œil, ce sera d'un *verre convexe* que feront usage les *hypermétropes* pour raccourcir le cône oculaire, de même que les presbytes, lorsqu'ils veulent voir de près, et qu'alors leur adaptation est devenue impuissante à produire cet effet.

L'étude des variétés dans le pouvoir convergent de l'œil et du mode artificiel par lequel on y remédie, va nous permettre de comprendre comment peut se faire l'adaptation à l'état normal. En effet, l'emploi des verres dont nous venons de parler est une sorte d'adaptation artificielle, surtout chez le presbyte. Il est donc probable que, dans l'adaptation physiologique, il se passe dans l'œil quelque chose d'analogue, c'est-à-dire que le pouvoir convergent de cet organe est modifié.

Cependant on a cru longtemps que le mécanisme de l'adaptation pourrait consister en un changement de forme de l'œil, de manière à modifier, non le cône oculaire, mais la position de la rétine, qui viendrait alors se placer vers le sommet de ce cône; par exemple, l'œil se raccourcirait sous l'influence des muscles droits quand il fixe des objets éloignés, et s'allongerait sous l'influence des obliques quand il fixe des objets rapprochés. Mais cette fonction des muscles moteurs de l'œil est tout à fait hypothétique et, qui plus est, contraire à leur disposition anatomique et à toutes les expériences de physiologie.

On a aussi parlé de changements de place du cristallin, qui agirait alors comme une lentille que l'on éloigne ou que l'on rapproche, comme dans un microscope que l'on *met au point;* mais la possibilité de ces déplacements du cristallin est également contraire aux notions anatomiques, et du reste l'expérience directe montre qu'il n'en est rien.

L'expérience directe montre que l'adaptation, comme le faisaient prévoir nos études sur l'adaptation artificielle, *consiste dans un changement de courbure et par suite dans un changement de force convergente d'un seul des milieux de l'œil, du cristallin.* L'expérience est basée sur l'étude des images fournies par les diverses surfaces fonctionnant comme des miroirs. En effet il est facile d'observer que la surface de la cornée donne lieu à une image,

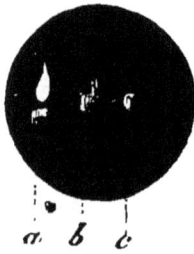

FIG. 138. — Images données par les surfaces des milieux oculaires fonctionnant comme miroirs (images de Purkinje) *.

et qu'il en est de même de la face antérieure et de la face postérieure du cristallin, de telle sorte qu'en plaçant une lumière devant un œil (fig. 138) on peut observer dans cet œil trois images de la flamme : *deux droites (a* et *b)* dues à la cornée (*a*) et à la face antérieure du cristallin (miroirs convexes) et *une renversée* (*c*) due à la face postérieure du cristallin (miroir concave). En commandant à une personne, sur laquelle on vérifie ce fait, de fixer des objets placés à des distances différentes, on verra que le seul changement qui s'opère dans les trois images indiquées a lieu dans l'image fournie par la face antérieure du cristallin (l'image *b*). On en conclut

____

* *a*, image droite produite par la cornée ; — *b*, image droite produite par la face antérieure du cristallin ; — *c*, image renversée produite par la face postérieure du cristallin.

que dans le phénomène de l'accommodation, les changements qui surviennent dans l'œil n'ont lieu que sur la partie antérieure du cristallin, et les mensurations de l'image en question prouvent (d'après les lois des miroirs convexes) que quand on regarde un objet éloigné, cette convexité du cristallin diminue (puisque cette image augmente), que si, au contraire, on regarde un objet rapproché, cette convexité augmente (puisque les dimensions de cette image diminuent).

Ainsi l'adaptation se fait par une modification du cristallin. Quant aux puissances qui peuvent ainsi changer la forme de cette lentille, nous les étudierons avec les membranes accessoires destinées à maintenir et à modifier le fonctionnement des parties essentielles de l'œil, et notamment avec la choroïde et l'iris (muscle ciliaire).

D. *Imperfection de l'appareil de dioptrique oculaire.* — Considéré comme appareil physique, l'œil est loin d'être parfait : aussi peut-on y constater les diverses imperfections qui se trouvent dans les appareils physiques analogues, et qui sont connues sous le nom d'aberration, soit de *sphéricité*, soit de *réfrangibilité*.

L'œil n'étant qu'un appareil dont la partie essentielle est une lentille, il arrive que celle-ci, quoique très perfectionnée, ne réunit pas exactement au même point les rayons qui, partant d'une même source lumineuse, arrivent sur les bords ou sur le centre du cristallin. Le foyer de la lentille n'est donc pas unique, et c'est ce qui constitue *l'aberration de sphéricité*. Nous verrons que l'iris, comme les diaphragmes des instruments d'optique, remédie en partie à cet inconvénient.

L'aberration de réfrangibilité consiste en une inégale réfraction des divers rayons colorés qui composent la lumière blanche, de sorte que l'œil décompose la lumière ordinaire des objets qui la lui projettent et nous les fait voir plus ou moins colorés : en un mot, *l'œil n'est pas un appareil achromatique parfait.* Ce défaut ne nous est pas sensible d'ordinaire, par l'effet de l'habitude, mais plusieurs expériences le rendent évident. Nous n'en citerons qu'une : si on regarde le cheveu d'une lunette astronomique, en l'éclairant avec de la lumière rouge, on s'aperçoit que pour le voir avec un autre rayon du spectre (avec une autre couleur) il faut changer la place de l'oculaire ; donc l'œil adapté pour voir avec la lumière rouge ne l'est plus exactement pour voir avec les autres rayons du spectre.

Enfin, une certaine *irrégularité* dans la courbure des surfaces des milieux de l'œil constitue ce qu'on nomme l'*astigmatisme* (ou *aberration monochromatique*). L'*astigmatisme* est une irrégularité de la réfraction de l'œil si fréquente, qu'on peut regarder ses faibles degrés comme existant chez la majorité des individus ; mais d'ordinaire son existence ne trouble pas la vision au point d'attirer l'attention du sujet. L'*astigmatisme* consiste en ce que la courbure des surfaces de séparation des milieux de l'œil (et surtout la courbure de la surface antérieure de la cornée) varie plus ou moins sensiblement d'un méridien à l'autre. Supposons par la pensée une cornée parfaitement normale, séparée en deux moitiés suivant son axe vertical, les fragments conservant leur position primitive, la surface de section présentera une courbure d'un rayon déterminé ; supposons cette même cornée divisée suivant son axe transversal : alors la surface de section présentera une courbure identique (œil normal, non astigmatique), c'est-à-dire que ces deux sections appartiendront à une circonférence du même rayon. Au contraire, dans un œil astigmatique (et presque tous les yeux le sont), le rayon de l'une sera plus court que le rayon de l'autre, en un mot les deux courbures seront inégales. Il est aisé de comprendre que cet écart, s'il vient à être suffisamment prononcé, troublera la marche des rayons lumineux au moment où ils pénètrent dans l'œil. En effet, si nous admettons que l'une des circonférences a un rayon notablement plus court que l'autre, nous concluons implicitement que l'œil est myope dans le premier sens, tandis qu'il peut l'être beaucoup moins, pas du tout, et qu'il peut même être hypermétrope dans l'autre sens. Il est facile de comprendre qu'il suffit, pour remédier à ce défaut dans la réfraction de l'œil, de faire traverser aux rayons lumineux une lentille taillée de manière à rétablir l'équilibre entre les méridiens inégaux, de sorte que les rayons lumineux, après avoir subi l'action de cette lentille et celle du milieu cornéen, adoptent une direction semblable à celle que présentent les rayons qui auraient traversé une cornée normale. On se sert pour cela de verres empruntés non plus à des surfaces sphériques, mais à des surfaces cylindriques, et on les dispose de manière que la convergence qu'ils produisent selon un seul plan coïncide précisément au plan du méridien suivant lequel la surface cornéenne de l'œil est moins convexe : c'est ainsi que se trouve corrigé ce défaut dans la convexité.

II. — *Membranes ou enveloppes de l'œil.*

Les enveloppes de l'œil sont, en allant de dehors en dedans, la *sclérotique*, la *choroïde* et la *rétine :* la dernière est la membrane essentiellement douée de sensibilité. Nous avons à étudier les deux premières comme enveloppes protectrices, destinées à maintenir et même à *modifier* les fonctions des parties essentielles de l'œil.

1° SCLÉROTIQUE.

La sclérotique forme comme le squelette de l'œil : c'est la membrane destinée à maintenir la forme du globe oculaire, et à donner insertion aux muscles qui doivent le mouvoir. Fibreuse chez l'homme, cette enveloppe devient successivement cartilagineuse et même osseuse chez les oiseaux et les reptiles.

En avant cette sclérotique se modifie : de blanche et opaque, elle devient transparente et incolore, et constitue la *cornée*, que nous avons déjà étudiée. La cornée est plus convexe, appartient à un segment de sphère d'un rayon plus court que la sclérotique, c'est-à-dire que le reste du globe oculaire (fig. 132, p. 608).

2° CHOROÏDE.

La choroïde tapisse exactement la sclérotique mais, au niveau de la ligne de jonction de la sclérotique et de la cornée, elle se sépare de ces membranes pour entrer dans la chambre antérieure de l'œil et former au-devant du cristallin un diaphragme appelé *iris*. Nous avons donc à étudier la *choroïde proprement dite* et l'*iris*.

A. — La *choroïde* proprement dite est essentiellement une membrane *vasculaire;* elle est de plus tapissée à sa face interne par une couche de *cellules pigmentaires* régulièrement hexagonales; enfin elle renferme, surtout en avant, des éléments *musculaires*. De là trois rôles principaux assignés à cette membrane.

1° Comme *organe vasculaire* (nombreuses *artères ciliaires* ou *choroïdiennes*, et réseaux veineux formant les *vasa vorticosa*), elle est destinée à servir d'appareil de caléfaction à la membrane nerveuse (rétine) sous-jacente : nous avons vu en effet que la richesse en réseaux sanguins est la règle générale pour tous les organes qui contiennent de

35.

nombreuses terminaisons nerveuses et surtout des appareils des sens spéciaux, comme pour les papilles de la pulpe des doigts, pour la membrane olfactive, la langue, etc.

2° *Le pigment de la face interne de la choroïde* joue un rôle important dans la vision; la rétine étant transparente, les rayons lumineux arrivent jusque sur le pigment choroïdien, qui se comporte vis-à-vis d'eux d'une manière encore difficile à interpréter : peut-être cette couche absorbe-t-elle les rayons les plus irritants, et sert-elle de miroir réflecteur pour les autres, qui impressionnent alors les organes terminaux des fibres nerveuses de la rétine ; nous verrons en effet que les éléments sensitifs de la rétine ont leur extrémité libre tournée vers la choroïde, et ne sont sans doute impressionnés que par les rayons que réfléchit cette sorte de miroir (Ch. Rouget). Cette couche pigmentaire n'est pas toujours absolument noire : il y a là de grandes variétés selon les animaux; chez quelques-uns, comme par exemple chez le bœuf, elle présente des reflets métalliques (tapis) qui rappellent parfaitement la surface d'un miroir. Peut-être aussi que cette couche pigmentaire, si foncée et si opaque en d'autres points, est destinée à empêcher, comme le noir mat dont on revêt la face interne de nos chambres obscures, la réverbération irrégulière et en tous sens des rayons lumineux, et à assurer ainsi la netteté de la vue; en effet les animaux qui manquent de pigment choroïdien (*albinos*) ne supportent qu'avec peine l'action d'une lumière vive (*héliophobes*). Toujours est-il que le pigment choroïdien est accessoirement très utile à la vision et que si dans la vieillesse la face interne de la choroïde tend à se décolorer, cette transformation, quoique secondaire, n'est pas étrangère à l'affaiblissement de la vue à cet âge avancé.

3° Enfin, les *éléments musculaires* de la choroïde (*muscles ciliaires*), développés surtout dans sa partie antérieure et annexés à des prolongements érectiles (*procès ciliaires*) sont destinés surtout à agir sur le cristallin et à produire les changements de forme que nous avons étudiés à propos de l'adaptation; mais on est loin d'être d'accord sur le mécanisme par lequel l'action musculaire agit sur la lentille (fig. 139). Le *muscle ciliaire* se compose de *fibres longitudinales* est de *fibres circulaires*. Les premières peuvent agir en prenant un point fixe à l'union de la sclérotique et de la cornée (au niveau du canal de Schlemm),

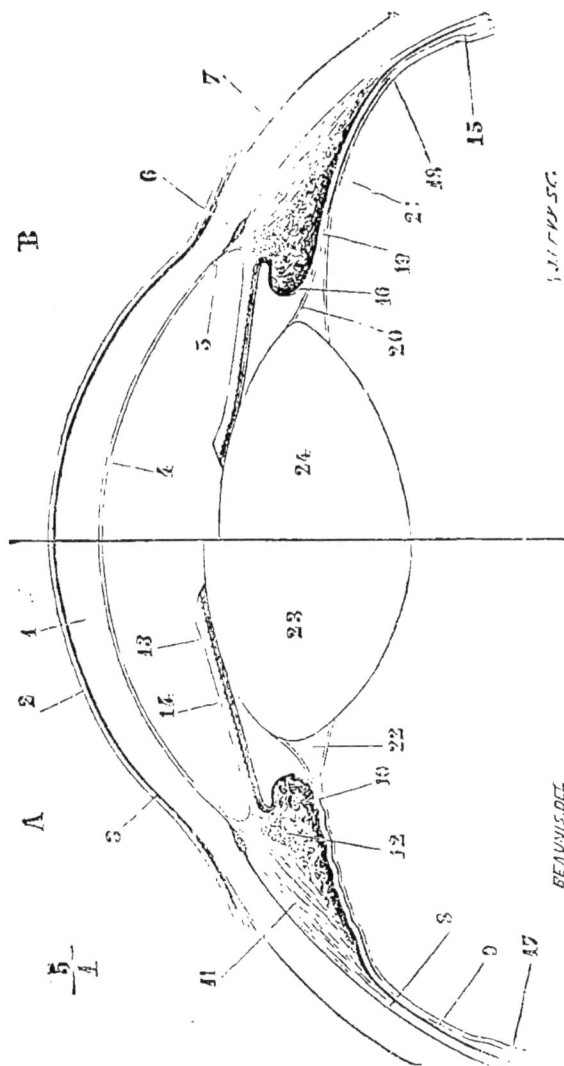

FIG. 139. — Mécanisme de l'accommodation *.

* A, œil accommodé pour la vision des objets rapprochés ; — B, œil dans la vision des objets éloignés ; — 1), substance propre de la cornée ; — 2), épithélium antérieur de la cornée ; — 4), membrane de Demours ; — 6) canal de Fontana ; — 7), sclérotique ; — 8), choroïde ; — 9), rétine ; — 10), procès ciliaires ; — 11), muscle ciliaire ; — 12), ses fibres orbiculaires ; — 13), iris ; 23), cristallin accommodé pour la vue des objets rapprochés (convexité de la face antérieure augmentée) ; — 24), cristallin accommodé pour la vue des objets éloignés ; — 15), ora serrata. — 16), procès ciliaires ; — 17), membrane hyaloïde ; — 18), zone de Zinn ; — 22), canal godronné, formé par le dédoublement de cette zone (19 et 20).

BEAUVIS.DEL

pour tirer en avant tout le sac choroïdien, par suite l'humeur vitrée et le cristallin lui-même, qui alors s'aplatit contre la résistance que lui offre l'humeur aqueuse, ou bien devient

plus convexe vers le centre de sa face antérieure, l'iris
s'opposant à la déformation de la partie périphérique contre laquelle il est appliqué. — D'autre part, il peut se faire
que les *fibres circulaires*, en se contractant, viennent presser, par l'intermédiaire des procès ciliaires, sur la circonférence du cristallin, qui cède dans ce sens, mais, vu sa
grande élasticité, augmente alors d'épaisseur, surtout au
niveau de la partie centrale de sa face antérieure, laquelle
est seule libre et capable de subir des déformations seulement en son centre, vu la présence de l'iris à la périphérie.
En effet, l'espace que l'on a supposé exister entre l'iris et
le cristallin et que l'on a nommé *chambre postérieure*,
n'existe nullement, et l'iris est exactement en contact avec
toute la surface correspondante du cristallin (Rouget). Les
contractions de l'iris pourront donc peut-être aussi influer
sur la forme de la lentille ; toutefois l'iris paraît très accessoire à cette fonction, car on voit des personnes chez lesquelles la faculté d'adaptation existe parfaitement et qui manquent cependant de la ressource de la contraction de l'iris,
soit par la destruction, soit par la dégénérescence de celui-ci.

Ch. Rouget, en faisant connaître le *muscle ciliaire interne*
ou annulaire, a montré que ce muscle, en se contractant,
comprime les troncs veineux irido-choroïdiens, force tout le
sang à passer par les procès ciliaires, et détermine ainsi
l'érection, la rigidité de ces organes, phénomène sans lequel
les muscles ciliaires ne pourraient avoir aucune action sur
la lentille cristalline. Aucune des théories de l'adaptation
ne pouvait expliquer, à l'aide des faits connus, une action
directe sur le cristallin ; cette action directe appartient au
muscle ciliaire annulaire ; l'obstacle au cours du sang par
les veines, que déterminent les premières contractions de ce
muscle, amène l'érection des procès ciliaires, et, dans cet
état, ces organes deviennent aptes à transmettre au cristallin, en la régularisant, la compression exercée par le muscle ciliaire.

Nous voyons donc en somme que les *contractions de la
partie antérieure de la choroïde* (muscle ciliaire) *ont pour
effet de produire l'adaptation.* Cette *adaptation* est involontaire et toute spontanée ; elle résulte d'un réflexe : il sem-

ble que la rétine ou les organes centraux de la vision, s'apercevant de la confusion de l'image, réagissent sur les muscles ciliaires et en amènent la contraction. Le *ganglion ciliaire* ou *ophtalmique* a longtemps été regardé comme le *centre* de ces réflexes, qu'on semble devoir aujourd'hui rapporter plutôt à la partie céphalique de la moelle (protubérance annulaire et tubercules quadrijumeaux. Voy. p. 105).
— Les fibres musculaires de la choroïde sont des *fibres lisses :* de là une certaine *lenteur* dans l'accomplissement de l'adaptation. Quant au nerf qui vient innerver le muscle choroïdien, ce paraît être la troisième paire crânienne : en effet Trautvetter a constaté chez les oiseaux que lors de l'excitation du moteur oculaire commun, l'image cristallinienne antérieure devient plus petite et se rapproche de l'image cornéenne ; donc, chez les oiseaux, c'est le nerf de la troisième paire qui préside à l'activité du muscle ciliaire, et il doit en être de même chez l'homme, quoique ce muscle soit strié chez les oiseaux et lisse chez les mammifères[1].

B. — *L'iris* est un véritable *diaphragme* placé dans la *chambre obscure* que forme le globe oculaire : sa face antérieure est en contact avec l'humeur aqueuse et tapissée par un prolongement de la *membrane de Descemet* (de la face postérieure de la cornée. Voy. fig. 139, en 4 et 13). Sa face postérieure est, avons-nous dit, immédiatement en contact avec la partie périphérique de la convexité antérieure du cristallin, de sorte que la prétendue *chambre postérieure* n'existe pas. La périphérie se continue avec la choroïde, dont ce diaphragme est une dépendance ; son ouverture centrale correspond au centre du cristallin et constitue ce qu'on nomme la *pupille*.

Cette membrane a la structure de la choroïde : elle possède de *nombreux vaisseaux*, des *cellules pigmentaires*, qui forment également une couche épaisse à sa face profonde ou postérieure (*uvée*), et des *fibres musculaires*. Ce dernier élément est le plus important : il se compose de fibres disposées circulairement (sphincter de la pupille), et

1. Voy. H. Chrétien, *la Choroïde et l'Iris*, thèse de concours. Paris, 1876.

de fibres irradiées (dilatateur de la pupille)[1]; ces fibres paraissent innervées par deux nerfs différents, les circulaires par le *moteur oculaire commun* (racine motrice du ganglion ophtalmique, nerfs ciliaires), les radiées par le *grand sympathique*. La pupille se dilate quand l'objet fixé est très éloigné; elle se rétrécit dans les cas inverses. Ces mouvements sont *lents*, parce que les fibres sont des fibres *musculaires lisses*, comme celles du muscle ciliaire; comme ceux de ce muscle, les mouvements de l'iris sont de nature réflexe et ont sans doute le même centre de réflexion (voy. p. 105). Cependant l'iris paraît directement sensible à l'action de la lumière. — La volonté est impuissante à produire les mouvements de l'iris, mais on peut y arriver par une voie détournée : on peut par exemple dilater la pupille en regardant un objet très éloigné, en regardant à l'infini, dans

---

1. Les recherches de Ch. Rouget ont jeté des doutes sur l'existence de fibres rayonnées ou dilatatrices de l'iris; ce physiologiste a constaté que dans l'iris des oiseaux il n'existe que des fibres musculaires à direction circulaire, et propres seulement à déterminer le resserrement de la pupille. Il a montré que les faisceaux radiés, décrits comme muscle dilatateur de la pupille chez les mammifères et chez l'homme, correspondent en réalité aux veines de l'iris vides de sang. Il n'y aurait donc pas *état actif* de l'iris, aussi bien dans le mouvement de la dilatation que dans les mouvements de constriction de la pupille : ce dernier mouvement serait seul actif. Un seul ordre de faisceaux musculaires suffit à expliquer tous les changements de la pupille, si le repos de l'iris est représenté par l'état extrême de dilatation. Il est très difficile de constater ce repos de l'iris : sur le cadavre même la pupille n'est que rarement à l'état de dilatation complète; c'est qu'alors l'action directe de la lumière (démontrée par Brown-Séquard) et cette contraction ultime qui, dans les muscles de la vie animale, produit la rigidité cadavérique, peuvent déterminer après la mort un resserrement de la pupille, qui persiste presque indéfiniment; mais par exemple dans l'état de résolution générale du système musculaire, que l'on observe à la suite de l'inhalation prolongée du chloroforme, la pupille est largement dilatée. Enfin, l'examen de l'iris chez de jeunes mammifères (chat et lapin), dans les premiers jours qui suivent la naissance, alors que les paupières ne sont pas encore ouvertes et que l'organe de la vision n'a pas encore ressenti l'excitation de la lumière, cet examen a montré la pupille largement dilatée et l'iris sous la forme d'une bandelette étroite, ce qui ne dépendait pas d'un défaut de développement, car le courant d'un appareil d'induction déterminait immédiatement un resserrement de la pupille aussi prononcé que chez l'adulte.

le vide : bien des fois, surtout dans les temps passés, on a employé ce simple détour pour donner aux yeux l'expression de l'*extase*, qui se caractérise dans ces organes par une grande dilatation de la pupille. Ces effets de dilatation ou de rétrécissement peuvent encore être produits par des agents médicamenteux précieux pour le médecin : la fève de Calabar rétrécit, la belladone dilate la pupille pour un temps plus ou moins long.

La pupille est encore dilatée dans certaines maladies du cerveau et de la moelle. Enfin, les mouvements normaux sont plus ou moins faciles, plus ou moins vifs selon les personnes. Nous avons déjà vu que ces contractions paraissent ne jouer qu'un rôle très secondaire dans l'adaptation, de sorte qu'on peut dire en résumé que l'*iris* est simplement un *diaphragme qui règle lui-même et par action réflexe le diamètre de son ouverture.*

III. *Membrane sensible ou rétine.*

La *rétine* est une membrane très compliquée, qui tapisse exactement la face interne de la choroïde. Elle se compose essentiellement de l'*épanouissement des fibres du nerf optique*, à l'extrémité desquelles se trouvent annexés des organes terminaux particuliers. En effet le nerf optique traverse toutes les enveloppes de l'œil en un point situé un peu en dedans de l'extrémité postérieure de l'axe antéropostérieur du globe oculaire, et, arrivé à la face interne de la choroïde (fig. 140, P), s'épanouit en rayonnant (*papille du nerf optique*) et forme par cet épanouissement la couche la plus interne de la rétine ; mais on voit successivement les fibres de cette couche se recourber pour se diriger de dedans en dehors (fig. 140), et former alors, par leur juxtaposition, l'épaisseur même de la membrane rétinienne. Ces fibres ainsi disposées présentent dans leur court trajet divers renflements dont la signification est encore inconnue. Quelques-uns représentent de vraies cellules nerveuses, et se terminent en se dilatant en un élément particulier, tantôt petit et mince (*bâtonnets*), tantôt plus volumineux et plus large (*cônes*) (fig. 141); il est facile de comprendre, d'après cette disposition, que les *bâtonnets* et les *cônes* doivent former par leur juxtaposition la couche la plus externe de la rétine (fig. 140) : cette couche, facilement séparable, était connue depuis longtemps déjà sous le nom de *membrane de Jacob.*

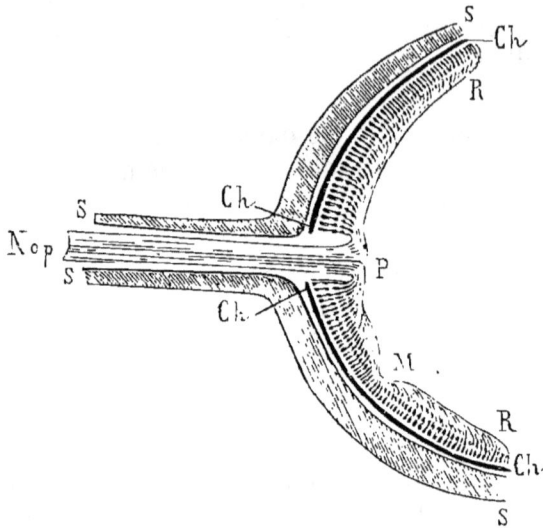

Fig. 140. — Schéma de la rétine et du nerf optique*.

Les derniers travaux de Max Schultze et des histologistes allemands portent à 10 le nombre des couches que l'on trouve ainsi stratifiées pour former l'épaisseur de la rétine. Ce sont, en allant de dedans en dehors (de l'humeur vitrée vers la choroïde) : une membrane limitante interne (fig. 141, *l*); la couche des fibres du nerf optique (fig. 141, *f*); la couche des cellules nerveuses (*g*); la couche granulée interne (*n*); la couche granuleuse interne (*k*); la couche granulée externe (*i*) ou intermédiaire; la couche granuleuse externe (*k'*); la membrane limitante externe; la couche des cônes et des bâtonnets (fig. 141, *s*); et enfin une couche de pigment, qui s'infiltre entre les extrémités des cônes et bâtonnets, et que tout porte à considérer comme faisant partie de la rétine, bien plutôt que de la choroïde.

---

* S,S, sclérotique; — *Ch*, choroïde; — *Nop*, nerf optique; — P, sa papille, d'où les fibres rayonnent et vont former la rétine (R, R); — M, fossette centrale de la rétine.

Il est un point où la rétine est beaucoup plus mince, c'est-à-dire que les fibres nerveuses y ont un trajet de dedans en dehors beaucoup plus court, ne présentent aucun renflement sur leur trajet, et aboutissent directement à leur organe terminal : ce point, coloré en jaune, porte le

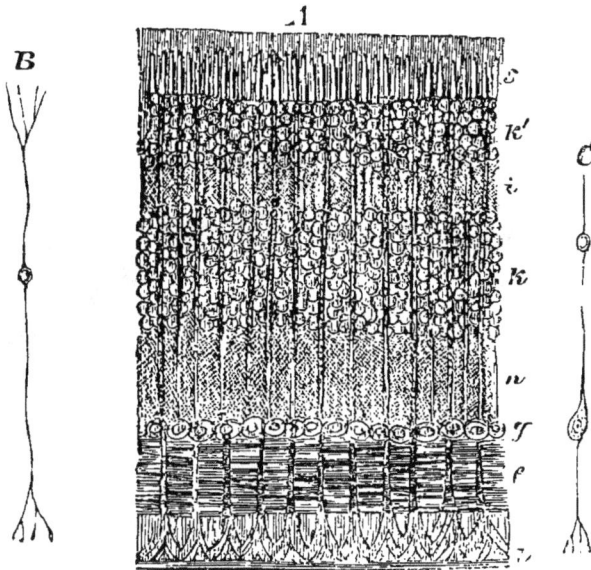

Fig. 141. — Éléments et structure de la rétine *.

nom de *tache jaune* et se trouve situé (fig. 142) un peu en dehors de la papille du nerf optique, c'est-à-dire précisément à l'extrémité postérieure du diamètre antéro-postérieur du globe oculaire. *En ce point les organes termi-naux sont tous représentés par les cônes,* tandis que dans les autres points les cônes et les bâtonnets sont entremêlés, les premiers devenant d'autant plus rares qu'on considère une partie plus antérieure de la rétine, c'est-à-dire une partie plus éloignée de la tache jaune ; vers la limite tout anté-

* A, coupe verticale de toute l'épaisseur de la rétine, durcie par l'acide chro-mique ; — *l*, membrane dite *limitante*, avec les fibres de soutien ascendantes ; — *f*, couche des fibres du nerf optique ; *g*, couche des cellules nerveuses ; — *n*, couche grise, finement granulée, traversée par des fibres radiaires ; — *k*, couche granuleuse intérieure (antérieure) ; — *i*, couche inter-granulaire ; — *k'* couche granulaire extérieure (postérieure) ; — *s*, couche des bâtonnets et des cônes ; — B et C, fibres isolées. Grossissement : 300 diamètres (Virchow).

rieure de la rétine (région de l'*ora serrata*; voy. p. 623, fig. 139,15), les éléments de nature nerveuse deviennent de plus en plus rares et sont remplacés par des éléments connectifs, qui existent du reste, mais en très petite quantité, dans toutes les autres parties de la rétine.

Enfin, la rétine possède des vaisseaux, branches terminales de l'artère centrale du nerf optique, qui émerge au centre de la papille et vient entourer la tache jaune de ses ramifications (fig. 142).

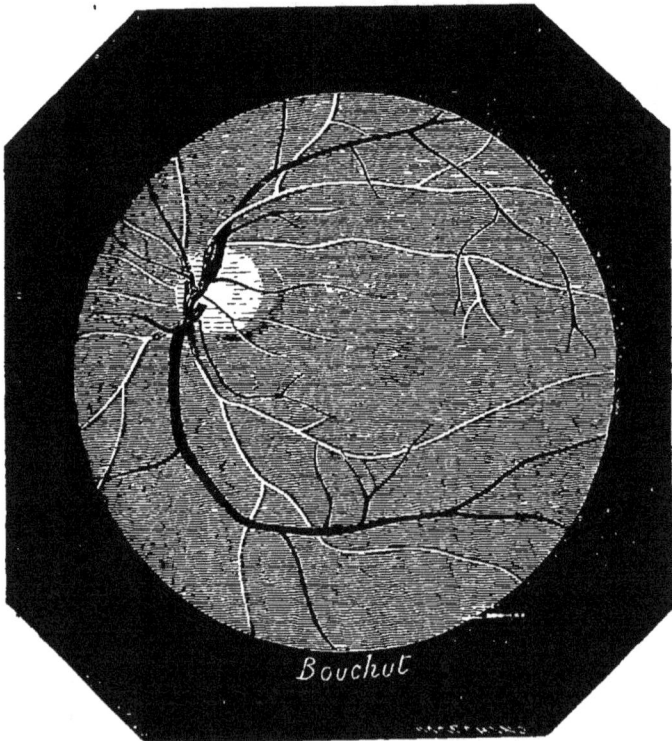

Fig. 142. — Aspect du fond de l'œil examiné avec l'ophtalmoscope.

La rétine est essentiellement la membrane sensible de l'œil; sa sensibilité, par quelque cause qu'elle soit provoquée, donne toujours lieu, comme phénomène subjectif, à ce que nous connaissons sous le nom de *sensation lumineuse*. La piqûre de la rétine (Magendie), sa compression (*phosphènes*, étudiés par Serre, d'Uzès), son tiraillement lors des brusques mouvements de l'œil, en un mot toutes les excitations qui portent sur elle donnent lieu à des impressions de lumière; on obtient les mêmes effets par l'électricité. Ainsi la modalité particulière par laquelle la sensation lumineuse se distingue de toutes les autres, ne réside pas dans les qualités particulières à la lumière extérieure : il n'existe aucune relation exclusive entre la *lumière* et la *sensation lumineuse*. Seulement la lumière en est l'excitant habituel, normal, physiologique : la rétine, située dans la profondeur du globe oculaire, protégée par la cavité de l'orbite, est presque entièrement soustraite à l'influence de tous les autres agents, tandis que les rayons lumineux peuvent lui arriver sans obstacle, en traversant les milieux transparents de l'œil. Nous avons déjà vu que, dans les cas où l'appareil réfringent des milieux de l'œil fonctionne normalement, les images des objets extérieurs viennent se peindre (renversées) sur la rétine; c'est alors, par un mécanisme particulier que nous chercherons à préciser, que la membrane est impressionnée et que son excitation est transmise aux centres cérébraux (tubercules quadrijumeaux, puis lobes cérébraux).

Mais la rétine n'est pas également sensible à la lumière dans toute son étendue : il est d'abord un point totalement insensible à cet excitant, c'est le lieu d'émergence du nerf optique, la *papille*, nommée pour cela *punctum cæcum*. On démontre facilement ce fait par l'expérience suivante : si l'on regarde deux petits objets, l'un blanc, par exemple, et l'autre rouge, placés sur un même plan à une certaine distance l'un de l'autre, on peut, en fixant l'un d'eux avec un seul œil, continuer à apercevoir l'autre; mais, si l'on fait mouvoir ce dernier, de manière à faire parcourir à son image tout le fond de la rétine, il arrive un moment où cette image vient se former précisément sur la papille du nerf optique : en ce moment l'objet en question cesse complètement d'être vu, parce qu'il se peint sur le *punctum cæcum*. — Ou bien encore (expérience de Mariotte), si l'on trace sur le papier deux points noirs distants de cinq centimètres, qu'on ferme l'œil gauche, qu'on se place à une distance de quinze centimètres du papier, et qu'avec l'œil droit on fixe le point du côté gauche (A), on n'apercevra pas le point droit (B) dans cette position, tandis que dans toutes les autres positions, plus rapprochées ou plus éloignées, il devient visible : le calcul démontre que, dans la position indiquée, les conditions sont telles que le point du côté droit a son image sur le *punctum cæcum* et par suite ne peut être aperçu.

Pour les autres parties de la rétine, la sensibilité est très différente : elle est à son maximum sur la *tache jaune* (qui est précisément au *pôle postérieur* de l'œil) et va en dimi-

A   B

nuant vers la partie antérieure ; ainsi, au niveau de l'équateur de l'œil, elle est 150 fois moins considérable que vers la *macula lutea* : en effet, en regardant deux fils très rapprochés, mais que l'on distingue cependant l'un de l'autre, si l'on dispose l'œil de manière à ce que leur image vienne se produire successivement sur la tache jaune et puis vers l'équateur de l'œil, on constatera que dans ce dernier cas, pour que les deux fils restent distincts, il faut qu'ils soient 150 fois plus écartés l'un de l'autre que lorsqu'ils se peignent sur la tache jaune : cette expérience est tout à fait identique à celle des pointes de compas dont l'écartement nous a servi à mesurer le degré de sensibilité de la peau. (Voy. p. 570.)

La tache jaune doit donc être le point essentiel de la vision distincte : aussi ce n'est guère que d'elle que nous nous servons pour voir nettement, et les mouvements du globe oculaire sont destinés à amener toujours l'image des objets examinés sur ce point extrêmement sensible. La surface entière de la rétine est à peu près égale à 15 centimètres carrés : la surface de la tache jaune n'est que de 1 millimètre ; nous ne nous servons donc, pour la vue distincte, que de la 1500ᵉ partie de la surface rétinienne. Aussi, en lisant, ne voyons-nous distinctement à la fois que deux ou trois mots, dont l'image se fait précisément sur la tache jaune, et pour lire toute la ligne il faut que l'œil la parcoure successivement, c'est-à-dire amène l'image de tous les mots sur le point sensible. Pour déterminer exactement le nombre de lettres, c'est-à-dire la longueur, la surface qui peut venir se peindre distinctement sur la rétine, on fixe, dans l'obscurité, les yeux sur la page d'un livre, puis à la lueur d'un éclair ou d'une étincelle électrique on distingue un certain nombre de lettres; les dimensions calculées en partant de cette donnée correspondent exactement aux dimensions connues de la tache jaune.

Ce n'est pas tout que de connaître les variations de sensibilité que présentent les diverses régions de la rétine, il faut encore considérer cette membrane dans son épaisseur et voir si, parmi les nombreuses couches que nous avons précédemment énumérées, il n'en est pas une qui soit plus spécialement sensible, qui renferme l'élément essentiellement impressionnable à la lumière. Une expérience très simple nous permet d'arriver à une solution assez satisfaisante de ce problème : c'est l'expérience connue sous le nom d'*arbre vasculaire de Purkinje,* qui consiste dans la perception des vaisseaux ou plutôt de l'ombre des vaisseaux de la rétine elle-même. Ces vaisseaux, situés dans les couches antérieures de la rétine, projettent, continuellement leur ombre sur les couches postérieures de cette membrane, et il est à supposer *à priori* que si nous ne percevons pas normalement cette ombre, c'est par le fait de l'habitude; il s'agissait donc de savoir si elle ne peut pas être rendue visible par quelque artifice, qui consisterait à la projeter sur des points autres que les points habituels. C'est ce qu'on obtient de la manière suivante [1] : si, dirigeant le regard vers un fond obscur, on place une bougie allumée soit au-dessous, soit à côté de l'œil (fig. 143), les rayons partis de cette source lumineuse (B) sont concentrés par le cristallin sur une partie très latérale de la rétine, puisque la source lumineuse (la bougie) est très en dehors du centre visuel. Cette image rétinienne de la bougie constitue alors elle-même une source lumineuse intérieure (B') assez forte pour envoyer dans le corps vitré une quantité de lumière relativement considérable. Sous l'influence de cette lumière, il est facile de le comprendre, les vaisseaux rétiniens (C et D) projetteront leur ombre sur les couches pos-

1. Voy. Helmholtz, *Optique physiologique.* Traduct. franc. par E. Javal et Th. Klein. Paris, 1867, p. 214.

térieures de la rétine, mais la projetteront en des points autres
que les points habituels (C′ et D′). Cette ombre sera déplacée et
portée du côté opposé à celui de la source lumineuse rétinienne,
c'est-à-dire du même côté que la bougie (source lumineuse primitive). On voit alors apparaître dans le champ visuel, éclairé
d'un rouge jaunâtre, un réseau de vaisseaux sombres qui représentent exactement les vaisseaux rétiniens, tels qu'on les des-
sine d'après une préparation anatomique (*arbre vasculaire de
Purkinje*).

Les *couches postérieures* de la rétine sont donc sensibles à la
lumière ; mais cette même expérience nous permet d'indiquer
avec plus de précision quelle est, par-
mi les couches postérieures, la couche
sensible. Des mouvements que manifestent les ombres des vaisseaux, quand
on déplace la source lumineuse, c'est-
à-dire de la grandeur apparente du
mouvement qu'effectue, dans le champ
visuel, l'arbre vasculaire, Helmholtz,
par un procédé mathématique que nous
ne pouvons indiquer ici, a pu déduire
que la couche qui perçoit ces ombres est éloignée de ces vaisseaux d'une distance précisément égale à celle que les mensurations microscopiques (sur les coupes de rétine) nous montrent
entre la couche où se trouvent les vaisseaux et la membrane de
Jacob ; *la couche sensible de la rétine est donc représentée par
la couche des cônes et des bâtonnets.*

Du moment que nous arrivons à localiser la sensibilité dans
l'une des couches de la rétine, dans sa couche la plus postérieure, nous ne pouvons plus nous contenter de cette vaine formule que *la rétine est un écran*, et nous regarder comme satisfaits
après avoir conduit la lumière, à travers les milieux de l'œil,
jusqu'à la surface de la sphère rétinienne. Ainsi que Desmoulins,
puis Rouget l'ont établi, les rayons lumineux traversent sans
les impressionner toutes les couches de la rétine ; ils arrivent
ainsi jusqu'à la surface de contact des bâtonnets et de la choroïde ; là ils sont réfléchis, et, le centre optique coïncidant sensiblement avec le centre de courbure de la rétine, la réflexion a

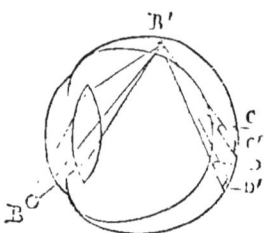

Fig. 143. — Expérience de
Purkinje *.

* B, bougie placée à côté de l'œil, c'est-à-dire aussi latéralement que possible
par rapport au centre de la cornée ; — B′ source lumineuse intérieure, formée
par les rayons lumineux que le cristallin concentre sur une partie très latérale de
la rétine ; — C, D, deux vaisseaux de la rétine (l'épaisseur de la rétine a été extrêmement exagérée ici, pour donner de la clarté à ce dessin schématique). On
voit que l'ombre de ces deux vaisseaux est projetée en D′ et C′.

lieu sensiblement dans la direction de l'axe des bâtonnets et des cônes. Mais les *segments externes* des cônes et des bâtonnets, ainsi que l'a démontré Schultze[1], se composent de petites lamelles superposées, qui, vu leur structure et leurs propriétés optiques, ne peuvent être considérées comme des éléments impressionnables : ces appareils ne peuvent servir qu'à modifier la lumière. On tend généralement aujourd'hui à admettre qu'il se passe à ce niveau, au moment où la lumière reflétée par le *miroir choroïdien* (Rouget) revient à travers la rétine, une transformation particulière qui est comme l'intermédiaire obligé entre le phénomène physique de la lumière et le phénomène physiologique de l'excitation nerveuse. Sans vouloir préciser la nature intime de l'acte qui se produit à ce niveau, on peut penser qu'il s'agit là d'une *transformation de force;* en d'autres termes, le mouvement lumineux (vibrations de l'éther) se transforme en mouvement nerveux (vibration nerveuse (voy. p. 36 et 148). Les portions externes des cônes et des bâtonnets sont incapables de recevoir elles-mêmes les impressions lumineuses, mais elles constituent des appareils de transformation des ondulations lumineuses, c'est-à-dire les agents spéciaux de transmission du mouvement de la lumière au nerf optique.

Les récents travaux de Boll et Kühne semblent de nature à fournir quelques renseignements sur cet acte de *transformation* du mouvement lumineux en mouvement nerveux, ou du moins sur un acte chimique corrélatif à cette transformation : nous voulons parler de la découverte du *rouge* ou *pourpre rétinien*, des conditions de sa production et de sa destruction. Ces auteurs ont montré en effet que dans l'obscurité les segments externes des cônes se chargent, par le fait de leur nutrition chez l'animal vivant, d'une matière rouge (pourpre rétinien) qui, lorsque l'animal est amené à la lumière, disparaît seulement dans les parties frappées par les rayons lumineux (parties claires de l'image rétinienne); c'est donc la destruction du pourpre rétinien qui représente l'acte chimique corrélatif à la transformation en question. Ajoutons que ce fait a fourni à ces auteurs le sujet de très curieuses expériences : comme l'immersion dans une solution d'alun rend le pourpre rétinien inaltérable à la lumière, le fixe en un mot, ils ont pu, après avoir placé un animal (grenouille ou lapin) devant une fenêtre vivement éclairée, en sacrifiant aussitôt après cet animal et immergeant le globe oculaire dans

---

1. Voy. le résumé de ces recherches *in* Duval, *Structure et usage de la rétine*. Paris, 1873. Thèse d'agrég.

l'alun, obtenir des rétines qui donnaient une véritable épreuve photographique (rouge) de l'image de la fenêtre (avec ses barres transversales et ses ouvertures éclaircies); ils ont donné à ces images le nom d'*optographes*.

Les segments internes des cônes et des bâtonnets seraient donc les organes essentiellement impressionnables à la lumière. Quant aux différences de fonctions correspondant aux différences de formes et de structure que l'on trouve entre les *cônes* et les *bâtonnets*, elles paraissent se rapporter, d'après les recherches de Schultze, à ce que les bâtonnets percevraient seulement les *différences d'intensité* que peut présenter la lumière, tandis que les cônes seraient impressionnés par les *différences qualitatives* de la lumière, c'est-à-dire par les *couleurs*. Ainsi l'histologie comparée nous montre que les cônes manquent complètement chez les nocturnes (chauve-souris, hérisson, taupe). Or, nous savons que l'on ne peut dans l'obscurité distinguer les couleurs. De même les oiseaux de nuit manquent complètement de cônes et n'ont que des bâtonnets : cela doit leur suffire pour distinguer des différences quantitatives et non qualitatives de lumière. Au contraire, les oiseaux diurnes, surtout ceux qui font leur proie de petits insectes aux couleurs brillantes, possèdent un nombre relativement beaucoup plus grand de cônes que l'homme et les autres mammifères.

Les impressions produites sur la rétine présentent certaines particularités intéressantes à étudier : ainsi ces impressions *persistent* un certain temps après que l'objet lumineux a cessé d'agir, et si des impressions lumineuses très courtes se succèdent rapidement, elles finissent par se confondre en une impression continue. Tout le monde sait qu'un charbon ardent agité vivement devant les yeux produit l'effet d'un ruban ou d'un cercle de feu, parce que l'impression qu'il a produite en passant devant un point de la rétine persiste encore lorsqu'il y revient après une révolution, et qu'ainsi toutes ces impressions successives se continuent les unes avec les autres de manière à nous représenter tout entier, et sous des traits de feu, le chemin parcouru par le point lumineux.

D'autre part, un objet très lumineux, placé sur un fond noir, nous paraît toujours plus grand qu'il n'est en réalité; au contraire un objet noir ou peu éclairé, placé sur un fond très lumineux, nous paraît plus petit qu'il n'est. On admet pour expliquer ce fait que les parties très lumineuses ébranlent non seulement les points de la rétine où elles viennent se peindre, mais encore les points les plus voisins, de façon à empiéter sur les images des parties moins éclairées : aussi a-t-on désigné ce phénomène sous le nom d'*irradiation*. C'est ainsi qu'un triangle blanc, placé sur un fond noir, nous paraît plus grand qu'il n'est, et de plus ne se présente pas avec des bords rectilignes, mais comme limité par des lignes courbes, avec des bords convexes, en un mot; un triangle noir, sur un fond blanc, nous paraîtra plus petit et avec des bords plus concaves. Dans la fig. 144 le carré blanc sur

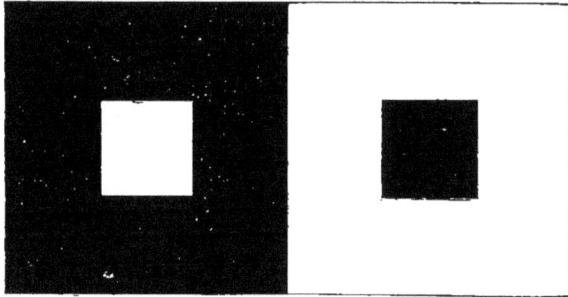

Fig. 144. — Irradiation.

fond noir paraît plus grand que le noir sur blanc, quoique les deux carrés aient exactement les mêmes dimensions. Une surface partagée en lignes également épaisses et alternativement blanches et noires nous semblera cependant contenir plus de blanc que de noir, les lignes blanches paraissant plus larges que les autres : c'est pour cela que les monuments gothiques, noircis par le temps, se projetant sur un ciel brillant, nous paraissent plus légers, plus élancés que les monuments récents de pierres blanches. D'après les recherches de M. Leroux[1], le phénomène d'*irradiation* est spécial au champ de la vision indistincte : il augmente à mesure qu'on s'éloigne de la *tache jaune :* pour cette portion de la rétine l'irradiation est nulle; il n'y a pour elle d'autre irradiation que celle qui provient des limites de l'acuïté de la vision. — Quant à l'irradiation dans le champ de la vision indistincte, elle s'explique par l'espacement progressif des éléments sensibles (cônes et bâtonnets) lorsqu'on s'éloigne de la tache jaune, lieu de leur maximum de condensation. — Ces *phénomènes d'irradiation* peuvent s'exagérer dans certains cas pathologiques du cerveau, par exemple dans le délire, et donner lieu à un véritable bouleversement de l'intelligence.

Presque tous les phénomènes si nombreux connus sous le nom d'*illusions d'optique*, peuvent se ramener aux phénomènes

1. Le Roux, Académie des sciences, avril 1873.

de *persistance* et d'*irradiation* des images sur la rétine. — Il faut y ajouter des excitations qui ont leur source dans la rétine même (*images subjectives, perceptions entoptiques*). Les principales sont dues aux modifications de la circulation. Nous avons vu que la rétine contient des vaisseaux (p. 633); ceux-ci peuvent se congestionner et exercer alors sur les éléments rétiniens des compressions qui, faibles, excitent la membrane sensible, fortes, la paralysent. Ainsi quand on baisse et relève brusque-, ment la tête, on obtient des *sensations visuelles subjectives*, composées de points brillants et de points noirs qui semblent se peindre dans l'œil. Beaucoup de **cécités** tiennent à des troubles vasculaires de la rétine, troubles qu'on peut aujourd'hui parfaitement constater sur le vivant par l'usage de l'ophtalmoscope.

D'autres images entoptiques fort curieuses se présentent lorsqu'on regarde au microscope, surtout lorsqu'on n'a pas placé d'objet au foyer de cet instrument : ce sont des *mouches volantes*, sous l'aspect d'amas de petits globules parfaitement ronds, tous à peu près d'égal volume, et mêlés à quelques filaments flexueux. Ch. Robin a démontré que ces images sont dues à la projection sur la rétine de l'ombre des globules et des filaments (éléments du tissu muqueux, ou tissu connectif embryonnaire) qui sont suspendus dans le *corps vitré*[1].

Un point qui a beaucoup intrigué les physiologistes, c'est que nous voyons les objets droits et dans leur position normale, quoique sur la rétine les images soient renversées ; on a attaché trop d'importance à ce point, dont l'explication est facile. Nous voyons les objets droits et non renversés, parce que notre esprit transporte à l'extérieur toutes les impressions qui se font sur la rétine, et en transporte tous les points dans la direction que les rayons lumineux ont dû suivre fatalement, d'après les lois de l'optique, pour venir impressionner telle ou telle partie de la membrane sensible ; en d'autres termes, à chaque partie du champ rétinien correspond une partie du champ visuel extérieur, et ces deux champs sont liés si nécessairement l'un à l'autre, que tout ce qui se passe dans le premier est reporté au second dans la place qu'il doit y occuper. Aussi quand nous regardons un objet au point de fatiguer la rétine et d'y faire persister l'image, alors même que nous fermons les yeux, cette image continue à être vue droite et non renversée. On ne saurait dire s'il y a là un effet de l'*habitude* et de l'*éducation* des sens, car on rapporte des cas d'aveugles de naissance qui, au moment où la vue leur

---

1. Ch. Robin, *Traité du Microscope*, 1871, p. 437.

fut rendue, virent aussitôt les objets droits et non renversés[1].

Il faut aussi rechercher quelles sont les conditions de *la vue simple avec les deux yeux* : pour qu'un point, qui vient faire son image dans les deux yeux et par suite donne lieu à deux impressions rétiniennes, ne produise qu'une seule impression dans les organes nerveux centraux, sur le cerveau, il faut qu'il vienne se peindre sur *deux points similaires* des deux rétines: chaque fois que nous voyons double, comme dans le *strabisme*, c'est qu'il

---

1. Nous nous sommes élevés plus haut (voy. p. 634) contre la vieille formule qui identifie la rétine à un écran pur et simple ; nous avons vu qu'il ne suffit pas de conduire le rayon lumineux jusqu'à la rétine, qu'il faut le suivre et l'étudier dans cette membrane. Or, cette étude, faite précédemment (p. 635), nous donne précisément les éléments capables de nous expliquer la nécessité de la *vue droite avec les prétendues images renversées*. On sait que la compression mécanique d'un point de la rétine donne lieu à une image lumineuse (phosphène, p. 630), qui nous semble située dans le champ visuel du côté opposé à celui où se fait la compression, (voy. Serre d'Uzès, *Essai sur les phosphènes ou anneaux lumineux de la rétine*. Paris, 1853). « Cette situation de l'image subjective des phosphènes, dit Rouget, image diamétralement opposée à la région de la rétine excitée (quoique cette image soit complètement indépendante des phénomènes optiques de la vision), démontre que toutes les impressions communiquées aux extrémités des nerfs rétiniens par l'intermédiaire des bâtonnets (voy., p. 636) sont *reportées au dehors de l'œil dans la direction des axes prolongés des bâtonnets*. Les axes prolongés s'entre-croisent au centre de courbure de la rétine (dans l'œil), puisque les bâtonnets sont ordonnés suivant les rayons de cette courbure ; après leur entre-croisement, ils ont en dehors de l'œil, dans la place où se produit l'image subjective, une direction inverse à celle des bâtonnets eux-mêmes, les axes prolongés des bâtonnets de la région supérieure de la rétine correspondant à la partie inférieure de l'image subjective (phosphène), ceux de la région inférieure à la partie supérieure, etc. — Cette inversion se produit également quand, au lieu d'un corps solide (extrémité du doigt pour les phosphènes), c'est une image renversée formée sur le miroir choroïdien (p. 635) qui fait vibrer, après réflexion, les bâtonnets dans la direction de leur axe. De cette façon, le *renversement physique* (optique), résultant de l'entre-croisement des rayons lumineux au point nodal, est composé et annulé. En un mot, *l'image, renversée par les conditions optiques de l'œil, est redressée par le mécanisme physiologique des sensations reportées à distance du point excité*, comme sont reportées loin du point excité les sensations de fourmillement périphérique (voy., p. 108, *Excentricité des sensations*) résultant de congestion médullaire ; ou, mieux encore, comme les sensations des moignons des amputés sont rapportées à l'extrémité des doigts. »

y a défaut de symétrie entre les points ébranlés dans chaque rétine (voy. p. 48). Mais il faut ajouter que la nécessité de l'impression sur *deux points similaires, identiques* des deux rétines, n'est que le résultat de l'habitude, que rien sous ce rapport n'est *préétabli* et fatalement lié à une disposition anatomique, comme le voulait la *théorie nativistique* de J. Müller. Aujourd'hui, après les belles études de Helmholtz, la théorie *empiristique* doit remplacer la théorie nativistique. Ne nous suffit-il pas de faire des préparations sous le microscope composé, qui renverse les images, pour apprendre à diriger, sans réflexion, nos mouvements d'après une perception visuelle qui est l'inverse de celle à laquelle nous sommes habitués? Les strabiques ne s'habituent-ils point à fusionner les images fournies par des points non identiques des deux rétines, et cette habitude ne devient-elle pas assez grande pour que la diplopie se manifeste lorsque, après opération et retour de l'œil à sa position normale, les images viennent se faire, cette fois, sur des points identiques[1]?

Quant à la vue des reliefs, c'est une perception de l'esprit. Le stéréoscope ne produit une illusion aussi complète que parce qu'il offre à l'esprit, tout résolu, le travail que celui-ci eût dû résoudre lui-même. En un mot, d'après la conclusion même de Helmholtz, dans la stéréoscopie, deux sensations, reconnaissables l'une de l'autre, arrivent simultanément à notre conscience; leur fusion en une notion unique de l'objet extérieur ne se fait pas par un *mécanisme préétabli* de l'excitation de l'organe des sens, mais par un *acte de conscience*.

Sur toutes les questions de ce genre, l'histoire des aveugles-nés qu'on vient d'opérer est décisive. Au moment où ils recouvrent la vue, ils éprouvent les mêmes *impressions* visuelles que nous; mais leurs centres des *perceptions* visuelles n'ont pas fait, dans leurs rapports avec les autres centres, la même éducation que les nôtres: ce qui leur manque, c'est ce que nous avons acquis. Le plus souvent, au moment où, pour la première fois, ils voient le monde extérieur, ils croient que tous les objets qu'ils aperçoivent touchent leurs yeux; ils ne savent ni situer, ni interpréter leurs impressions rétiniennes[2].

Annexes de l'œil.

Les annexes de l'œil sont: les *muscles* destinés à mouvoir

---

1. Voy. E. Javal, art. DIPLOPIE du *Nouv. Dict. de méd. et de chirur. prat.*, t. XI, p. 653.
2. Voy. l'histoire bien connue de l'aveugle de Cheselden, in H. Taine, *de l'Intelligence*, t. II, ch. II.

le globe oculaire, et *l'appareil lacrymal*, qui protège la partie antérieure, la partie libre de ce globe.

Muscles de l'œil. — Si l'on réfléchit au peu d'étendue de la partie vraiment sensible de la rétine, on concevra de quelle utilité sont les mouvements du globe oculaire. En effet, l'œil peut être considéré comme un tube assez étroit, que nous tournons dans tous les sens, pour faire parvenir dans sa partie profonde médiane l'image des objets extérieurs. Ces mouvements sont opérés par les muscles du globe oculaire. — Ce sont d'abord les *muscles droits*, dont l'action est facile à comprendre : les uns sont *élévateurs* ou *abaisseurs* (droit supérieur et inférieur); les autres *abducteurs* ou *adducteurs* (droit externe et droit interne) : les droits internes sont surtout importants car ils servent à faire converger les deux axes visuels vers un objet que l'on regarde avec les deux yeux. Par leurs combinaisons, ces muscles donnent lieu à tous les mouvements possibles. — Cependant on trouve un second groupe de deux muscles destinés à opérer les mouvements de *rotation du globe sur son axe antéro-postérieur*. Ce sont les deux *obliques*. L'étude exacte des points d'insertion ou de réflexion de ces muscles (poulie du grand oblique) suffit pour montrer qu'ils doivent tous deux diriger la pupille en dehors, et lui faire subir de plus un mouvement de rotation qui, pour l'œil droit par exemple, sera dans le même sens que les aiguilles d'une montre sous l'influence du grand oblique, et en sens inverse sous l'influence du petit oblique. Ces mouvements de rotation paraissent destinés à contre-balancer ceux de la tête et à maintenir l'œil droit lorsque nous inclinons la tête d'un côté ou de l'autre.

De plus, les muscles obliques se dirigent d'avant en arrière, puisqu'ils vont s'insérer à l'hémisphère postérieur du globe de l'œil; ils doivent donc tirer ce globe en avant, et si ce mouvement coïncide avec celui des muscles droits, qui tirent légèrement le globe en arrière, et surtout avec celui du sphincter palpébral qui le comprime d'avant en arrière, il doit en résulter une sorte de compression du globe de l'œil : cette compression est destinée à éviter les trop violentes congestions de l'œil, qui est alors serré comme une éponge que l'on exprime. Et en effet, dans les efforts violents qui congestionnent la tête, on ferme ins-

36.

tinctivement les yeux et on contracte avec force toutes les puissances musculaires qui y sont annexées ; les enfants, qui crient parfois avec une telle violence que leur face en devient toute turgide, ferment alors énergiquement les yeux et contractent sans doute en même temps les muscles obliques [1].

A l'étude des muscles de l'œil se rattache celle des muscles des paupières ; ces muscles sont au nombre de deux : le *releveur de la paupière* supérieure et le *sphincter palpébral* ou *orbiculaire*. Le *releveur*, qui double le *droit supérieur du globe*, paraît presque superflu, car ce dernier, en raison de ses connexions fibreuses avec la paupière supérieure, pourrait suffire pour la relever en même temps qu'il dirige la pupille en haut. Cependant ce releveur est utile pour tenir l'ouverture palpébrale largement ouverte, et il ne se repose à l'état de veille que dans des instants très courts, et par saccades, au moment du clignement. — Le *sphincter palpébral* est, comme tous les sphincters, formé de fibres en anse ou en anneau, mais il présente de chaque côté, et surtout en dedans, des adhérences osseuses, de vraies insertions, de telle sorte qu'en se contractant il réduit l'ouverture palpébrale à une fente transversale et non à un point : c'est que de plus les voiles palpébraux contiennent dans leur épaisseur de fortes couches de tissus fibreux

---

1. Voy. à ce sujet une étude très originale de Darwin sur les mouvements de la face, dans leurs rapports avec l'expression des émotions pénibles et tristes : « Quand les enfants crient fortement, l'action de crier modifie profondément la circulation, le sang se porte à la tête et principalement vers les yeux, d'où résulte une sensation désagréable ; on doit à Ch. Bell l'observation que, dans ce cas, les muscles qui entourent les yeux se contractent de manière à les protéger ; cette action est devenue, par l'effet de la sélection naturelle et de l'hérédité, une habitude instinctive. Parvenu à un âge plus avancé, l'homme cherche à réprimer en grande partie sa disposition à crier, parce qu'il a reconnu que les cris sont pénibles ; il s'efforce aussi de réprimer la contraction des muscles corrugateurs, mais il ne peut arriver à empêcher celle des muscles pyramidaux du nez, très peu soumis à la volonté, que par la contraction des fibres internes du muscle frontal ; c'est précisément la contraction du centre de ce muscle qui relève les extrémités intérieures des sourcils et donne à la physionomie l'expression caractéristique de la tristesse. » (Léon Dumont, *Expression des sentiments d'apres Darwin*, in *Revue des Cours scientifiques*, mai 1873.)

résistants (dits *cartilages tarses*). Les fonctions de ce sphincter semblent supplémentaires de celles de l'orbiculaire de l'iris : il se contracte comme ce dernier d'une manière réflexe, sous l'influence de sensations rétiniennes, par exemple lorsque la lumière est trop vive; mais il se contracte aussi sous l'influence de réflexes dont le point de départ est sur la cornée. Aussi est-il difficile de tenir l'œil ouvert quand un corps étranger touche la surface antérieure de la cornée : les maladies de cette surface donnent souvent lieu à de véritables spasmes des paupières.

Appareil lacrymal. — Cet appareil se compose d'une *glande* sécrétant le liquide lacrymal ou larmes, des *paupières*, destinées à répandre ce fluide sur la surface antérieure du globe de l'œil, et enfin d'une série de *canaux*, qui pompent ce liquide et le font passer dans les fosses nasales.

La *glande lacrymale*, formée de lobules analogues à ceux des glandes salivaires, est placée à la partie supérieure de l'angle externe de l'œil; la pesanteur est donc suffisante pour conduire sur la partie externe du globe le produit de sécrétion, liquide limpide, incolore, alcalin, contenant un peu d'albumine et de sels, surtout du chlorure de sodium. De l'angle externe de l'œil, les *larmes* sont étalées jusqu'à l'angle interne par les seuls mouvements de l'orbiculaire, qui, en produisant le clignement, les répand dans tout le sac conjonctival : en effet, toutes les surfaces que lubrifient les larmes sont recouvertes par une muqueuse, la *conjonctive*, qui, passant de la face postérieure des paupières sur la face antérieure du globe de l'œil (culs-de-sac conjonctivaux supérieur et inférieur), tapisse la partie tout antérieure de la sclérotique, et même la cornée, comme nous l'avons vu à propos de cette membrane (épithélium antérieur). Ainsi le clignement des paupières assure la transparence de la cornée, car il y étale un liquide qui en prévient le dessèchement, tout en restant en couche assez mince et assez égale pour ne pas troubler la vision. On peut donc dire que le *clignement* est à l'œil ce que la *déglutition* est à l'oreille (voy. p. 342), et les deux mouvements se produisent également d'une façon intermittente et très fréquente. L'un des premiers effets de la paralysie des paupières est l'inflammation de la cornée, qui, par défaut de circulation et d'étalement des larmes, se trouve soumise aux injures de l'air et des poussières ambiantes.

La sécrétion des larmes est continue; elle est augmentée parfois par des causes morales, ou des réflexes dont le point de départ est le plus souvent sur la cornée, mais parfois

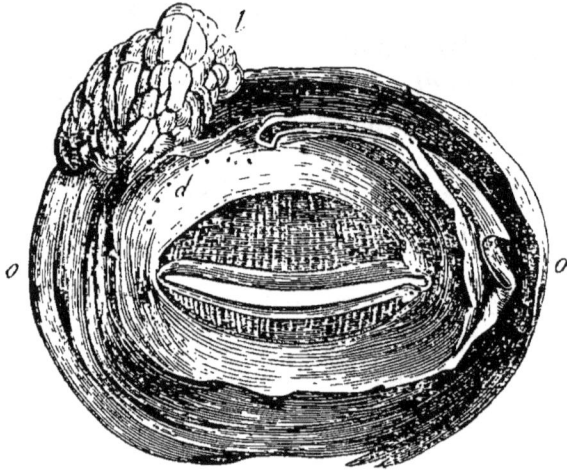

FIG. 115. — Appareil lacrymal *.

aussi sur la muqueuse nasale ou sur la rétine. Si un corps étranger vient s'arrêter sur la cornée et l'irrite, il y a aussitôt une hypersécrétion de larmes qui viennent le dissoudre ou l'entraîner. — Cette sécrétion se fait par un phénomène réflexe identique à celui qui préside à la sécrétion de la salive. Le nerf centrifuge de ce réflexe est le *nerf lacrymal* (de l'ophtalmique de Willis, première branche du trijumeau). En effet l'hypersécrétion lacrymale qui survient par action réflexe à la suite de l'excitation d'un grand nombre de nerfs crâniens (frontal, sous-orbitaire, nasal, lingual, glosso-pharyngien, pneumogastrique), cesse de se produire

* Appareil lacrymal vu par la surface conjonctivale des paupières. Les glandes de Meibomius sont vues courant vers le bord des paupières; — *l*, glande lacrymale; — *d*, orifices de ses 7 ou 8 conduits excréteurs, dans l'angle externe du cul-de-sac conjonctival supérieur; à l'extrémité interne des bords des paupières on voit les orifices des points lacrymaux (sur les tubercules lacrymaux); — *o, o*, muscle orbiculaire (portion orbitaire).

après la section du nerf lacrymal. — L'excitation du grand sympathique, d'après Demtschenko, produit aussi une hypersécrétion lacrymale, de même que nous avons vu qu'elle amène la production de la salive (voy. p. 338); mais dans ce cas les larmes présentent des caractères particuliers, semblables à ceux de la salive dans les mêmes circonstances; elles sont troubles et épaisses, tandis que celles qui résultent de l'excitation du trijumeau sont limpides et transparentes [1] (comparer avec ce qui a été dit p. 338).

Les larmes s'évaporent en grande partie, mais il y en a toujours un excès qui reste, et qui ne pouvant s'écouler normalement sur les joues par le bord libre des paupières, vu la présence sur ces bords de la sécrétion grasse des *glandes de Meibomius* (voir *Glandes sébacées* et leurs fonctions), s'accumule dans l'angle interne de l'œil, au niveau de cette excavation que l'on nomme le *sac lacrymal*. De là les larmes pénètrent par les *points lacrymaux* (fig. 145), et suivent successivement les *canaux lacrymaux*, le *sac lacrymal* et le *canal nasal*, pour arriver jusque dans les fosses nasales, au niveau de la partie antérieure du méat inférieur. — Pour se rendre compte de la marche du liquide lacrymal dans cette série de canaux, on a invoqué bien des raisons qui n'ont pas toutes une égale valeur : on a parlé de *capillarité*, mais cette force physique, capable de faire pénétrer un liquide dans un petit tube vide, devient une cause d'arrêt bien plutôt que de mouvement dès que ce tube est plein [2]. Il en est de même de l'assimilation des conduits lacrymaux avec un *siphon*. Il est probable que dans les mouvements d'inspiration la raréfaction de l'air des fosses nasales produit une *aspiration* sur le canal et par suite sur toute la série des canaux et sacs qui le précèdent, et que cette légère aspiration suffit pour établir le cours des larmes à l'état normal ; aussi, lorsque les larmes sont plus abondantes, faisons-nous pour faciliter leur passage de brusques inspirations, comme dans le *sanglot*. —

1. Demtschenko, *Zur Innervation der Thränendruse*. (*Pfluger's Archiv, für die gesammte Physiologie*, Bonn, sept. 1872.)
2. Voy. Foltz, *des voies lacrymales*. (*Journal de Physiologie* de Brown-Séquard, t. V. Paris, 1862.)

Les voies lacrymales sont garnies de valvules dont le nombre est variable, mais qui sont toutes disposées de manière à ne permettre le cours des larmes que dans un seul sens, et à s'opposer à tout reflux.

Non seulement c'est le passage de l'air dans les narines qui permet de comprendre la progression des larmes dans le conduit nasal, mais il semble d'autre part que les larmes servent à lubrifier les voies respiratoires, et à s'opposer à l'action desséchante du courant d'air de la respiration ; nous avons déjà vu que les fosses nasales sont un appareil destiné à échauffer et à rendre humide l'air inspiré ; la présence des larmes, en humectant l'entrée des voies aériennes, contribue puissamment, par la vapeur d'eau qu'elles cèdent à l'air inspiré, à en entretenir jusque dans les poumons l'humidité si favorable à l'échange des gaz (L. Bergeon). Les organes lacrymaux, dont le produit est toujours déversé dans les narines, se rencontrent même chez les ophidiens, quoique leur globe oculaire, caché derrière le système tégumentaire, soit entièrement à l'abri de l'évaporation. Au contraire, les animaux qui respirent un air saturé d'humidité, comme les cétacés, sont les seuls dépourvus de glandes lacrymales [1].

RÉSUMÉ. — Les différentes surfaces muqueuses ne nous donnent que des *sensations générales*, c'est-à-dire vagues, douloureuses ou agréables, mais nullement *localisées*. Les tissus musculaire, osseux, *tendineux*, etc., ne sont aussi que très vaguement sensibles, et seulement sous l'influence de quelques formes spéciales d'irritation (le *tiraillement*, la *torsion*). Il faut cependant noter le *sens musculaire* (sens de la contraction) comme une sensibilité spéciale du muscle.

Sensations spéciales :

1° TACT ou TOUCHER. Développé sur tout le tégument externe, mais spécialement à la pulpe des doigts, sur les lèvres et sur la langue, ce sens a pour organes les papilles dermiques nerveuses contenant les *corpuscules tactiles* de Meissner. Les fonctions des corpuscules de *Pacini* (placés sur les nerfs collatéraux des doigts) sont moins bien connues.

---

1. Voy. A. Estor, *Physiologie pathologique des fistules lacrymales*, in *Journ. de l'Anat. et de la Physiol.* de Ch. Robin, janvier 1866.

La peau, par sa sensibilité, nous donne des *notions spéciales de pression* (*toucher* proprement dit : forme des corps) et de *température*. Le dos de la main est plus apte à apprécier les différences de température ; la paume de la main (pulpe des doigts) est plus apte à apprécier la forme des corps. L'habitude est, pour beaucoup, dans les notions de forme et de relief (*expérience d'Aristote*).

2° GUSTATION. Sens localisé à la surface de la langue : en distinguant les sensations qui nous sont données par le tact lingual, par le goût et par l'odorat, on voit qu'il n'y a de véritablement sapides que les corps dits *amers* ou *sucrés*. Ces sensations, réellement gustatives, se localisent dans les papilles linguales (surtout les *papilles caliciformes*) et ont pour agents nerveux le *nerf lingual* et le *glosso-pharyngien* (celui-ci surtout apte à percevoir les saveurs amères). — La *corde du tympan* joue, dans la gustation, un rôle encore très discuté.

3° OLFACTION : siège à la partie supérieure des *fosses nasales* (nerf olfactif) ; les branches du trijumeau, qui se distribuent à la muqueuse olfactive, lui donnent seulement *la sensibilité générale* (impression caustique de l'ammoniaque) et président à la nutrition de cette muqueuse. Ces nerfs sont donc indispensables à l'intégrité de l'olfaction, mais n'y servent que d'une manière indirecte.

4° AUDITION, OUIE. — *Oreille externe :* Le pavillon de l'oreille sert à recueillir les ondes sonores, à les concentrer; son intégrité paraît nécessaire pour une juste appréciation de la *direction des sons*.

Oreille moyenne. La *membrane du tympan*, placée dans une position très oblique au fond du conduit auditif, recueille les vibrations de l'air et les transmet, par la *chaîne des osselets*, à la *fenêtre ovale*. Sa convexité en dedans (sa tension) est variable et peut être modifiée (augmentée) par la contraction du *muscle interne du marteau;* il en résulte une sorte d'*adaptation* de la membrane, selon l'*amplitude* ou la *fréquence* (hauteur du son) des vibrations à recevoir. — Les *cellules mastoïdiennes* ont pour effet d'augmenter la capacité de la caisse et de rendre moins sensibles les changements de pression atmosphérique. — La *trompe d'Eustache*, qui ne s'ouvre qu'à chaque mouvement de déglutition, établit la communication entre la caisse et l'air extérieur, de façon à amener l'*équilibre de tension* de l'air extérieur avec celui de la cavité tympanique.

Oreille interne. Le *limaçon* est l'organe essentiel de la *perception musicale* (par les fibres radiées de sa lame basilaire et les arcs de Corti), et les calculs établis entre le nombre des éléments de l'organe de Corti et l'échelle des sons musicaux confirment cette manière de voir. — Les *sacs vestibulaires* jugent plus spécialement de l'intensité des sons, ou mieux des bruits. — Peut-être les trois canaux semi-circulaires sont-ils disposés pour donner la notion de la *direction des sons* (on leur a aussi attribué des fonctions hypothétiques relatives à l'*équilibration* de l'animal).

5° VISION. Les milieux de l'œil forment un appareil de *réfraction* : mais, pour que cet appareil amène sur la rétine le sommet des cônes formés par les rayons partis des différents points d'un corps qui peut être situé à diverses distances, il faut une *adaptation* pour chacune de ces distances (expérience de Scheiner). Cette adaptation se produit essentiellement par un *changement de forme du cristallin*, dont la *face antérieure* augmente de convexité quand on adapte l'œil pour la vision d'un objet très rapproché (expérience des *images de Purkinje*). Ces modifications du cristallin sont produites par le *muscle ciliaire* qui forme la partie antérieure de la *choroïde*, et peut agir sur la périphérie du cristallin par l'intermédiaire des *procès ciliaires*.

Le *pigment choroïdien* sert, comme surface noire, soit à absorber des rayons irrégulièrement réfractés, soit, comme miroir, à réfléchir les rayons dans la rétine.

L'*iris* joue le rôle de *diaphragme* à ouverture variable, qui se dilate, sous l'influence du *nerf grand sympathique*, quand on regarde un objet *éloigné* ou *peu éclairé*, et se *rétrécit* sous l'influence du nerf *moteur oculaire commun*, dans les cas inverses (*vive lumière, objet proche*).

La *rétine* est la membrane *sensible spécialement à la lumière* : elle n'a sa sensibilité spéciale que par les organes terminaux des fibres du nerf optique (*cônes et bâtonnets*) ; aussi la *papille* (entrée du nerf et épanouissement) est-elle insensible à la lumière (*punctum cæcum*, expérience de Mariotte). La partie la plus sensible de la rétine est la *tache jaune*, placée exactement au pôle postérieur de l'œil, et remarquable par sa richesse en *cônes*. — L'impression lumineuse se fait uniquement dans la couche des cônes, dont le *segment interne* paraît seul sensible, le segment externe représentant un appareil destiné à effectuer la *transformation* des vibrations lumineuses (études récentes sur le *rouge* ou *pourpre rétinien*).

La *persistance* et l'*irradiation* nous rendent compte d'un grand nombre d'illusions optiques ; il faut encore tenir compte de *perceptions entoptiques* (circulation de la rétine, leucocytes du corps vitré, etc.).

La question de la *vue droite avec les images renversées* s'explique par l'étude des *phosphènes* et par le *mécanisme physiologique des sensations reportées à distance du point excité* (voy. p. 639, en note). — La vue des *reliefs* ne résulte pas d'un mécanisme préétabli ; c'est un acte de conscience.

Le *cours des larmes* (sécrétion lacrymale), leur entrée dans le sac lacrymal et le canal nasal, a pour agent mécanique spécial l'*inspiration*, qui raréfie l'air dans les fosses nasales.

ONZIÈME PARTIE

APPAREIL GÉNITO-URINAIRE. — EMBRYOLOGIE.

ORIGINE ET DÉVELOPPEMENT DE L'APPAREIL GÉNITO-URINAIRE.

Il est impossible d'étudier les diverses parties de l'appareil génito-urinaire, et de se rendre compte des homologies entre les organes mâles et femelles, sans examiner à fond les origines embryonnaires de cet appareil ; c'est pourquoi nous ferons dès maintenant ici l'histoire complète du développement du *corps de Wolff*, lequel commence par le *canal de Wolff*, et donne ensuite naissance, avec le canal de Müller (future *trompe utérine*), à toutes les parties internes sexuelles et urinaires.

Pour se rendre compte de l'origine du canal de Wolff, il faut examiner des coupes d'embryon de poulet à l'époque où le feuillet moyen vient de se diviser en deux lames : l'une fibro-cutanée, l'autre fibro-intestinale. La figure 146 (A) nous représente une coupe de ce genre sur un embryon de poulet environ à la quarante-huitième heure de l'incubation : la couche *ee* représente le *feuillet externe du blastoderme* (feuillet corné, épiblaste, ectoderme), qui par une involution particulière a formé le tube médullaire (M) ; la couche *ii* représente le feuillet interne (feuillet glandulaire, intestinal, hypoblaste, entoderme), constitué par une simple rangée de cellules. Tout le reste de la figure (146, A) représente des parties formées par le feuillet moyen (mésoblaste, mésoderme) : 1° Sur les parties latérales, ce feuillet *m* est divisé en deux couches dont l'une est accolée au feuillet externe (*ee*), c'est la lame fibro-cutanée ou musculo-cutanée (somato-pleure, voy. fig. C, en *m*), dont l'autre est accolée au feuillet interne, c'est la lame fibro-intestinale (splanchno-pleure, en *m'*, fig. C). Entre la somato-pleure et la splanchno-pleure se trouve l'espace (P) qui deviendra plus tard la cavité péritonéale et la cavité pleurale (fente pleuro-péritonéale, cœlome ou cavité innominée en P'). 2° La partie centrale du feuillet moyen est restée indivise, en ce sens que la fente pleuro-péritonéale ne pénètre pas jusqu'à l'axe du corps de l'embryon ; mais cette partie centrale

s'est cependant partagée en diverses formations, qui sont : d'a-
bord la corde dorsale (C), puis les masses vertébrales (protover-
tèbre ou mieux *prévertèbre*, en 1, fig. A, B, C), et enfin, en dehors de la prévertèbre, une masse particulière, qui confine en

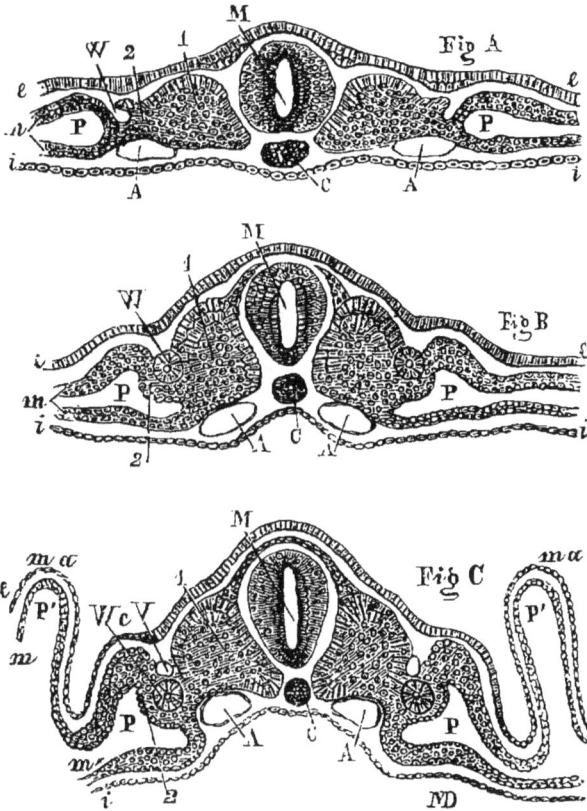

FIG. 146. — Coupes de l'embryon de poulet, montrant la formation du *canal
de Wolff*. (Ces coupes sont faites perpendiculairement à l'axe du corps*.)

dehors à l'extrémité interne de la cavité pleuro-péritonéale,
masse à laquelle Waldeyer donne le nom de *germe uro-génital*

* FIG. A (embryon au deuxième jour). — W, dépression produite dans le germe
uro-génital, et qui, par son occlusion, va former le canal de Wolff.
    FIG. B (embryon au troisième jour). — W, canal de Wolff, constitué et
isolé.
    FIG. C (embryon à la fin du troisième jour). — W, canal de Wolff. — V,
veine cardinale. — *m a*, replis amniotiques. — P', le cœlome dans ces replis.
Dans ces trois figures : — *e, e,* feuillet interne. — (*m*, son feuillet fibro-cutané
ou somato-pleure; *m'*, son feuillet intestinal ou splanchno-pleure : fig. C). — P, cavité pleuro-péritonéale. — 2, germe uro-génital de Waldeyer. — 1, masse pré-
vertébrale. — M, moelle épinière. — C, corde dorsale. — A, aorte. — V, veine.

(en 2, fig. A, B, C). — Ce nom de germe uro-génital est justifié par ce fait que cette portion du feuillet moyen va donner
naissance à toutes les parties essentielles des glandes urinaires
et des glandes génitales aussi bien mâles que femelles.

C'est tout d'abord le canal de Wolff qui se développe aux dépens
du germe uro-génital, par une invagination de sa partie la plus

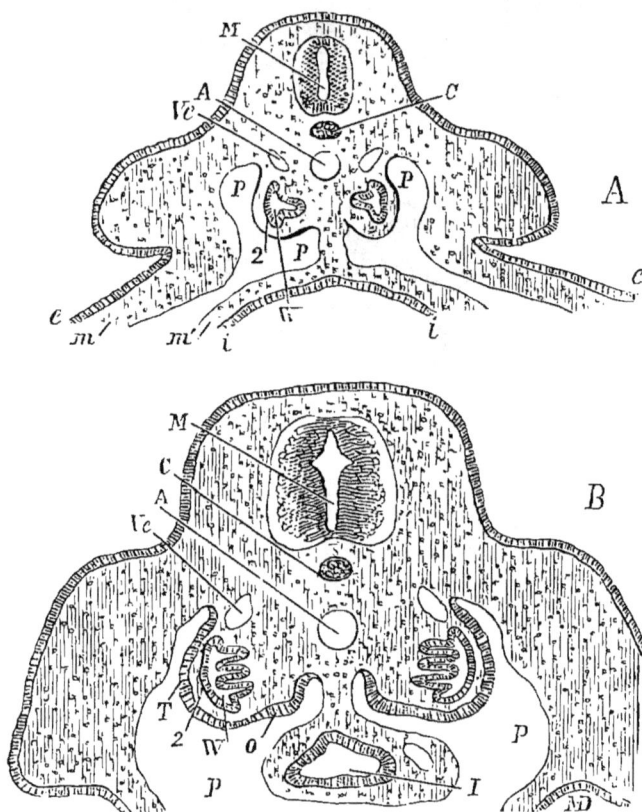

FIG. 147. — Coupes (perpendiculaires à l'axe du corps) sur des embryons de
poulet au quatrième (A) et au commencement du cinquième jour (B) de l'incubation *.

voisine du feuillet externe, comme le montre la figure 146 (fig. A

* FIG. A. — e e, feuillet externe du blastoderme. — i i, feuillet interne. —
m, feuillet fibro-cutané. — m', feuillet fibro-intestinal. — P, P, cavité péritonéale. — M. moelle épinière. — A, aorte. — Ve, veines. — C, corde dorsale.
— 2, éminence génitale (corps de Wolff). — W, canal de Wolff avec un diverticulum en voie de développement.
FIG. B. — Mêmes lettres ; de plus : — I, tube intestinal fermé. — O et T,
épaississements de l'épithelium germinatif destinés à former l'ovaire (en O) et le
tube de Müller (en T).

et B, en W) ; mais à peine apparu, ce canal se déplace successivement en bas et en avant. On constate bientôt qu'il est situé, chez le poulet, à la cinquante et soixantième heure de l'incubation, dans la partie centrale du germe uro-génital, tout contre la limite interne de la fente pleuro-péritonéale (fig. C). A ce moment le germe-uro génital présente un bord externe légèrement bombé et faisant saillie dans la fente pleuro-péritonéale.

Mais bientôt le canal de Wolff donne naissance à une série de bourgeons creux qui se dirigent en dedans (fig. 147 A) et forment les canaux du corps de Wolff. Dès lors, le corps de Wolff se présente, sur les coupes perpendiculaires à l'axe de l'embryon, comme une masse nettement circonscrite, faisant fortement saillie dans la cavité péritonéale de chaque côté du mésentère (fig. 147 B).Cette masse est tapissée, à sa surface libre, par un épithélium différent de celui qu'on rencontre sur les autres surfaces limites du cœlome : tandis que sur la surface interne des parois abdominales, sur le mésentère, sur la surface externe de l'intestin, etc., l'épithélium est mince et plat, revêtant déjà les caractères de l'endothélium des séreuses, l'épithélium qui tapisse la surface du corps de Wolff est formé de cellules longues et cylindriques (fig. 147 B). Cette couche plus ou moins épaisse de cellules cylindriques a reçu de Waldeyer le nom d'épithélium germinatif (*Keimepithel*), parce que c'est elle qui, par deux processus en apparence très différents, mais qui sont au fond de même nature, donnera lieu à la formation de la trompe (canal de Müller) d'une part, et à celle des ovaires avec les ovules d'autre part[1].

C'est sur la face externe du corps de Wolff que se forme le canal de Müller : il a pour origine, d'après Waldeyer, un pli longitudinal de l'épithélium germinatif qui s'enfonce dans le tissu connectif de la partie latérale externe du corps de Wolff (en M, fig. 148). Ce pli, en s'isolant bientôt de la couche épithéliale superficielle, se ferme et constitue un tube ; mais en haut, c'est-à-dire à son extrémité antérieure, ce pli ne se ferme pas, et le tube reste largement ouvert en ce point : ainsi se trouvent constitués la trompe et son pavillon.

Sur la surface interne de la saillie du corps de Wolff apparaît le premier rudiment de la glande génitale, sous forme d'une petite proéminence que revêt une couche très épaissie d'épithélium germinatif (en O, fig. 147, B ; et en O, fig. 148). Cet épaississement épithélial est tout à fait caractéristique et se rencontre aussi bien chez l'embryon qui évoluera dans la di-

1. Waldeyer, *Eierstock und Ei*. Leipzig, 1870.

rection du sexe femelle que chez celui qui deviendra un mâle.
A ce moment on aperçoit, au milieu des cellules de l'épithélium
germinatif, des formes particulières, remarquables par leur contour sphérique, leur noyau très développé, leur nucléole facilement visible ; ces cellules sphériques ne sont autre chose que
les premiers ovules formés (*ovules primordiaux*), et on les rencontre, chose remarquable, aussi bien dans l'épaississement
épithélial de la future glande mâle que dans celui de la future glande femelle. Enfin, à la partie profonde de la saillie génitale, et en contact intime avec elle, on aperçoit, sur les coupes,
les tubes de la portion supérieure du corps de Wolff (*w, w,*

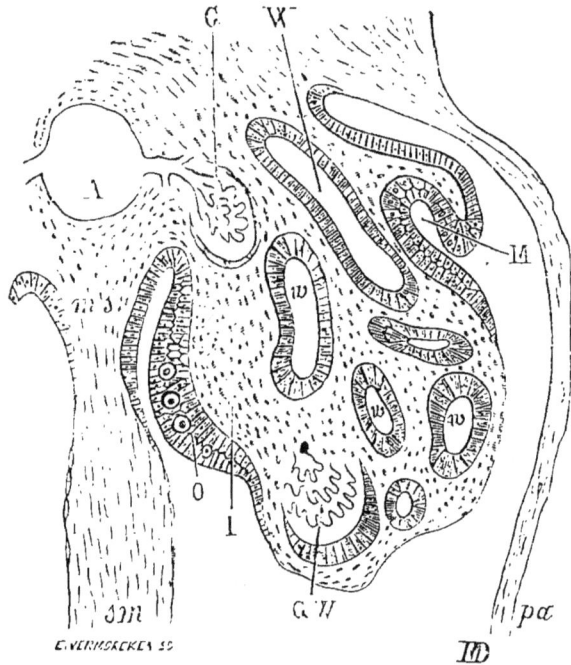

FIG. 148. — Corps de Wolff d'un embryon de poulet au cinquième jour
de l'incubation *.

fig. 148), tubes qui se distinguent de ceux de la portion inférieure
par leur calibre plus étroit, et par leur épithélium plus clair.

* A, aorte. — *m s, s m*, mésentère (l'intestin n'est pas compris dans la figure).
— *p a*, paroi abdominale latérale. — G, ramification vasculaire venue de l'aorte
et allant former un *glomérule* du corps de Wolff (ou rein primitif). — W,
coupe du canal de Wolff. — *w, w, w*, coupes diverses des ramifications (canaux
secondaires du corps de Wolff). — G W, un de ces canaux en rapport avec un
glomérule. — 1, stroma de la glande génitale. — O, épithélium de la glande génitale (épithélium germinatif très épaissi et montrant déjà des ovules primordiaux).
— M, involution de l'épithélium germinatif donnant naissance au canal de Müller.

On donne à cette région supérieure du corps de Wolff le nom de *partie génitale* ou *sexuelle*, la région inférieure étant plus spécialement considérée comme *partie urinaire* (embryonnaire). — Voyons comment cette première forme de glande sexuelle indifférente se transforme en testicule ou en ovaire.

Si la glande sexuelle doit évoluer selon le type testicule, on observe tout d'abord une rapide atrophie de l'épithélium germinatif correspondant, et la disparition des ovules primordiaux qu'il contenait. Quand l'épithélium germinatif est en pleine voie d'atrophie, on observe, dans l'épaississement sous-jacent de tissu conjonctif embryonnaire, la formation de tubes sur l'origine desquels on n'est pas encore parfaitement fixé, mais que tous les auteurs s'accordent à considérer comme les futurs tubes séminifères du testicule : ces tubes se mettent en effet en connexion avec les canaux de la partie sexuelle du corps de Wolff, partie qui représente dès lors l'épididyme (voy. ci-après p. 682 et 696 la fig. 159, côté A, en 1) ; la partie urinaire du corps de Wolff s'atrophie, et ne laisse comme trace que le *corps innominé* de Giraldès, *paradidyme* de Waldeyer (fig. 159, côté A, en 2 et en *x*). Pour Lauth, Follin [1] et Robin [2], le *vas aberrans* de Haller (*x*, fig. 159) n'est, lui aussi, autre chose qu'un débris du corps de Wolff ; le canal de Wolff devient canal déférent ; quant au canal de Müller, il s'atrophie, et ses deux extrémités seules subsistent, sous forme d'organes rudimentaires, incompréhensibles sans le secours des données embryologiques ; son extrémité supérieure forme l'hydatide de Morgagni (*h*, fig. 159, p. 696), petite vésicule kystique placée au-dessus de la tête de l'épididyme ; son extrémité inférieure forme, en se réunissant à celle du côté opposé, l'utricule prostatique qui s'ouvre au sommet du *verumontanum* (fig. 154, p. 677).

Si, au contraire, la glande sexuelle primitive doit évoluer selon le type femelle, l'épithélium germinatif qui la recouvre prend un développement de plus en plus considérable, et les ovules primordiaux s'y montrent plus abondants. Cette hypertrophie de l'épithélium germinatif se traduit notamment par la production de poussées épithéliales qui se font dans la profondeur et pénètrent dans le tissu embryonnaire sous-jacent (fig. 158).

Ces poussées ou bourgeons pleins se composent de masses

1. E. Follin, *Recherches sur les corps de Wolff* ; thèse de doctorat, Paris, 1850.
2. Ch. Robin, *Mémoire sur les modifications de la muqueuse utérine pendant et après la grossesse (Mémoires de l'Académie de méd.*, 1861). A la fin de ce travail se trouve une importante étude sur le tissu de l'ovaire.

épithéliales plus ou moins volumineuses, au milieu desquelles on aperçoit des ovules ; nous reviendrons plus loin sur leur description (voy. *Ovaire*, ci-après, p.695), ainsi que sur les restes du corps de Wolff chez la femme.

Nous avons parlé du canal de Wolff et du canal de Müller ; pour en compléter l'étude il nous suffira d'ajouter que ces canaux viennent s'ouvrir dans la partie postérieure du tube digestif, au niveau du point où ce tube donne naissance à un bourgeon creux destiné à former la vésicule allantoïde (fig. 149, 1 en B, et 2 en S-U, sinus uro-génital.) En même temps la partie tout inférieure du canal de Wolff donne naissance à un bourgeon creux qui se développe en montant derrière lui et va former la glande rénale (fig. 149, 2 en 3.)

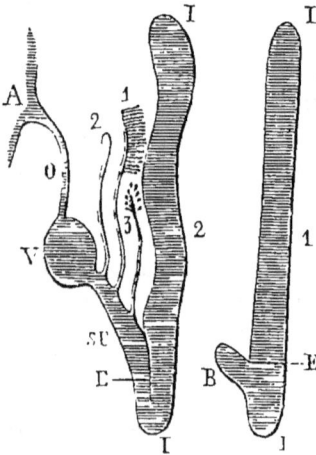

FIG. 149. — Schéma de la formation des organes génito-urinaires*.

Si donc on considère surtout les connexions de ces différentes parties avec le tube intestinal, on peut décrire de la manière suivante les dispositions de ce tube à cette époque : il présente à son extrémité inférieure (fig. 149) un bourgeon (B) ; et l'éperon E, qui sépare le tube primitif du bourgeon récent, s'accentuant de plus en plus, on trouve bientôt à ce niveau deux cavités : 1° l'ancienne cavité du tube digestif, qui formera le *rectum;* 2° en avant, une cavité *uro-génitale* ou *sinus uro-génital*, qui est en connexion avec les tubes susindiqués de l'appareil génito-urinaire.

1° Le premier de ces tubes (fig. 149-1) présente lui-même des végétations latérales qui en font un organe *penniforme:* c'est le *corps de Wolff*, qui paraît jouer un rôle important dans la vie fœtale, car il se développe beaucoup et occupe la plus grande partie de la cavité abdominale. A cette époque il renferme des éléments analogues aux *glomérules de Malpighi* du rein, et il paraît remplir les fonctions que remplira plus tard cet organe ; aussi lui a-t-on donné le nom de *rein primordial* (Jacobson,

---

* 1) I, I, tube intestinal avec le bourgeon B, qui commence à s'isoler par l'éperon E.

2). L'éperon s'est très accentué ; le bourgeon B s'est très développé et a donné au loin l'allantoïde A (dont on ne voit que le commencement, le pédicule), et successivement, en allant de l'allantoïde vers le tube intestinal, l'ouraque O, la vessie V, le sinus uro-génital SU, qui lui-même est en connexion avec trois bourgeons : 1, pour le corps de Wolff, 2, pour l'organe de Müller, 3, pour le rein.

Rathke). Mais vers la fin de la première moitié de la vie fœtale, ces organes s'atrophient et disparaissent presque totalement chez le fœtus femelle, tandis qu'ils contribuent à former, nous l'avons dit ci-dessus (fig. 655) une partie des organes génitaux mâles.

2° Le second tube ne présente pas de végétations secondaires : c'est le simple tube connu sous le nom d'*organe de Müller* (fig. 149-2). Cet organe est essentiellement appelé à constituer les parties les plus importantes des organes génitaux chez la femme : les trompes et l'utérus ; chez l'homme il ne forme que des organes relativement inutiles, vestiges de l'état embryonnaire, comme l'*utricule prostatique* et un petit appendice de l'épididyme (l'*hydatide pédiculée* de Morgagni).

3° Le troisième tube ou cæcum (fig. 149-3) présente un grand nombre de végétations secondaires, mais qui se font à l'extrémité du canal, et en irradiant. Ces bourgeons secondaires prennent eux-mêmes la forme canaliculée, se juxtaposent, s'entremêlent et vont finalement aboutir à un petit *peloton vasculaire* contre lequel vient pour ainsi dire buter leur extrémité en cæcum ; dès lors ils ne se développent plus : ils embrassent, chacun par son extrémité cæcale, un peloton vasculaire, qui refoule le cul-de-sac dans l'intérieur du tube de façon à se loger dans une capsule terminale (voy. fig. 151, p. 660) : telle est la formation des *tubes urinifères* et des *glomérules de Malpighi*, du *rein*, en un mot.

Enfin, outre ces trois tubes de chaque côté, le *sinus uro-génital* se développe par son extrémité antérieure [1], et va constituer le canal *allantoïdien (ouraque)* et la *vésicule allantoïdienne* (fig. 149, O, A), dont nous étudierons plus tard les fonctions à propos du placenta ; contentons-nous d'indiquer pour le moment que l'allantoïde et son canal, l'ouraque, disparaissent chez l'adulte, et qu'il ne reste plus que la partie tout inférieure du canal, laquelle se développe énormément sous la forme de réservoir et constitue la *vessie*.

Ce rapide coup d'œil sur l'origine des appareils génitaux et urinaires nous fait voir entre eux une grande parenté, et par conséquent nous devons nous attendre à de grandes analogies entre leurs épithéliums.

Nous allons étudier successivement l'*appareil urinaire*, l'*appareil génital de l'homme*, l'*appareil génital de la femme*. Pour ces deux derniers nous aurons à revenir sur les conditions embryologiques, rapidement esquissées déjà, et qui seules nous permettront d'établir l'homologie des organes des deux sexes.

1. Voy. Mathias Duval, *Recherches sur l'origine de l'allantoïde*. Paris, 1877.

I. — Appareil urinaire.

A. *Sécrétion de l'urine.*

Les *canaux* ou *tubes* qui composent le parenchyme rénal rappellent, par leur aspect, les glandes sudoripares: ce sont des tubes à direction rectiligne dans la *partie médullaire* du rein (*tubes de Bellini*, fig. 150), puis repliés et contournés sur eux-mêmes (*tube de Ferrein*), dans la *substance corticale* [1]. Là chacun d'eux se termine par une dilatation ampullaire dans laquelle fait hernie un peloton sanguin (*glomérule de Malpighi*), formé par la capillarisation d'une artériole (*vaisseau afférent*) (fig. 151, *a*). Ces

1. Les connexions des tubes droits, des tubes contournés et des glomérules du rein, démontrées surtout par Schumlansky, Bowman et Isaacs, rencontrèrent des adversaires en Müller et Henle. Ce dernier surtout s'attacha à décrire des anses dans les tubes urinifères, qu'il considéra comme se terminant par des culs-de-sac ou des réseaux. Il y a en effet dans le rein des tubes en anse fort remarquables, mais l'étude de ces tubes, dits *tubes de Henle*, reprise par Kölliker, Zawarickin et surtout Schweigger-Seidel, a démontré qu'ils ne formaient pas un système à part, comme le croyait primitivement Henle. (Voy. *Traité d'anatomie* de Cruveilhier et M. Séc, 4ᵉ édition, 1869.) Par la dissociation du rein dans les acides, Schweigger-Seidel a le premier démontré que les tubes de Henle ont les connexions les plus intimes avec les tubes classiques droits et contournés du rein, et que ce ne sont nullement des vaisseaux sanguins, comme ont essayé de le démontrer Chrzonczwky et Suequet. Les *canaux à anse de Henle* (en allant du glomérule vers la substance médullaire du rein, en suivant en un mot le trajet même de l'urine) sont la suite des tubes de Ferrein, qui à un moment donné s'*amincissent* considérablement, deviennent *rectilignes* et descendent dans la substance médullaire des pyramides (à côté des tubes de Bellini), puis se *recourbent* en se *dilatant* de nouveau pour remonter dans la substance corticale; là ces canaux s'*infléchissent* de nouveau, puis se continuent finalement avec le commencement du vrai tube de Bellini. En un mot les tubes de Henle forment des anses, en forme de siphons renversés, entre le tube de Ferrein et le tube de Bellini. On n'a, au point de vue physiologique, aucune notion sur le rôle de ces anses, non plus que sur la signification de leur rétrécissement dans leur branche descendante et de leur dilatation dans leur branche ascendante. Signalons enfin encore un dernier détail, à signification tout aussi problématique, c'est que leur épithélium est clair et transparent dans la branche étroite et descendante, foncé, trouble et granuleux dans la partie large et ascendante. Voy. Ch. Fr. Gross, *Essai sur la structure microscopique du rein.* Thèse de Strasbourg, 1868, nº 95.)

capillaires pelotonnés se réunissent en un petit *tronc effé-rent* qui sort du glomérule par le même point ou par un

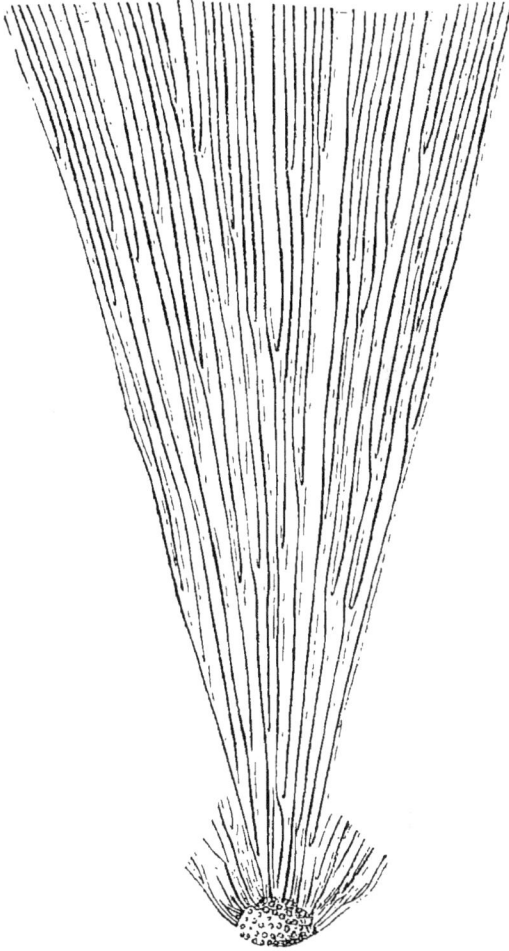

Fig. 150. — Tubes droits du rein*.

point voisin de celui par où est entré l'afférent (fig. 151 — *p* V). Mais ce qu'il y a de remarquable, c'est que le vaisseau efférent ne va pas de suite se réunir à ses congénères pour constituer la veine rénale : presque immédiatement après sa sortie du glomérule il se divise de nouveau, se capillarise et forme dans le parenchyme rénal un réseau ca-

* Origine et dichotomie des canalicules urinifères de la substance médullaire du rein humain (tubes de Bellini). — (D'après Schumlansky.)

pillaire (RC fig. 151) dont les majlles s'entrelacent avec les canaux urinifères. Ce tronc efférent (p V) ne mérite donc pas le nom de veine; c'est un système à part qu'on peut à la rigueur considérer comme une *veine porte rénale*, puisqu'il est intermédiaire entre deux systèmes capillaires, celui des glomérules et celui du parenchyme rénal; c'est à ces derniers capillaires que succèdent les vraies origines de la veine rénale (fig. 151 — V).

Cette disposition du système vasculaire dans le rein forme

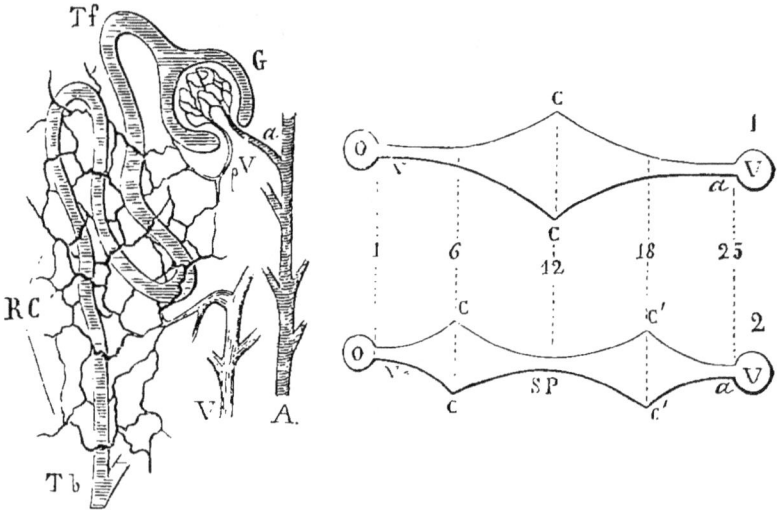

FIG. 151. — Schéma du rein et
de sa circulation *.

FIG. 152. — Schéma de deux systèmes de capillaires du rein (veine porte rénale)**.

la base de toutes les théories modernes sur la *sécrétion urinaire*.

Si en effet nous nous rappelons que les différences de

* Tb, tube droit ou de Bellini; — Tf, tube contourné ou de Ferrein; — G, glomérule avec son peloton vasculaire; a, artériole afférente aux capillaires du glomérule; — pV, vaisseau efférent qui se capillarise de nouveau au milieu des tubes rénaux (en RC), avant d'aboutir dans le véritable vaisseau veineux (V).

** La superposition des figures montre que les *pressions* ne sont pas les mêmes dans les capillaires de la circulation générale, et dans chacun des systèmes capillaires du Rein (au niveau du glomérule, et dans les interstices des tubes).

1), Circulation générale; — V, ventricule; — 0, oreillette; a, artère V, veines; — C, capillaires (pression — 12).

2), circulation rénale; — V, ventricule; — 0, oreillette; — a, artère rénale et vaisseaux afférents du glomérule; — c, c, capillaires du glomérule (pression — 18); — SP, vaisseaux efférents du glomérule (représentant le tronc d'une veine porte, le vaisseau pV de la fig. 151); — c, c, capillaires résultant de la dichotomie de ce tronc efférent au milieu des tubes rénaux (pression — 6); — v, veine rénale proprement dite, succédant à ce second système de capillaires.

pression existant dans les diverses parties du système circulatoire tiennent non à la forme de ces parties (troncs, petits
vaisseaux, ou capillaires), mais à leur distance des deux
points extrêmes (ventricule gauche et oreillette droite) d'o-
rigine et de terminaison de l'appareil vasculaire, il nous
sera facile de voir que, dans les deux systèmes de capillaires rénaux, les pressions ne seront nullement ce qu'est la
pression normale dans les capillaires ordinaires (des membres par exemple). En effet (fig. 152), tandis que dans ces
derniers, par suite de leur position moyenne (voy. *Circulation*, p. 252) entre l'origine du cône artériel et la terminaison du cône veineux, la pression est elle-même moyenne entre les deux pressions extrêmes correspondantes,
c'est-à-dire est représentée par $12/100$ (celle de l'origine
de l'aorte $= 25/100$ et celle de la terminaison de la veine
cave $= 0$ ou $1/100$); dans le système rénal au contraire,
ce nombre $12/100$ représente non la pression de l'un ou
de l'autre des. deux ordres de capillaires, mais bien la
pression du tronc efférent glomérulaire (du vaisseau p V
de la fig. 151), puisque, comme le montre le schéma
(fig. 152-2), c'est précisément ce tronc efférent (SP) qui
est placé au milieu de la distance entre le ventricule gauche (V) et l'oreillette droite (O).

Quant à la pression dans les capillaires rénaux, un calcul semblable nous montre que dans ceux du glomérule,
c'est-à-dire dans ceux qui sont placés entre le système artériel proprement dit et le vaisseau efférent (SP, fig. 152),
la pression doit être moyenne entre $25/100$ et $12/100$, c'est-
à-dire de $18/100$ (en C'C', fig. 152). Dans ceux qui succèdent
au vaisseau efférent, serpentent au milieu des tubes urinifères pour donner naissance à la veine proprement dite
(fig. 151, RC; et fig. 152 CC), la pression doit être moyenne
entre $12/100$ et $1/100$, c'est-à-dire égale à $6/100$.(Voy. *Circulation*, p. 253.)

D'une manière plus générale on peut donc dire que le
*sang des capillaires du glomérule est soumis à une pres-
sion plus considérable, celui des capillaires interstitiels
ou parenchymateux à une pression moins considérable*
que le sang des capillaires ordinaires.

L'intensité de la pression dans le premier système a attiré l'attention de tous les physiologistes et tous admettent qu'à ce niveau doit se produire une *filtration* toute mécanique, qui sera la source de la première phase de la sécrétion urinaire; mais on n'est pas d'accord sur la nature du liquide filtré. Pour les uns (Bowman), ce n'est que de l'eau; pour les autres (Ludwig), c'est de l'urine complète, mais trop diluée, et n'ayant qu'à perdre une partie de son eau pour devenir l'urine telle qu'elle est versée dans la vessie [1].

Si nous appliquons ici les connaissances que nous fournit la physiologie des capillaires des autres parties du corps, en nous rappelant que les capillaires du glomérule présentent la même structure que ceux de toute autre région, nous devons conclure qu'ici doit se produire normalement, vu l'excès normal et permanent de pression, ce qui se produit anormalement dans toute autre région, lorsque la pression sanguine est exagérée. Or, lorsqu'une ligature comprime les veines du bras, lorsqu'une cause pathologique quelconque arrête la circulation veineuse abdominale, en un mot toutes les fois que la pression augmente dans des capillaires, ceux-ci laissent filtrer à travers leurs parois la partie liquide du sang, le sérum avec tous ses principes constitutifs, eau, albumine, etc. Nous sommes donc autorisés à penser qu'il en est de même normalement au niveau du glomérule, et que celui-ci laisse passer dans le tube urinifère, non de l'eau pure, mais le sérum du sang sans distinction de ses éléments.

Cette manière de voir est pleinement confirmée par une expérience toute faite que nous présente la pathologie: lorsqu'un tube urinifère se trouve oblitéré sur un point de son trajet, sa partie initiale continue à recevoir le produit de la filtration glomérulaire, qui s'accumule dans cette portion oblitérée, la dilate et finit par former un kyste plus ou moins volumineux. Or, en analysant le contenu de kystes semblables, on trouve un liquide identique au sérum san-

---

1. Voy. Cl. Bernard, *Leçons sur les liquides de l'organisme*, t. I, leçon VI.

guin: *c'est donc bien du sérum qui filtre au niveau du glomérule.*

Tel est le premier phénomène de la sécrétion de l'urine : *filtration du sérum sanguin.*

Voyons maintenant comment le produit de la filtration glomérulaire se transforme en urine : il est évident que cette transformation va se faire dans le trajet sinueux des tubes urinifères que parcourt le liquide filtré pour se rendre de son point d'origine vers le bassinet.

Les auteurs qui ne voient dans le produit filtré que de l'eau pure ne peuvent concevoir l'achèvement de l'urine que par une *sécrétion* des parois des canalicules urinifères, sécrétion qui vient *ajouter* à l'eau les matières que l'urine doit contenir. Ceux qui, comme Ludwic et V. Wittich [1], voient, dans le produit filtré, de l'urine trop diluée, conçoivent au contraire l'achèvement de celle-ci par une simple *résorption aqueuse* effectuée par les parois des tubes urinifères, et amenant l'urine au degré de concentration voulu.

Comme nous croyons avoir démontré que le produit de la filtration glomérulaire est du sérum sanguin, comme d'autre part l'étude comparée de la composition du sérum et de l'urine montre que d'une manière générale *le premier liquide ne diffère du second que par de l'albumine en plus,* nous sommes amenés à concevoir l'*achèvement de l'urine par la résorption de cette albumine,* résorption qui se fera nécessairement dans le long circuit des tubes urinifères.

Cette manière de concevoir la *seconde phase* du travail rénal résulte nécessairement de l'idée que nous nous sommes faite de la première partie de ce travail ; nous n'avons pas de moyen de vérification directe ; mais nous pouvons examiner si ce que nous connaissons de la structure du rein est favorable à cette manière de voir.

D'abord la longueur, la forme si diversement contournée des tubes urinifères, forme qui rappelle si bien les circonvolutions

1. V. Wittich, Virchow's *Archiv für pathologische Anatomie,* Band X. — Donders, *Physiologie des Menschen.* Leipzig, 1859, Band I.

intestinales, porte naturellement à y voir un appareil de résorption, où le cours du liquide est ralenti pour que l'absorption soit favorisée par un contact prolongé avec les parois. D'autre part, l'épithélium qui tapisse ces tubes est, dans la plus grande partie de leur trajet, clair et transparent, et non granuleux comme les épithéliums des culs-de-sac sécréteurs des glandes [1] : tandis que ces derniers révèlent leur fonctionnement par les nombreux débris cellulaires que l'on trouve dans le liquide sécrété (puisque d'une façon générale toute sécrétion de ce genre est le résultat d'une fonte épithéliale desquamative), au contraire l'épithélium des tubes urinifères ne montre que peu ou pas de ces débris, et l'urine est un des liquides les plus pauvres en formes ou éléments globulaires. Cet épithélium paraît donc plutôt destiné à présider à une *absorption*, et sans doute y préside-t-il d'une manière active en enlevant au sérum précisément le principe si nécessaire à l'organisme, et dont le sang ne peut être privé sans danger, l'albumine. Que cet épithélium soit malade, il ne fonctionnera plus, et alors l'albumine ne sera plus résorbée, elle paraîtra dans les urines : c'est ce qui arrive dans la maladie de Bright, qui porte précisément sur l'épithélium rénal. Les auteurs qui font jouer à cet épithélium un rôle de sécrétion, par lequel la paroi du tube ajouterait à l'eau filtrée les principes constituants de l'urine, se voient en face d'une singulière contradiction, quand ils veulent expliquer la pathogénie de l'albuminurie, car il résulterait de leur manière de voir que quand cet épithélium est malade, il sécréterait non seulement les matériaux solides qui d'ordinaire entrent dans la constitution de l'urine, mais encore un nouvel élément, l'albumine : ainsi, exemple unique dans l'économie, cet épithélium, à l'état pathologique, fonctionnerait plus activement qu'à l'état normal, tout en livrant tous les éléments qu'il livre à l'état normal [2].

Nous savons qu'en général l'absorption est favorisée par une faible pression dans les vaisseaux sanguins qui doivent recevoir le produit de cette absorption (voy. p. 379). Or nous avons vu que dans les capillaires voisins des tubes urinifères la pression est moindre que dans les capillaires ordinaires. Le réseau san-

1. Voy. la remarque de la page 658.
2. Les considérations de Pathologie qui se rattachent à la théorie de la sécrétion urinaire telle que nous venons de l'exposer, ont été développées, surtout au point de vue de l'albuminurie, dans la thèse de G. Fayet, *Essai sur la pathogénie de l'albuminurie*. Montpellier, 1872. — Voy. aussi J. B. Olinger, *Esquisse de la physiologie de la fonction urinaire*, thèse de Paris, 1873, n° 84.

guin interstitiel est donc admirablement disposé pour recevoir l'albumine résorbée par l'épithélium, de même que les capillaires glomérulaires le sont pour laisser filtrer le sérum, et en somme c'est l'étude du système circulatoire, de ce que nous pouvons appeler la *veine porte rénale*, qui nous donne la clef du double phénomène de *filtration* et de *résorption* qui constitue les deux phases essentielles de la sécrétion urinaire. — La physiologie comparée montre ce double phénomène d'une manière encore plus évidente : ainsi chez les ophidiens, dont les urines sont concrètes, on les voit d'abord liquides au commencement des tubes uriniféres, puis s'épaississant peu à peu dans leur trajet jusqu'à acquérir leur consistance si caractéristique.

Ainsi, en résumé, la sécrétion de l'urine se compose de deux phases bien distinctes : *un phénomène de filtration pure au niveau du glomérule*, filtration qui donne passage au sérum du sang, c'est-à-dire à de l'urine plus de l'albumine ; 2° à ce phénomène purement mécanique succède un *travail vital de la part des éléments globulaires de l'épithélium des tubes uriniféres :* ces éléments résorbent l'albumine, et cette absorption est aidée par les conditions de faible pression du sang dans les capillaires interstitiels.

Cet épithélium des tubes uriniféres ne fait donc qu'absorber, il ne sécrète pas ; on a longtemps cru qu'il formait de l'urée ; mais il est prouvé aujourd'hui que toute l'urée que l'on trouve dans les urines était primitivement contenue dans le sang. Les physiologistes ont été longtemps partagés à ce sujet ; la question se réduisait à une question d'expériences : il s'agissait de démontrer que l'urée préexiste dans le sang et ne se forme pas dans le rein ; que le sang de la veine rénale possède normalement moins d'urée que celui de l'artère ; que la ligature des uretères ou l'ablation des reins produisent le même effet. En France, Prévost et Dumas, Ségalas et Vauquelin[1], Claude Bernard et Barreswil, Picard[2] (thèse de Strasbourg, 1856), étaient arrivés à ces conclusions ; mais en Allemagne on contestait le résultat de leurs recherches en attaquant leurs divers pro-

1. *Journal de physiologie de Magendie*, t. II, p. 354.
2. J. Picard, *De la Présence de l'urine dans le sang et de sa diffusion dans l'organisme.* Strasbourg.

cédés de dosage de l'urée; Oppler, Perls, Hermann, Hoppe-Seyler et Zalesky prétendaient que l'urée se forme en grande partie dans le tissu rénal, comme la ptyaline se forme dans les glandes salivaires; une macération du rein aurait donné naissance à de l'urée, comme une macération de la parotide donne lieu à de la diastase animale. Enfin Zalesky prétendait que l'ablation des reins (néphrotomie) et la ligature de l'uretère produisaient des accidents différents; que dans la ligature de l'uretère l'urée se trouvait en bien plus grande abondance dans le sang, et amenait plus rapidement les accidents urémiques.

La question n'a pu être tranchée que par l'emploi d'un procédé de dosage d'une exactitude incontestable; c'est le procédé qu'a employé Gréhant : il s'est servi du réactif de Millon ou nitrate nitreux de mercure, qui décompose l'urée en volumes égaux d'acide carbonique et d'azote, et il a donné à ce procédé de dosage son caractère de rigueur et d'exactitude en s'attachant à recueillir tout l'acide carbonique et tout l'azote provenant de cette réaction, de sorte que, dans chaque analyse, l'égalité des volumes trouvés d'acide carbonique et d'azote lui a donné la certitude que l'urée seule avait été décomposée. — Il a ainsi démontré que l'accumulation de l'urée dans le sang, après la néphrotomie, se fait d'une manière continue, et que dans ce cas, comme dans la ligature de l'uretère, le poids d'urée qui s'accumule dans le sang est égal à celui que les reins auraient excrété; qu'après la ligature des uretères, le sang qui sort du rein contient exactement la même quantité d'urée que celui qui entre dans cet organe; qu'à l'état normal le sang de la veine rénale contient moins d'urée que celui de l'artère, et que ce déficit correspond précisément à la quantité d'urée qui est rejetée pendant ce temps par les urines[1]. On est donc en droit de conclure aujourd'hui d'une manière incontestable que le rein n'est, relativement à l'urée, qu'un filtre où ce produit s'élimine, après s'être formé dans toute l'économie : si la macération du rein a donné à Hermann une certaine quantité d'urée, c'est que le filtre rénal

1. Voy. Gréhant, Cours de l'école pratique de la Faculté de médecine de Paris. (*Revue des cours scientifiques*, novembre 1871.)

peut être imprégné de cette substance et en abandonner par le lavage.

Nous voyons donc, d'une manière générale, que le rein ne saurait être assimilé complètement à un *filtre* : le premier acte, celui qui se passe au niveau du glomérule, est un acte de pure filtration ; mais l'acte de résorption se fait avec un certain choix (albumine). Ces deux actes constituent par leur ensemble le phénomène de la sécrétion rénale, et on ne saurait dire, à ce point de vue, que le produit de la sécrétion rénale soit un produit de filtration pure et simple. C'est ce que prouve la composition de l'urine.

B. *Composition de l'urine.*

L'urine est sécrétée dans les 24 heures en quantités variables, qui oscillent à l'état normal entre 1 200 et 1 500 grammes. Cette urine est une solution acide de divers principes dans l'eau : les principes dissous varient fort peu en quantité ; toutes les variations sont dues à la proportion d'eau ; en un mot, les urines sont à l'état normal plus ou moins *abondantes,* parce qu'elles sont plus ou moins *diluées.*

La *quantité d'eau* contenue dans l'urine varie d'après l'état de la circulation et l'état du sang : la sécrétion urinaire se composant de deux actes, dont l'un est une filtration par pression, plus la tension artérielle sera grande, plus il y aura d'urine, c'est-à-dire d'eau éliminée : en un sens inverse, toutes les fois que la tension artérielle est faible, les urines sont rares. Les médecins savent parfaitement qu'il ne faut pas compter sur les diurétiques avec les malades dont le pouls est très mou et très faible, et qu'alors le meilleur diurétique sera le médicament capable de relever la force du cœur et la circulation. Sous ce rapport la sécrétion urinaire est très importante : elle constitue une espèce de soupape de sûreté par laquelle le sang se débarrasse de son excès d'eau. Après les repas il y a une sorte de pléthore générale, une augmentation dans la tension du sang, et par suite filtration d'une urine abondante et très diluée (*urina potus et cibi*). Le matin au contraire, l'urine, sécrétée pendant le repos de la nuit, est plus concentrée et plus rare, parce qu'aucune cause n'est venue augmenter ni la quantité du liquide sanguin, ni sa pres-

sion. Le rein est donc la principale surface où se dégage
l'excès d'eau de l'organisme, et cela par un effet purement
mécanique, en vertu même de l'existence de cet excès. —
Le poumon élimine aussi un peu d'eau, mais en très faible
quantité ; la sueur est aussi une voie de départ pour l'eau,
mais voie très capricieuse et nullement mécanique (voy.
p. 542) : la sécrétion de la sueur est une vraie sécrétion,
elle se fait par fonte épithéliale sous l'influence du système
nerveux, et n'obéit nullement à l'état de tension du système circulatoire : c'est souvent au moment où le pouls
est le plus bas, que d'abondantes sueurs se produisent,
comme par exemple dans l'agonie (voy. *Fonctions de la
peau, glandes sudoripares*)[1].

En déterminant la densité de la masse des urines rendues dans les 24 heures, on trouve comme moyenne de
1018 à 1020 ; cette densité peut s'élever jusqu'à 1030 sans
que les urines cessent d'être normales[2].

Les substances dissoutes dans l'eau de l'urine sont au
contraire représentées par une quantité à peu près constante
pour les 24 heures. On peut établir une véritable proportion entre le poids de l'organisme et la quantité de résidu solide contenu dans l'urine d'un jour. Chaque kilogramme de
l'animal sécrète 1 gramme d'urine anhydre ; donc l'urine de
l'homme, dont le poids est en moyenne de 65 *kilogr.*, contiendra en moyenne 60 à 65 *gr. de matériaux solides*. Mais
cette quantité peut varier selon les saisons, et surtout l'alimentation, de sorte qu'en général les physiologistes français
ont trouvé un chiffre inférieur à celui constaté par les Alle-

1. Cependant la sécrétion de la sueur offre une intensité directement inverse de la sécrétion urinaire : en été, où la transpiration
évacue une grande quantité d'eau et d'urée, les urines sont rares ;
l'inverse a lieu en hiver. Sappey, qui insiste beaucoup sur cette alter-
nance de la fonction cutanée et rénale, exprime le regret que des
mensurations précises n'aient pas cherché à déterminer s'il existe
chez les peuples du Nord, par exemple, un développement plus considérable du parenchyme glandulaire rénal, relativement à l'appareil
sudoripare, que chez les habitants des pays tropicaux. Ce serait là
un caractère ethnographique intéressant à fixer.

2. Voy. A. Rabuteau, *Eléments d'urologie ou analyse des urines*.
Paris, 1875.

mands ou les Anglais (40 gr. en France, 67 à 70 gr. en Allemagne et en Angleterre)[1]. La différence de ces résultats tient surtout à la différence de l'alimentation, de même que la quantité d'eau de l'urine tient à la différence des boissons : dans les pays où la bière forme la boisson ordinaire, les urines sont beaucoup plus abondantes.

Les 65 gr. *d'urine anhydre* (des 24 heures) se répartissent d'une façon assez régulière entre divers matériaux constants, et qui proviennent du sang, puisque d'après la théorie, confirmée par les expériences, il ne doit rien se trouver dans l'urine qui ne préexiste dans le sang. Près de la moitié (30 gr. en 24 heures, environ 15 à 20 gr. par litre) est représentée par une substance que nous avons déjà signalée dans presque tous les liquides de l'organisme, c'est l'*urée*. L'urée est un principe azoté ; c'est, de tous les produits excrémentitiels de l'organisme, celui qui élimine le plus d'azote. Il est démontré que l'urée excrétée est presque toute l'urée à laquelle pouvaient donner naissance les aliments, ce sont les 4/5 d'après Lehmann ; on se rend compte du dernier 1/5 en se rappelant que la respiration en excrète un peu, ainsi que l'exfoliation épidermique et la sécrétion de la sueur. On trouve encore dans l'urée à peu près 1/5 de carbone qu'il faudrait ajouter aux 500 grammes que nous excrétons en un jour par le poumon.

La quantité d'urée peut varier sous l'influence de conditions bien déterminées ; comme elle est le résidu de la combustion des albuminoïdes dans l'organisme, elle sera d'autant plus abondante que la nourriture sera plus animale. En Angleterre, où la nourriture est très abondante et sur-

1. L. Beale, *De l'Urine*, trad. par Ollivier et Bergeron. Paris, 1865, p. 109.
Tableau des principaux principes contenus dans l'urine (Ch. Robin, *Leçons sur les humeurs*, 1874, p. 762) pour 1000 grammes d'urine.

Eau	965 00	
Chlorure de sodium	3 00	(10 gr. en 24 heures).
Sulfates (KO NaO, CaO)	3 00	
Phosphates	3 00	
Urates	1 00	
Hippurates	1 00	
Urée	15 00	(23 à 30 gr. en 24 heures).
Créatine	1 40	

tout très animale, on cite comme normaux des chiffres relativement très élevés; dans l'abstinence complète l'urée arrive à son minimum (17 gr. par 24 h.), mais il y en a toujours dans l'urine, parce que dans ces conditions l'animal se nourrit aux dépens de sa propre substance, et que par suite son régime est azoté.

Dans les maladies fébriles on peut dire qu'il existe en général un rapport direct entre le degré de la chaleur animale et la quantité d'urée éliminée (Hepp et Hirtz[1]) : un fait à noter, c'est que la diète agit sur l'urée en sens inverse de la fièvre. Il peut donc arriver que dans les fièvres qui ont duré longtemps, l'urée, sans cesser d'être considérable, le devienne moins, quoique la température se maintienne élevée. Dans certaines maladies, au contraire, la chaleur restant normale, l'urée s'élève accidentellement aux proportions que lui donne l'état fébrile : c'est particulièrement dans la cirrhose du foie que l'on a trouvé dans ces cas l'urée augmentée (Andral).

Les 30 à 35 autres grammes d'urine anhydre se répartissent de la manière suivante :

Il y a 10 à 15 grammes de matières qu'on désignait autrefois sous le nom de *matières extractives* et qui sont aujourd'hui bien caractérisées par la chimie comme des produits incomplets de la combustion des albuminoïdes : ce sont la *créatine*, la *créatinine*, etc.; mais le plus intéressant est l'*acide urique*, peu abondant il est vrai, mais qui dans certaines circonstances peut s'accumuler en grande quantité dans l'urine ou être retenu dans les tissus (diathèse urique; goutte; *tophus* d'urate de soude). Dans l'état normal ce corps est à l'urée comme 1 est à 30, c'est-à-dire qu'on n'en trouve que 1 gramme dans les urines de 24 heures. Il est surtout remarquable par son peu de solubilité : l'eau n'en dissout que 1/2000 de son poids. Cette solubilité est trop faible pour expliquer comment l'acide urique de l'urine est dissous; il est, il est vrai, à l'état d'urates, mais ceux-ci étant presque aussi insolubles que lui (1/1500), on admet que l'acide urique ou les urates sont dissous à la faveur du phosphate acide de soude ou bien à la faveur de la matière colorante. Il

1. Hirtz, *Nouveau Dictionnaire de médecine et de chirurgie pratiques.*

est de fait que l'urine évacuée et abandonnée à elle-même subit une espèce de fermentation lactique, à laquelle semblent prendre une grande part les matières colorantes, qui se détruisent, et dès lors l'acide urique se précipite. Chez un grand nombre d'animaux, chez les herbivores, l'acide urique est remplacé par un acide analogue, l'*acide hippurique*, qui se compose d'acide benzoïque et de glycocolle ; et en effet l'homme peut amener la présence de cet acide hippurique dans ses urines, en absorbant de l'acide benzoïque ; le glycocolle ou sucre de gélatine est alors fourni par les métamorphoses des tissus connectifs.

Il ne reste donc plus que 20 grammes d'urine anhydre dont nous ayons à indiquer la composition : ces 20 grammes sont représentés par des sels, dont 8 à 10 de chlorure de sodium et 12 de sels divers (sulfates, phosphates, lactates, etc.). Ces sels sont la plupart à base de soude ; il y a aussi quelques sels de chaux, tenus en dissolution à la faveur d'un excès d'acide. Aussi les urines alcalines, celles des herbivores par exemple, sont-elles très troubles, et l'urine du cheval a servi de type pour désigner les urines pathologiquement alcalines et très troubles, d'où le nom d'*urines jumenteuses*. Les phosphates sont notamment des sels terreux, et par 24 heures il y a 1 ou 2 grammes de phosphates de chaux ou de magnésie. Un fait intéressant, c'est que l'alimentation n'est pas sans influence sur la présence des phosphates et des sulfates : nous ingérons en général peu de phosphates et de sulfates, mais dans nos aliments il se trouve une certaine quantité de soufre et de phosphore contenus dans les matières organiques, albumine, protéine, gluten, etc. Quand les matières protéiques sont comburées et se transforment en urée, elles laissent le soufre et le phosphore s'oxyder et produire des acides sulfurique et phosphorique. Cela nous explique pourquoi les phosphates et les sulfates varient de quantité dans l'urine en même temps et d'après les mêmes lois que l'urée. Nous savons déjà qu'une certaine quantité de soufre (près de 4 gr. par 24 heures) se retrouve dans la bile sous la forme d'acide tauro-cholique.

Les urines de l'homme et de tous les *carnivores* sont *acides :* cette acidité est due d'après les uns (Rabuteau) au phosphate acide de soude; d'après les autres (Byasson) à un phosphate urico-sodique. L'acide hippurique contribue aussi à donner à l'urine son acidité.

Les herbivores ont l'urine alcaline; mais dans l'état d'abstinence, réduits à brûler leur propre substance, c'est-à-dire devenus carnivores, ils produisent également une urine acide. — Inversement l'urine de l'homme peut devenir alcaline sous l'influence d'une alimentation exclusivement herbacée, ou après l'ingestion de substances médicamenteuses possédant une réaction alcaline.

On ne sait rien de bien précis sur l'influence du système nerveux sur la sécrétion de l'urine : il est probable, d'après ce qui précède, que cette influence se réduit à une action vaso-motrice modifiant et l'afflux et la pression du sang dans les capillaires du glomérule et de la masse rénale.

M. Peyrani a cherché a déterminer le *rôle du grand sympathique dans la sécrétion urinaire*, par de nombreuses recherches expérimentales sur les animaux. Évaluant la quantité d'urine et d'urée excrétée tantôt dans les 6 heures qui précédaient toute expérimentation, tantôt pendant les 6 heures de l'excitation galvanique du sympathique, soit encore pendant les 6 heures qui succédaient à la section du sympathique, il a observé que la quantité d'urine atteint son maximum dans les cas où le sympathique est coupé (la section portait sur le cordon cervical du grand sympathique), tandis que la galvanisation du bout périphérique du sympathique amène la quantité d'urine et d'urée bien au-dessous du niveau normal. Vulpian a précisé davantage la recherche des rameaux du grand sympathique qui modifient la sécrétion urinaire; ses expériences ont porté sur les *nerfs splanchniques*. Dès qu'on coupe l'un des nerfs splanchniques, le rein correspondant s'injecte, devient rose, augmente de volume; la veine se distend et le sang y paraît artériel; l'urine, sécrétée en beaucoup plus grande abondance, est alors albumineuse [1].

C. *Excrétion de l'urine.*

La pression qui a fait filtrer l'urine continue à la faire marcher dans les tubes urinifères, et c'est cette espèce de *ris a tergo* qui amène le liquide jusqu'au sommet des *pa-*

---

1. Vulpian, *Société de biologie*, mai 1873.

pilles rénales, d'où il suinte par un grand nombre de petites fossettes (*lacunes papillaires*) dans les calices et le bassinet; c'est toujours cette même force (*vis a tergo*) qui lui fait parcourir le trajet des uretères jusqu'à la vessie, car il n'est pas probable que d'ordinaire la contraction des parois musculaires de ces canaux entre en jeu pour faire progresser l'urine par ondées; en effet, dans les cas d'exstrophie de la vessie, les uretères venant s'ouvrir au-devant de la partie inférieure de l'abdomen pour ainsi dire à ciel ouvert, on voit l'urine suinter goutte à goutte par ces orifices au fur et à mesure de sa production, et nullement s'écouler par jets saccadés comme ceux que produirait une contraction [1]. — Cependant il est probable que la contraction des uretères doit jouer un rôle important dans certaines circonstances: les uretères s'ouvrent dans la vessie en traversant très obliquement les parois de ce réservoir; il en résulte que lorsque la vessie est très distendue, la pression exercée sur ces orifices est très considérable, et la résistance à l'arrivée d'une nouvelle quantité de liquide doit être grande. C'est dans ces cas que la contractilité des uretères doit être mise à contribution, afin d'y faire progresser l'urine par une espèce de mouvement péristaltique qui lui donne assez de force pour vaincre la résistance qu'elle trouve à son passage à travers les parois vésicales.

La *vessie* est un réservoir résultant de la dilatation de la partie inférieure de l'*ouraque* ou *pédicule allantoïdien* du fœtus: cette cavité est tapissée d'un *épithélium* et formée de *couches musculaires* plus ou moins régulières.

L'*épithélium vésical* est pavimenteux et stratifié, mais ses éléments cellulaires superficiels sont remarquables par l'irrégularité et la bizarrerie de leurs formes (fig. 153): on trouve là toutes les formes si variables dont l'assemblage avait été regardé autrefois comme caractéristique des tumeurs malignes, du cancer en un mot. Au point de vue physiologique cet épithélium est remarquable par son imperméabilité; il s'oppose absolument aux passages: ainsi

<hr/>

1. Jamain, *de l'Exstrophie de la vessie* (thèse de Paris, 1845). Alph. Herrgott, *de l'Exstrophie dans le sexe féminin* (thèse de Nancy, 1874).

on a pu maintenir longtemps dans une vessie parfaitement saine une solution de belladone sans constater d'empoisonnement par l'atropine; de même avec des solutions opiacées. Mais si l'épithélium est altéré, il y a aussitôt absorption, et par exemple de l'eau alcoolisée, injectée dans une vessie atteinte de catarrhe, a donné lieu rapidement aux accidents de l'ivresse. Cet épithélium conserve encore sa vitalité et par suite son imperméabilité quelques heures après la mort; si on injecte par une sonde du ferro-cyanure dans la vessie d'un animal, qu'on le mette à mort, qu'on découvre la vessie, et qu'on dépose un sel ferrique sur la face externe de ce réservoir, on ne verra pas se former de bleu de Prusse, preuve que les deux sels sont séparés par une barrière infranchissable, l'épithélium[1]. Mais si avec un fil de fer in-

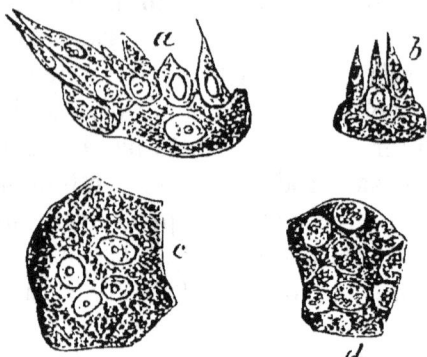

FIG. 153. — Épithélium de la vessie*.

1. Les recherches de MM. Cazeneuve et Livon viennent entièrement confirmer les résultats, aujourd'hui classiques, publiés par Küss et Susini. Dans ces nouvelles recherches les expérimentateurs ont surtout cherché si l'urée traverse l'épithélium vésical, et ils ont à cet effet étudié la dialyse sur des vessies pleines d'urine, extirpées à des chiens et plongées aussitôt dans l'eau distillée. Dans plus de vingt expériences ils ont reconnu que la dialyse ne commençait que quatre heures après la mort de l'animal; le raclage de la muqueuse avec le bec mousse d'une sonde amène la dialyse de l'urée à travers une vessie qui vient d'être extraite, ce qui permet bien d'affirmer que l'imperméabilité vésicale est due à la fonction physiologique propre de l'épithélium. — L'élévation ou l'abaissement de la température ferait perdre à l'épithélium ses propriétés. Chez l'animal en pleine digestion, cette fonction épithéliale est très accusée ; mais dans l'état

* a, cellule volumineuse déchiquetée sur ses bords; des cellules plus petites en forme de coin et de fuseau sont attachées à ce bord ; — b, cellules analogues; la plus volumineuse a deux noyaux; — c, cellule plus volumineuse encore, irrégulièrement quadrilatère, avec quatre noyaux ; — d, cellule avec deux noyaux et des fossettes (échancrures) vues de face, répondant aux dépressions du bord. (Virchow, Pathologie cellulaire et Archiv für pathologische Anatomie. Band III, tabl. I, fig 8.)

troduit dans la vessie par le canal de l'urèthre, on gratte ou détruit un peu la suface épithéliale, aussitôt on voit se former une tache bleue en ce point. Cette opposition au passage résulte donc uniquement de la présence de l'épithélium, et il ne suffit pas, pour expliquer la non-absorption, d'invoquer l'absence d'origines lymphatiques dans la muqueuse vésicale, d'autant plus que nous avons vu que dans les phénomènes d'absorption les vaisseaux sanguins sont pour le moins aussi importants que les lymphatiques[1].

Les *muscles* des parois vésicales sont lisses, et par suite à contractions lentes et paresseuses; mais ils sont aussi très élastiques, aussi la vessie est-elle très dilatable, et l'urine peut-elle s'y accumuler en quantité considérable. Quand cette distension du réservoir est poussée à l'extrême, elle devient une cause d'irritation pour la fibre musculaire, qui alors se contracte, et la vessie tend à expulser son contenu : nous allons voir dans un instant que c'est cette réaction de la vessie contre son contenu qui amène le *besoin d'uriner*. Lorsque la vessie est enflammée, ses parois musculaires sont moins élastiques (voy. *Physiologie du muscle*), et elles réagissent plus vite sur le contenu du réservoir; de là les fréquents besoins d'uriner dans ces circonstances.

Une question importante et d'ordinaire mal définie est celle de savoir comment l'urine, à l'état de repos de la vessie, est retenue dans ce réservoir et ne s'en échappe pas par l'orifice du col. On dit d'ordinaire que le col de la vessie est fermé par la *contraction* d'un sphincter vésical qui l'entoure; mais ces faisceaux musculaires sont très peu prononcés, et nous savons de plus qu'un muscle ne peut être continuellement contracté. Le

d'inanition, la fonction de l'épithélium est peu persistante après la mort. Enfin, certaines lésions des reins ou de la moelle épinière porteraient atteinte aux propriétés physiologiques de l'épithélium. — *Nouvelles recherches sur la physiologie de l'épithélium vésical.* Note de Cazeneuve et Livon (Comptes rendus Acad. des sciences, 16 sept. 1878).

1. Voy. J.-J.-C. Susini, *De l'Imperméabilité de l'épithélium vésical.* Thèse de Strasbourg, 1867, n° 30. — Dans l'urèthre, au contraire, l'épithélium, beaucoup moins résistant, et de nature différente (cellules cylindriques et pavimenteuses), permet parfaitement l'absorption. (Voy. Alling., thèse de Paris, 1871.)

col de la vessie est fermé parce que c'est là sa forme naturelle, c'est l'état normal de son sphincter, comme de tous les anneaux musculaires semblables : ils oblitèrent à l'état de repos, et en vertu de leur seule élasticité, l'orifice qu'ils circonscrivent. Mais pour peu qu'une cause quelconque tende à violenter ce sphincter, il devient impuissant à interdire le passage, et l'urine se fait jour à travers lui. La femme ne possède guère que cet appareil de contention, et aussi le moindre effort, un éclat de rire, font facilement sourdre quelques gouttes d'urine. — Mais il faut noter un grand nombre de dispositions particulières, et puissantes surtout chez l'homme, qui font que réellement il n'existe pas d'orifice à la vessie à l'état de repos.

D'abord l'axe de la vessie (fig. 154) est loin d'être vertical, il est bien plutôt horizontal (cet organe étant couché sur la symphyse pubienne, elle-même presque horizontale); le conduit excréteur, le canal de l'urèthre, est d'abord dirigé verticalement en bas, puis se redresse pour marcher directement en avant, il en résulte pour ce conduit une grande tendance à être comprimé quand la vessie vient à se remplir énormément.

Vient ensuite la présence de la prostate (P p, fig. 154), organe dur, composé de tissu fibreux, de glandes et d'éléments musculaires : cette prostate est traversée par l'orifice du canal de l'urèthre, qu'elle entoure de façon à l'oblitérer complètement et à mettre ses parois opposées en contact. C'est là la principale cause de la rétention de l'urine dans la vessie à l'état de repos chez l'homme. Que la prostate s'hypertrophie, elle constituera alors une barrière de plus en plus efficace, trop efficace même, et c'est ainsi qu'elle devient, chez les vieillards, la cause du plus grand nombre des rétentions pathologiques, c'est-à-dire des rétentions que ne peuvent vaincre les efforts expulsifs de la vessie.

L'aplatissement du canal de l'urèthre et le contact de ses parois sont encore effectués par la disposition des aponévroses périnéales, dont les faisceaux fibreux élastiques tirent de chaque côté sur ses parois en allant se fixer aux branches ascendantes de l'ischion et descendantes du pubis, de sorte qu'à ce niveau le canal est réduit à une fente transversale, et qu'il faut un certain effort expulsif pour en dilater la lumière.

Ainsi lorsque l'urine n'est pas poussée vers le canal de l'urèthre, vers l'orifice vésical, avec une certaine force, cet orifice n'existe réellement pas, et il n'est pas étonnant que le liquide s'accumule dans la vessie, dont les parois musculaires sont si élastiques et si dilatables. Il n'y a donc aucune contraction, aucun acte physiologique proprement dit qui intervienne pour s'opposer à la sortie de l'urine : les conditions sont toutes mécaniques, et elles subsistent après la mort, car l'urine continue à être maintenue dans la vessie du cadavre.

Ce n'est pas à dire que jamais la contraction musculaire n'intervienne pour s'opposer au passage de l'urine ; au contraire, il est un muscle destiné à cet usage ; mais il n'est pas situé au col de la vessie, il est placé plus loin, sur la portion membraneuse de l'urèthre ; c'est le *sphincter uréthral*, le muscle de

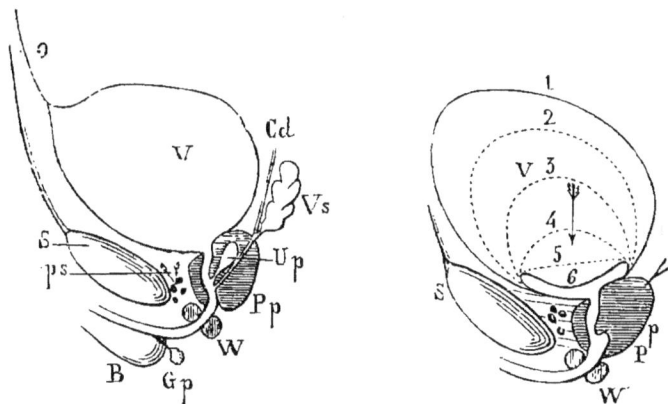

FIG. 154. — Vessie et organe de la miction*. 	FIG. 155. — Schéma de la miction**

Wilson (W, fig. 154 et fig. 155) ; il se contracte par action réflexe, ou sous l'influence de la volonté ; mais ce réflexe lui-même n'est pas de nature vésicale ; voici dans quelles circonstances il se produit.

Quand l'urine a trop distendu les parois vésicales, celles-ci, avons-nous vu, réagissent, compriment leur contenu, qui alors triomphe de l'élasticité du col, de l'élasticité de la prostate, et pénètre dans l'origine du canal de l'urèthre : là l'urine se trouve en contact avec une muqueuse très sen-

---

* S, symphyse du pubis ; — ps, plexus de Santorini ; — V, vessie, — O, reste de l'ouraque ; — Pp, prostate ; — Up, utricule prostatique ; — Cd, canal déférent ; — Vs, vésicule séminale dont le col s'unit au canal déférent pour constituer le canal éjaculateur que l'on voit traverser la prostate en arrière de l'utricule prostatique ; — W, muscle de Wilson ; Gp, glande de Cooper ; B, bulbe.

** Ce schéma montre comment la vessie se vide complètement.

1. Contour de la vessie distendue de liquide : par leur propre contraction ses parois prennent successivement les positions 2, 3, 4, 5 ; mais elles ne peuvent se rapprocher davantage du bas-fond, que par la contraction des muscles abdominaux, par l'effort, qui les pousse dans le sens indiqué par la flèche et les amène dans la position 6.

sible, la *muqueuse prostatique*, que nous verrons présider à un grand nombre de réflexes génitaux. C'est le contact de cette muqueuse avec l'urine qui produit cette sensation cuisante connue sous le nom de *besoin d'uriner*, et que, comme presque toutes les sensations de cette région, nous rapportons à l'autre extrémité du canal, à la fosse naviculaire. Si nous ne sommes pas attentifs à ce sentiment de besoin, il se produit un réflexe, qui se traduit par la contraction du sphincter uréthral; l'urine ne peut aller plus loin, elle est même obligée de rétrograder, par la contraction des muscles de la paroi antérieure de la prostate, et elle rentre dans la vessie, dont les contractions ont cessé.

Les contractions coordonnées qui produisent la miction se font sous l'influence de la moelle épinière, et particulièrement de la région lombaire de la moelle. Budje a cherché à préciser encore davantage, et ses expériences le portent à placer le centre d'innervation de la vessie au niveau de la 4ᵉ lombaire (chez le chien et le lapin); Kupressow place ce centre entre la 5ᵉ et la 6ᵉ vertèbre lombaire.

La sensibilité de la muqueuse prostatique est donc très importante, puisqu'elle est le point de départ de ce réflexe essentiel; la perte de cette sensibilité est l'origine de ce genre d'incontinence d'urine que l'on a nommée *énurésie*, de l'incontinence nocturne; cette émission involontaire des urines, comme dans d'autres cas l'émission involontaire des fèces, atteste l'*insensibilité des membranes muqueuses au contact des produits excrémentitiels*, dans le cas particulier *l'absence de la sensation prémonitoire du besoin d'uriner.*

Quelques instants après, la distension du réservoir vésical continuant, il réagit de nouveau, l'urine pénètre de nouveau dans la région prostatique, où elle provoque de nouveau le même réflexe, et ainsi de suite. Nous avons là l'explication de la forme intermittente que présente le besoin d'uriner. — Si ces phénomènes se répètent souvent, le réflexe diminue d'énergie, et il faut alors l'intervention de la volonté pour contracter le sphincter uréthral et arrêter l'urine qui tend à s'ouvrir toute la longueur du canal: de là les efforts douloureux pour résister longtemps au besoin d'uriner. On voit donc que toutes les fois que l'obstacle qui s'oppose au passage de l'urine est vraiment actif, ce n'est pas dans le sphincter vésical, mais bien dans le *muscle uréthral*, le seul volontaire, que siège la puissance antagoniste des contractions de la vessie[1]. Nous verrons plus tard que ce muscle joue aussi le principal rôle dans un des phénomènes mécaniques de l'appareil génital, dans l'éjaculation.

Mais en général nous obéissons aux premiers avertissements que nous donne la muqueuse uréthrale, aux premiers besoins d'uriner. Ce besoin semble siéger au niveau de la fosse naviculaire, mais en réalité il a son siège au niveau de la muqueuse prostatique : une sonde introduite dans le canal provoque une sensation identique au besoin d'uriner, au moment où son bec se trouve en contact avec la muqueuse de la prostate ; si nous rapportons ce sentiment à l'autre extrémité du canal uréthral, c'est par l'effet d'une de ces sensations associées dont nous avons déjà cité plusieurs exemples. (Voy. *Sensibilité générale* et *Sensation*, p. 108.)

Quand nous cédons au besoin d'uriner, malgré l'absence de tout obstacle de la part du sphincter, l'impulsion que l'urine a reçue des muscles de la vessie serait impuissante à vaincre la résistance du canal, à en décoller les parois : il faut un léger *effort* d'expulsion par lequel, sous l'influence des contractions des muscles de l'abdomen, les viscères viennent presser sur la vessie et augmentent son action sur son contenu. Nous fermons donc la glotte au début de toute *miction ;* ensuite la contraction vésicale suffit pour expulser l'urine ; mais vers la fin de la miction, pour en expulser les dernières gouttes, un nouvel effort est nécessaire ; le bas-fond de la vessie étant fixe et concave, ce réservoir ne pourrait se vider complètement, si les viscères abdominaux ne venaient presser sur la partie supérieure de la vessie, et la forcer à descendre contre le bas-fond, de manière à oblitérer complètement sa cavité (fig. 155) ; la vessie complètement vide a donc, du moins chez l'homme (mais pas chez tous les animaux), la forme qu'on trouve sur le cadavre, quand ce réservoir est complètement vidé.

Une fois la vessie vidée, le canal de l'urèthre revient sur lui-même et expulse son propre contenu ; mais si ce canal est altéré, et si d'anciennes inflammations lui ont fait perdre son élasticité, il se vide mal, et l'urine qui reste par places au contact de la muqueuse contribue à en entretenir l'état pathologique.

RÉSUMÉ. — Les voies urinifères sont représentées dans le rein, successivement et suivant l'ordre même de progression de l'urine,

1. Voy. Carayon, *De la Miction dans ses rapports avec la physiologie et la pathologie.* Thèse de Strasbourg, 1865, n° 814.

par le *glomérule de Malpighi* (constitué essentiellement par un peloton vasculaire); le *tube de Ferrein*; l'*anse de Henle;* le *tube de Bellini* (jusqu'au sommet de la papille rénale).

D'après la théorie que nous adoptons, le glomérule est un filtre qui laisse passer le sérum du sang, c'est-à-dire un liquide qui représente de l'urine, plus de l'albumine: cette albumine est résorbée par l'épithélium des tubes urinifères. Le *résultat définitif de la sécrétion urinaire ne saurait donc être identifié à un acte de pure et simple filtration.* Toujours est-il que le rein ne forme aucun principe nouveau; il ne forme pas de l'urée: toute l'urée qu'il excrète était primitivement contenue dans le sang (Gréhant).

L'urine est un liquide dont il faut, pour toute analyse physiologique ou pathologique, faire l'étude sur la masse rendue en vingt-quatre heures, pour éliminer les différentes influences qui font varier surtout la proportion d'eau. L'urine des vingt-quatre heures est d'une densité de 1018 à 1030. Elle contient 65 grammes de résidu solide, lesquels se partagent en: *urée,* 30 gr.; *chlorure de sodium,* 10 gr.; *phosphates et sulfates,* 12 gr. Le reste est représenté par les *urates, hippurates,* la *créatine,* etc. L'urine de l'homme et de tous les *carnivores* est normalement *acide* (phosphate urico-sodique).

L'urine, qui suinte par le sommet des papilles dans les calices et le bassinet, est conduite, par les uretères, dans la vessie, où elle s'accumule; l'épithélium de la muqueuse vésicale s'oppose à ce que l'urine soit résorbée dans ce réservoir. — C'est la sensibilité de la *muqueuse prostatique* qui joue le principal rôle dans la sensation connue sous le nom de *besoin d'uriner;* et c'est le sphincter uréthral (muscle de Wilson) qui joue seul le rôle de sphincter volontaire pour la vessie. — La miction exige un léger effort, dans lequel la masse intestinale vient presser sur la vessie, surtout au début et à la fin, pour aider la tunique musculaire lisse du réservoir à expulser son contenu.

II. —Appareil génital.

I. — APPAREIL GÉNITAL DE L'HOMME.

L'appareil génital de l'homme se compose d'une *glande,* (*testicule*) et d'un ensemble de *canaux excréteurs.*

1° La *glande mâle,* le *testicule,* provient d'un organe qui se développe sur le bord interne du corps de Wolff (voir plus haut); jusqu'à la fin du 2ᵉ mois cet organe ne présente pas encore de caractères qui puissent faire reconnaître s'il donnera naissance à un testicule ou à un ovaire; mais vers le 3e mois, si c'est un testicule qui doit se former, les canalicules du corps de Wolff pénètrent dans cette masse jusque-là indifférente, s'y multiplient et donnent lieu aux *canalicules séminifères*. En même temps le reste du corps de Wolff s'atrophie et les seules parties restantes, avec son canal excréteur, constituent, les unes des organes rudimentaires (*corps innominé* de Giraldès), les autres forment : — 2° les conduits excréteurs du testicule, *tête* et *corps de l'épididyme, canal déférent*, avec de nombreux tubes en forme de diverticulum, restes des appendices du corps de Wolff, et dont le plus remarquable et le plus constant est le *vas aberrans*. (Voy. p. 655.)

Ainsi les organes génitaux internes de l'homme résultent essentiellement du corps de Wolff et de son canal excréteur, qui constituent le testicule, les vésicules séminales, et enfin les canaux éjaculateurs, en un mot tout l'appareil qui s'étend depuis la glande séminale jusqu'au sinus uro-génital (portion prostatique du canal du l'urèthre). — L'organe de Müller (voy. p. 655) s'atrophie complètement chez l'homme: il n'en reste comme trace que ses deux extrémités dont la périphérique forme l'*hydalide pédiculée* de Morgagni, et la centrale constitue, en se réunissant à celle du côté opposé, l'*utricule prostatique*. Nous verrons que chez la femme les conduits de Müller constituent la presque totalité des organes génitaux, et forment notamment la *matrice*, par la fusion des deux parties inférieures des conduits de chaque côté, de la même manière que se forme chez l'homme l'utricule de la prostate : *l'utricule prostatique et la matrice sont donc deux organes entièrement homologues*.

A. *Testicule et ses canaux excréteurs ; — formation du sperme.*

a. — Les *canaux séminifères* du testicule sont de nombreux tubes flexueux, entortillés comme les tubes de Ferrein de la substance corticale du rein, et venant tous aboutir vers le bord postérieur du testicule, vers ce qu'on nomme le corps d'Higmore (fig. 156, *Ch*), espèce de prisme de tissus fibreux compact, à travers lequel les tubes séminifères se creusent un passage (*rete testis*) jusque vers les canaux excréteurs qui composent l'épididyme.

Les canaux séminifères sont très nombreux : on en compte de 1000 à 1200 pour chaque testicule; ils se présentent sous la forme de tubes à parois minces, presque entièrement remplis d'épithélium polyédrique. C'est cet épithélium qui produit le sperme, dont la sécrétion est temporaire. Le testicule est tout à fait inactif chez l'enfant et chez le vieillard décrépit. A l'époque de la puberté, on distingue, parmi les cellules épithéliales des tubes séminifères, des cellules plus volumineuses, *cellules mères*, résultant du développement des globules primitifs; ces cellules sont tout à fait comparables à l'*ovule* de la femme et on peut leur donner, avec Ch. Robin, le nom d'*ovule mâle*. Selon les espèces animales ces cellules prolifèrent d'une manière *endogène* ou par *bourgeonnement*, et donnent naissance à un groupe de jeunes cellules dont chacune va se transformer en spermatozoïde, d'où le nom de *spermatoblastes*. Quand ces jeunes cellules se produisent par bourgeonnement, elles se disposent en une grappe autour de la cellule mère, et c'est ce qu'on a appelé la *grappe de spermatoblastes* [1]. La transformation du spermatoblaste en spermatozoïde se fait très simplement : dans le protoplasma du spermatoblaste apparaît une forme nu-

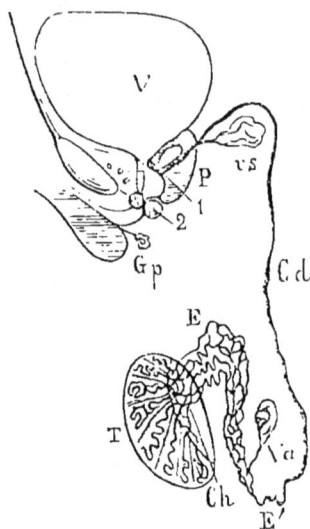

FIG. 156. — Appareil génital de l'homme *.

1. Voy. Math. Duval, *Recherches sur la spermatogenèse*. Paris, 1878.

* T, testicule ; — *Ch*, *rete testis*; — E, tête de l'épididyme formée par la réunion des cônes séminifères ; — E', queue de l'épididyme, — Va, vas aberrans; *Cd*, canal déférent ; — Vs, vésicule séminale; — P, prostate avec canal éjaculateur, utricule prostatique et verumontanum en érection (1); — 2, muscle de Wilson contracté et oblitérant le canal (en ce moment le sperme ne peut donc que s'accumuler dans la partie prostatique du canal de l'urèthre, entre les points 1 et 2, où il est chassé par les contractions des canaux précédents depuis E jusqu'en VS) ; — Gp, glande de Cooper ; — V, vessie.

cléaire, dite *vésicule céphalique* qui devient la tête du spermatozoïde, en même temps que le protoplasma lui-même s'allonge en filament caudal. (Le noyau même du spermatoblaste s'atrophie et disparaît : cependant d'après quelques auteurs il prendrait part à la formation de la tête, dont la constitution serait plus complexe qu'il ne paraît au premier abord.) Les spermatozoïdes se montrent alors composés d'un renflement antérieur (*tête*) piriforme, et aplati, et d'un appendice filiforme (ou *queue*), se terminant en pointe très fine (fig. 157).

Chez les animaux qui ne jouissent des fonctions sexuelles qu'à certaines époques de l'année, la sécrétion testiculaire ne se fait qu'à ces époques : elle ne commence chez l'homme qu'à l'âge de la puberté. On ne trouve presque jamais de spermatozoïdes dans le sperme avant l'âge de 16 à 17 ans. Ils tendent de même à disparaître chez le vieillard.

b. — C'est seulement dans l'*épididyme* (fig. 156, E) et dans les *canaux* (E', C*d*) qui lui font suite que le sperme s'achève, c'est-à-dire que les *spermatoblastes* devenus libres (détachés de la cellule mère ou *ovule mâle*) sont tout à fait transformés en filaments spermatiques avec renflement céphalique

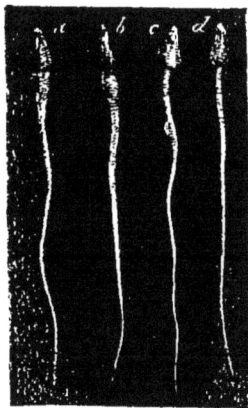

Fig. 157. — Spermatozoïdes*.

et queue bien distincts. Ces spermatozoïdes ont alors, chez l'homme une longueur de 50 μ (5μ pour la tête et 45 μ pour la queue). On les voit animés de mouvements très vifs de translation, mais qui, en somme, ne représentent que des mouvements de cils vibratiles (v. p. 297). Quelquefois la tête, ou cou (point de jonction de la tête et de la queue) du spermatozoïde sont entourés par une espèce de collerette, débris du spermatoblaste aux dépens duquel le spermatozoïde s'est développé.

---

* *a, b* spermatozoïdes recueillis déjà dans le testicule ; — *c,* dans le canal déférent ; — *d,* dans les vésicules séminales.

Ces mouvements sont surtout visibles dans le sperme éjaculé, c'est-à-dire qui a été mêlé aux produits de sécrétion des diverses glandes que nous étudierons bientôt. Les mouvements se font toujours dans la direction de la tête : ils reçoivent leur impulsion de la queue. — C'est la présence de ces filaments vibratiles et ondulants qui constitue le sperme de bonne qualité, c'est-à-dire *fécondant*. Ce sperme est épais, blanchâtre, d'une odeur particulière ; il contient une matière albuminoïde, la *spermatine*, qui n'est pas coagulable par la chaleur ; on y trouve de plus divers sels (chlorures alcalins, phosphates, sulfates), et, comme éléments figurés, outre les spermatozoïdes, un grand nombre de granulations, de débris de cellules, et même des cristaux qui semblent analogues aux cristaux ammoniaco-magnésiens de l'urine, mais qu'on s'accorde à considérer comme des albuminates altérés et cristallisés.

Les spermatozoïdes, éléments essentiels du sperme, ont été découverts dans ce liquide en 1677 à Dantzig, par L. Hamm, élève de Leeuwenhœck.

Le sperme progresse dans l'épididyme (fig. 156, E) et le canal déférent (E',Cd) par *vis a tergo*, et par contraction des fibres musculaires de ces conduits. Les excitations génitales hâtent singulièrement sa production et son excrétion ; mais quand ces excitations sont répétées à de trop courts intervalles, le sperme n'a pas le temps de se faire complètement, de se mûrir, et souvent alors dans le produit de l'éjaculation on trouve des spermatozoïdes encore contenus dans leurs cellules mères.

Dans son trajet depuis le testicule jusqu'à la région prostatique, le sperme peut refluer dans les *vésicules séminales* (fig. 156, *v s*) qui doivent être considérées comme un diverticulum du canal déférent, analogue au *vas aberrans* (fig. 156, V*a*) et provenant comme lui des cæcums latéraux du corps de Wolff ; mais le rôle de réservoir du sperme assigné aux vésicules séminales n'est pas absolument général et chez beaucoup de mammifères on ne trouve dans ce diverticulum, formé d'un tube ramifié et pelotonné sur lui-même, qu'un mucus jaunâtre, qui paraît destiné à venir donner au sperme plus de fluidité, comme les produits des

glandes prostatiques et des glandes de Cooper (voy.plus bas).
Ce liquide présente à l'examen microscopique des cellules
épithéliales cylindriques, des globules blancs, des globules
rouges, du *sang* et des *concrétions*. Ces deux derniers éléments méritent de nous arrêter un instant. Les globules
rouges sont fréquents dans le produit des vésicules séminà-
les, surtout lorsqu'il n'y a pas eu de coït depuis longtemps
(Ch. Robin), de sorte que leur présence dans le liquide éjaculé ne peut avoir rien d'alarmant. D'après les recherches
de A. Dieu [1], ils sont surtout abondants dans le sperme
des vieillards. Quant aux concrétions, elles sont les unes
calcaires, rares et presque pathologiques, les autres azotées,
nombreuses et physiologiques : ces dernières se présentent
sous l'aspect de petits grains, très variables de volume, de
consistance cireuse, se brisant en éclat par la pression, et
formés d'une masse homogène ; Ch. Robin, qui les a étudiées
avec soin, leur a donné le nom de *sympexions*. Leurs réactions chimiques prouvent qu'elles sont formées de matière
azotée autre qu'un mucus concret, car l'acide acétique les
gonfle, les rend transparentes et les dissout. Les vésicules
séminales seraient donc une glande annexe aussi bien qu'un
réservoir, opinion confirmée par l'examen de leur muqueuse,
qui présente de nombreux enfoncements et des saillies, des
alvéoles en un mot, comme toute surface qui tend à se multiplier pour produire une sécrétion. Du reste les vésicules
séminales manquent chez le chien. Il est donc plus probable que le sperme s'accumule dans toute la longueur du
canal déférent.

Sous l'influence des excitations génitales, le sperme, sécrété en plus grande abondance, grâce à la congestion de
la glande, est chassé avec force par les contractions des
muscles qui l'expriment du testicule (dartos, crémaster externe et interne, et nombreuses fibres musculaires qui enveloppent la glande).

La contraction de ces muscles paraît très importante
dans les fonctions spermatiques : l'impuissance et surtout.

1. Voy. A. Dieu, *Recherches sur le sperme des vieillards* (*Journ*
d'anatomie de Ch. Robin, 1867).

l'infécondité, que Godard a signalées, tout en exagérant
peut-être sa fréquence, dans les cas de cryptorchidie (absence, dans les bourses, des deux testicules restés dans le
bassin), sont rapportées par cet auteur au défaut de secousses de la part d'une tunique musculaire; lorsque le testicule
est dans les bourses, les secousses du crémaster, lors du
coït, excitent la circulation dans la glande, et par cela même la secrétion [1].

Par les mouvements péristaltiques de l'appareil déférent
le sperme se précipite dans la partie prostatique du canal de
l'urèthre en suivant les *canaux éjaculateurs*, qui vont, des
vésicules séminales et de la fin du canal déférent, vers la
paroi postérieure du canal de l'urèthre (fig. 156, p. 682). Ces
canaux traversent donc la moitié postérieure de la prostate;
malgré leur nom d'*éjaculateurs*, ils ne prennent aucune
part active à ce phénomène mécanique : leurs parois minces
et presque dépourvues d'éléments musculaires ne le leur
permettent pas. Ils ne servent qu'à amener le sperme dans
la région prostatique, où son contact avec la muqueuse
amène un réflexe tout particulier, et d'un mécanisme difficile à étudier, l'*éjaculation*, destinée à projeter dans les
organes de la femelle la liqueur fécondante mâle. Mais il
nous faut d'abord étudier un phénomène qui précède celui-
ci et qui est destiné à en assurer l'efficacité, c'est-à-dire
l'*érection*, et les organes qui en sont le siège.

B. Érection.

L'appareil de l'érection se compose de la *verge*, c'est-à-dire
des *corps caverneux*, et de toute la *portion spongieuse du
canal de l'urèthre* (avec le *bulbe* et le *gland*).

L'*érection* a pour but de rendre béant le canal de l'urèthre, afin que le sperme le parcoure facilement, et de porter ce liquide dans les organes génitaux femelles.

L'érection se produit par voie réflexe; le point de départ
de cet acte nerveux peut prendre sa source dans le cerveau
(imagination) et dans presque tous les organes des sens et

---

1. Godard, *Études sur la monorchidie et la cryptorchidie chez
l'homme*. Paris, 1857.

les surfaces sensibles; mais c'est l'excitation de la muqueuse du *gland* qui porte ce réflexe à son plus haut degré. En effet le *gland* est garni de nombreuses papilles nerveuses, qui lui donnent une sensibilité toute spéciale, etqu'on pourrait appeler *génitale* : c'est l'excitation de cette sensibilité qui est le point de départ de toute la chaîne des actes qui composent le coït (érection, sécrétion abondante de sperme, excrétion, éjaculation), comme l'excitation de l'isthme du gosier est le signal de la série des réflexes de la déglutition. Le *nerf dorsal de la verge* est la voie centripète de ces réflexes, qui deviennent impossibles quand ce nerf a été coupé, comme on l'a expérimenté maintes fois sur les chevaux. Nous verrons que la muqueuse prostatique doit venir immédiatement après celle du gland, comme point de départ de ces reflexes.

La question du *mécanisme de l'érection* est une question très complexe et sur laquelle on est loin de se trouver d'accord : il est démontré que ce phénomène consiste essentiellement en une accumulation de sang dans la trame du corps caverneux et spongieux de l'appareil érectile, mais on est embarrassé pour expliquer cette accumulation et cette rétention de sang à une haute pression. Cependant quelques circonstances peuvent éclairer l'étude de ces faits : ainsi il est facile de constater que l'érection des corps caverneux est parfois indépendante de celle du corps spongieux de l'urèthre, et qu'elle se fait sans excitation génitale, par un simple mécanisme d'opposition au retour du sang veineux : telle est l'érection qui se produit lorsque la vessie est gorgée de liquide, ce qui amène une compression des plexus veineux qui font suite à la veine dorsale du pénis (*plexus de Santorini*, situé entre la vessie et le pubis, *ps*, fig. 154, p.677). Il est donc probable que lorsque l'érection est vraiment active, il se produit sur toutes les veines émissaires des corps érectiles une constriction semblable, par contraction soit des parois veineuses elles-mêmes, soit des nombreuses couches de muscles lisses que traversent ces veines pour rentrer dans le bassin (aponévrose moyenne du périnée presque entièrement composée de fibres musculaires lisses), de sorte que le sang est obligé de s'arrêter dans les mailles des tissus spongieux, et y arrive à une tension égale à celle du sang artériel.

Ainsi l'érection consisterait en une contraction réflexe venant arrêter le cours du sang dans les veines, et en effet on a trouvé parfois, chez des individus morts dans un état d'érection pathologique, des caillots qui remplissaient les veines des appareils érectiles et s'étendaient dans ces veines jusque dans le bassin, ce qui prouve que c'est dans la cavité pelvienne que se fait la compression.

D'autre part, il faut reconnaître que les actions vaso-motrices (*nerfs vaso-dilatateurs*, voy. p. 280) doivent exercer la plus grande influence sur le mécanisme de l'érection, en laissant les tissus érectiles se distendre facilement sous l'afflux du sang; mais il est évident que si la voie de retour du sang veineux restait librement ouverte, la paralysie vaso-motrice serait insuffisante à produire une véritable érection, et amènerait tout au plus une turgescence plus ou moins prononcée.

Du reste les phénomènes d'érection ne se manifestent pas seulement au niveau des organes génitaux. Le professeur Rouget [1], dans ses nombreux travaux sur les *mouvements* et les *appareils érectiles*, a d'abord établi qu'il n'existe ni *éléments* ni *tissus érectiles*, mais seulement des organes et des appareils érectiles constitués, comme les autres organes non érectiles, par des vaisseaux, des muscles, des nerfs. Précisant ensuite les différents degrés et les éléments essentiels de tout phénomène d'érection, il a établi que, dans tous ces cas, il y a dilatation des petites artères; cela est évident dans les changements de couleur de la peau du visage, dans les turgescences de la crête et des caroncules (oiseaux); cela existe également dans l'hypérémie de l'ovaire et de la muqueuse utérine au début de la période menstruelle; enfin, l'observation directe du début de l'érection des organes copulateurs, et les expériences d'Eckhard sur la paralysie des petites artères caverneuses et bulbaires sous l'influence de l'excitation des *nervi erigentes*, démontrent également que la paralysie et la dilatation vasculaire sont le phénomène initial de l'érection même la plus complexe [2].

1. Ch. Rouget, *Recherches sur les organes érectiles de la femme* (*Journal de physiologie*, t. 1, 1858), et *des Mouvements érectiles* (même journal, 1868).

2. Il ne faut pas confondre l'érection des tissus érectiles (gland),

Mais ce phénomène, suffisant pour produire à lui seul la forme la plus simple de l'érection, la *turgescence*, serait tout à fait impuissant pour réaliser une forme plus complexe, comme l'érection du bulbe de l'ovaire et celle de l'utérus; il faut que la contraction des trabécules musculaires lisses qui compriment les troncs veineux vienne s'y ajouter, et il est certain qu'au moment de la menstruation cette contraction permanente des muscles utérins et des muscles ovariotubaires coïncide avec l'adaptation de la trompe à l'ovaire et la détermine. Il est certain aussi que les trabécules musculaires des corps caverneux et spongieux de la verge se contractent à la suite de la dilatation des petites artères. Quand cette contraction manque, sur le cadavre par exemple, le volume de la verge prend des proportions tout à fait anormales, et *sa rigidité reste relativement incomplète.*

Enfin, dans l'érection des organes copulateurs chez l'homme et chez la femme, intervient encore, pour donner à ce phénomène tout son développement, l'action des muscles extrinsèques, et l'on sait en effet que, sans la ligature ou la compression des grosses veines du bassin, une injection, sous la plus forte tension, est parfois impuissante à produire une véritable érection [1].

A côté du rôle que jouent dans l'érection le sang, les petites artères dilatées, les muscles lisses et les muscles extrinsèques, il faut considérer aussi le rôle des nerfs (centrifuges); ceux-ci forment deux groupes dont l'action est distincte et opposée (Rouget) :

1° Les nerfs *caverneux et spongieux* fournis par le grand sympathique, nerfs qui portent sur leur trajet des corpuscules ganglionnaires, et dont l'excitation a pour résultat la paralysie des tuniques artérielles auxquelles ils se rendent (nerfs du plexus caverneux, *nervi erigentes* d'Eckhard).

2° Les nerfs qui se rendent, sans traverser de corpuscules

clitoris, etc.) avec ce qu'on a improprement appelé érection du mamelon. Quand le mamelon s'érige, il change de forme, s'allonge et s'amincit, par le fait de la contraction de ses fibres musculaires; mais il *n'augmente pas de volume* ; il n'est pas *turgescent* comme les véritables organes érectiles (qui sont alors gorgés de sang).

1. Aussi pouvons-nous renvoyer, à propos de l'érection, à tout ce que nous avons dit à propos de la physiologie des nerfs vaso-moteurs. Ainsi nous retrouvons pour l'érection la théorie de la *dilatation active* de Schiff, et la théorie du *peristaltisme des vaisseaux* de Legros et Onimus. (Voy. VASO-MOTEURS, p. 280 et suiv.)

ganglionnaires, aux muscles des trabécules et dont l'excitation a pour effet, comme l'excitation des nerfs directs (et sans ganglions) des muscles ischio-caverneux, bulbo-caverneux, transverse profond, de déterminer la contraction des muscles qu'ils animent (nerfs *uréthro-péniens, plexus latéral*).

Les appareils érectiles sont munis vers leur partie la plus profonde, la plus postérieure, de muscles qui les entourent et fonctionnent comme de *vrais cœurs périphériques* destinés à chasser le sang de la base de la verge vers son extrémité libre, qui doit présenter le plus haut degré d'érection. Ce sont les muscles *ischio-caverneux* et le *bulbo-caverneux* qui entourent, les premiers, la racine des corps caverneux, le second le bulbe de l'urèthre, et chassent par des contractions rythmiques, vers le gland et la pointe des corps caverneux, le sang qui afflue à la racine; en un mot, ils font progresser l'érection de la base au sommet.

Ces muscles se contractent par action réflexe (voy. plus haut) sous l'influence des excitations du gland, et à chaque contraction, on pourrait dire à chaque *pulsation* des bulbo-caverneux, le gland devient plus turgide et plus sensible, ses papilles étalées par l'érection étant plus impressionnées par le frottement. — Lorsque enfin cette sensibilité a atteint son plus haut degré, elle provoque le phénomène réflexe de l'*éjaculation*.

C. *Éjaculation*.

L'éjaculation est le dernier terme de l'acte vénérien : ce phénomène, avant de se produire, a été préparé par un grand nombre d'actes accessoires.

D'abord le canal de l'urèthre se trouve ouvert et dilaté par le fait de l'érection, comme le prouvent les préparations anatomiques. Ce canal, se dilatant, doit produire une certaine aspiration, et l'on peut se demander ce qui vient remplir le canal, lorsque d'aplati et linéaire il devient cylindrique et béant : on a été tenté d'invoquer l'introduction de l'air, et cette hypothèse aurait parfaitement expliqué les cas de chancre situés dans la profondeur du canal, l'aspiration qui se produit ou s'exagère dans le coït ayant amené l'introduction des liquides virulents de la femme contaminée. Mais l'observation directe prouve que l'air, ou un liquide extérieur, ne sont pas appelés dans le canal : on sait que le sperme agité avec l'air mousse très facilement, et si au moment de l'éjaculation, il se trouvait dans le canal en conflit avec ce gaz, il sortirait mêlé à de nombreuses bulles d'air, ce qui ne se produit jamais. Du reste, nous avons un appareil sécréteur destiné à fournir un liquide qui remplit le vide du canal : ce sont les *glandes de Cooper*, petites glandes analogues aux salivaires, placées au milieu des muscles striés et lisses du périnée (aponévrose moyenne) derrière la saillie du bulbe uréthral (fig. 156, p. 682) et dont le canal excréteur vient s'ouvrir dans le canal de l'urèthre, vers la jonction du bulbe avec la portion spongieuse proprement dite. Le produit de ces glandes, exprimé par les contractions des muscles du périnée au moment de l'érection, vient remplir le canal de l'urèthre et servira à diluer le sperme, qui, nous le savons, est primitivement très épais. Quand une forte érection n'est pas suivie d'éjaculation, on voit, au moment où l'érection cesse, où le canal revient à ses dimensions primitives, s'écouler par son ouverture antérieure (méat urinaire) un liquide clair et muqueux qui n'est autre chose que le produit des glandes de Cooper et de quelques autres organes sécréteurs.

Ces autres produits de sécrétion déversés dans le canal pour en remplir le vide, et pour se mêler au sperme et le diluer à son passage, sont les produits des *glandes de Littre* et des *glandes prostatiques*.

Les *glandes de Littre* sont de très petites glandes en grappe, végétations de la muqueuse de la portion spongieuse de l'urèthre, disséminées dans le chorion de la muqueuse de toute cette portion du canal[1], et dont le produit de sécrétion, peu connu et difficile à isoler, paraît analogue à celui des glandes de Cooper ; elles seraient à ces dernières ce que les glandes buccales (dites muqueuses) sont aux glandes salivaires proprement dites.

Les *glandes prostatiques* sont de nombreux culs-de-sac glandulaires disposés en grappes et rayonnant du canal de l'urèthre dans toute la moitié postérieure de la prostate

---

1. Voy. Ch. Robin et Cadiat, *de la Structure intime de la muqueuse et des glandes uréthrales de l'homme et de la femme* (*Journal de l'anat. et de la physiol.*, septembre et octobre 1874).

(fig. 156, p. 682) : elles sécrètent un liquide visqueux ana-logue à celui des glandes de Cooper et des vésicules sémi-nales. — L'*utricule prostatique* (fig. 156) ne paraît pas fournir de liquide spécial, ni jouir d'un rôle important : c'est un rudiment de l'utérus de la femme, du reste embry-onnaire (voy. plus haut, p. 655), dont la cavité est, comme l'utérus de la femme, tapissée par un épithélium à cils vibra-tiles ; aussi a-t-on pu parfois, étant donnés des produits de végétation prostatique (polypes de la prostate), reconnaître que ces néoformations avaient leur origine dans l'utricule, en y constatant des éléments d'épithélium cylindrique vi-bratile.

Le sperme, mêlé au produit des vésicules séminales, ar-rive donc, par les contractions de ces vésicules et des ca-naux déférents, dans la région prostatique de l'urèthre : là sa présence détermine par réflexe une action mécanique qui le projette au dehors avec force et par saccades, qui l'*éjacule* en un mot.

On attribue généralement la force et la forme saccadée de l'éjaculation aux contractions du muscle *bulbo-caverneux* qu'on a appelé *accelerator seminis et urinœ* ; mais si l'on tient compte de ce qu'en ce moment ce muscle est séparé du canal de l'urèthre par toute l'épaisseur du bulbe en érec-tion, et que par conséquent il ne peut agir sur le contenu du canal ; de ce que, d'autre part, il est situé bien en avant de la prostate, c'est-à-dire du point où est déversé le sperme, et que par suite il ne peut qu'ultérieure-ment agir sur lui, pour l'accélérer peut-être, mais non pour lui imprimer le premier mouvement, on a peine à comprendre comment ce muscle pourrait produire l'éja-culation.

Nous nous rendons bien mieux raison de ce mécanisme en tenant compte des dispositions particulières que présente la ré-gion prostatique du canal et spécialement le *muscle de Wilson*, que nous avons vu déjà jouer un rôle si important dans la ré-tention et l'excrétion de l'urine. Au moment où le sperme vient se déverser dans la prostate, cette portion du canal est isolée de la vessie par l'érection du *verumontanum* (fig. 156), petit tu-bercule de tissu érectile situé sur la paroi postérieure du canal, et qui à l'état de turgescence s'élève et vient en contact avec

la paroi antérieure, de façon à oblitérer toute communication
entre la vessie et le canal uréthral ; et tout le monde sait en effet
que la miction est impossible pendant l'érection. Le sperme, au
contraire, par les canaux dits improprement *éjaculateurs*, qui
s'ouvrent *en avant et un peu sur les côtés du verumontanum*,
peut arriver dans le canal de l'urèthre, et en envahir toute la
portion prostatique, mais il ne peut aller plus loin, parce qu'en
ce moment le muscle de Wilson se contracte et oblitère la partie membraneuse (fig. 156, 2). La liqueur séminale s'accumule
donc dans l'étroite portion du canal comprise entre le verumontanum et le sphincter uréthral ou muscle de Wilson (fig. 156,
de 1 à 2) ; il s'y accumule avec une grande force, car les contractions des muscles lisses qui l'y chassent (canal déférent et
vésicules séminales) sont très énergiques, quoique très-lentes.
Il ne peut refluer vers la vessie, à moins de destruction du verumontanum, et ce fait, qui s'observe dans quelques cas pathologiques, explique pourquoi dans ces cas le sperme est ultérieurement rendu avec les urines ; il ne peut non plus s'échapper tout d'abord en avant, vu l'état de contraction du sphincter
uréthral. Mais ce muscle ne peut rester longtemps dans cet
état de contraction ; il se relâche et aussitôt, sous l'influence de
la haute tension qu'il a acquise, le sperme se précipite et se
projette avec force ; aussitôt le muscle se contracte de nouveau
et arrête l'éruption spermatique, pour la laisser bien vite se
reproduire en se relâchant encore, et ainsi de suite tant que
dure l'éjaculation.

Nous voyons donc ainsi à quoi tiennent et le *rythme* et la
puissance de l'éjaculation : la puissance du jet spermatique est
due à la haute tension qu'ont donnée les muscles lisses des canaux excréteurs au liquide accumulé dans un étroit espace ; le
rythme est dû à des relâchements rythmiques du sphincter
uréthral, qui forme comme une écluse livrant par saccades passage au liquide retenu en arrière d'elle.

Ainsi la *région prostatique* du canal de l'urèthre, si importante
déjà au point de vue de la miction, ne l'est pas moins relativement aux fonctions génitales : c'est encore ici le contact du
sperme avec cette muqueuse qui détermine cette sorte de tétanos intermittent du sphincter uréthral. Aussi les altérations de
la muqueuse prostatique ont-elles une grande influence sur le
fonctionnement de l'appareil génital, et l'on voit ses affections
causer tour à tour, et selon leur nature, le satyriasis, ou l'impuissance, ou les pertes séminales. Depuis longtemps la chirurgie, reconnaissant le rôle prépondérant de cette région, a

39.

trouvé dans les modificateurs de cette surface, et particulièrement dans la cautérisation (sonde de Lallemand) un des plus puissants moyens de réagir contre cette dernière affection.

La quantité de sperme rendu par une éjaculation varie entre 1 et 6 gr., mais il y a sous ce rapport de grandes variétés individuelles, et même pour le même homme, dans des circonstances diverses, les différences peuvent être comme 1 est à 8.

La destinée ultérieure du sperme sera étudiée avec les organes génitaux de la femme : nous verrons que ce liquide, et particulièrement les spermatozoïdes qu'il contient, sont destinés à aller donner à l'élément femelle correspondant, à l'*ovule*, l'impulsion fécondante qui en déterminera le développement.

Il est intéressant de noter les circonstances qui peuvent influer sur les mouvements, sur la vie des spermatozoïdes de sperme éjaculé. L'eau froide, l'étincelle électrique (Prévost et Dumas), les liqueurs acides tuent les spermatozoïdes ; les solutions légèrement alcalines, les solutions de substances neutres leur sont favorables et augmentent la vivacité de leurs mouvements. Le mucus vaginal ne les tue que lorsqu'il est très acide ; dans les circonstances ordinaires, les spermatozoïdes restent longtemps vivants dans le col de l'utérus, huit jours après le dernier coït[1]. Enfin, d'après Godard, le sang des règles augmente l'activité de leurs mouvements.

Du reste les spermatozoïdes peuvent vivre dans le pus, dans le sang, et divers autres fluides : Sims a souvent vu la conception se produire là où le col de l'utérus était le siège d'une suppuration abondante, de sorte que le pus en lui-même ne leur fait point obstacle. Selon Kölliker, le phosphate de soude est particulièrement favorable aux mouvements des spermatozoïdes.

1. Voy. Marion Sims, *Notes cliniques sur la chirurgie utérine.* Traduction. française, Paris, 1872.

II. — APPAREIL GÉNITAL DE LA FEMME.

L'appareil génital de la femme se compose d'une *glande* (l'*ovaire*) et de *canaux excréteurs* (*trompe, matrice, vagin*, etc.,) qui présentent un intérêt tout particulier, les uns comme organes de la copulation (vagin et ses annexes), les autres comme lieu de développement du produit de la fécondation (matrice).

1° — L'*ovaire* provient de ce germe que avons vu situé sur le bord interne du corps de Wolff (voy. p. 653) et rester indifférent jusqu'à la fin du 2e mois de la vie embryonnaire. Nous avons vu comment cet organe se développait pour devenir testicule. — Lorsqu'au contraire c'est un ovaire qui se développe, l'épithélium péritonéal qui le recouvre envoie dans la profondeur de l'organe des végétations en cul-de-sac (fig. 158) qui forment de véritables glandes en tubes (fig. 158 — 1, 2, 3); mais bientôt l'orifice de ces glandes en tubes s'oblitère (id. — 4, 5) et il ne reste plus qu'une petite cavité (id. — 6) tapissée d'épithélium et parfaitement close. Ces cavités très nombreuses constituent les *vésicules de Graaf* ou *ovisacs* (fig. 143); leur épithélium est donc un produit de l'épithélium péritonéal; c'est lui qui donnera ultérieurement naissance à l'ovule.

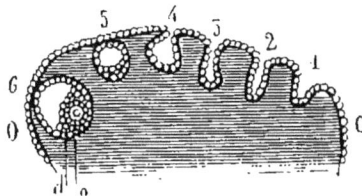

FIG. 158. — Développement de l'ovisac ou vésicule de Graaf *.

2° — Les *canaux excréteurs* se forment par le développement des conduits de Müller (p. 657) : la partie supérieure de ces deux conduits constitue la trompe de Fallope en restant isolée de chaque côté; la partie inférieure se soude avec la partie correspondante du côté opposé pour former l'utérus, et cette soudure souvent incomplète constitue chez les animaux les *utérus bicornes* ou les *matrices doubles* et indépendantes, comme chez les rongeurs. — Ainsi chez la femme, à l'inverse de l'homme, c'est essentiellement l'organe de Müller qui se développe pour constituer

---

* OO, surface de l'ovaire avec son épithélium, qui en 1 forme un bourgeon profond, une sorte de glande en tube; cette glande tend à s'isoler de plus en plus en 2, 3, 4, 5; en 6 elle est complètement isolée et forme une cavité close tapissée d'un épithélium qui s'est hypertrophié en un point (*d*, disque proligéré) et dont une des cellules est devenue l'ovaire (*o*)

les organes génitaux : le corps de Wolff s'atrophie; on en retrouve comme traces quelques restes de canaux borgnes situés dans le repli péritonéal qui unit la trompe à l'ovaire, et désignés sous le nom de *parovaire* ou *organe de Rosenmül-ler ;* parfois son canal excréteur persiste à l'état rudimentaire chez la femme, et presque toujours chez la vache, sous le nom de *canal de Gartner.*

Pour bien fixer toutes ces questions d'homologie des organes génitaux internes mâle et femelle, homologie dont nous avons parlé à plusieurs reprises, à propos de chaque organe (voy. p. 655, 681, 692), nous donnons ici une figure qui résume tout ce que nous avons indiqué à ce sujet (voy. l'explication de la fig. 159).

Le *vagin* seul n'a pas d'homologue chez l'homme : c'est une sorte de territoire intermédiaire entre les organes génitaux internes et externes.

Quant aux *organes génitaux externes*, ils résultent, comme chez l'homme, d'une fente périnéale, qui se met en communication avec la muqueuse des organes profonds; seulement, tandis que cette fente se ferme chez l'homme de façon à constituer un canal (portion membraneuse et spongieuse de l'urèthre) qui n'est ouvert qu'à son extrémité antérieure et supérieure (méat urinaire), chez la femme cette fente reste ouverte, bornée par les deux replis cutanés (grandes lèvres), qui ne se sont pas rejoints et qui circonscrivent ce que l'on appelle l'orifice vulvaire.

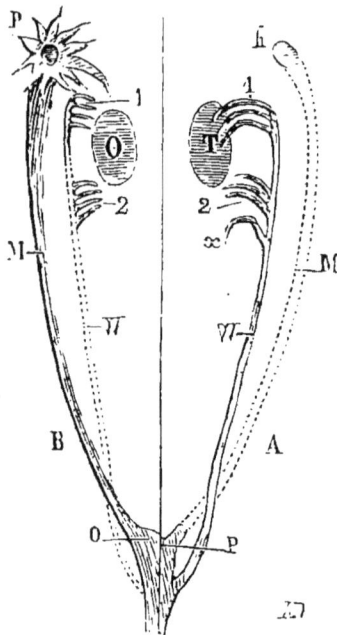

Fig. 159. — Schéma de l'homologie des organes génitaux internes du mâle (A, côté droit), et de la femelle (B, côté gauche) *.

* O, Ovaire. — T, Testicule. — W, Canal de Wolff : chez la femelle il s'atrophie ; chez le mâle il forme le canal déférent. La partie génitale (1) du corps de Wolff est représentée chez le mâle par l'épididyme, chez la femelle par l'*époophore* (corps de Rosenmuller). La partie urinaire du corps de Wolff (2) forme chez le mâle le paradidyme (corps de Giraldès) et chez la femelle le pa-

— Ainsi toutes les parties de la femme ont en général leurs homologues dans les parties de l'homme : le canal de l'urèthre de
la femme correspond à la partie du canal de l'homme qui va
depuis le col de la vessie jusqu'au *verumontanum* (au sommet
et en avant duquel s'ouvre l'utricule prostatique ou utérus mâle) [1].

A. *Ovaire et Ovulation.*

En somme l'ovaire est un organe constitué, au point de
vue physiologique, par des culs-de-sac devenus vésicules
closes et tapissés d'un *épithélium globulaire*. — Nous trouverons du reste trois formes épithéliales bien distinctes dans
les trois grands segments de l'appareil génital de la femme :

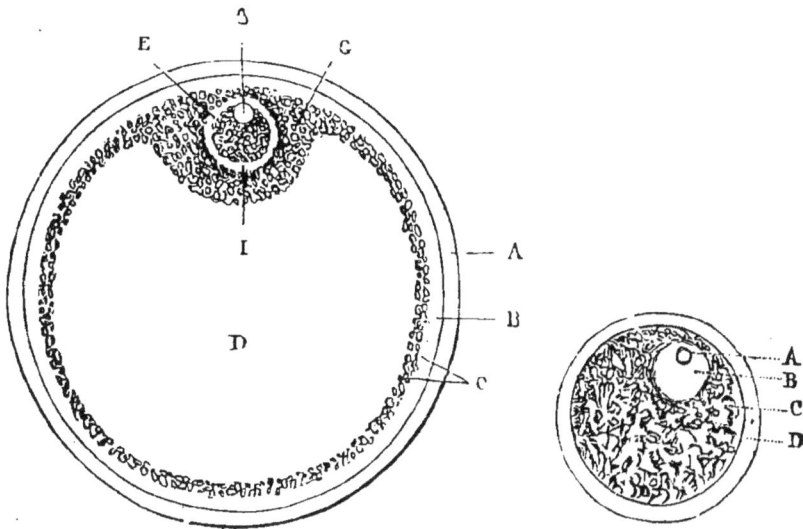

FIG. 160. — Vésicule de Graaf renfermant l'ovule *.   FIG. 161. — Ovule **.

la forme globulaire dans l'ovaire ; l'épithélium cylindrique

1. Voy. notre article *Ovaire* (*Nouv. Dict. de médecine et de chirurgie.*)

roophore (ou parovaire) ; elle forme de plus chez le mâle le vas aberrans (*x*). —
M. Canal de Müller : il disparaît chez le mâle. Son extrémité libre, qui forme
chez la femelle le pavillon (P), forme chez le mâle *l'hydatide de Morgagni* (h).
Son extrémité inférieure forme chez la femelle l'utérus (V) et chez le mâle
l'utricule prostatique (P).

* A, B, couches fibreuses de la vésicule ; — C, membrane granuleuse ; — D,
disque proligère portant l'ovule (E) ; — 1, membrane vitelline ; — 2, vitellus ; —
3, vésicule germinative de Purkinje.

** A, nucléole (tache germinative) ; — B, noyau (vésicule germinative) ; — C,
vitellus ; — D, membrane vitelline.

vibratile dans l'utérus, et enfin l'épithélium pavimenteux stratifié dans le vagin.

Dans l'étude de la physiologie de ces organes, nous verrons que ces épithéliums doivent être considérés comme les éléments les plus importants: presque sans vie pendant l'enfance et l'adolescence, ils se réveillent presque subitement au moment de la puberté; c'est l'*épithélium ovarique* qui donne le signal et produit l'*ovulation*; l'*épithélium utérin* prend alors en même temps une vie plus active, soit dans la simple *menstruation*, soit dans la *gestation*; enfin l'*épithélium du vagin* lui-même ne reste pas indifférent, ainsi que ses organes annexes (organes génitaux externes).

Nous commencerons cette étude par celle de l'ovaire, qui est le point de départ de la plupart des réflexes physiologiques et pathologiques.

Les *ovisacs* ou *vésicules de Graaf*, sont constitués par une petite poche de tissus connectifs à la face interne de laquelle se trouve une couche épaisse de petits globules (*membrane granuleuse*, fig. 160); en un point cette couche est un peu plus épaisse et *forme* ce qu'on appelle le *disque proligère* (G): l'un des globules (E) du disque proligère prend dès le début (ovules primordiaux, p. 654) un développement plus considérable, est appelé à une plus haute destinée que ses congénères, et il constitue l'*ovule*, le type le plus parfait de la cellule (fig. 161); l'ovule mesure de 1/10 à 2/10 de millimètre, il est presque visible à l'œil nu. On peut trouver exceptionnellement deux ovules dans une vésicule de Graaf (Bischoff[1], Davaine[2]). Cet ovule se compose d'une enveloppe cellulaire ou *membrane vitelline* (ou *chorion*, D); d'un contenu de protoplasma ou *vitellus* (fig. 161, C); il ne faut pas assimiler ce *vitellus* au *jaune de l'œuf de l'oiseau*: le jaune de l'œuf de l'oiseau est l'œuf des mammifères (cicatricule), plus une grande provision de matériaux nutritifs (jaune proprement dit); dans le vitel-

1. Bischoff, *Traité du développement de l'homme et des mammifères*, suivi de l'histoire du développement de l'œuf du lapin, traduit de l'allemand par A.-J.-L. Jourdan. Paris, 1843.

2. Davaine, *Mémoires sur les anomalies de l'œuf*. Paris, 1861, in-8 avec planches.

lus se trouve un noyau ou *vésicule germinative* (B), qui contient lui-même un nucléole ou *tache germinative*(A).

Toutes les *vésicules de Graaf* d'un ovaire ne sont pas arrivées en même temps à ce degré de développement et ne contiennent pas toutes des ovules à cet état de maturité.

A la naissance il est probable, comme l'a constaté Rouget, et comme l'indique la sécrétion du lait, si fréquente et si inexplicable à cette époque de la vie (voy. p. 552), qu'il se fait une congestion ovarique et une *poussée* incomplète d'œufs à l'ovaire (Courty); une pareille impulsion, mais bien plus remarquable, se fait à la puberté.

Ce n'est qu'à partir de l'époque de la puberté que l'on voit chaque mois, ou pour mieux dire à chaque époque menstruelle, *un* ou *deux ovisacs* se développer complètement. Ces vésicules de Graaf, d'ordinaire celles qui sont le plus près de la surface de l'ovaire, se gonflent, s'accroissent, leur contenu augmente, s'épaissit; la partie de la paroi qui avoisine la surface de l'ovaire est pressée contre cette surface : il en résulte en ce point un arrêt de nutrition et une usure des parois; cet état, aidé par la turgescence de la partie centrale de l'ovaire (*bulbe de l'ovaire*), amène facilement une rupture, de sorte que le contenu de l'ovisac s'échappe, entraînant l'ovule au milieu des débris du disque proligère. C'est d'ordinaire à ce moment que l'ovule est fécondé par l'arrivée des spermatozoïdes, s'il y en a eu d'introduits dans les organes génitaux femelles; mais que l'ovule soit fécondé ou non, les annexes de l'utérus se comportent au point de vue mécanique à peu près de même vis-à-vis de lui, et nous pouvons étudier les phénomènes qui succèdent à la déhiscence de la vésicule de Graaf, en faisant le moins d'allusion possible à la fécondation, qui doit former une étude à part.

Après l'expulsion de la plus grande partie de son contenu, la vésicule de Graaf revient sur elle-même et se cicatrice, en laissant une faible trace, colorée en jaune par le pigment sanguin résultant de la petite hémorragie qui accompagne la rupture de l'ovisac. Chose remarquable, si l'ovule qui a été expulsé est fécondé, et qu'arrivé dans l'utérus il y amène les phénomènes de la gestation, il se produit dans l'ovaire, par un acte sympathique ou réflexe difficile à expliquer, une évolution hypertrophique de l'ovisac déchiré, hypertrophie à laquelle succède très ultérieurement (fin de la grossesse) une atrophie donnant naissance à une cicatrice analogue à la précédente, mais beaucoup plus considérable et plus persistante. On appelle ces cicatrices des *corps jaunes*; les premières sont dites *corps jaunes de menstruation*, ou *faux corps jaunes*; les secondes, *corps jaunes de fécondation* (de la grossesse), ou *vrais corps jaunes*.

Ce qui prend, du reste, la plus grande part à la formation des corps jaunes, c'est moins le caillot sanguin qu'un épaississement hypertrophique de la membrane propre de la vésicule de Graaf : les cellules de cette vésicule (*cellules de l'ovariule* de Ch. Robin) se multiplient et s'accroissent énormément, de façon à obliger la membrane à se plisser et à remplir tout l'ovisac, dont le contenu présente des espèces de circonvolutions. Ces cellules sont envahies en même temps par une production granuleuse, graisseuse, colorée en jaune et qui est la principale cause de la coloration caractéristique des corps jaunes : cette production n'a du reste rien de bien spécial, et Courty a vu dans des cystosarcomes de l'ovaire cette production envahir la membrane propre de plusieurs kystes vésiculaires, et donner naissance à des masses considérables de matières jaunes.

B. *Trompe de Fallope, matrice et menstruation.*

L'ovule est donc expulsé de l'ovaire, et tombe en dehors de cet organe; il peut tomber dans le péritoine et y disparaître, et même, s'il y a eu fécondation, s'y développer (grossesses péritonéales)[1] ; mais ce n'est pas là le cas normal: dans les conditions physiologiques, l'*ovulation* s'accompagne de phénomènes particuliers qui font tomber l'ovule dans le pavillon de la *trompe de Fallope* ou *oviducte*. —La *trompe*, en effet, est un organe mobile, contractile et érectile. Sa contractilité, et celle des fibres musculaires lisses qui se trouvent dans les *ligaments larges* et dans le *ligament tubo-ovarique*, doit favoriser l'*adaptation* de l'o-

1. Voy. Th. Keller, *des Grossesses extra-utérines* (avec deux observations de Kœberlé). Thèse de Paris, 1872, n° 157.

rifice des trompes à l'ovaire (Ch. Rouget); mais son érection ne doit pas être non plus sans influence, car on trouve dans la trompe une abondante trame érectile disposée de telle manière qu'en son état de turgescence elle amène probablement le pavillon de la trompe à embrasser la presque totalité de l'ovaire dans sa cavité. L'ovule y tombe donc; il parcourt l'oviducte, grâce au mouvement des cils de l'épithélium vibratile et grâce aussi aux mouvements péristaltiques de la trompe, et arrive dans la matrice, où il donne lieu à des phénomènes tout particuliers s'il a été fécondé, et d'où il est rejeté dans le cas contraire avec les produits de la menstruation.

On a reconnu en effet que la chute de l'ovule coïncide à peu près exactement avec l'époque de la *menstruation*[1] (tous les 28 jours en moyenne). La chute de l'œuf est donc périodique; ce phénomène s'accompagne d'autres phénomènes accessoires appelés *molimina menstrualia*, qui sont une congestion de la moëlle épinière, un endolorissement de la région lombaire, des phénomènes de sensibilité excentrique, des douleurs périphériques qu'il faut rapporter à la moelle; puis enfin le phénomène utérin caractéristique, l'*hémorragie menstruelle*.

L'*hémorragie menstruelle* mérite d'être analysée avec soin, car nous y découvrirons un phénomène essentiellement épithélial. L'utérus, organe musculeux, mais dont l'élément musculaire ne joue de rôle important que pendant et surtout à la fin de la gestation, l'utérus présente une cavité tapissée par une muqueuse; cette *muqueuse utérine* ne se compose réellement que de l'*épithélium cylindrique vibratile*, appliqué presque directement sur l'élément musculaire, à peu près sans substratum conjonctif, sans chorion. Cet épithélium est très abondant, doué d'une grande vitalité, et forme par ses végétations profondes des glandes en tubes, analogues comme forme aux glandes de Lieberkuhn, et qui s'enfoncent dans l'épaisseur des parois musculaires; nous verrons que lors de la fécondation cet épithélium forme d'énormes végétations papillaires qui donnent naissance à la *caduque*: en pathologie il est aussi la source d'un

1. Voy. F.-A. Pouchet, *Ovulation spontanée et fécondation*. Paris, 1847.

grand nombre de néoplasmes utérins. Mais ce que cet épithélium présente de plus remarquable, c'est qu'il est soumis à une *chute*, à une *mue mensuelle*, coïncidant exactement avec l'ovulation ; une mue semblable se fait de même chez les femelles de mammifères à l'époque du *rut*. Or comme cet épithélium recouvre directement le muscle utérin, très riche en vaisseaux et même érectile, il en résulte que la chute épithéliale laisse à nu un grand nombre de petits canaux vasculaires qui, sous l'influence de la turgescence générale des organes à ce moment, se rompent et donnent lieu, surtout chez la femme, à une hémorragie plus ou moins abondante[1]. Ainsi, quoique l'hémorragie soit le phénomène le plus frappant, il n'est pas moins vrai que l'essence même de la menstruation est une mue épithéliale, sympathique du développement épithélial ovarique d'où résulte la chute des ovules, de l'ovulation en un mot[2].

1. Ch. Rouget, en découvrant les fibres musculaires lisses qui sont contenues dans l'épaisseur des ligaments larges et qui englobent tous les vaisseaux placés dans ces organes, a aussi indiqué cette disposition comme la source principale du mécanisme de l'hémorragie menstruelle ; il est en effet incontestable que ces faisceaux musculaires, en se contractant, compriment les vaisseaux veineux qu'ils enlacent, et s'opposent ainsi à la circulation de retour, sans nuire à l'afflux par les artères, qui, grâce à leur petitesse et à leur résistance, ne sont que peu ou pas modifiés par la compression. De là augmentation de pression et déchirure dans les capillaires utérins. La contraction de ces faisceaux musculaires prend aussi la plus grande part à l'érection de l'ovaire, et à l'adaptation de la trompe (voy. p. 700), de sorte qu'une seule et même cause préside aux trois phénomènes essentiels de l'époque menstruelle, rupture de la vésicule de Graaf, adaptation du pavillon tubaire, hémorragie cataméniale : dans ces circonstances l'adaptation de la trompe doit se faire la première et précéder fort heureusement la rupture de l'ovisac ; elle doit se produire à l'instant où cette rupture, devenue imminente par l'hypertrophie de la vésicule de Graaf, provoque dans tout l'appareil génital interne cet état particulier (contraction des muscles péri-utérins) qui constitue le molimen menstruel. (Voy. Ch. Rouget, *les Organes érectiles de la femme* (*Journal de physiologie*, t. I, 1858.)
2. Parfois la desquamation de l'épithélium utérin se fait tout d'une pièce, et les règles sont accompagnées de l'expulsion d'une fausse membrane reproduisant exactement le moule de la cavité utérine (*Dysménorrhée membraneuse exfoliante*). La muqueuse utérine se sépare du tissu sous-jacent comme au moment de l'accouchement et est expulsée, tantôt entièrement sous forme de sac, à villosités externes ou internes, suivant qu'elle sort directement ou retournée sur elle-même, tantôt par lambeaux plus ou moins considérables. Quelques auteurs ont nié le *détachement menstruel* de la muqueuse, et prétendu que ce

Ce n'est pas à dire que dans l'hémorragie menstruelle les vaisseaux eux-mêmes ne jouent aucun rôle : il y a à cette époque des modifications de l'innervation vaso-motrice telles, que, si l'écoulement du sang ne s'effectue pas par la surface utérine, le flux hémorragique se fait jour par d'autres vaisseaux. C'est ainsi qu'on voit des femmes avoir, à l'époque des règles, des hémorragies nasales, pulmonaires, intestinales. Récemment encore on a rapporté l'observation singulière d'une femme dont les seins étaient tous les mois le siège d'une tuméfaction douloureuse, puis d'un écoulement d'abord séreux, puis sanguinolent, qui durait huit jours. (Tueffard, *Union méd.*, 1872.)

Vagin. L'épithélium pavimenteux du vagin et du col de la matrice ne reste pas indifférent au phénomène de la menstruation : là aussi se produit, mais sur une bien plus petite échelle, une desquamation épithéliale, d'où résulte un produit liquide épais et blanchâtre. Dans certains états pathologiques très fréquents, cette desquamation est permanente et constitue les écoulements connus sous le nom de *fleurs blanches*, qui ont leur source dans le vagin et surtout le col de l'utérus.

Les *parties génitales externes* offrent aussi des desquamations épithéliales analogues, mais qui se rapprochent du produit sébacé ou plutôt du smegma préputial.

Le vagin et les parties génitales externes servent surtout à la *copulation*, qui a pour but la *fécondation* : nous les étudierons donc avec ce phénomène, que nous pouvons aborder maintenant, connaissant les produits mâles et femelles, c'est-à-dire les deux éléments dont la mise en présence constitue la fécondation.

III. — Fécondation et développement de l'œuf fécondé.

I. — FÉCONDATION.

La fécondation résulte de la rencontre de l'*ovule* et des

n'est là qu'un avortement des premiers jours ou des premières semaines (Haussmann) ; mais Courty a réuni plusieurs observations incontestables de *menstruation membraneuse* chez des vierges et chez des femmes mariées, chez lesquelles, malgré l'interruption avérée des rapports conjugaux, le phénomène se reproduisait avec une persistance qui ne saurait laisser de doute sur sa nature.

spermatozoïdes. Nous connaissons l'appareil mâle destiné à éjaculer le sperme. L'appareil femelle destiné à le recevoir comprend :

(*a*) Les *organes génitaux externes*, qui possèdent des appareils érectiles (*bulbe du vagin, et corps caverneux du clitoris*) analogues à ceux de l'homme, quoique rudimentaires ; ces organes, et surtout la région clitoridienne, analogue au gland de la verge, sont le siège principal des sensations génitales voluptueuses.

(*b*) Le *vagin*, à l'entrée duquel (entre les petites lèvres et les caroncules myrtiformes) s'ouvre de chaque côté le canal excréteur des deux *glandes de Bartholin*, glandes analogues, et par leur position et par leur produit, aux glandes de Cooper, que nous avons étudiées chez le mâle. Leur produit paraît destiné à lubréfier l'entrée du vagin. — Ces glandes sont intéressantes au point de vue pathologique : c'est en elles que siège chez la femme l'inflammation analogue à la blennorrhagie de l'homme : dans ces cas il n'y a presque jamais vaginite ; la *blennorrhagie* chez la femme se traduit par ce qu'on peut appeler une *Bartholinite*.

Le vagin est essentiellement l'organe de la *copulation* : ses rides et ses plis transversaux excitent au plus haut degré la sensibilité du gland et amènent le réflexe de l'éjaculation ; c'est donc dans le vagin que sont versés les spermatozoïdes. Aussi l'état de cette muqueuse peut-il avoir une certaine influence sur la vitalité de ces éléments fécondateurs : si la desquamation vaginale est notablement acide, son contact avec les spermatozoïdes peut être fatal à ces filaments vibratiles, car on sait qu'ils sont frappés de mort, comme toutes les cellules à cils vibratiles, au contact d'un liquide acide. Au contraire la présence d'un mucus alcalin, comme celui que produit normalement l'épithélium pavimenteux du col de l'utérus, est éminemment favorable à la vie et aux mouvements des spermatozoïdes (voy. p. 684).

Les sensations génitales voluptueuses qui accompagnent l'acte du coït chez l'homme et qui sont nécessaires pour amener le réflexe de l'*éjaculation*, ne paraissent pas devoir accompagner nécessairement cet acte chez la femme, afin d'amener la *fécondation ;* les seules conditions que doivent remplir les organes génitaux externes de la femme, c'est de permettre que la semence soit introduite dans le vagin et puisse y être retenue. La membrane hymen, qui présente toujours une perforation de forme variable (hymen semilunaire, hymen en fer à cheval, hymen annulaire, hymen bilabié), n'oppose pas d'obstacle à cette introduction, et du reste elle est d'ordinaire brisée dans le premier coït ; mais parfois cette membrane présente une *sensibilité* toute particulière, qui, mise en jeu par les plus légers attouchements, amène par action réflexe une contraction énergique du sphincter du vagin, contraction accompagnée de violentes douleurs et mettant obstacle à tout coït.

C'est ce phénomène si curieux au point de vue physiologique que Mar. Sims (de New-York) a étudié sous le nom de *vaginisme* : Sims compare avec raison le vaginisme au blépharisme ou contraction spasmodique douloureuse et involontaire de l'orbiculaire des paupières, accompagnée d'une extrême sensibilité ou photophobie [1]. Ce chirurgien a de plus montré que le vaginisme ne pouvait être détruit ni modifié par la dilatation forcée ou graduelle, tant qu'on ne s'adressait pas au point de départ du réflexe, c'est-à-dire à l'hymen ou à ses débris (caroncules myrtiformes), mais que l'excision et la cautérisation de ces membranes sensibles (surtout à leur surface externe) font disparaître aussitôt les contractions spasmodiques qui étaient la suite de leur hyperesthésie.

Il est possible que le sperme soit lancé directement jusque dans l'utérus, car l'ouverture du méat urinaire du gland étant verticale, et celle du col de l'utérus transversale, il y a là une condition qui doit favoriser le passage dans la seconde ouverture du liquide qui sort avec violence de la première. Ce passage est peut-être favorisé par un état d'érection de l'utérus et de son col, érection qui ouvrirait largement l'ouverture de ce dernier ; on a dit aussi que cette érection, dilatant la cavité de la matrice, amenait de la part de celle-ci une véritable aspiration sur le sperme.

1. Voy. pour plus de détails sur la physiologie pathologique du vaginisme : Stoltz, *Contracture spasmodique de l'orifice vaginal par hyperesthésie (Vaginisme).* — *Gazette médicale de Strasbourg*, janvier 1872.

Cependant l'observation directe chez les animaux (lapine) fait voir que le sperme n'est versé que dans le vagin [1]; Coste a montré même qu'il s'écoule de 10 à 20 minutes avant que les spermatozoïdes commencent à se montrer dans l'ouverture du museau de tanche et dans la cavité du col. Aussi toute cause, naturelle ou artificielle, qui viendra atteindre la vitalité des spermatozoïdes (comme l'acidité du mucus vaginal) pendant leur séjour dans le vagin, mettra obstacle à la fécondation. Les recherches de Coste lui ont montré chez la lapine l'existence d'une sécrétion particulière au niveau du col de la matrice, sécrétion qui vient diluer le sperme et augmenter la vivacité des mouvements des spermatozoïdes. Le sperme aurait donc à subir dans cette antichambre de la matrice une élaboration comparable à celle qui résulte déjà, dans les voies génitales du mâle, de son mélange avec les produits des vésicules séminales, des glandes bulbo-uréthrales, etc. — Il en serait de même dans l'espèce humaine, d'après les recherches de Arm. Després (Académie de médecine, décembre 1869) : « Le col de l'utérus renferme des glandes en grappe ou tubuleuses rami-

---

1. Nous ne pouvons toutefois nous dispenser de rapporter une observation très curieuse faite chez la femme et qui confirmerait singulièrement la théorie d'une aspiration active de la matrice sur le sperme pendant l'orgasme vénérien. Cette observation, due à un médecin anglais, a été reproduite dans tous les journaux de médecine (voy. *Mouvement médical* du 8 mars 1873). Il s'agit d'une femme atteinte de chute de la matrice et chez laquelle le moindre contact sur le col utérin amenait l'orgasme vénérien : « Je glissai la pulpe de mon indicateur trois ou quatre fois le long du col de l'utérus ; immédiatement l'orgasme survint... Le col utérin, au début, était dur, ferme et avait l'aspect normal ; son ouverture était close et n'aurait pu admettre la sonde. Presque aussitôt après le contact, le museau de tanche s'ouvrit largement et bâilla cinq ou six fois, pendant que l'ouverture externe était attirée vigoureusement dans l'intérieur de la cavité du col ; ces phénomènes durèrent environ 20 secondes, puis tout rentra dans l'état normal, l'ouverture se referma et le col reprit sa place... Quand j'aurai ajouté que la malade était très intelligente, qu'il n'y avait aucun état inflammatoire ni à l'ouverture, ni dans le col utérin, ni dans le vagin, et que toutes les parties étaient saines, qu'il n'existait qu'un déplacement, on pourra penser avec moi que j'ai été témoin de ce qui se passe pendant le coït, et que le passage du liquide spermatique dans l'utérus peut de cette façon s'expliquer clairement. »

fiées siégeant en partie dans le tissu musculaire de l'utérus, comme les glandes prostatiques au milieu des fibres musculaires de la prostate. Ces glandes sécrètent un liquide clair, visqueux, albumineux, analogue au liquide prostatique, qui sort du col d'une façon intermittente et produit l'*éjaculation de la femme*. Ce liquide sort lentement du col et reste sur le museau de tanche et dans la cavité du col : *cette éjaculation de la femme est destinée à fournir un véhicule aux zoospermes pour leur permettre d'arriver sûrement dans le col de l'utérus* [1]. »

Dans ces circonstances il est incontestable que ce qui joue le rôle essentiel pour faire parvenir des spermatozoïdes jusqu'à l'ovule, ce sont les mouvements propres de ces éléments vibratiles : il a suffi parfois que le sperme fût déposé à l'orifice vulvaire pour que les spermatozoïdes, par leurs propres mouvements, arrivassent à l'ovule, en suivant le vagin, le col et le corps de la matrice, et enfin les trompes de Fallope. Dans ce voyage plus ou moins long des spermatozoïdes, qu'on a appelés *animalcules*, il n'y a cependant ni spontanéité ni instincts : ils sont très nombreux, doués de mouvements très vifs, et du moment qu'ils se trouvent dans un liquide alcalin, ils se répandent de tous côtés et quelques-uns arrivent par suite jusqu'à la dernière extrémité des trompes de Fallope ; c'est ainsi qu'un peu de sperme de batracien, déposé à l'extrémité d'un de ces longs chapelets d'œufs que pondent ces animaux, va féconder jusqu'aux derniers ovules de l'autre extrémité de cette chaîne.

C'est sur l'ovaire même ou au niveau du pavillon de la trompe que se produit la rencontre des spermatozoïdes avec l'ovule, la *fécondation*, comme le prouvent les grossesses péritonéales et tubaires.

Quant au phénomène même de la fécondation, il résulte de la pénétration des spermatozoïdes dans l'épaisseur même de l'ovule, où ils fondent et disparaissent : cette pénétration est difficile à comprendre, vu l'épaisseur de

1. Arm. Després, *Études sur quelques points* de l'anatomie et de la physiologie du col de l'utérus. (*Bulletin de l'Acad. de médecine*, 1869, t. XXXIV, p. 1131.)

la membrane vitelline, mais chez nombre d'animaux on a pu constater dans cette enveloppe des pores ou canalicules destinées à donner passage à l'élément fécondant (*micropyle*).

Dans un travail récent[1] sur la fécondation et le développement de l'ovule du lapin, Weil a pu s'assurer de la pénétration des spermatozoïdes dans l'intérieur de l'ovule lui-même. Il aurait en outre constaté que ces éléments conservent leurs mouvements d'une façon très active plusieurs heures après leur passage à travers la membrane vitelline. Il les aurait vus non seulement dans l'intervalle qui sépare les cellules du vitellus, après la segmentation de celui-ci, mais encore dans l'intérieur même du protoplasma des cellules vitellines. Là les spermatozoïdes ne tardent pas à perdre leurs contours et disparaissent. Tout porte donc à croire que l'acte de la fécondation consiste essentiellement en une fusion intime du spermatozoïde avec l'élément femelle, ainsi du reste que le démontre l'étude de la fécondation chez les végétaux inférieurs (chez les *spirogyra* par exemple).

L'ovule fécondé subit des métamorphoses que nous étudierons dans un instant; mais si nous le suivons dans son trajet, du pavillon de la trompe vers la matrice, nous voyons que les organes qu'il parcourt ne se comportent plus de la même manière qu'ils le faisaient pour l'ovule non fécondé. Sous l'influence excitante de ce corps en voie de développement, l'épithélium utérin entre dans un état de vie tout particulier : la muqueuse forme de vastes bourgeons, et lorsque l'ovule arrive dans la matrice il se loge dans la cavité, dans le fond de l'espèce de vallée circonscrite par deux bourgeonnements ou villosités de ce genre; celles-ci continuent à se développer de tous côtés autour de l'ovule, qu'elles finissent par entourer, de manière à lui constituer une enveloppe continue, que l'on nomme la *caduque* (fig. 162, *c, ee, f, k*).

Toute la muqueuse utérine prend alors le nom de caduque : la partie qui tapisse l'utérus se nomme *caduque utérine*

---

1. C. Weil, in *Stricker's medic. Jahrbücher*, 1873.

(fig. 162, *c*) ; la partie qui est venue former à l'œuf une enveloppe complète se nomme *caduque fœtale* (*ec*, *f*), la sur-

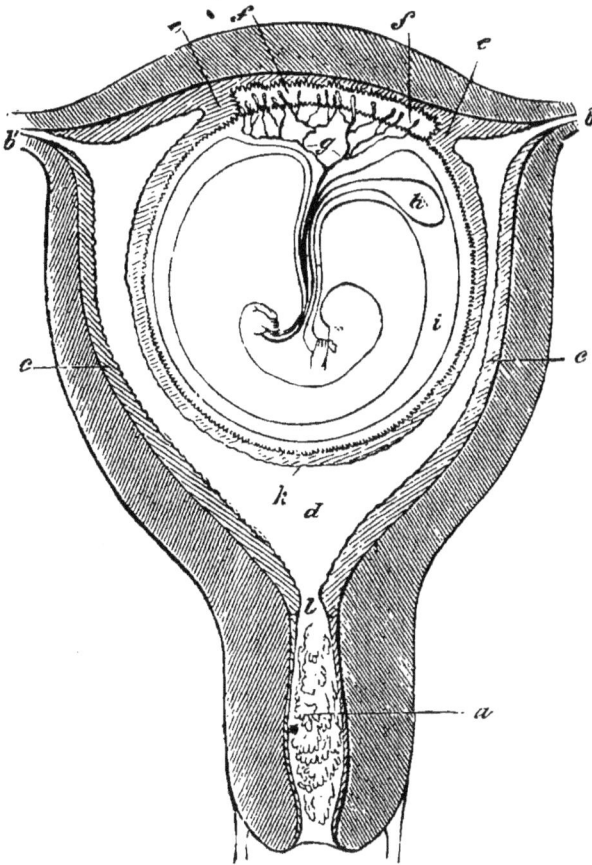

Fig. 162. — Matrice, œuf et caduque *.

face par laquelle cette dernière se continue avec la première (c'est-à-dire le point même où l'œuf est venu s'attacher à l'utérus) porte le nom de *caduque sérotine* (fig. 162, *ee*), d'après des idées erronées que l'on avait conçues autrefois sur son mode ce développement. Cette caduque sérotine n'en est pas moins importante à considérer, car c'est à son

* Coupe verticale de la matrice, contenant un œuf développé ; — *a*, col plein d'un bouchon gélatineux ; — *bb*, ouvertures des trompes ; — *cc'*, caduque utérine ; — *d*, cavité utérine que l'œuf remplit presque entièrement ; — *ee*, points où la caduque utérine se continue avec la caduque fœtale ; — *f*, caduque dite *sérotine* et *placenta* ; — *g*, allantoïde ; — *h*, vésicule ombilicale avec son pédicule dans le cordon ombilical ; — *i*, amnios ; — *k*, caduque fœtale et chorion.

KÜSS et DUVAL, Physiologie. 40

niveau et en partie à ses dépens que se formera le *placenta* (fig. 162 et 169).

Nous avons déjà (p. 700) vu comment l'organe que l'œuf vient de quitter subit, par sympathie, une hypertrophie temporaire semblable, comment en un mot se forment les vrais *corps jaunes*, ou *corps jaunes de grossesse*.

La partie musculaire de l'utérus s'hypertrophie également; il se forme de nouveaux éléments musculaires (lisses), en même temps que les fibres préexistantes prennent des dimensions énormes. Enfin les vaisseaux eux-mêmes participent à ce développement, et la richesse nouvelle de l'utérus en artères et veines est en rapport avec les nécessités de la nutrition du nouvel être qui va se développer. Quant à sa richesse en éléments musculaires, elle est en rapport avec le phénomène d'*expulsion* (parturition) qui doit se produire quand le nouvel être sera complètement développé (fœtus à terme). Nous n'avons pas à faire ici la physiologie de l'accouchement. Indiquons seulement que cet acte est, comme tous ceux que nous avons étudiés jusqu'ici, sous la dépendance du système nerveux; nous retrouvons ici des réflexes analogues à tous ceux qui ont pour but les actes d'expulsion ou d'excrétion. Le point de départ de ces réflexes est normalement dans l'utérus lui-même; mais des excitations très diverses peuvent y donner lieu, même dans des points éloignés des organes du bassin. Il résulte des recherches de W. Schlesinger (sur des lapines) que lorsqu'on excite le bout central des nerfs rachidiens, il se produit des contractions utérines. On obtient le même effet par l'excitation du bout central du pneumogastrique; du reste l'observation clinique montre que l'excitation mécanique du mamelon favorise les contractions utérines, et que l'involution de l'utérus s'accomplit plus facilement chez les femmes qui allaitent. Schlesinger, excitant chez les animaux les mamelons, a également obtenu des contractions utérines, démontrant ainsi une corrélation entre le mamelon et l'utérus, qui avait été fort exagérée chez les anciens, et peut-être trop facilement dédaignée chez les modernes.

II. — DÉVELOPPEMENT DE L'ŒUF FÉCONDÉ.

Le résultat de la fécondation est pour l'ovule la *segmentation du vitellus*; ce phénomène, que nous avons étudié dès le début comme type de la *prolifération globulaire*

(p. 15), est une des manifestations de la propriété générale qu'ont les globules de se segmenter et de se reproduire. Dans la simple segmentation du vitellus il n'y a rien de particulier, et cette segmentation peut avoir lieu parfois sans la *fécondation*; mais en général l'arrivée des spermatozoïdes semble constituer l'excitation physiologique propre à amener la division du protoplasma vitellin; en tout cas, si l'ovule peut se segmenter sans fécondation, cette segmentation ne va pas très loin, et n'arrive jamais à constituer la *membrane blastodermique.*

Le point de départ de notre étude de l'organisme a été l'*ovule,* sa *segmentation,* la *formation du blastoderme,* et sa *division en trois couches distinctes,* en *feuillet interne, externe* et *moyen,* etc. (voy. p. 15, 19 et 21); de plus, en commençant l'étude de chaque système, de chaque grand organe, nous avons toujours pris comme point de départ son *développement embryonnaire* (voy. : *Poumon, muqueuse intestinale, muqueuse génitale,* etc.); il est donc inutile de revenir ici sur ces faits, et de tracer en entier le *développement du fœtus,* étude qui par sa *partie purement descriptive* se rattache plutôt à l'*anatomie* proprement dite. En un mot, nous devons, pour terminer, étudier non l'embryologie de l'homme, mais la *physiologie de l'embryon,* du *fœtus,* et encore avons-nous déjà, au fur et à mesure de notre étude chez l'adulte, donné sur l'état embryonnaire des diverses surfaces épithéliales des détails qui nous permettront d'être très concis et de rappeler brièvement des faits déjà énoncés.

Nous ne ferons donc ici qu'indiquer rapidement comment se forment les enveloppes du fœtus, comment se constituent les différentes parties de son corps, et nous insisterons au fur et à mesure sur le mode selon lequel ces diverses parties prennent part à l'accomplissement des fonctions de la vie embryonnaire.

I. *Enveloppes de l'embryon, respiration; nutrition.*

Les enveloppes de l'embryon sont différentes selon les époques de son développement, et comme elles sont le *lieu* des *échanges* entre l'organisme fœtal et le milieu extérieur (organisme maternel), il en résulte que ces échanges (nutrition et respiration) se font d'une manière très différente aux diverses époques de la vie embryonnaire.

1° Pendant que l'œuf fécondé parcourt le canal tubaire, et que la segmentation du vitellus s'accomplit, l'œuf n'a

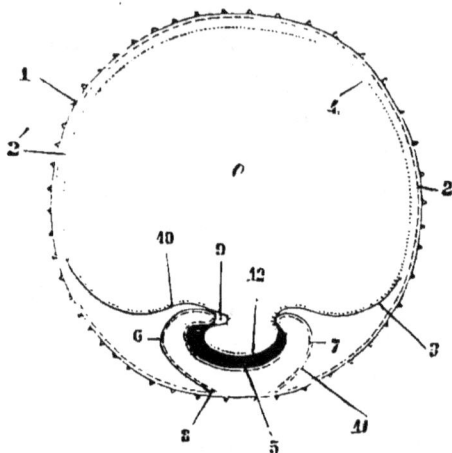

FIG. 163. — Œuf dans le commencement de son développement *.

encore pour enveloppe que sa *membrane vitelline* ou *zone pellicule* (voy. fig. 164), sur la surface de laquelle se développent de petites villosités homogènes; c'est ce qu'on a appelé le *premier chorion* (fig. 163 — 1). Cette enveloppe laisse passer par endosmose et imbibition les liquides albumineux qui baignent le canal de la trompe et la cavité de l'utérus, et qui sont attirés par le vitellus en voie de segmentation.

2° Quand la segmentation est terminée, et que le blastoderme est constitué, les rapports entre la mère et l'embryon vont s'établir d'une façon plus régulière, par la formation de nouvelles enveloppes et d'un *placenta ;* mais à ce moment de transition il s'établit, temporairement chez l'homme,

* 1), membrane vitelline; — 2), feuillet externe du blastoderme; — 3), feuillet moyen ; — 4), feuillet interne du blastoderme; — 5), ébauche de l'embryon; — 6), capuchon céphalique de l'amnios: — 7), capuchon caudal de l'amnios; — 8), extrémité du capuchon céphalique tendant à rejoindre l'extrémité correspondante du capuchon caudal; — 9), point où se forme le cœur; — o), vésicule ombilicale; — 12), portion du feuillet interne du blastoderme qui formera l'intestin.

d'une façon plus durable chez les ovipares, un mode de
nutrition qui a pour source et pour organe la *vésicule ombi-*
licale; enfin, le corps de l'embryon, en se développant,
s'enveloppe dans une poche protectrice, l'*amnios,* dont le
contenu liquide le met à l'abri des brusques compressions.
L'étude successive de la vésicule *ombilicale* et de l'*amnios*
nous permettra donc de comprendre comment se forment
les enveloppes définitives de l'embryon, et son organe définitif d'échange avec le milieu ambiant, le *placenta,* qui
sert à la nutrition et à la respiration.

Vésicule ombilicale. — Quand le blastoderme (voy. p. 19)
s'est constitué à la périphérie de l'œuf, celui-ci, par la simple nutrition indiquée précédemment, prend dans son ensemble un accroissement plus considérable, en vertu duquel
il se fait une cavité dans son intérieur, en même temps
que la division du blastoderme en trois lames (*w, a, γ,* fig. 164)
s'accentue vers la partie qui doit former le corps de l'embryon (fig. 164). On donne le nom de *vésicule blastoder-*
mique à l'œuf se présentant sous cette apparence. Mais à
mesure que l'embryon se développe, la région circulaire
par laquelle il fait partie de la vésicule blastodermique générale se rétrécit peu à peu (de 9 en *al,* fig. 165), de sorte que
bientôt la cavité primitive se trouve divisée en deux cavités
secondaires (fig. 163 — *o* et 12,) dont l'une fait partie du
corps de l'embryon (12): c'est sa future cavité intestinale
(voy. p. 350), et l'autre constitue une vésicule placée au-
dessus de la face ventrale de l'embryon (fig. 163 — *o*): c'est
la *vésicule ombilicale,* ne communiquant bientôt plus avec
l'intestin que par un canal appelé *conduit omphalo-mésen-*
térique (fig. 166 et 167): l'endroit où ce conduit se continue avec l'intestin est l'*ombilic intestinal,* et les parois
du corps, en se resserrant autour de ce conduit, forment
l'*ombilic cutané* ou *ombilic* proprement dit. (Voy. p. 351,
fig. 80, en *o.*)

La vésicule ombilicale est remplie d'un liquide albumino-
graisseux, qui représente toute la partie extra-embryon-
naire du vitellus. Ce liquide sert à la nutrition du fœtus des
mammifères pendant que se développe le *placenta,* destiné
à assurer cette nutrition d'une façon plus certaine. Pour la

40.

résorption du liquide de la vésicule ombilicale, un système de vaisseaux sanguins (*première circulation*, voy. plus loin) se développe dans la paroi externe de la vésicule (*vaisseaux omphalo-mésentériques*), et, au moyen de l'épithélium de

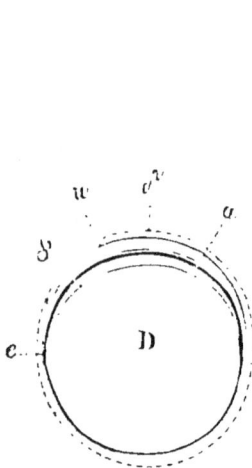

FIG. 164. — Vésicule blas-todermique *.

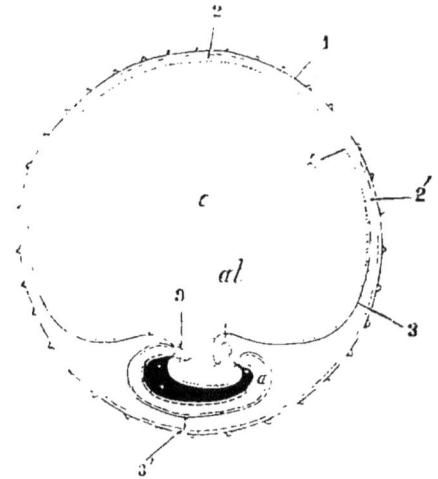

FIG. 165. — Œuf avec la vésicule ombilicale complètement développée **.

la face interne de la vésicule, absorbe le contenu de cette cavité, absolument comme chez l'adulte les vaisseaux mésen-tériques (*veine porte*), par l'intermédiaire de l'épithélium des villosités, absorberont le contenu du canal intestinal (et en effet on trouve à la face interne de la vésicule ombi-licale de fines villosités vasculaires).

Mais l'existence et les fonctions de la vésicule ombilicale, si importantes chez le poulet, sont de peu de durée chez l'homme et les mammifères: la provision nutritive qu'elle renferme est peu considérable: elle se trouve bien vite épui-sée; déjà, vers le quatrième semaine, la vésicule ombilicale

*D, jaune; — δ, membrane vitelline; — w, membrane ou feuillet externe du blas-toderme; — a, feuillet moyen; — γ, feuillet interne.
**1), membrane vitelline; — 2), feuillet externe du blastoderme; — 3), feuillet moyen du blastoderme; — 4), feuillet interne; — 5), corps de l'embryon; — 6, 7, 8, 9), comme dans la figure 163; — o, vésicule ombilicale; — al, bourgeon al-lantoïdien; — a, cavité amniotique.
Dans cette figure, comme dans les figures 163, 166, 167, les lignes ponctuées indiquent les parties qui appartiennent au feuillet interne du blastoderme; les lignes pleines appartiennent au feuillet moyen; les lignes à traits interrompus au feuillet externe. (Kölliker.) *Embryologie ou traité du développement de l'homme et des animaux supérieurs.*)

tend à s'atrophier, et vers le cinquième mois on n'en trouve
plus que quelques traces (fig. 168). Chez les ovipares au
contraire (et surtout chez les oiseaux), la vésicule ombilicale persiste bien plus longtemps et joue un rôle bien plus
important dans la nutrition de l'embryon : elle renferme la
masse du jaune, provision nutritive qui suffit au fœtus pour
son développement dans l'œuf, et qui lui sert encore quelque temps après son éclosion, car dans ce moment encore
cette masse d'aliments n'est pas épuisée ; la vésicule existe
encore, mais renfermée dans l'intérieur de la cavité abdominale, jusqu'à ce que le jeune poulet s'en soit entièrement
nourri.

Amnios. — A mesure que la vésicule ombilicale et le
corps de l'embryon se sont nettement séparés par l'étranglement que nous avons étudié (ombilic intestinal et cutané),
la distinction des trois feuillets du blastoderme est devenue
de plus en plus complète, et le feuillet externe a donné lieu
à une formation particulière, à *l'amnios* et au deuxième
chorion. — En effet, en même temps que se forme l'ombilic cutané, et à ce niveau même, le feuillet externe
(cutané) du blastoderme végète de façon à entourer l'embryon en lui formant latéralement deux lames qui tendent
à se rejoindre vers sa région dorsale (voy. ci-dessus les
fig. 163 et 165), et en constituant vers ses extrémités deux
capuchons (*capuchon céphalique* et *capuchon caudal*,
fig. 163 — 6 et 7), qui coiffent sa partie caudale et sa partie
céphalique. Il n'y a donc plus qu'une partie médiane du
dos de l'embryon qui reste à découvert ; mais bientôt ces
capuchons et ces lames, par les progrès de leur développement, se rejoignent (fig. 163 — 8) jusqu'à ne plus circons-
crire qu'une ouverture (*ombilic amniotique*, fig. 165 — 8),
qui se ferme complètement. Dès lors l'embryon est inclus
dans une cavité, la *cavité amniotique* (fig. 165, 166 — *a*),
dans laquelle il est suspendu au milieu d'un liquide, le
liquide amniotique, exhalé par les parois qui forment cette
cavité.

La surface interne de la cavité amniotique est formée par
toute la partie du feuillet externe du blastoderme qui a été
isolée du reste de ce feuillet par l'encapuchonnement suc-

cessif de l'embryon et la soudure de l'ombilic amniotique.
Cette surface est revêtue par une couche épithéliale doublée
d'une couche de tissu connectif embryonnaire (lame externe
du feuillet moyen, dite *semato-pleure*) [1], dans laquelle on
trouve des fibres musculaires lisses (fig. 166, 167; ligne
pleine et ligne à traits interrompus). Par suite de cette formation, tout le reste du feuillet externe du blastoderme se
trouve désormais complètement isolé du corps de l'embryon
et forme une vaste enveloppe sous-jacente au premier chorion (à la membrane vitelline ou pellucide) et renfermant le
fœtus et tous ses annexes (amnios, fœtus, vésicule ombilicale). Cette vaste enveloppe va prendre un développement
particulier : repoussée peu à peu contre la membrane vitelline, elle la double (fig. 163 — 2, et fig. 165 — 2; ligne à
traits interrompus), en amène la résorption, se substitue à
elle, et devient par ce fait l'enveloppe la plus extérieure de
l'œuf; elle présente à son tour de petites végétations sous
forme de villosités, et constitue ainsi le *deuxième chorion*
(fig. 166, 2'). Ce deuxième chorion n'est pas plus vasculaire
que le premier; jusqu'ici le fœtus n'emprunte que par imbibition les éléments nutritifs à l'organisme maternel, ou se
suffit à lui-même au moyen de la provision nutritive du jaune
(vésicule ombilicale). Mais la formation de ce 2e chorion va
permettre l'organisation d'un centre définitif d'échange
entre la mère et l'embryon, par la formation de l'*allantoïde*,
dont une partie constituera le *placenta*.

3° L'origine de la vésicule allantoïde a été très diversement interprétée. Nous avons montré que, conformément
à l'opinion la plus ancienne émise à ce sujet [2], l'*allantoïde*

---

1. Voy. C Sappey. *Embryologie*, in *Traité d'anat. descriptive*, 3e édit.,
t. IV, 1879.
2. *Étude sur l'origine de l'allantoïde*, par Mathias Duval (*Revue des
sciences naturelles*, t. VI, septembre 1877). — Conclusions : l'allantoïde
se forme par une involution du feuillet interne ou hypoblaste (feuillet
muqueux, feuillet intestinal), vers la fin du second jour de l'incubation,
alors que rien encore ne circonscrit le futur intestin. Mais dès que les
limites de l'intestin postérieur apparaissent, l'allantoïde, en raison du
point où a commencé son évolution, se présente comme un bourgeon
creux, médian et unique, de la paroi antérieure (inférieure) de cet intestin. — Beaucoup plus tard (fin du 4me jour de l'incubation chez le

est un *bourgeon creux* de la partie inférieure du tube
intestinal (voy. fig. 165, *al*, et la fig. 149, p. 656). Quand ce
bourgeon apparaît (fig. 165, *al*), la cavité amniotique est
tellement développée qu'elle entoure tout le fœtus et enserre
déjà le pédicule de la vésicule ombilicale, de façon à former
un cordon qui suspend le fœtus dans les eaux de l'amnios.
Le bourgeon allantoïdien s'insinue dans ce cordon (fig. 166,
al), le parcourt en se plaçant à côté du pédicule de la
vésicule ombilicale (conduit omphalo-mésentérique), puis
arrive ainsi jusqu'au contact de la face profonde du 2ᵉ chorion,
que nous venons d'étudier. L'allantoïde s'étale sur la face

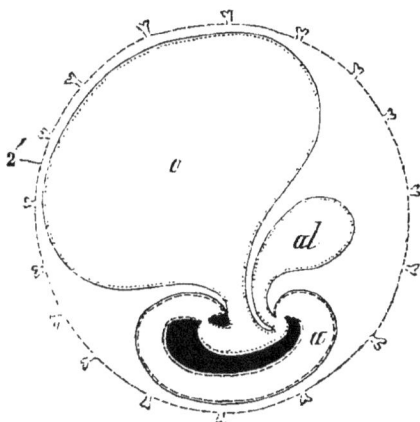

FIG. 166. — Vésicule ombilicale et développement de l'allantoïde*.

profonde de ce 2ᵉ chorion, de manière à se substituer à lui,
ou du moins à le pénétrer dans toute la périphérie de l'œuf,
entre la face externe de l'amnios et la face interne du chorion (fig. 167 — 13, 14). En effet l'allantoïde, primitivement vésiculeux, s'étale en une membrane qui se charge
de villosités, lesquelles pénètrent les villosités du 2ᵉ chorion. Ces villosités de l'allantoïde sont vasculaires, et, en
se fusionnant avec le 2ᵉ chorion, elles constituent à l'œuf

poulet) le point de jonction de l'intestin et de l'allantoïde est mis en
connexion avec une involution du feuillet corné du repli cutané sous-
caudal, pour la formation de l'orifice ano-génital.

*o, vésicule ombilicale ; — *al*, allantoïde ; – *a*, cavité de l'amnios ; — 2′, deuxième chorion.

une membrane d'enveloppe, qui remplace définitivement

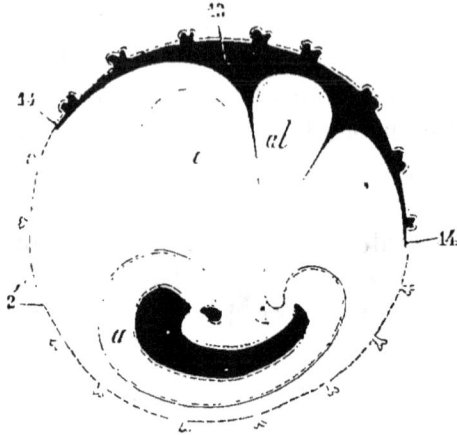

FIG. 167. — Développement de l'allantoïde et du troisième chorion *.

le 2ᵉ chorion (fig. 168 — 15) et en diffère en ce que cette

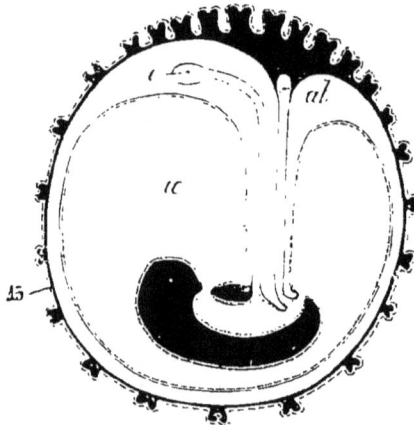

FIG. 168. — Troisième chorion ou chorion vasculaire **.

nouvelle membrane est vasculaire, et capable par suite

---

* o, vésicule ombilicale en voie d'atrophie; — al, allantoïde; — 13, 14, allantoïde s'étendant à la face interne du 2ᵉ chorion; — a cavité de l'amnios. (Kölliker, *Embryologie.*)

** a, cavité de l'amnios très développée; — o, vésicule ombilicale presque complètement atrophiée; — al, vésicule allantoïdenne proprement dite; 15, ses villosités vasculaires complètement développées et formant le troisième chorion ou
chorion vasculaire tout autour de l'œuf. (Voy. l'explication de la fig. 165, pour la
valeur des lignes pleines, ponctuées et à traits interrompus.)(Kölliker,*Embryologie
ou traité du développement de l'homme et des animaux supérieurs.*)

d'aller chercher· directement, et au moyen d'une circulation régulière (2ᵉ circulation), les éléments nutritifs fournis
par la mère et puisés dans la *membrane caduque*, dont
nous avons précédemment étudié la formation (voy. fig. 162,
p. 709). C'est pour cela que quelques auteurs donnent le nom
de 3ᵉ *chorion* ou *chorion vasculaire* à cette membrane formée par l'allantoïde devenue la plus externe des enveloppes
propres à l'œuf, en se revêtant·des restes du 2ᵉ chorion
(fig. 168 — 15).

Mais de ces formations produites par l'allantoïde, la plus
grande partie ne persistent que peu de temps, surtout dans

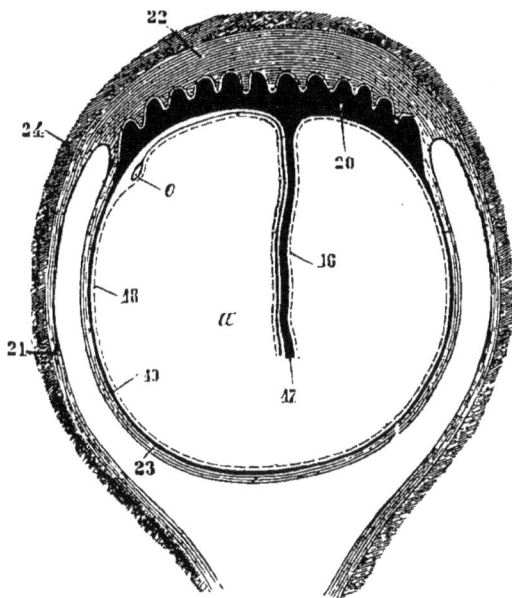

Fɪɢ. 169. — Enveloppe de l'œuf parfait, — placenta *.

l'espèce humaine. Nous avons déjà vu que les parties de
l'allantoïde les plus voisines du fœtus forment successivement la vessie et l'ouraque (voy. p. 957) ; quant à la partie
qui, par son étalement, a produit le 3ᵉ chorion (15, fig. 168),
elle ne demeure pourvue de vaisseaux que sur la portion

* *a.* cavité de l'amnios (on n'a pas représenté le corps du fœtus ; — le cordon
ombilical, 16, est coupé au point où il s'attache à l'ombilic, (en 17); — *o*, reste
de la vésicule ombilicale ; — 18, amnios ; — 19, chorion définitif; — 20, **placenta**
fœtal ; — 21, muqueuse ou caduque utérine ; — 22, placenta maternel ; — 23, caduque fœtale ; — 24, tissu musculaire de l'utérus ; comparer avec la fig. 162, p. 709.

qui correspond à la *caduque sérotine* (voy. p. 709), partout ailleurs les anses vasculaires des villosités s'atrophient, et en ces points les enveloppes fœtales ne subissent plus de changement jusqu'à la naissance (fig. 169).

Il nous est donc facile d'établir, d'après les données précédentes, le nombre, la nature et la disposition des *enveloppes de l'œuf parfait* : ces enveloppes sont partout les mêmes, excepté au niveau du placenta, où elles présentent une disposition que nous préciserons bientôt. On trouve, en allant de dehors en dedans (fig. 169) : 1° la *caduque*, ou plutôt les caduques (voy. p. 709), car, en raison du développement qu'a acquis l'œuf, la caduque fœtale est arrivée au contact de la caduque maternelle (*c*, fig. 162), et les deux membranes se sont à peu près confondues ; cependant on peut encore les séparer par la dissection et l'on trouve parfois entre elles une certaine quantité de liquide (*hydropérion* de Velpeau) (21 et 23, fig. 169). — 2° Vient ensuite le chorion (2ᵉ et 3ᵉ chorions confondus : 19, fig. 169), dont les cellules et les villosités, après la disparition des vaisseaux, se sont soudées et fusionnées de manière à former une membrane homogène, plus ou moins granuleuse, parsemée de noyaux (Robin). — 3° Au-dessous du chorion on trouve, comme vestige du corps même de l'allantoïde, une couche de cellules irrégulières, étoilées, mêlées de quelques fibres connectives, et plongées dans une substance demi-liquide : c'est le *magma réticulé* des auteurs. — 4° Enfin on rencontre l'*amnios* formant la *poche amniotique*, qui contient le liquide du même nom (fig. 169 — 18). La membrane amnios rappelle par sa structure celle de la peau, avec laquelle elle se continue et dont elle partage l'origine (feuillet externe du blastoderme) ; elle se compose en effet d'une couche épithéliale à cellules pavimenteuses, et d'une sorte de derme, formé de tissu cellulaire et renfermant quelques éléments musculaires lisses.

Placenta, nutrition du fœtus. — Le rôle essentiel de l'allantoïde est de former, au point où ses villosités persistent et où elles prennent même un développement exagéré (au niveau de la *caduque sérotine*), l'organe principal de la nutrition du fœtus, le *placenta*. A ce niveau, en effet, les

villosités *chorio-allantoïdiennes* se développent, se ramifient (*placenta frondosum*) et plongent dans la caduque
sératine (fig. 169 — 21), qui à ce même niveau subit une
hypertrophie caractérisée par la présence de villosités tout
aussi vasculaires et tout aussi ramifiées. Ces villosités, d'o-
rigine opposée, vont à la rencontre les unes des autres, s'en-
chevêtrent et constituent finalement ce gâteau plus ou moins

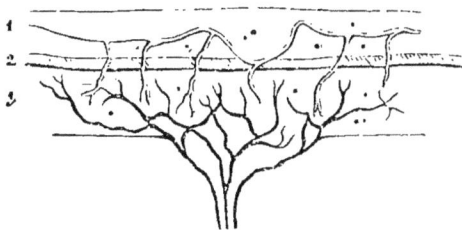

FIG. 170. — Schéma des vaisseaux de placenta *.

circulaire, d'apparence compacte, qui forme le lieu d'é-
change entre l'organisme fœtal et l'organisme maternel
(fig. 169 — 20).

La figure 170 fait mieux comprendre que toute description quelle idée il faut se faire du mode selon lequel s'effectuent les échanges entre la mère et le fœtus. C'est par
échange endosmotique au travers des capillaires de chaque
villosité que le fœtus, à cette période de son existence,
emprunte et rejette les matériaux nutritifs ; par là se font la
nutrition et la *respiration*. Mais il n'y a pas communication directe des vaisseaux de la mère avec ceux du fœtus.
(A une certaine époque les globules rouges de l'embryon
sont autrement conformés que ceux de la mère. — La proportion des globules au liquor n'est pas la même dans le
sang de l'embryon et dans celui de la mère, etc. — D'autre
part une femme grosse succombant à une hémorragie traumatique, tandis que son cadavre est exsangue et ses vaisseaux vides, le système circulatoire de l'embryon sera trouvé
au contraire normalement rempli de sang.)

La *respiration fœtale* s'effectue par le placenta ; nous

---

* 1, utérus ; — 2, tissu intermédiaire ; 3, placenta (caduque sérotine) où se ramifient les vaisseaux maternels et fœtaux. (Chailly-Honoré.)

avons déjà insisté sur ce fait (voy. p. 458), et l'analyse exacte
du rôle du sang dans la respiration nous a permis de comprendre que la différence entre la respiration de l'adulte et
celle du fœtus se réduisait à la présence d'un intermédiaire
de plus, d'une station de transit de plus chez le second que
chez le premier, entre les tissus et le milieu extérieur. — La
nécessité de la respiration placentaire est du reste mise en
évidence par les accidents graves qui résultent de la suppression des fonctions du placenta. Quand la circulation du
cordon, qui relie le placenta au fœtus (voy. *Circulation
fœtale*), est interrompue, le fœtus périt, non par le défaut
de nourriture, mais par une véritable asphyxie; à la naissance le cordon ne cesse de battre que lorsque l'enfant a
respiré par le poumon, parce qu'alors cette nouvelle forme
de respiration remplace définitivement celle qui a lieu par
le contact utéro-placentaire.

La *nutrition* du fœtus, à l'époque placentaire de son
existence, se borne aussi à un échange de matériaux entre
le sang fœtal et le sang maternel au niveau des villosités du
placenta. C'est ici encore l'organisme maternel qui fait tous
les frais des actes préparatoires de l'assimilation (digestion,
absorption); les matériaux arrivent au placenta, et par suite
au sang et aux tissus de l'embryon, dans un état tel que ces
derniers peuvent les employer directement à leur formation.
Du reste, les rapports qui unissent chez l'adulte la nutrition et la respiration sont beaucoup plus simples chez le
fœtus : l'adulte consomme surtout des matériaux qu'il brûle
pour produire des forces (voy. : Équivalent mécanique de la
chaleur, p. 148) et de la chaleur. Le fœtus n'a pas de travail à produire, pas de force à dépenser; il n'a pas à produire de chaleur, qu'il emprunte à la mère. Il ne prend des
matériaux alimentaires que pour produire ses tissus et développer ses organes (voy. p. 553). Aussi les combustions, les
oxydations sont-elles très peu prononcées dans son organisme; la différence entre son sang artériel et son sang
veineux est loin d'égaler celle que l'on constate entre le sang
artificiel et le sang veineux de l'adulte. Nous avons déjà insisté
sur toutes ces particularités en étudiant la respiration des tissus
(voy. p. 471), et le faible degré des combustions respiratoires

au niveau des tissus fœtaux se continuant encore pendant quelques heures après la naissance nous a permis de nous rendre compte de la grande résistance relative du nouveau né à l'asphyxie.

Cependant des oxydations quelque faibles qu'elles soient, se produisent chez l'embryon : ainsi son cœur travaille, et doit donner lieu à des produits de combustion : du reste toutes les formations de tissus s'accompagnent de phénomènes d'oxydation, qui doivent aussi donner lieu à des produits excrémentitiels. Ces produits sont éliminés principalement par le foie et par les organes urinaires (d'abord les corps de Wolff, puis les reins); aussi le foie est-il relativement très développé chez l'embryon, et on est porté à admettre qu'il remplace jusqu'à un certain point le poumon comme organe d'excrétion des déchets organiques. (Nous avons vu du reste que chez l'adulte il joue encore ce rôle relativement à la cholestérine et aux déchets produits par l'activité des centres nerveux. (Voy. p. 32.) D'autre part on trouve dans la vessie de l'embryon une certaine quantité d'urée, qui est de là versée avec l'urine dans la cavité de l'amnios.

Le liquide de l'amnios contient donc à la fin de la vie embryonnaire un grand nombre de produits excrémentitiels, car à l'urine qui y est versée, il faut joindre les produits de desquamation de la peau, qui fonctionne déjà d'une façon relativement active. — La présence de ces produits excrémentitiels dans les eaux de l'amnios doit faire rejeter toute idée que ce liquide, avalé par l'embryon ou pénétrant jusque dans ses poumons, puisse jouer un rôle de quelque importance, soit dans la nutrition, soit, comme l'ont même prétendu quelques auteurs, dans les échanges respiratoires du fœtus.

II. *Développement du corps de l'embryon.*

Le point de la membrane blastodermique qui doit former l'embryon (fig. 171 — C) se distingue d'abord par une plus grande prolifération cellulaire, qui produit une sorte de bourgeon, d'*épaississement* (voy. p. 19), que l'on nomme l'*aire germinative* : cette aire germinative, surtout par sa partie centrale (*aire transparente*), va constituer le corps de l'embryon, en se modifiant dans sa forme et dans sa structure : en effet, en même temps que cette aire se dédouble en trois feuillets que nous avons déjà étudiés (voy. p. 20 et p. 714, fig. 164 : feuillet externe, moyen et interne), elle prend une forme allongée, comparable exactement à une semelle de soulier, de sorte que l'on peut lui distinguer une partie céphalique, une partie caudale et des parties latérales. Si maintenant on se reporte à ce que nous avons étudié à propos de la formation de la vésicule ombilicale (p. 714), on comprendra qu'en même temps que cette vésicule,

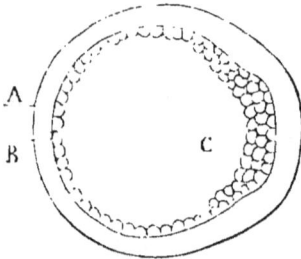

Fig. 171. — Blastoderme et coupe de l'aire germinative *.

par un étranglement particulier se sépare de la *vésicule blastodermique* générale (p. 713), les bords de l'aire germinative ainsi que ses extrémités céphalique et caudale, entraînés par ce même étranglement, forment en se recourbant des *lames latérales* et des *capuchons céphalique* et *caudal* (fig. 163, 165, 166), qui tendent à se rejoindre, et constituent ainsi une cavité. Cette cavité est tout à fait comparable à la cavité d'un soulier, et communique avec celle de la vésicule ombilicale, comme nous l'avons indiqué précédemment (fig. 165, p. 714). Telle est la *cavité primitive de l'embryon*, ou plutôt sa cavité intestinale (fig. 163 — 12). Comment de cette première et grossière ébauche naissent ensuite (aux dépens des trois feuillets qui entourent cette cavité) et les divers tissus et les organes de l'embryon, nous l'avons déjà étudié à propos de ces tissus et de ces organes en particulier ; nous nous sommes aussi déjà arrêté sur la formation de l'allantoïde comme bourgeon du tube intestinal (p. 656 et 716). Les descriptions de détail ne seraient pas ici à leur place. Nous nous contenterons donc, pour compléter cette esquisse embryologique, d'indiquer la formation de deux grands systèmes, le *système nerveux* et le *système de la circulation*: l'étude de ce dernier nous est indispensable pour compléter les notions que nous

---

* A, membrane vitelline ; — B, blastoderme encore simple ; — C, point où le blastoderme s'épaissit (coupe de *l'aire germinative*).

avons acquises sur la nutrition et la respiration du fœtus.

a. — *Système nerveux central.* — Dès que l'aire germinative a pris la forme d'une tache allongée (d'un biscuit ou d'une semelle de soulier), on voit apparaître en son centre un épaississement longitudinal, appelé *ligne primitive*, en avant duquel se forme une gouttière, qui donnera naissance au système nerveux central (*gouttière médullaire* ou *nerveuse*) [1]. Cette gouttière (fig. 172) est circonscrite par deux soulèvements longitudinaux du feuillet externe du blastoderme. Ces deux soulèvements (*crêtes médullaires*, — fig. 172, 3) tendent à végéter en arrière et à se rejoindre en circonscrivant un canal, le *canal médullaire* (représenté en coupe dans la fig. 146, p. 651). Le vestige de ce canal se retrouve chez l'adulte dans le canal central de la moelle, dans le quatrième ventricule et dans les ventricules du cerveau (et l'aqueduc de Sylvius). Les éléments histologiques propres au système nerveux central se développent aux dépens des parois

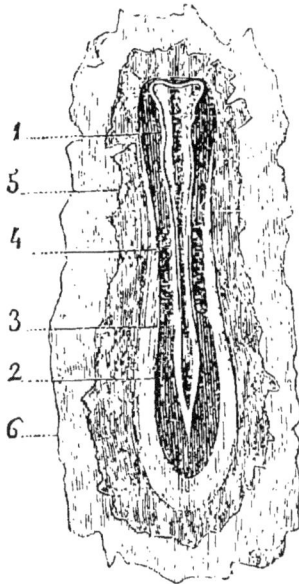

FIG. 172. — Origine du système nerveux*.

de ce canal, c'est-à-dire de la partie du feuillet externe du blastoderme qui a été ainsi englobée dans le canal médullaire ; à ce compte, les cellules nerveuses sont donc

---

1. La *ligne primitive* (qui se creuse bientôt en *gouttière primitive*) a été longtemps confondue avec la *gouttière médullaire*. C'est sur cette distinction que nous avons insisté dans notre mémoire *sur la ligne primitive* (*Annales des sciences naturelles*, 1879, t. VII). La gouttière primitive est en rapport avec certaines particularités de la formation du feuillet moyen, mais elle n'a rien à voir dans l'origine du système nerveux central.

* 1, gouttière médullaire ; — 2, élargissement inférieur de la gouttière médullaire (sinus rhomboïdal) ; — 3, crêtes ou lames médullaires ; — 5, feuillets moyen et externe du blastoderme ; — 6, feuillet interne du blastoderme. (Bischoff).

une origine épithéliale. C'est à tort qu'on a longtemps prétendu que le feuillet externe (parois du tube médullaire primitif) forme seulement l'épithélium du canal central de la moelle (et des ventricules cérébraux, — épithélium vibratile), et que les éléments nerveux proviendraient de la partie du feuillet moyen sous-jacente à cet épithélium.

La partie supérieure du tube médullaire forme la masse encéphalique ; à cet effet cette partie se renfle en trois vésicules (*vésicules* ou *cellules cérébrales*), que l'on nomme, en allant d'avant en arrière, la *cellule cérébrale antérieure*, *moyenne* et *postérieure*. — 1° La *cellule cérébrale antérieure* se divise elle-même en deux parties, dont la plus antérieure (*cerveau antérieur*) forme, en recouvrant la suivante, les hémisphères cérébraux avec le corps calleux, etc., et la postérieure (*cerveau intermédiaire*) constitue les couches optiques, avec le troisième ventricule (suite du canal médullaire) ; — 2° La *cellule cérébrale moyenne* reste indivise (*cerveau moyen*) et constitue la région des tubercules quadrijumeaux, avec l'aqueduc de Sylvius (suite du canal médullaire) ; — 3° La *cellule cérébrale postérieure* se divise comme l'antérieure en deux parties, dont l'une, la plus rapprochée du cerveau moyen, formera la protubérance et le cervelet (*cerveau postérieur*), et l'autre, en continuité directe avec la moelle (*arrière-cerveau*), constituera le bulbe ; c'est à ce niveau que la paroi du tube médullaire, très mince en arrière et en haut, s'épaissit en bas et en avant où elle constitue le plancher du quatrième ventricule.

Quant aux nerfs périphériques, ils se forment sur place, au milieu du feuillet moyen du blastoderme : il en faut excepter le nerf optique et la rétine, qui représentent un bourgeon de la masse encéphalique (voy. p. 610, fig. 134).

Les ganglions du grand sympathique se forment aussi sur place indépendamment de la masse céphalo-rachidienne, et aux dépens du feuillet moyen du blastoderme.

b. — *Circulation de l'embryon.* La circulation de l'embryon est en rapport avec son mode de nutrition. D'après ce que nous avons vu précédemment, la nutrition de l'embryon s'effectue successivement selon trois modes différents :

1° par simple assimilation directe des liquides albumineux
au milieu desquels baigne l'œuf ; à ce mode de nutrition
ne correspond aucun système circulatoire ; 2° par assimilation du contenu de la vésicule ombilicale ; ce contenu est
apporté à l'embryon par un système circulatoire qui constitue la *première circulation* ou *circulation omphalo-mésentérique*; 3° par échange avec le sang maternel au niveau du

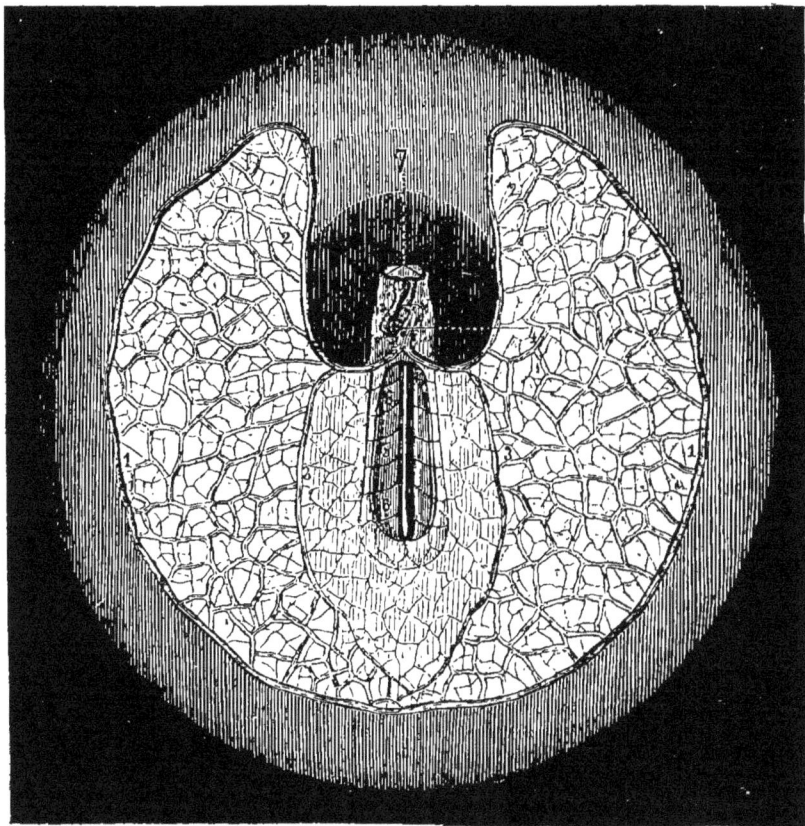

FIG. 173. — Première circulation*.

placenta; à ce mode de nutrition correspond la *seconde
circulation* ou *circulation placentaire*.

* Aire germinative d'un embryon ; l'embryon est vu par le côté ventral ; — 1,
sinus terminal ; — 2, veine omphalo-mésentérique ; — 3, sa branche postérieure;
— 4, cœur déjà incurvé en S; — 5, aortes primitives ou artères vertébrales
postérieures ; — 6, artères omphalo-mésentériques. (Bischoff, *Développement de
l'homme*, pl. XIV.)

1° L'appareil de la *première circulation* commence à se développer par le *cœur :* cet organe est représenté tout d'abord par une double masse de globules embryonnaires (*cœur double primitif*, Dareste), qui prend ensuite la forme d'un cylindre unique et médian ; bientôt les globules périphériques s'organisent en fibres musculaires, tandis que ceux du centre subissent une fonte partielle et constituent le premier liquide sanguin. En même temps le cœur, qui de longitudinal s'est tordu en S (fig. 173), commence à se contracter et à lancer son contenu dans les vaisseaux périphériques.

Les vaisseaux périphériques se forment sur place comme nous l'avons déjà vu à l'occasion des capillaires (voy. p. 265). Ce sont d'abord *deux arcs aortiques* qui se détachent de l'extrémité antérieure du tube cardiaque, se recourbent au-dessous du capuchon céphalique (*artères vertébrales antérieures*), se réunissent en un seul tronc (*aorte*) au niveau de la partie moyenne de la colonne vertébrale, pour se diviser bientôt de nouveau, en descendant vers l'extrémité caudale de l'embryon, en deux branches nommées *vertébrales postérieures* et qui représenteront plus tard, en se reportant encore plus en arrière, les *artères iliaques*. De ces vertébrales postérieures (fig. 173-5) naissent de nombreux rameaux artériels, qui se distribuent dans les tissus de l'embryon, et parmi lesquels deux artères plus remarquables par leur développement considérable vont à l'intestin et à la *vésicule ombilicale ;* ce sont les deux artères essentielles à cette première circulation, les deux *artères omphalo-mésentériques* (6 — 173). Par elles le sang va dans les parois de la vésicule ombilicale, s'y répand dans un riche réseau, qui n'occupe cependant qu'une partie de la vésicule ombilicale (*area vasculosa*, fig. 173), s'y charge des éléments nutritifs du jaune, et après s'être versé dans un sinus qui occupe la périphérie de l'*area vasculosa* (*sinus terminal*, fig. 173-1), revient par deux veines dites *omphalo-mésentériques* à l'extrémité postérieure du cylindre cardiaque (fig. 173-2,3). — Cette première circulation n'a chez l'embryon humain que peu de durée : la vésicule ombilicale cesse bientôt ses fonctions et s'atrophie (voy. p. 714) ; dès lors, la partie correspondante des vaisseaux omphalo-mésentériques subit le même sort, et les artères ainsi que les veines omphalo-mésentériques se réduisent à une *artère mésentérique* et à une *veine mésentérique* (future *veine porte*).

2° Ces restes de la première circulation vont, en se modifiant et par l'addition de nouveaux vaisseaux, constituer la seconde circulation, ou *circulation placentaire*. Nous allons étudier la formation des organes de ce nouveau système en partant du placenta et allant au cœur du fœtus par le système veineux, pour retourner du cœur du fœtus au placenta par le système artériel.

a. — Système veineux placentaire. Le sang, qui s'est chargé au niveau du placenta des principes reconstituants empruntés au sang de la mère (voy. p. 721), se rend au corps du fœtus par deux veines développées sur le pédicule de l'allantoïde, et qui pénètrent dans l'embryon par l'ombilic, d'où le nom de *veines ombilicales*. L'un de ces deux vaisseaux s'atrophie presque aussitôt, et il ne reste plus qu'une veine ombilicale, qui vient se jeter dans l'extrémité postérieure du cœur en se fusionnant avec le bout central de la veine mésentérique, de sorte que ce bout central, qui primitivement représentait le tronc de la veine omphalo-mésentérique, puis le tronc de la veine mésentérique, représente actuellement le tronc commun de la veine ombilicale et de la veine mésentérique (fig. 174, A, en 1) ; mais les transformations ne s'arrêtent pas là. En effet, sur ce tronc commun se forme un bourgeon qui sera une *glande vasculaire sanguine*, le foie (la partie *glycogénique* du foie, voy. p. 352 et 392) ; dès que le foie se forme autour du tronc commun de la veine ombilicale et de la veine mésentérique, chacune de ces veines envoie, dans ce bourgeon glandulaire de plus en plus volumineux, des ramifications vasculaires qui constituent celles venues de la veine mésentérique, les *veines hépatiques afférentes*, et celles venues du tronc commun, les *veines hépatiques efférentes*. Il résulte de cette disposition, mieux indiquée par la fig. 174 (B et C) que par aucune description, que la veine mésentérique avec les veines hépatiques afférentes constitue le

système de la veine porte se ramifiant dans le foie pour se
constituer par les veines hépatiques efférentes sous le nom

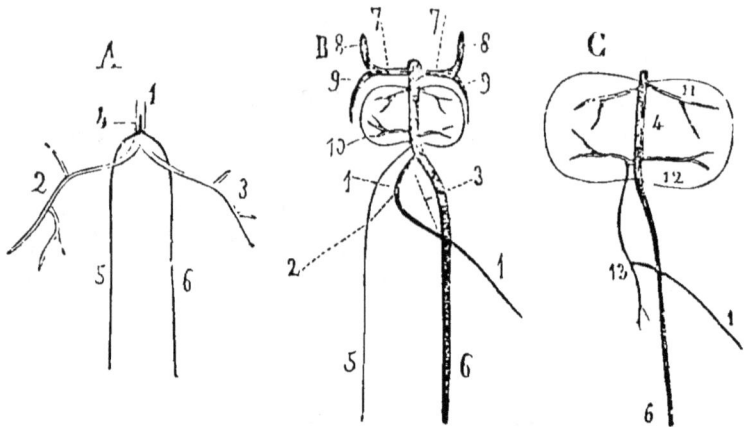

FIG. 174. — Schéma du développement des veines omphalo-mésentériques,
ombilicales et de la veine porte *.

de veines sus-hépatiques et déboucher finalement dans la
partie du tronc commun restée libre au delà du foie. Cette
partie de l'ancien tronc commun constitue alors la partie
supérieure de la veine cave inférieure, qui se complète inférieurement par le développement d'un tronc qui résume
la circulation de retour des membres postérieurs en voie de
formation. Quant à la partie de la veine ombilicale et de la
veine mésentérique intermédiaire entre l'abouchement des
veines hépatiques afférentes et efférentes, elle constitue un
canal veineux qui longe librement la surface du foie, et
n'est autre chose que ce qu'on connaît en anatomie descrip-

* A, *Stade correspondant à la fin de la première circulation et au commencement de la seconde*; — 1, tronc commun des veines omphalo-mésentériques; — 2, veine omphalo-mésentérique droite; — 3, la gauche; — 4, tronc
commun des veines ombilicales en voie de formation; — 5, veine ombilicale
droite; — 6, la gauche.

B. *Formation du foie*; — 1, veine mésentérique persistante (future veine
porte), — 2, 3, troncs des veines omphalo-mésentériques disparues; — 5, veine
ombilicale droite en voie de disparition; — 6, veine ombilicale persistante; —
7, canaux de Cuvier; — 8, veines cardinales antérieures; — 9, veines cardinales postérieures; — 10, foie avec les veines afférentes et efférentes.

C. *Formation de la veine porte et du canal d'Aranzi* (état parfait de la circulation placentaire); — 1, reste de la veine omphalo-mésentérique; — 13, veine
mésentérique (veine porte); — 6, veine ombilicale; — 4, canal veineux d'Aranzi;
— 12, veines hépatiques afférentes; — 11, veines hépatiques efférentes. (Kólli-
ker, *Entwickelungsgeschichte des Menschen*... Leipzig, 1878).

tive sous le nom de *canal veineux d'Aranzi* et de *sinus
de la veine porte*. (Fig. 174 — B et C, 4.)

Nous ne pouvons insister sur les résultats définitifs de
cette disposition, qui constitue l'une des parties les plus
importantes de l'anatomie descriptive du foie chez le fœtus.
Il nous suffit de comprendre que la veine ombilicale, arrivée au niveau du foie, se jette en partie dans la veine
porte (partie gauche de la veine porte) et communique
d'autre part, grâce au canal d'Aranzi, directement avec la
veine cave inférieure, et de là avec le cœur.

A ce niveau s'abouchent en même temps, et de chaque
côté par un canal commun (canaux de Cuvier), les veines
qui ramènent le sang du corps de l'embryon (veines cardinales antérieures et postérieures et veine cave inférieure
(voy. fig. 175); mais cette disposition de la circulation veineuse générale ne dure que peu de temps : bientôt les
veines cardinales postérieures s'atrophient en partie et ne
laissent plus comme trace de leur existence que les *veines
azygos* (grande et petite azygos. Voy. fig. 176, B). Entre
les veines cardinales antérieures se forme un conduit transversal (tronc brachio-céphalique gauche, 7, A et B, fig.
176), en même temps que le canal de Cuvier du côté
gauche (qui a mérité un instant le nom de *veine cave supérieure gauche* par sa disposition (voy. fig. 176), s'atrophie et disparaît. Le conduit de Cuvier du côté droit persiste au contraire et constitue la veine cave supérieure
(fig. 176, A — 6). Nous comprenons ainsi la disposition de
la veine azygos droite (grande azygos), qui vient chez l'a-
dulte se jeter dans la veine cave supérieure, car elle représente l'extrémité centrale de la veine cardinale droite postérieure, et la disposition du tronc brachio-céphalique droit
représentant l'extrémité centrale de la veine cardinale
droite supérieure. Nous voyons enfin qu'en ce moment de
la vie embryonnaire les veines caves inférieure et supérieure s'ouvrent dans le cœur par un tronc commun, mais
par les changements de disposition que nous allons étudier
dans cet organe et surtout par le développement de l'oreillette, ce tronc commun est attiré par les parois du sac auriculaire, concourt à l'ampliation de cette cavité, de sorte

qu'au bout de peu de temps les deux veines caves s'abou-

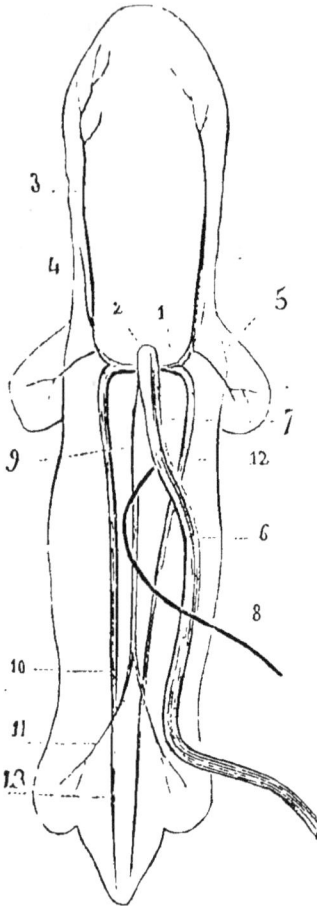

FIG. 175. — Système veineux de
l'embryon *.

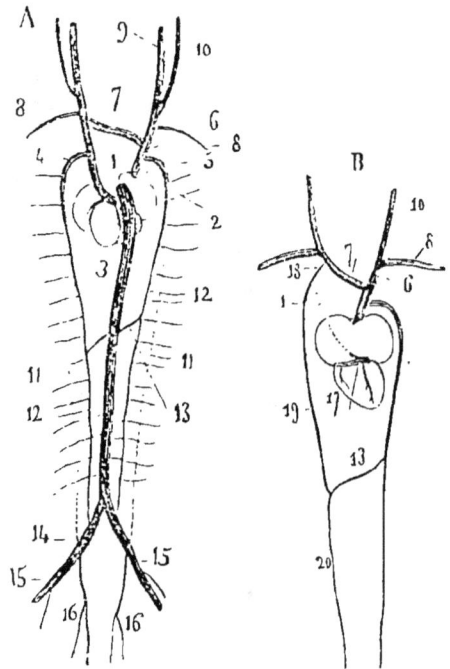

FIG. 176. — Formation du système
veineux définitif **.

chent dans l'oreillette (comme chez l'adulte) à une certaine
distance l'une de l'autre.

* 1, canal de Cuvier; — 2, point où toutes les veines viennent se jeter dans
l'extrémité inférieure du cœur (future oreillette) — 3, veine cardinale antérieure;
— 6, veine ombilicale; — 7, la même veine au niveau du foie, lequel n'est pas
figuré, non plus que les veines hépatiques afférentes et efférentes; — 8, veine
omphalo-mésentérique; — 9, veine cave inférieure ; — 12, 13, veines cardinales
postérieures. (Kölliker, *Entwickelungsgeschichte*.)

** A. *Période de formation:* — 1, veine cave supérieure gauche; — 2,
veine cave supérieure droite (l'embryon est vu par la région postérieure); — 3, cave
inférieure; — 4, 5, veines cardinales inférieures (futures azygos); — 7, anasto-

b. — *Cœur.* L'organe central de la circulation, qui se présentait d'abord sous la forme d'un tube rectiligne, puis contourné en S (fig. 173), se divise, au moyen de rétrécissements, en trois cavités : cavité auriculaire, cavité ventriculaire et cavité artérielle (ou bulbe aortique). Alors il se recourbe de plus en plus en forme d'S, de telle sorte que le ventricule, qui d'abord était situé en haut, se trouve en bas et en avant, et l'oreillette en haut et en arrière. — En même temps que s'établit la circulation placentaire, de la pointe du ventricule part une cloison médiane qui divise la cavité ventriculaire primitive en un ventricule droit et un ventricule gauche. Dans le bulbe aortique qui se tord en spirale, se forme également une cloison qui le partage en deux conduits tordus sur eux-mêmes, dont l'un communique avec le ventricule droit, c'est l'origine de l'*artère pulmonaire* future, l'autre avec le ventricule gauche, c'est l'origine de l'*aorte*.

La cavité auriculaire tend aussi à se diviser, par une cloison qui part de la région auriculo-ventriculaire, en deux oreillettes, droite et gauche. Mais pendant tout le reste de la vie fœtale cette séparation demeure *incomplète*, et il y existe toujours une ouverture (*trou de Botal*), qui fait communiquer les deux oreillettes. Les rapports de ce trou inter-auriculaire avec les embouchures des deux veines caves dans l'oreillette droite présentent une disposition toute particulière, et qui constitue l'un des points les plus essentiels de la circulation placentaire. L'embouchure de la veine cave inférieure est pourvue d'une valvule, la *valvule d'Eustache*, très développée à cette époque et disposée de telle manière que le sang qui arrive par la veine cave inférieure ne fait que parcourir la partie postéro-inférieure de l'oreillette droite et se trouve presque directement dirigé

moses entre les deux veines cardinales antérieures, futur tronc brachio-céphalique gauche ; — 8, 9, 10, futures jugulaires et sous-clavières.

B. *Troncs veineux persistants* (comme chez l'adulte). — Ces vaisseaux, comme dans la fig. A, sont représentés comme s'ils étaient vus par la partie postérieure du corps) ; — 1, veine cave supérieure gauche oblitérée ; — 6, veine innominée droite ; — 7, veine innominée gauche ; — 8, sous-clavière ; — 13, tronc de la demi-azygos) ; — 18, intercostale supérieure gauche — 19, 20, parties supérieure et inférieure de l'azygos gauche.

par cette valvule vers la cloison inter-auriculaire, de façon
à être déversé par le trou de Botal dans l'oreillette gauche,
et de là dans le ventricule gauche, etc. (voy. plus loin); le
sang au contraire qui arrive par la veine cave supérieure,
laquelle est dépourvue de toute valvule, passe de l'oreillette
droite, qu'il remplit comme chez l'adulte, par l'orifice
auriculo-ventriculaire droit, dans le ventricule droit, etc.
(Voy. plus loin.) Nous verrons dans un instant comment se
fait la circulation cardiaque placentaire par cette série d'o-
rifices et de cavités, dont les communications semblent au
premier abord constituer un véritable labyrinthe. Mais il
nous faut auparavant étudier, pour compléter le cercle circulatoire, la formation du système artériel.

    c. — *Artères.* Nous avons vu précédemment partir de
l'extrémité antérieure du tube cardiaque
deux branches qui se recourbaient bientôt
en arrière et constituaient ce qu'on nomme
la première paire d'*arcs aortiques* (voy.
p. 728). Bientôt, derrière ce premier arc
aortique, réuni plus bas en une aorte im-
paire, se développent successivement deux
ou trois autres paires d'arcs aortiques, qui
se réunissent aussi dans le tronc médian de
l'aorte descendante (fig. 177); mais l'exis-

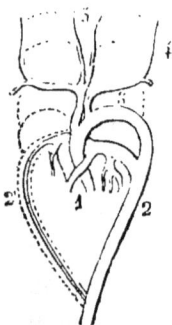

Fig. 177. — Arcs
aortiques et troncs
artériels perma-
nents *.

tence de ces arcs n'est que très transitoire, et ils s'oblitèrent bientôt pour la plupart, ne laissant persister que quelques-
unes de leurs branches pour former les gros troncs permanents de la circulation : c'est ainsi que les arcs les plus
supérieurs constituent le tronc brachio-céphalique droit,
la carotide et la sous-clavière gauche (fig. 177; 5, 4); le
second arc disparaît à droite, mais forme à gauche la crosse
de l'aorte définitive (3); le troisième émet de chaque

---

* 1, troncs qui naissent de chaque ventricule (bulbe aortique divisé en origine
de l'aorte et origine de l'artère pulmonaire); on voit au dessus jusqu'à 5 paires
d'arcs aortiques; les deux plus élevés disparaissent complètement; les trois plus
rapprochés du cœur laissent seuls des parties permanentes. c'est-à-dire les sous-
clavières et carotides droites et gauches, 5, 4; la crosse de l'aorte, 3, l'aorte descendante, 2; au point de jonction de la crosse et de la partie descendante de
l'aorte droite on voit aboutir le canal artériel droit, qui n'a qu'une existence très
transitoire (comme l'aorte droite elle-même, 2').

côté une branche qui va se ramifier dans le poumon correspondant; et tandis que la partie qui est au delà de ce bourgeon à droite s'atrophie (2', fig. 177), sa congénère du côté gauche persiste et fait communiquer l'artère pulmonaire avec la partie descendante de la crosse de l'aorte (2, fig. 177), sous le nom de *canal artériel*. Ce canal artériel forme une disposition particulière et caractéristique de la circulation placentaire, au même titre que le trou de Botal et le canal veineux d'Aranzi (voy. p. 731).

Ajoutons qu'en se divisant, le bulbe de l'aorte s'est disposé de manière que la partie de sa cavité qui communique avec le ventricule gauche se trouve d'autre part en continuité avec les restes des deux premières paires d'arcs aortiques (carotides, sous-clavières et crosse de l'aorte

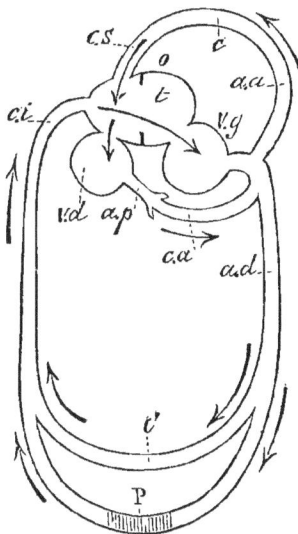

FIG. 178. — Schéma de la seconde circulation (Carlet)*.

persistante), tandis que la partie de sa cavité qui communique avec le ventricule droit se continue d'autre part avec

* Fig. empruntée à G. Carlet (Art. CIRCULATION, in *Diction. encyclop. des sciences médic.*, 1ʳᵉ série, t. XVII, 1875, p. 482) : — *a,a*, aorte ascendante (portant le sang à la tête et aux membres supérieurs); *a,d*, aorte descendante; *a,p*, artère pulmonaire; C. C', capillaires des extrémités supérieures (C) et inférieures (C'); *c,a*, canal artériel; *c,i*, veine cave inférieure; C,S, veine cave supérieure; *o*, oreillettes; P, placenta; *t*, trou de Botal; V, *d*, tricule droit; V, ventricule gauche.

les restes du troisième arc aortique, c'est-à-dire avec l'artère pulmonaire (et le canal artériel) (fig. 177 — 1).

Si nous poursuivons la disposition du système artériel du centre à la périphérie, nous voyons l'aorte descendante s'allonger (voy. p. 728) et les artères vertébrales postérieures devenir les *artères iliaques* ; de ces artères iliaques partent deux branches relativement énormes, les *artères ombilicales*, qui, suivant le pédicule de l'allantoïde, et s'enroulant dans le cordon autour de la veine ombilicale unique, portent le sang du fœtus vers le placenta, où il se répand dans les capillaires des villosités, et se met avec le sang de la mère dans les rapports d'échange que nous avons précisés plus haut (p. 721). — Nous sommes maintenant revenus à notre point de départ, et nous avons parcouru successivement tous les divers segments du cercle de la circulation placentaire. Nous pouvons donc, dans un coup d'œil d'ensemble, préciser la manière dont le sang se meut dans ces canaux, du fœtus au placenta et du placenta au fœtus, et comment cette circulation placentaire proprement dite se mêle à la circulation des diverses parties de l'embryon (tète, membres, viscères).

Résumé (fig. 178). — Le sang venu du placenta (P, fig. 178), arrive par la veine ombilicale jusqu'à la face inférieure du foie ; là il se rend dans la veine cave inférieure par deux chemins différents : une partie s'y rend directement par le canal veineux d'Aranzi ; le reste se rend dans la branche gauche de la veine porte, se répand dans le lobe gauche du foie, d'où il arrive finalement encore à la veine cave inférieure par les veines sus-hépatiques correspondantes ; mais on voit que grâce à cette disposition, tandis que le lobe droit du foie ne reçoit que le sang veineux intestinal (veine porte), le lobe gauche reçoit un mélange de sang veineux intestinal (veine porte) et de sang vivifié par son passage dans le placenta (veine ombilicale). C'est ce qui nous explique la prédominance qui, chez le fœtus, donne à ces deux moitiés du foie des dimensions dans un rapport inverse de ce qu'elles seront chez l'adulte.

Le sang de la veine cave inférieure arrive dans l'oreillette droite ; mais il ne fait pour ainsi dire qu'effleurer cette cavité sans presque se mêler au sang qui y est versé par la veine cave supérieure. En effet (voy. p. 734) le sang de la veine cave inférieure, guidé par la valvule d'Eustache, traverse le trou de Botal (*t*, fig. 178), arrive dans l'oreillette gauche, dans le ventricule gauche (V, *g*), et directement dans la crosse de l'aorte. Là une faible partie de ce sang s'engage dans l'aorte descendante (*ad*) où nous la trouverons tout à l'heure se mêlant au sang fourni par le canal artériel ; la plus grande partie du sang qui est arrivé dans la crosse de l'aorte s'engage dans le tronc artériel brachio-céphalique, dans la carotide et la sous-clavière gauche (aorte ascendante : *a, a*, fig. 178), et va nourrir la tête et les membres supérieurs. N'oublions pas que ce sang, ainsi fourni à l'extrémité supérieure de l'embryon, est presque entièrement artériel, c'est-à-dire que c'est du sang vivifié par l'hématose placentaire, avec fort peu de sang veineux (de la veine cave inférieure et des veines sus-hépatiques). Devenu veineux, ce sang de la tête et des membres supérieurs revient au cœur par la veine cave supérieure (*c, s*), arrive dans l'oreillette droite, le ventricule droit (voy. p. 734), l'artère pulmonaire (*a, p*) : comme le poumon forme à cette époque une masse compacte, c'est-à-dire très peu perméable, le sang de l'artère pulmonaire s'engage en entier dans le canal artériel (*c, a*, fig. 178), et de là dans l'aorte descendante (*a, d*), qu'il parcourt en se mêlant à une faible quantité du sang artériel qui, de la crosse de l'aorte, ne s'est pas dirigé vers l'extrémité supérieure du fœtus. Arrivé aux artères iliaques primitives, ce sang s'engage en grande partie dans les artères ombilicales, pour aller subir l'hématose au niveau du placenta (P), tandis qu'une plus faible partie continue son trajet dans les iliaques pour aller nourrir le bassin et les membres inférieurs du fœtus.

Au point de vue de la nature du sang que reçoivent les différentes parties du corps de l'embryon, nous voyons que sa partie supérieure reçoit du sang artériel mêlé de très peu de sang veineux, tandis que sa partie sous-ombilicale reçoit du sang veineux mêlé de très peu de sang artériel. C'est une différence analogue à celle que nous avons constatée entre le sang du lobe droit et celui du lobe gauche du foie ; aussi trouvons-nous ici encore une différence identique au point de vue du développement relatif des parties inférieure et supérieure de l'embryon, c'est-à-dire que la partie sus-ombilicale du corps l'emporte de beaucoup sur la partie sous-ombilicale.

Cette circulation placentaire ou seconde circulation persiste, avec le mode de nutrition et de respiration auquel elle est adaptée, jusqu'à la naissance. A ce moment les fonctions du placenta cessent, pour être remplacées par les fonctions de nutrition et de respiration que nous avons étudiées chez l'adulte. — La circulation placentaire est alors remplacée par la circulation définitive, la *circulation de l'adulte* (ou *troisième circulation*). A cet effet les parties caractéristiques du système placentaire disparaissent en s'oblitérant. Ce sont successivement, et en suivant le même ordre que dans l'étude précédente : d'abord le placenta qui est rejeté après l'expulsion du fœtus (sous le nom de *délivre* ou *arrière-faix*); la veine ombilicale qui est sectionnée et oblitérée par mâchonnement du cordon chez les animaux, et par section directe et ligature chez la femme. La partie de cette veine qui va de l'ombilic au foie s'oblitère également par rétraction de ses parois, ainsi que le canal veineux d'Aranzi ; ces vaisseaux sont remplacés par des cordons fibreux que l'on étudie en anatomie descriptive : — Dans le cœur, la valvule d'Eustache s'atrophie, le trou de Botal s'oblitère et les deux oreillettes se trouvent dès lors parfaitement séparées, l'oreillette droite transmettant au ventricule correspondant aussi bien le sang de la veine cave inférieure que celui de la veine cave supérieure.

D'autre part, le poumon est devenu perméable, et, le canal artériel s'oblitérant, le sang du ventricule droit va tout entier dans le poumon, il parcourt en un mot le cercle que nous avons étudié sous le nom de petite circulation (voy. p. 229). Enfin, dans la partie artérielle de la grande circulation, les artères ombilicales s'oblitèrent par hypertrophie et rétraction de leurs parois, et sont représentées par les cordons fibreux que l'on trouve sur les côtés de la vessie ; l'aorte ne porte plus alors de sang qu'aux membres, aux parois du corps et aux viscères; les deux cercles de la circulation définitive sont constitués avec leur complète indépendance.

Résumé. — Les tubes séminifères du testicule produisent **des** *spermatoblastes*, qui se transforment en *spermatozoïdes*, éléments caractéristiques du sperme : ces éléments sont en forme de long *cil vibratile* (queue du spermatozoïde) avec une extrémité renflée (tête du spermatozoïde). Ces spermatozoïdes ne deviennent libres (transformation complète des *spermatoblastes*) qu'au niveau du canal de l'épididyme ; dès lors, ils présentent des mouvements caractéristiques, que les acides arrêtent, que les liquides alcalins excitent (comme pour les cils vibratiles).

Les vésicules séminales sécrètent un liquide destiné à diluer le sperme. L'*érection* se produit par un phénomène réflexe dont les points de départ sont très variables. — Le mécanisme de l'érection est complexe ; les tissus érectiles (corps caverneux et portion spongieuse de l'urèthre) se remplissent de sang à une forte tension, vu : 1° un acte de dilatation vaso-motrice ; 2° l'obstacle à la circulation en retour.

L'*éjaculation* est produite, d'une manière saccadée, par le muscle de Wilson, qui laisse échapper, en se relâchant par saccades, le sperme accumulé avec une forte tension derrière lui.

L'ovaire est un organe où se forment à une époque embryonnaire très primitive des culs-de-sac glandulaires ; ces tubes glandulaires, successivement étranglés comme en chapelets, s'égrènent pour ainsi dire en *vésicules closes* (follicules de Graaf), dans lesquelles se développe (au milieu du *disque proligère*) la cellule *ovule* (membrane vitelline, vitellus, vésicule germinative, tache germinative). A chaque période menstruelle (érection de l'ovaire et hémorrhagie utérine) il y a déhiscence d'une vésicule de Graaf, dont le contenu est projeté dans le *pavillon de la trompe* alors appliqué sur l'ovaire. La vésicule ouverte et vidée devient, en se cicatrisant, un corps jaune.

La *fécondation* résulte de la rencontre de l'ovule avec les spermatozoïdes et de la pénétration de l'élément femelle par l'élément mâle. Cette rencontre a lieu dans le tiers externe de la trompe, au niveau du pavillon ou au niveau de l'ovaire lui-même.

L'*ovule fécondé* arrivé dans l'utérus y provoque, par sa présence, une hypertrophie de la muqueuse utérine, d où résulte la formation de la *caduque ;* en même temps que dans l'ovaire, par un travail sympathique, se produit l'évolution caractéristique des *vrais corps jaunes* (corps jaunes de grossesse).

L'œuf fécondé subit lui-même une série de métamorphoses : segmentation du vitellus, formation du *blastoderme*; apparition de l'*aire germinative*, puis de la *ligne primitive*. (Il nous est impossible de résumer la formation des membranes de l'œuf; une simple énumération ferait double emploi avec la table des matières; nous renvoyons donc le lecteur aux chapitres consacrés à ces sujets, chapitres qui, pour les *membranes*, pour la *formation du corps*, pour la *circulaton fœtale*, sont eux mêmes un résumé aussi succinct que possible de ces questions importantes d'embryologie).

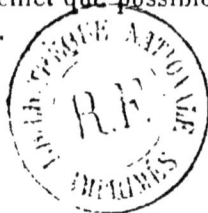

FIN.

TABLE DES MATIÈRES

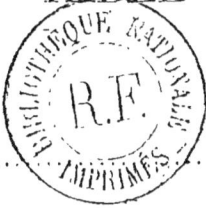

PREMIÈRE PARTIE

Physiologie générale.

DEUXIÈME PARTIE

Du système nerveux.

TROISIÈME PARTIE

Les éléments contractiles, muscle et ses annexes.

QUATRIÈME PARTIE

Sang et circulation.

CINQUIÈME PARTIE

Des globules épithéliaux et des surfaces épithéliales en général.

SIXIÈME PARTIE

Appareil de la digestion.

SEPTIÈME PARTIE

Respiration, Muqueuse pulmonaire, Chaleur animale.

HUITIÈME PARTIE

De la nutrition.

NEUVIÈME PARTIE

Tégument externe : de la peau.

DIXIÈME PARTIE

Organes des sens.

ONZIÈME PARTIE

Appareil génito-urinaire ; Embryologie.

FIN DE LA TABLE DES MATIÈRES.

TABLE ALPHABÉTIQUE DES MATIÈRES

FIN DE LA TABLE ALPHABÉTIQUE DES MATIÈRES.

PARIS. — IMPRIMERIE ÉMILE MARTINET, RUE MIGNON, 2.

TRAITÉ ÉLÉMENTAIRE D'HISTOLOGIE HUMAINE

NORMALE ET PATHOLOGIQUE

PRÉCÉDÉ D'UN EXPOSÉ DES MOYENS D'OBSERVER AU MICROSCOPE

Par le Docteur C. Morel

Professeur à la Faculté de médecine de Nancy

1879, 1 vol gr. in-8, avec 36 belles planches dessinées d'après nature

PAR LE DOCTEUR A. VILLEMIN

Professeur à l'École de médecine militaire du Val-de-Grâce

TROISIÈME ÉDITION, REVUE ET AUGMENTÉE. — PRIX : 16 francs

Dans cette nouvelle édition, comme dans la précédente, M. Morel a cherché à exposer, aussi brièvement que possible, les données les plus certaines fournies par l'étude pratique de l'histologie humaine. Il s'est surtout proposé de mettre en lumière les faits bien établis, sans trop se préoccuper de les rattacher à telle ou telle théorie régnante ; en pareille matière, il faut rejeter le dogmatisme et laisser à chacun le soin de conclure d'après ses propres appréciations.

M. Morel a tenu compte des progrès réalisés par la technique histologique, en remaniant complètement le chapitre relatif aux procédés mis en usage pour faire méthodiquement des préparations et les conserver. A la suite de la description des tissus ou organes, M. Morel a également donné des indications détaillées sur le mode de préparation de chacun d'eux.

Enfin vingt-neuf dessins nouveaux reproduisant exactement ses préparations, indiquent que M. Morel a apporté des modifications plus ou moins importantes dans le texte et qu'il a fait quelques recherches originales.

Quelques figures intercalées dans le texte feront mieux comprendre les descriptions auxquelles elles se rapportent.

BEAUNIS. *Nouveaux éléments de physiologie humaine*, comprenant les principes de la physiologie comparée et de la physiologie générale, par H. BEAUNIS, professeur de physiologie à la Faculté de médecine de Nancy. *Deuxième édition*, revue et augmentée. Paris, 1880. 1 vol. in-8 de 1100 pages avec 450 fig. ; cart.

BERNARD (Claude).

Membre de l'Institut de France, professeur au collège de France et au Muséum d'histoire naturelle.

Leçons de Physiologie expérimentaleappliquée à la médecine. 1855-1856. 2 vol. in-8, avec fig.................................. 14 fr.

Leçons sur les effets des substances toxiques et médicamenteuses. 1857. 1 vol. in-8, avec 32 fig............................ 7 fr.

Leçons sur la physiologie et la pathologie du système nerveux. 1858. 2 vol. in-8, avec fig.................................. 14 fr.

Leçons sur les propriétés physiologiques et les altérations pathologiques des liquides de l'organisme. 1859. 2 vol. in-8, avec fig. 14 fr.

Introduction à l'étude de la médecine expérimentale. 1865. in-8, 408 p... 7 fr.

Leçons de pathologie expérimentale. 1871. 1 vol. in-8....... 7 fr.

Leçons sur les anesthésiques et sur l'asphyxie. 1875. 1 vol. in-8 de 520 p. avec fig.. 7 fr.

Leçons sur la chaleur animale, sur les effets de la chaleur et sur la fièvre. 1876. In-8 de 469 p. avec fig.................... 7 fr.

Leçons sur le diabète et la glycogénèse animale. 1877. 1 vol. in-8, 576 p. avec fig.. 7 fr.

Leçons de physiologie opératoire. 1879. 1 vol. in-8, XVI-614 p. avec 116 fig... 8 fr.

Leçons sur les phénomènes de la vie communs aux animaux et aux végétaux. 1878-1879. 2 vol. in-8, avec pl. color. et fig. .. 15 fr.

La science expérimentale. 2ᵉ édition. 1878. In-18 jésus de 449 p. et fig... 4 fr.

ROBIN (Charles).

Membre de l'Institut, professeur à la Faculté de Médecine.

Anatomie et Physiologie cellulaires, ou des cellules animales et végétales du protoplasma et des éléments normaux et pathologiques qui en dérivent. 1873. 1 volume in-8 de XXXVIII-640 pages avec 83 fig.. 16 fr.

Traité du microscope et des injections. De leur emploi, de leurs applications à l'anatomie humaine et comparée, à la pathologie médico-chirurgicale, à l'histoire naturelle animale et végétale et à l'économie agricole, deuxième édition. 1877. 1 vol. in-8 de 1100 pages avec 337 fig. et 3 pl........................... 20 fr.

Leçons sur les humeurs normales et morbides du corps de l'homme professées à la Faculté de médecine de Paris. 1874. 1 vol. in-8 de 1008 pages avec fig.. 18 fr.

Programme du cours d'histologie professé à la Faculté de médecine de Paris. 1870, in-8 de XL-415 pages................... 6 fr.

Envoi franco contre un mandat sur la poste.

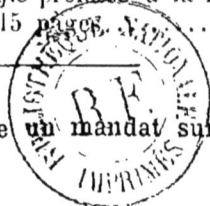

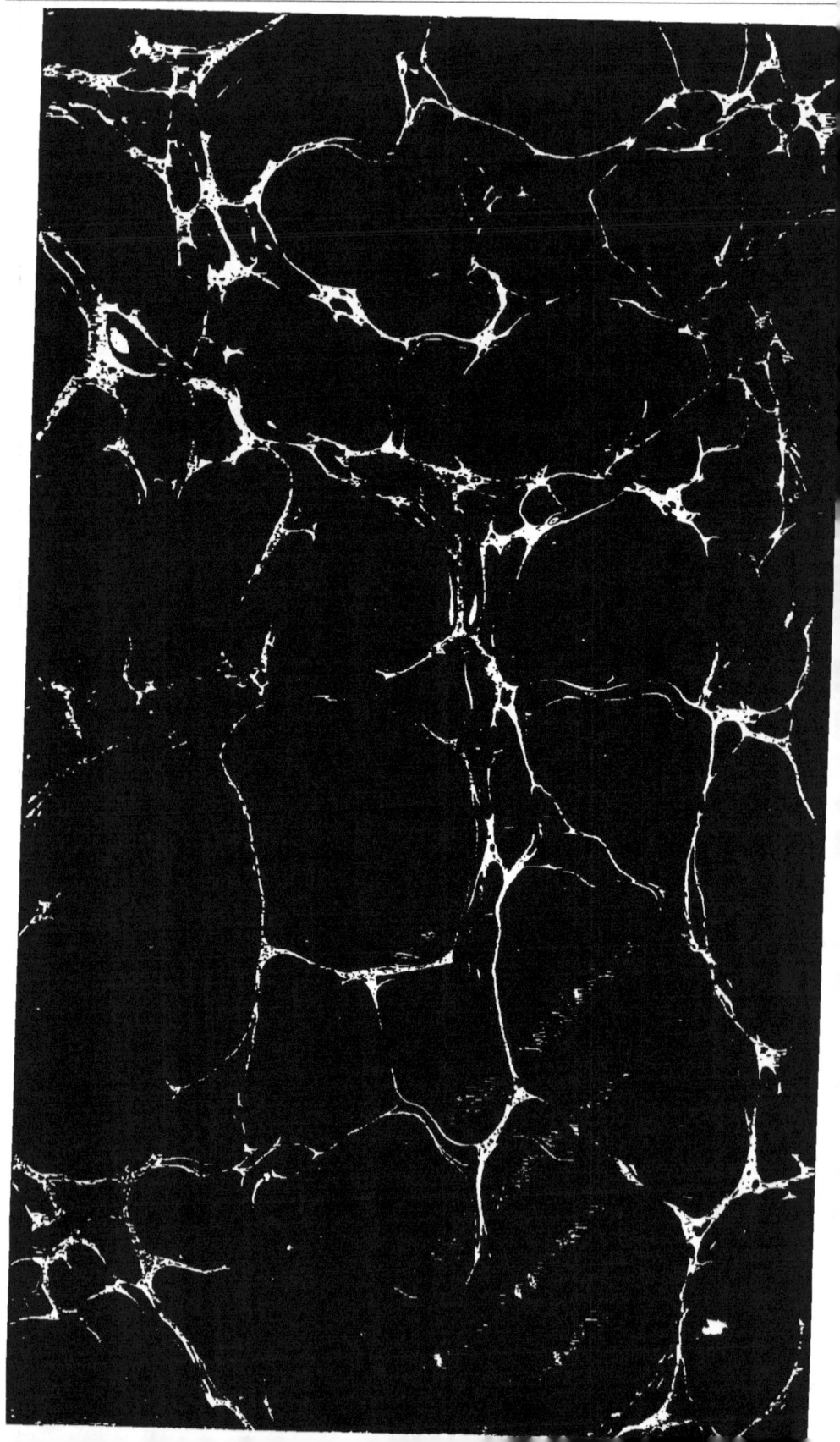

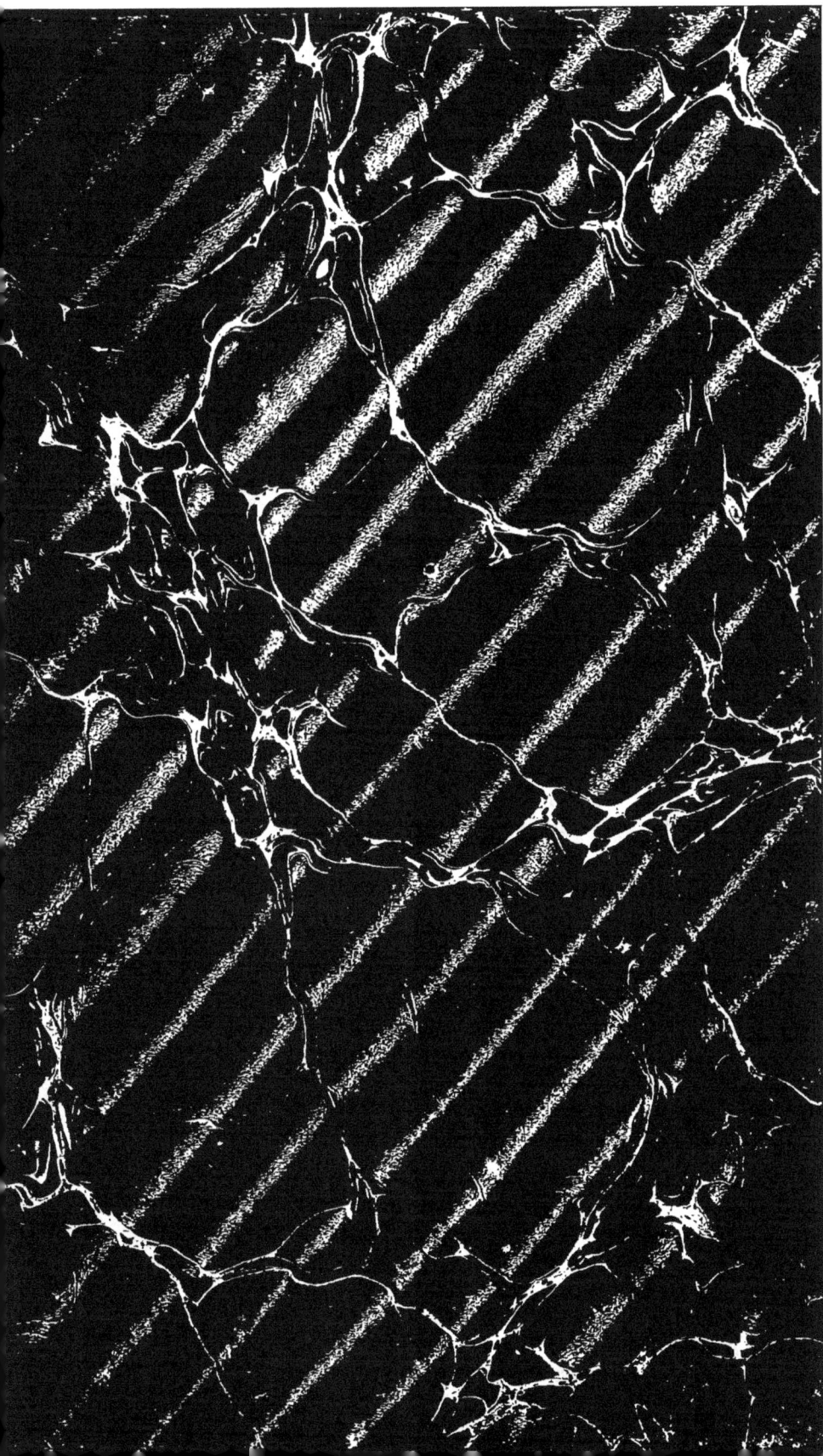

BIBLIOTHEQUE NATIONALE DE FRANCE

3 7531 03287387 0

www.ingramcontent.com/pod-product-compliance
Lightning Source LLC
Chambersburg PA
CBHW052055230326

41599CB00054B/1803